Illustrierte Geschichte der Medizin

Prof. Dr. med. Richard Toellner

Illustrierte Geschichte der Medizin

Deutsche Bearbeitung unter
der fachlichen Beratung
des Instituts für Theorie und Geschichte der Medizin
an der Universität Münster,
Fachwissenschaftliche Beratung:
Priv.-Doz. Dr. Nelly Tsouyopoulos, Dr. Wolfgang Eckart
Prof. Dr. med. Axel Hinrich Murken, Dr. Peter Hucklenbroich

4

Genehmigte Sonderauflage

© Société française d'éditions professionnelles, médicales et scientifiques. Albin Michel-Laffont-Tchou, Paris 1978

Titel der Originalausgabe: Histoire de la Médicine, de la Pharmacie, de l'Art Dentaire et de l'Art Vé térinaire
Raymond Villey, Felix Brunet, Guillaume Valette, Jaques Rouot, Emmanuel Leclainche, Jean-Charles Sournia, Guy Mazars, Alain Briot, Henri-Roger Plénot, Gastone Lambertini, Jean Turchini, J. Theodorides

© Deutsche Ausgabe: Andreas & Andreas, Verlagsanstalt Vaduz, 1992
Genehmigte Sonderausgabe für Karl Müller Verlag, Erlangen, 1992

Nachdruck von Bildern und Texten – auch auszugsweise – nur mit ausdrücklicher Genehmigung von Andreas & Andreas, Verlagsanstalt Vaduz, gestattet

Redaktionelle Bearbeitung der deutschen Ausgabe: Rabe Verlagsgesellschaft mbH, Stuttgart
Redaktion: Rüdiger Werle / Ruth Werle, Peter Dirnberger

Übersetzung: Inge Fristel, Heidy Ganady, Michael Hesse, Marie-Pierre Hazera / Dieter Volgnandt, Hildegard Krug-Riehl, Monika Lell, Johannes Zwanzger

Fachliche Beratung: Institut für Theorie und Geschichte der Medizin der Universität Münster, Direktor: Prof. Dr. Richard Toellner
Fachwissenschaftliche Beratung: Priv.-Doz. Dr. Nelly Tsouyopoulos unter Mitarbeit von Bernhard Krabbe, Ulrich Scherzler, Horst Seithe und Judith Wilcox, Dr. Wolfgang Eckart unter Mithilfe von Isabell Magnus, Dr. Peter Hucklenbroich, Prof. Dr. med. Axel Hinrich Murken
Aktuelle Bearbeitung: Prof. Dr. Renè Hitz, Dr. Hans Ruedi Jäger

Printed in Spain

ISBN 3-86070-204-1

Geschichte der Medizin, der Pharmazie, der Zahnheilkunde und der Tierheilkunde

Band 1
Die Paläopathologie
Die altchinesische Medizin
Die Medizin in Mesopotamien
Die Medizin im Alten Ägypten
Die Medizin in den Weden
Die altiranische Medizin
Die Medizin bei den Griechen
Hippokrates — Mutmaßungen über seinen Lebenslauf
Hippokrates und die griechische Medizin des klassischen Zeitalters
Die griechische Medizin nach Hippokrates
Die Medizin in Rom: Galen
Die Spätantike und die byzantinische Medizin
Die Pharmazeutik in der Antike
Die Zahnheilkunde in der Antike
Die Tierheilkunde in der Antike

Band 2
Die arabische Medizin
Die klassische indische Medizin
Die japanische Medizin
Die präkolumbische Medizin
Die Schule von Salerno und die Universitäten von Bologna und Padua
Die französische Medizin im Mittelalter
Die französischen Schulen im Mittelalter
Die hebräische Medizin bis zum Mittelalter
Geschichte der Anatomie
Die Chirurgie bis Ende des 18. Jahrhunderts
Gynäkologie und Geburtshilfe vom Altertum bis zum Beginn des 18. Jahrhunderts
Die Kardiologie bis Ende des 18. Jahrhunderts
Geschichte der Neurologie

Band 3
Geschichte der Augenheilkunde
Geschichte der Kardiologie vom 19. Jahrhundert bis zur Gegenwart
Geschichte der Gynäkologie vom 18. Jahrhundert bis zur Gegenwart
Geschichte der Geburtshilfe vom 18. Jahrhundert bis zur Gegenwart
Geschichte der Urologie
Geschichte der Geschlechtskrankheiten
Geschichte der Hautkrankheiten
Stationäre Behandlung in Frankreich
Geschichte der Orthopädie und der Traumatologie
Die Pharmazeutik vom 3. Jahrhundert bis zur Gegenwart
Tierheilkunde vom Mittelalter bis Ende des 18. Jahrhunderts

Band 4
Geschichte der Magen-Darm-Heilkunde
Geschichte der Histologie
Geschichte der Embryologie
Geschichte der Psychiatrie
Zahnheilkunde vom Mittelalter bis zum 18. Jahrhundert
Geschichte der Altenpflege
Die pathologische Anatomie
Die Sozialmedizin
Geschichte der Radiodiagnostik
Geschichte der Radiotherapie
Die ansteckenden Krankheiten
Geschichte der Homöopathie
Gicht und Rheumatismus
Die traditionelle Medizin in Schwarzafrika
Geschichte der Psychoanalyse

Band 5
Geschichte der Arbeitsmedizin
Geschichte der Mikrobiologie
Allgemeine Geschichte der Kinderheilkunde von ihren Anfängen bis zum Ende des 18. Jahrhunderts
Geschichte der Kinderheilkunde im 19. und 20. Jahrhundert
Geschichte der Chirurgie vom Ende des 18. Jahrhunderts bis zur Gegenwart
Geschichte der Tropenkrankheiten
Geschichte der physikalischen Therapie und der Rehabilitation
Geschichte der Tiermedizin von der Mitte des 19. Jahrhunderts bis zur Gegenwart
Geschichte der Hals-, Nasen- und Ohrenheilkunde
Geschichte der Endokrinologie
Geschichte der Lungenheilkunde
Geschichte der Tuberkulose
Geschichte des Krebses
Geschichte der großen physiologischen Konzepte
Geschichte der plastischen und wiederherstellenden Chirurgie
Geschichte der Parasitologie
Geschichte der Militärmedizin

Band 6
Geschichte der Schiffahrtsmedizin am Beispiel der Schiffschirurgen
Geschichte der Luftfahrtmedizin
Die Zahnmedizin vom 18. Jahrhundert bis zur Gegenwart
Geschichte der Akupunktur
Geschichte der medizinischen Fachsprache
Geschichte der internationalen Gesundheitsbehörden
Geschichte der Endokrinologie nach dem Zweiten Weltkrieg
Lexikon
Register

Inhalt

Geschichte der Magen-Darm-Heilkunde
1785 Die Kenntnisse auf dem Gebiet der Gastroenterologie bis zum Ende des 18. Jahrhunderts
1793 Die Entwicklung verschiedener Methoden seit Beginn des 19. Jahrhunderts
1804 Die Erkrankungen des Verdauungstraktes seit Beginn des 19. Jahrhunderts

1833 Die Geschichte der Histologie
1835 Auf der Suche nach einem vergrößernden Instrument
1840 Die Entstehung einer neuen Wissenschaft: Die Mikroskopie
1865 Die Entwicklung der histologischen Technik
1877 Ein beträchtlicher Fortschritt: Die Elektronenmikroskopie
1884 Die Entwicklung der Kenntnisse von der Zelle

1895 Geschichte der Embryologie
1897 Die Entdeckung der Gameten
1914 Der Weg zum Verständnis des menschlichen Ursprungs: Analyse der Befruchtung
1929 Die Entwicklung der Embryologie

1945 Geschichte der Psychiatrie
1950 Die großen klassischen Traditionen von Hippokrates bis Pinel
1976 Die französische und europäische Psychiatrie von Pinel bis heute

1987 Die Zahnheilkunde vom Mittelalter bis zum achtzehnten Jahrhundert

2017 Geschichte der Pflege und Behandlung des alten Menschen
2020 Der Begriff des Alterns
2036 Die klinische Gerontologie oder die Geriatrie

2045 Die pathologische Anatomie

2091 Die Sozialmedizin
2092 Mit empirischen Methoden gegen die großen Seuchen
2099 Staat und Wissenschaft wachen über die Volksgesundheit
2120 Die Gemeinschaft kommt für die Gesundheit aller auf

2137 Geschichte der Radiodiagnostik

2165 Geschichte der Radiotherapie

2185 Die ansteckenden Krankheiten
2186 Klinische Beobachtung
2206 Die Mikrobiologie
2223 Die Virologie

2237 Geschichte der Homöopathie

2261 Gicht und Rheumatismus
2261 Die Gicht
2273 Rheumatismus

2293 Die traditionelle Medizin in Schwarzafrika
2293 Die alten Kenntnisse. Geschichtlicher Überblick
2303 Die Formen der traditionellen Medizin

2325 Geschichte der Psychoanalyse

2352 Bibliographie

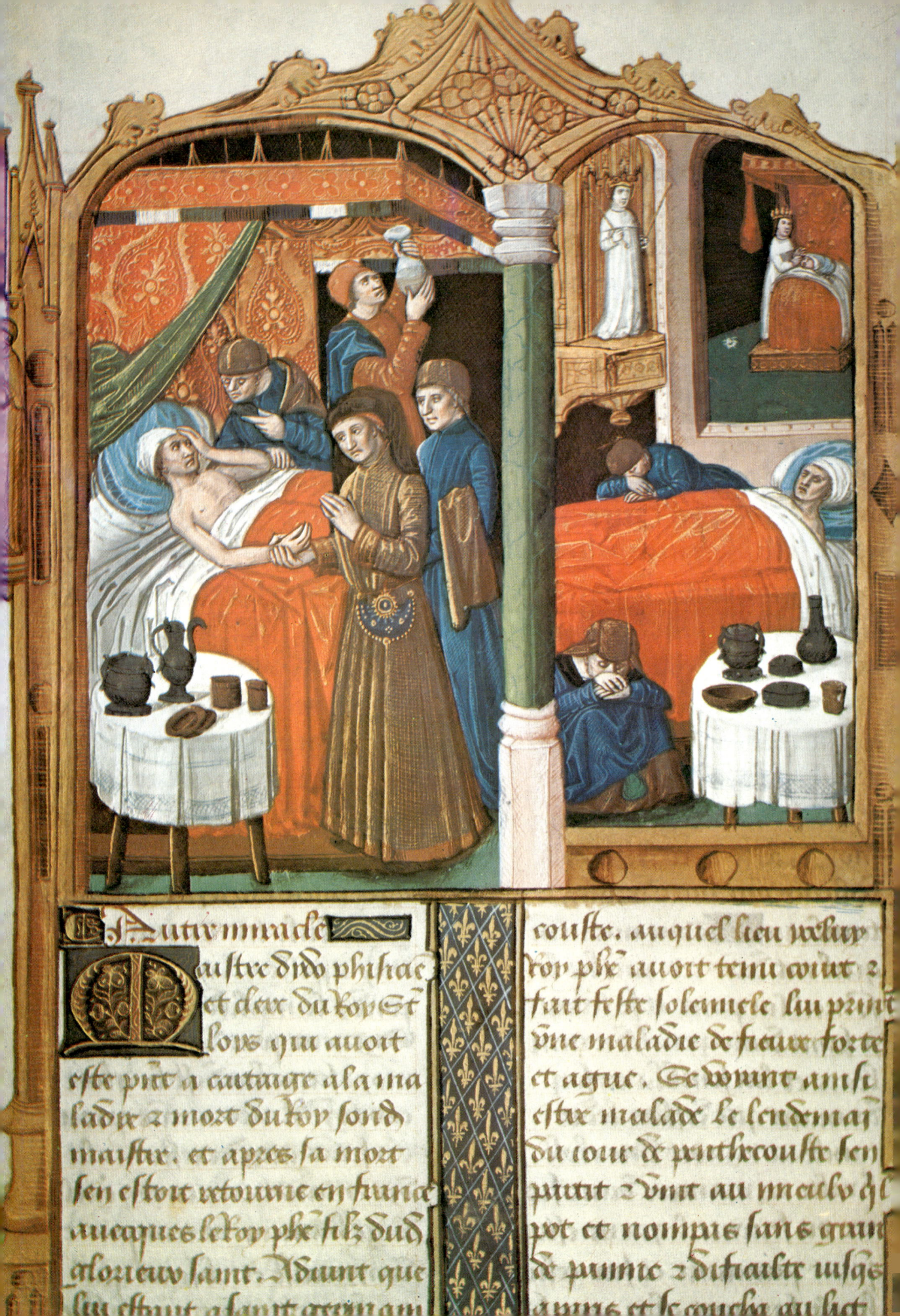

Geschichte der Magen-Darm-Heilkunde

von Pierre Hillemand

Die Bezeichnung Gastroenterologie stammt aus dem Ersten Weltkrieg. Dank der Entdeckung der Röntgenstrahlen begann sich damals dieses Spezialgebiet von der Allgemeinmedizin abzutrennen. Man hatte aber schon lange Kenntnis von den Erkrankungen des Verdauungstraktes.

Seit der systematischen klinisch-anatomischen Beobachtung zu Beginn des 19. Jahrhunderts war die Allgemeinmedizin in der Lage, die wichtigsten Verdauungskrankheiten zu beschreiben.

Aber erst im 20. Jahrhundert ermöglichte der Aufschwung der Radiologie, der Endoskopie und der Erkenntnis funktioneller Zusammenhänge das Entstehen der modernen Gastroenterologie. 1907 legte Mathieu »Archive« der Erkrankungen des Verdauungstraktes an. Immer mehr Ärzte interessierten sich für dieses neue Fachgebiet, und 1922 gründeten Öttinger, J.-Ch. Roux und P. Duval die gastroenterologische Gesellschaft. Nach und nach entstanden innerhalb dieses Gebietes neue Unterteilungen: die Proktologie, die Röntgenologie des Verdauungstraktes, die Endoskopie. Nach dem Zweiten Weltkrieg kam eine neue Anregung aus den Vereinigten Staaten, der Schwerpunkt in der Forschung wurde nun auf die biomechanische Physiologie verlegt. Diese Arbeit gibt einen kurzen Überblick über die Geschichte der Gastroenterologie bis zum Ende des 18. Jahrhunderts und untersucht dann ihre Weiterentwicklung. Wir werden auf die Geschichte der verschiedenen Methoden eingehen, die zu einem Fortschritt führten, und dann die der Krankheiten selbst näher betrachten.

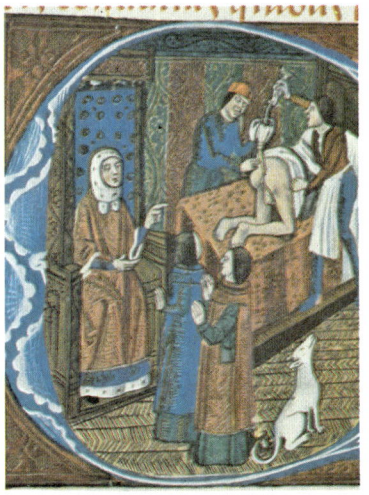

Abbildung 1935
Initiale aus einer lateinischen Handschrift von Galen, die in Dresden aufbewahrt ist. Faksimile aus der Bibl. der Alten Medizinischen Fakultät von Paris.

Die Kenntnisse auf dem Gebiet der Gastroenterologie bis zum Ende des 18. Jahrhunderts

Während dieser ganzen Zeit bezogen sich alle klinischen Kenntnisse nur auf Tatsachen, die uns heute selbstverständlich erscheinen, und auf anatomische Untersuchungen — Sektionen waren erst seit Ende des Mittelalters gestattet. Zwischen diesen beiden völlig unabhängigen Methoden gab es allerdings keinerlei Vergleiche. Daher konnten auch nur einige wenige Krankheiten abgegrenzt werden; es wurde keine gültige Synthese und pathophysiologische Untersuchung aufgestellt.

Abbildung 1934 (gegenüber)
Miniatur aus dem Livre des faiz de Mon Seigneur Saint Louis *von Henry de Perche. 15. Jh. (Paris, Nationalbibliothek, franz. Ms. 2829, fol. 90)*

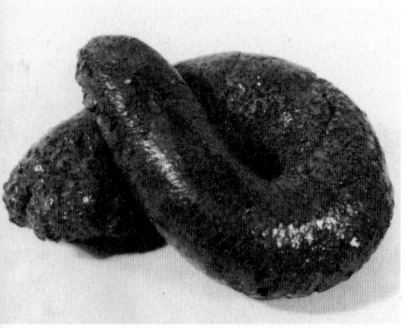

*Abbildung 1936
Keramikamulett in Form eines
menschlichen Exkrementes.
(Paris, Museum für trad. Volks-
kunst)*

1. *Auf symptomatologischer Ebene.*

Die Assyrer kannten das Erbrechen, Hippokrates untersuchte die Zunge der Kranken, Alexander von Tralles beschrieb den Heißhunger, den Schluckauf und das Erbrechen, Caelius Aurelianus ein gastrisches Plätschern. Avicenna wies auf die Rhythmik der Schmerzen in bezug auf die Mahlzeiten hin, die Schule von Salerno zeigte die Bedeutung der Perkussion des Abdomens auf, Garengeot (1638—1750) jene des Zeichens des Nasenstübers, und J.-L. Petit (1674—1750) vermerkte die abdominale Kontraktion.

2. *Auf anatomisch-pathologischer Ebene.*

An der Speiseröhre beschrieb Willis den Megaösophagus (1672) und Ludlow die Divertikel (1764). Boerhaave berichtete 1724 die interessante und seither klassische Beobachtung der plötzlichen Ruptur des Organs. Donati erahnte 1586 vielleicht schon das Magengeschwür und Hamberger (1697—1775) jenes des Zwölffingerdarms. Grassius (1695) und Littré (1704) wiesen auf Blutungen und Perforationen infolge von Magengeschwüren hin. Riolan (1577—1657) beschrieb den zweigeteilten Magen. Hippokrates, Celsus, Galen, Aretaius von Kappadokien, Henri de Mondeville und Paracelsus kannten die Gastritiden, und Jean de Gorris beobachtete 1564 die Dyspepsie des Magens und des Zwölffingerdarms. 1706 untersuchte Hoffmann nochmals die Gastritiden, und Morgagni stellte 1761 auf der Schleimhaut Rötungen, Erosionen und abgeflachte Zonen fest. Obwohl das Magenkarzinom noch unbekannt war, erkannte Van

*Abbildung 1937
Römisches Zeichen eines
Getränkeausschanks.
(Frankreich, Museum von
Dijon)*

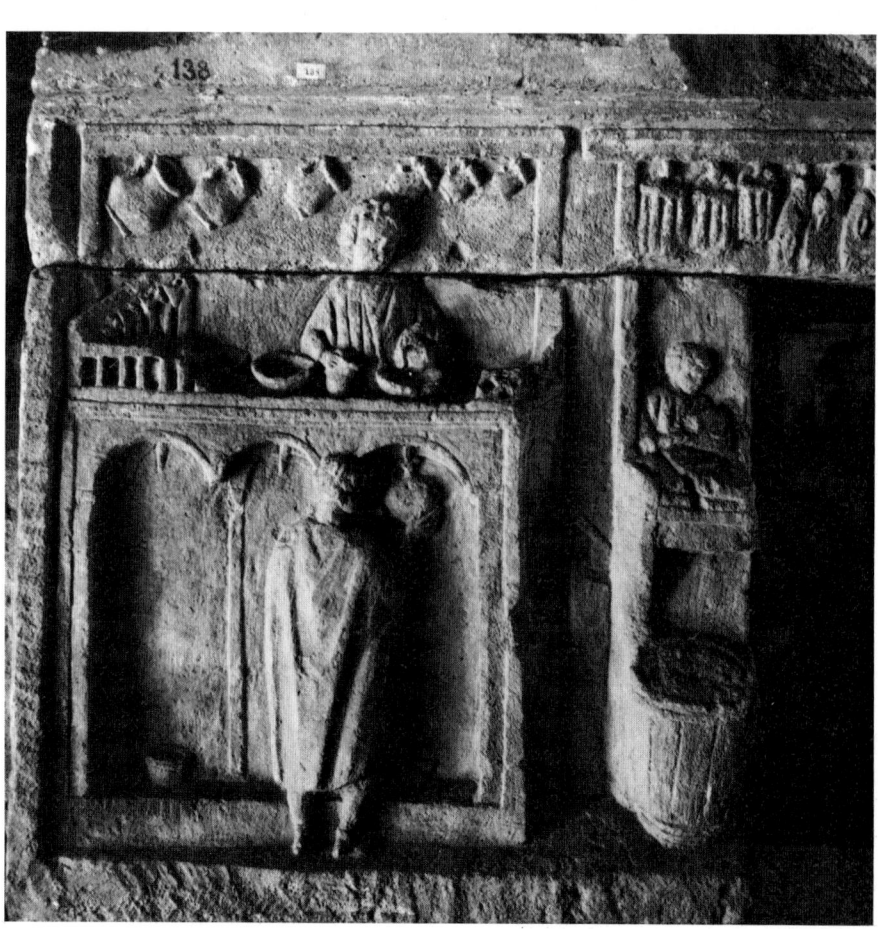

der Wiel einen Magentumor, welcher in die Leber einwuchs, und Bleuland zeigte die typischen Bilder auf (1787), doch weder der eine noch der andere zog Schlüsse daraus.

Moebius (1661) entdeckte die Magendivertikel, Chomel der Ältere (1710) und Rahn (1791) die duodenalen Divertikel, Morgagni jene des Dickdarms, Ambroise Paré (1610) und Riverius (1798) die traumatischen Zwerchfellhernien, J.-L. Petit (1777) die Hiatushernien und (1774) die diaphragmatische Eventeration und Babin (1717) die hypertrophische Pylorusstenose.

Was die Eingeweide betrifft, so betrachtete Hippokrates die Diarrhöe als eine Krankheit. Im 17. Jahrhundert veröffentlichten Ruffel und Pillore Beobachtungen von Erkrankungen, die wahrscheinlich Kolonkarzinome waren. Menzel (1775) soll die Polyposis coli erahnt haben.

1735 berichtete Claude Amyand über eine fistelnde Hernie. Er behandelte diese Hernie chirurgisch und fand im Bruchsack eine perforierte Appendix. 1735 veröffentlichte Lorenz Heister die Geschichte eines Kranken, an dem er 1711 in der rechten Fossa iliaca ein Abszeß beobachtet hatte, im Zusammenhang mit einer eitrigen Appendizitis.

1759 stellte Métivier bei einer Autopsie im Inneren eines Abszesses der rechten Fossa iliaca ein Gangrän auf einer durch eine Nadel perforierten Appendix fest. Aber keiner dieser Ärzte brachte das Abszeß mit dem Zustand der Appendix in Verbindung.

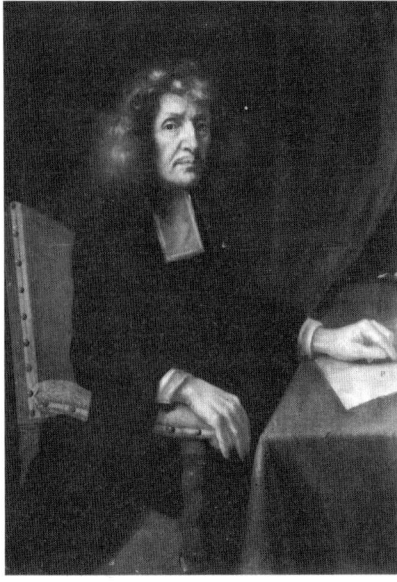

Abbildung 1938
Porträt von Herman Boerhaave (1668—1738). Anonym.
(Paris, Museum f. Geschichte d. Medizin)

3. *Auf klinischer Ebene.*

Schon Hippokrates waren die Oxyuren und die Askariden bekannt, Galen führte die Taeniasis an, und Malpighi entdeckte den Trichozephalus. 1687 grenzten Willinter und Ting die tropische Sprue ab. Hippokrates beobachtete den Darmverschluß.

Im 18. Jahrhundert schrieb Marigues den Tod eines Kranken einer Perforation der Appendix zu. Er wurde nicht beachtet, und so konnte J.-P. Franck erst 1792 unter dem Namen Thyphlitis eine ausgezeichnete Beschreibung der bis dahin immer verkannten akuten Appendizitis geben.

Im alten Ägypten gab es Spezialisten für Analerkrankungen. Hämorrhoiden wurden schon im Buch von Samuel und im Deuteronomium ebenso erwähnt wie in den Schriften von Hippokrates, der ihren Zusammenhang mit Erkrankungen der Leber feststellte. Avicenna unterschied interne und externe Hämorrhoiden. Jean de Wahl, John of Arderne (1307—1380) und Jammes (1760) betonten den Venenstau.

4. *Auf pathophysiologischer Ebene.*

Wie wir gesehen haben, waren Jahrhunderte hindurch alle Kenntnisse mit Irrtümern behaftet.

Aristoteles schrieb die Verdauung der Hitze zu, Galen unterstrich die Bedeutung des Magens, und Reinier de Graaf (1641—1693) maß der Zerreibung der Speisen große Wichtigkeit bei. Man war damals der Ansicht, die Atonie des Magens sei auf das Verweilen der Nahrungsmittel und auf den Mangel an Fermenten zurückzuführen, die schon J. B. van Helmont (1577—1644) erkannte. Aber erst Réaumur erbrachte 1775 experimentell den Beweis für die Tätigkeit des Magensaftes bei der Verdauung, was 1780 von Spallanzani bestätigt wurde, der die Bedeutung des Pepsins erahnte. Hoffmann zeigte die Auswirkung der Störung des Verdauungstraktes auf die anderen Organe auf und vertrat die

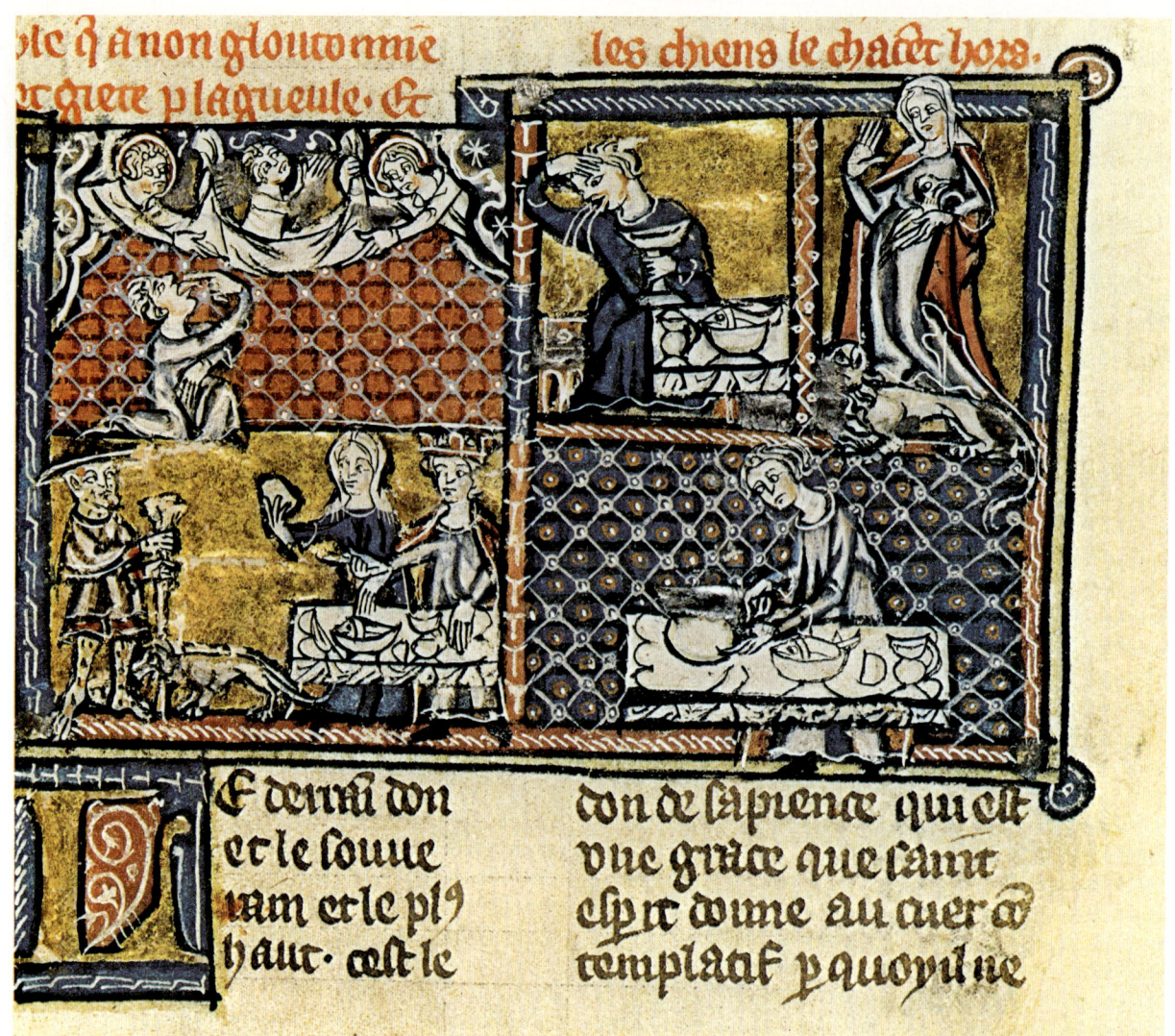

*Abbildung 1939
Miniatur aus dem 14. Jh. aus dem* Livre contre les vices et les vertus des Français, *von Frère Laurent.
(Paris, Nationalbibliothek, franz. Ms. 1895, fol. 141)*

Meinung, daß Irritationen des Magens und der Gedärme, die von einem so dichten Nervennetz durchzogen sind, auf die Tätigkeit des übrigen Organismus einen Einfluß haben.

Die Funktion der Galle, welche schon die arabischen Ärzte ebenso wie François de le Boé (1598—1676) hervorhoben, wurde von Paracelsus geleugnet.

5. *Auf therapeutischer Ebene.*

Auf diesem Gebiet besaß man größere Kenntnisse. Die Ägypter benützten Zäpfchen und Einläufe und imitierten damit den Ibis, der mit seinem langen Schnabel Wasser in sein Rektum einführte. Im Mittelalter wurde der Ibis durch den Schwan ersetzt. Im 13. Jahrhundert berichtete Albert der Große, daß diese Vögel Meereswasser in ihre Schnäbel aufnähmen, dieses durch den Anus in ihren Körper einführten und so Einläufe durchführten. Das erklärt auch, warum 1597 der Schwan zum Symbol der Medizin wurde, das auf zahlreichen Dokumenten und auf Giebeln alter Spitäler abgebildet ist. Diodor von Sizilien (1. Jahrhundert v. Chr.), Celsus und Galen benützten sehr häufig Abführmittel. Von alters her bis zum Ende des 18. Jahrhunderts wurde der Aderlaß empfohlen, um schädliche Substanzen abzuleiten. Die Therapie bei Verdauungsstörungen umfaßte Einläufe, Abführmittel und Aderlässe. Allerdings wurden auf Tafeln, die in Nippur gefunden wurden, auch schon Medikamente angeführt. Aëtius aus Amida und Alexander von Tralles verordneten als wurmabführendes Mittel Kürbissamen, Granatäpfel, männliches Farnkraut, Kornblumen, und im 11. Jahrhundert fügte die Schule von Salerno noch tatarischen Wermut hinzu.

Heraklid nahm schon im 3. Jahrhundert v. Chr. zu Opium Zuflucht. Celsus behandelte die Diarrhöe mit adstringierenden Mitteln und Hämorrhoiden mit Gallapfelkernen und Myrrhe.

Ihre Beobachtungsgabe veranlaßte die arabische Schule, zu der Avicenna als führender medizinischer Vertreter gehörte, die Medikamente besonders gut zu studieren. So wurden Rhabarber, Sennesblätter und Koloquinten in Heilpräparaten verwendet, ebenso wie Absinth (Mesué) bei Appetitlosigkeit.

Nicolas l'Actuaire (12. Jahrhundert) sammelte im *Dynamera* zweitausendeinhundertsechsundfünfzig Rezepte zur Heilung von Verdauungserkrankungen. Darauf folgten Jahrhunderte des Vergessens, trotz der Bemühungen von Paracelsus und Juan von Kappadozien.

Abbildung 1940 (unten links)
Große Kornblume, Deutschland, 18. Jh.
(Paris, Bibl. f. Angewandte Kunst)
Im Altertum hielt man die Kornblume für wurmabtreibend.

Abbildung 1941 (unten rechts)
Rhabarber. Frankreich, 19. Jh.
Der Rhabarber wurde als Abführmittel verwendet.
(Paris, Bibl. f. Angewandte Kunst)

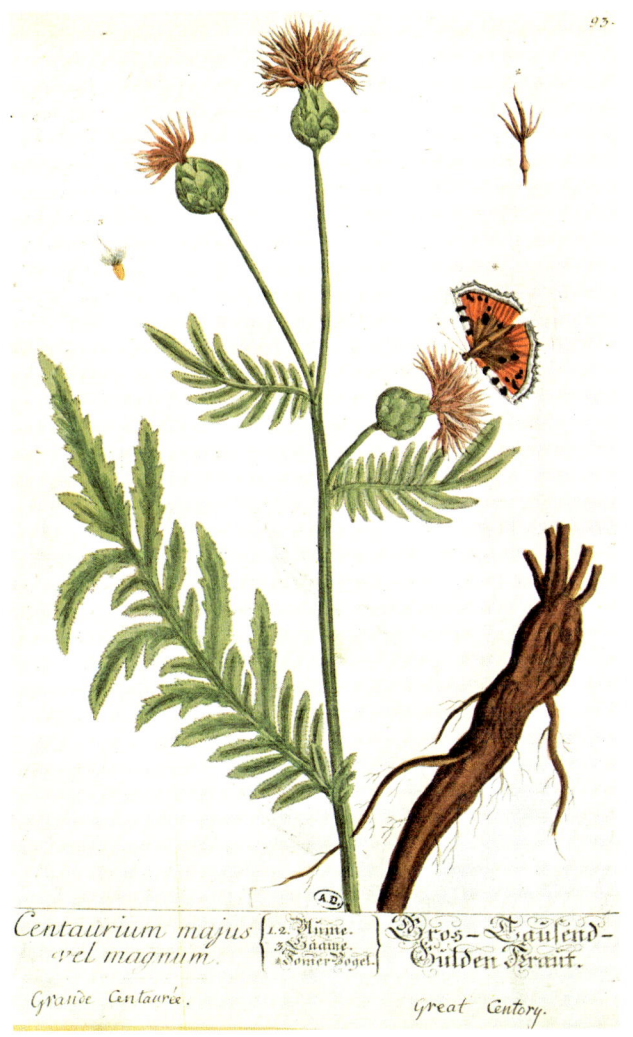

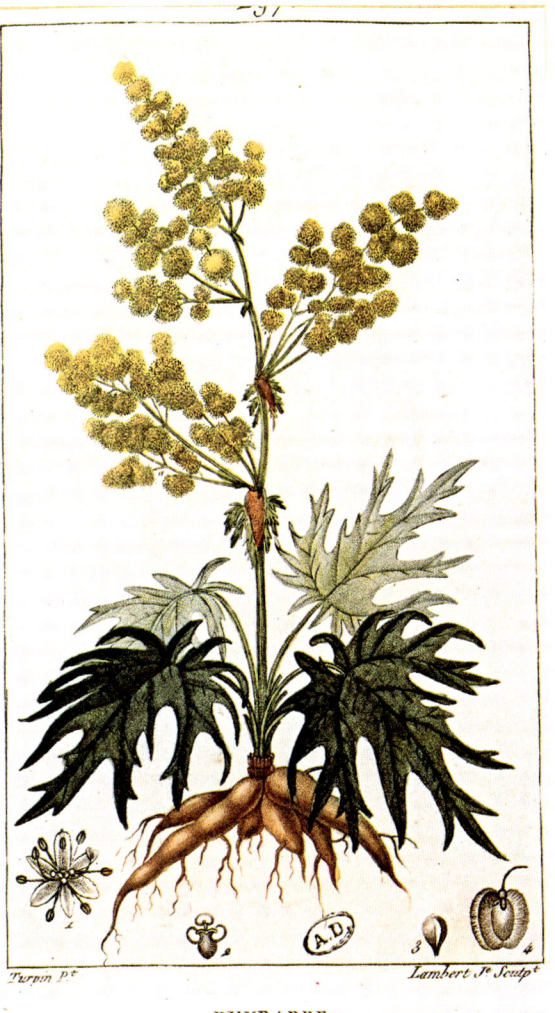

Im 18. Jahrhundert gaben Pison und Helvetius den an Ruhr Erkrankten einen Absud von brasilianischer Brechwurzel. Scultetus und Spiegel verschrieben bei Verdauungsstörungen eine Mischung aus Kaolin und chinesischem Talg, Geoffroy und Odier verordneten 1785 das Subnitrat von Wismut.

Inzwischen kamen Jérome Capivacci, Fabricio ab Acquapendente und van Helmont (1646) auf die Idee, Sonden zu verwenden, um ein Erbrechen herbeizuführen. 1776 führte Hunter auf diesem Weg Wasser und Medikamente in den Magen ein.

Die Diätetik, im Altertum sehr beliebt, war zu Beginn religiösen Regelungen unterworfen. Hippokrates, Numenicus, Galen, Celsus und Oribasius betonten die leichte Verdaulichkeit bestimmter Nahrungen. In Byzanz empfahl Jacques

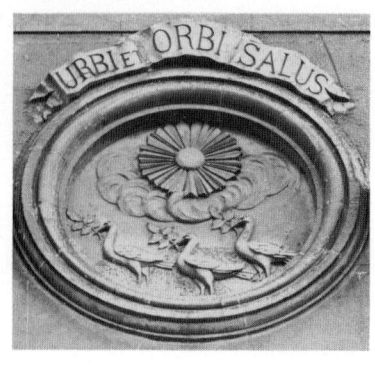

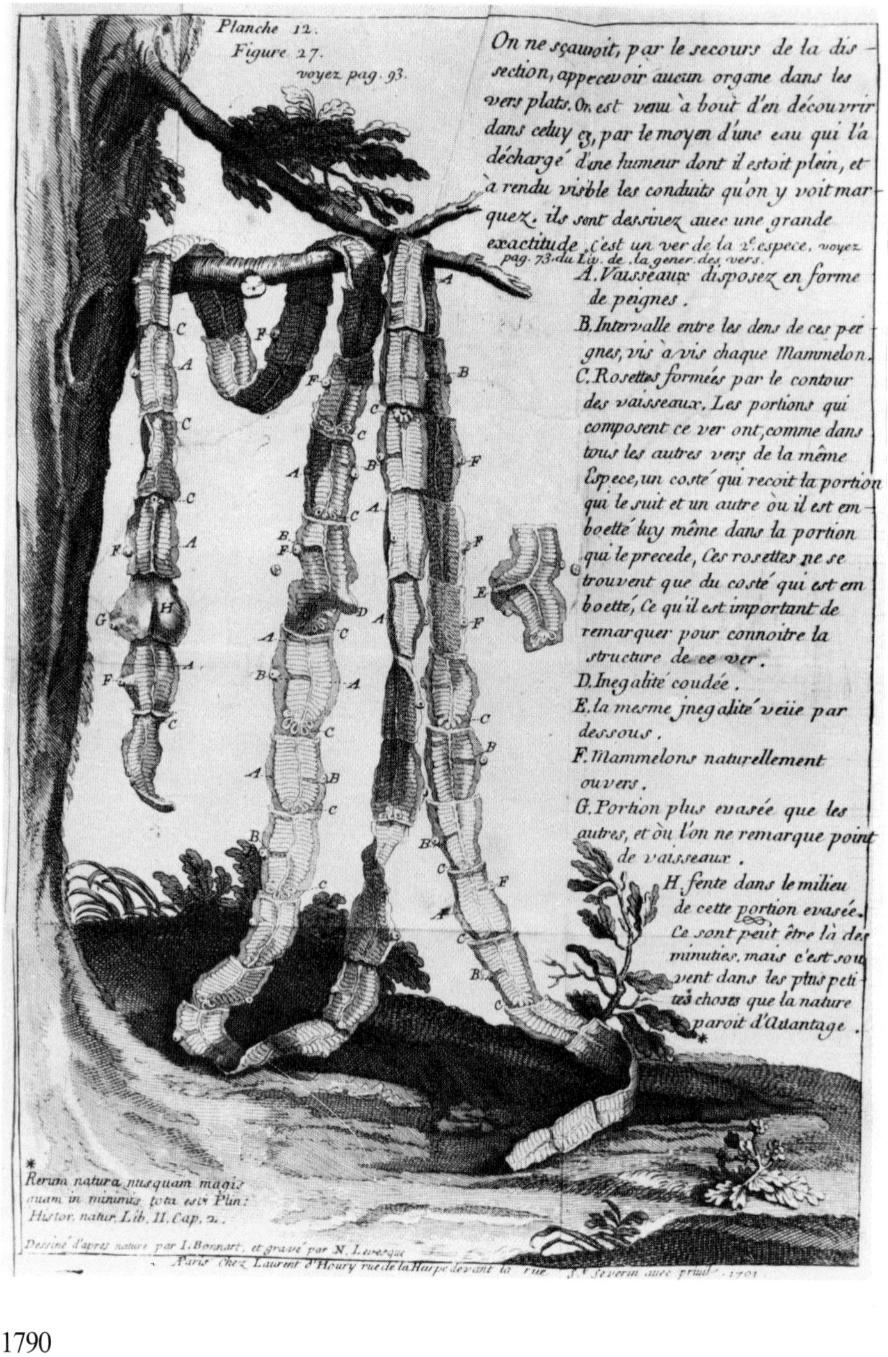

Abbildung 1942 (oben)
Giebel des Krankenhauses von Vaugirard.
(Paris, Sammlung Delavièrre)
Die drei Schwäne, die Origanumzweige in ihren Schnäbeln halten, die strahlende Sonne, welche die Wolken vertreibt, und darunter die Devise »Urbi et orbi salus« sind die Wappen der medizinischen Fakultät von Paris seit dem 16. Jh.
Der Volksglaube schreibt dem Schwan Heilkräfte zu, und daher wurde er zum Symbol für die Medizin.

Abbildung 1943
Bandwurm. Stich aus dem Werk von Nicolas Andry: Vers solitaires et autres de diverses espèces..., Paris 1718.
(Frankreich, Maisons-Alfort, Bibl. d. nat. Veterinärschule)
»Dieser Bandwurm wurde von Hr. de La Solaye, Advokat im Parlament, abgegeben und abgebildet, nachdem er acht Tage lang in einer Phiole mit einer Alaunlösung aufbewahrt wurde. Der Baum, auf dem er aufgehängt ist, entstammt der Phantasie des Zeichners.«

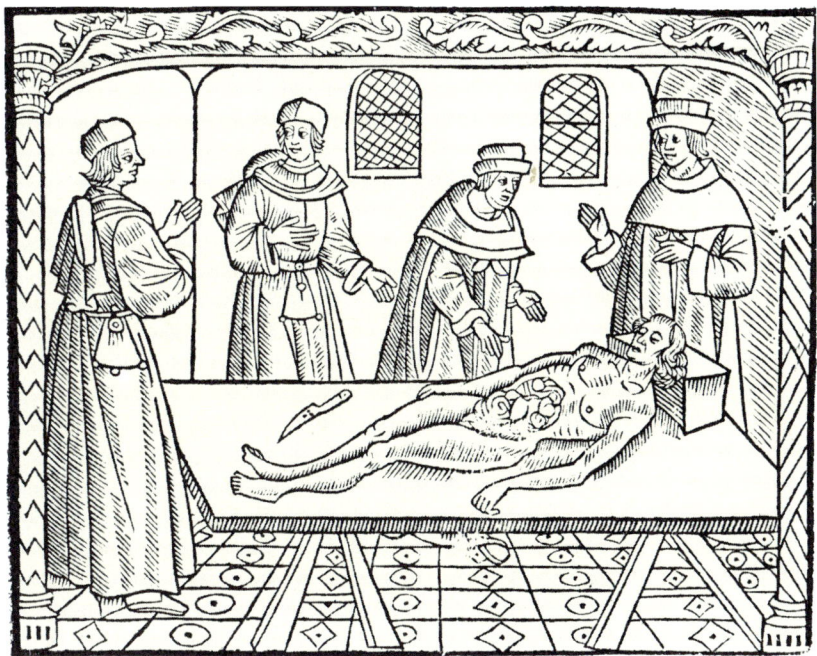

*Abbildung 1944
Stich aus einer Auflage aus dem Jahr 1528 des Werkes* Livre des propriétés des choses, *von Bartholomäus dem Engländer, eine Anatomiestunde darstellend.
(Paris, Bibl. d. Alten Medizinischen Fakultät)*

le Psychriste eine Diät auf der Basis von Früchten, begleitet von milden Abführmitteln und Bädern. In der Abhandlung über Diätetik von Michel Psellos (1020—1105?) und von Hierophil le Sophiste (12. Jahrhundert) befinden sich Abschnitte über Verdauungskrankheiten. Die Chirurgie des Verdauungstraktes gab es so gut wie nicht. Und trotzdem hatte es Praxagoras gewagt, bei einem Verschluß den Magen zu öffnen und die Gedärme zu punktieren. Celsus entfernte bei einer Abdomenwunde operativ Teile des Netzes (Epiploon).

1602 führte Florian Mathis die erste Gastrotomie durch, um einen Fremdkörper aus dem Magen zu entfernen, gefolgt von Halicot 1620. Méry (1701) und Louis (1757) operierten strangulierte Hernien. Bei Analatresie schlug A. Littré die Schaffung eines künstlichen Afters vor. Diese Operation wurde 1772 von Renault realisiert. Der Versuch eines Sakralafters von Pillore war ein Mißerfolg.

Hingegen waren Operationen in der Analregion häufig. Hippokrates zerstörte die Hämorrhoidalknoten mit einem glühenden Eisen. Bei einer Fistel führte er entweder eine Ligatur durch, einen Einschnitt oder eine Appolinose, die darin bestand, Fäden und ätzende Substanzen in den fistulierenden Gang einzuführen. Diese Technik wurde von Celsus, Aëtius, Paulos von Aegina, Galen, Theoderich, John of Arderne (1371) und Fabricio ab Acquapendente verbessert. Schließlich stieß der Eingriff von Félix an Ludwig XIV. auf großen Widerhall. Doch die damaligen Chirurgen wußten, daß die chirurgische Heilung von Fisteln durch Inkontinenz kompliziert werden konnte.

Wir haben also gesehen, daß die griechische und alexandrinische Schule ein bedeutendes Werk hinterließen und daß die Ägypter die Grundsteine der Anatomie der Verdauungsorgane legten. Aber diese Schulen, vor allem die Griechenlands, beschäftigten sich allzusehr mit dem »Warum« und dem »Wie« der beobachteten Tatsachen und stellten pathogenetische Theorien auf, die jedes soliden Grundes entbehren. Als erster versuchte sich Hippokrates von allen

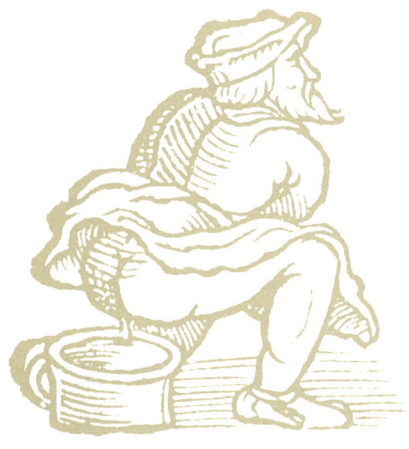

*Abbildung 1945
Auswirkung eines Abführmittels. Vignette aus dem Werk von Jean Dryander:* Der Gantzen Artzenei..., *Frankfurt/Main 1542.
(Paris, ibd.)*

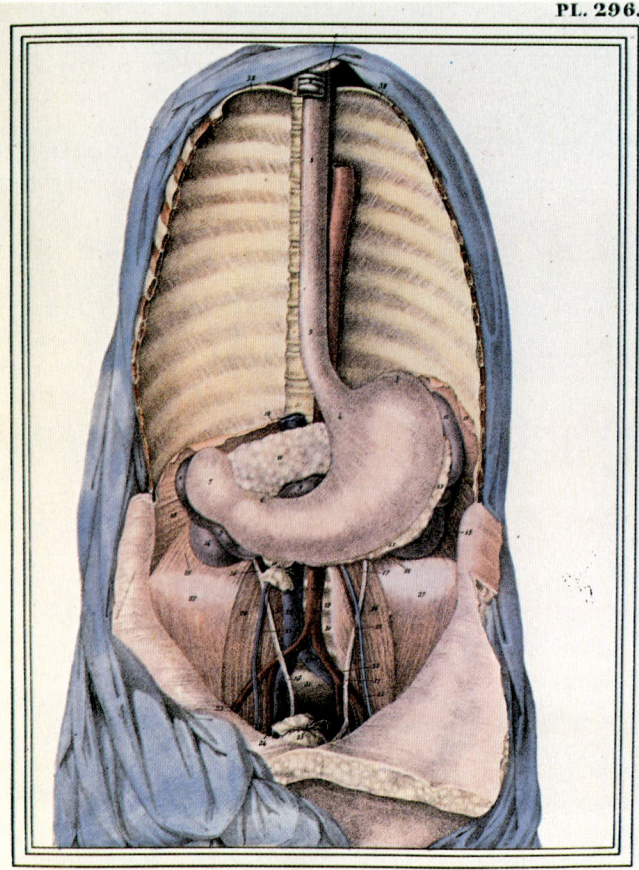 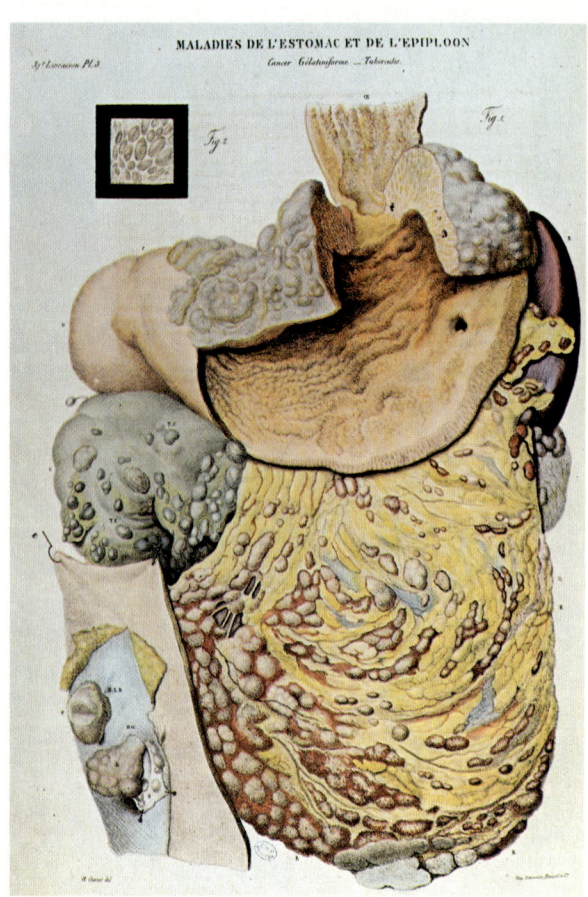

Abbildung 1946 (oben links) »Die Speiseröhre und der Magen in ihrer natürlichen Stellung«. Anat. Abbildung aus dem Manuel d'anatomie descriptive du corps humain, *von Jules Cloquet, Paris 1825, Bd. V, Abb. 296. (Paris, Museum f. Geschichte d. Medizin)*

Abbildung 1947 (oben rechts) »Gelatinöses Karzinom des Magens und des Peritoneums. Tuberkuloseähnliche Form der Peritonealmetastasen.« Atlas d'anatomie pathologique du corps humain, *von Jean Cruveilhier, Paris 1828–1842, 37 B., Abb. III. (Paris, Bibl. d. Alten Medizinischen Fakultät)*

religiösen und philosophischen Einflüssen zu befreien; das erreichte er nur teilweise. Es folgte die Invasion der Barbaren und die Zerstörung der Kultur. Die wenigen Dokumente, die von den großen alten Ärzten übriggeblieben waren, wurden in den Klöstern aufbewahrt. Sie wurden jedoch vom religiösen Glauben interpretiert und verändert, und das Verbot der Kirche, Sektionen durchzuführen, hielt jeden Fortschritt auf.

Zur Zeit der Renaissance gab es eine Mischung von griechisch-römischem medizinischen Wissen, aufgefrischt durch den jüdisch-arabischen Beitrag; das alles wurde durch die Religion und die philosophischen Anschauungen jener Zeit kontrolliert.

Damals fing man an, die Anatomie kennenzulernen. Die übrigen medizinischen Kenntnisse blieben allerdings erstarrt und den metaphysischen Anschauungen untergeordnet. Im 17. und 18. Jahrhundert begann man, sich genauere Kenntnisse der Gastroenterologie anzueignen. Aber jedesmal, wenn ein Arzt eine neue Entdeckung machte, wurde diese nicht verifiziert, sondern im Namen von Hippokrates von vornherein zurückgewiesen. Diese unantastbaren Dogmen lähmten jeden Forschergeist.

Trotz allem schufen die Arbeiten von Winslow, Morgagni, Réaumur und Spallanzani die erste grundlegende anatomische und physiologische Basis.

In der Nachfolge von Descartes sollten eine ganze Reihe philosophischer Betrachtungen und Systeme (materialistische, vitalistische, mechanistische, chemische) die verschiedenen Erfahrungen und Entdeckungen nachhaltig beeinflussen und weiterentwickeln.

Die Entwicklung verschiedener Methoden seit Beginn des 19. Jahrhunderts

Die klinisch-anatomische Beobachtung

Seit Beginn des 19. Jahrhunderts konnten Bichat (1771—1816), Laennec (1781—1820) und vor allem Cruveilhier (1791—1874) durch Verwendung der klinisch-anatomischen Methoden die wichtigsten Verdauungserkrankungen abgrenzen und den Grundstein für die moderne Gastroenterologie legen.

Auf dem Gebiet der Symptomatologie bemühten sich die großen Kliniker des 19. Jahrhunderts darum, daß die Kranken genau die Art der Symptome beschrieben, die sie spürten, um sie einer umfassenden klinischen Untersuchung zu unterziehen. Bei der anatomischen Verifizierung wurden dann alle diese Symptome kontrolliert. Bei dieser *Untersuchung* wurden die Verwölbung des Abdomens und die peristaltischen Wellen erkannt (Kussmaul). Die *Perkussion*, die Auenbrugger (1722—1809) in Wien entdeckte (1761), ermöglichte die Auffindung dumpfer Stellen in der Leber und der Milz und die Beurteilung des Traubeschen Raums in der linken Brustwand. Durch die *Palpation* konnten sie intermittierende Verhärtungen des Epigastrium (Cruveilhier) und abdominale Krämpfe feststellen, schmerzende Stellen lokalisieren und das Troisiersche Ganglion, das gastrische Plätschern und das Vorhandensein mehr oder weniger beweglicher tiefer Tumoren erkennen. Schließlich kam die zu sehr vernachlässigte *Auskultation* erst vor kurzem durch Warter wieder in Gebrauch.

Im Augenblick neigt man allerdings dazu, diese genauen Untersuchungsmethoden zugunsten zahlreicher anderer Untersuchungen, von denen sich eine ganze Reihe als überflüssig erwiesen hat, zu vernachlässigen.

Die klinisch-anatomischen, radiologischen und endoskopischen Methoden

Ende des 19. Jahrhunderts hatten die klinisch-anatomischen Methoden fast alles erfüllt, was man von ihnen erwarten konnte, aber das Auftauchen der radiologischen und endoskopischen Untersuchungsmöglichkeiten gaben ihnen neuen Aufschwung.

Die Entdeckung Röntgens stammt aus dem Jahr 1895. 1896 kam Tuffier auf den Gedanken, die Speiseröhre mittels einer Hohlsonde, die mit Bleischrot gefüllt war, zu untersuchen. In drei Bekanntmachungen an die biologische Gesellschaft berichteten J.-Ch. Roux und Balthazard über das Ergebnis ihrer Forschungen, die sie zuerst an Fröschen, dann an Hunden und schließlich am Menschen durchgeführt hatten. Sie wollten mit Hilfe von in Wismut getränkten Speisen die Morphologie und die Motorik des Magens erkunden. Diese beiden Ärzte kamen zum Schluß, daß der Magen in zwei Zonen geteilt sei: den Körper und den Fundus.

Im selben Jahr wurden diese Ergebnisse von Cannon beim Frosch und von Walsch und Lindemann am Menschen bestätigt. Zur gleichen Zeit entstand auch die Röntgenologie des Verdauungstraktes. A. Béclère begeisterte sich sofort für diese neue Methode und begann die verschiedensten Organe des Verdauungsapparates mittels Röntgenstrahlen zu untersuchen. In Frankreich wurde er der bedeutendste Wegbereiter der Radiologie. Im Laufe seiner röntgenologischen Untersuchungen zeichnete er Orthodiagramme verschiedener Stadien der Bewegungsabläufe der Magenkontraktion und der Pylorusaustreibungsphase. Wenn ihm ein Aspekt interessant erschien, photographierte er ihn und verwirklichte so die ersten Radiographien, die er später mit anatomischen Veränderungen verglich.

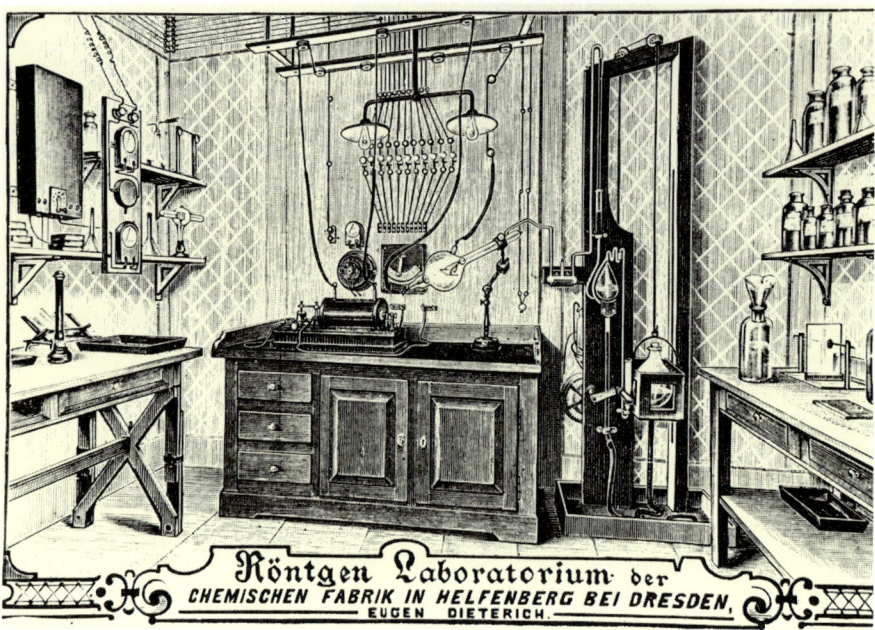

Abbildung 1948
Das Laboratorium von Röntgen. *Stich vom Ende des 19. Jh.s.*
(Paris, Museum f. Geschichte d. Medizin)

Abbildung 1949
Magenkarzinom, präpylorische Lakune.
(Vom Autor zur Verfügung gest. Röntgenbild)

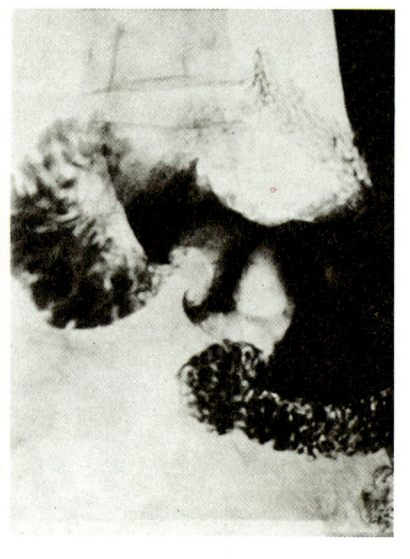

In seinem Bericht über die Eingeweide an den II. Internationalen Kongreß der Elektrologie und der Radiologie 1902 unterschied A. Béclère zwischen Lakunen und Divertikel und zwischen mediogastrischen und pylorischen Stenosen. 1912 berichtete er dem Chirurgenkongreß in Paris über röntgenologische Untersuchungen des Magens. Im Ausland wurden inzwischen die Arbeiten nicht weniger aktiv vorangetrieben. In München schlug Rieder 1904 einen Brei auf der Basis von Wismutkarbonat als Kontrastmittel vor. Holzknecht analysierte 1905 in Wien die röntgenologischen Aspekte der verschiedenen Magensegmente und veröffentlichte zwei Bücher, eines über die Dilatationen und ein anderes über Magentumoren.

Damals standen sich zwei Techniken gegenüber, die radioskopische und die radiographische Untersuchung; im Grunde ergänzten sie sich. Aber es genügte nicht, »gute Photographien« zu machen, man mußte bedenken, daß ein röntgenologisches Bild nur eine Projektion, ein Schattenbild war, und daher blieb eine *radiologische Untersuchung* unter allen Winkeln und allen Positionen notwendig. Da es möglich war, Orthodiagramme und Bilder herzustellen, konnten diese ersten Röntgenologen darangehen, alle Organe, so auch jene des Verdauungstraktes, zu untersuchen. Béclère gründete zuerst in seiner Abteilung am Krankenhaus Tenon in Paris, dann an jenem von Saint-Antoine das, was später als die erste röntgenologische Klinik der Welt galt, und er organisierte Lehrgänge in dieser neuen Methode.

Zuerst untersuchte man den Ösophagus mit einer undurchlässigen Kapsel, die bald durch einen mehr oder weniger dicken Brei ersetzt wurde. Nachdem Béclère die Form und die Motilität des Magens präzisiert hatte, beschrieb er die pathologischen Bilder, die Lakunen und die Stenosen. Haudek entdeckte 1919 die Nische mit Spiegelbildung durch Flüssigkeit; Carman 1921 den komplexen Meniskus; Gutmann die eingesetzte Nische (1927), die Plateaunische (1933), die trianguläre Nische, das Wulst- und das Faltenzeichen. Er versuchte auch, die Anzeichen für eine gutartige und eine bösartige Nische zu unterscheiden. Er wies auf die Wichtigkeit der Starre, der Winkelöffnung und des Faltenzeichens hin.

1912 arbeiteten Cole und Akerlund die Technik der Serienbilder des Bulbus aus, die von Moynihan, Nemours-Auguste, Garcia-Caldéron und Porcher übernommen wurden. Wir möchten hier nur folgende Verbesserungen anführen: die Kompression, die Insufflation (Porcher); die Motilitätsveränderungen durch Atropin (Chérigié); Porcher und das Morphin (1942); G. Albot und Lecanuet mit dem intravenös eingespritzten Insulin (1946); Rachet beim Kolon und P. Hillemand bei Hiatushernie mit Prostigmin.

1953 führte Liotta die Methode der hypotonen Duodenographie ein, die in Frankreich von Jacquemet und seiner Schule stark verbreitet wurde.

Bis 1949 war der Dünndarm röntgenologisch nur in seinen Durchgangszeiten bekannt, denn die Bilder wurden vier und acht Stunden nach Einnahme eines Bariumhydroxidbreis aufgenommen. Durch die Überlagerung der Schlingen war es unmöglich, diese Bilder zu interpretieren. Außerdem wurde die Durchgangszeit durch die Tatsache verfälscht, daß die beschleunigte Passage durch das Jejunum durch einen verlangsamten Durchgang durch das Ileum aufgehoben werden konnte und umgekehrt. Trotz der Untersuchungen von Ross Golden (1945) brachten erst die Arbeiten von Chérigié 1949 einen Fortschritt. Er kam auf den Gedanken, dem Untersuchten einen Suppenlöffel voll strahlenundurchlässigem Mittel einzugeben und diese Bariummenge zu verfolgen, indem jede halbe Stunde ein Bild aufgenommen wurde. Von nun an begann er die Bilder eines normalen Dünndarms zu erkennen und zwischen organischen und funktionellen Veränderungen auf den Bildern zu unterscheiden. 1957 gab er mit P. Hillemand, Ch. Proux und Bourdon ein Lehrbuch über die Röntgenologie des Dünndarms heraus. Der Dickdarm wurde mittels strahlenundurchlässiger Spülungen untersucht; hierzu möchten wir H. Béclère und Lecanuet

Abbildung 1950 (unten links) Normales Röntgenbild des Magens. Schräger rechter vorderer Procubitus.

Abbildung 1951 (unten rechts) Arteriographie bei Pankreaskarzinom. Aus dem Gastroduodenalabschnitt entspringen normalerweise die Pankreaticoduodenalgefäße, die hier den Dünndarm versorgen; Gefäßanomalien mit Hypovaskularisation des Pankreaskopfes. (Aufnahme Dr. Yves Bruneau, Nantes)

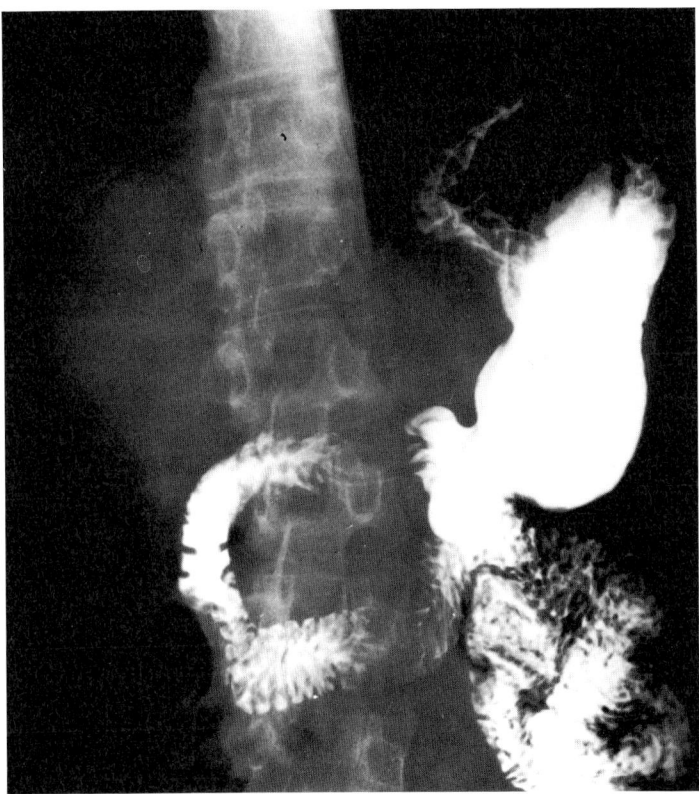

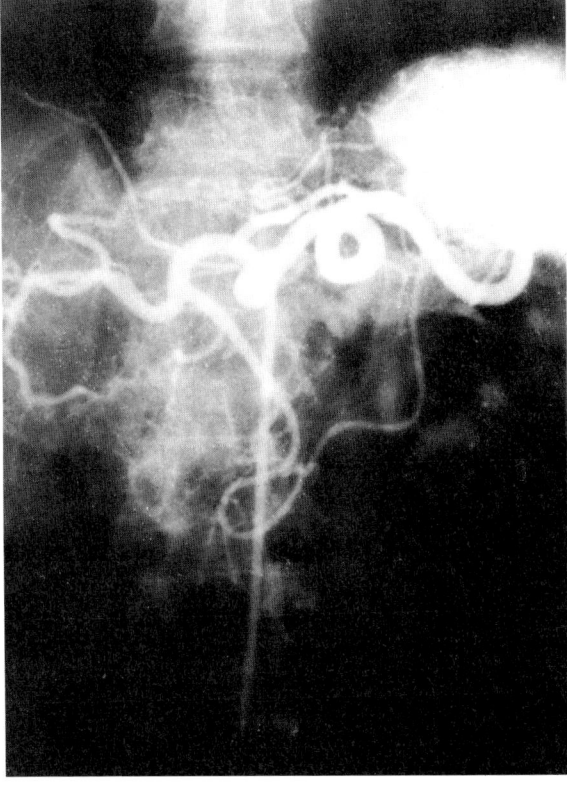

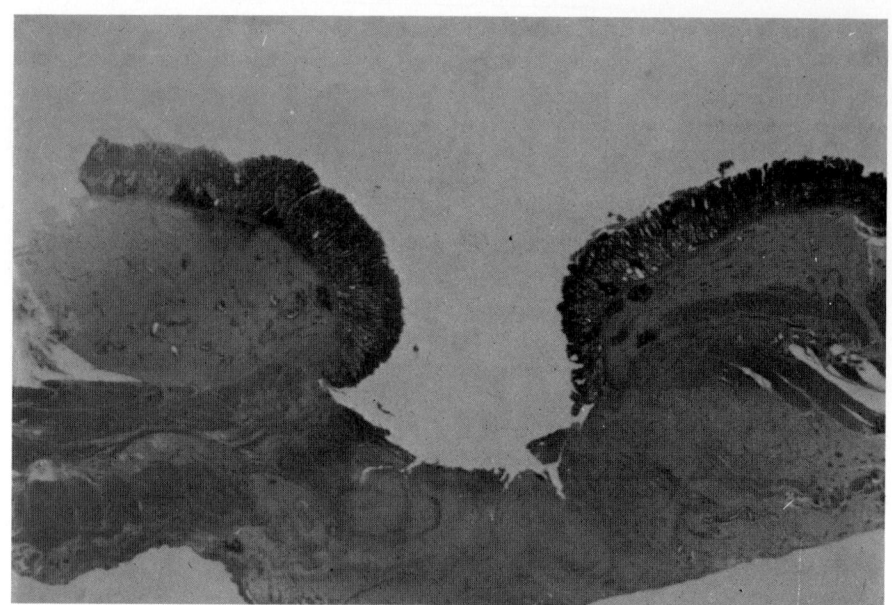

*Abbildung 1952
Mikroskopisches Präparat eines
Magenulkus.
(Aufnahme Dr. Yves Bruneau,
Nantes)*

nennen, die in Frankreich diese neue Technik eingeführt haben (Insufflation, dünne Schichten, schräge Strahlen usw.). 1962 führte Welin die Doppelkontrastmethode ein, die Doppelkontrastmukographie genannt wird und von Bert wieder aufgegriffen wurde. In Frankreich stellten Chérigié und Porcher (1955) nach Intyre die ersten kinematographischen Aufnahmen des Ver-

*Abbildung 1953
Magenschleimhaut.
(Photo Chrismar)*

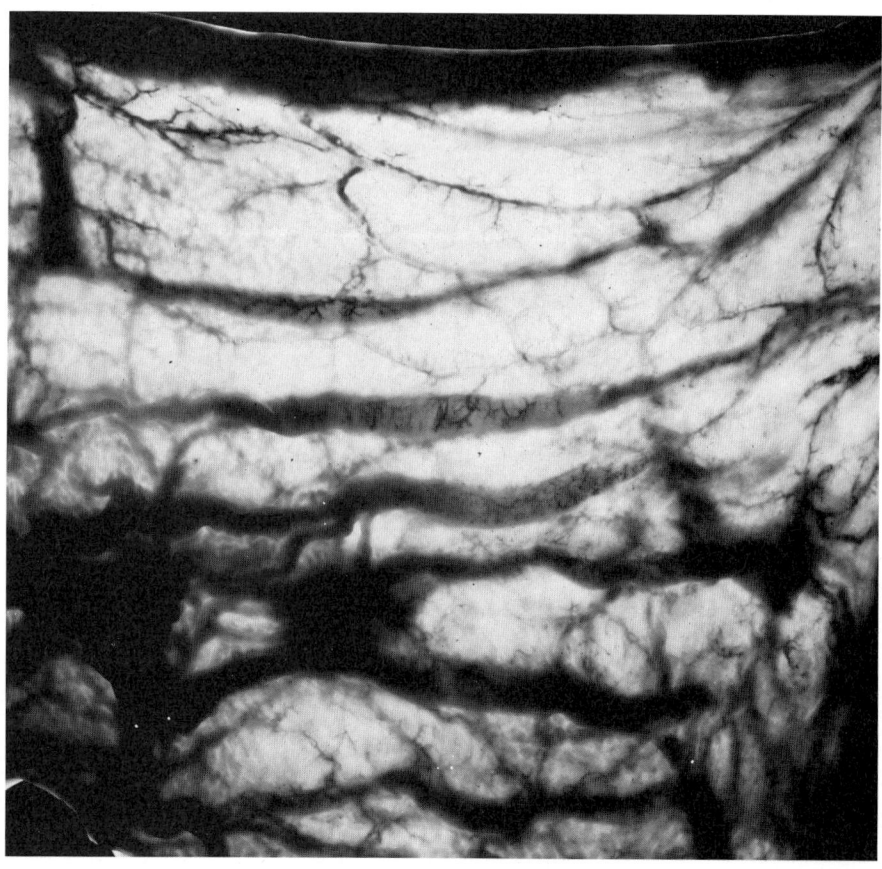

dauungstraktes her. Die Kinematographie wurde allgemein angewendet, vor allem bei der Untersuchung des Ösophagus und des operierten Magens. Schließlich kam die Fernsehdurchleuchtung auf, die ein doppeltes Ziel verfolgte: zuerst konnte man die im röntgenologischen Laboratorium erhaltenen Bilder im großen Rahmen projizieren, wie es Chérigié 1947 demonstrierte, und außerdem ermöglichte man dem Röntgenologen, die Kranken zu untersuchen, ohne dabei irgendwelche Gefahren auf sich zu nehmen.

Neben diesen schon zur Routine gewordenen Untersuchungen gab es andere, die genaue, allerdings seltenere Indikationen besaßen. Die *Notfallsröntgenologie* bei Verschluß, die ohne Vorbereitungen durchgeführt werden kann (Porcher, Simon in Frankreich) ermöglichte durch die Untersuchung des Spiegelbildes die Lokalisierung der Hindernisse entweder auf dem Dünndarm oder dem Dickdarm. Ebenso entdeckten Hampton (1937), Mallet-Guy (1955) und Delannoy (1959) bei hoher Blutung nach Eingabe einer strahlenundurchlässigen Substanz in bemerkenswert vielen Fällen die für die Erkrankung verantwortliche Läsion.

Die *Splenoportographie* wurde von Abéatici und Gampi (1951) zuerst am Hund und später von Léger am Menschen angewandt.

Die *Arteriographie* wurde 1927 von Egas Moniz, Odmann (1953), Borgen, Olz, Dumphy, Wilson (1940) und von Hernandez und Bennett in Frankreich empfohlen. Sie ermöglichte es, eine blutende Stelle, den Sitz eines Tumors, seine Merkmale und Anomalien der Lage der Gefäße genau festzustellen; sie wird jetzt schon häufig der Splenoportographie vorgezogen.

Heute haben die Fortschritte in den Untersuchungstechniken und der Entwicklung der Geräte bei der Röntgenuntersuchung einen Perfektionsstand erreicht, der uns Unterlagen von bester Qualität liefert.

Ungefähr fünfzig Jahre vor der Entdeckung von Röntgen entstand die *Endoskopie*. 1853, als die Beleuchtung von Instrumenten noch fast unlösbare Probleme stellte, entwickelte Désormeaux die Endoskopie, mit deren Hilfe er die Uretra und die Blase untersuchte und die erste Rektoskopie durchführte. Als 1868 schon die ersten elektrischen Glühbirnen erfunden waren, verwirklichte Adolf Kussmaul 1867/1869 mit diesem Gerät die erste Gastroskopie.

Die Endoskopie des Ösophagus und des Rektums spielten zwar bald eine bedeutende Rolle, doch eine entscheidende Weiterentwicklung brachte Jahre hindurch die Endoskopie des Magens. In einem Lehrbuch der Medizin aus dem Jahr 1923 kann man lesen, daß »sie noch nicht in die allgemeine Praxis übergegangen ist«.

Die *Ösophagoskopie* wurde zuerst mit einem starren Rohr ausgeführt. Sie wurde durch die Arbeiten von Mikulicz-Radecki 1879—1881, Brünnings (1869), Killian, Chevalier-Jackson, Lilian und Hasslinger verbessert. Guisez, Sencert und vor allem R. Bensaude führten sie in Frankreich ein. Biopsien wurden häufig vorgenommen. Heute werden die starren Geräte ganz zugunsten des biegsamen Fibroskops vernachlässigt, wie wir noch sehen werden.

Die ersten Versuche, ein *Gastroskop* herzustellen, brachten trotz der Bemühungen von Kussmaul, Mikulicz-Radecki, Elsner, Henning, R. Bensaude und Schindler, der 1920 ein Röhrchen mit biegsamem Ende verwendete, enttäuschende Resultate. In Frankreich trat Fr. Moutier mit nie ermüdendem Glauben dafür ein. Er stellte die röntgenologischen, endoskopischen und anatomischen Ergebnisse einander gegenüber und beschrieb die normalen und pathologischen Aspekte. Er untersuchte vor allem die Gastritiden und verfaßte

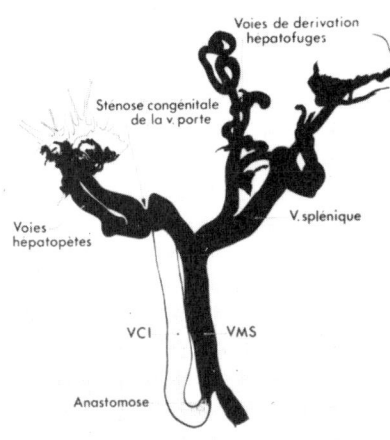

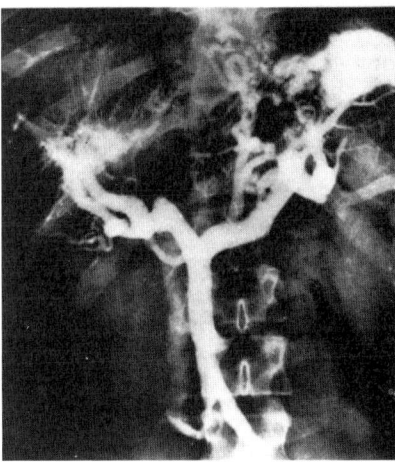

Abbildungen 1954/55
Nicht genügend durchgängige Anastomose zwischen Vena mesenterica superior und Vena iliaca. Röntgenbild aus Radiologie de l'appareil digestif opéré, *von H. Nahum und F. Fékété, Paris, Masson 1976. (Paris, Bibl. d. Alten Medizinischen Fakultät)*
Die französischen Bezeichnungen in der grafischen Darstellung bedeuten von oben nach unten:
— *Abweichung der von der Leber wegführenden Gefäße*
— *angeborene Stenose der Vena porta*
— *Vena splenica*
— *einmündende Lebergefäße*
— *Anastomose*

*Abbildung 1956 (unten links)
Mikroskopische Anatomie der Magenschleimhaut. Schnitt der Magenschleimhaut in 40facher Vergrößerung. Illustration aus dem* Traité complet de l'anatomie de l'homme...

Abbildung 1957 (unten rechts) Bauchsitus von vorne. Tiefe Schicht. Anatomische Abbildung aus dem Traité complet de l'anatomie de l'homme comprenant l'anatomie chirurgicale et la médecine opératoire, *von J. B. M. Bourgery und Claude Bernard, Paris 1866—1867, Bd. V, Abb. 4. (Paris, Bibl. d. Alten Medizinischen Fakultät)*

1935 den ersten *Traité de gastroscopie* (Lehrbuch der Gastroskopie). Sein Werk wurde in Frankreich von Cornet und Ch. Debray weitergeführt. Dieser letztgenannte begann 1949 eine biegsame Hohlsonde in die Speiseröhre einzuführen, um Unfälle zu vermeiden. In diese Sonde, die ihm als Führung diente, schob er ein Ösophagoskop oder ein Gastroskop.

Die wichtigsten Forscher außerhalb Frankreichs waren Schindler (1950) und Oblonsky (1954), die ein Gemeinschaftswerk verfaßten. Es trägt den Titel *Lehrbuch der Gastroendoskopie.*

1960 vollzog sich ein echter Umschwung. Die Japaner ersetzten das starre Gastroskop durch ein biegsames Fibroskop mit Glasfiberstäben. Mittels dieses Systems konnte man die unzugänglichen Zonen sichtbar machen, und so wurde das Spezialverfahren, die Bioskopie unter Sichtkontrolle, leicht anwendbar.

1961 entwickelte Hirschowitz das Duodenofibroskop. So wurde die Untersuchung des Bulbus und der nachfolgenden Duodenalabschnitte ermöglicht (Wastson heilte 1966 die Papille, Takanato, Oltakaji). Mac Clune führte 1968 die Sonde durch die so dargestellte Papille in den Sphinkter Oddi ein und stellte mittels eines strahlenundurchlässigen Kontrastmittels Gallen- und Bauchspeicheldrüsenausführungsgänge dar.

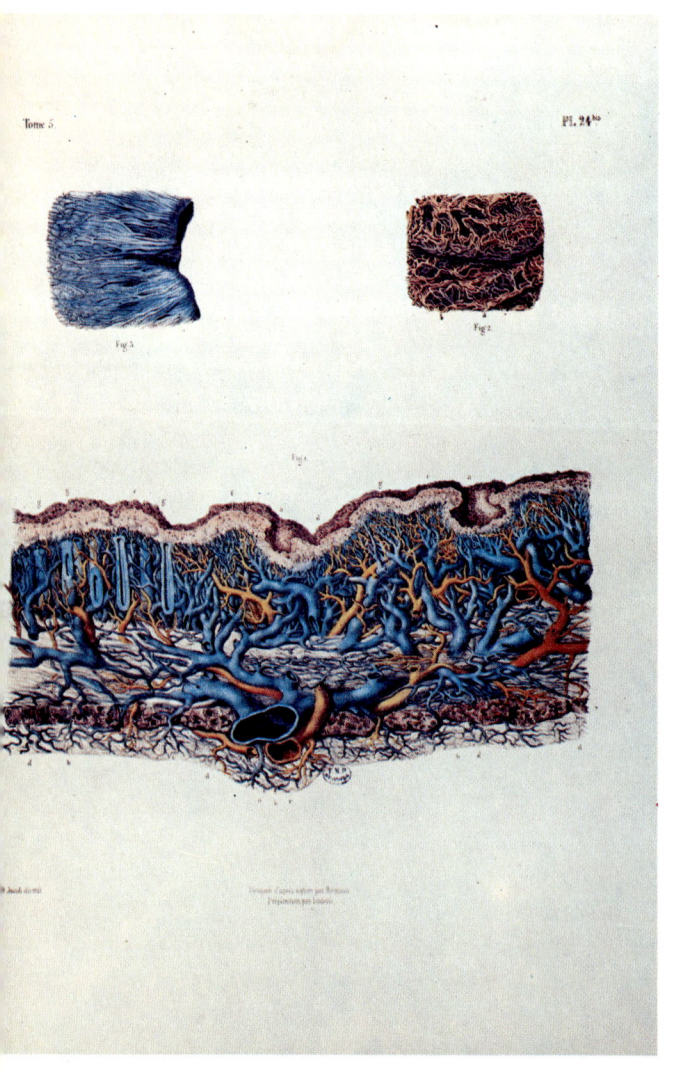
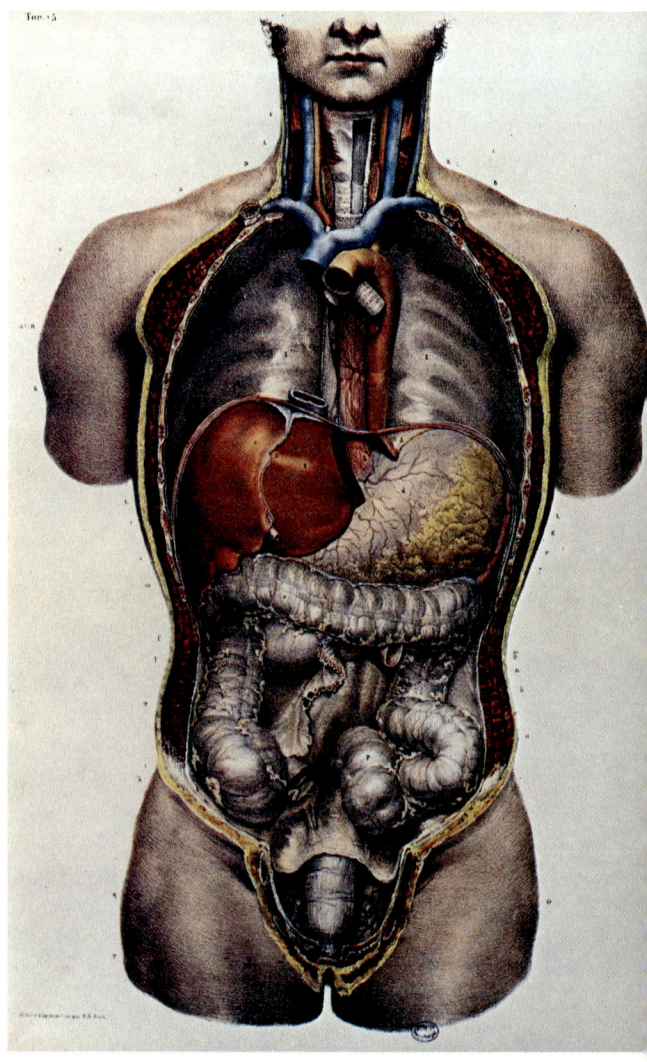

Heute stehen sich zwei Richtungen gegenüber, die erste wird von den begeisterten Anhängern der Fibroskopie und ihrer Ergebnisse vertreten: sie möchten damit die Röntgenuntersuchungen ablösen. Die zweite, gemäßigtere Auffassung besteht darin, mit einer Röntgenuntersuchung zu beginnen und die Fibroskopie nur im Notfall bei Blutung (Palmer, Avery Jones, Desneux 1959) oder bei unklaren Befunden anzuwenden. Schließlich kommen noch die Ergebnisse der therapeutischen Tests bei Verdacht auf beginnendes Karzinom hinzu. Zugunsten dieser letzten Methode muß man bemerken, daß eine vor kurzem durchgeführte globale Statistik bei der Endoskopie eine Mortalität von 0,5 bis 1 pro 10 000 angibt.

1906 führte Kelly die Rektoskopie als allgemein verwendbare Untersuchungsmethode ein; 1907 nahm Strauss Untersuchungen am Sigmoid vor. Von da an wurde diese Endoskopie in Frankreich durch R. Bensaude und seine Schüler und in England durch Lockart-Mummery und seine Schule weit verbreitet. 1960 wurde in Japan das Koloskop entwickelt, das die Untersuchung des gesamten Dickdarms ermöglicht; es kam 1969 nach Europa.

Zur Endoskopie sind noch einige wichtige Tatsachen zu nennen: ab 1922 wurden Versuche unternommen, den Magen zu *photographieren*. Lang, Melaumann und Porges führten kleine photographische Apparate in den Magen ein und photographierten blind. 1956 gelangen Ch. Debray die ersten Farbbilder durch ein Endoskop. Mit dieser Technik konnte P. Hillemand im darauffolgenden Jahr dem Kongreß von Salta Photographien vorführen, die röntgenologische, endoskopische und Bilder der operierten Teile umfaßten. 1956 stellte Soulas einen Farbfilm her, der die normalen und pathologischen Aspekte des Rektums und des Sigmoids zeigte. Der zweite Punkt betrifft die *endoskopische Biopsie*. Diese war zwar bei Ösophagoskopie und Rektoskopie leicht durchführbar, trotz der Bedenken von Chevalier-Jackson, Guisez und Terracol, nicht aber die gastrische Biopsie. Mit Hilfe von Spezialsonden führten Royer (1955), Schiner (1956) und Cheli (1959) sie blind durch. Ch. Debray (1959) entwickelte eine Biopsiesonde durch Aspiration und führte damit Magen-, Duodenum-Dünndarm-Biopsien durch. Diese blinden Biopsien wurden durch Biopsien unter Sichtkontrolle mit Hilfe von Fibroskopen ersetzt. Der dritte und letzte Punkt umfaßt die endoskopische Chirurgie, die in den letzten Jahren entstanden ist. Sie besteht darin, Fremdkörper im Magen zu entfernen und kleine gutartige gestielte Tumoren des Magens, Duodenums oder des Kolons abzutragen (die histologische Untersuchung des Tumors ist hierbei unerläßlich). Die nächsten Jahre werden für die Indikationen der klassischen und der endoskopischen Chirurgie entscheidend sein.

Die erste *Laproskopie* wurde 1910 von Kelling und Jacobaeus durchgeführt. Des weiteren sollten die folgenden Namen nicht unerwähnt bleiben: Berheim (1911), Henning (1933), Kalk (1935), Caroli (1935), Ruddock (1936), Royer (1942), Crismer, Ch. Debray und Lenzi.

Schließlich verdanken wir Douglas Howay und Holmes (1952) sowie Rasmussen die *Echotomographie*. Sie wird noch ausgearbeitet, aber die bisherigen Untersuchungen scheinen wichtige Erkenntnisse gebracht zu haben.

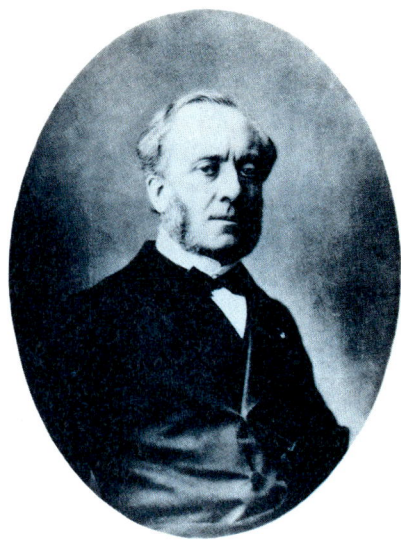

Abbildung 1958
Antonin-Jean Desormeaux (1844 bis 1894). Chirurg am Hôpital Necker.
(Bildsammlung d. Alten Medizinischen Fakultät v. Paris)
Wir verdanken ihm die Ausarbeitung der ersten endoskopischen Versuche mittels einem von ihm entwickelten Endoskop.

Die biochemisch-physiologischen Methoden

Ende des 18. Jahrhunderts bestand Bichat auf der Notwendigkeit genauester Untersuchungen der klinischen Tatbestände und sah die Bedeutung des Experimentierens voraus. Im 19. Jahrhundert entwickelten Magendie, Claude Bernard, Pappenheim und Pavlov die experimentelle Physiologie des Verdau-

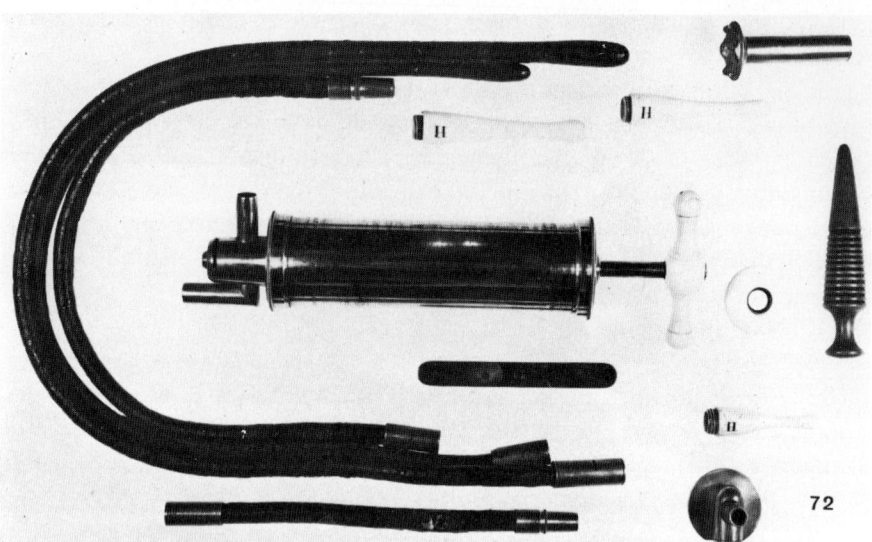

*Abbildung 1959
Instrumente zur Magenspülung,
19. Jh.
(Paris, Museum f. Geschichte d. Medizin)*

ungstraktes. Für Claude Bernard zählten nur die Ergebnisse der Experimente, und er gab den gutbegründeten und unumstößlichen Tatsachen den Vorrang. Im 20. Jahrhundert ergänzten die biologischen, physikalischen und chemischen Entdeckungen die durch röntgenologische und endoskopische Untersuchungen erlangten Erkenntnisse.

Leuchs (1800—1887) hatte schon die Bedeutung des Speichels erahnt. Magendie zeigte die des Kehlkopfdeckels beim Verschlucken auf. Dieser wurde auch von Haller (1813—1887), Bichat und Bremen (1787—1856) untersucht. Sein Mechanismus wurde 1943 von Nemours-Auguste in einer grundlegenden Arbeit analysiert. Diese Untersuchung nahm Chérigié 1950 mit Hilfe der Röntgenkinematographie wieder auf.

Nemours-Auguste unterstrich die Rolle der Anordnung der epiphrenischen Ampulle. Jutras untersuchte die Funktion der Kardia. Jourdan und Faucon zeigten 1957 die Existenz des Sphincter cardiae und seine Innervation auf.

Auf *gastroduodenaler* Ebene wies William Prout 1824 auf die freie Salzsäure in der Magensekretion hin. 1846 führte Claude Bernard seine Studien über den Magensaft weiter. Nach Blondlot (und der zufälligen Fistelbildung, die 1830 von Beaumont überliefert wurde) gelangen ihm experimentelle Fistelbildungen. Pavlov erfand die Technik des kleinen Magens.

Valentin untersuchte 1844 den Verdauungsmechanismus von Eiweiß. 1856 isolierte Schwann das Pepsin, dessen Bedeutung ein Jahr darauf Corvisart und später Schmidt, Eberle und Pavlov aufzeigten.

Decourt (1830), Mondière (1836), Pappenheim und Friedreich befaßten sich mit der Frage der Pankreassekretion. 1849 bewies Claude Bernard, daß Invertin die Saccharose in Glukose und Levulose spaltet und daß Trypsin das Eiweiß verändert. Er beschäftigte sich mit der Fettverdauung und 1859 mit der anregenden Wirkung von Natriumbikarbonaten auf die Magensekretion. 1894 bemerkte Dolinski, daß die Pankreassekretion durch den Chymus im Duodenum stimuliert wird. Chittenden entdeckte die Bedeutung zahlreicher »Enzyme«, wie sie auf Vorschlag von Wilhelm Kühne genannt wurden.

Über die Physiologie des Magens erlangte man allmählich größere Klarheit. Man bemerkte, daß es zwei Arten von Sekretionen gibt: eine zephalische mit zentraler Stimulation, die bei Vagusdurchtrennung ausgeschaltet wird. Eine andere, antralen Ursprungs, deren Mechanismus komplex ist; bei Drehung des Antrums durch den Speisebrei setzt die Schleimhaut ein Hormon frei, das Gastrin (Komarov 1938, Grégory und Tracy 1964), welches über die Blutbahn die Fundusdrüsen zur Abgabe von Salzsäure, Pepsinogenen und Muzin stimuliert. Dieses Gastrin wirkt auf den Tonus der Kardia und auf die Kontraktilität der Gallenblase. Der Magen sondert außerdem das Urogastron ab.

Im Zwölffingerdarm werden Sekretine produziert, die 1902 von Bayliss und Starling isoliert wurden (sie regen die Sekretion von Pepsin, Amylase und Lipase an und verringern den Tonus der Kardia), Cholezystokinin, Enterogastron (Ivy), das die Motilität des Magens hemmt, usw. Berck und Thomas zeigten auf, daß die duodenale Sekretion neutralisierende Wirkung hat.

Ab Mitte des 19. Jahrhunderts waren die Kliniker der Ansicht, daß die Kenntnis der Zusammensetzung des Magensaftes bei der Erstellung einer Diagnose behilflich sein könnte. Zuerst führten Lefèvre (1842) und Kussmaul (1869) eine Magenaushebung mittels einer Pumpe durch und beurteilten das Vorhandensein oder Nichtvorhandensein einer Stauung. Die Einführung der Sonde von Faucher verbesserte schließlich dieses Verfahren. Van der Welden, Bouchut und Topfer konnten mittels der Sonde von Einhorn (1910) den Magensaft gewinnen und ihn untersuchen. Sehr bald schon setzte Ewald, von Reichmann, Boas (1885), Hayem und Winter gefolgt, eine Sonde nach einer Probemahlzeit ein. Der Gesamtsäuregehalt (Linossier) und die freie Salzsäure, die organischen Säuren und die maximale Konzentrationsfähigkeit (Hayem und Winter) wurden bestimmt. Carnot und Liebert versuchten die Probemahlzeit durch eine Scheinmahlzeit zu ersetzen; aber bald nahmen sie Zuflucht zu einer durch Histomininjektion provozierten Sekretion. Diese Methode wurde von Lambling von 1929 bis 1964 perfektioniert. Jede Viertelstunde wurde eine Probe abgenommen und das Volumen, die Konzentration von freier Salzsäure, die Salzsäureabgabe und die Neutralisationsfähigkeit untersucht. 1953 veröffentlichte er mit Bernier und Gosset die ersten Ergebnisse dieser Forschun-

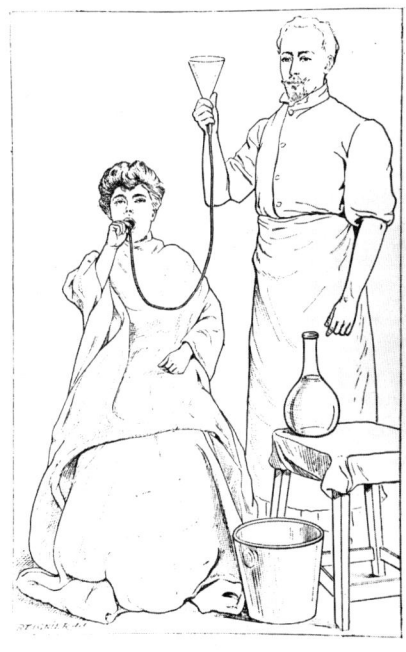

Abbildung 1960
Vorrichtung zur Magenspülung.
Illustration aus dem Werk von Théodore Tuffier, Chirurgie de l'estomac, *Paris 1907.*
(Paris, Bibl. d. Alten Medizinischen Fakultät)

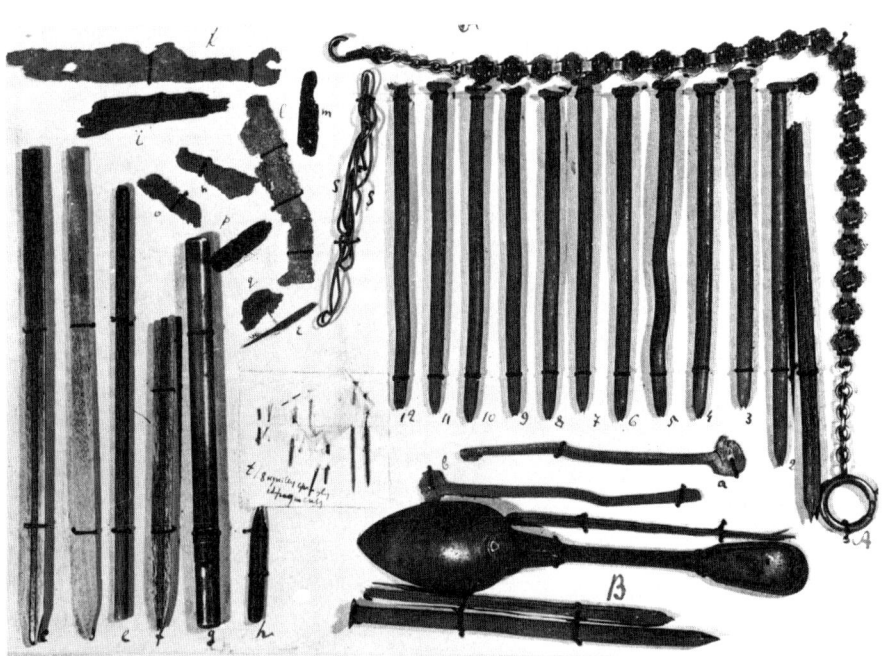

Abbildung 1961
Gegenstände, die im Magen einer Leiche aus dem 19. Jh. gefunden wurden.
(Paris, Museum f. Geschichte d. Medizin)

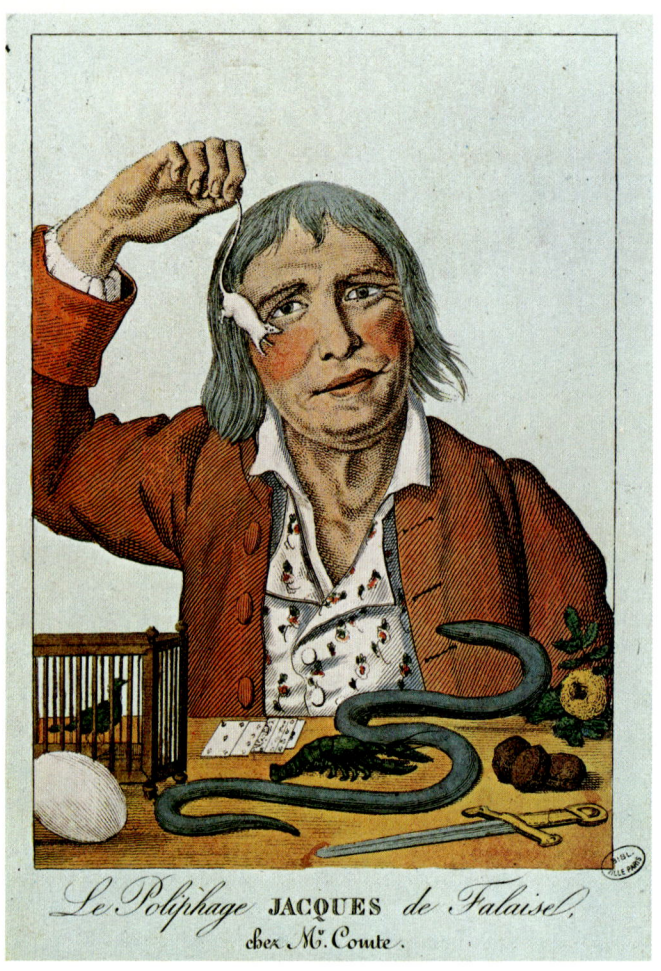
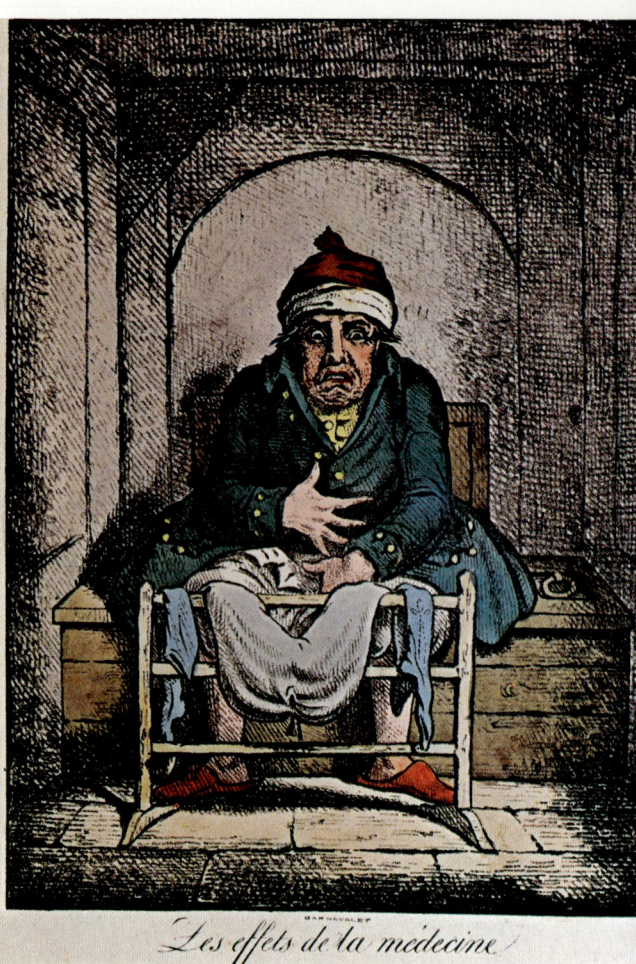

Abbildung 1962 (oben links)
Jacques, der Vielfraß von Falaise. *Stich um 1820.*
(Paris, Museum Carnavalet)

Abbildung 1963 (oben rechts)
Die Auswirkungen der Medizin.
Stich vom Anfang des 19. Jh.s.
(Paris, Museum Carnavalet)

gen. Von 1953 bis 1959 präsierte er die Diagnostik bei Gastritiden, Ulzera und bei Kranken mit perniziöser Anämie. Zusammen mit seinen Kollegen Bernier und Badoz-Lambling bestimmte er die Sekretion; damit hatten sie die Wichtigkeit erkannt, die Art des Magensaftes bei den wichtigsten Magenerkrankungen zu definieren.

1948 setzte Hollender den Insulintest ein, der eine Hypoglykämie hervorruft, die für die nervöse Magensekretion verantwortlich ist.

Der Gastrinspiegel wurde schließlich durch radioimmunologische Methoden bestimmt; Bonfils konnte die Bedeutung der Sekretion abschätzen, indem er eine Messung der Harn- und Serumwerte des Gastrins vornahm. Nicht nur durch die chemische, sondern auch durch die *mikroskopische Untersuchung* der Erythrozyten, der Leukozyten und insbesondere deren Veränderungen erhält man wichtige Resultate (Lambling und Conte).

In letzter Zeit werden neue Methoden auf dem Gebiet der Aufzeichnung der *elektrischen Aktivität* ausgearbeitet: Elektromyographie (Monges 1973), Elektrogastrographie (Martin 1973).

Was die Darmmobilität betrifft, so hat die *Physiologie des Dünndarms,* der schon Cannon, Bayliss und Starling Arbeiten gewidmet haben, von der röntgenologischen Untersuchung profitiert. Diese haben aufgezeigt, daß die Weiterbeförderung im terminalen Ileum verlangsamt wird; die Kinematographien bewiesen Chérigié, daß die Beförderung durch Mischbewegungen, Propulsion und Retropulsion, manchmal auch durch funktionelle Invagination vor sich geht.

Der Dünndarm besitzt zwei wesentliche Funktionen: die der intraluminalen Verdauung, welche durch die Darmamylase, die Enterokinase, die das Trypsinogen aktiviert, die Galle und das Pankreassekret bewirkt wird, aber gleichzeitig auch die intrazelluläre Verdauung im Darmepithel.

Die zweite Funktion des Dünndarms besteht in der Absorption, die durch die Enterozyten durchgeführt wird. Das Epithel, welches die Darmzotten beidseitig bedeckt, besteht zu drei Viertel aus sich ständig erneuernden Zellen, während das letzte Viertel aus Schleimzellen zusammengesetzt ist. Die Absorption verläuft entweder durch passive Diffusion in die Enterozyten oder durch aktive Aufnahme. Die absorbierten und modifizierten Substanzen treten basal aus dem Epithel aus und gelangen über die Interzellulärräume in die Blutkapillaren und die Lymphgefäße.

Eisen (Ch. Debray und D. Cattan 1966) und Zucker werden im Duodenum und im Jejunum (Lambling 1949) absorbiert, die Aminosäuren und Folinsäure im Jejunum, Vitamin B_{12} und Gallensalze im Ileum usw. Man erkennt schon die komplexen Funktionsmechanismen, über die zahlreiche Forschungsarbeiten, unter anderem von Lambling (1941—1952), R. Cattan, Warter und Bernier durchgeführt wurden. Diese brachten die Kenntnis einiger Dünndarmerkrankungen. Die Dünndarmfunktionen können anhand verschiedener Versuche überprüft werden: durch intestinale Absorption gewisser wasserlöslicher Substanzen (Warter), durch Untersuchung der Radioaktivität der Ausscheidungen nach Einnahme markierter Proteine (Warter und Métais) und durch die Absorption von Proteiden beim Gelatinetest (West). Die Proteinresorption kann mit Hilfe von Tests mit markiertem Serumalbumin oder mit markiertem Polyvinylpyrolidon usw. bestimmt werden.

Die Absorption der Kohlehydrate prüft man, indem man Tests mit D-Xylose (Warter und Métais) mit 3 Methyl B-Glucose (Warter und Métais) durchführt. Der Laktosegehalt ist durch Bestimmung der kontinuierlichen Xylosebelastung (Warter und Métais) zu ermitteln. Der Lipoidolversuch (Trémolière) mit Triolein und mit Jod 3 markierter Oleinsäure (R. Cattan 1960) erlaubt eine genaue Untersuchung der Absorption von Fetten, während mit Hilfe des Versuchs mit Vitamin A und D und des Schillingtests mit Vitamin B_{12} die Absorption von fettlöslichen Vitaminen zu prüfen ist. Auf dem Gebiet der Bakteriologie schlug R. Cattan 1960 die Einführung von Sonden ins Jejunum vor.

Außer durch Propulsion durch peristaltische Kontraktion absorbiert das Kolon in seinem ersten Abschnitt Wasser und erhält das Gleichgewicht zwischen physiologischer und pathogener Darmflora aufrecht. Außerdem scheidet es Schleim aus. Das Sigmoid speichert und umschließt den Inhalt, und wenn der interrektale Druck eine gewisse Stärke erreicht, wird der Stuhl in das Rektum befördert und ausgeschieden (Rachet und Busson 1951).

Nothnagel, Schmidt, Strassburger, R. Baultier, Goiffon (1911), ein bedeutender französischer Vertreter der funktionellen Koprologie, M. Labbé und Brumpt nahmen Untersuchungen der Ausscheidungen vor. Sie werden makroskopisch, chemisch, parasitologisch und bakteriologisch durchgeführt. Nach Einnahme einer Probemahlzeit kann man leicht die Art der nichtverdauten Produkte feststellen und daraus den approximativen Sitz der festgestellten Störung ableiten. 1925 benützte Goiffon die Milliäquivalentformel, die einzige Methode, welche die Untersuchung des Gleichgewichtes von Anionen und

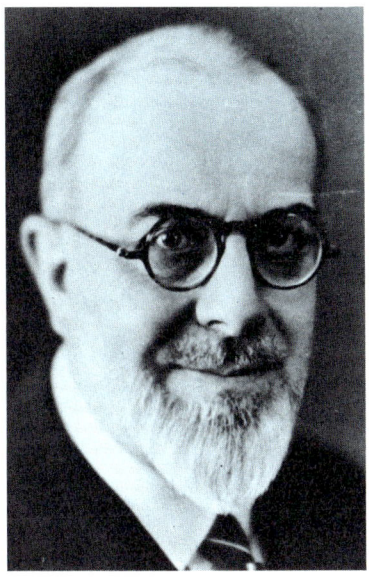

Abbildung 1964
Porträt von Dr. François
Moutier (1881—1961).
(Vom Autor zur Verfügung
gest. Photographie)

Kationen ermöglichte und mit deren Hilfe man die Einnahmen und Ausscheidungen vergleichen konnte. Die chemische Untersuchung umfaßt auch die Erforschung der nichtphysiologischen Ausscheidungen.

Schließlich gibt es noch die parasitäre und bakteriologische Untersuchung. In den letzten dreißig Jahren hat die Stuhlkultur große Ausmaße angenommen; sie gibt Auskunft über das Gleichgewicht der Darmflora, über das Vorkommen pathogener Mikroben und mykotischer Elemente. Sie ermöglicht auch die Erstellung eines Antibiogramms. Die Arbeiten von Schill (1852—1896), Vulpian (1826—1887) und Brown-Séquard (1818—1894) weisen auf die Bedeutung des Nervensystems bei der Funktion des Verdauungsapparates und bei seiner Pathologie hin. Sie forschen an experimentell provozierten Ulzerationen (heute wissen wir, daß es sich um akute Ulzerationen handelte). Die klinischen Beobachtungen von Arndt (1874), von Winiwarter (1911) und von Cushing (1932) sollten diese experimentellen Erkenntnisse klinisch bestätigen.

R. Cattan (1943) und P. Hillemand (1955) brachten eine vergleichende Gesamtstudie der Beziehungen zwischen diesen beiden Methoden heraus. Ab 1949 kam P. Hillemand wieder auf die Rolle des neurovegetativen und des endokrinen Systems bei der Pathologie der Verdauungsorgane zurück.

Die Erkrankungen des Verdauungstraktes seit Beginn des 19. Jahrhunderts

Wir möchten nun Organ für Organ die Geschichte der wichtigsten Erkrankungen des Verdauungstraktes besprechen, die bis heute durch Entwicklung und Anwendung der oben dargestellten Methoden bekannt sind.

Bevor wir diese Geschichte in großen Zügen in Angriff nehmen, wollen wir auf eine ganz besondere Entwicklung hinweisen. Einige dieser Krankheiten

Abbildung 1965
Nicht schlecht, nicht schlecht.
*Stich vom Anfang des 19. Jh.s.
(Paris, Museum f. Geschichte d.
Medizin)*

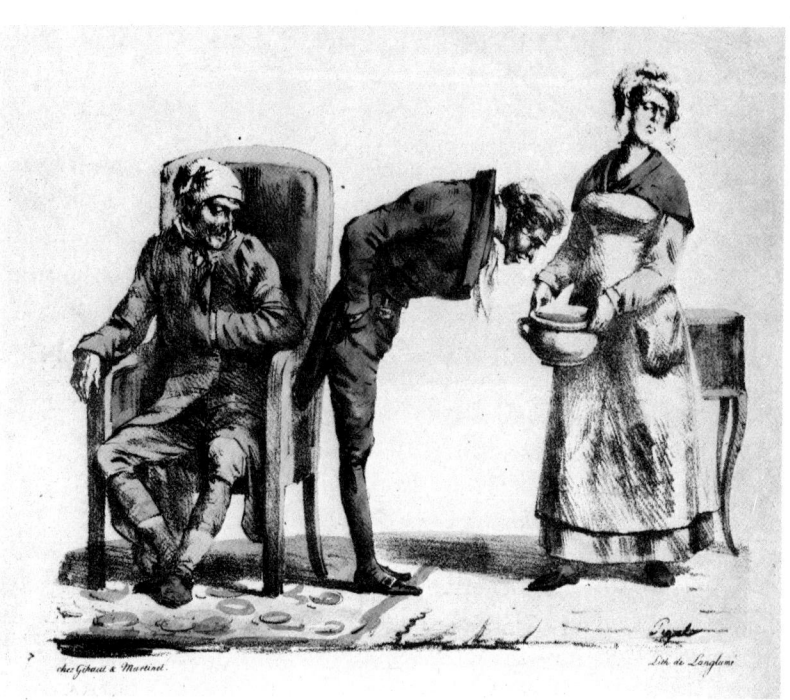

sind verschwunden, andere sind wesentlich seltener geworden, dafür tauchen wieder neue Erkrankungen auf. Einige dieser, deren klinisch-anatomische Zusammenhänge nicht ganz geklärt waren, sind selten geworden oder völlig verschwunden:

— das *Reichmann-Syndrom* (1882), dessen Bedeutung fünfunddreißig Jahre hindurch ungeheuer groß war und das nun den Ulkuserkrankungen zugeordnet wurde;

— die *Dilatation des Magens,* die von Bouchard 1891 untersucht wurde, der auf ihre Folgeerscheinung, die Autointoxikation, hinwies;

— die *Aerophagie* von Desjardin (1814), Magendie (1815), Bouveret (1891), Hayem und Linossier, die heute nur noch ein Symptom ist;

— die *Gastroenteroptose* von Cruveilhier, dargestellt von Glénard und von Chiray (1939) und R. Cattan (1948) kritisiert;

— die *chronische Appendizitis,* sehr häufig zu Beginn unseres Jahrhunderts, heute jedoch nur selten anzutreffen. Andere Krankheiten treten dank der medizinischen und chirurgischen Therapien so gut wie nicht mehr auf. Einige davon sollen genannt werden:

— der *bilokulare Magen* von Sommering (1801), Riolan, Valsava, Bouveret und Lion;

— die großen *Pylorusstenosen* von Kussmaul und Bouveret mit dem trichterförmigen Magen und hochgradig gestörter Magenentleerung;

— die *Darmtuberkulose,* die seit Bayle, Laennec, Louis, Andral, Villemin, Chauveau und Dieulafoy ganz harmlos geworden ist, der Letztgenannte beschrieb die Zökaltuberkulose, die es seit der Entwicklung moderner Tuberkulostatika kaum mehr gibt; die Arbeiten der letzten Jahre haben aufgezeigt, daß es neben der früher so häufigen sekundären Darmtuberkulose auch einfache Tuberkulosen gibt, die oft durch einen Typ bovinus ausgelöst werden;

— die *Magentuberkulose* von Louis, Andral, Guéneau, Mussy und Marfan;

— die *Rektumstenose,* die Trélat der Syphilis zuschrieb und deren wichtigste Ätiologie durch Frei (1925) entdeckt wurde; Jersild, Bensaude und Lambling (1932) bewiesen, daß es sich um eine rektale Lokalisierung der Nicolas-Favre-Krankheit handelte;

— die *anale Syphilis* (hypertrophische Plaque muqueuse und Schwellung am Anus) ist zwar seit der Verwendung von Penicillin in der Syphilistherapie verschwunden, tritt aber nun mit der gegenwärtigen Zunahme der Syphilis wieder häufiger auf;

— die *analen Geschwüre* (Ravaut und Bord).

Auf der anderen Seite sind neue Erkrankungen aufgetaucht. Viele davon sind iatrogenen Ursprungs, wie das akute Ulkus, die Moniliose des Ösophagus, des Kolons und des Rektums, die Dünndarmstenose infolge von Einnahme von Kaliumtabletten.

Andere Krankheiten hingegen konnten abgegrenzt werden, wie der Ring von Schatzki, der Morbus Crohn usw.

Eine gute Darstellung vom *Karzinom des Ösophagus* besitzen wir durch Andral und Mondière (1803—1844), seine Symptomatologie haben Lenormand, Sencert, Lebert, Zenker und Résano aufgestellt, die röntgenologische Untersuchung des Ösophagus verdanken wir Baclesse und Kirklin und seine endoskopische Erforschung Guisez, Lilian und Chevalier-Jackson (1933). Die größten Fortschritte wurden allerdings in der Behandlung des Ösophagus

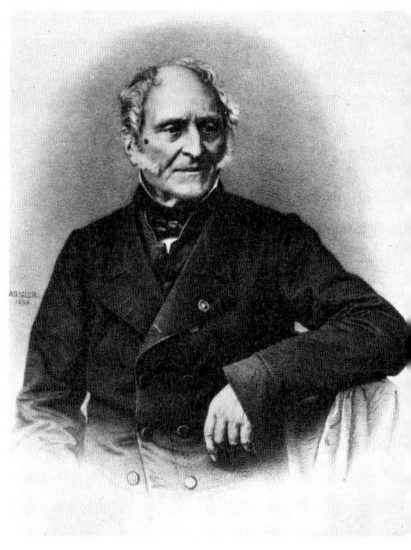

Abbildung 1966
Jean Cruveilhier (1791—1874).
Lithographie von Lasnier, 1865.
(Paris, Photothek der Öffentl. Fürsorge)

Die Erkrankungen der Speiseröhre

erzielt. Als J.-L. Faure 1909 die erste Ösophagektomie bei Karzinom durchführte, wurde diese Operation als einzigartige Heldentat ohne Zukunft gesehen. Später jedoch ermöglichten Torek (1913), Kirschner (1920), Oshawa (1934), Garlock (1944), Sweet (1954), Allison, Férrari, Résano, Lortat-Jacob, Rudler und Akakusa (1970) die Kodifizierung der Indikationen und der Operationstechnik. Heute ist die Ösophagektomie dank dieser Weiterentwicklung und vor allem die Reanimation zu einer klassischen Operation geworden, trotz einer Mortalität, die uns hoch erscheint, die jedoch um die Hälfte niedriger liegt, als sie es vor vierzig Jahren beim Rektumkarzinom war. Schließlich wurde die Röntgentherapie, die früher mit der Gastrotomie als einzige Therapie Verwendung fand, durch die Kobalttherapie abgelöst (Kohler 1951, Pierquin 1958), und Nakayama setzte sie zusätzlich zur Operation ein. Auch das *Sarkom der Speiseröhre* (Chapman 1877), die Nävuskarzinome (Lorin und Zeppan) und die benignen Tumoren (Chevalier-Jackson, J.-L. Lortat-Jacob und Chalnot) sind zu erwähnen.

Die alten Anatomen kannten schon die *angeborenen Anomalien*. Auf klinischer Ebene wurden sie nach Mackensie von Terracol untersucht. Die ersten Operationserfolge bei partieller Atresie verdanken wir Leven (1939), Haigt (1941), Petit (1949) in Frankreich, schließlich Borde usw. Die *Membranstenose* wurde von Chevalier-Jackson, Guisez und Sencert beschrieben. Der *Ring von Schatzki* (1958) ist eine membranöse Falte im unteren Teil der Speiseröhre, deren oberer Teil aus Ösophagusschleimhaut besteht, während der untere Teil von Magenschleimhaut gebildet wird. Die beiden Schleimhäute berühren sich dort. Dieser Ring wurde in Frankreich von Monges und L. Léger untersucht.

Die *Kompression der Speiseröhre durch Gefäßmißbildung,* vor allem durch eine aberrierende Subklavia, wurde 1789 von Bayford entdeckt. Diese Erkrankung nannte man später Dysphagia lusoria.

Angeborener Brachyösophagus wurde von Bright und Chevalier-Jackson untersucht. Auch die Diskussionen von Harrington, Résano und Nemours-Auguste sind hier von Bedeutung. Sie waren meistens der Ansicht, es handle sich um eine erworbene Krankheit.

Albers (1839) und Zenker wiesen auf die *Ösophagitis* hin. Von Ziemsen zeigte 1877 in ihrer Ätiologie die Rolle des Reflux in die Speiseröhre auf. Diesem Phänomen wurden in den letzten dreißig Jahren zahlreiche Arbeiten von Berg (1931), Gutmann (1939), Nemours-Auguste (1950), Allison (1952), P. Hillemand (1952) und Lambling gewidmet, der auf die Bedeutung des alkalischen Reflux zurückkam. Ch. Debray schließlich berichtete von Ösophagitis infolge von langdauernder Intubation.

In ihren Arbeiten behandelten Cruveilhier, Abercrombie, Sweet (1956) die *Megaösophagie,* die Hacker 1907 so benannte. Grisolle und Bard erklärten diese Krankheit für angeboren, während Cannon (1886) und Rokitansky die Sekundärformen hervorhoben. Die Beobachtungen von Hetzel in Brasilien, wo diese Krankheit besonders häufig auftritt, brachten eine besondere Form zu Tage, die im Zusammenhang mit der Chagas-Krankheit steht und durch eine Erkrankung des intramuralen Plexus gekennzeichnet ist. Mikulicz nahm ihre Pathogenese vorweg und nannte sie Kardiospasmus, Chevalier-Jackson und Guisez gaben ihr den Namen Phrenospasmus und Hurst Achalasie. 1942 nahm P. Hillemand die Untersuchungen wieder auf und klassifizierte den angeborenen sekundären oder funktionellen Megaösophagus, dessen Ätiologien fast ganz unbekannt sind. In seltenen Fällen konnte er eine präzise Ursache aufzei-

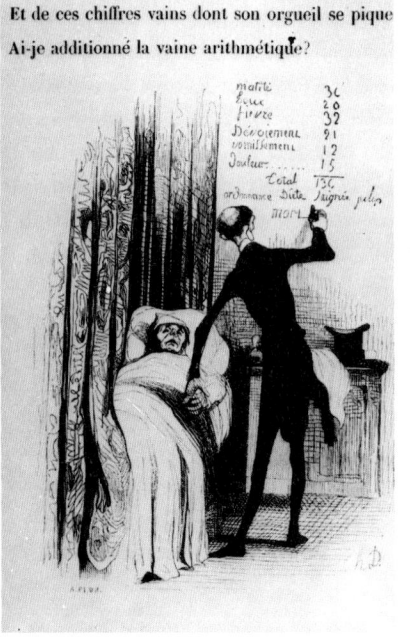

*Abbildung 1967
Zeichnung von Daumier zur
Illustration der* Némésis
médicale *von François Fabre,
Paris 1840.
(Paris, Bibl. d. Alten Medizinischen Fakultät)*

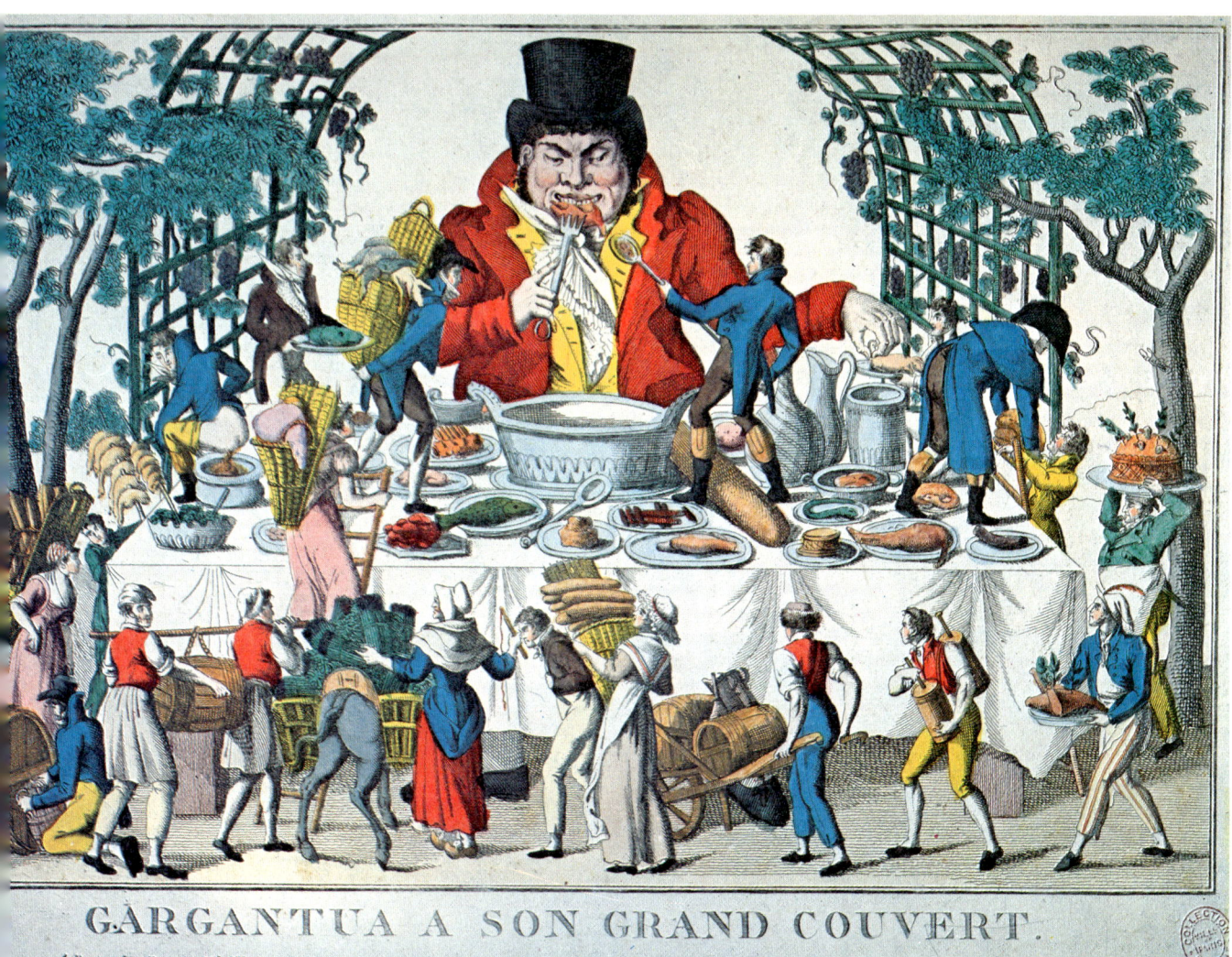

Abbildung 1968
Gargantua und sein reich gedeckter Tisch. *Stich von der ersten Hälfte des 19. Jh.s. (Paris, Museum Carnavalet)*

gen (Toxikomanie, endokrine Erkrankung, Befall des zentralen oder sympathischen Nervensystems).

Heute zeichnet sich der Trend ab, diesen funktionellen idiopathischen Megaösphagus einem fehlenden Gleichgewicht zwischen Gastrin- und Sekretinsekretion zuzuschreiben, dessen Aufgabe es ist, das Öffnen und Schließen der Kardia zu regeln.

Früher wurde der Megaösophagus durch Erweiterung mittels einer Quecksilbersonde behandelt, dann ersetzte man diese Methode durch abrupte Dilatation, später durch kontinuierliche Dilatation mit Hilfe einer hydrostatischen oder pneumatischen Sonde; hier spielen auch die Geräte von Schreiber, Gottstein usw. eine Rolle. Diese Techniken wurden zwar überall häufig angewandt, nicht aber in Frankreich, wo man die Kardiotomie von Heller (1913) bevorzugt, die hervorragende Ergebnisse bei einem Minimum an Risiken erzielt.

1883 setzte Mondière die Bezeichnung *Ösophagismus* ein, der die Ösophagusspasmen zusammenfaßte. Darüber veröffentlichten Hamburger (1871) und Guisez Arbeiten. 1927 beschrieben Borsoni, Polgar und Schmitt unter dem Namen funktionelle Divertikel des Ösophagus Spasmen des unteren Drittels des Organs. Diese wurden *stufenförmige Spasmen* genannt und veranlaßten Chêne, Lortat-Jacob (1950) und P. Hillemand (1949) zu Arbeiten, die sie in den größeren Rahmen der Dyskinesie der Speiseröhre von Monges (1952) und Terracol (1960) eingliederten. Das *Ulkus des Ösophagus* wurde von Valleix (1844), Cruveilhier, Zenker (1877) und Brunetti untersucht, der 1913 das Bild der Nische aufzeigte, später von Hurst (1934), Allison (1948), P. Hillemand und Valla (1952), der die Bezeichnung peptische Stenose verwarf, unter der diese Erkrankung bekannt war. Lortat-Jacob unterstrich in seiner Pathogenese die Bedeutung des Brachyösophagus und der Reflux der Ösophagitis und befürwortete als Behandlung die Ösophagektomie.

Die *Divertikel* waren schon Ludlow (1784), Henckel (1852), Cruveilhier (1852), Rokitansky (1861), Waldenbourg und Zenker bekannt, der sich vor allem mit den Divertikel des Hypopharynx beschäftigte. Jüngere Arbeiten (Terracol, Soulas 1951 — Brombart 1951) unterstrichen ihre relative Häufigkeit, versuchten ihre Pathogenese und in allerdings wenigen Fällen ihre chirurgische Therapie festzulegen (Olivier 1949).

Die *Ösophagusvarizen,* die Franck (1820), Fauvel (1838), Le Diberder (1839), Gübler (1863) und Letulle (1896) feststellten, gehören zu den Erscheinungen bei portaler Hypertension, deren Bedeutung die französische Schule mit Gilbert (1899), Villaret (1905) und Cachera aufzeigen sollte. Sie können in einer röntgenologischen Untersuchung leicht erkannt werden, erstmals bemerkte sie Wolf 1928, und sind frühzeitige Anzeichen für dieses Syndrom. Sie sind besonders wichtig für die Therapie, denn sie muß darauf abgestimmt werden, wenn die Hauptkomplikation, die Ruptur, auftritt.

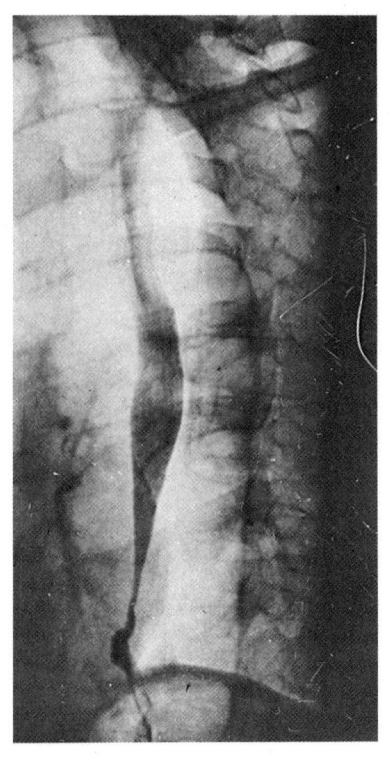

Abbildung 1969
Perforiertes, verengendes
Ulkus des unteren Ösophagus-
abschnittes.
(Vom Autor zur Verfügung
gest. Bild)

Die Ruptur kann mechanisch, durch Einsetzen einer Doppelballsonde (Blakemore-Sonde, Linton), oder chirurgisch behandelt werden. Sie besteht in einer Ligatur der varikösen Gefäße (Boeréma) oder in einer portokavalen Anastomose, die von den amerikanischen Chirurgen wie M. Léger und Lortat-Jacob empfohlen wird. Aber das Auftauchen späterer Komplikationen, deren schwerste die portokavale Enzephalopathie ist, hat die Indikationen dieser letztgenannten Operationsmethode beschränkt, und sie wird nur noch als Paleativoperation angewandt. Im Augenblick werden sklerosierende Substanzen getestet.

Die *Ösophagotrachialfisteln* wurden von Bacrut (1935) und Mounier-Kühn untersucht, und vor kurzem durchgeführte Arbeiten haben neben den neoplastischen Fisteln die Bedeutung einer in der Trachea oder die Bronchien und den Ösophagus durchbrechenden Lymphknotentuberkulose unterstrichen (Paviot, Dor, J.-L. Lortat-Jacob).

1919 wiesen Paterson und Kelly auf das Auftreten von Dysphagie bei Anämiekranken hin. 1923 berichtete Vinson über 1913 gemachte Beobachtungen von Kranken und zeigte einen bis dahin nicht veröffentlichten identischen klinischen Krankenbericht. Daher stammen auch die Namen *Kelly-Paterson-Syndrom* und *Plummer-Vinson-Syndrom*. 1938 betonten Waldenström und Kjelberg die Bedeutung des Eisenmangels und schlugen die Bezeichnung *sideropenische Dysphagie* vor.

Die *Fremdkörper in der Speiseröhre* wurden dank Chevalier-Jackson mit zahlreichen Extraktionsverfahren unter endoskopischer Kontrolle behandelt.

Schon 1724 berichtete Boerhaave über den anatomischen Fall einer *Spontanruptur des Ösophagus*. Diesem sehr seltenen Unglücksfall widmeten Walker (1914), Eliason (1940) und Mayer (1943) Arbeiten.

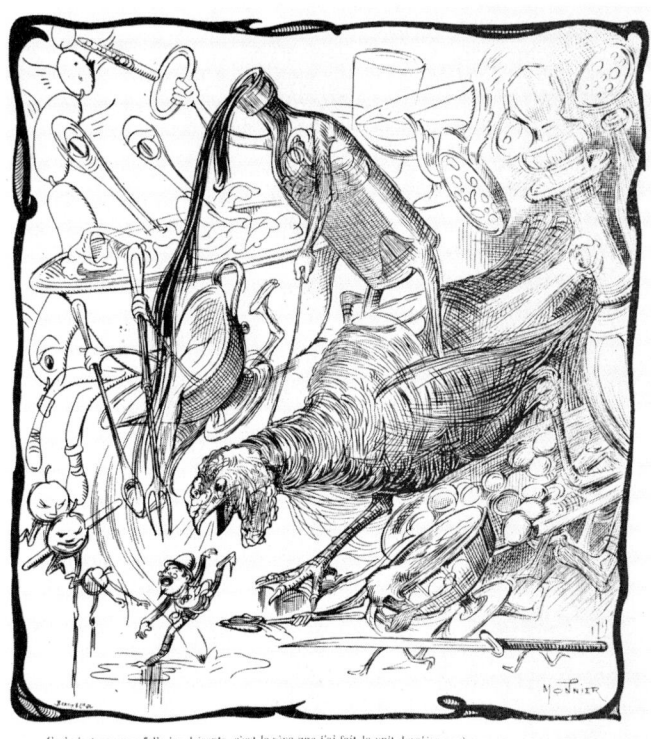

Abbildung 1970
»Das ist kein zusammenhangloser Unsinn, das ist der Traum, den ich letzte Nacht nach einer zu üppigen Mahlzeit hatte.«
Humoristische Zeichnung aus Pêle-Mêle, 1901.
(Paris, Privatsammlung)

Die Erkrankungen des Magens und des Zwölffingerdarms

Zahlreiche Ärzte, unter ihnen auch Mathew Baillie (1799), stellten schon früh gastritische Ulzera fest. Cruveilhier grenzte das *Ulcus rodens* ab (1830); er erkannte den Unterschied zwischen den ulkusartigen Karzinomen und den gastritischen Ulzera, und das Ulkus der kleinen Kurvatur trägt zu Recht seinen Namen. Er zeigte, daß ein Ulkus heilbar sei und vermutete sogar, es könne degenerieren. Dies wurde später von Rokitansky (1847) und Dietrich (1848) bewiesen und von Hayem Ulkuskarzinom genannt. Die Röntgenuntersuchungen ermöglichten es, das Ulkus durch posterioanteriore Aufnahmen zu beschreiben (Berg, Albrecht, Hauser, Ledoux-Lebard und Garcia-Calderon 1937), das Ulkus des Pyloruskanals (Gutmann 1936) ebenso wie das der großen Kurvatur (Nemours-Auguste). Man erhielt Kenntnis von den Ulkuserkrankungen, ihrer Schmerzrhythmik und den Perioden scheinbarer Heilung (Moyniham). Gutmann vertrat die Meinung, daß nur das Magenulkus der kleinen Kurvatur entarten könne. Er bezog sich auf pathologisch-anatomische Arbeiten und zog daraus den Schluß, es sei unmöglich, genau festzustellen, wie häufig diese Entwicklung eintrete.

Das *Ulcus duodeni,* das schon von Broussais (1824), Rayer (1852), Abercrombie (1830), Klinger, Teillars, Niedergang und Alloncle beobachtet wurde, war Gegenstand einer bedeutenden Arbeit von Bucquoy. Seine Beschreibung wurde später von Dieulafoy, Mayo, Moyniham und Mayo-Robson wieder aufgenommen. Aber im Gegensatz zur französischen Schule wurde es von den Amerikanern, die sich auf die Röntgenuntersuchungen von Cole und Akerlund stützten, für sehr häufig gehalten. Nach nutzlosen Diskussionen, wobei die einen die Lage der präpylorischen Vene, welche den Pylorus vom Duodenum abgrenzt, verantwortlich machten, während andere von einer artifiziellen Entstehung des duodenopylorischen Ulkus sprachen, bestätigte Gutmann, der sich

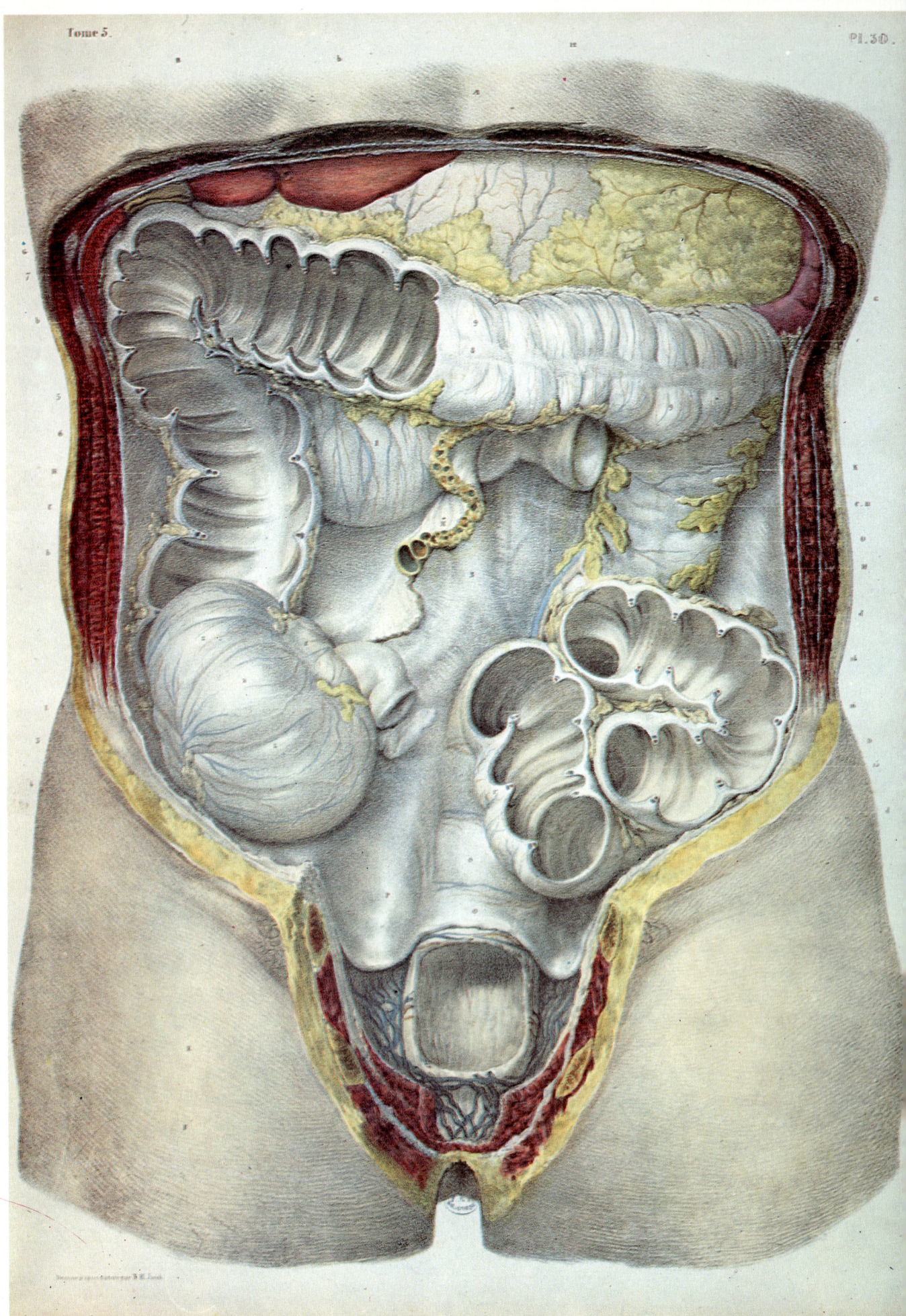

auf die Schriften von Bucquoy und auf klinische und röntgenologische Beobachtungen bezog, die amerikanische Auffassung und lehnte die Bezeichnung duodenopylorisches Ulkus ab, denn im Gegensatz zum Magenulkus artet das Zwölffingerdarmgeschwür niemals aus. Es brauchte Jahre, bis sich diese klinischen und röntgenologischen Darstellungen in Frankreich durchsetzten, die heute von allen als richtig angesehen werden.

Außerdem erkannte er die spezielle Lage des Ulkus im unteren Duodenalabschnitt, die besonders in Nordafrika häufig auftritt. Zahlreiche Arbeiten, die wir hier nicht alle nennen können, wurden den Pathologien der Ulkuserkrankungen gewidmet.

Zur Therapie empfahl Cruveilhier Milch. Bretonneau, Trousseau (1833), Kussmaul, R. Bensaude und seine Schüler schrieben Wismutsubnitratkuren mit einer Dosis von 10 bis 20 Gramm täglich für zwanzig Tage pro Monat vor. Wir möchten noch darauf hinweisen, daß Burns 1974 und Buge von Fällen einer Enzephalopathie durch Wismut berichteten, die immer häufiger wurden. Aber bei näherer Betrachtung dieser Kranken stellte man meistens fest, daß sie Wismut ohne jede Unterbrechung Monate oder Jahre hindurch eingenommen hatten. In anderen Fällen wurde konstatiert, daß gleichzeitig Medikamente genommen wurden, welche die Löslichkeit noch erhöhten. Deshalb wird Wismut heute nur noch für fünfzehn Tage pro Monat verschrieben. Wir sind der Ansicht, daß Wismut zwanzig Tage hindurch verabreicht werden kann, allerdings ist es unbedingt nötig, vor einer neuen Kur zu warten, bis der Stuhl wieder eine Woche lang eine normale Färbung hat. Im Hinblick auf die Pathogenese wurden noch viele andere Medikamente den therapeutischen Möglichkeiten hinzugefügt. Wir möchten die Laktose, intravenöse Atropingaben, Natriumoxydferrikarbonate und das 1967 von Justin-Besançon empfohlene Dogmatil anführen. Schließlich betonte Gutmann die Notwendigkeit einer Therapie während der Perioden der scheinbaren Heilung. Die chirurgischen Behandlungsmethoden und ihre Indikationen veränderten sich mit der Zeit.

Die erste Gastroenterostomie wurde 1881 von Anton Wölfler (1850—1917) durchgeführt. Diese Operation setzte sich durch und blieb bis 1925—1930 die einzige, die angewandt wurde.

Aber nach und nach begann man später auftretende Komplikationen zu erkennen. Ab 1889 veröffentlichten Van Eiselberg, Berg (1897) und Braun (1899) die ersten Beobachtungen von postoperativen Ulzera an der Anastomosestelle, und solche Fälle wurden mit den Jahren immer häufiger (Gosset). Jaboulay wies auf Stomitiden hin (1902). Eine besondere Art, die pseudolakunäre Stomik, wurde von Gutmann beschrieben.

Moutier bestand auf den Gastritiden. Brünn, Pellegrini, Sommer, Lenardini (1932), Ledoux-Lebard und Garcia-Calderon zeigten die intragastrische Invagination des Jejunums an der Anastomose auf.

Dieses Syndrom der zuführenden Schlinge und der gastrokolischen Fistel (Czerny, Gosset) infolge eines in das Kolon perforierten Ulcus pepticum wurde abgegrenzt. Angesichts dieser lokalen Komplikationen kam die Gastroenterostomie nach und nach außer Gebrauch und wurde schließlich ganz aufgegeben. 1879 führte Péan die erste Zweidrittelgastrektomie mit gastroduodenaler Anastomose durch. 1878 wagte Billroth eine Gastrektomie mit gastrojejunaler Anastomose. Diese Operationsmethode wurde von Hoffmeister (1908) und Finsterer (1911) aufgegriffen und weiterverfolgt. In Anbetracht der relativen Mißerfolge der Gastroenterostomie wurden ab 1925 unter Berücksichtigung

Abbildung 1971 (gegenüber) Darmsitus. Illustration aus der 2. Auflage des Traité complet de l'anatomie de l'homme, *von J. B. M. Bourgery und Claude Bernard, 1866—1867, Bd. V, Abb. 30.*
(Paris, Bibl. d. Alten Medizinischen Fakultät)

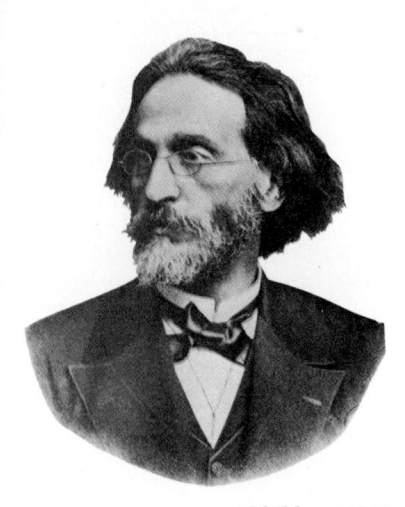

*Abbildung 1972
Prof. Georges Hayem (1841 bis 1933), Arzt am Hôpital Saint-Antoine.
(Paris, Bildsammlung d. Alten Medizinischen Fakultät)*

*Abbildung 1973
Magenulkus der kleinen Kurvatur. Haudek-Nische.
(Vom Autor zur Verfügung gest. Röntgenbild)*

neuerer Ergebnisse der Physiologie, die besagten, daß die Resektion des Antrums die Sekretion der Fundusdrüsen verhindert, die Indikationen der Gastrektomie wesentlich erweitert.

Im Jahre 1938 warnte Annes Dias vor diesen Übertreibungen und schrieb, daß die Gastrektomie zwar das Ulkus heile, jedoch eine neue Krankheit, das agastrische Syndrom, bewirke. Daher muß das häufige Auftreten funktioneller und allgemeiner Komplikationen als Mißerfolg gewertet werden: das Dumping Syndrom (Dénéchau 1907 — Mix 1922 — Auguste 1955 — Geffroy 1962), der Gewichtsverlust, die Asthenie, schwere metabolische Störungen, die sich vor allem auf den Eiweißstoffwechsel mit Hypoproteinemie (Fauvert) auswirken und in ihren schwersten Formen zu den komplexen Proteinmangelsyndromen führen, die von Lambling 1949 beschrieben wurden. Man muß darauf hinweisen, daß bei Kranken, bei denen eine Gastrektomie durchgeführt wurde, relativ häufig eine Lungentuberkulose auftritt sowie die Möglichkeit lokaler postoperativer Ulzera und eines Karzinoms des Restmagens (Gallart Mones 1929 — Ch. Debray und M. Roux 1950).

Die Gastrektomie wurde heftig angegriffen und verlor viel von ihrem guten Ruf. Ihre Indikationen wurden eingeschränkt, zugleich wandte man allzu ausgedehnte Resektionen immer seltener an.

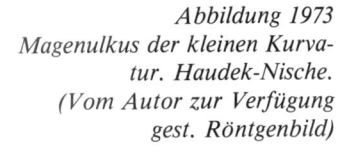

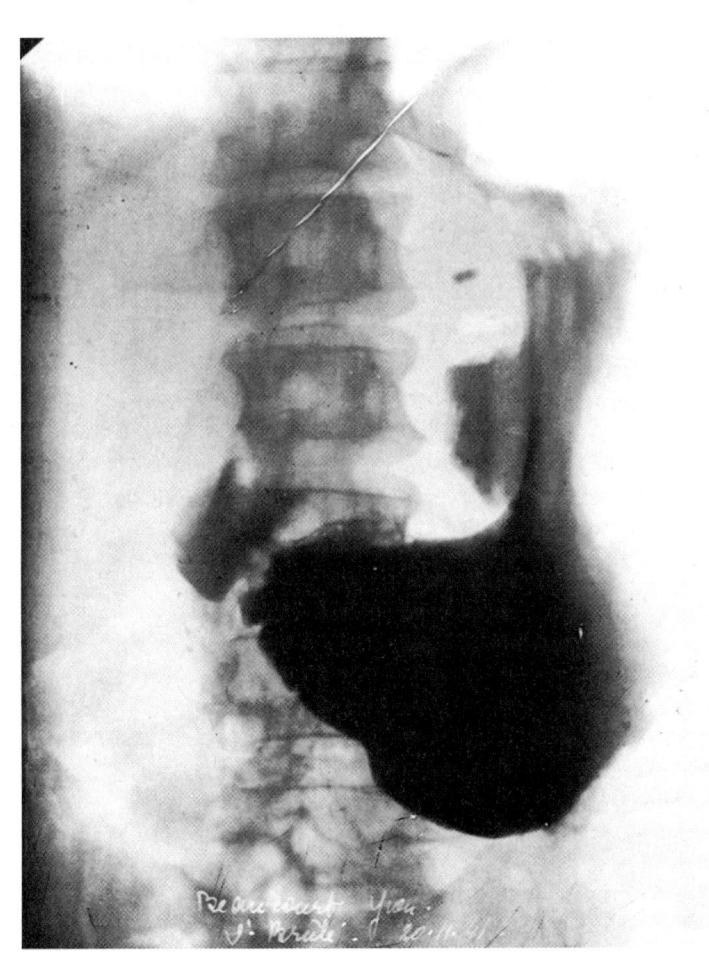

Latarjet führte 1920 die erste Durchtrennung des Vagus durch. Aber seit 1941 zeigte Dragstedt die physiologische Bedeutung der doppelten Vagotomie auf und machte sie allgemein anwendbar. Sie wurde durch eine Magenentleerung mit Pylorotomie oder Gastroenterostomie ergänzt und ist heute zur bevorzugten Therapie bei Ulcus duodeni geworden.

Im Jahre 1947 unternahm Jackson eine vollständige anatomische Untersuchung des Vagus und seiner Verzweigungen. 1962 schlug Griffith die selektive Vagotomie vor, welche auf die Innervation des Dünndarms und des Pankreas Rücksicht nimmt. Vor kurzem entwickelten Grasi, Coligumer und Hollender die hyperselektive Vagotomie, welche die Motilität des Magens nicht behindert und eine Magenentleerung nicht mehr nötig macht. Die Resultate scheinen gut zu sein. Bevor jedoch ein endgültiges Urteil darüber abgegeben werden kann, ist allerdings abzuwarten, bis ein größerer zeitlicher Abstand eingetreten ist.

Die *Ulkusblutung* ist seit Cruveilhier bekannt. Nach einer Zeit, in der die Hämostyptika und die Transfusion die einzigen uns zur Verfügung stehenden Mittel waren, machte sich langsam eine Entwicklung zur Notfallsintervention bemerkbar, der die Fibroskopie und Reanimation vorausgingen. Die Techniken der Kühlung und der Unterkühlung, die 1958 empfohlen wurden, werden kaum mehr verwendet.

Bei *Perforation* (Brinton — Cruveilhier — Krauss 1965 — Dieulafoy) schlug Heubner 1892 die Ulkusnaht vor und Gilfod die sofortige Gastrektomie (1893). Taylor entwickelte 1945 eine Spezialmethode: die gastrische Aspiration. Heute wird eine Gastrektomie vorgezogen, der eine Aspiration vorausgeht, die mehrere Stunden hindurch während der Reanimation durchgeführt wird.

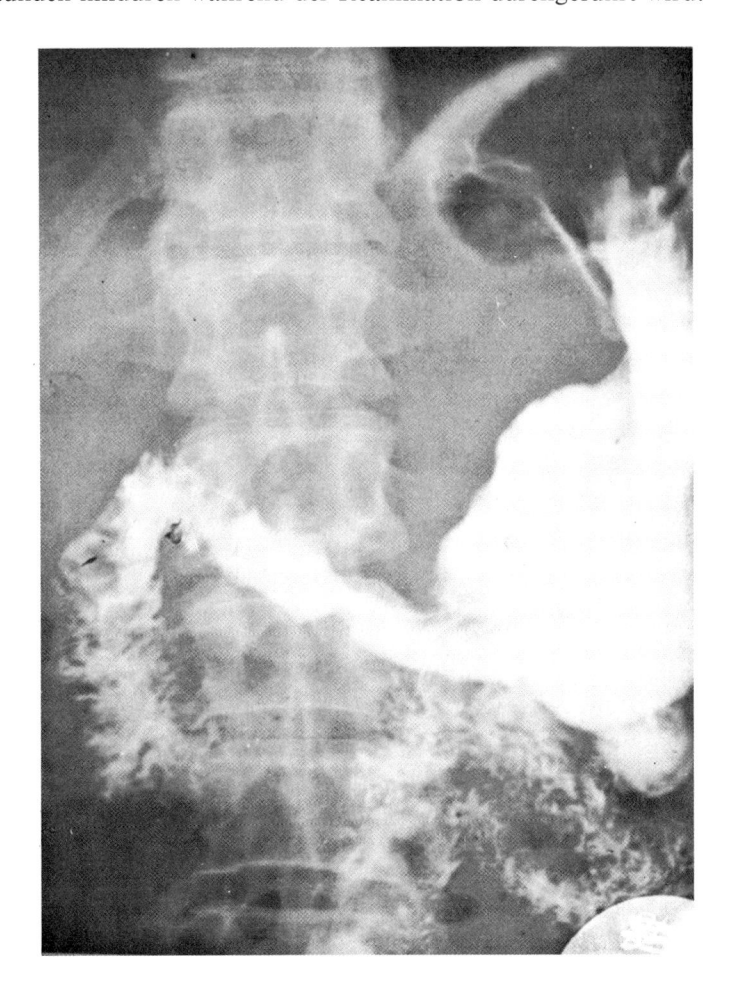

Abbildung 1974
Riesiges ulkusförmiges Karzinom, das man vor 1920 fand.
(Vom Autor zur Verfügung gest. Röntgenbild)

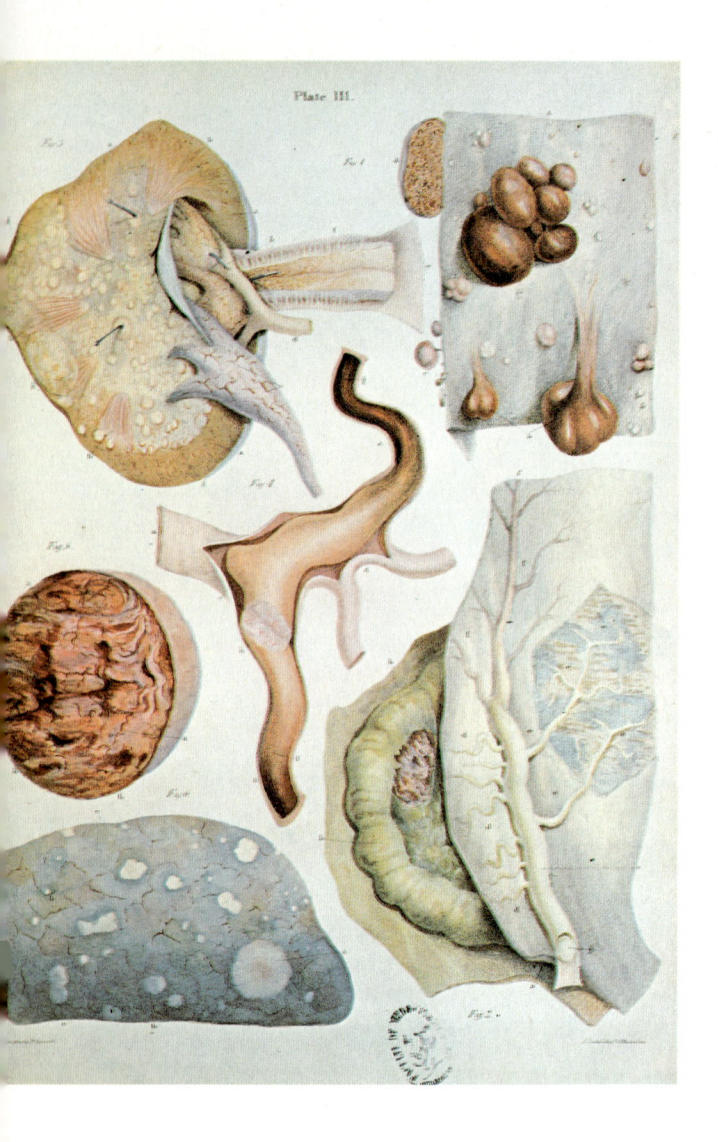

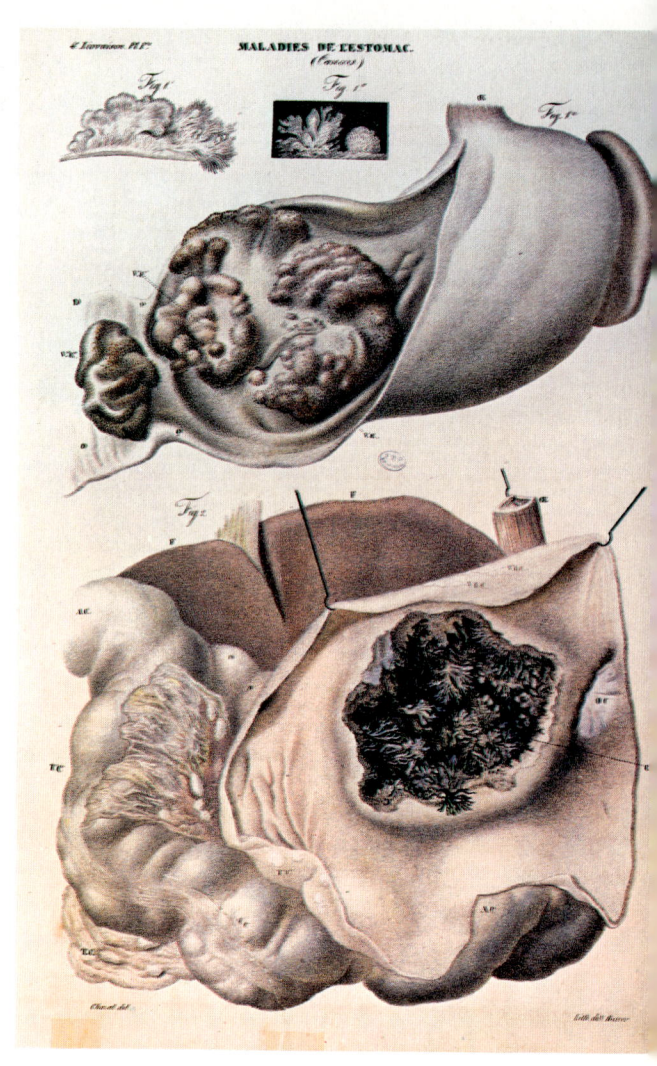

Abbildung 1975 (oben links) Verschiedene Karzinomformen, auf dem Peritoneum (Fig. 1), in den Magenvenen (Fig. 2), in den Nieren (Fig. 3), in der Vena portae (Fig. 4), Fig. 5 zeigt einen Schnitt durch einen karzinomartigen Tumor. Abbildungen aus den Illustrations of the elementary Forms of Disease, *von R. Carswell, London 1838.*

Abbildung 1976 (oben rechts) Karzinomartiger Magentumor, der den Pylorus verschließt und die Nahrungspassage in das Duodenum verhindert. Abbildung aus dem Atlas d'anatomie pathologique du corps humain, *von Jean Cruveilhier, Paris 1828—1842, 4. B., Abb. 1.*

Neben dem chronischen Ulkus muß auch das *akute Ulkus* angeführt werden, das Cruveilhier entdeckte und das immer häufiger auftritt. Es entsteht entweder infolge von Verletzungen des zentralen Nervensystems oder von Streß vor oder nach Einnahme gewisser Medikamente. Douthwaite, Hurst (1938) und Levrat wiesen auf ulkusartige Erkrankungen nach Aspirinmißbrauch hin; Sandwelss, Heller, Lubin und Gray machten auf jene Ulzera aufmerksam, die nach einer Kortikotherapie entstehen können. Ein sekundäres akutes Ulkus kann auch auf Medikamente wie Butazolidin oder Reserpin zurückgehen. 1955 grenzten Zöllinger und Ellison eine besondere Art des Ulkus ab, das infolge eines endokrinen Pankreastumors auftritt und durch die Arteriographie und im Zusammenhang mit einer überhöhten Gastrinproduktion erkannt werden kann.

Das *Magenkarzinom* wurde zu Beginn des 19. Jahrhunderts mit dem Ulkus verwechselt, obwohl Laennec 1804 die szirrhösen Karzinome beschrieben und Otto 1814 den Begriff Enzephaloide verwendet hatte. Aber diese Bezeichnungen entsprachen meistens nicht genau erkannten Erkrankungen, die nicht immer bösartige Tumoren waren. Erst Cruveilhier unterschied sie 1829 deutlich vom Ulkus.

1844 prägte Hannover die Benennung Epitheliom. 1861 beobachtete von Rokitansky, daß das Magenkarzinom sich nicht auf den Zwölffingerdarm ausbreitet. Während des ganzen Jahrhunderts konnte es nur durch die Palpation des Tumors festgestellt werden. Nun wurden klinische Erscheinungsformen erkannt: Anämie (Quincke 1883 — Hayem 1937), Ödemform (Chesnel) und hämorrhagische Form (Trousseau 1862). Dieser Letztgenannte beschrieb auch Komplikationen, wie die *Phlegmasia alba dolens,* während Kruckenberg 1896 auf Ovarmetastasen hinwies. Die Entwicklung der Röntgenuntersuchungen erlaubte zwar die Erstellung einer früheren Diagnose, aber sie kam immer noch zu spät (Béclère, Cole).

1930 ist ein bedeutendes Jahr in der Geschichte des Magenkarzinoms, denn R. Gutmann revidierte mit seinen Arbeiten alle bis dahin erlangten und als unumstößlich geltenden Kenntnisse. Er entdeckte zuerst, daß das Magenkarzinom nicht im Laufe einiger Monate entstehe, wie bislang gelehrt wurde, sondern während mehrerer Jahre.

Diese Entwicklung geschieht in zwei Abschnitten: der erste, der vor Gutmann unbekannt war, ist die »Ruheperiode«, die sehr lange dauern kann. In diesem Abschnitt ist das Karzinom ein winziger Tumor, der nicht über die *Muscularis mucosae* hinausgeht und oft so klein ist, daß ihn der Chirurg selbst bei geöffnetem Magen kaum palpieren kann. Erst nach einer sehr langen Zeit beginnt er sich rasch zu entwickeln und nimmt die bis dahin bekannten Ausmaße an. Das Karzinom muß in dieser »Ruheperiode« erkannt und operiert werden, damit eine Heilung erreicht wird. Nach genauester Untersuchung der Röntgenbilder zur Abgrenzung des Ulkuskarzinoms, das auf einem einfachen Ulkus entsteht, kam Gutmann zum Schluß, daß es keine röntgenologischen Zeichen gibt, die eine sichere Diagnose erlauben. Da er wußte, daß eine benigne Nische während eines Ulkusprozesses verschwinden kann, falls es sich nicht um einen kallösen Ulkus handelt, kam er auf den Gedanken, diese Entwicklung zur Diagnose eines beginnenden Karzinoms zu verwenden. Er arbeitete einen therapeutischen Test aus. Dieser besteht in einer sechswöchigen Intensivbehandlung,

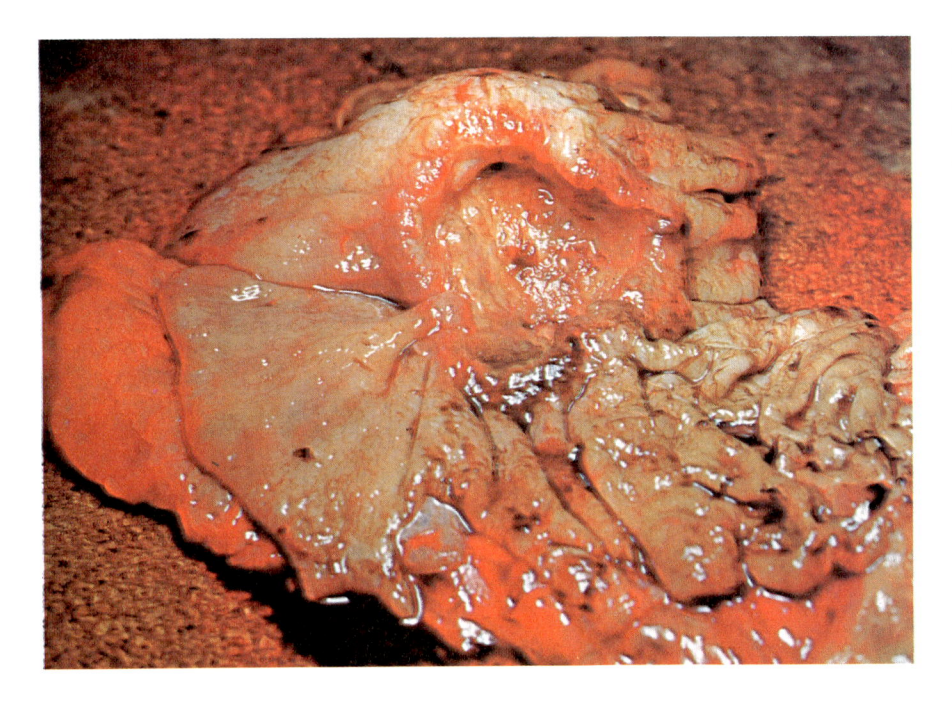

Abbildung 1977
Großes ulkusförmiges Magenkarzinom. Operationspräparat. (Vom Autor zur Verfügung gest. Bild)

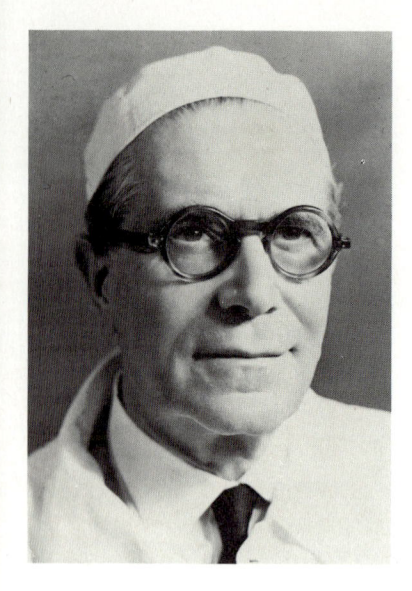

*Abbildung 1978
Porträt von R. A. Gutmann
(geb. 1885), Arzt am Hôpital
Saint-Antoine.*

*Abbildung 1979
Soldat mit einer Hernie, deren
Operation unglücklich verlaufen
war. Er wurde nicht nur
kastriert, sondern es blieb auch
eine ständig eiternde Narbe
zurück. Darüber bildete sich
eine neue Hernie, die sich zu
einer Eventeration vergrößerte.
Auf dem Stich kann man die
»verdrehten Gedärme« erkennen. Eine von M. Hoin 1766
gemachte Beobachtung, in
Mémoires de l'Académie royale
de chirurgie, Bd. V.*

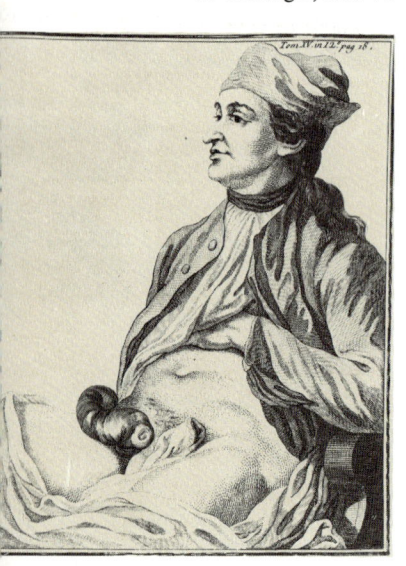

bei deren Abschluß eine neuerliche Röntgenuntersuchung durchgeführt wird. Wenn das Bild verschwindet, war es sicher benigne; wenn es kleiner wird, war es wahrscheinlich benigne; wenn es sich nicht verändert hat, ist es sehr verdächtig; wenn es größer geworden ist, ist es sicher bösartig.

Dank dieser einfachen Methode konnte er nicht nur zahlreiche Karzinome in ihrem Anfangsstadium erkennen, sondern er ermöglichte vor allem den Gastroenterologen, sie aufzuspüren und so das Leben vieler Kranker zu retten. 1939 veröffentlichte er gemeinsam mit Y. Bertrand eine Zusammenfassung all dieser Arbeiten in einem Buch über Magenkarzinome im Anfangsstadium. 1938 zeigte er eine besondere Form des Karzinoms auf, das erosive Adenokarzinom. Alle diese Erkrankungen scheinen vor kurzem von japanischen Ärzten wiederentdeckt worden zu sein. Heute kann man allerdings dank der Fibroskopie die Läsion sehen und bioptisch untersuchen. Man darf jedoch nicht vergessen, daß eine negative Biopsie wertlos ist und daß eine nicht ulzerierende Läsion weder gesehen noch durch Biopsie untersucht werden kann.

1847 zeigte Brinton die *Linitis plastica* auf, die schon Andral und Cruveilhier erahnten und deren Karzinomnatur 1887 von Garret, Bret und Paviot festgestellt wurde. Hanot, Gombault, R. Bensaude und Okinczyc (1905), R. Bensaude und A. Cain (1925) und Carnot veröffentlichten Arbeiten über die kallöse Retroperitonitis und über die stufenförmige Anordnung am Dünndarm und Kolon oder im Douglas-Raum.

1894 präzisierte Kräger die Charakteristika des *Magensarkoms,* 1936 grenzten Brulé, Cain, Moulonguet und P. Hillemand die *villösen Magentumoren* ab.

Lieutaud, Andral und Cruveilhier erkannten die *Magenpolypen,* Cruveilhier (1889), Virchow und Troisier (1936) die *Lipome* und Boyer und Laboulbène die *Angiome.*

Die von Bard erahnten *Schwannome* wurden von Grosset und Masson (1943 beschrieb G. Albot dazu die Palisadenstellung der Zellkerne) identifiziert, die *aberrierende Pankreasinsel* von Schultz, Letulle und Hayem und die *eosinophilen* Tumoren von Kaiser 1937, Picard, Kernéis und Hardy 1954.

1832 hatte Andral das *Magenadenom* bemerkt, das Ménétrier 1888 auf histologischer Ebene untersuchte.

Aufgrund ihres seltenen Auftretens erwähnen wir die *Karzinome des Duodenums* nur kurz (Rokitansky 1861 — Durand-Fardel 1840 — Chomel 1852 — Laboulbène 1871 — Caillet und Pic Bemann 1926 — P. Hillemand 1949). Gleichzeitig wurden auch die *benignen Tumoren des Duodenums* entdeckt.

Über *Gastritiden* und *Dyspepsien* gab es mehr als ein Jahrhundert lang leidenschaftliche Streitgespräche. 1808 bezeichnete Broussais die Gastritis als wichtigste Verdauungskrankheit. Bei seiner Feststellung des Magenkatarrhs verwechselte er jedoch die echte Läsion mit den Leichenveränderungen, auf die Carswell die Aufmerksamkeit gezogen hatte. Unter dem Einfluß von Andral wurde, trotz der Arbeiten von Orfila, der Rahmen der Gastritiden bald zugunsten der Dyspepsien eingeschränkt.

Robin unterschied 1904 zwischen den Gastroneurosen, den Hyper- und den hypopeptischen Dyspepsien.

Auf anatomischer Ebene beschrieb Louis 1824 die warzenartigen Gastritiden, Cruveilhier (1830) die erosiven und polpoiden Gastritiden, Abercrombie die ulzerösen Gastritiden und Dieulafoy die Exulceratio simplex (1897).

Brinton und Rokitansky nahmen die anatomischen Studien wieder auf. Leven verteidigte von neuem die Dyspepsien. Trotz ihrer Ergebnisse der Untersuchungen über die Zusammensetzung des Magensaftes kamen Hayem und Mathieu zum Schluß, daß dieser nur Symptome und keine Krankheit anzeige. Lambling bewies 1949, daß es möglich war, für Gastritis eine biologische Diagnose zu erstellen. Hier müssen auch Könjetzni, Zweig, Berg und Hurst angeführt werden. Die Arbeiten der Endoskopisten Schindler, Wood, Toménius, Henning und besonders Moutier und Cornet stellen die extreme Häufigkeit von Gastritiden und ihrer verschiedenen Aspekte fest. Die Untersuchungen durch Biopsie zeigten die ganze Bedeutung der Involution auf, die zu atrophischer Gastritis führt. Nach der Ätiologie wurde noch gesucht; Lambling wies auf die wichtige Rolle des Gallenrefluxes hin (1944).

Schließlich untersuchten Lambling, Dagnélie, Gutmann, Ch. Debray und Desneux 1962 die hypertrophischen Gastritiden mit Hypersekretion und Riesenfaltenbildung.

Broussais, Judd, Bouchut und Gutmann kannten schon die *Duodenitis*. Gutmann präzisierte sie klinisch und röntgenologisch. Ihr Charakter wurde allerdings erst durch die Duodenofibroskopie und die Biopsie erkennbar.

Die *akute Dilatation des Magens* wurde 1849 von Cruveilhier, Rokitansky (1850), Virchow (1852/1862), Kundrat, Schnitzler (1895) und Kussmaul (1880) aufgezeigt.

Ihren klinischen Aspekt und ihre Ätiologie haben Reynier (1903), Gutmann, Monges (1940) und Germain (1943) festgestellt; moderne Arbeiten wiesen auf kleinere Formen neben der großen akuten Dilatation hin. Man gewann neue Kenntnisse über die Ätiologie, nämlich durch Entdeckung vom Vorkommen iatrogener Formen oder von Komplikation einer beidseitigen Vagotomie.

Cruveilhier hatte die *Hiatushernie* beschrieben und versucht, ihren Mechanismus zu erklären. Seine Arbeiten wurden von Auzépy (1842), Duguet (1846), Schwalbe, Eppinger, Chiray, Carnot und Loeper fortgesetzt. 1917 zeigten Kohler, Akerlund (1926), Berg (1931), Sweet, A. Allison, Carman, Gustav von Bergmann, Sauerbrücke, Nemours-Auguste und Monges (1926) ihre radiologischen Merkmale auf. 1953 betonte P. Hillemand das häufige Auftreten kleiner intermittierender Hiatushernien und wies auf die Bedeutung des Reflux im klinischen Bild hin.

Der *diaphragmatischen Eventeration,* die schon Cruveilhier (1849) bekannt war, wurde mit der Entdeckung der radiologischen Methoden wieder erneut Aufmerksamkeit geschenkt, und Fatou (1932) und Reed (1935) beschrieben ihren Aspekt eines umgekehrten U.

Der *akute Volvulus* wurde 1886 von Barti, Berg (1895), Jaulin (1919), Payer, Barrett (1911), Mathieu, Duval, Lenormand, Payr, Kocher, Tuffier, Chêne (1938), Udaondo (1942), Gutmann und P. Hillemand (1955) beobachtet.

Die Ärzte stellten fest, daß es neben dem echten, sehr seltenen Volvulus noch einen Pseudovolvulus gibt, ohne wesentliche klinische Auswirkungen, der sich auf Filmen durch verschiedene Bilder ausdrückt, vom Kaskadenmagen bis zum zottigen Magen über den schüsselförmigen, den schneckenförmigen Magen usw.

1911 berichtete von Schmieder über Beobachtungen eines *Prolaps der Antrumschleimhaut* in den Pylorus. 1925 wurden seine röntgenologischen Zeichen von Eliason und Whrigt präzisiert. In jüngerer Zeit wurden ihm von Guy Albot, Warmoës und Dubarry Arbeiten gewidmet.

1888 beschrieb Hirschsprung die *Pylorusstenose der Säuglinge.* Während Hutchinson, Haas und Thomson die Theorie eines Spasmus vertraten, glaub-

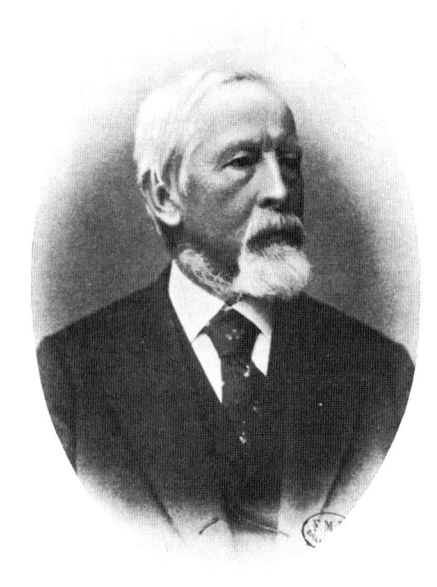

Abbildung 1980
Adolf Kussmaul 1822—1902.
(Paris, Bildsammlung der Alten Medizinischen Fakultät)

Abbildung 1981
Allegorie der Gefräßigkeit, *Stich aus dem 16. Jh.*
(Paris, Bibl. d. Angewandten Künste)

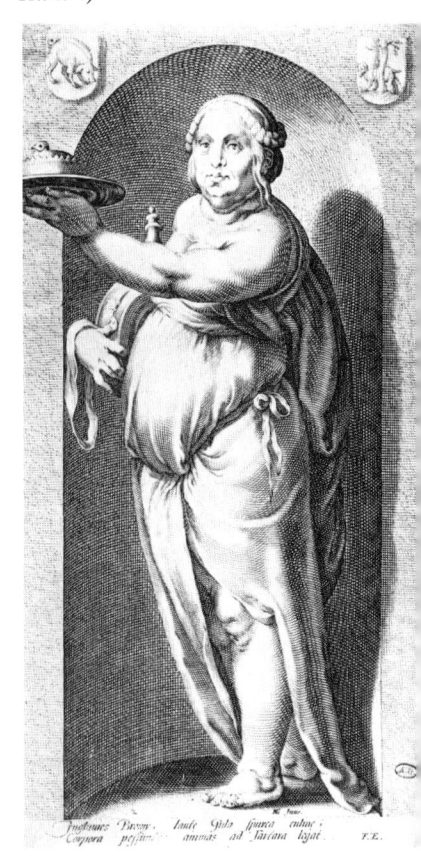

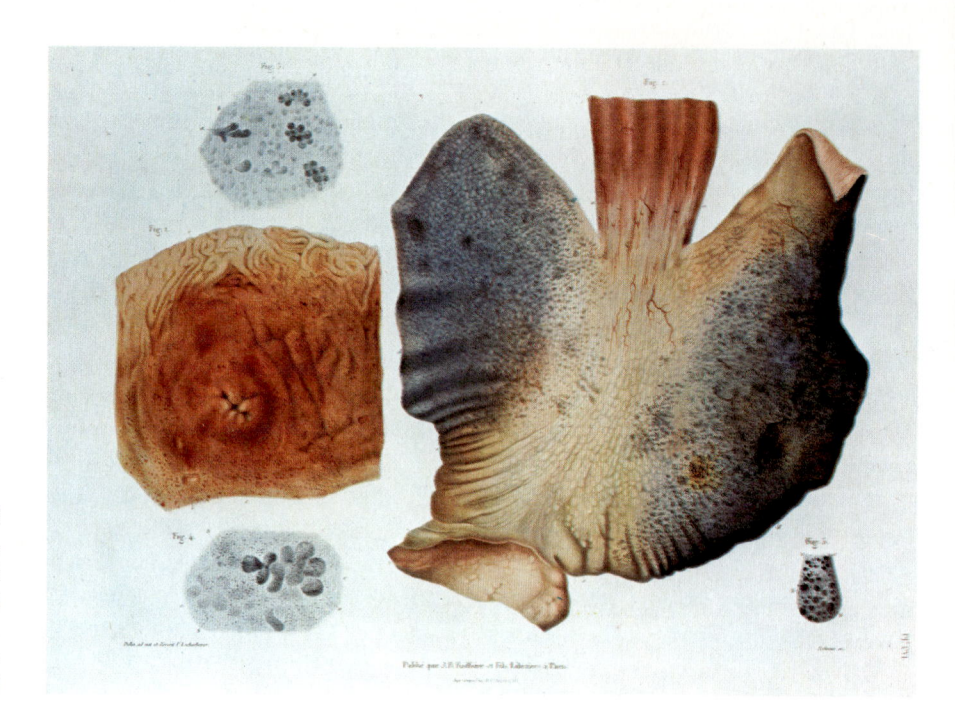

Abbildung 1982
Akute und chronische Gastritis.
Abb. 106 aus dem Traité
d'anatomie pathologique... von
H. Lebert, Paris 1861.
(Paris, Bibl. d. Alten Medizinischen Fakultät)

ten Hurst, Corréa Netto an eine Achalasie, Fredet hingegen unterstrich die Bedeutung einer Hypertrophie der Pylorusmuskulatur und heilte die kleinen Kranken mit einer einfachen Pylorotomie. Diese hypertrophen Stenosen finden sich auch bei Erwachsenen (Trousseau, Tassin, Chêne, Guy Albot).

Unter den *angeborenen Anomalien* wurde die *Verdoppelung* des Magens und des Zwölffingerdarms von Stahl und Bank untersucht, das mobile Duodenum von P. Duval und J.-Ch. Roux und die *angeborene Duodenalstenose* von Daudet (1968).

Mc Cleland hatte 1838 das erste *Hämatom des Duodenums* aufgezeigt, doch diese Beobachtung ist in Vergessenheit geraten. In den letzten fünfzehn Jahren wurden diese Fälle durch die Anwendung von Antikoagulantien wieder häufiger.

Mallory (1929) und Weiss (1931) entdeckten, daß einige Blutungen, die nach krampfartigem Erbrechen infolge von Alkoholmißbrauch auftraten, auf einen vier bis fünf Zentimeter langen Riß der Schleimhaut im Kardiabereich zurückzuführen seien. 1955 operierte Whiting erfolgreich einen am *Mallory-Weiss*-Syndrom erkrankten Patienten. 1956 stellte Hardy die erste endoskopische Diagnose auf, 1963 beschrieb Brombart die röntgenologischen Aspekte, und Sparnberg wies 1968 auf die Bedeutung der arteriographischen Bilder hin. Die systematische Verwendung der Notfallsfibroskopie zeigte die relative Häufigkeit dieser Verletzung bei schwerer Hämorrhagie auf.

Im Jahre 1929 grenzten Grönblad und Strandberg das *Pseudoxanthoma elasticum* ab, mit gefäßähnlichen Streifen am Auge und manchmal starken Darmblutungen infolge von Befall der Gefäßwände (Touraine 1940).

Die *Bezoarsteine* waren Buffon und Bondamant bekannt und wurden von Robin, Comby und Bakey untersucht. Man muß zwischen der *Trichobezoar*, der *Phytobezoar* (die bei medizinischer Behandlung verschwinden kann) und den *medikamentösen Bezoarsteinen* unterscheiden. 1923 beschrieb Akerlund die *Magendivertikel*, die zu den röntgenologischen Arbeiten von Barsony, Hillemand und Garcia-Calderon führten. Fleischmann (1815), Rokitansky,

Roth (1872) und Letulle (1898) untersuchten die *Divertikel des Duodenums,* über die Case 1913 eine röntgenologische Diagnose erstellte.

Auch Cole, Akerlund (1919), More, Chaoul, Berg, Albrecht (1928), Mialaret (1936), M. Roux und Rettori sind zu erwähnen. Ihre Forschungen wurden von dem Erfolg gekrönt, die Divertikel des Duodenalfensters erkannt zu haben.

G. Albot und Kapandji wiesen auf die *Duodenaldykinesien* hin, P. Duval, J.-Ch. Roux und P. Hillemand (1945) auf das *Megaduodenum.*

Die Erkrankungen des Dünndarms

Lange Zeit kannte man nur einige wenige Erkrankungen des Dünndarms, erst in der zweiten Hälfte des 20. Jahrhunderts konnte seine Pathologie präzisiert werden. Man verwechselte die *Enteritis* mit der Kolitis, und die Enterokolitis wurde als harmlos angesehen (Broussais, Powel, Sée usw.). Ein Symptom herrschte vor: die Diarrhöe, die als Krankheit galt. Aus diesem unklaren Rahmen wurde eine ganze Reihe von Krankheiten abgeleitet.

Die akuten oder chronischen *bakteriellen Enteritiden* wurden dank der Stuhlkulturen und der Duodenalsonde abgegrenzt, bei den *parasitären Enteritiden* wurden zwischen Lambliasis (die mit Flagyl oder Chinacrin behandelt wurde), Ankylostomiasis und Täniosen usw. unterschieden. Die *Sprue* wurde beschrieben: die tropische Sprue von Elliot Manson, Kelsch und Kiener, die Zöliakie von Samuel Gee (1888), Heubner (1909) und Herter (1908), die einheimische Sprue von Homes (1922) und Thayssen (1932). Dieser vertrat die Ansicht, daß diese drei Arten von Sprue ein und derselben Krankheit entsprächen.

Nach dem Zweiten Weltkrieg zeigten Dicke, Weijers und Von de Kammer die Bedeutung des Gliadins im Gluten bei ihrer Ätiologie auf.

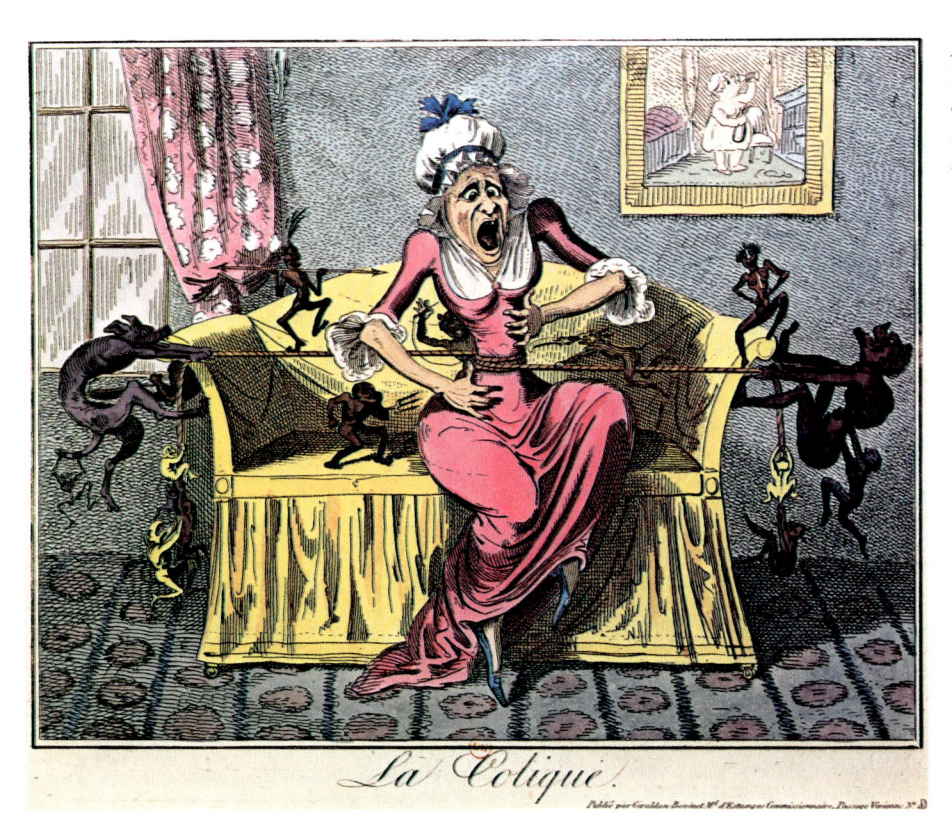

Abbildung 1983
Die Kolik. *Stich vom Anfang des 19. Jh.s.*
(Paris, Nat. Bibl., Kupferstichkabinett)

So entstanden die *Glutenenteropathien,* welche durch die Beseitigung des Glutens in der Nahrung (außer bei tropischer Sprue) heilbar waren.

Aber schon bald wurden die verschiedenen Arten von Sprue in eine umfassende Gruppe eingegliedert, zuerst in jene der *Steatorrhöen,* dann mit diesen gemeinsam in jene der *Malabsorptionserkrankungen,* die 1941 von Lambling untersucht wurden (im Zusammenhang mit einer Dünndarmresektion). Es gibt Malabsorptionen der Kohlehydrate der Fette (welche die Sprue und die Steatorrhöe mit Ursprung im Dünndarm oder Pankreas umfaßt), die der Proteide mit ihrer Hyperproteinämie und ihren Ödemen (Lambling 1949) und jene des Kalziums, die zu Osteoporosen, ja sogar zu Osteomalazien führen. Malabsorption kann aber auch infolge einer submukösen Erkrankung auftreten. 1907 grenzte Whipple die Lipodystrophia intestinalis ab, die nach ihm benannt wurde und die zwischen 1952 und 1964 neuerlich von Caroli untersucht wurde, der betonte, wie wichtig eine langfristige antibiotische Behandlung sei.

Schließlich erkannte man das *mediterrane Lymphom,* die *bösartigen Limphome* und die *Analphahypoproteinämie.* Die *exsudativen Enteropathien* wurden bemerkt (Gordon 1959, R. Cattan). 1932 entdeckte Crohn eine bis dahin unbekannte Krankheit, die *Ileitis terminalis.* Sie zeichnet sich durch eine granulomatöse Läsion aus, befällt die letzte Ileumschlinge und neigt schließlich zu Stenosierung und Fistelbildung. Nach und nach lernte man noch andere Lokalisierungen der Crohnschen Krankheit kennen, die Ileokolitis 1955 (Cook), dann Formen am Kolon und Rektum, die jetzt immer häufiger auftreten.

Schließlich wies Beckermann 1945 und später Jeckel auf die *Enteritis necroticans* hin und Ch. Debray 1964 auf die multifokale *Enteritis stenosans,* die *rezidivierende* und die *kryptogenetische.*

Die Diagnose des *Dünndarmkarzinoms,* der *Sarkome,* der *Lymphosarkome* und der *benignen Tumoren* wurde präzisiert (P. Hillemand und Chérigié).

1888 zeigte Lubarch eine besondere Tumorart auf: die *Karzinoide.* Ihre histologischen Merkmale wurden von Masson beschrieben, die klinischen von Moulonguet (1941), Picard und Geffroy (1957). Sie sezernieren Serotonin, das für die paroxysmalen Magendarmkrisen verantwortlich ist, die manchmal in Verbindung mit Rechtsherzinsuffizienz auftritt (Brook 1951).

Während des ganzen 19. Jahrhunderts gab es Diskussionen über *Intestinalverschlüsse;* Cruveilhier und Garengeot kannten die Invaginationen, Rokitan-

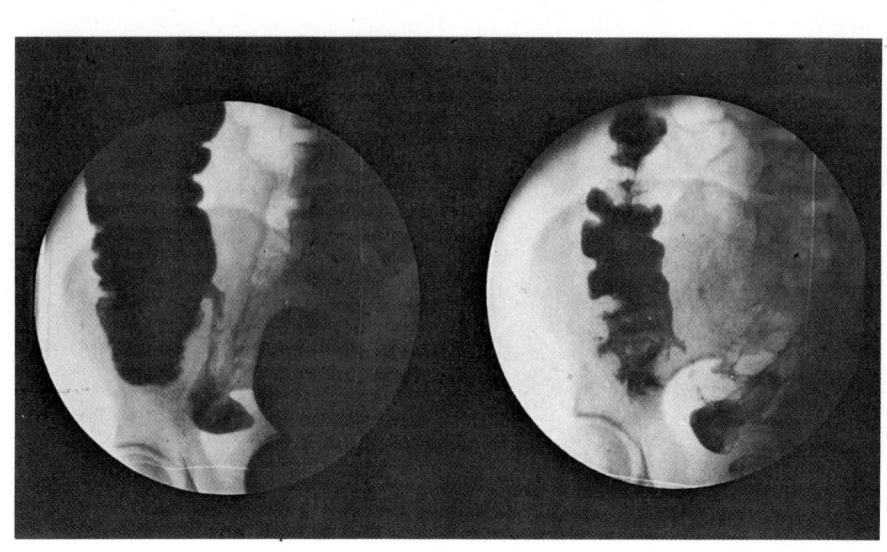

Abbildung 1984
Beispiele von Röntgenkontrastdarstellungen des Dickdarms.

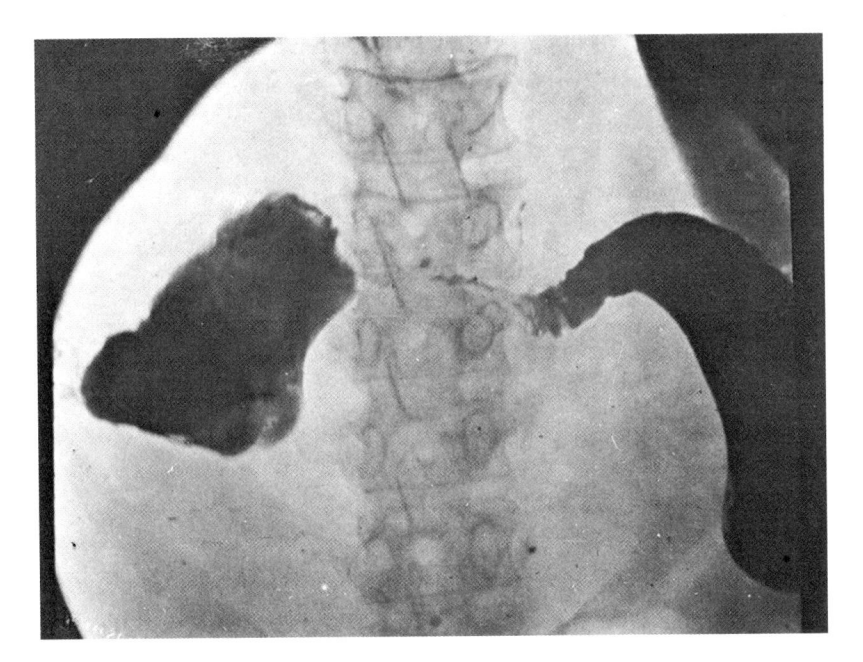

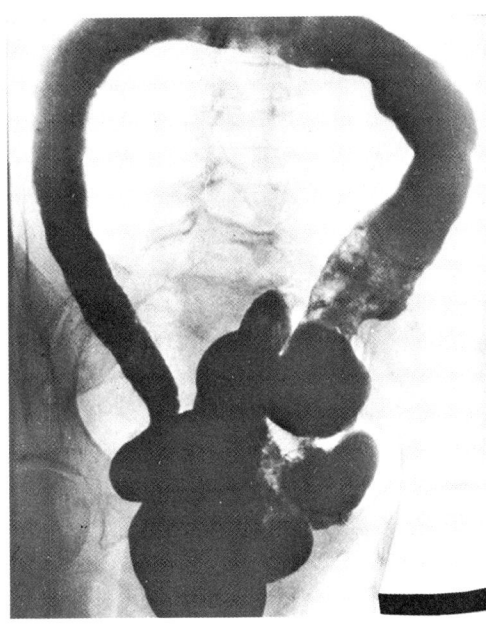

sky, Abercrombie, Berti und Trousseau den Volvulus. Lange Zeit hindurch behandelte man durch Eingabe von metallischem Quecksilber, Einläufe auf Tabakbasis oder elektrische Einläufe. Dann empfahl man die Ileostomie und die Kolostomie: Littré, Nélaton (1855) und Buchanan (1871).

Zahlreiche neue Entdeckungen sollten die Prognose für Intestinalverschlüsse, die bis dahin sehr schlecht war, verändern. Zuerst durch die Kenntnis der Introxikation durch die vor dem Hindernis aufgestaute Flüssigkeit (Amussat 1839), durch Injektion von Salzlösungen (Matas 1891), dann durch die Verwendung der Miller-Abbot-Sonde (1939) und durch Aspiration (Vangensteen 1947) unter Berücksichtigung des Wasser- und Elektrolythaushaltes (Gamble 1925) und schließlich durch die Notfallsröntgenuntersuchung ohne Vorbereitung. Die Analyse der durch den Flüssigkeitsspiegel und die Gasblasen erworbenen Bilder ermöglichen Porcher und Simon, den Sitz des Verschlusses auf dem Dünndarm oder dem Kolon zu lokalisieren.

Der *Mesenterialinfarkt* wurde von Desprez (1834), Virchow (1852), Kussmaul (1865), Santy (1931), Ameline (1935), Grégoire (1937) und vor allem von Mondor und Couvelaire beschrieben.

Die Arteriographie zeigte Ch. Debray und Leymarios auf klinischer Ebene dasselbe, was Cruveilhier anatomisch gesehen hatte: eine *arterielle Stenose,* entweder durch ein Atherom oder eine periarterielle Fibrose. Dies erlaubte Dumbar (1965) und Warter (1966) die *phrenozöliakalische Krankheit* abzugrenzen.

Schließlich wurde auch die Pathologie der *Bauhin-Klappe* untersucht, ihr *Karzinom* (Cugnier), die *Lipomatose* der Valvula (Ch. Debray 1954) und die *ödematöse Bauhinitis* (Ch. Debray 1955), Paolaggi.

Die erste Beobachtung einer Perforation des *Meckel-Divertikel* stammt von Rayer (1824), die *Ulzeration* wurde von Tillemans 1883 entdeckt.

Das Problem der Appendixerkrankungen wurde im vorigen Jahrhundert aufgeworfen und während des ganzen 19. Jahrhunderts behandelt. Die *akute Appendizitis* wurde von Parkinson (1812), Wegeler (1813), Melier (1827) und

Abbildung 1985 (oben links) Karzinom des Kolon transversum. (Vom Autor zur Verfügung gest. Röntgenbild)

Abbildung 1986 (oben rechts) Hämorrhagische Rektokolitis in der Terminalphase. Röhrenförmige Kolonveränderung. (Beobachtung des Autors)

Die Erkrankungen des Blinddarms

Louyer-Villermay entdeckt, der die sofortige Appendektomie vorschlug (1837). Dupuytren (1827) setzte seine Autorität ein und unterstrich, wie später auch Verneuil, die Bedeutung der Typhlitis und der Perityphlitis. Sie waren gegen Notfalloperationen und warteten mit dem Einschnitt, bis sich ein Abszeß bildete. Sehr oft kamen sie dann zu spät. Die Autorität dieser Ärzte beherrschte die Meinung über die akute Appendizitis. Ab 1880 jedoch räumten die Arbeiten von Mac Burney, Talamon (1882) und Terrier diesen Erkrankungen den richtigen Stellenwert ein, und seither wurde jede akute Appendizitis sofort operiert.

Die Erkrankungen des Dickdarms

Zuerst standen die *Kolitis* und die *Kolopathien* einander gegenüber, doch bestimmte Untersuchungen des Stuhls ermöglichten es, zwischen der Kolitis durch Gärung (Schmidt und Strassburger, J.-Ch. Roux) und der Kolitis durch Fäulnis zu unterscheiden. Schließlich erlaubte die Röntgenuntersuchung die Abgrenzung der spasmodischen Kolitis von der Kolitis durch Atonie (Chiray 1930).

Durch die Ätiologie wurden verschiedene Arten von Kolitis bekannt. So die infektiöse, die parasitäre, die iatrogene — wie die Erkrankung durch Laxatienabusus (Heilbrun 1943 — R. Cattan 1959) — und die toxische Kolitis.

Zuerst entdeckte man die akuten Kolitiden, und mit Chantemesse, Widal (1888), Flexner und Hiss fanden die *bakteriellen Dysenterien* in die Pathologie Eingang.

Andere *chronische Kolitiden,* hervorgerufen durch *Gardner-, Sonne-* und *Aerstryck*-Bakterien und durch *Staphylokokken* (Varay), wurden abgegrenzt.

Lôsch zeigte 1872 die Amöbendysenterien auf und Quicke die Amöbenzysten, deren Bedeutung von Coucilmann dargelegt wurde. Neben der tropischen *Amöbiasis* wurde die *autoktone Amöbiasis* erkannt. Neben der hämatophagen Amöbendysenterie wies man auf die tetragenen Amöben hin, die auf der Kolonschleimhaut leben, und auf andere, weniger pathogene Amöben. Hierzu müssen die Namen von Kartulis (1885), Dopter (1907), Deschiens, Blanc und Siguier erwähnt werden.

Beim Menschen wurde eine Amöbiasis durch Walker 1913 experimentell durch Ingestion von Zysten hervorgerufen. Schließlich muß die Umwandlung

Abbildung 1987
»Wiedergabe der Photographie einer Zeichnung, die am Mittwoch, 20. Dezember 1882, vor Siredey und Liouville gemacht wurde und auf der ich die Perforationen darstellte, die ich auf dem Zökum und dem Appendix vorhanden glaubte.« Diese Zeichnung von Lannelongue, die elf Tage vor dem Tod von Gambetta hergestellt wurde, ist eine erstaunliche Diagnose am Lebenden. Nur die Lage der Perforationen sollte sich durch die Autopsie als falsch erweisen. Gambetta starb an einer Appendizitis mit Perforation, die für eine Entzündung des Kolon gehalten und zu jener Zeit »Perityphlitis« genannt wurde. Zeichnung aus den Leçons de clinique chirurgicale, von O. M. Lannelongue, Paris 1905.
(Paris, Bibl. d. Alten Medizinischen Fakultät)

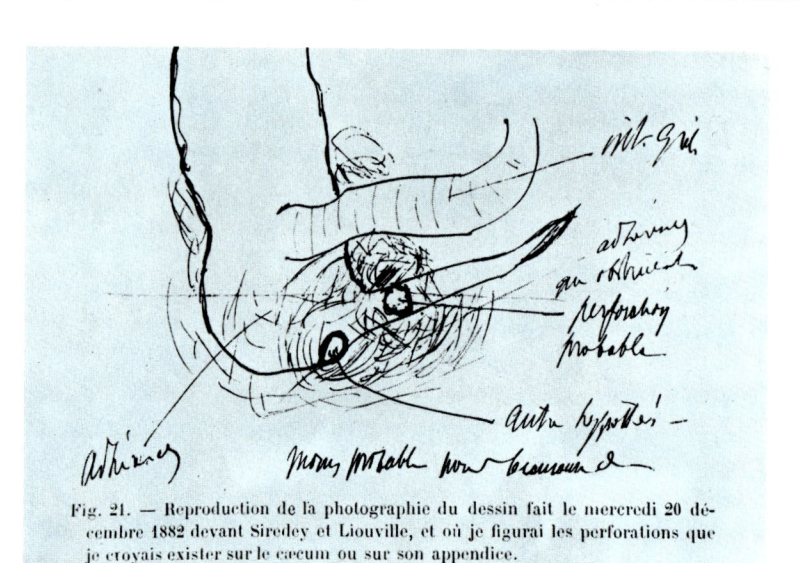

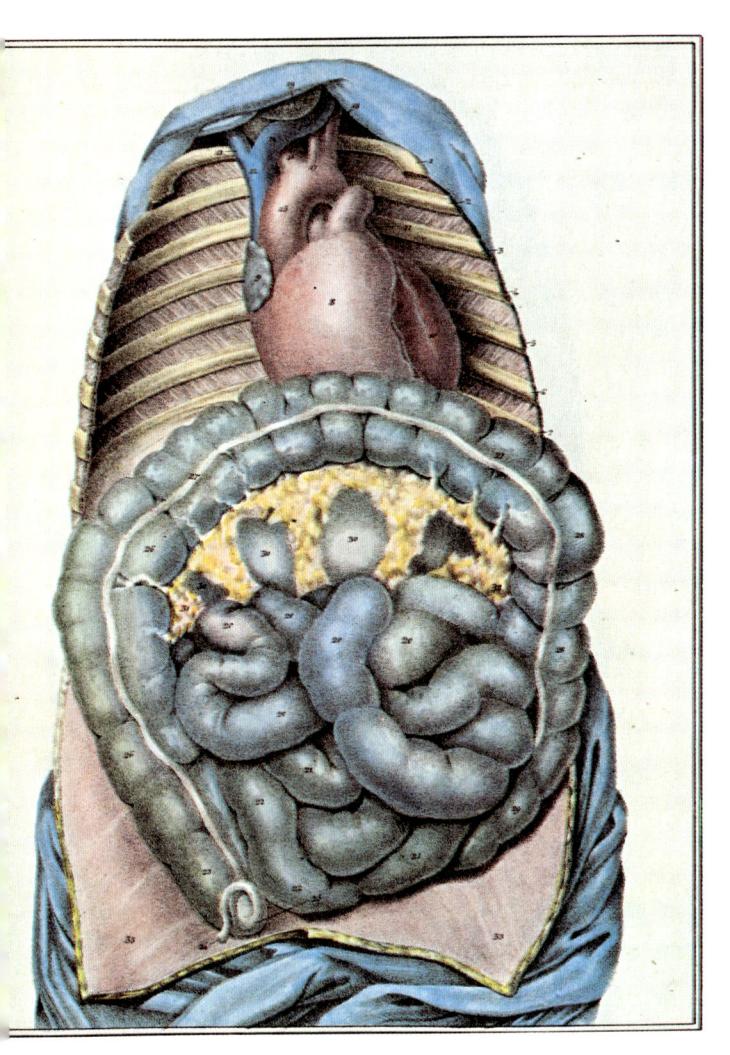

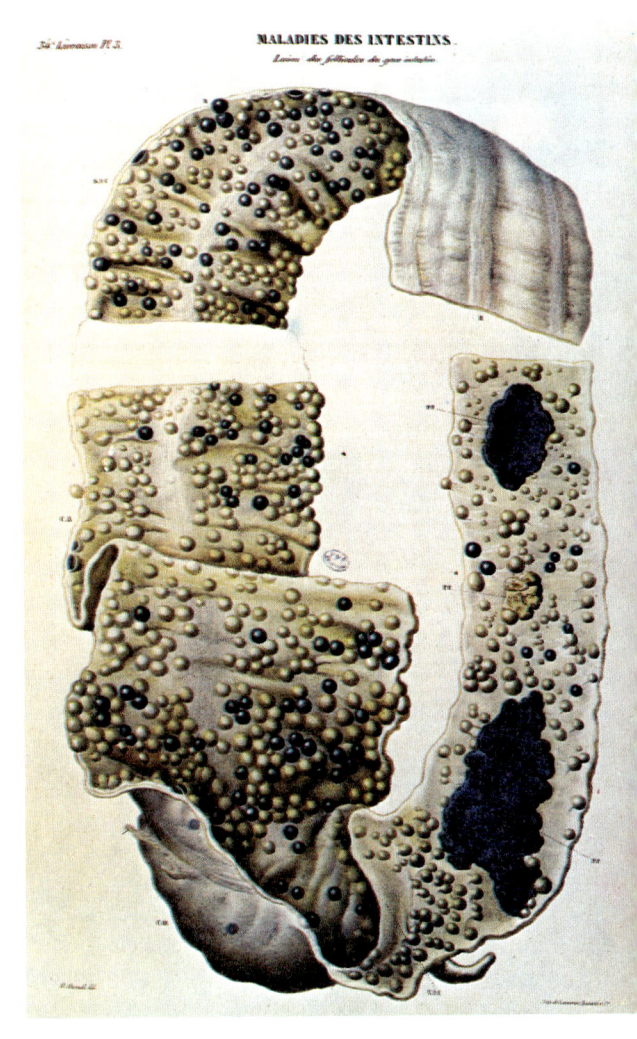

in pathogene Amöben durch Virulenzänderung der Darmflora unterstrichen werden.

1912 wurde Amöbiasis mit Emetin behandelt (es wurde 1817 von Pelletier und Caventou entdeckt). 1959 isolierte Brossi das Dehydroemetin, das viel weniger toxisch ist und dessen Vorteil Herrero (1960) und Blanc (1961) aufzeigten. 1916 führte Ravaut die Arsene ein, Muller (1921) und Daud (1933) die Jodmedikation und schließlich 1955 Gordon die Flavoquine, später veränderte die Verwendung von Flagyl die Therapie der Amöbiasis.

Die *iatrogenen Kolitiden* wurden erst vor kurzem erkannt. Sie können gefährlich sein. So beobachtete Jambon schwere Fälle bei Typhus, das mit einer zu hohen Anfangsdosis Typhlomyzin behandelt worden war. Es bleiben noch die *nicht einzuordnenden Kolitiden*. Meistens entstanden sie in besonderen Fällen bei neurovegetativer oder endokriner Dysregulation. Sie wurden mit dem Subnitrat von Wismut (Trousseau, Monneret, Brissaud, Bensaude), mit Belladonna (1832), mit Atropin, das 1852 von Schraff eingeführt wurde, mit Crenotherapie usw. behandelt.

1849 berichtete Cruveilhier von einem anatomischen Fall *multipler Divertikel des Kolons*. Sidney-Jones (1858), Klebs (1869), Helsh (1880), Hanau (1886), Jaboulay (1898) und Hartwel erkannten dasselbe und der Letztgenannte zeigte schließlich, daß die Divertikel perforieren können und bevor-

Abbildung 1988 (oben links) Dünndarm »in situ«. Abbildung aus dem Manuel d'anatomie du corps humain, *von Jules Cloquet, Paris 1825, Bd. V, Abb. 295.*
(Paris, Museum f. Geschichte d. Medizin)

Abbildung 1989 (oben rechts) »Erkrankung der Follikel des Dickdarms. Auf dieser Abbildung kann man die ileozökale Valvula, das Zökum, das Kolon ascendens, das S-förmige iliacale Ende und den Beginn des Rektums erkennen.« Illustration aus dem Atlas d'anatomie pathologique du corps humain, *von Jean Cruveilhier, Paris 1828 bis 1842, 34. B., Abb. 3.*
(Paris, Bibl. d. Alten Medizinischen Fakultät)

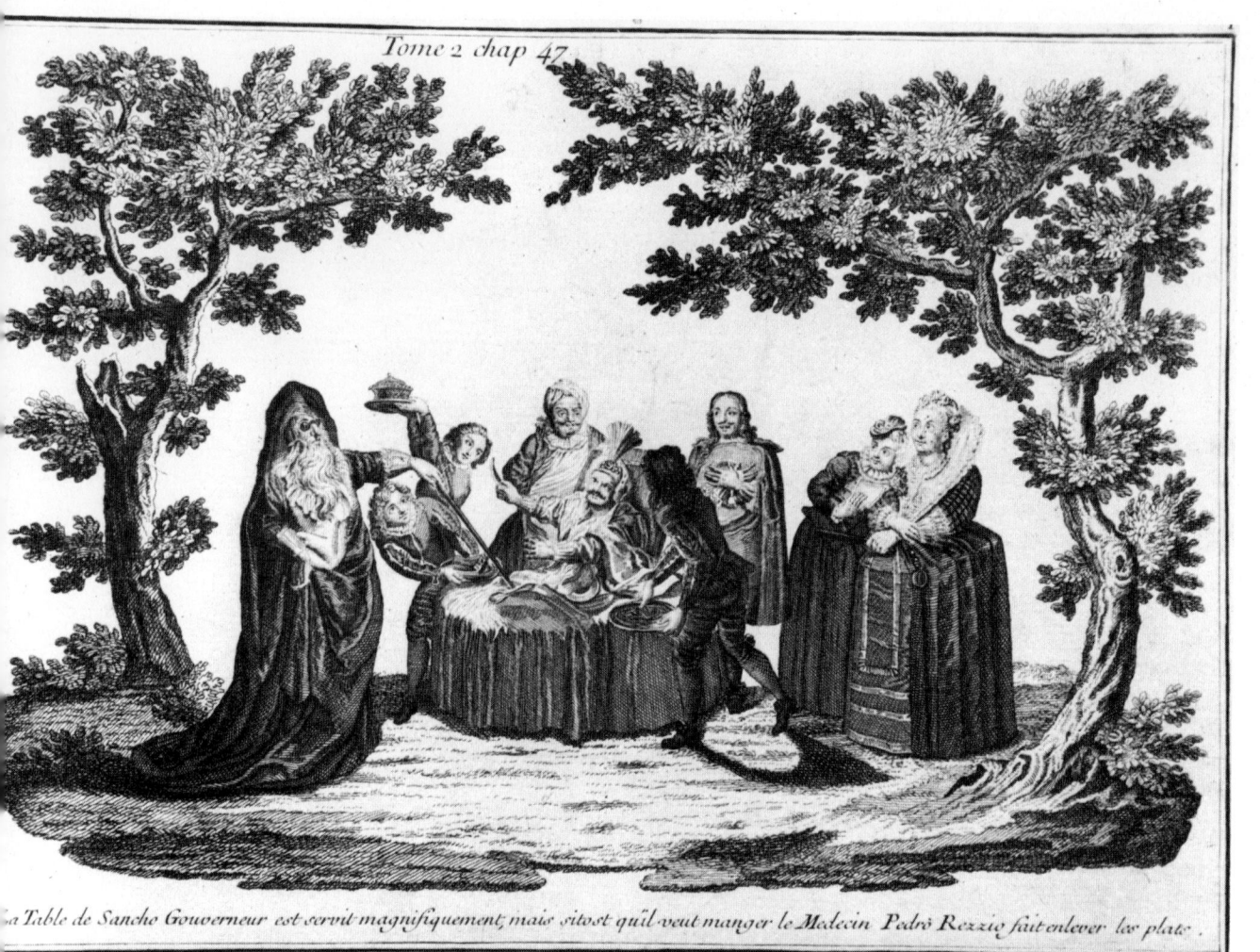

Abbildung 1990
Ein Arzt läßt alle Speisen von Sancho Pansa abräumen. Stich aus dem 18. Jh. zur Illustration von Don Quichotte.
(Paris, Bibl. d. Angewandten Künste)

zugt im Sigmoid anzutreffen sind. Graser betonte 1898 die entzündliche tumorartige Form im Sigmoid. Patel 1906 und Quervain nahmen ihre Symptomatologie wieder auf; R. Bensaude und P. Hillemand unterschieden 1923 zwischen der Divertikulose und der Divertikulitis. Die medikamentöse Behandlung ist zwar außer bei akut rezidivierenden Formen die Regel, doch im Augenblick besteht die Tendenz, auch bei chronisch rezidivierenden Formen das Sigmoid zu entfernen.

Obwohl schon Mackenzie, Trousseau und Potain auf die *Dolichokolie* hinwiesen, wurde sie erst durch die radiologischen Arbeiten von R. Bensaude (1911), Aubourg (1914), Patel (1913) und Chiray abgegrenzt. Das *Megakolon* bei Säuglingen erkannte Hirschsprung 1888. Seither wurde diese Erkrankung, die seinen Namen trägt, von Marfan, Josselin und Jong (1910) untersucht, der in seiner Pathogenese die Valvulen von Houston und Moser Goebel beanstandete. Dieser Letztgenannte schrieb sie einem Spasmus zu.

1901 stellte Tittel eine Abnahme der nervösen Ganglionzellen fest, ebenso wie Dal La Valle (1920—1924) und Etzel. Aber erst Bodian wies 1948 auf die entscheidende Rolle der Agangliomose am Terminalabschnitt des Dickdarms hin und schrieb die Hirschsprung-Krankheit diesen angeborenen Anomalien zu. Swenson schlug die Resektion der aganglionären Zone vor.

Auf dem Gebiet des Megakolons wurde die Verwirrung immer größer, und diese Krankheit bei Säuglingen wurde mit allen jenen Fällen verwechselt, bei denen Erwachsene an einer Erweiterung des Kolons litten; die Übergangsformen von Dolichokolie zum Megakolon wurden mit der Bezeichnung Dolichomegakolon belegt.

1942 kam P. Hillemand auf diese Krankheit zurück und teilte sie in das angeborene Megakolon (Hirschsprungsche Krankheit), das sekundäre Megakolon, das manchmal im Zusammenhang mit einer Toxikomanie oder einem Myxödem stehen kann, und schließlich verschiedene neurologische Erkrankungen ein. Er reihte alle diese Arten in den wesentlich weiter gesteckten Rahmen der Megasplanchnien des Verdauungstraktes ein. Auf einer Abbildung des *Atlas* von Cruveilhier werden Bilder gezeigt, welche eine *hämorrhagische Rektokolitis* darstellen könnten. Die ersten wertvollen Beschreibungen verdanken wir Mayo-Robson (1893), Boas (1905) und Lockhart-Mummery (1904). Ein erster Punkt stand schon fest: es gab keine bekannte Ätiologie.

Die angelsächsischen Ärzte betonten die ulzeröse Kolitis, während die französische Schule mit Mathieu, R. Bensaude und seinen Schülern sich vor allem auf endoskopische Untersuchungen stützte und die hämorrhagische und purulente Rektokolitis untersuchte. Es handelte sich in der Tat um ein und dieselbe Krankheit.

Es sollen noch die anatomischen Arbeiten von A. Cain, Rachet und Lambling angeführt werden, welche die Hypoproteinämie aufzeigten, weiters die von Gallart Mones, Bockus, Hurst, Bargen, Oury, der Bericht von P. Hillemand, A. Bensaude und Emerit (1960) sowie die Abhandlungen von Placitelli (1968), R. Cattan (1969) und P. Hillemand (1971). Ein Problem stellte und stellt sich noch immer, nämlich die Frage nach der Art der Erkrankung, die für Rachet und Busson autonom war, ein Syndrom, das noch nicht analysiert war und verschiedene ätiologische Tatsachen umfaßt, von denen einige bekannt, andere jedoch unbekannt sind (P. Hillemand und A. Bensaude).

Auf therapeutischer Ebene erreichte man bei ziemlich vielen Kranken ein Gleichgewicht durch die Verwendung von Kortikosteroiden und von bestimmten Sulfonamiden. Bei schweren Fällen, die nach Meinung der angelsächsischen Schule durch Ektasie und Perforation kompliziert werden können, haben die französischen Chirurgen ihre Operationsindikationen erweitert. Bei der Rektokolonamputation mit Anus praeter naturalis versuchen sie seit Aylett eine Kolektomie mit Bewahrung des Rektums durchzuführen und die Kontinuität wieder herzustellen (Mialaret, Loygue).

1956 schlug R. Cattan die Elektrokoagulation der frontothalamischen Bahnen vor und ließ sie von Bucaille durchführen. Dieser Eingriff im Frühstadium bringt ausgezeichnete Ergebnisse und besitzt den Vorteil, daß im Fall eines Mißerfolgs später die chirurgische Entfernung immer noch möglich ist.

Das *Kolonkarzinom* wurde von Sorty (1824), Cruveilhier, Virchow, Lancereaux, Ruepp (1895) und Bovis (1901) beschrieben. Die Entdeckung der Röntgenologie ermöglichte wesentlich präzisere Diagnosen; Friedreich untersuchte das Karzinom des Colon ascendens, Desmaret jenes des Zökums. Quénu, P. Duval und Gosset (A. und J.) unterschieden zwischen dem linken und dem rechten Karzinom. Früher war der Anus praeter naturalis allzuoft die einzige Lösung. 1883 versuchte Reybard eine Kolektomie. Dann ging man zu mehrfachen Eingriffen über. Heute erfolgt die Abnahme bei einer einzigen Operation mit terminoterminaler Anastomose. Die Mortalität ist stark gesunken

Abbildung 1991
Pharmazietopf für Medikamente gegen Hämorrhoiden, 1767.
(Paris, Fakultät f. pharm. und biol. Wissenschaften d. Univ. R. Descartes)

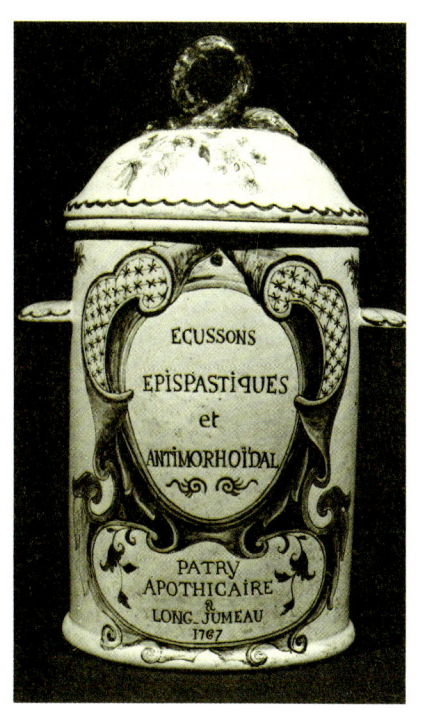

(Garlock). Beim Chirurgenkongreß 1955 gaben Roux und Carcassonne eine hervorragende Darstellung dieser Probleme. Falls der Tumor nicht entfernt werden kann, versucht man, wenn möglich, den künstlichen Anus durch einen inneren Nebenschluß zu ersetzen.

Wagner (1832), Cruveilhier, Rokitansky, Corvisart (1847) und Bordenhauer (1860) berichteten von Beobachtungen dessen, was Luschka 1860 eine *Polyposis* nennen sollte. 1882 zeigte Cripps das allgemeine Merkmal dieser Erkrankung auf. R. Bensaude und P. Hillemand unterschieden 1931 zwischen der echten und der entzündlichen Polyposis.

Jüngere Arbeiten ermöglichten es, neben der familiären großen Polyposis, die zur Karzinombildung neigt, die Polyposis Typ Peutz-Jeghers mit Polypenbildung im Dünndarm und peribuccalen Pigmentflecken und das Gardner-Syndrom (1951) in Verbindung mit der Polyposis elektrodermaler Tumoren abzugrenzen.

Die Kolektomie setzt sich immer mehr durch. Man führt entweder eine Rektokolektomie durch oder man bewahrt, dem aktuellen Trend folgend — zu Unrecht, wie wir glauben —, das Rektum, wobei eine regelmäßige Überwachung durch Rektoskopie erforderlich ist.

Die Röntgenuntersuchungen ermöglichten es, *in vivo* die angeborenen Lageanomalien des Kolons oder des Dünndarms zu erkennen, auf die anatomisch schon Fexheim 1815 hingewiesen hat, und festzustellen, ob es sich um ein *Mesenterium commune,* ein *situs inversus* oder ein *Caecum recurvatum* handelt. 1823 beschrieb Mayer eine *Pneumatose des Kolons.* 1940 widmeten Bosford und Krakover dieser Erkrankung wichtige Arbeiten. Schließlich beobachtete Cruveilhier die *Melanosis coli,* dessen Bezeichnung von Virchow stammt. Sie wurde von Pitt, Solger und Hensley in Arbeiten behandelt. Bockus berich-

Abbildung 1992
Die Kolik. *Illustration aus dem* Album comique de pathologie pittoresque, *Paris 1823. (Paris, Bibl. d. Alten Medizinischen Fakultät)*

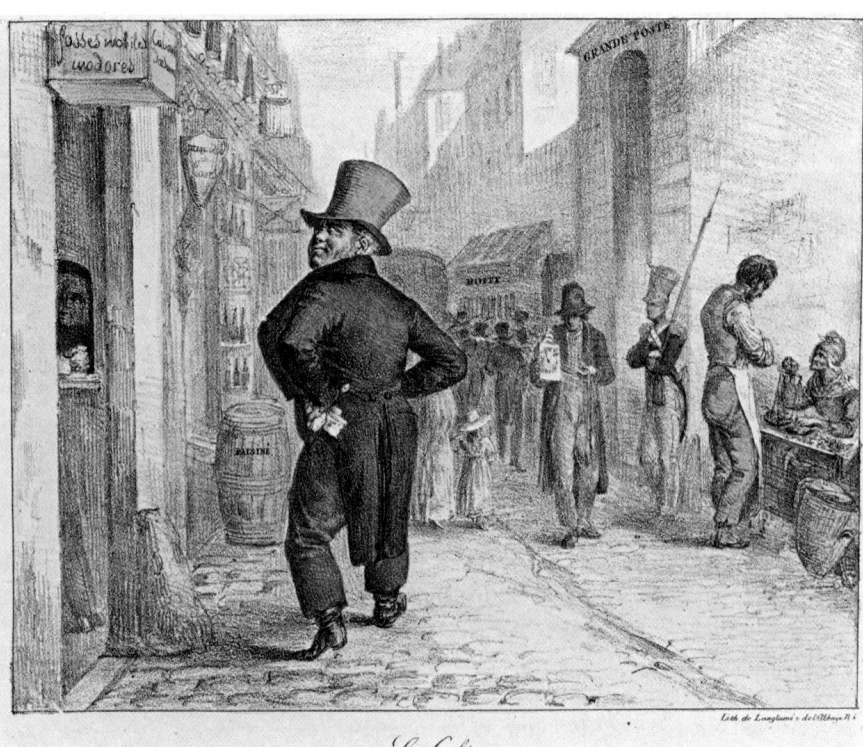

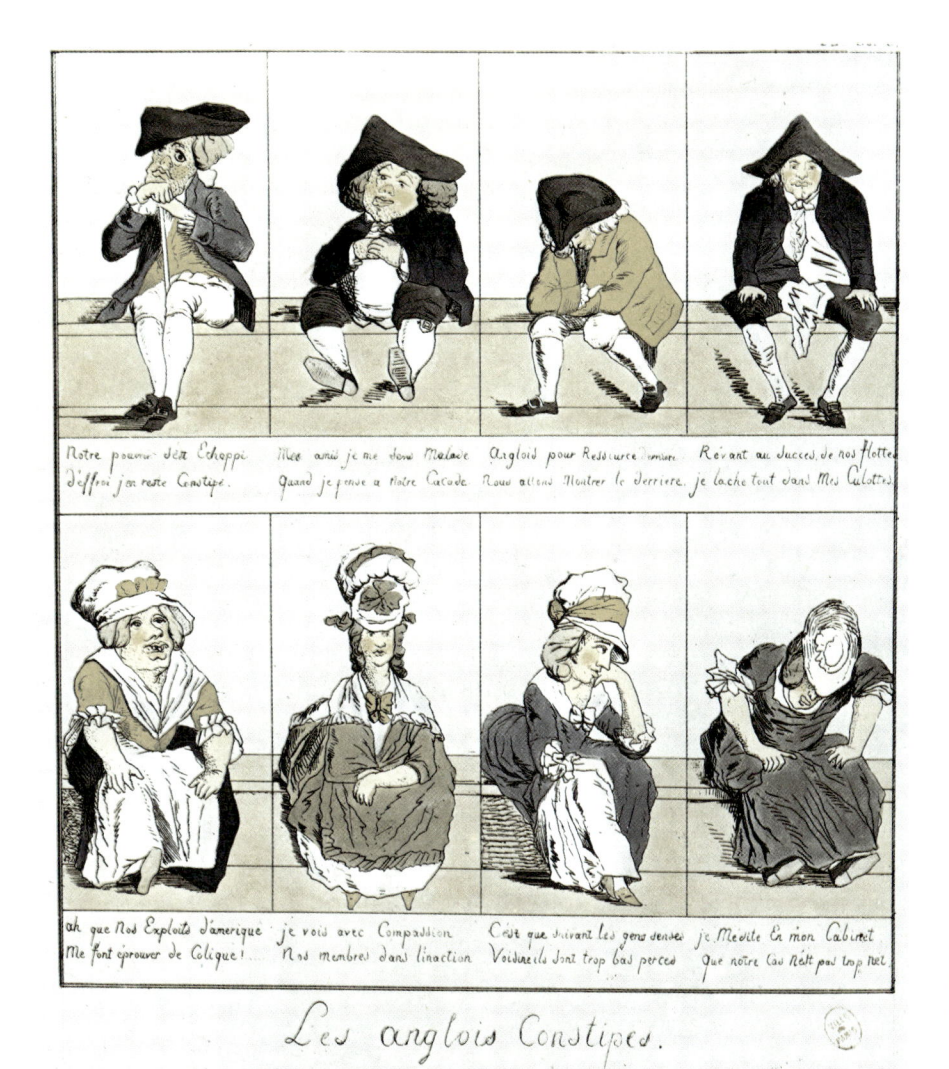

Abbildung 1993
Die obstipierten Engländer.
Französische Karikatur, Anfang des 19. Jh.s.
(Paris, Museum Carnavalet)

tete in der Ätiologie über zahlreiche Fälle von Obstipation, bei der regelmäßige Einnahme anthracenhaltiger Laxantien nachgewiesen werden konnte.

Wir beenden dieses Kapitel mit einem Blick auf die *Periviszeritiden*. Vor vierzig Jahren waren sie weit verbreitet, denn da man noch keine genaue Diagnose erstellen konnte, wurden alle schmerzhaften Erkrankungen des Abdomens mit der Bezeichnung Perivisceritis belegt. Sicherlich gibt es diese Krankheit; sie kann latent sein, doch es gibt keine röntgenologischen Zeichen, die ihr Vorhandensein beweisen. Sie kann durch rezidivierend auftretende plötzliche Verschlüsse kompliziert werden. Hierin könnten Indikationen für die von Noble vorgeschlagene Operation gefunden werden, die in einer Plikatur des Dünndarms zur künstlichen Adhäsionsbildung besteht.

Dieses Gebiet wurde vor allem von der englischen Schule untersucht, die das Saint-Marcus-Hospital zur Verfügung hatte, das seit 1885 nur für solche Erkrankungen eingerichtet worden war. Zugleich befaßte sich damit auch die französische Schule unter R. Bensaude und seinen Schülern. Unter diesen sind zu nennen: Rachet, P. Hillemand, Lambling, A. Bensaude, Frau Parturier-Albot, Soullard und Arnous.

Die anorektalen Erkrankungen

1827

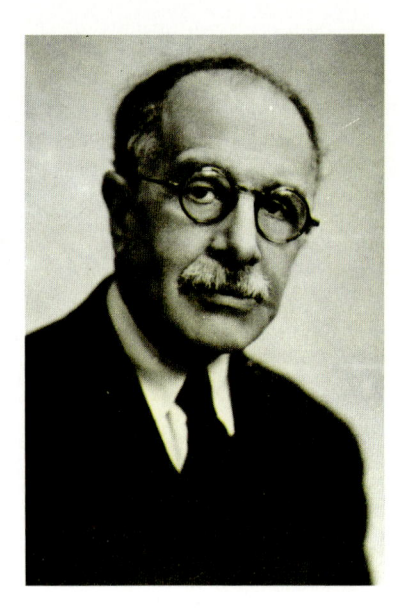

Abbildung 1994
Dr. Raoul Bensaude (1866 bis 1938), Arzt am Hôpital Saint-Antoine.
(Vom Autor zur Verfügung gest. Photographie)

Cruveilhier hatte auf das *Kolloidkarzinom des Rektums* hingewiesen. Die klinischen Merkmale des Analkarzinoms wurden von den großen alten Klinikern des 19. Jahrhunderts erkannt, und R. Bensaude zeigte dabei die Bedeutung der Rektoskopie auf.

Den größten Fortschritt in den letzten hundert Jahren machte jedoch die chirurgische Behandlung. 1826 hatte Lisfranc versucht, die erste Rektumamputation durchzuführen, Kocher hingegen bemühte sich, den Sphinkter zu bewahren, und Krase schlug 1885 den sakralen Weg vor. Nach den Arbeiten von Czerny (1884), Quénu, Hartmann, Babcock (1945) und Gaudard d'Allaines (1944) wurden mehrere Operationen möglich: Die perineale und die abdominoperineale Amputation. Wenn das Karzinom weiter als 10 Zentimeter im Inneren des Anus liegt, kann eine Resektion durchgeführt und die Kontinuität wiederhergestellt werden.

Doch trotz all dieser Methoden schwankte die Mortalität bei Operationen vor dem Zweiten Weltkrieg zwischen fünfzig und sechzig Prozent; heute konnte sie auf sechs bis zehn Prozent gesenkt werden, dank der Reanimation und der Verwendung von intestinal wirksamen Sulfonamiden und von Antibiotika.

1937 veröffentlichten A. Cain und A. Bensaude Berichte über die ersten Fälle von beginnenden Karzinomen. 1947 widmete ihnen Frau Parturier-Albot eine ganze Reihe von Untersuchungen und schlug eine neue Therapie vor: die lokale Radiotherapie.

Die *Rektumpolypen* wurden von R. Bensaude mittels einer Diathermieschlinge entfernt, die von Quénu und Landel (1894) erwähnten *villösen Tumoren* wurden klinisch und anatomisch bestimmt und von R. Bensaude, Lambling (1928) und Sunghanns (1932) wieder neu untersucht. Sie können durch den Flüssigkeitsverlust, den sie bewirken, metabolische Störungen verursachen, können aber auch degenerieren.

Die kavernösen *Angiome* des Rektums haben zwei Erscheinungsformen: die anorektale Form von Barker und Kausch und die anorektogenitoperineale Form von Esau und R. Bensaude.

Das Interesse für die *Rektitiden* erwachte erneut mit den sekundären Strahlenschäden bei Curie- und Radiotherapie von Uteruskarzinomen (Walsh 1887, Krecke 1913) und mit den zahlreichen Farbigen, die nach Europa kamen und die an Bilharziose erkrankt waren, die durch die Schleimhautbiopsie erkannt wurde.

Das *Anuskarzinom* behandelten R. Bensaude und A. Cain (1933) in ihren Arbeiten. Eine vollständige Zusammenstellung seiner chirurgischen und curietherapeutischen Behandlungen wurde 1960 von der Gesellschaft für Proktologie vorgestellt.

Stahl (1868) schrieb die *Hämorrhoiden* einer venösen Stauung zu; R. Bensaude zeigte die Bedeutung einer Entzündung auf. Außer den klassischen Medikamenten wie Roßkastanienextrakt und Ersatzstoffe versuchte Blackwood 1880 Injektionen mit Karbolglyzerinsäure und Boas mit Alkoholeinspritzungen.

R. Bensaude (1922) verwendete sklerosierende Umspritzung der Hämorrhoiden mit einer Chinin- und Harnstofflösung bei blutenden oder procidenten Hämorrhoiden. Diese Methode wird heute allgemein angewandt. Bei schmerzhaften Formen empfahl er die Verwendung von Diathermie- oder Hochfrequenzströmen.

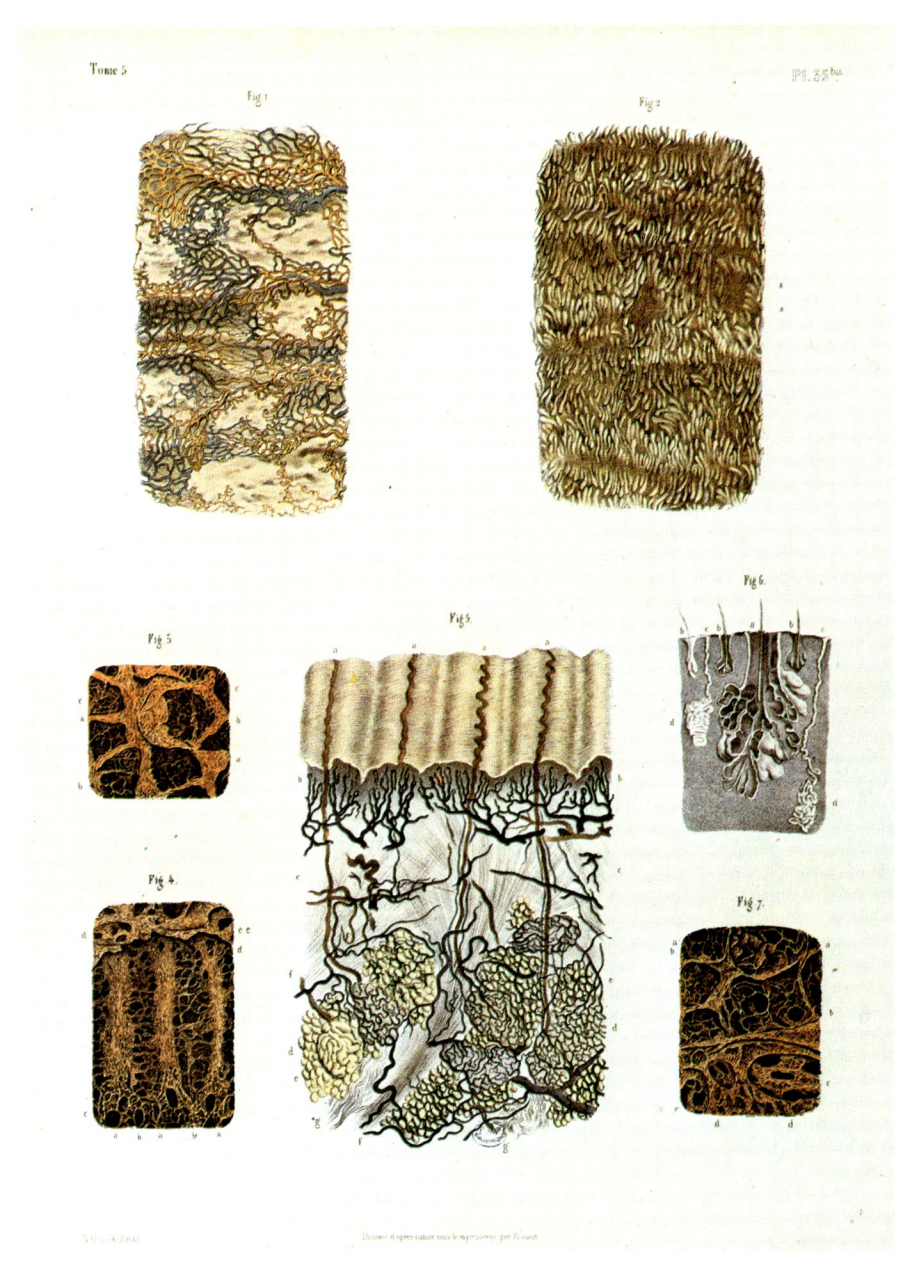

*Abbildung 1995
Mikroskopische Anatomie der Eingeweide.* »*Fig. 1: submuköses Gefäßnetz der Eingeweide; Fig. 2: villöse Oberfläche der Eingeweide; Fig. 3: Schleimhaut der Gallenblase mit ihren Netzzeichnungen; Fig. 5: Vertikalschnitt der Haut.*« *Abbildung aus dem* Traité complet de l'anatomie de l'homme..., *von J. B. M. Bourgery und Claude Bernard, Paris 1866—1867, Bd. V. (Paris, Bibl. d. Alten Medizinischen Fakultät)*

Die chirurgische Entfernung, wie sie Whitehead praktizierte (1832), wurde zugunsten der Resektion des gesamten Hämorrhoidenpakets aufgegeben (Milligan, Morgan). A. Cain entwickelte 1939 die Diathermieresektion. Soullard (1966) führte eine amerikanische Technik in Frankreich ein. Bei gespreiztem Anus wird ein Hämorrhoidenpaket dargestellt und mit einem elastischen Ring abgeschnürt und stranguliert, so daß es schließlich abfällt.

Der Verlauf der *Thrombophlebitis haemorrhoidalis* wurde durch die entzündungshemmende Radiotherapie, Splanchnikusinfiltrationen und intraarterielle Injektionen von Novocain (Oury) stark verkürzt.

Die von Boyer 1818 abgegrenzte *Analfissur* behandelte Récamier 1828 durch Dilatation des Anus; Maisonneuve (1848) und Trélat verwendeten dieselbe Therapie.

1829

Heute benützt man außer der Anwendung von Hochfrequenzströmen die Umspritzung der Fissuren (A. Cain 1931). Wenn die Fissur Falten aufweist, ist es notwendig, diese durch eine Diathermieresektion abzutragen. Die Fistulographie ermöglichte es, bei *Fisteln* durch Sondierung des Hauptkanals dessen Verzweigungen festzustellen und deren Ausdehnung abzuschätzen.

Bei der Fistel im Sphinkter hilft nur das Abtragen.

Wenn jedoch die Fistel außerhalb des Sphinkter liegt, muß versucht werden, den Sphinkter zu erhalten. 1862 schlug Silvestri eine Sektion mit Hilfe eines elastischen Fadens unter Zug vor. Diese Methode wurde mehrere Wochen hindurch durchgeführt, sie ermöglichte die Wiederherstellung des Sphinkter und die Umwandlung einer extrasphinktären Fistel in eine intrasphinktäre Fistel. Diese Technik wurde in den letzten dreißig Jahren von Kaufmann (1935) und Arnous (1948) wiederaufgegriffen und ist die einzige, die heute verwendet wird.

Wir können diese Geschichte der Gastroenterologie nicht abschließen, ohne zwei Werke genannt zu haben. Das erste stammt von Gutmann (1929) und behandelt die schmerzhaften Syndrome der epigastrischen Region, das andere hat Mondor verfaßt; es handelt von der Notfallsdiagnostik bei Abdomalerkrankung. Zahlreiche Neuauflagen dieser fundamentalen Werke waren viele Jahre hindurch der Grundstein für die Gastroenterologie und für viele Ärzte in der ganzen Welt.

Abbildung 1996
Kauterisation der Hämorrhoiden. Holzschnitt aus dem 16. Jh., Aesculape, *März 1927. (Paris, Bibl. d. Alten Medizinischen Fakultät)*

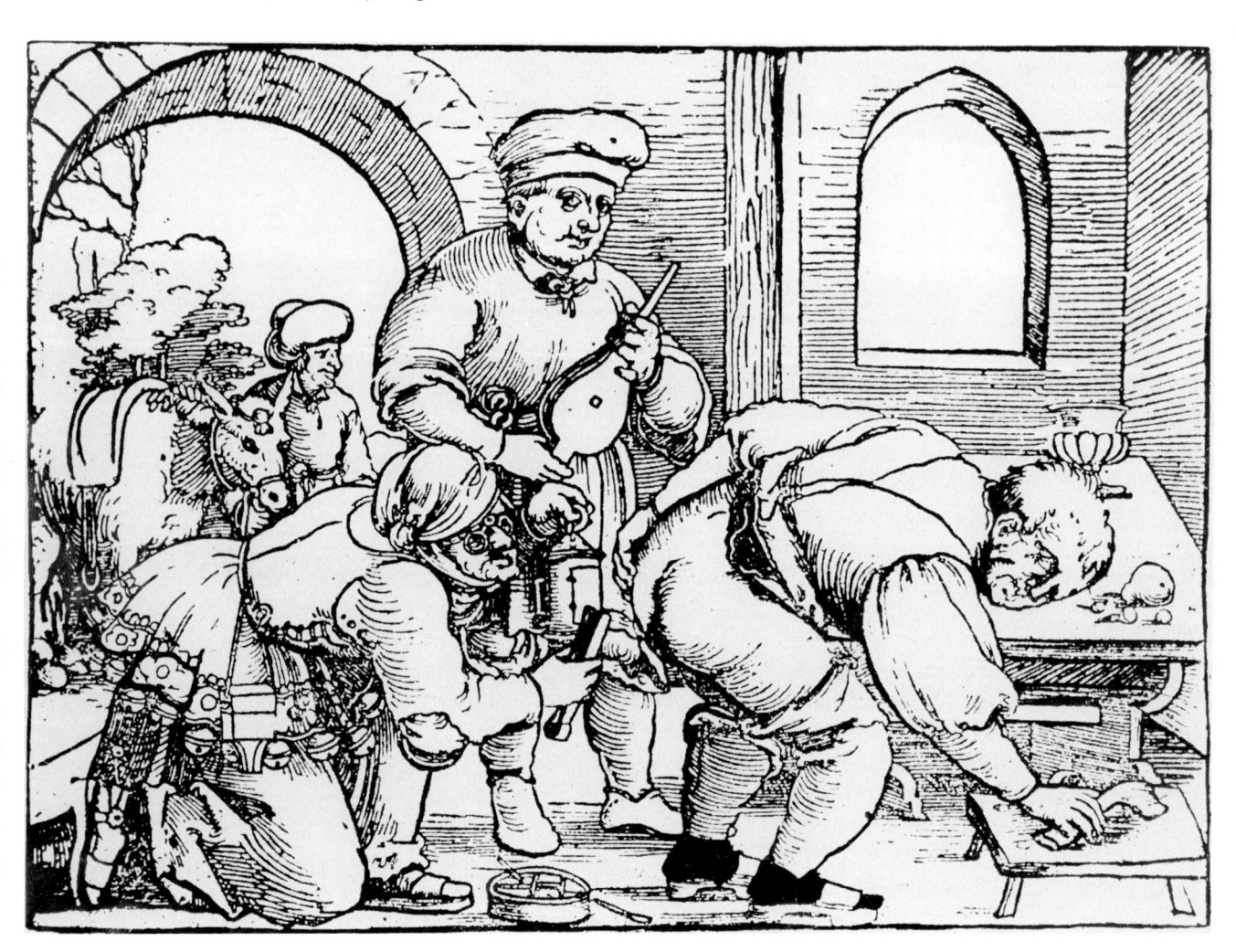

So haben sich dank der Arbeiten verschiedener Ärzte Jahrhunderte hindurch die Kenntnisse der verschiedenen Erkrankungen des Verdauungstraktes nach und nach abgezeichnet, zuerst auf anatomischer Ebene, dann auf klinischer und therapeutischer und schließlich auf pathophysiologischer Ebene.

Aber trotz des außerordentlichen Fortschrittes innerhalb der letzten hundert Jahre darf man nicht übersehen, daß alles, was wir heute wissen, nur wenig ist im Vergleich zu dem, was den Gastroenterologen der Zukunft noch zu entdecken bleibt.

Damit dieser Schritt nach vorne fruchtbar wird, sollten alle Forscher sich die alte und immer noch aktuelle Regel von Claude Bernard vor Augen halten, nämlich daß Kenntnisse nur auf rationellen Beobachtungen spontaner oder provozierter Phänomene beruhen können.

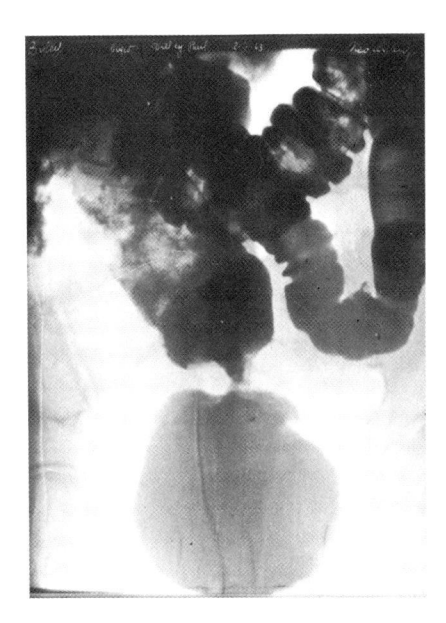

Abbildung 1997
Stenosierendes Rektumkarzinom.
(Vom Autor zur Verfügung gest. Röntgenbild)

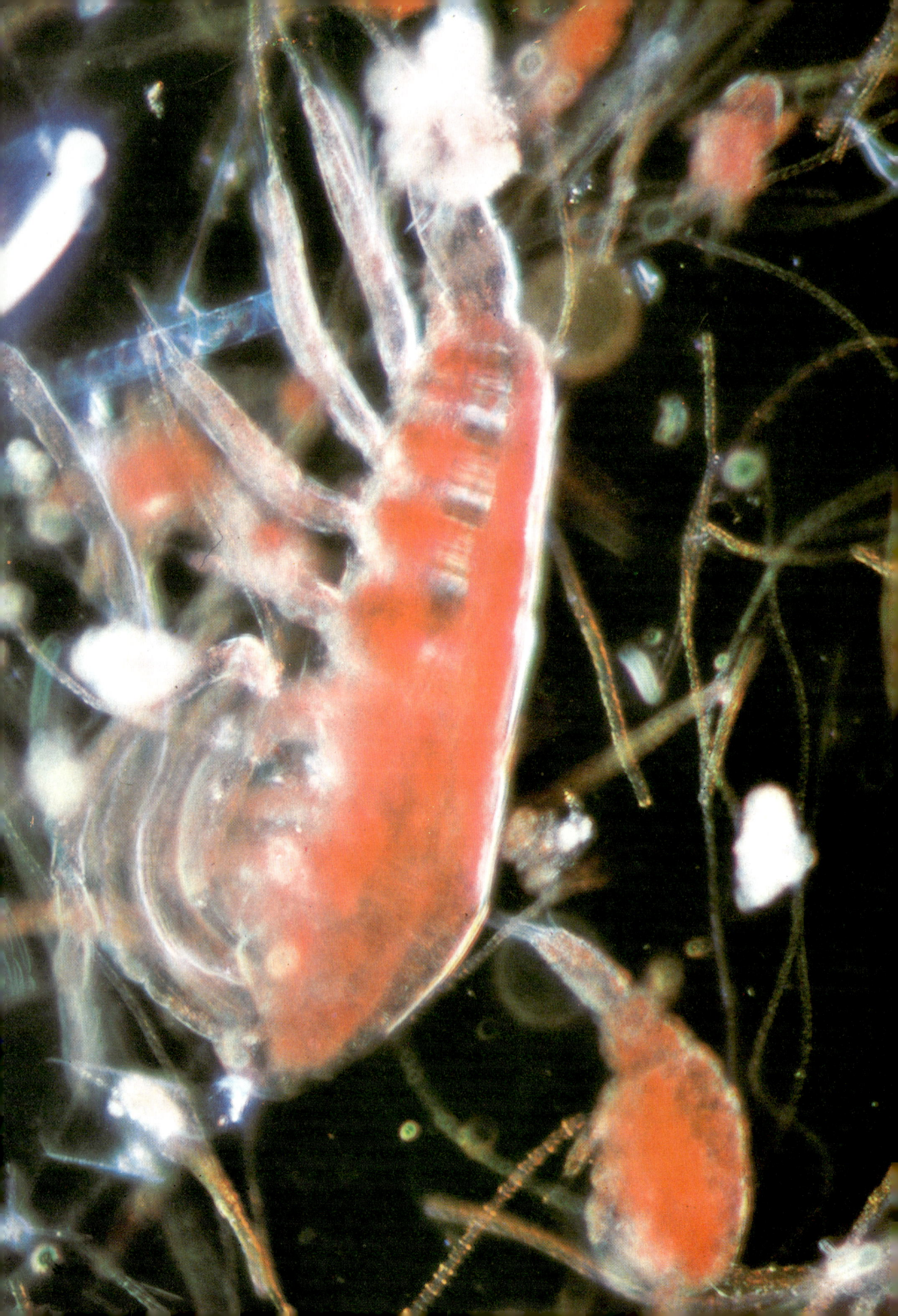

Die Geschichte der Histologie

von Christian Girod

Einer Darstellung der Geschichte der Histologie sollte zunächst die Bestimmung der Herkunft dieses Wortes, seines ursprünglichen Sinnes und seiner jetzigen Bedeutung vorangehen.

Auf den Begriff Histologie stößt man zum erstenmal in einer Arbeit von Ch. Mayer, die 1819 in Bonn veröffentlicht wurde *(Über Histologie und eine neue Einteilung der Gewebe des menschlichen Körpers)*. Mayer übernimmt die Idee der Gewebeeinteilung von Bichat und ordnet die Gewebe in acht verschiedene Systeme ein. Das zweitemal erscheint das Wort im Titel des Werkes von J. C. F. K. Heusinger von Waldegg *(System der Histologie)*, das 1822 in Eisenbach herausgegeben wurde. Hier handelt es sich um eine Zusammenfassung der früheren Vorstellungen, aber auch, was für diese Epoche erstaunlich ist, um eine neue Orientierung hin zur vergleichenden Pathologie. Bei H. Cloquet (1826) steht das neue Wort für den schon gebräuchlichen Ausdruck Allgemeine Pathologie, doch er meint damit anatomische Elemente der Gewebe, wie man seiner genauen Definition entnehmen kann.

Im allgemeinen bevorzugten die Autoren damals Bichats Begriff »Allgemeine Anatomie« für die Titel ihrer Werke (Béclard, 1823; Weber in der Abhandlung über Hildebrandt, 1830; Bruns, 1841; Henle, 1841; Bendz, 1846/47 usw.) oder sie verwendeten dafür den Ausdruck »Mikroskopische Anatomie« (Berres, 1836; Langenbeck, 1846—1851; Hassall, 1846; Mandl, 1848 usw.). Erst ab 1848 taucht der Begriff Histologie (oder seine deutsche Übersetzung *Gewebelehre)* mehr und mehr in den Überschriften auf.

Aber das Feld, welches dieses Wort umfaßt, blieb weiterhin ungenau abgegrenzt. So liest man in Littrés Definition der Histologie von 1881: »Lehre von den Gesetzmäßigkeiten, denen Aufbau und Bildung organischer Gewebe unterworfen sind. Oft fälschlicherweise gebraucht für die Lehre von den elementaren Teilen sowohl der Gewebe als auch der Säfte.« Von J. B. Carnoy wurden solche terminologischen Fragen ausführlich in der Einleitung zu seinem Werk *Zellbiologie* (1884) erörtert. Er erinnert daran, daß der Begriff Biologie von G.-R. Treviranus stammt *(Biologie oder Philosophie der lebenden Natur,* Göttingen 1802) und von J. B. Lamarck wiederaufgenommen wurde (in seinem Buch *Hydrogeologie,* Paris 1802), und fährt dann fort: »Eine Zelle, ein Gewebe, ein Organ oder ein einfaches Phänomen bei einem oder mehreren organischen Lebewesen untersuchen heißt, biologische Studien betreiben.« Er geht aber noch weiter und teilt die Anatomie in »drei spezielle Bereiche« ein: die *Cytotomie* (Zellanatomie), die *Histotomie (Gewebsanatomie) und die Organotomie* (Organanatomie). Ebenso gliedert sich die Physiologie bei ihm in drei »entsprechende Zweige«, die *Zellphysiologie,* die *Gewebephysiologie* und die *Organphysiologie.* Auch die Biochemie läßt sich seiner Meinung nach in der

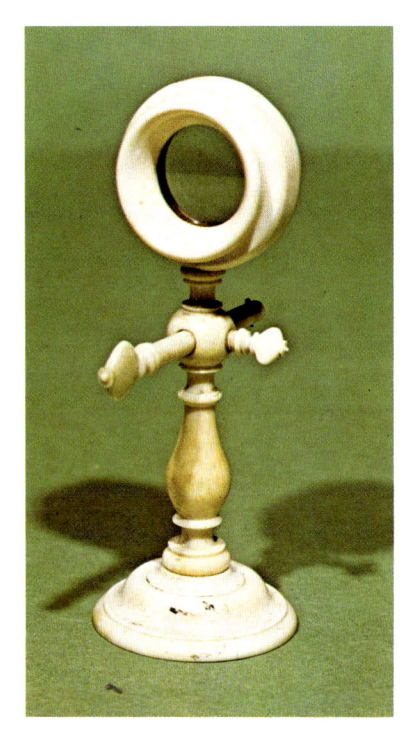

Abbildung 1999 (oben)
Einfaches Mikroskop aus Elfenbein. Ende des 17. Jh.s.
(Paris, Pierre-Marly-Sammlung)

Abbildung 1998 (gegenüber)
Meeresplankton.

gleichen Weise einteilen: in *Cytochemie* (Zellchemie), *Histochemie* (Gewebschemie) und *Organochemie* (Organchemie). Infolgedessen ist die Histologie bei Carnoy nichts anderes als »die gesamte Naturgeschichte« der Gewebe, d. h. ihre Erforschung unter morphologischen, anatomischen, physiologischen und chemischen Gesichtspunkten.

Im Vorwort ihrer *Abhandlung über die Histologie* (1904) betonen Prenant, Bouin und Maillard, daß die Histologie nicht mehr die »Wissenschaft von den Geweben« (vom griechischen ἱστόσ Gewebe und λόγοσ Lehre) ist, wie sie unsere Väter noch betrieben haben, wobei dieser Wissenszweig mehr Ausschmückung als Grundlage ihrer biologischen, medizinischen oder anderen Erforschung darstellte, »sondern sie ist die Wissenschaft von den Zellen, von der Zelle überhaupt, denn die Gewebe sind nichts anderes als Zellanhäufungen. Daraus folgt, daß die Wissenschaft von der Zelle, die Zytologie, einstweilen allen anderen biologischen Disziplinen zugrunde liegen muß, der Morphologie

Abbildung 2000
Der Brillenhändler. *Stich aus dem 16. Jh. von Jean Stradan. (Paris, Bibl. des Arts déc.)*

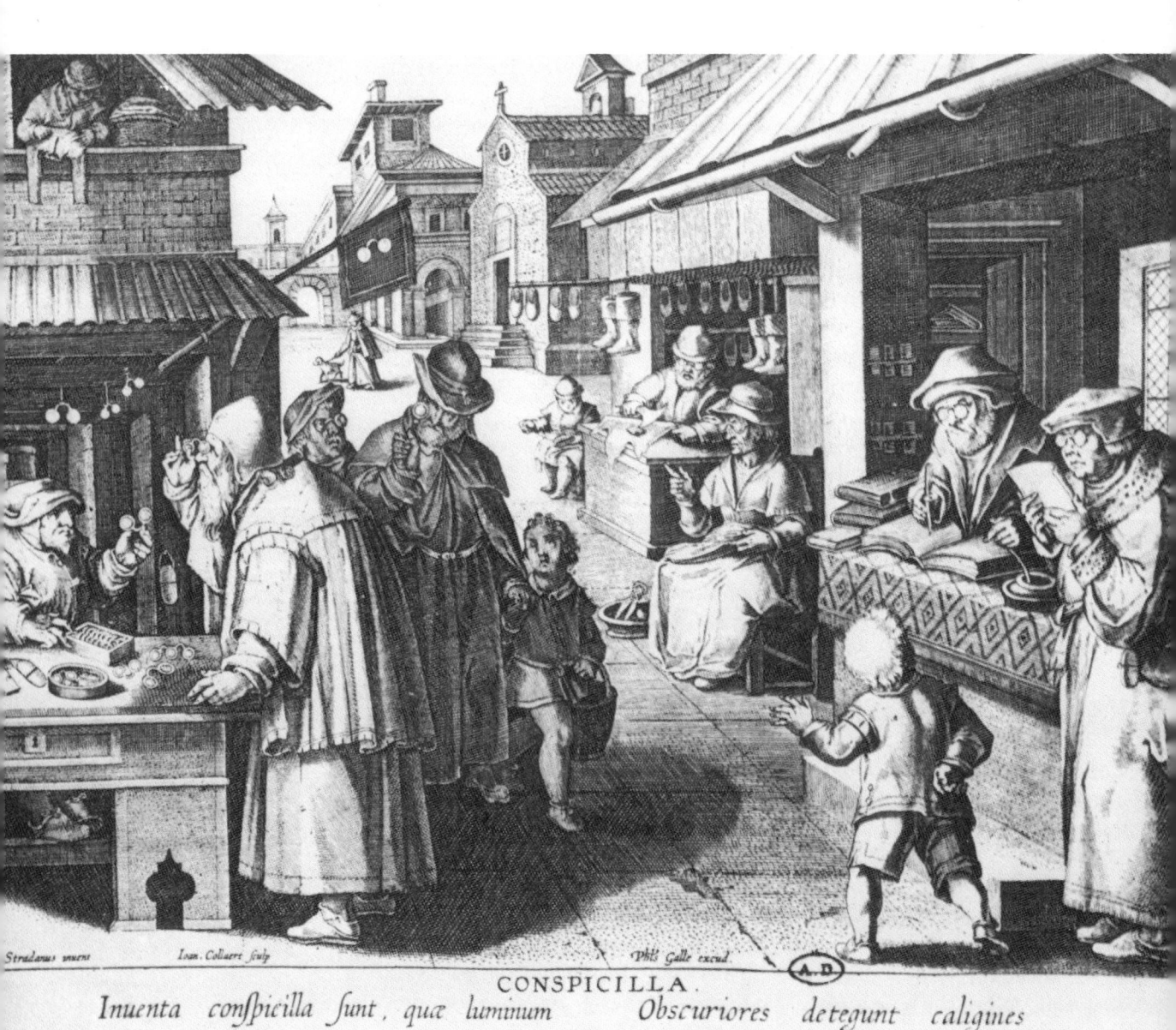

CONSPICILLA.
Inuenta conspicilla sunt, quæ luminum Obscuriores detegunt caligines

ebenso wie der Physiologie, den theoretischen biologischen Wissenschaften ebenso wie den angewandten, z. B. der Medizin.«

Diese Wissenschaft vom unendlich Kleinen umfaßt heute ein außerordentlich weites Feld. Nicht nur die Beschreibung mikroskopischer Strukturen gehört dazu, sondern auch die Auffindung chemischer Grundstoffe (Histochemie) und Enzyme (Histoenzymologie), die Analyse chemischer Bestandteile mittels Zellzerlegung (Zytochemie) ebenso wie der Nachweis intrazellulärer Moleküle durch immunologische Reaktionen (Immunohistochemie). Darüber hinaus umfaßt sie die ultrastrukturelle Erforschung des Zellaufbaus mittels Gewebsschnitt (Elektronen-Lichtmikroskop) und die Untersuchung der Anordnung von Zelloberflächen (Elektronen-Rastermikroskop).

Es läßt sich leicht begreifen, daß die Geschichte der Histologie in Etappen verlaufen ist: Mikroskopische Instrumente wurden geschaffen, Techniken zur Gewebspräparierung erfunden, verschiedene Reagenzien zur besseren Strukturanalyse eingesetzt, und schließlich konnte die Analyse des unendlich Kleinen dank der Elektronenmikroskopie erheblich erweitert werden.

Wir wollen hier die Geschichte der Histologie in groben Umrissen wiedergeben, wobei wir uns der Reihe nach mit folgenden Punkten befassen:
— Die Geschichte der optischen Mikroskopie und die Schaffung der Mikroskopie von den Anfängen bis zu ihrer Vervollkommnung.
— Der Einsatz histologischer Techniken und ihre anfänglichen Anwendungen.
— Die relativ neue Entdeckung der Elektronenmikroskopie und ihre Weiterentwicklung.

Wir wollen den Leser noch kurz auf zwei Eigenheiten unseres Berichtes hinweisen: Erstens haben wir uns absichtlich auf die Entwicklung der Kenntnisse bis zum Ende des 19. bzw. Beginn des 20. Jahrhunderts beschränkt (abgesehen von Sonderfällen wie z. B. die Elektronenmikroskopie, die ja erst neuerdings aufgekommen ist). Zweitens wollen wir uns besonders intensiv mit der Geschichte der Methoden befassen, die in den Werken über Zytologie oder Histologie oft übergangen wird. Solche Abhandlungen beginnen sonst meist mit der Geschichte der »Zelltheorie« (wir begnügen uns, im Epilog deren wichtigste Punkte anzuführen) und geben nachher in den Kapiteln über Gewebe und Organe als Einleitung oft einen kurzen Abriß über die Entdeckung ihrer Bestandteile.

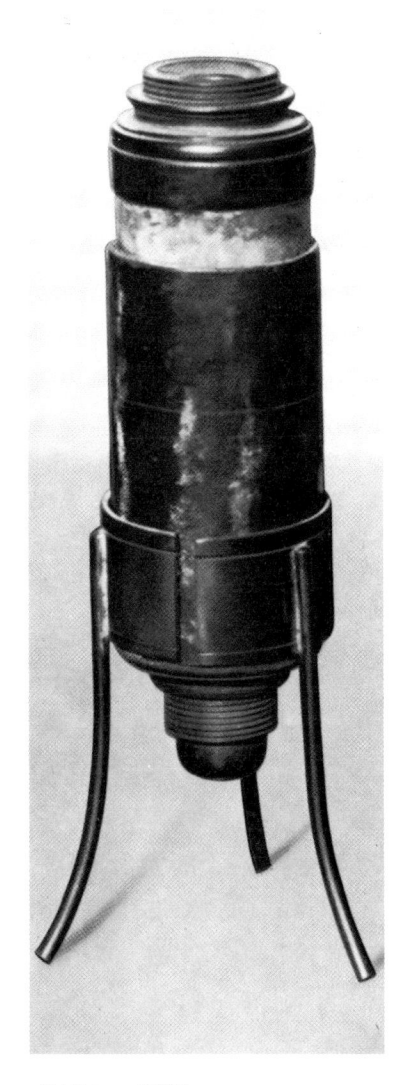

Abbildung 2001
Zusammengesetztes Mikroskop mit Kartontuben, 17. Jh.
(Museum für Geschichte der Naturwissenschaften, Florenz, Aufnahme vom Verfasser)

Die Suche nach einem vergrößernden Instrument

Der Begriff des Mikroskops ist untrennbar verbunden mit der Vorstellung vom vergrößernden Instrument. Vergegenwärtigen wir uns daher die wichtigsten Kenntnisse, die wir über die Geschichte der vergrößernden »Linsen« besitzen.

Die Vorstellung von der Existenz komplexer, mit bloßem Auge schwer erkennbarer Strukturen existiert seit undenklichen Zeiten: Kostbare Steine, die bei bestimmten Schliffformen vergrößernd wirken, hat man bei Ausgrabungen immer wieder gefunden: in Ninive, Ägypten, Kreta und Griechenland. Man nimmt an, daß sich Künstler solcher Steine als Lupe bedienten, um, wie z. B. Myrmicedes, ein Gefäß zu schaffen, das nicht größer als ein Bienenflügel war.

Die vergrößernden »Linsen«

1835

Abbildung 2002
Zellen vom vorderen Hypo-
physenlappen. Reaktion auf
periodische Säure — Schiff
(P.A.S.).
(Aufnahme vom Verfasser)

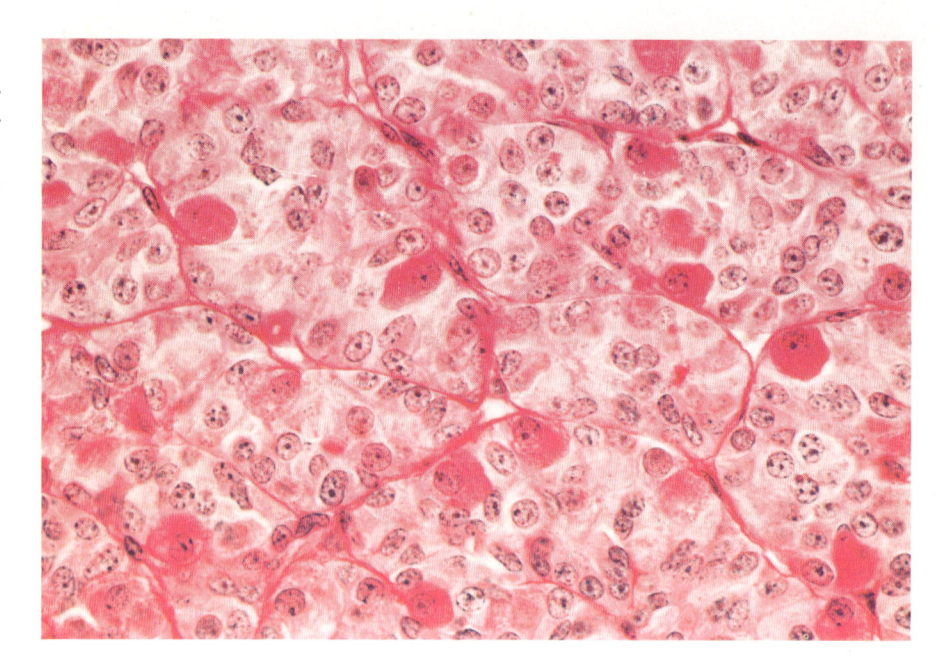

Abbildung 2003
Italienisches Mikroskop von
1700. Der Kartontubus ist mit
Schildpatt eingefaßt. Die
Linsenfassung ist aus Elfenbein
gedrechselt.
(Museum für Geschichte der
Naturwissenschaften, Florenz)

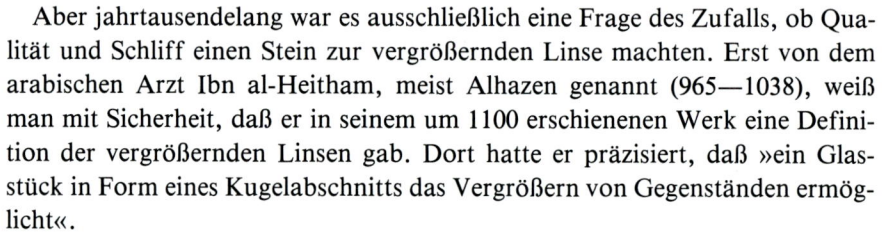

Aber jahrtausendelang war es ausschließlich eine Frage des Zufalls, ob Qualität und Schliff einen Stein zur vergrößernden Linse machten. Erst von dem arabischen Arzt Ibn al-Heitham, meist Alhazen genannt (965—1038), weiß man mit Sicherheit, daß er in seinem um 1100 erschienenen Werk eine Definition der vergrößernden Linsen gab. Dort hatte er präzisiert, daß »ein Glasstück in Form eines Kugelabschnitts das Vergrößern von Gegenständen ermöglicht«.

1270 übersetzte dann der polnische Arzt Witello Alhazens Text unter dem Titel *De optica* und *De luce* ins Lateinische. Diese Schriften wurden nun im Abendland verbreitet und regten wißbegierige Geister an, sich mit dem beschriebenen Problem zu befassen.

Dem Franziskanermönch Roger Bacon (1214—1292) aus Oxford gebührt die Ehre, mit der Erfindung der »Brille« einen praktischen Nutzen aus seinen langjährigen Versuchen gezogen zu haben. Wahrscheinlich hat Bacon Alhazens Text nicht gekannt, denn er hat sein dreiteiliges Werk *Opus majus, Opus minus, Opus tertium* bereits 1267 abgefaßt. Er widmete es Papst Clemens IV., dem einzigen Kirchenfürsten, der ihn unterstützte und ihn 1266 um seine Arbeiten ersuchte.

Man sollte noch darauf hinweisen, daß Bacon sich auf Beobachtungen von Robert Greathead (1175—1253) bezog, die seine Anerkennung gefunden haben. Dieser gelehrte Prälat und spätere Bischof von Lincoln (1235) war auch unter dem Namen Robert Grosseteste oder Roberto Capito bekannt. Er soll die vergrößernden Eigenschaften der Linsen beschrieben haben. Wahrscheinlich unabhängig von ihm hat Alessandro Della Spina in Florenz (1285) eine Brille erfunden, wie wir sie heute noch kennen. Etwas später (1307) machte Salvino Degli Armati in Pisa dieselbe Erfindung. In dem Buch *Lillium medicinae* von Bernard Gordon (1300) wurden diese Brillen als *oculus berellinus* beschrieben. Der Merkwürdigkeit halber wollen wir noch erwähnen, daß der Kardinal Hugues der erste porträtierte Brillenträger ist. Das Bild stammt von Tommaso di Modena (1360) und befindet sich in der Kirche des heiligen Nikolaus in Treviso (Veneto).

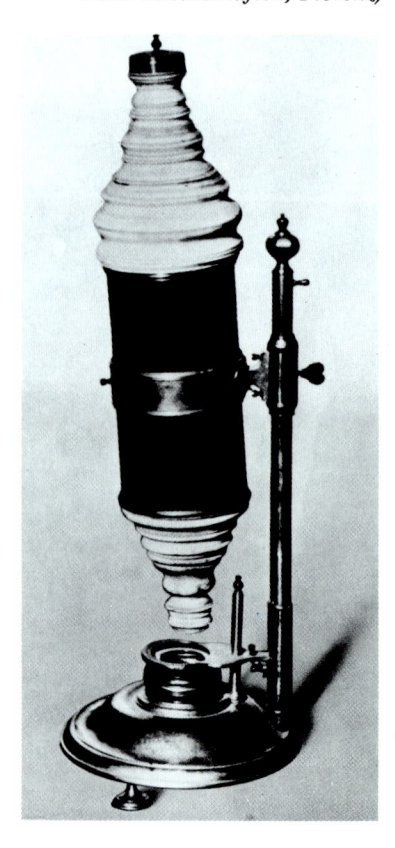

Die Erfindung des Mikroskops

Die Janssens und ihre Zeitgenossen

Alle, die sich für die Geschichte des Mikroskops interessiert haben, betonen die Schwierigkeit, den Erfinder zu ermitteln, der sich als erster an die Verwirklichung dieses Instruments gewagt hat. Der Anspruch auf die Erfindung des Instruments wurde nämlich sehr eng mit persönlichen Interessen verknüpft. Es spricht jedenfalls Bände, wenn Pater Filippo Buonanni bereits 1689 folgende Bemerkung niederschrieb: »Es ist heute nicht mehr so einfach zu sagen, wer der erste Erfinder (des Mikroskops) war.« Immerhin kann man eine Reihe von Informationen angeben.

Es trifft zu, daß der Florentiner Giovanni Ruccelai (1475—1525) in seinem »Lehrgedicht« *Die Bienen* von 1523 dank eines sphärischen Vergrößerungsspiegels eine genaue anatomische Beschreibung dieser Insekten geben konnte. Und in dem Werk *Omocentrici,* veröffentlicht 1538 von Girolamo Fracastoro (1478—1553), ist die Rede davon, daß man mit zwei miteinander verbundenen Gläsern Gegenstände größer und näher erkennen kann.

Nichtsdestoweniger schreiben etliche Autoren das Verdienst, ein mikroskopähnliches Instrument erfunden zu haben, einem holländischen Optiker zu, der in Middelbourg auf der Insel Walcheren lebte. Dieser Optiker namens Hans Janssen sei zusammen mit seinem Sohn Zacharias darauf verfallen, in einem zwei Meter langen Kupferrohr, das von drei delphinförmigen Bronzestützen getragen wurde, zwei Linsen anzubringen. Wann wurde dieses Instrument hergestellt? Einige Autoren setzten für den Zeitpunkt der Konstruktion das Jahr 1590 fest. Dieses Datum wurde jedenfalls vom Sohn Zacharias angegeben, zu einer Zeit, da bereits mehrere Personen die Erfindung für sich beanspruchten.

Es steht aber fest, daß Janssen Vater und Sohn mehrere Exemplare des »Instruments« herstellten. Eines davon wurde dem Gouverneur von Belgien, Prinz Maurice, angeboten, ein anderes dem Erzherzog von Österreich, der es dann Cornelius Drebbel, einem Landsmann der Janssens, übergab. Dieser kam 1619 nach London, wo er Astronom von Johannes I. wurde, und stellte dort

Abbildung 2004
Zellen vom vorderen Hypophysenlappen. Immunofluoreszenzreaktion.
(Aufnahme vom Verfasser)

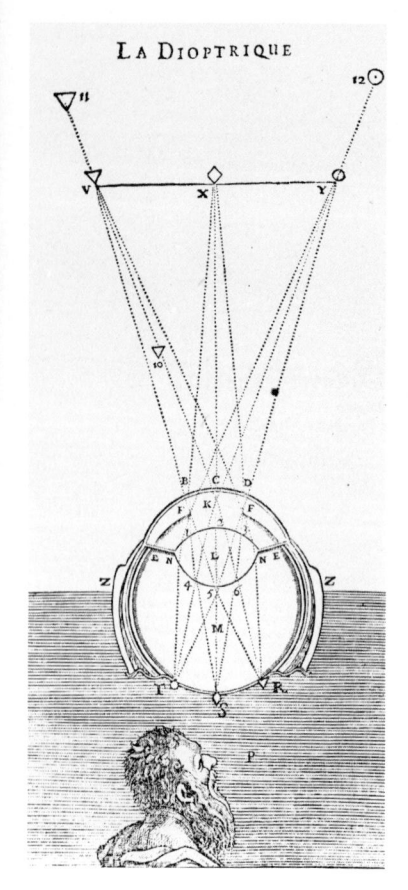

Abbildung 2005
Optisches Schema aus Die Dioptrie *von René Descartes, Leiden 1637.*
(Paris, Bibliothek der Alten Medizinischen Fakultät)

das Instrument zur Schau. Die Versuchung, sich als sein Erfinder auszugeben, war groß, und man muß annehmen, daß Drebbel ihr unterlegen war.

Andere Autoren schreiben die Konstruktion eines solchen Instruments dem holländischen Optiker Johannes Lapperhey zu (sein Name wird manchmal auch Lapprey oder sogar Lippershey geschrieben), der aus Wesel stammte und in Middelbourg lebte. Man hat die Vermutung geäußert, daß seine Kinder rein zufällig die vergrößernden Eigenschaften zweier in einem Rohr zusammengestellter Linsen entdeckten. Lapperhey war sich der Bedeutung dieser Beobachtung wohl bewußt und legte am 2. Oktober 1608 den Generalstaaten seinen Apparat vor. Er verlangte dafür ein Patent oder eine Pension, was ihm aber nicht bewilligt wurde.

Descartes erwähnt in seinem Werk *Die Dioptrie* (1637) weder Janssen noch Drebbel, noch Lapperhey. Vielmehr schrieb er die Erfindung einem gewissen Jacob Meticus (auch Metzius oder Metius) zu. Dessen Vater war Bürgermeister von Alemar gewesen, und er selbst hatte dort als Brillenmacher gearbeitet.

Galileo Galilei (1564—1642) wurde zwar vor allem durch die Erforschung des Universums mit dem Fernrohr berühmt, doch es gibt zahlreiche Beweise für die Annahme, daß er um 1609 eine »Brille« konstruierte, die winzige Gegenstände vergrößern konnte. In einem Brief vom Oktober 1610 berichtet der Schotte John Wodderborn, ein Schüler Galileis, dem englischen Botschafter in Venedig von den ersten »mikroskopischen« Beobachtungen, die sein Meister durchgeführt hatte. Insbesondere hatte Galilei festgestellt, daß Insektenaugen eine »Membran mit vielen kleinen Löchern« haben, womit er ganz offenbar auf das Facettenauge anspielte. Außerdem bemerkte er, daß Fliegenkörper — welch eine Überraschung für damals — »Haare tragen«. Dieses vergrößernde

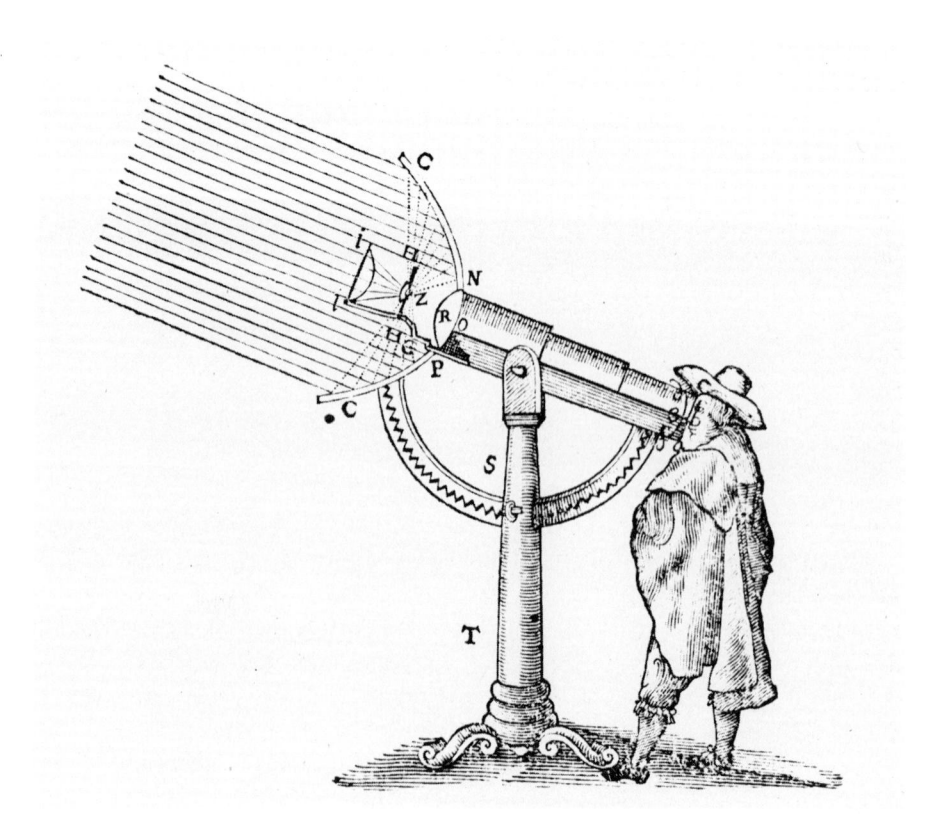

Abbildung 2006
Dieser Stich zeigt die Konstruktion des »besten existierenden Vergrößerungsglases zur Wahrnehmung der Gestirne und anderer weit entfernter, unzugänglicher Gegenstände«. Abbildung zu Die Dioptrie *von René Descartes, Leiden 1637.*
(Paris, Bibliothek der Alten Medizinischen Fakultät)

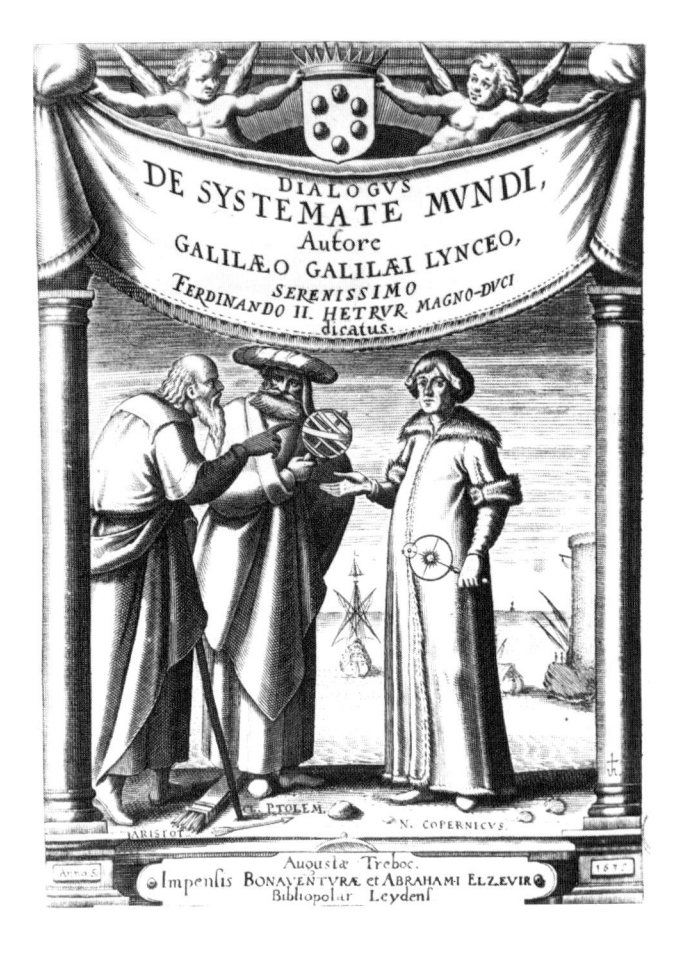

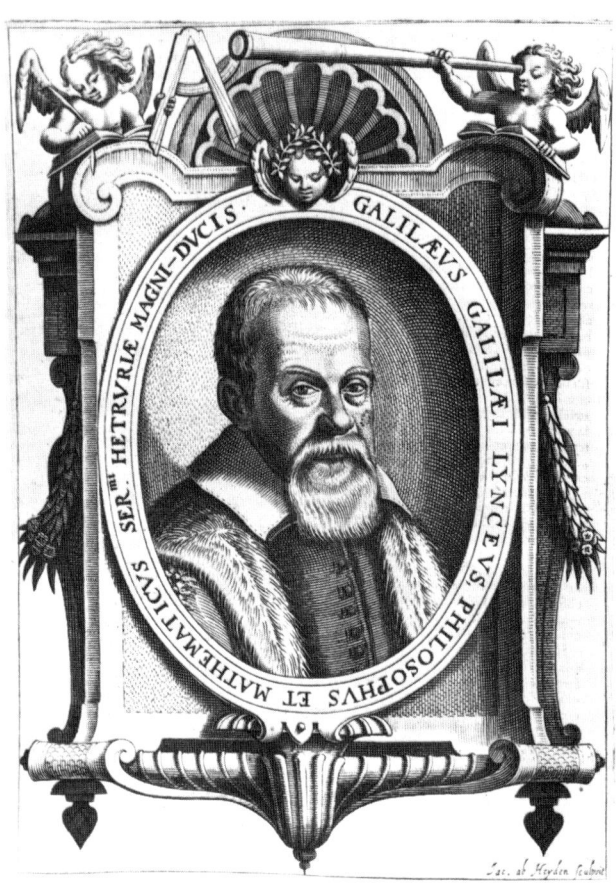

Instrument, bestehend aus einer konvexen Objektlinse und einer konkaven Okularlinse, nannte Galilei *occhiolino*. Einen solchen Vorläufer des Mikroskops sandte er 1612 dem polnischen König Sigismund III.

Zu diesem Thema ist noch zu erwähnen, daß man in der Korrespondenz des Kriminalleutnants Balthazar de Moncony aus Lyon (1611—1655) einen Text aus dem Jahre 1654 vorfand, in dem von einem vergrößernden Instrument die Rede ist. Es sei eine Brille aus zwei konvexen Gläsern gewesen, die Gegenstände vergrößert und gleichzeitig umgekehrt habe. 1608 habe sie der neapolitanische Optiker Francesco Fontana (1580—1656) erfunden. Fontana selbst gibt an, ab 1618 regelmäßig Mikroskope konstruiert zu haben. Doch G. Govi, italienischer Physiker des 19. Jahrhunderts, der sich sehr für die Geschichte des Mikroskops interessiert hat, war der Meinung, Fontana habe nichts Neues erfunden, sondern lediglich das *occhiolino* von Galilei kopiert.

Abbildung 2007 (oben links)
Titelblatt von Galileis Werk
Dialogus de systemate mundi,
Leiden 1635, auf dem Aristoteles, Ptolemäus und Kopernikus abgebildet sind.
(Paris, Nationalbibliothek)

Abbildung 2008 (oben rechts)
Galilei. Porträt aus demselben Werk.
(Paris, ibd.)

Die Benennung des Mikroskops

1603 gründete der damals achtzehnjährige Prinz Federico Cesi die Königliche Akademie dei *Lincei*. Galileis Erfindung, das *occhiolino,* hatte den hervorragenden Naturforscher Cesi sehr begeistert. Dieses Instrument ermöglichte ihm übrigens die Entdeckung des »Samens« der Farnkrautblätter.

1624 ersann dann Johannes Faber von Bamberg (1574—1629), ein Mitglied der Akademie dei Lincei, das Wort »Mikroskop« in Analogie zu dem Begriff »Teleskop«, den Cesi 1611 aufgebracht hatte. Faber bezeichnete mit diesem neuen Wort sowohl Galileis als auch Drebbels Instrument, das Francesco Fon-

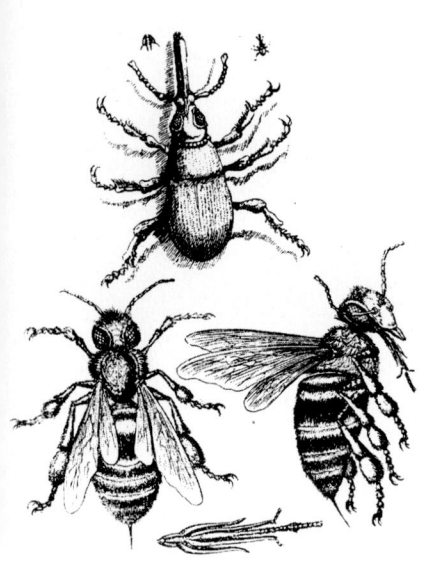

*Abbildung 2009 (oben)
Die ersten Darstellungen von unter dem Mikroskop beobachteten Insekten (Bienen, Rüsselkäfer). Zeichnungen von Francisco Stelluti (1577—1653).*

*Abbildung 2010 (unten)
Titelblatt von Francisco Redis Werk* Opusculorum pars prior sive experimenta circa generationem insectorum, *Amsterdam 1686.
Mit dieser Allegorie soll der Gebrauch des Mikroskops veranschaulicht werden.*

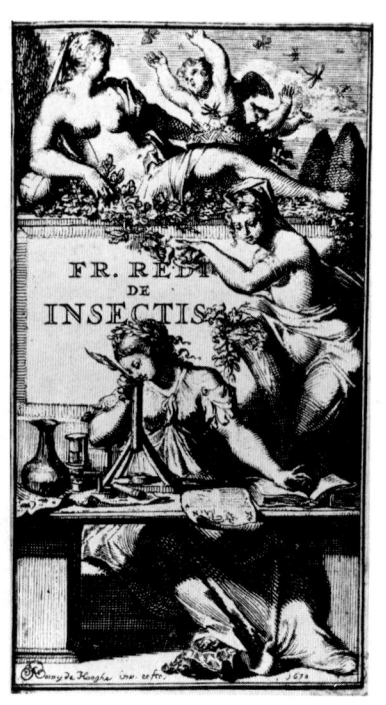

tana 1618 in Italien eingeführt hatte. Es ist also falsch, die Begriffe »Mikroskop« und »Teleskop« Demisiano zuzuschreiben, denn sie wurden ja schon von mehreren Verfassern früherer Texte benutzt. Der Begriff Mikroskop machte nun seinen Weg und ersetzte so umständliche Substantive wie z. B. *conspicilium microscopium* oder *microscopium parastaticum,* die Kirschner in seiner *Ars magna et lucis umbrae* (1646) verwendet hatte. *Perspicilium* lautet ein anderer alter Begriff für das Mikroskop, ja, es gab dafür den witzigen Ausdruck *lunettes à puces* — Flohbrille —, den Pierre Borel 1649 erfunden hatte. Derselbe Borel sprach dann später von *engyoscopium* (1655), und Zahn nahm diesen Begriff 1685 wieder auf.

1625 erschien die erste gedruckte Tafel mit Zeichnungen nach mikroskopischen Beobachtungen von Francisco Stelluti. Von dieser Tafel ist nur ein Exemplar bekannt, das sich jetzt in der Bibliothek Lancisi in Rom befindet. Laut Zeichenerklärung stellt der Stich Bienen »von vorne, von hinten und von der Seite gesehen dar, mit allen Einzelheiten, die man unter dem Mikroskop erkennen kann«. Das Werk mit diesen Darstellungen trägt den Titel *Apiarum* und ist Papst Urban VIII. gewidmet, dessen Wappen drei Bienen zeigt.

Das Interesse an der Herstellung von Linsen für Mikroskope erwacht

Im nachhinein ist es erstaunlich, welches Interesse die Verwirklichung von Linsen für Mikroskope im 17. Jahrhundert erregte. Viele Gelehrte befaßten sich mit dem Problem. Von den Forschern, die sich mit Fragen der Optik befaßten, seien erwähnt:

— Evangelista Torricelli (1608—1647), der berühmte Erfinder des Barometers. Er stellte mit seinem Kennzeichen versehene Linsen in Form von kleinen, gläsernen Kugelschnitten her, die er selbst unter einer Schmelzlampe goß (1644).
— Eustachio Divini (1620—1695) verfertigte zwischen 1645 und 1650 zahlreiche Linsen bester Qualität. Michel Lasseré (eher bekannt unter dem Namen Pater Chérubin von Orléans) sagte 1671 von ihm, er sei der »erste gewesen, dem die Herstellung der *occhiolini* perfekt gelungen wäre«.
— Nicolas Hartsoecker (1656—1725) stellte ebenfalls Linsen aus geschmolzenem Glas her, mit denen er ein ausgezeichnetes Mikroskop baute. 1674 wurde es von Fontanelle der naturwissenschaftlichen Fakultät vorgeführt. Man sagt, der Beifall, den er dafür erhielt, habe die heftigste Eifersucht Leeuwenhoeks erweckt.
— Auch Giuseppe Campani (1673) und Carlo-Antonio Tortoni (1689) verfertigten Linsen von bester Qualität.

Die Entstehung einer neuen Wissenschaft: Die Mikroskopie

1655 erschien die erste Abhandlung über das *Conspiciolorum,* wie man damals die Mikroskopie nannte. Sie gehört zu dem eigenartigen Werk *De vero telescopii inventore,* von Pierre Borel (1620—1689), Mitglied der Naturwissenschaftlichen Akademie und später Arzt des Königs (1674).

1657 beschrieb R. Hauptmann ein mikroskopisch kleines *Spinnentier,* die Krätzmilbe, und sagte dazu: »Sobald ich dieses Gewürm unter dem Mikroskop deutlich sehen konnte, erschien es mir von monströser Gestalt, mit langen Schwänzen, die es hinter sich herzog.«

Im Jahre 1658 veröffentlichte der Jesuitenpater und Gelehrte Athanasius Kircher (1602—1680) ein naturgeschichtliches Werk (neben mathematischen, astronomischen, medizinischen, archäologischen und philosophischen Abhandlungen, sowie der Beschreibung einer ... Schreibmaschine!). Darin findet man die Beschreibung »kleiner, die Pest verursachende Würmer«, die er unter dem Mikroskop im menschlichen Blut gesehen haben will. Es ist möglich, daß er in Wirklichkeit mit dieser Beobachtung die erste Beschreibung der Blutkörperchen verfaßt hat.

Aber lange Zeit bediente man sich des Mikroskops lediglich aus Neugierde. Nur einige wenige geniale Forscher benutzten es zu wissenschaftlichen Zwecken. Doch die Gelehrten dieser Zeit maßen solchen Arbeiten wenig Bedeutung bei, falls sie sich nicht geradezu mit Spott und Verachtung darüber ausließen. Noch Bichat äußerte 1801 eine solche abfällige Meinung. Und etwas später (1849) heißt es in Brocas Werk *Von der Ausbreitung der Entzündungen*: »Wer behauptet, daß man mit dem Mikroskop alles sieht, was man möchte, beweist, daß er zu diesem Gebiet ansonsten nichts zu sagen hat.«

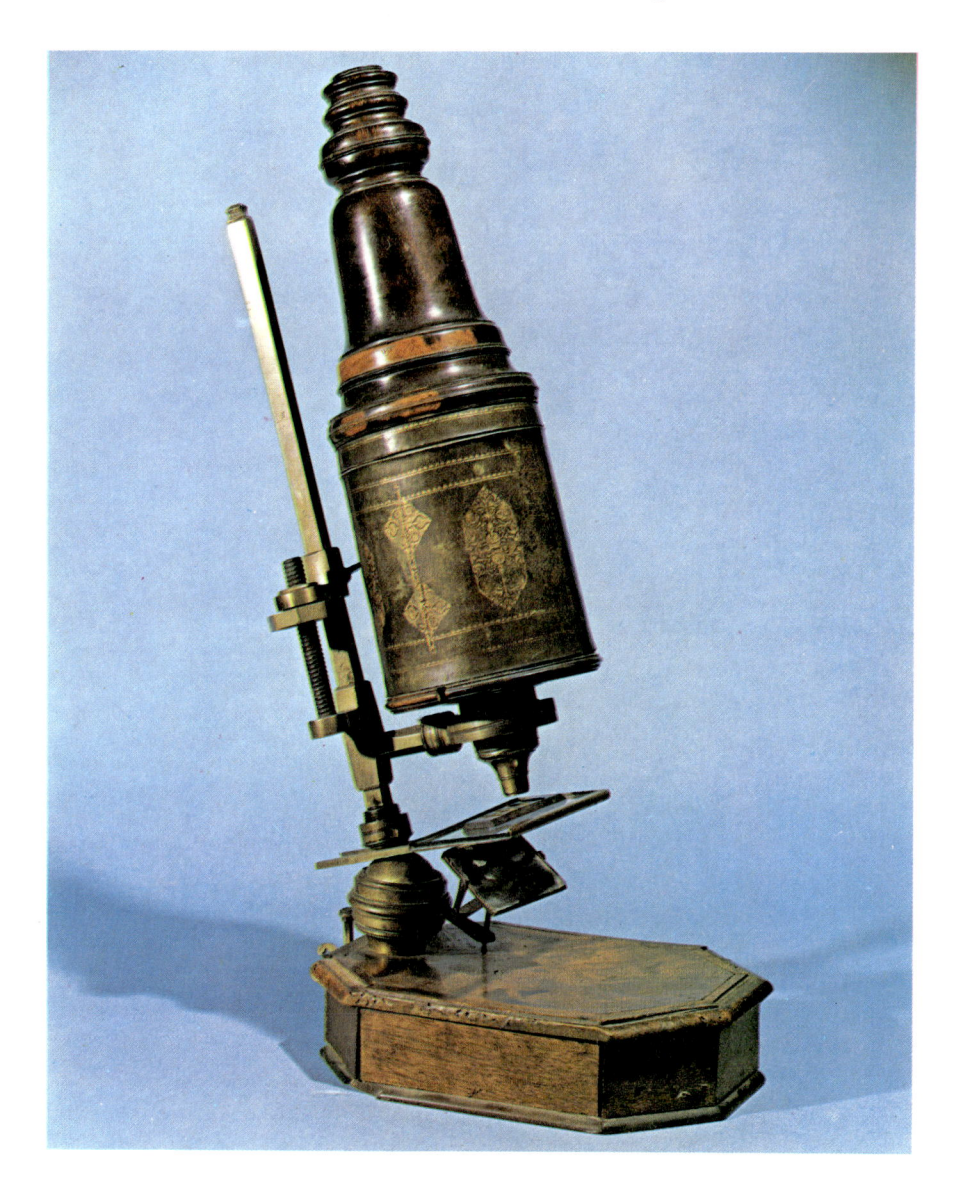

Abbildung 2011
Mikroskop aus dem 18. Jh.
(Paris, Fakultät der Biologie und Pharmazie, R.-Descartes-Universität)

Von denjenigen Forschern, die als erste das Mikroskop zu wissenschaftlichen Zwecken benutzten, befassen wir uns unter Angabe der wichtigsten Einzelheiten mit folgenden: Malpighi (1628—1694), Leeuwenhoek (1632—1723), Hooke (1635—1703), Swammerdam (1637—1680) und Grew (1641—1712). Doch wir werden sehen, daß die mikroskopische Analyse organischer Strukturen auch andere Gelehrte beschäftigte. Jean-Jacques Manget (1652—1742) hat in seinen Werken *Bibliotheca anatomica* (Genf 1685), *Bibliotheca pharmaceutico-medica* (Köln 1703), *Theatrum anatomicum* (Genf 1717), *Bibliotheca chirurgica* (Genf 1721), *Bibliotheca scriptorum medicorum* (Genf 1731) viele solcher alten Texte aufgenommen.

Die Urheber der Mikroskopie

Marcello Malpighi

Malpighi wurde am 10. März 1628 in Crevalcuore bei Bologna geboren. Mit Francesco Natalis studierte er in Padua Philosophie und Literatur. Als im Jahre 1649 seine Eltern starben, brachte ihn sein Lehrer auf den Gedanken, Medizin zu studieren. Dieses Studium absolvierte er in Bologna als Schüler von Bartholomeo Massaria und Andrea Mariani, die beide als berühmte Professoren dieser bekannten Universität galten. 1653 erhielt Malpighi den Doktorgrad und praktizierte anschließend in Bologna (1653—1656). Aus Achtung vor seinem Lehrer Mariani lehnte er eine Professur in dieser Stadt ab, worauf ihn der toskanische Großherzog Ferdinand II. zum Professor für theoretische Medizin in Pisa ernannte. Dort blieb er von 1659—1662. Er machte die Bekanntschaft des Physikers Giovanni Alfonso Borelli. Die beiden wurden Freunde, sie arbeiteten zusammen und hatten bald viele Schüler. Ferdinand II. freute sich sehr über diese Entwicklung und wollte sie sich zunutze machen, um mit Hilfe der beiden Wissenschafter und anderer Gelehrter die Akademie »Del Cimento« zu gründen. Aber nach dem Tode Marianis kehrte Malpighi, wahrscheinlich aus gesundheitlichen Gründen, nach Bologna zurück (1659—1662). Anschließend reiste er nach Messina, wo er den durch den Tod Pedro Castellis freigewordenen Lehrstuhl bekleidete. Aber er wurde keineswegs wohlwollend aufgenommen, denn an jener Universität hielten sich Professoren und Studenten eng an die arabische Medizin, während er selbst Hippokrates wieder zu Ehren bringen wollte. So kehrte er nach vier schwierigen Jahren wieder nach Bologna zurück (1667). 1691 machte Papst Innozenz XII. Malpighi zu seinem Leibarzt, denn er hatte ihn, als er noch Kardinal Antonio Pignatelli war, in Bologna kennen und schätzen gelernt. Doch am 29. November 1694 starb der überlastete und kranke Malpighi (er litt an Gicht, Nierenschmerzen und häufigen Herzanfällen) im Quirinal an einem Schlaganfall. Die Autopsie seiner Leiche wurde von Giorgio Baglivi (1668—1707), damals Professor an der Universität Rom, vorgenommen.

Malpighi war ein Biologe im weiteren Sinn des Wortes, der sich für die vielfältigen Aspekte des mikroskopischen Aufbaues der Lebewesen sehr interessierte. Nachdem er 1659 das Werk *De viscerum structura* herausgegeben hatte (worin er die erste Beschreibung vom Bau der Milz, der nach ihm benannten »Körperchen« und der »Lymphdrüsen«, wie Wharton sagte, gegeben hatte), veröffentlichte er seine Arbeiten ab 1661 in Form von »Briefen«. Die zwei ersten sind an Borelli gerichtet. Malpighi berichtet darin von seinen Beobachtungen über die Lungenstruktur und gibt eine Beschreibung des Bronchialbaums. 1664 erschien sein »Brief« *De cerebro*. Darin ging er von neuem auf die Unterscheidung zweier verschiedener Substanzen, einer »aschfarbenen« und einer »weißen« im Gehirn ein, die vor ihm schon Vesal und anschließend Pic-

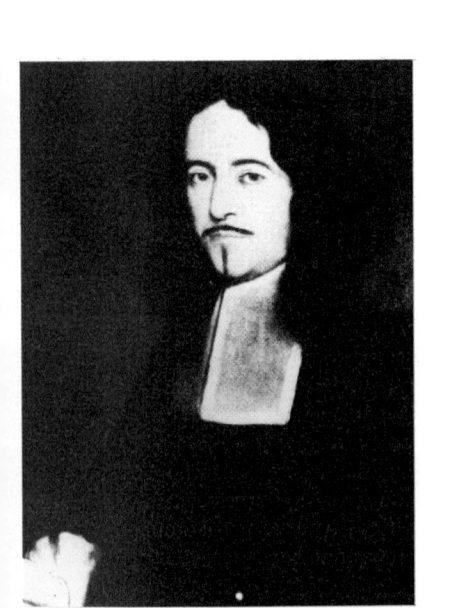

Abbildung 2012
Marcello Malphighi (1628 bis 1694). Das Porträt wurde von A. M. von Tobar gemalt.

colomini getroffen hatten. Er konnte jedoch als erster zeigen, daß die weiße Substanz aus Fasern besteht. 1669 erschien sein in London herausgegebener Aufsatz *De viscerum structura exercitatio anatomica. De hepate, cerebri cortice, renibus, liene, polypo cordis.* Dieses Werk machte ihn berühmt. Es wurde 1677 neu aufgelegt und erschien dann 1683 und 1697 in Jena, 1678 in Frankfurt, 1682 in Toulouse, 1683 in Montpellier und schließlich 1698 in Amsterdam. Ins Französische wurde es schon 1687 übersetzt. In diesem Band hatte er bei der Beschreibung der Leber den Begriff *acini* geprägt. 1689 erschien seine *Epistola de glandularum conglobatarum structura,* worin er als erster eine detaillierte Beschreibung der Lymphdrüsen gab. 1669 veröffentlichte er seine berühmtgewordene Monographie über den Maulbeerseidenspinner *(Dissertatio epistolica de bombyce),* die erste Abhandlung in der Geschichte über ein wirbelloses Tier. Bei dieser Gelegenheit beschrieb er auch die »Tracheen« (und erläuterte ihre genaue Bedeutung, während Leeuwenhoek, der sie schon früher geschildert hatte, sie für Arterien hielt). Weiterhin befaßte er sich mit den Tubuli, die ein wichtiger Funktionsbestandteil der Niere sind. Sie wurden nach ihm »Malpighi-Gefäße« genannt. Außerdem untersuchte er die Galläpfel und beobachtete, wie die *Gallwespen* mittels eines Legestachels ihre Eier in das Pflanzengewebe einlegen.

Abbildung 2013 (unten rechts) Anatomische Tafel zur Seidenraupe aus der Dissertatio epistolica de bombyce *von Marcello Malpighi, London 1669. (Frankreich, Maisons-Alfort, Nationale Veterinärschule) Die Abbildungen 1—6 zeigen »die Abmessungen der Seidenraupe von der ersten bis zur vierten Häutung und schließlich das ausgewachsene Tier«. Abbildung 11 zeigt die Außenstruktur des Kopfes.*

Abbildung 2014 (unten links) Eine weitere Tafel aus derselben Abhandlung mit folgenden Abbildungen: 1. Die Schädelstruktur der Seidenraupe. 2. Die Form zweier Zähne. 3. Das Muster eines Seidenfadens auf einem Glasplättchen.

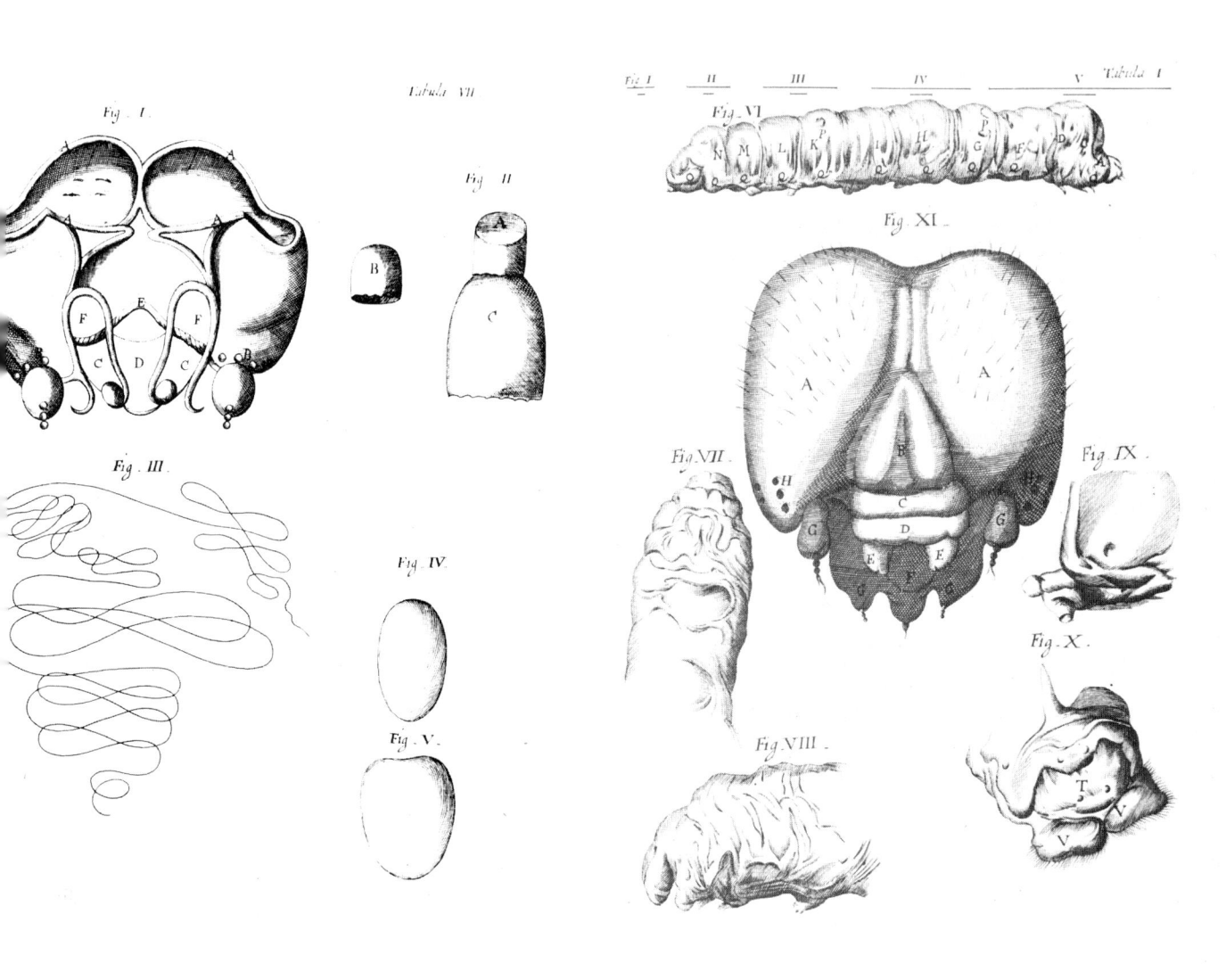

Abbildung 2015 (gegenüber, oben)
Mikroskop, Medaille und Handschrift Leeuwenhoeks.
(Holland, Leiden, Museum für Geschichte der Naturwissenschaften)

Abbildung 2016 (gegenüber, unten)
Ansicht Delfts von J. Vermeer van Delft (1632—1675).
(Holland, Den Haag, Mauritshuis)

Noch auf etlichen anderen Gebieten hatte er Forschungsarbeit geleistet:
— Als erster befaßte er sich mit dem mikroskopischen Aufbau von Pflanzen, wobei er bemerkenswerte Beschreibungen über die Fruchthülle und den Fruchtkeim lieferte. Er interessierte sich für den Keimvorgang bei *Einkeimblättrigen* und *Zweikeimblättrigen*.
— Er führte im Bereich der Embryologie Beobachtungen durch, die vervollständigten, was vorher schon Fabricio ab Acquapendente (1537—1619) ohne Mikroskop festgestellt hatte. Insbesondere befaßte er sich zwischen 1673 und 1675 mit den ersten Entwicklungsstadien des Hühnereis.

Den größten Ruhm erwarb er sich mit der Entdeckung des Kapillarkreislaufes (1660/61). Wir wollen kurz daran erinnern, daß der Begriff *Capillamento* schon 1569 von Andrea Cesalpino (1524—1603) geprägt wurde, der auch den Kreislauf erforscht und ihm seinen Namen gegeben hatte (und zwar vor William Harvey, dessen *Exercitatio anatomica de motu cordis et sanguinis* erst 1628 in Frankfurt am Main publiziert wurde. In bezug auf Harvey wollen wir noch erwähnen, daß er in einem Brief an Schlegel von 1651 auf die Existenz von »Anastomosen zwischen Arterien und Venen« hinwies.)

Es hat also seinen guten Grund, wenn die Erinnerung an Malpighi noch heute mit den Ausdrücken wachgehalten wird, die jedem Medizin- und Biologiestudenten vertraut sind: Malpighische Körperchen der Milz, Malpighipyramiden, Malpighiglomeruli der Nieren, Malpighischer Schleimkörper der Haut, um nur die wichtigsten mit dem Namen Malpighis verknüpften anatomischen Bezeichnungen zu nennen.

Antoni van Leeuwenhoek

Leeuwenhoek wurde am 24. Oktober 1632 in Delft geboren und ist fast sein ganzes Leben lang in dieser Stadt geblieben, wo sein Vater Tuchmacher war. Nachdem er in Benthuizen bei Delft eine allgemeine »Akademie« besucht hatte, schickte ihn sein Vater 1648 nach Amsterdam, damit er dort den Beruf des Tuchhändlers lerne. Nach Beendigung seiner Ausbildung kehrte er 1654 nach Delft zurück, heiratete und eröffnete ein Geschäft. Er und seine Familie konnten ohne finanzielle Sorgen leben, denn sein Beruf war damals recht lukrativ. Delft hat er bis zu seinem Tod am 26. August 1723 nicht mehr verlassen. Sein Familienname starb aus, denn von seinen Kindern überlebte nur eine Tochter (Maria). Ein Punkt ist noch zu erwähnen: in den Texten seiner eigenen Briefe (von denen später noch die Rede sein wird), ist der Name Leeuwenhoek in nicht weniger als neunzehn Variationen geschrieben: vor 1683 schrieb er Antoni Leeuwenhoeck, aber nach 1685 liest man meist Antonj van Leeuwenhoek; sein erster *Brief* vom 28. April 1673 ist mit Leeuwenkoeck in Holland unterzeichnet.

Leeuwenhoek offenbarte sich als »unsterblicher Dilettant«, wie es Becking (1924) ausdrückte. Durch seinen Beruf war er es gewöhnt, mit vergrößernden Linsen, den Fadenzählern, umzugehen. So kam es wahrscheinlich, daß er seine meiste Zeit einer eigenartigen Tätigkeit widmete, nämlich dem Schleifen bikonvexer Linsen und später der Konstruktion von zweihundertsiebenundvierzig »Mikroskopen« in erstaunlich exakter Ausführung. Sie bestanden aus einer kleinen, zwischen zwei Kupfer-, Silber- oder Goldplatten eingefaßten Linse, wobei die Platten in einer Höhe von zwei bis sechs Zentimetern aufeinandergenietet waren. Vor der Linse befand sich eine bewegliche Spitze, auf die ein Micaplättchen als Objektträger gelegt werden konnte. Mit Hilfe einer

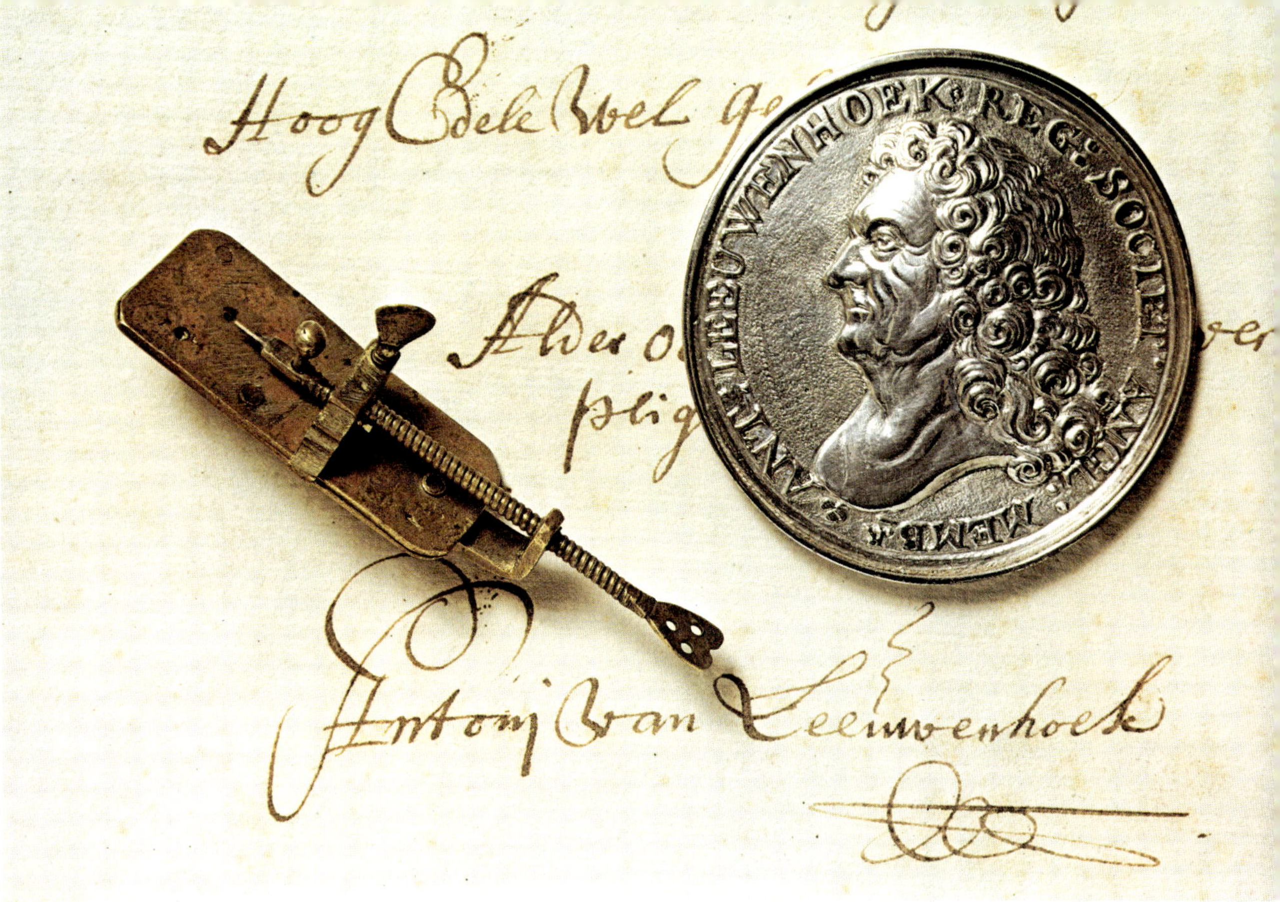

Hoog Edele Wel
ANT. LEEUWENHOEK. REG. SOCIET. ANGL. MEMB.
Antonj van Leeuwenhoek

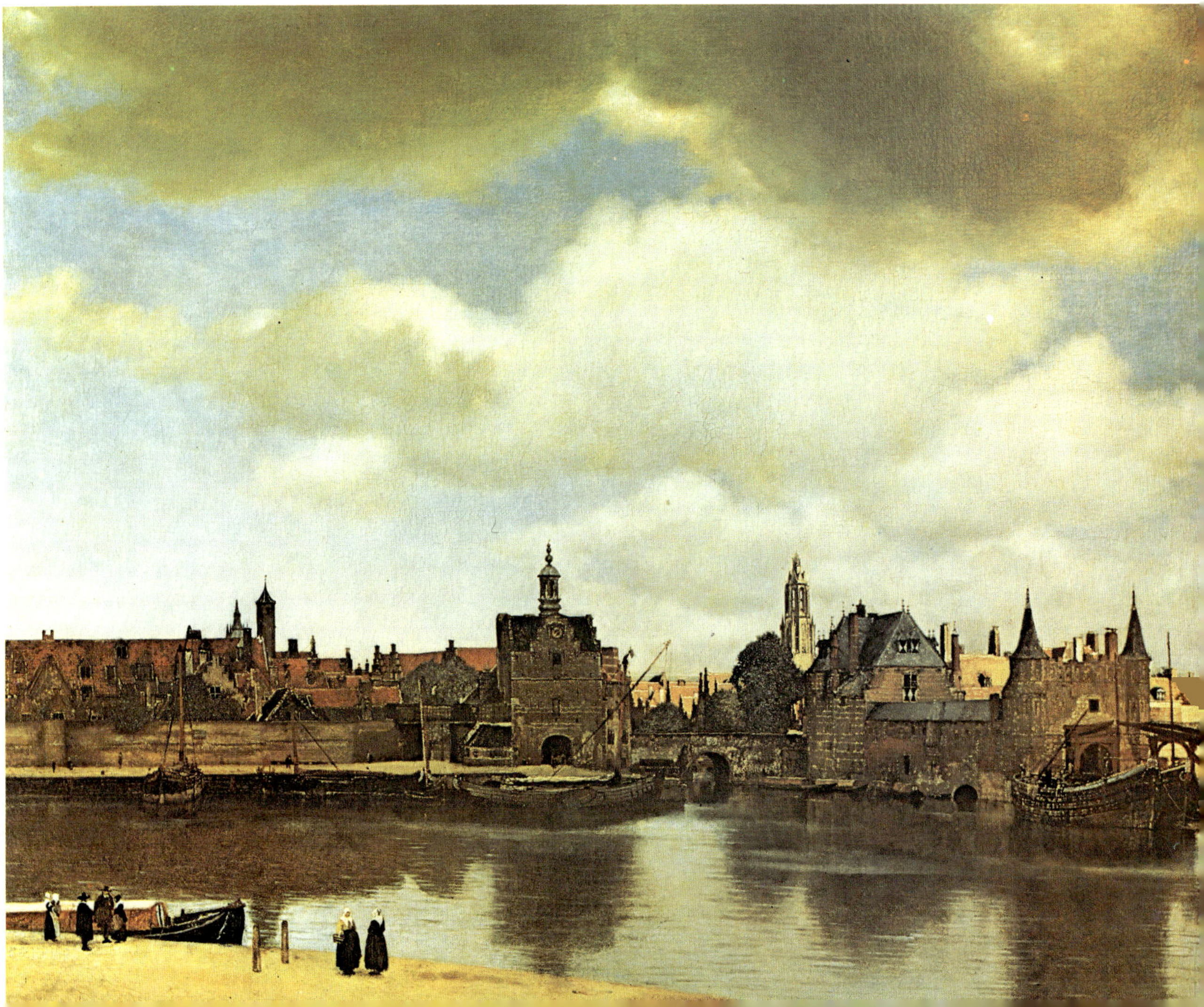

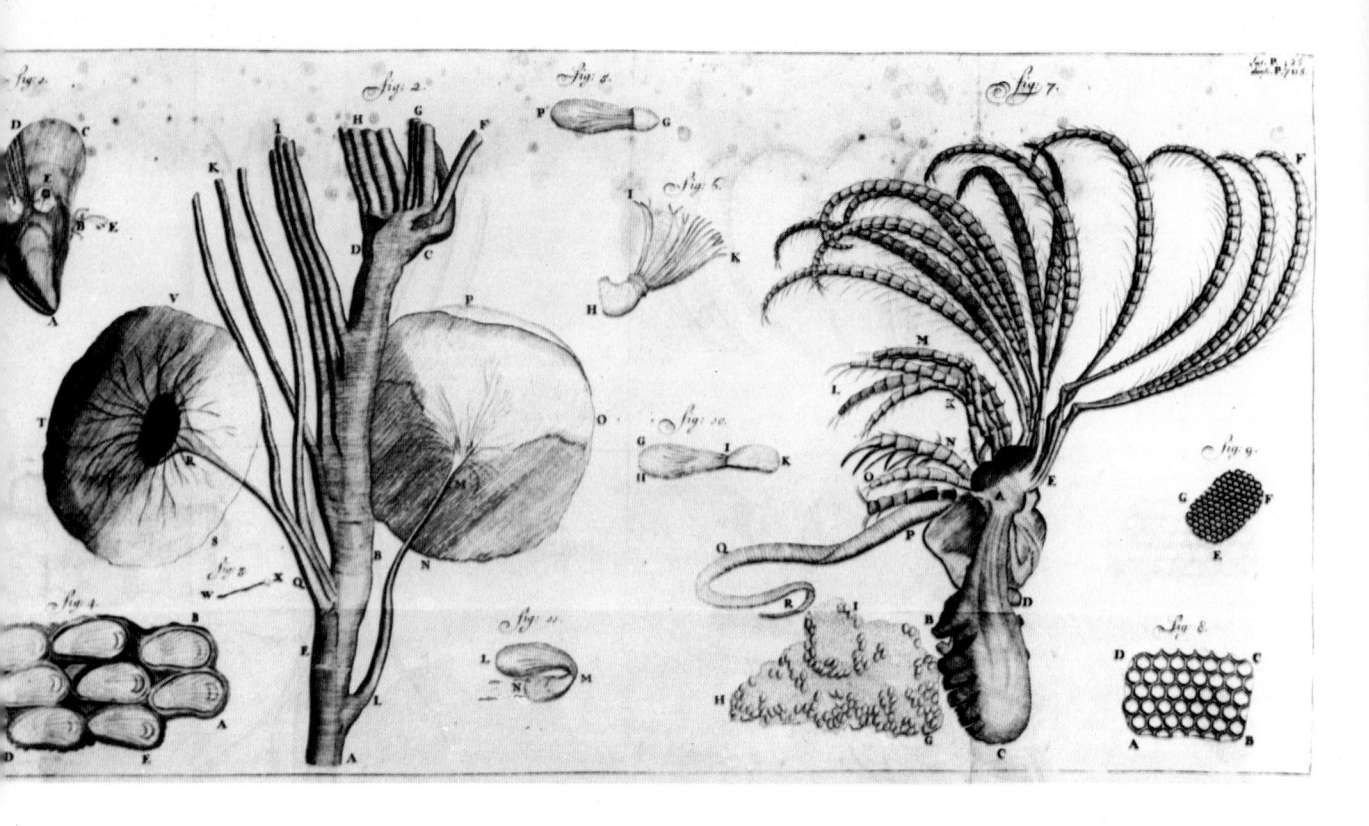

Abbildung 2017
Muschelschalen. Zeichnungen von Leeuwenhoek für sein Werk Arcana naturae detecta, *Leiden 1722.*
(Frankreich, Maisons-Alfort, Bibliothek der nationalen Veterinärschule)

Schraube konnte man das durch Transparenz beleuchtete Objekt annähern oder entfernen. (Man weiß in der Tat bis heute noch nicht, wie Leeuwenhoek seine Präparate beleuchtete; es steht nur fest, daß er dazu einen Reflektor aus poliertem Kupfer benutzte.) Die »Mikroskope« wurden von Leeuwenhoek großzügig verteilt, besonders an berühmte Besucher, wie an Königin Maria II. von England, Friedrich I. von Preußen und Peter den Großen von Rußland. Seine besten Instrumente, die bis zu dreihundertfache Vergrößerungen ermöglichten, behielt er jedoch eifersüchtig bei sich (ein solches Exemplar mit einem auflösbaren Minimum von 1,4 mikron befindet sich heute im Universitätsmuseum Utrecht). Seine Beobachtungen legte Leeuwenhoek in einer Reihe von *Briefen* in holländischer Sprache nieder und sandte sie dann an die Königliche Gesellschaft von London, wo sie meist ins Englische, manchmal auch ins Lateinische übersetzt wurden.

Im Mai 1673 legte »Dr. Regnerus de Graaf« (wie es im Originaltext heißt) der Königlichen Gesellschaft ein Schreiben von Leeuwenhoek vor. Im Englischen trägt es den Titel: *A Specimen of Some Observations Made by a Microscope* und betrifft Beobachtungen über Schimmelpilze. Der Verfasser setzte sich mit allen möglichen Gegenständen auseinander, vom Schießpulver über Vogelfedern, Fischschuppen, Insektenorgane bis zum Haushaltsstaub. Er bemerkte als erster die unterschiedliche Wasserlage der Anopheles und Culex, untersuchte tierisches und menschliches Blut, Sperma, Muskeln (er erkannte bereits die Streifung der Skelettmuskeln), die Retina (er entdeckte die Stäbchen in der Retina), Zahnstein und verschiedene Pflanzen. Er gab eine genaue Beschreibung der kapillaren Blutgefäße, die Malpighis Beobachtungen bestätigte, und erkannte als erster die Lamellenstruktur der Kristallinse. Seine Beschreibung der »Blutkörperchen« und die Entdeckung einzelliger Lebewesen waren Werke, denen die Aufmerksamkeit der Nachwelt galt.

Menschliche Schwäche verband sich jedoch mit der Unfähigkeit vieler »Forscher«, solche Instrumente nachzubauen. Immer häufiger richtete man kritische und sarkastische Bemerkungen gegen den »kleinen Tuchhändler von Delft«, wie man Leeuwenhoek ironisch bezeichnete. Ein Schreiben Leeuwenhoeks vom 17. September 1683 entfesselte dann vollends den Zorn seiner Gegner: hatte er doch die Unverfrorenheit zu behaupten, daß er in seinem Zahnbelag »mehr kleine Tiere gefunden habe, als es Einwohner in den ganzen Niederlanden gebe, die sich auf die anmutigste Art bewegten«. Doch Leeuwenhoek konnte seinen Verleumdern durchaus Kontra bieten und entgegnete: »Ich bin so frei zu behaupten, daß die Herren, die so sprechen, einfach noch nicht fähig sind, solche Beobachtungen durchzuführen.«

Robert Hooke

Hooke wurde am 18. Juli 1635 auf der Insel Wight geboren und verstarb am 3. März 1703 in London. Sein ganzes Leben lang litt er unter einer schwachen Gesundheit (er war außerordentlich dünn und dazu bucklig); deshalb betrieb er als junger Mensch nur zusammenhanglose Studien. Aber er war äußerst wißbegierig und tat sich schon am Christ Church College von Oxford in der Mathematik hervor. Bei der Gründung der Königlichen Gesellschaft in London (1663) erhielt er die Stelle eines »Verantwortlichen für die Instrumente«. Vermutlich hatte er auch als Arzt und Architekt gearbeitet, er hatte nämlich einen Teil der Stadtpläne erstellt, als London nach dem verheerenden Brand von 1666 wiederaufgebaut wurde. Später war er Assistent bei dem berühmten Physiker und Chemiker Robert Boyle (1627—1691), der neben anderen Werken das erste englischsprachige Werk über Elektrizität verfaßte (1675). In dieser Zeit formulierte er ein physikalisches Gesetz von den Gasen, das unter dem Namen »Hookesches Gesetz« bis heute gültig ist. Schließlich wurde er Professor der Geometrie und Mechanik in London. Er gehört nicht nur zu den ersten Gelehrten, die Mikroskopie betrieben, sondern wir verdanken ihm auch die Erfindung etlicher Instrumente wie z. B. das registrierende Barometer, den Pluviometer, den Ankergang und den Oktant. Von ihm stammt außerdem die Idee, den Schmelzpunkt des Eises als Nullpunkt des Thermometers zu bestimmen.

Im Bereich der Mikroskopie ist sein Name vor allem mit dem Werk *Micrographia or Some Physiological Descriptions of Minutes Bodies made by Magnifying Glasses with Observations and Inquiries Thereupon* verknüpft, das 1665 von James Allestry in London veröffentlicht wurde. Dort fertigte Hooke Zeichnung und Beschreibung eines von ihm erfundenen und von Christopher Cock (oder Cocks) realisierten, zusammengesetzten Mikroskops an. Es bestand aus einem ungefähr fünfzehn Zentimeter langen Rohr, dessen Inneres die Gleitführung für ein zweites Rohr war. Die Objekte wurden auf einer Nadel befestigt und von der Seite her mit einer Vorrichtung, bestehend aus einer Glaskugel und einer Linse, beleuchtet, wobei letztere das von einem Docht ausgehende Licht bündelte. In *Micrographia...* legte Hooke verschiedene Bemerkungen nieder, die später von vielen Werken über Zytologie wiederaufgenommen wurden, denn hier stieß man zum erstenmal auf das Wort »Zelle«.

Ebenso wie Leeuwenhoek untersuchte Hooke alle möglichen Gegenstände unter dem Mikroskop: Pilze, Schimmelpilze, Moose, Fischschuppen, Vogelfedern und verschiedene Insekten. Seinem Werk wurde anfangs viel Bedeutung beigemessen, es geriet aber schnell in Vergessenheit. Das kam vielleicht daher,

Abbildung 2018
Tafel VIII der Micrographia *von R. Hooke, 1667. Erste Darstellung der »Zellstruktur« des Korks.*
(Nach einem von der Wild-Gesellschaft zur Verfügung gestellten Dokument)

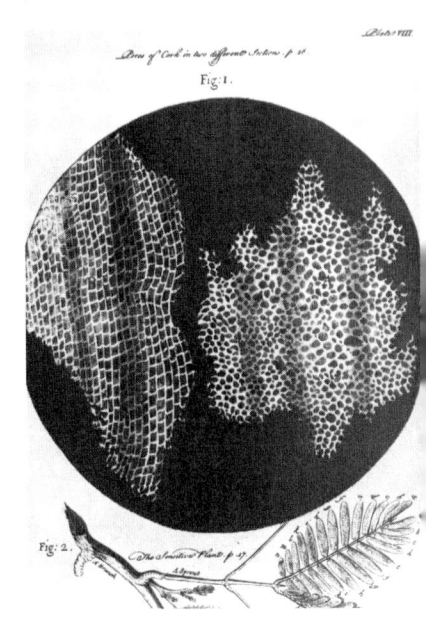

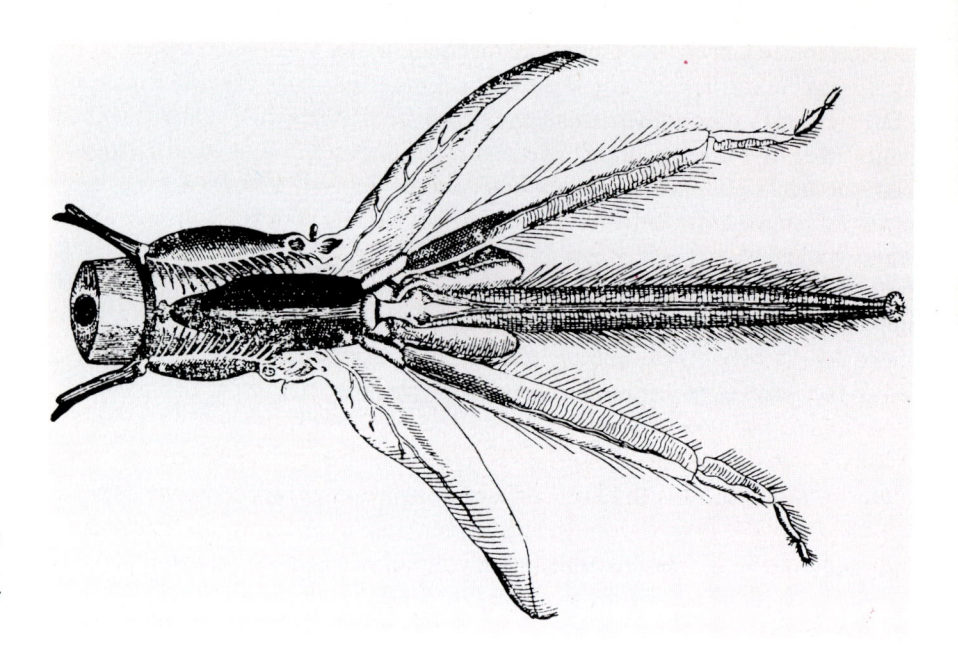

*Abbildung 2019
Teile des Bienenmundes. Zeichnung von Swammerdam (1637 bis 1680).*

*Abbildung 2020
Darstellung der Eintagsfliege. Stich zur* Bibliae naturae..., *von Jan Swammerdam, Leiden 1737, Bd. I, Tafel XIV. Die Eintagsfliege ist an ihren langen Fäden am Ende des Unterleibes erkennbar.*

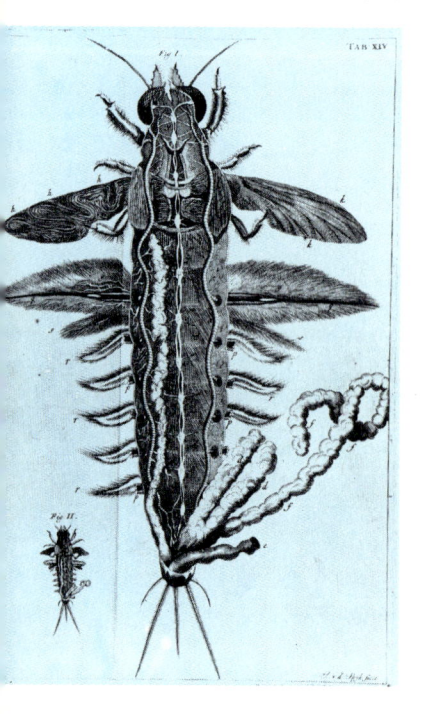

daß Hooke, wie Singer es 1934 ausdrückte, »ein giftiger und ätzender Polemiker war, voller Eifersucht und kritisch bis zur Unerträglichkeit. Er war von Geburt an krank an Geist und Körper.«

Jan Swammerdam

Swammerdam, der sich in der noch jungen Mikroskopie besonders auszeichnete, wurde am 12. Februar 1637 in Amsterdam geboren. Sein Großvater war ein Holzhändler, der sich vor Jahren in dieser Stadt niedergelassen hatte. Er war damals von einem kleinen Ort am Rhein zwischen Leiden und Wourdam namens Swammerdam gekommen, und wie es damals so üblich war, nannten die Nachbarn den Neuankömmling »Johann Theodor von Swammerdam«. Der Sohn dieses Mannes und Vater des Anatomen, Johann Jakob, wurde unter dem Namen Swammerdam Apotheker in Amsterdam; so kam es, daß dieser Familienname des Naturforschers aus dem 17. Jahrhundert der Nachwelt überliefert wurde. Sein Vater hatte ihn für das Klosterleben bestimmt, doch er konnte Jan Sammerdam nicht überzeugen. Er schrieb sich schließlich am 11. Oktober 1663 an der Universität von Leiden ein. Otto van Heurne und Franz de le Boë, genannt Sylvius, waren dort seine Lehrer. Darüber hinaus freundete er sich mit Niels Stensen und Reinier de Graaf an. 1664 kam er nach Frankreich und wurde in Saumur von Tranquille Fabri aufgenommen. Bei seinem Gastgeber entdeckte er die Klappen der Lymphgefäße und erarbeitete verschiedene Methoden, um Wachs in die Gefäße zu injizieren. Zur Darstellung der Lymphgefäße zeichnete er eine berühmtgewordene Tafel, die er an Stensen schickte und die das Datum 28. Juni 1664 trägt.

Nach diesem Aufenthalt kehrte er nach Leiden zurück, wo er am 22. Februar 1667 den Doktorhut erwerben konnte. In Leiden entwickelte er eine neue Methode zur Konservierung anatomischer Teile. Er entleerte die Blutgefäße und blies Druckluft ein, wonach er sie mit einem Fixiermittel unbekannter Zusammensetzung durchspülte. Frederik Ruysch hat diese Forschungsarbeiten wahrscheinlich gekannt und sie für seine eigenen Präparate genutzt. Aber nachdem Swammerdam am sogenannten »Quartärfieber« erkrankt war, gab er seine anatomischen Forschungen auf, um sich nur noch der Untersuchung von Insekten zu widmen.

Die Leistungen Swammerdams auf dem Gebiet der Mikroskopie sind ebenso grundlegend wie umfassend. Michelet hat ihn deshalb »Galilei des unendlich Kleinen« genannt. Es ist heute bewiesen, daß Swammerdam bereits 1658, also lange vor Leeuwenhoek, beim Frosch Blutkörperchen genau wahrgenommen und beschrieben hatte, die er als »particulae sanguinis« bezeichnete. Die Arbeiten Swammerdams auf dem Gebiet der anatomischen Mikroskopie wurden erst lange nach seinem Tod (25. Februar 1680) bekanntgemacht. Auch sind uns etliche Schriften gar nicht erhalten geblieben, er zerstörte nämlich einen großen Teil davon, weil er in seinen letzten Lebensjahren unter den Einfluß der Geisterseherin Antoinette Bourignon (1616—1680) geriet, die er in Holstein aufsuchte. Sie verleitete ihn zu einer Art Mystizismus, der ihn schließlich in die Depression führte. Er entschloß sich, alles aufzugeben und seine Sammlungen zu verkaufen. Der Botschafter des französischen Königs, Melchisedédech Thévenot (den er 1665 in Paris kennengelernt hatte), sollte ihm bei der Suche nach

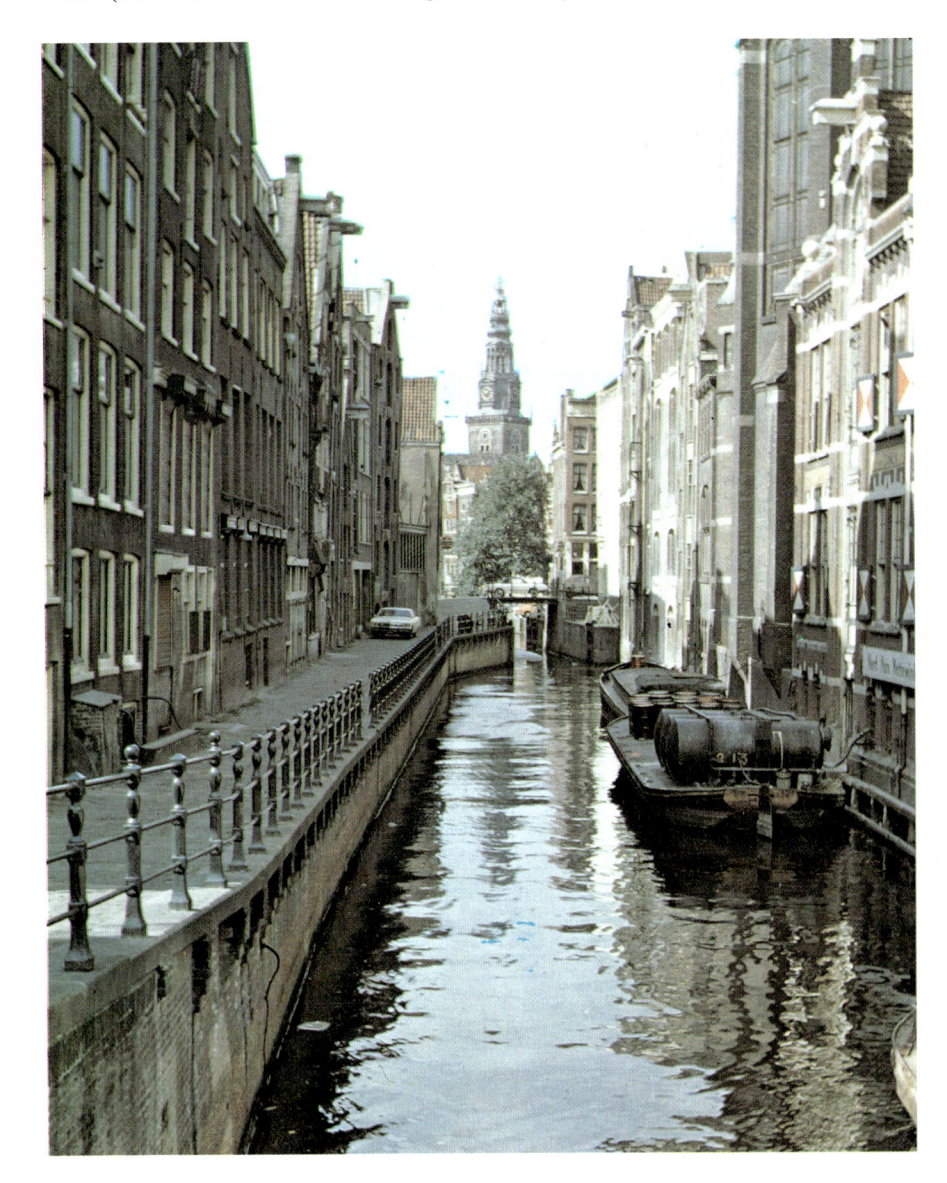

Abbildung 2021
Amsterdam. De Voorburg Wal.

Abbildung 2024 (gegenüber oben) Darstellung vom Körper und den Eingeweiden des Tintenfisches, ebenso wie vom »Aussehen und Mechanismus der Saugnäpfe an den Armen des Tintenfisches«. Abbildung zu Neuen mikroskopischen Beobachtungen *von M. Needham, Paris 1750.*

Abbildung 2022 (unten links) Von N. Grew (1682) gezeichnete Pflanzenschnitte. Oben: Schnitt eines Distelstiels, unten: Schnitt eines Kiefernzweiges.

Abbildung 2023 (unten rechts) Darstellung des Aufbaues der Bohnen von Grew (1682): a) Offener Bohnenkern mit Zeichnung der »Samenwurzeln«, d. h. der Gefäße; b) Keimblatt; c) Tiefenschicht des Keimblattes; d) restlicher Keim; e) Querschnitt der Keimwurzel; f) Zellstruktur der Oberflächenschicht beim Keimblatt.

Käufern helfen. Der Tod ließ ihm nicht mehr die Zeit, seine Pläne zu verwirklichen, und so fielen alle seine noch existierenden Werke mitsamt seinen erstaunlichen Sammlungen Thévenot als testamentarisches Erbe zu. Einen Teil seiner Schriften erhielt der königliche Maler Joubert, der Rest wurde dem Professor der Anatomie Jean Guichard Duverney zugestellt; aber die Insektensammlungen und Präparate verschwanden auf zweifelhaften Auktionen. Glücklicherweise wurden die gesammelten Schriften von Swammerdams Landsmann Herman Boerhaave (1668—1738) zwischen 1737—1738 unter dem Titel *Biblia naturae, sive historia insectorum in certas classes reductas* in zwei Foliobänden veröffentlicht.

Nehemia Grew

Nehemia Grew wurde in Coventry geboren, doch sein Geburtsdatum ist nicht mehr eindeutig feststellbar; einige geben dafür 1641, andere 1628 an. Schon als junger Mann soll er den Kontinent bereist haben. In den Registern von Cambridge wird er 1661 als Bakkalaureus der Künste aufgeführt. Anschließend verließ er England und bereiste das übrige Europa, wo er dann, besonders in Leiden, die Medizin erlernt haben soll. Im Jahre 1672 findet man ihn als *fellow* der Königlichen Gesellschaft von London wieder, deren Sekretär er dann 1677 beim Tode Henry Oldenburghs wurde. Von da an blieb er bis zu seinem plötzlichen Tod am 25. März 1712 in London. Grew hatte sich hauptsächlich der pflanzlichen Anatomie gewidmet. Er war in der glücklichen Lage, ein für die damalige Zeit erstaunlich gutes, von Cock konstruiertes Mikroskop benutzen zu können. (Cock hatte ja auch das von Hooke erdachte Mikroskop gebaut.) Darüber hinaus verfügte er über ein Okular aus der Werkstatt des berühmten römischen Optikers Eustachio Divini.

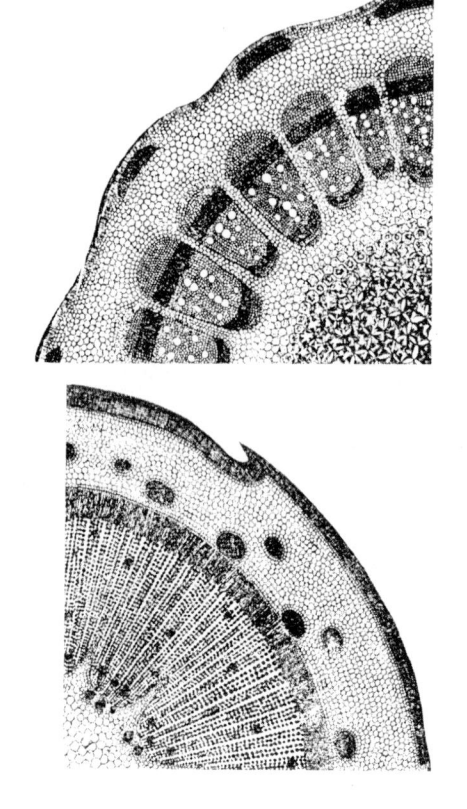

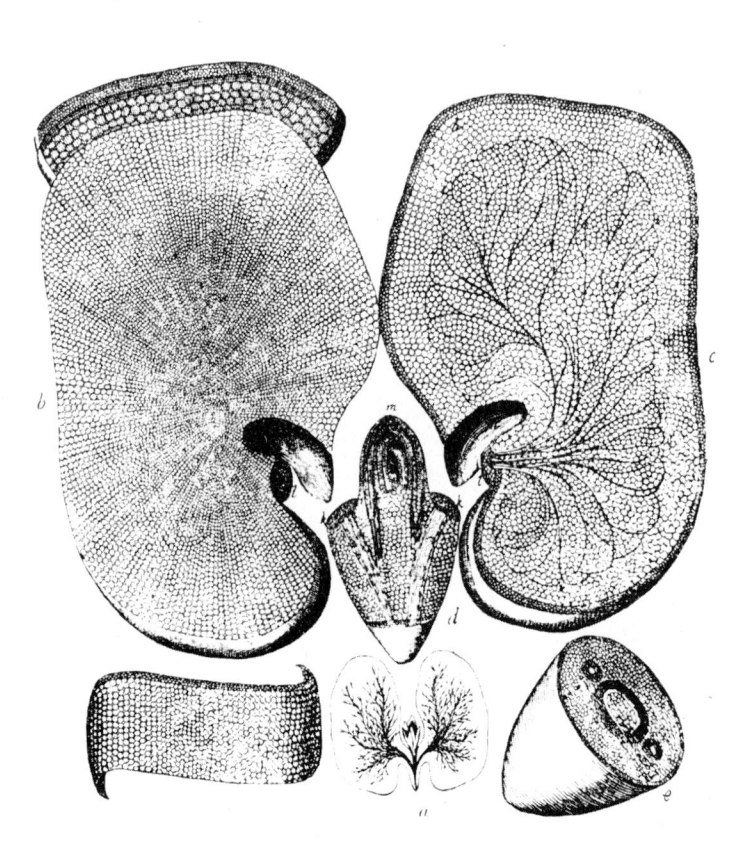

Grew zeigte, daß die Pflanzen aus kleinen Einheiten bestanden, die er als *vesicles or bladders* (»Bläschen oder Blasen«) bezeichnete. Sein Verdienst ist es auch, in den Pflanzen geschlechtliche Lebewesen erkannt zu haben. Er entdeckte das Albumen der Graspflanzen, das er *vitellus* benannte. Aber er war so von den zeitgenössischen Vorstellungen beeinflußt, daß er den Pollen keine Rolle bei der Befruchtung zuschrieb, sondern die Befruchtung für das Ergebnis einer »feinen und belebenden Ausdünstung« hielt. Doch er wußte, daß das »Bienenmehl« nichts anderes als ein Puder aus Pollenkörnern ist, das diese Insekten an den Beinen mit sich tragen.

Grew war also zusammen mit Malpighi der Begründer der Pflanzenhistologie. Um die Erinnerung an die beiden Forscher wachzuhalten, prägte Linné den Gattungsnamen *Grewia* aus der Familie *Malpighiazeen*. Aber Grew war auch der Begründer der vergleichenden Anatomie. So gibt es von ihm einen Folioband, der 1681 in London unter dem Titel *Museum Regalis Societatis. A Catalogue and Description of the Natural and Artificial Rarities Belonging to the Royal Society, with a Comparative Anatomy of Stomachs and Guts* veröffentlicht wurde.

Weitere Forscher auf dem Gebiet der Mikroskopie

Die Analyse organischer Strukturen hat im 17. Jahrhundert viele gelehrte Anatomen beschäftigt, die sich zu diesem Zweck des Mikroskopes bedienten. Damals gab es etliche berühmte Hersteller von Mikroskopen, wie z. B. Richard Reeves, John Browne oder Christopher Cock in England. Wir wollen hier lediglich einen Überblick über ihren Beitrag geben und führen daher nur kurz ihre Namen und ihre wichtigsten Beobachtungen an.

Conrad Victor Schneider (1610—1680) widerlegte mit seiner meisterhaften Beschreibung der Nasenschleimhaut als erster Galens Vorstellung vom Nasenschleim als Ausfluß aus der Schädelhöhle.

Thomas Wharton (1616—1673) ist der Verfasser der berühmten Abhandlung *Adenographia sive glandularum totius corporis descriptio,* worin er die »Lymphdrüsen« beschrieb (1656). Sein Name findet sich noch heute im anatomischen Begriff »Whartonkanal« für den Ausführungsgang des Unterkiefers (der allerdings schon um 1500 von Alessandro Achillini [1463—1512] in seinem *Corporis humani anatomia* genau beschrieben wurde) und in »Whartonsche Sülze« für das Schleimhautgewebe des Nabelstranges.

Frederik Ruysch (1638—1731) aus La Haye, der in Amsterdam Professor der Anatomie und Botanik war, erfand ein erstaunliches Verfahren zur Konservierung von Leichen: »Die Mumien M. Ruyschs«, schrieb Fontenelle, »bedeuten in gewisser Weise eine Verlängerung des Lebens, anstatt wie die ägyptischen Mumien nur den Tod zu verlängern.« Und die Geschichte berichtet, daß Zar Peter I. von einem Besuch in Ruyschs Arbeitszimmer (1698) so beeindruckt wurde, daß er »zärtlich die Leiche eines hübschen Kindes küßte, weil er den Eindruck hatte, es habe ihm zugelächelt«. Peter I. kaufte dann übrigens die ganze Sammlung und ließ sie 1717 nach St. Petersburg bringen. So wurde Ruysch, obwohl er schon neunundsiebzig Jahre alt war, veranlaßt, ein neues »Kabinett« zusammenzustellen, das er sein *Museum anatomicum* nannte und von dem er sagte, es sei »ebenso schön wie das vorige«. Außerdem entwickelte er eine ganz exakte Technik zur Gefäßinjektion. Dank seiner Injektionsmasse gelangen ihm nicht nur Injektionen in kleine anatomische Gefäße, sondern auch in Kapillargefäße, die nur unter der Lupe zu erkennen waren. So konnte

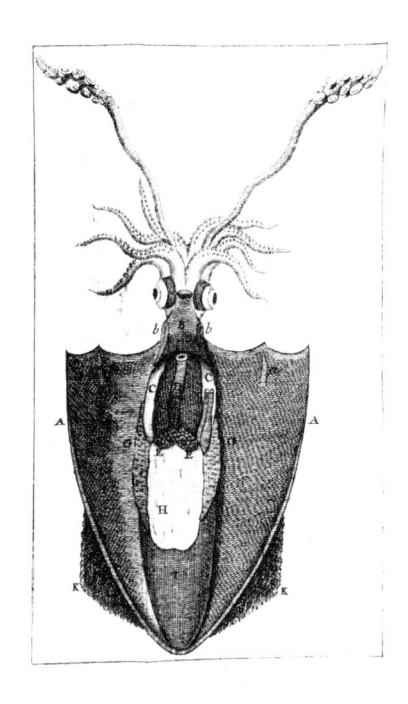

*Abbildung 2025 (unten)
Tafel mit der Darstellung der Anatomie des Tintenfisches, unter dem Mikroskop beobachtet: die Zunge (Abb. 1), die neun Zahnreihen (Abb. 2), »die Samengefäße des männlichen Tintenfisches, wie man sie unter dem Mikroskop sehen kann« (Abb. 6, 7, 8, 9). Zeichnungen aus vorgenanntem Werk.*

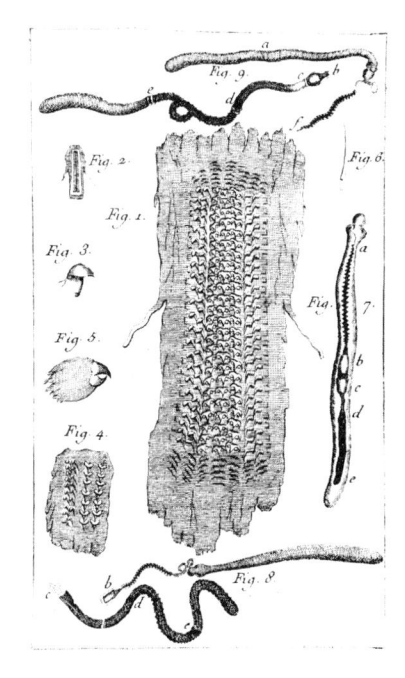

1851

Abbildung 2026 (unten links) Anatomie der Niere. Tafel zu Laurent Bellinis Werk Exercitationes anatomicae duae de structura et usu renum, *Leiden 1726. Abbildung 11 zeigt die »Nierengefäße eines Hirsches«. Bellini verdanken wir die Entdeckung der Harnkanälchen, die deshalb nach ihm benannt sind.*

Abbildung 2027 (unten rechts) Anatomische Präparate von Frederik Ruysch aus Thesaurus animalium primus, *Amsterdam 1729, Tafel VII. Bis gegen Ende des 18. Jahrhunderts dienten die anatomischen Präparate nicht nur zur Befriedigung echten Forschergeistes, sondern auch zum Vorwand für einen barocken, theatralischen Ästhetizismus und zur moralischen Reflexion über Leben und Tod im allgemeinen. Schönheit und technische Vollkommenheit der Präparate Ruyschs können dies zeigen.*

er zuerst die Gefäße in den Wänden der Bronchialarterien beschreiben und anschließend allgemein die *vasa vasorum.* Mit Recht ist sein Name mit der Gefäßdecke der Aderhaut verbunden (»Ruyschsche Membran«). Ihm verdanken wir auch den Begriff *epithelium,* der ursprünglich nur in einem ganz begrenzten Sinn, nämlich für die hautbedeckte Oberfläche des Warzenhofs, verwendet wurde. Niels Stensen oder Steensen (1638—1686) ist auch noch unter dem Namen Steno bekannt, denn seit er 1677 von Papst Innozenz XI. zum Bischof von Titiopolis geweiht wurde, unterzeichnete er mit »Stenonis«. Sein Name ist mit dem Ausführungsgang der Ohrspeicheldrüse verbunden (beschrieben 1661). Dieser Gang wurde allerdings schon von Julius Casserius (1561—1616) in seinem Werk *Tubulae anatomicae* beobachtet und gezeichnet, und auch im Atlas *De humani corporis fabrica* von Adriam van der Spiegel, genannt Spigelius (1627), ist die Rede davon.

Lorenzo Bellini (1643—1704) wurde nach der Veröffentlichung seines Werkes *De structura et usu renum* (Florenz 1662) zum Professor der Anatomie in Pisa ernannt. Er hatte in seinem Werk die Nierenkanälchen beschrieben, die er mit Hilfe von Injektionen (wahrscheinlich Wachs) sichtbar gemacht hatte. Nach ihm werden sie heute »Bellinitubuli« genannt.

Clopton Havers (1650—1707) ist Verfasser einer genauen Analyse der Knochenstruktur. Seine Beschreibung der »Haverschen Kanäle«, wie wir sie heute nennen, befindet sich in seinem Werk *Osteologia nova* (die Lamellenstruktur der Knochen wurde jedoch schon 1689 von Domenico Gagliardi in seiner in Rom veröffentlichten *Anatomia ossium* genau beschrieben).

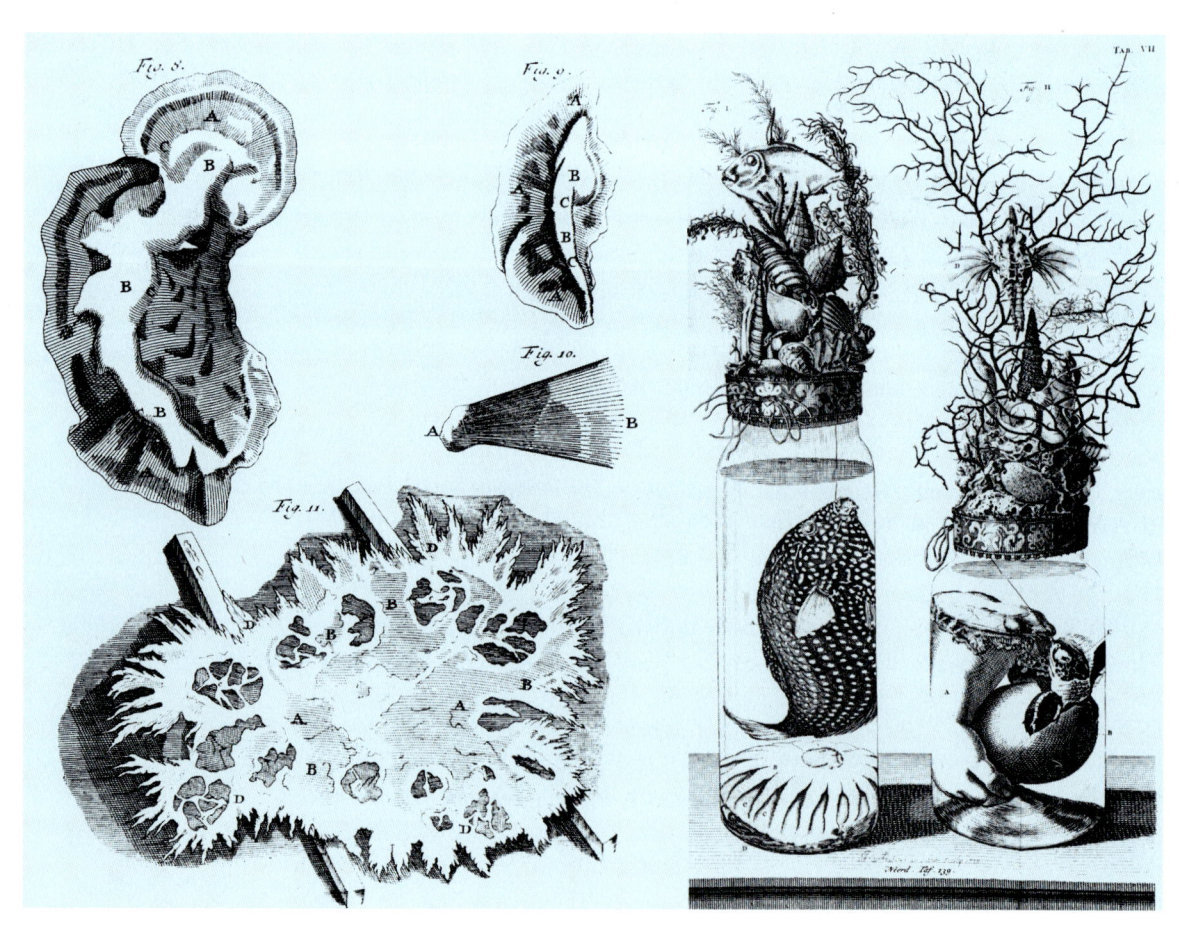

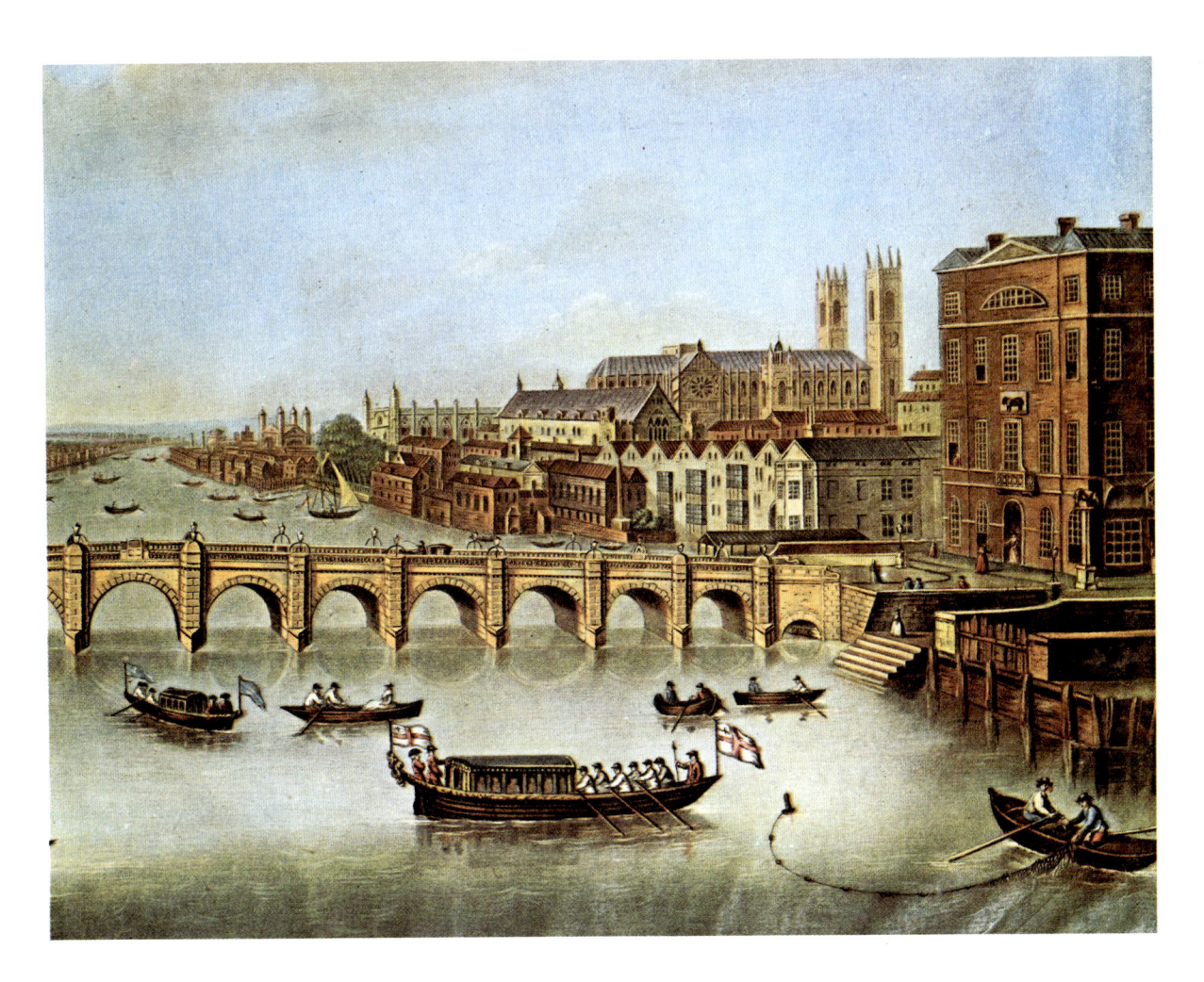

Abbildung 2028
Blick auf das London des 18. Jh.s.
(Paris, Nationalbibliothek)

Johann Conrad Brunner (1653—1727) wurde bekannt durch seine Doktorarbeit *Dissertatio inauguralis de glandulis in duodeno intestino,* die er 1687 in Heidelberg verteidigte. Ihm zu Ehren wurden die Duodenaldrüsen »Brunnersche Drüsen« genannt (obwohl sie schon 1679 von seinem Schwiegervater Johann-Jakob Wepfer genau beschrieben worden waren).

Johann Conrad Peyer (1653—1712) wurde von Joseph Duverney in Paris aufgezogen und kehrte dann in seine Geburtsstadt Schaffhausen zurück, wo er Professor für »Rhetorik, Logik und Medizin« wurde. Sein Name ist mit den Lymphknötchen des Dünndarms verbunden, deren Aufbau er 1677 in seinem *Exercitatio anatomico-medica de glandula intestinorum, earumque usu et affectionibus* beschrieben hatte. In seinem Text gibt Peyer an, diese Bestandteile 1673 entdeckt zu haben (sie wurden aber schon 1645 von Marc Aurelio Severino beschrieben, und auch Grew hatte sie 1676 erwähnt).

Kaspar Thomas Bartholin (1655—1738) hatte berühmte Kopenhagener Anatomen zum Vater und Großvater. Seinen Namen findet man in den »Bartholinischen Drüsen« wieder, die er 1677 in dem Werk *De ovariis mulierum et generationis historia* beschrieben hatte. Auch der »Bartholinische Kanal«, d. h. der Ausführungskanal der Unterzungendrüse, den er 1685 in seinem *De ductu salivati* beschrieben hatte, ist nach ihm benannt (dieser Kanal war schon früher, nämlich 1679, von Augustus Quirinus Rivinus, Professor der Medizin, Anatomie und Chirurgie in Leipzig, in seinem Werk *De dispepsia* beschrieben).

Die technischen Verbesserungen

Über den mikroskopischen Aufbau von Pflanzen und Tieren wurden zwar immer mehr Erkenntnisse gewonnen, für das Mikroskop selbst interessierten sich jedoch nur einige wenige Optiker. Man muß dazu feststellen, daß das Äußere der Instrumente im 17. und 18. Jahrhundert viel wichtiger genommen wurde als die optischen Eigenschaften. Die »Tuben« (wie man die Mikroskope damals nannte), wurden in den »Salons«, den Treffpunkten der Gebildeten und der Eleganz, zur Schau gestellt und waren deshalb luxuriöse Nippsachen aus Ebenholz, Elfenbein und Bronze, geschmückt mit Einlegearbeiten, Ziselierungen oder Schnitzereien. Aber vom 19. Jahrhundert an zeichnete sich hier eine Wendung ab: es wurden keine kostbaren Metalle und Hölzer mehr verwendet, keine erlesenen Verzierungen waren mehr zu sehen. Das Äußere der Mikroskope wurde jetzt schlicht, mit Beschlägen aus Kupfer oder Messing. Statt dessen bemühten sich die Techniker mit großer Geschicklichkeit um die Verbesserung der optischen Qualitäten und schufen Mikroskope im Sinne wissenschaftlicher Instrumente, die ihre prunkvollen historischen Vorgänger in die Säle der Museen verdrängten.

Die Mikroskope im 17. und 18. Jahrhundert

Von den Herstellern der ersten Mikroskope sind drei Namen herauszustellen. Diese Optiker bemühten sich nämlich um eine Verbesserung der optischen Systeme, welche Pater Schyrlaeus (eher bekannt unter dem Namen Pater von Rheita) 1645 mit dem Namen »Objektiv« und »Okular« bezeichnet hatte.

Der römische Optiker Eustachio Divini (1620—1695) hatte 1668 einen umfangreichen Apparat hergestellt. Dieser bestand aus einem Objektiv (einem »Feldglas«) und einem Okular. Die beiden Systeme setzten sich aus zwei plankonvexen Linsen (»Doubletten«) zusammen, die mit dem Zentrum ihrer konvexen Oberflächen aneinanderstießen. Es war ein enormes Instrument, dessen Okular die Größe einer Handfläche hatte und dessen Tubus so groß wie der Schenkel eines Erwachsenen war! Zu dem Mikroskop gehörten auch Gleitrohre, die bis zu hundertdreiundvierzigfache Vergrößerungen ermöglichten.

Johann Franz Griendel von Ach (1631—1687) gilt als der erste deutsche Mikrotechniker. Von 1655 bis 1670 war er Kapuzinermönch und ging dann nach Nürnberg, wo er unter dem Namen Griendelius Mikroskope herstellte und verkaufte. In seinem Werk *Micrographia nova,* das Kaiser Leopold I. gewidmet war und zu dessen Todesjahr in Deutsch und Lateinisch herausgegeben wurde, gab er eine Beschreibung seines Mikroskopes. Es bestand aus sechs Linsen, die ein Okular mit hyperbolischem Querschnitt bildeten. Die entscheidende Verbesserung bestand in dem genügend großen Abstand zwischen Objektiv und Objekt, der eine gute Beleuchtung des Objekts ermöglichte. Von Griendel stammt auch der berühmte Ausspruch: »Mit dem Mikroskop kann man aus einer Mücke einen Elefanten machen.«

Filippo Buonanni, ein römischer Jesuit (1655—1725), wurde durch seine Arbeiten über die Bestäubung berühmt. Er konstruierte 1678 das erste horizontale Mikroskop mit einer Zahnstange. Das zu untersuchende Objekt wurde an einem kleinen Tubus vorbeigeschoben, der an jedem Rand eine Linse hatte und so als Kondensator diente. Dieses Instrument stellte eindeutig einen Fortschritt im Vergleich zu den früheren Apparaten dar, denn es ermöglichte zwei- bis dreihundertfache Vergrößerungen.

Schließlich kamen noch viele Detailänderungen hinzu, die die Handhabung des Mikroskopes erleichterten und seine Leistungsfähigkeit erhöhten. Als Bei-

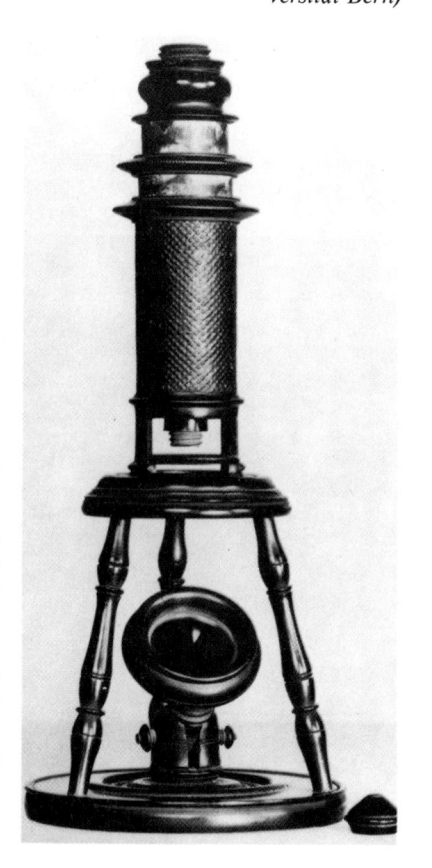

*Abbildung 2029
Zusammengesetztes Mikroskop Albrecht von Hallers (1730). Drehbarer Spiegel, ausziehbare Kartontuben und 40- bis 63-fache Vergrößerung.
(Bibliothek der Stadt und Universität Bern)*

spiele geben wir an: Einführung des beweglichen Spiegels (Wilson, 1708; Culpeper, 1710; Marshall, 1718), Erfindung des »Solarmikroskopes«, d. h. Projektionsmikroskopes (Lieberkühn, 1738), Erfindung des Objekttisches (Lyonet, 1745). Zu dieser Zeit setzte Hertel von Halle ein Mikroskop zusammen, das eine Kombination folgender Eigenschaften aufwies: Verwendung der Mikrometerschraube und des Objekttisches, durchgehende Beleuchtung und horizontale oder geneigte Position des Tubus.

Übrigens kam man gegen Ende des 18. Jahrhunderts auf den Gedanken, Mikroskoplinsen aus Saphiren oder Diamanten herzustellen. Auch zu Beginn des 19. Jahrhunderts schliffen Brewster und Goring in England, Trécourt und Oberhäuser in Paris solche Linsen. Von diesen enorm kostspieligen und keineswegs fehlerfreien Produkten ausgehend stellte Charles Chevalier dann Granat- und Topaslinsen her. Aber solche Versuche wurden zugunsten der Glaslinsen schnell wieder aufgegeben.

Die Mikroskope im 19. Jahrhundert

Viele Verbesserungen sind für die Mikroskope jener Zeit kennzeichnend. Wir wollen zunächst einige allgemeine Gegebenheiten anführen, dann auf zwei besondere Einzelheiten eingehen, die zum Ausgangspunkt zahlreicher Fortschritte wurden, und schließlich noch einige Neuorientierungen erwähnen. Dank dieser Verbesserungen verließ die Mikroskopie den Bereich der Liebhaberei und wurde zur Wissenschaft, deren Instrumente ständig verbessert wurden und deren Methoden immer mehr auf die Erforschung des unendlich Kleinen ausgerichtet waren.

Zahlreiche Werke über das Mikroskop und mikroskopische Techniken wurden im Verlauf des 19. Jahrhunderts herausgegeben. Unter anderem erschien in London 1859 die Zeitschrift *The Monthly Microscopical Journal* (herausgegeben von Henry Lawson), in Frankreich seit 15. Mai 1877 das *Journal de micrographie,* dessen Verantwortlicher J. Pelletan war.

1. *Die allgemeine Entwicklung in der Herstellung der Mikroskope.* — Im 19. Jahrhundert wurden am Mikroskop zahlreiche Veränderungen vorgenommen. Vom Äußeren her näherte es sich bereits den Instrumenten des 20. Jahrhunderts an, nachdem folgendes verbessert worden war:
— Tubus und Stativrohr wurden durch ein Gelenk verbunden, so daß das Gestell des Mikroskopes gedreht werden konnte. Selligue und Chevalier entwarfen dieses System (1824), und Jackson verbesserte es schließlich noch.
— Die Joblotsche Zahnstange (1718) wurde von Baker (1753) und anderen durch die von Chevalier (1825) erfundene »Justier«- oder »Mikrometerkugelschraube« ersetzt.
— Den »Revolverobjektivträger« erfand Brookes (1836), und Nachet (1840) verbesserte ihn.
— Das »Dreifußstativ« oder »Hufeisenstativ« setzte Ross (1843) ein.
— Den doppelten Objekttisch mit oberer Gleitplatte entwickelte Nachet (1847). Im Grunde genommen war es eine Verbesserung des »drehbaren Objekttisches« von Strauss (1842—1845), auf den der »Nonius« genannte Meßanzeiger gesetzt wurde. Letzteren hatte der Mathematiker Pierre Vernier (1580—1637) erfunden, daher der heutige Begriff »Vernier«.

Zu den damaligen Veränderungen am Objekttisch gehört auch die Erfindung eines Mikroskopes mit heizbarem Objekttisch von Max Schultze (1865).

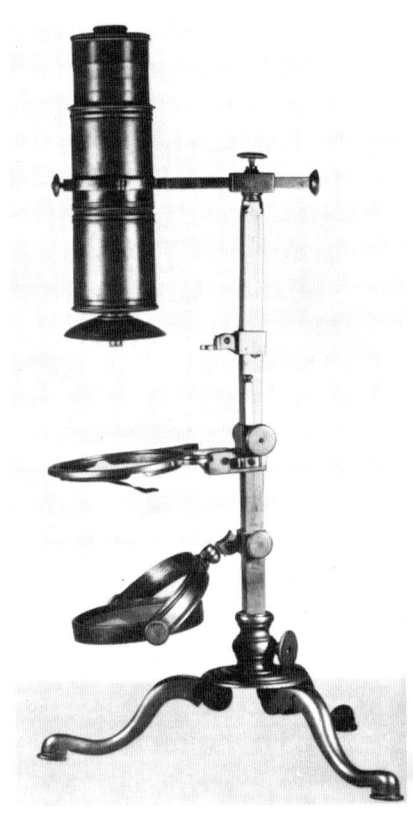

Abbildung 2030
Zusammengesetztes Mikroskop von Dellebare (Leiden 1770). Dieses Mikroskop bietet ein weites Sehfeld und ermöglicht recht starke Vergrößerungen. (Medizingeschichtliches Museum von Kopenhagen)

1855

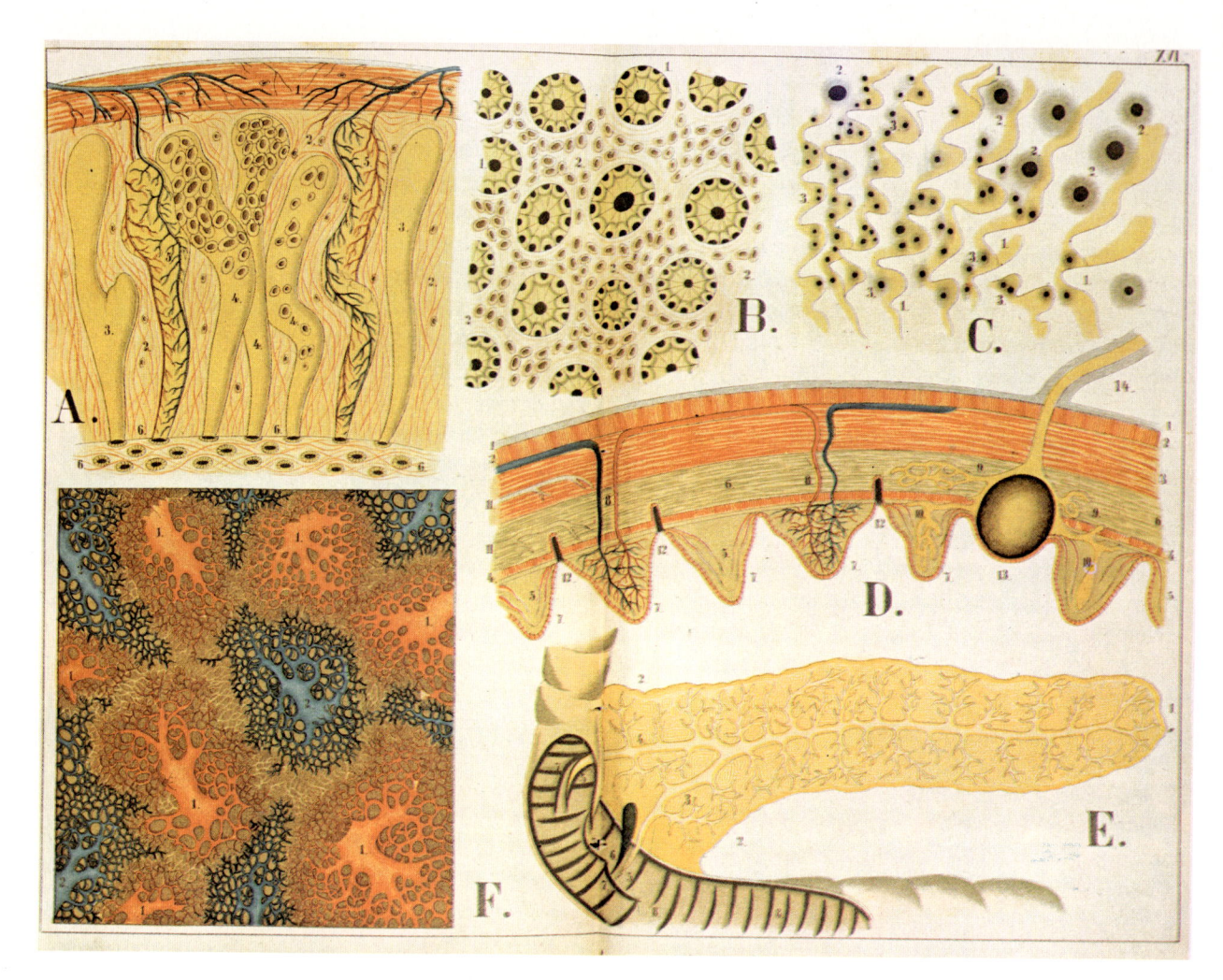

Abbildung 2031 Mikroskopische Anatomie, Ansicht zu Théodore Eckhardts Atlas der Naturgeschichte..., *Paris 1879. A: Schnitt der Magenwand. B: Oberflächenschnitt der Magenschleimhaut. C: Innere Oberfläche des Dünndarms. D: Schnitt des Dünndarms. E: Pankreas und Zwölffingerdarm. F: Lebergefäße.*

Stricker (1871) verbesserte die Erwärmungsmethode. Anstatt zwei Spirituslämpchen zu benutzen, verband er den Objekttisch durch einen Draht mit den Polen einer elektrischen Batterie.

— »Kondensatoren« vom Typ Dujardin oder Hartnack wurden eingesetzt. Dujardin hatte sein Modell 1893 entwickelt und unter dem Namen »Konzentrator« beschrieben. Es erzeugte Lichtbündel mit konvergenten, sich auf dem Objekt vereinigenden Strahlen, während das von Hartnack (1855) konzipierte Modell ein Bündel mit parallelen Strahlen bot.

Die Herstellung *binokulärer* und *stereoskopischer* Mikroskope erleichterte die Beobachtungen. Es scheint, daß es solche Geräte schon im 17. Jahrhundert gegeben hat. So wird berichtet, der wissenschaftlich interessierte französische Dauphin Ludwig, Herzog von Burgund, habe 1676 ein binokulares Mikroskop besessen. Und dieses von Chapotot nach den Anweisungen von Pater Cherubin d'Orleans konstruierte Instrument hätte wiederum einen Vorläufer gehabt, der von dem Pariser Optiker und Brillenmacher Chorez 1625 erdacht und gezeichnet worden sei. Die ersten Modelle richtiger binokularer Mikroskope wurden in Frankreich von Alfred Nachet hergestellt (Hinterlegung eines Patents vom 25. Oktober 1853) und in Nordamerika von Ridell (1853), New Orleans. Vervollkommnet wurden diese Modelle in London von Wenham (1854/55) und anderen Herstellern.

Verbesserungen an der Beleuchtung führten auch zu genaueren Bildern. Schon Lieberkühn (1738) hatte an die Verwendung von Sonnenstrahlen gedacht, aber dabei wurden die Präparate so stark erhitzt (obwohl noch ein mit Alaun gefülltes Wännchen davorstand), daß man von dieser Idee schnell wieder absah. Erst das 1840 von Donné beschriebene »Oxyhydrogenlicht« bedeutete — vor allem was die Sicherheit anbetraf — eine echte Verbesserung im Vergleich zu den »Gasmikroskopen«, die Cooper einige Jahre zuvor in London erfunden hatte. 1844 schlugen Donné und Foucault vor, »das vom Voltaischen Strom (Elektrizität) erzeugte Licht« anstelle der Oxyhydrogenbeleuchtung zu verwenden.

Ein denkwürdiger Wendepunkt in der Geschichte der Mikroskopie war erreicht, als man zum erstenmal die *mikroskopischen Präparate photographieren konnte.* Dazu ist in Band IX der *Rechenschaftsberichte der Naturwissenschaftlichen Akademie* folgendes zu lesen: »M. Bayard schrieb über eine Vorrichtung, die er erdacht hatte, um die Wiedergabe der im *Solar-Mikroskop* vergrößerten Bilder mittels *photographischer Verfahren* zu ermöglichen.« Wenn es stimmt, daß diese drei Zeilen 1893 erschienen sind, kann man annehmen, daß die entsprechenden Ideen um 1840 erstmals verwirklicht worden waren. Am 24. Februar 1840 legte Albert Donné seine Ergebnisse in einem Schreiben vor und prägte bei dieser Gelegenheit den Ausdruck »nach der Natur im daguerreotypischen Mikroskop erhaltene Bilder« (den er in weiteren Schriften aus dem selben Jahr wiederholte). Kurz danach (am 9. März) gab er diesbezüglich »ein versiegeltes Paket« bei der Akademie ab.

Ebenfalls am 9. März 1840 legte Vincent Chevalier der Wissenschaftlichen Akademie eine »Daguerreotypische Versuchsreihe« vor, bestehend aus photographischen Bildern des *Ascarus Scabiei,* die mit einem achromatischen Solarmikroskop mit hundertfünfundvierzigfacher Vergrößerung gemacht wurden. Turpin hatte sich dann in einer langen Schrift vom 13. April 1840 über diese Darstellung lustig gemacht. 1845 erschien der erste Atlas der Mikroskopie unter dem Titel *Nach der Natur mit Hilfe des daguerreotypischen Mikroskopes*

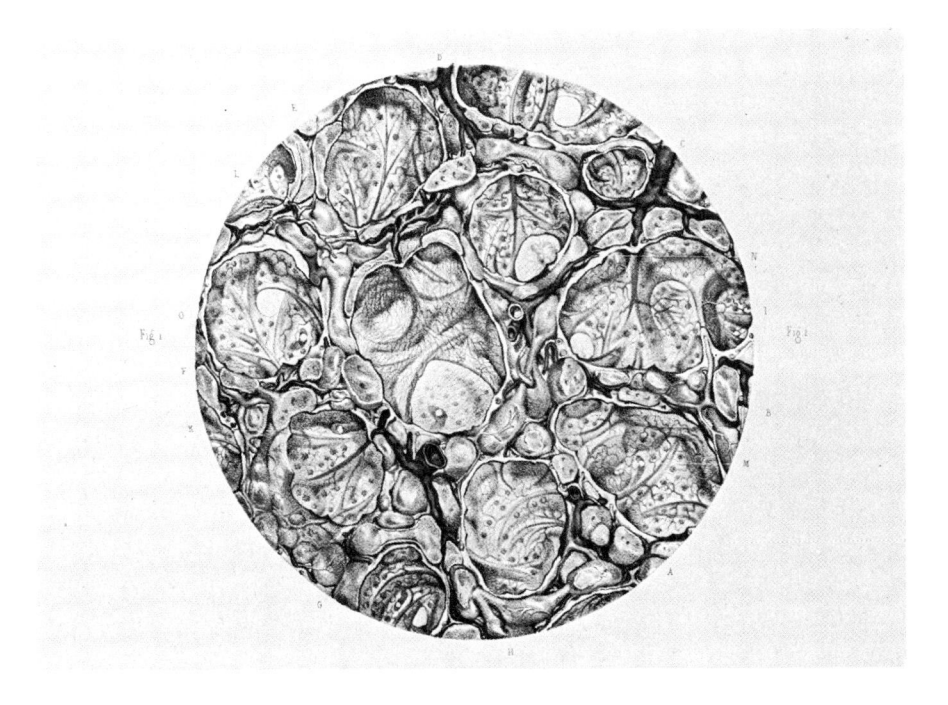

Abbildung 2032
Mikroskopische Anatomie. Ausschnitt aus einer Tafel zur menschlichen Milz. Anatomische Tafel aus der Vollständigen Abhandlung von der Anatomie des Menschen..., *von J. B. M. Bourgery und Claude Bernard, Paris 1866—1867, Bd. V, Tafel 45.*

1857

zusammengestellter Atlas, der von Albert Donné und Léon Foucault verfaßt worden war. In Deutschland veröffentlichten Hessling und Kollmann zusammen mit dem Münchner Photographen Albert einen schönen photographischen Atlas (1854). Beale veranschaulichte den mikroskopischen Bau der Leber mit erstaunlichen Photos (1856). Gerlach veröffentlichte 1862 ein Werk, in dem er die Bedeutung der »Photographie als Hilfsmittel für mikroskopische Forschungen« hervorhob. Dean lieferte die ersten mikrographischen Photos des Nervensystems (1864). Dann kamen die Werke von Moitessier (1866), Roudanovski (1868), Girard (1869), Luys (1873 bis 1874), Huberson (1879 in Paris veröffentlicht), Woodward (1869/70 in Washington herausgegeben) sowie viele Schriften und Abhandlungen.

Man verfügte jetzt über ein genaues Reproduktionsverfahren. Schon vorher war die Reproduktion histologischer Unterlagen mit Amicis *camera lucida* (1814) ermöglicht worden. Verbessert wurde sie noch mit Chevaliers *Chalcograph* (1838), denn diese Vorrichtung ermöglichte eine genaue Wiedergabe in Form von Zeichnungen.

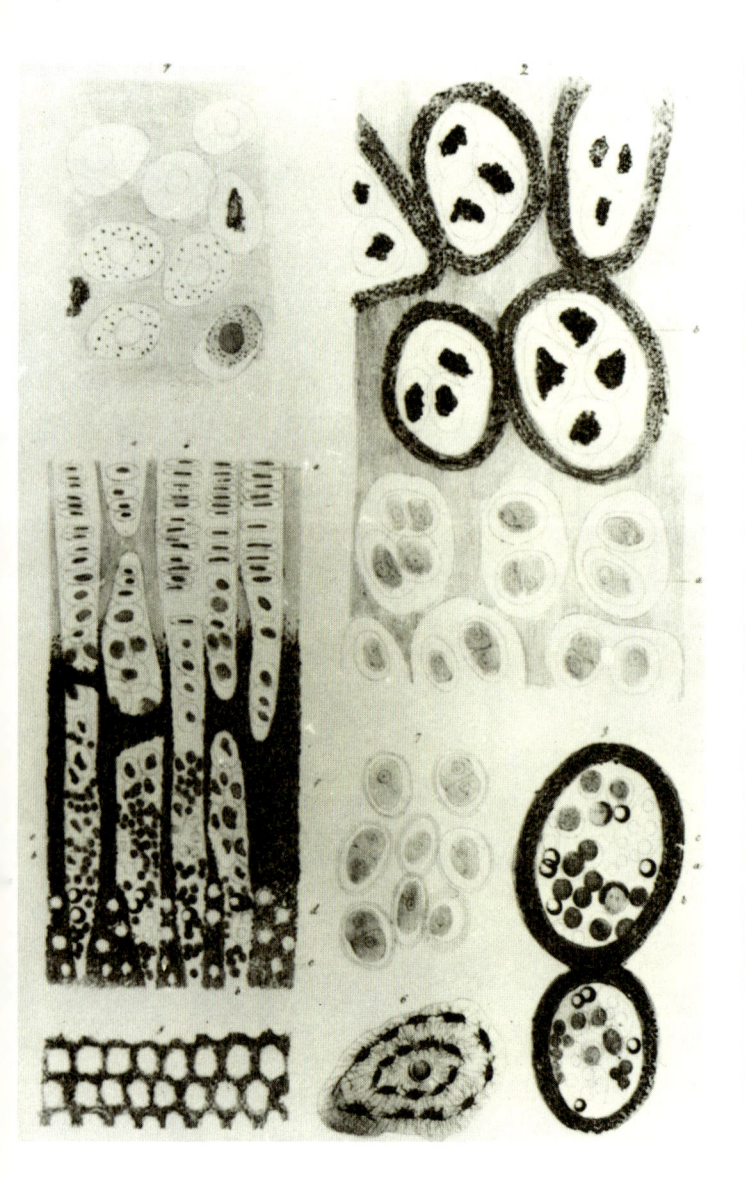

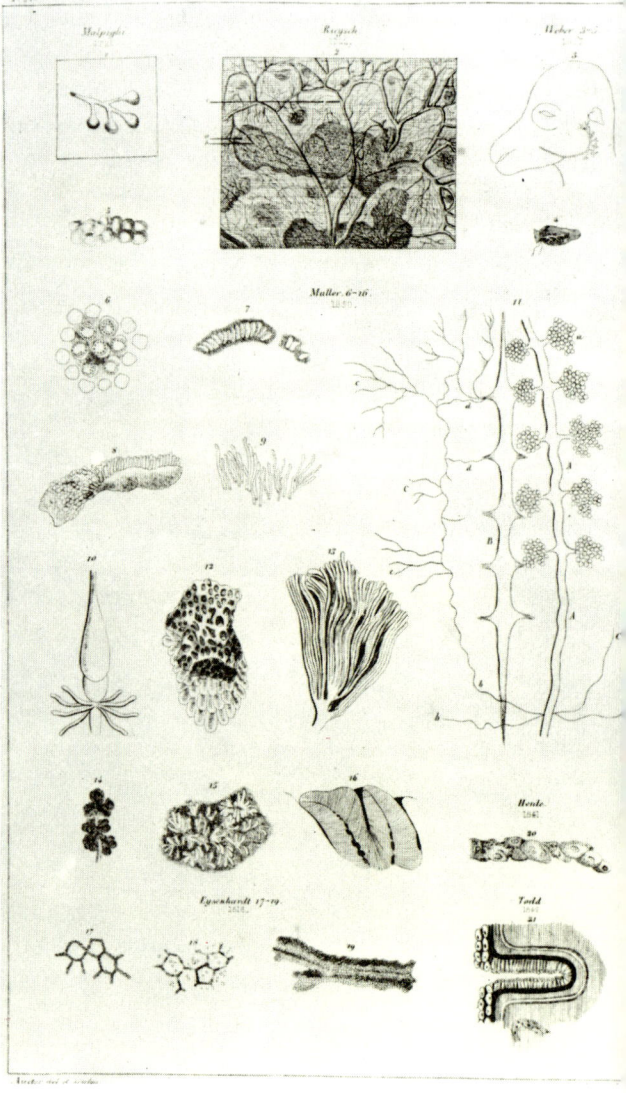

1858

2. *Einsatz des Achromatismus und Entwicklung einer umfassenden Theorie vom Mikroskop.* — Auf zwei Ebenen vollzog sich eine Revolution in der Herstellungstechnik von Mikroskopen: Erstens war man nun in der Lage, achromatische Linsen herzustellen. Zweitens machte man sich daran, physikalische und mathematische Analysen zur Verwirklichung besserer Mikroskope zu entwickeln.

Bereits 1704 wies Newton eindringlich auf die Bedeutung der *chromatischen Abweichung* im Linsensystem der Teleskope hin. Zwischen 1729 und 1733 gelang es Chester Moor Hall von Essex, diese Abweichung dank der Verwendung zweier verschiedener Glasarten zu korrigieren. Er brauchte dazu grün getöntes *Kronglas* aus Kalziumsilikat und Sodium, dessen Dichte und Dispersionsgrad gering waren; sowie *Flintglas* (so genannt, weil man für seine Herstellung Flint mit Bleioxyd benötigt) mit hoher Dichte und hohem Dispersionsgrad. Aber es ergaben sich zu große Schwierigkeiten, Mikroskope mit solchen Gläsern herzustellen. Renommierte Physiker wie Fresnel und Biot haben dies sogar für unmöglich erklärt.

Dennoch unternahmen verschiedene Optiker Versuche in dieser Richtung. Man kann annehmen, daß dem berühmten Optiker John Dollond (1706 bis 1761) als erstem, dessen Optikerwerkstätte als die bedeutendste dieser Zeit galt, zwischen 1757 und 1758 die Herstellung solcher Linsen gelang, wobei er vermutlich von den Arbeiten Halls nichts wußte. Von Dollond stammt auch der Begriff »Achromatismus«. Nichtsdestoweniger scheinen seine Linsen kaum verwendet worden zu sein. Die ersten wirklich wichtigen Resultate wurden in mehreren Abschnitten erreicht.

Joseph von Fraunhofer (1787—1826) war zuerst Lehrling bei einem Glasschneider und wurde später Spiegelglashersteller in München. Dann ernannte man ihn zum Leiter des Optischen Institutes in Benediktbeuren. Dort befaßte er sich mit den theoretischen Gegebenheiten, welche Leonhard Euler zwischen 1762 und 1771 aufgestellt hatte, und entwickelte die ersten wirklich achromatischen, für das Mikroskop verwendbaren Linsen (1816).

Auch Vincent Chevalier (1770—1841) und sein Sohn Charles (1804—1859) schufen achromatische Qualitätslinsen. Selligue (1824) kam dann auf den Gedanken, mehrere Doubletten dieser plankonvexen achromatischen Linsen zu kombinieren, um stärkere Vergrößerungen zu erhalten. Als dieses Mikroskop am 5. April 1824 der Naturwissenschaftlichen Akademie vorgestellt wurde, äußerte Fresnel zuerst Zweifel bezüglich der Herstellung achromatischer Linsen. In einem späteren Gutachten (30. August 1824) gab er eine günstigere Beurteilung, sprach aber nichtsdestoweniger einige Vorbehalte aus.

Camille-Sébastien Nachet (1799—1881) gelang die Herstellung starker Objektive, deren achromatische Linsen kaum einen Millimeter Durchmesser hatten.

Dank dieser Entwicklungen erlebte die Konstruktion von Mikroskopen einen beträchtlichen Aufschwung.

Die *sphärische Abweichung* stellte übrigens kein so großes technisches Problem dar und wurde ziemlich schnell von Jacques Gregory (1663) gelöst. Er veröffentlichte seine Methode in *Optica promota*. Auch Matteo Campani-Alimenis (1673), der berühmte Schleifer von Glaslinsen, konnte die Abweichung ausgleichen (seine Ludwig XIV. angebotenen Linsen ermöglichten Jean-Dominique Cassini 1673 die Entdeckung zweier Saturnsatelliten). Die beste Lösung kam von Campani, dem es gelungen war, ein Mikroskop mit dem von

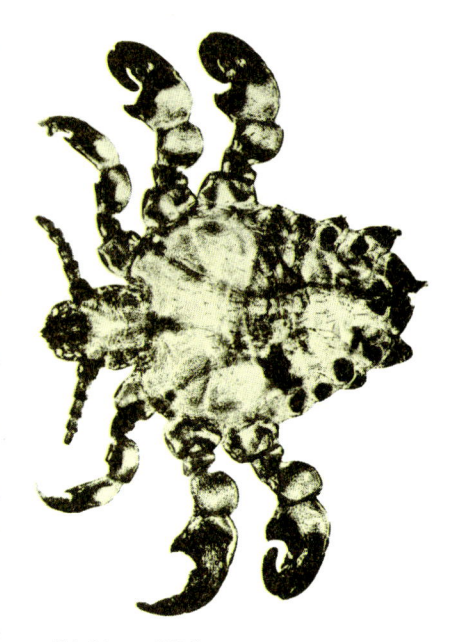

Abbildung 2035
Mikrophotographie einer Laus. Photographie von Bertsch, 1853 bis 1857.

Abbildung 2033 (gegenüber, links)
Persönliche Forschungsergebnisse von L. Mandl zur mikroskopischen Anatomie. Abb. 1 bis 5: Die Knochenbildung beim neugeborenen Hund, Querschnitt durch den Knochenkanal eines ausgewachsenen Säugetieres. Abb. 6: Knorpelzellen mit Vermehrung der intervertebralen Bänderwände beim Schaf. Louis Mandl, Mikroskopische Anatomie, *Paris 1848 bis 1857.*

Abbildung 2034 (gegenüber, rechts)
Tafel zur vergleichenden Anatomie über die Drüsen beim Mensch und bei Tieren (Kalb, Katze, Kaninchen). Die Beobachtungen stammen von mehreren Autoren. Abbildung zu Mikroskopische Anatomie *von Louis Mandl, Paris 1848 bis 1857.*
(Frankreich, Maisons-Alfort, Bibliothek der nationalen Veterinärschule)

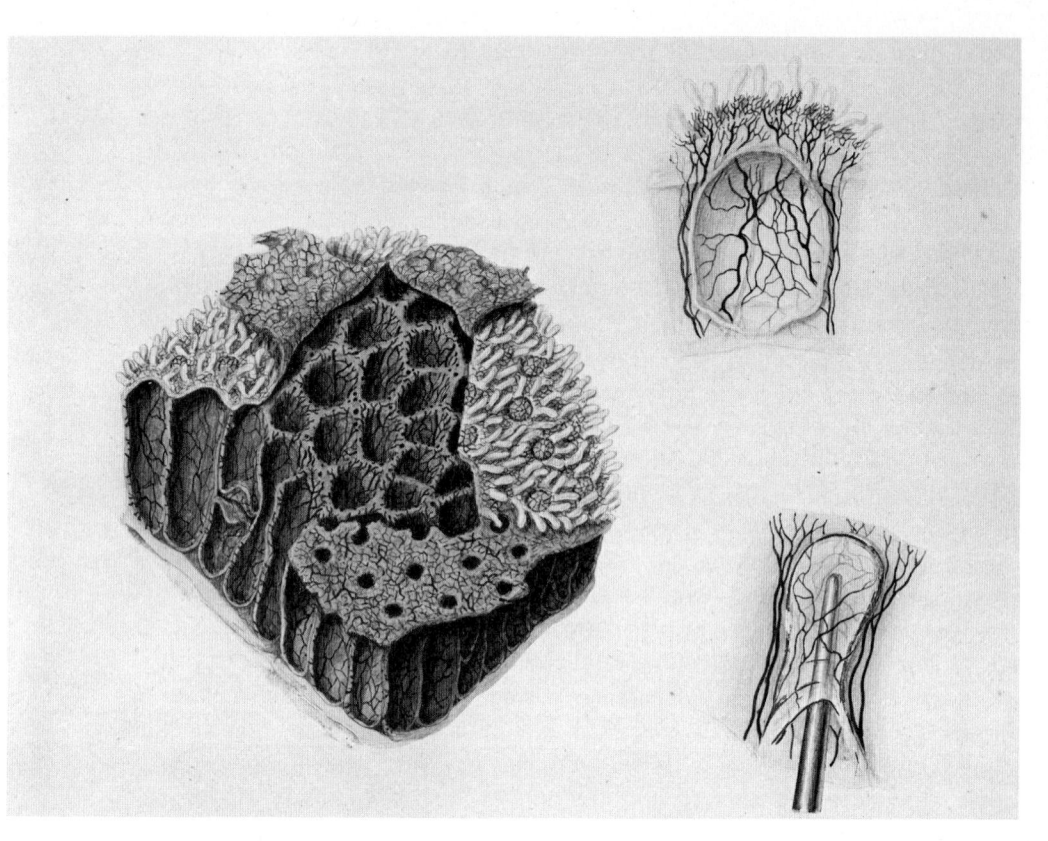

*Abbildung 2036
Eingeweide. Tafel mit mikroskopischen Ansichten von Peyer. Originalzeichnung von David Gruby (1810—1898). (Paris, Museum für Geschichte der Medizin)*

Huygens für Teleskope erdachten Okular (1670) auszustatten. (Dieses Okular bestand aus zwei Linsen, genannt Kollektiv- und Okularlinsen, zwischen denen sich eine Scheidewand befand.) Es konnte die chromatische Abweichung zum Teil korrigieren. William Hyde Wollaston (1766—1828) veränderte das Huygensche Okular im 19. Jahrhundert dann noch so weit, daß es schließlich als vervollkommnet gelten konnte.

Die zweite technische Neuerung war das Ergebnis einer Zusammenarbeit des genialen Mechanikers Carl Zeiss mit dem berühmten Physiker und Mathematiker Ernst Abbe.

Zeiss wurde am 11. September 1816 geboren. 1834 absolvierte er in Jena eine Lehre bei F. Körner, der sich vor allem mit astronomischer Optik beschäftigte. Dort blieb Zeiss bis 1838, um sich anschließend, gemäß der damaligen Tradition, die der mittelalterlichen »Gesellenwanderzeit« entsprach, in mehreren deutschsprachigen Städten aufzuhalten: Darmstadt, Stuttgart, Wien und Berlin waren Stationen, wo er seine Kenntnisse vervollständigte. 1846 kehrte er nach Jena zurück und eröffnete dort am 17. November seine Werkstatt, wo er anfangs hauptsächlich physikalische Instrumente, Waagen und Mikroskope reparierte sowie Lupen und Thermometer verkaufte. 1866, zwanzig Jahre nach Gründung der Werkstatt, hatte Zeiss sein tausendstes Mikroskop auf den Markt gebracht, 1873 waren es bereits zweitausend. Zum Teil war dieser Erfolg sicherlich die Frucht der Fähigkeiten Zeiss' und seines ersten Mitarbeiters Löber. Andererseits mag es auch an der hervorragenden Kooperation mit dem Wissenschaftler Ernst Abbe gelegen haben, der technische Schwierigkeiten theoretisch zu analysieren und für deren Abhilfe zu sorgen vermochte.

Abbe wurde am 23. Januar 1840 geboren. Nachdem er 1857 sein *Abitur* mit der Note »sehr gut« in allen Fächern abgelegt hatte, trat er auf den Rat der

Prüfungskommission in die physikalische und mathematische Abteilung der Universität Jena ein. Bereits mit vierundzwanzig Jahren wurde er »Lehrbeauftragter für Mathematik, Physik und Astronomie«. Und als Dreißigjähriger ernannte man ihn zum Professor. Gegen 1865 kam Abbe mit Zeiss in Kontakt. Er wollte nämlich die Vorführung praktischer Arbeiten für seine Studenten verbessern und suchte deshalb bei Zeiss Rat. Die beiden Männer lernten sich bald schätzen, und Zeiss bat Abbe, die nötigen Berechnungen für Linsenherstellung auf »wissenschaftlicher« Basis zu machen, denn bis jetzt hatte er Linsen nur auf handwerklicher Basis hergestellt. Nach anfänglich entmutigenden Versuchen gelang es Abbe, die theoretischen Probleme zu lösen. 1886 erschien sein *Aprochromat,* der die chromatische Abweichung weit besser als alle bislang bekannten achromatischen Linsen korrigierte.

Zwischen 1879 und 1886 erfand Abbe dann noch das Kompensationsokular, den Kondensator unter dem Objekttisch und verbesserte das 1844 von Amici erfundene Immersionsobjektiv. Abbe nannte sein Modell »Homogenes Immersionsobjektiv« (weil es nicht wie Amicis Objektive in Wasser, sondern in Öl eingetaucht wurde). Er prägte den Begriff »numerische Öffnung« eines Objektivs (ergänzend zu den Arbeiten Jackson Listers [1830] über die Bedeutung des Öffnungswinkels beim Objektiv) und entwickelte, ausgehend vom geradsichtigen Spektroskop Sorbys und Brownings (1873), das »Mikrospektroskop«.

1893 veröffentlichte August Köhler (1866—1948) seine Abhandlung *Ein neues Beleuchtungsverfahren für mikrophotographische Zwecke,* in dem er die

Abbildung 2037 (unten links) Großes zusammengesetztes Mikroskop von Zeiss (1929). Stativ »D«. Beleuchtungsvorrichtung von Abbe. Dreh- und zentrierbarer Objekttisch. Auswechselbare Tuben für mono- oder binokulare Betrachtungen. Zeiss und Abbe hatten das Problem der Lichtkondensatoren gelöst, mit dem sich die Hersteller von Mikroskopen so lange herumschlagen mußten.

Abbildungen 2038–2041 (unten)
a) Carl Zeiss (1816—1888).
b) Ernst Abbe (1840—1905).
c) Otto Schott (1851—1935).
d) August Köhler (1866—1948).

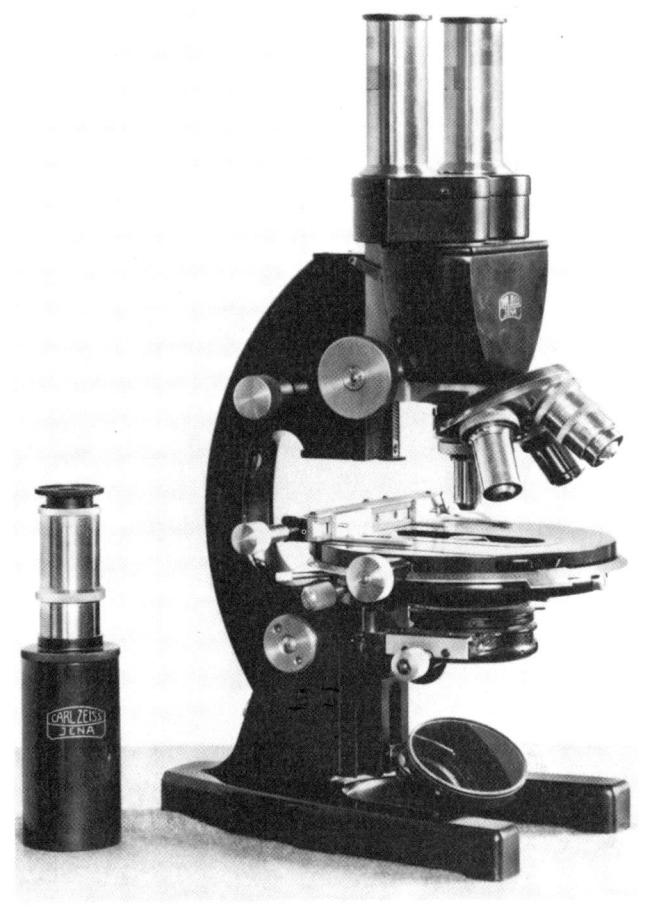

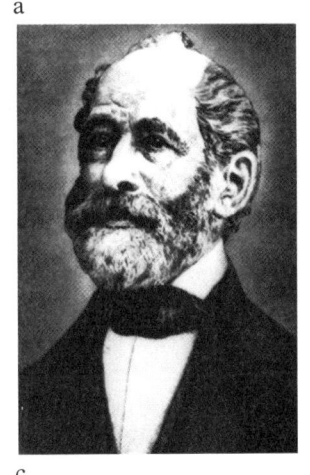

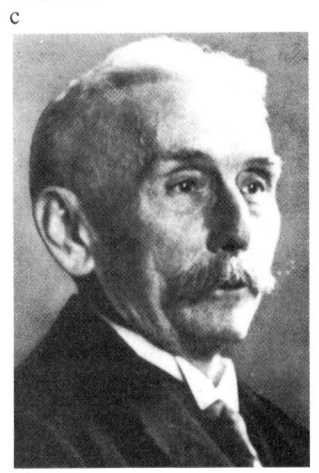

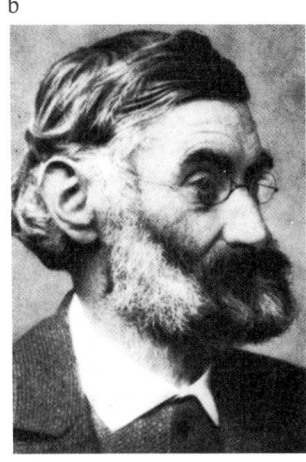

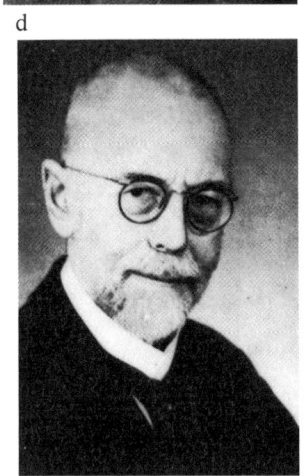

sogenannte »Köhlerbeleuchtung« erläutert. Am 1. Oktober 1900 trat er bei Zeiss in die Firma ein und entwickelte dort die zur »Ultraviolettmikroskopie« nötigen Verfahren und Apparate.

3. *Die Neuorientierung.* — Noch viele andere Verbesserungen am Mikroskop wurden im 19. Jahrhundert durchgeführt. Um in einem allgemeinen Rahmen zu bleiben, werden wir uns auf zwei davon beschränken: die Entwicklung der Feinstmessung und die Schaffung polarisierender Mikroskope.

Mit der *Feinstmessung,* d. h. mit der genauestmöglichen Bestimmung von Abmessungen der zu untersuchenden Objekte, hatte man sich schon lange vor dem 19. Jahrhundert befaßt. Leeuwenhoek z. B. nahm Sandkörner gleicher Größe, reihte sie auf einen »Zoll Länge« auf, zählte sie und leitete dann die Größe eines einzelnen Korns ab. Nachdem er so ein Bezugssystem gewählt hatte, legte er ein Sandkorn neben das zu untersuchende Objekt und verglich die Abmessungen. Janin wendete dasselbe Verfahren mit Seiden- oder Spinnwebfäden an. Hooke hatte in der Höhe des Objektträgers einen Maßstab mit Zelleinteilung und betrachtete mit beiden Augen gleichzeitig diese Skala und das im Mikroskop vergrößerte Objekt. Im Kopf »versetzte« er dann das Objekt auf den Maßstab und leitete so dessen Abmessung ab.

Richtige Mikrometer wurden zuerst von William Gascoigne (1639) gebaut, und zwar für Teleskope. Christian Huygens (1652) und Adrien Auzout, Verfasser der *Abhandlung vom Mikrometer* (1667), nahmen diese Arbeiten dann wieder auf. Später arbeitet man in feinsten Strichelungen auf Perlmutt oder Glas. 1740 verfaßte Benjamin Martin in seinem *New System of Optic* eine ausführliche Beschreibung zur Herstellung des Okularmikrometers, das mit einem Objektivmikrometer verbunden war. Außerdem erfand er ein Mikrometer mit Nadel und Skala. Im 19. Jahrhundert wurden diese Vorrichtungen dann vervollkommnet. Als erste unternahmen der Physiker Alexandre Le Baillif (1824) und Charles Chevalier Versuche in dieser Richtung. So kam Baillif auf den Gedanken, die Streifungen der »Flaumfederchen« (d. h. der feinen Schuppen bei Schmetterlingsflügeln) zu untersuchen und sie als Grundmuster meßbarer mikroskopischer Gliederungen zu nehmen. 1837 schuf Goring dann in seinem *Microscopic Cabinet* den Begriff »Testobjekt« für regelmäßige, d. h. geometrische Gliederungen bei bestimmten Insekten und Kieselalgen, mit denen man die »Vergrößerungsfähigkeit eines Mikroskopes bestimmen kann« (in der Tat mißt man ja das »auflösbare Minimum«).

Als schwierigstes »Testobjekt« (wie sich die Forscher des 19. Jahrhunderts ausdrückten), galt das Schalenmuster der Kieselschnecke *Navicula affinis*. Auf ihre Bedeutung für die Bestimmung des Auflösungsvermögens hatte Amici 1833 hingewiesen, deshalb ist manchmal auch von der *Navicula Amicii* die Rede. Mit Hilfe dieses Materials bestimmte man beim internationalen Test anläßlich der Londoner Weltausstellung 1862 das Auflösungsvermögen von Mikroskopen. Manchmal wurden zu diesem Zweck auch die »Norbertscheiben« (1846) benutzt. Dies waren Glasplättchen mit eingravierten parallelen Strichen, die immer feiner wurden und immer weniger Abstand voneinander hatten. Zwischen 1841 und 1845 kamen mit Vogel und Listing die Ausdrücke Millimeter und Mikron (Symbol: »μ«) zur Bezeichnung von Maßeinheiten mikroskopischer Strukturen auf. Von Kölliker übernahm dann um 1850 das Symbol »μ« und machte es bekannt. Es stimmt also nicht, wenn die erste Verwendung des Begriffs Mikron mit seinem Symbol μ Harting (1866) zugeschrie-

Abbildung 2042 (unten) Fruchtknoten der Passionsblume. Schnitt. Mikrophotographie von Bertsch, 1853 bis 1857.

Abbildung 2043 (ganz unten) Bierhefekörnchen, Juli 1844, nach einer Daguerreotypie von L. Foucault. Diese Mikrophotographie gehört zu den Tafeln in Donnés Atlas Lehrgang der Mikroskopie, *den Foucault vorbereitet hatte.*

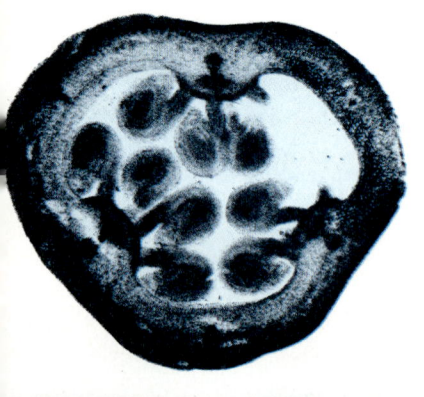

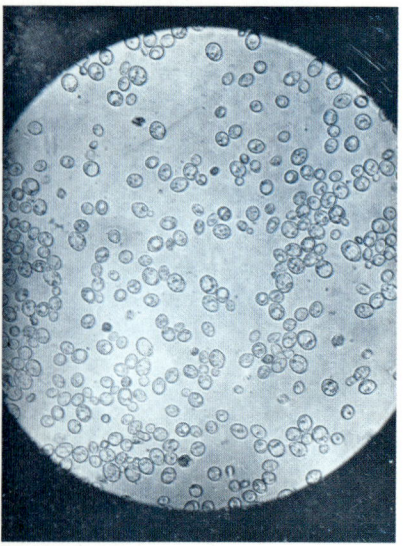

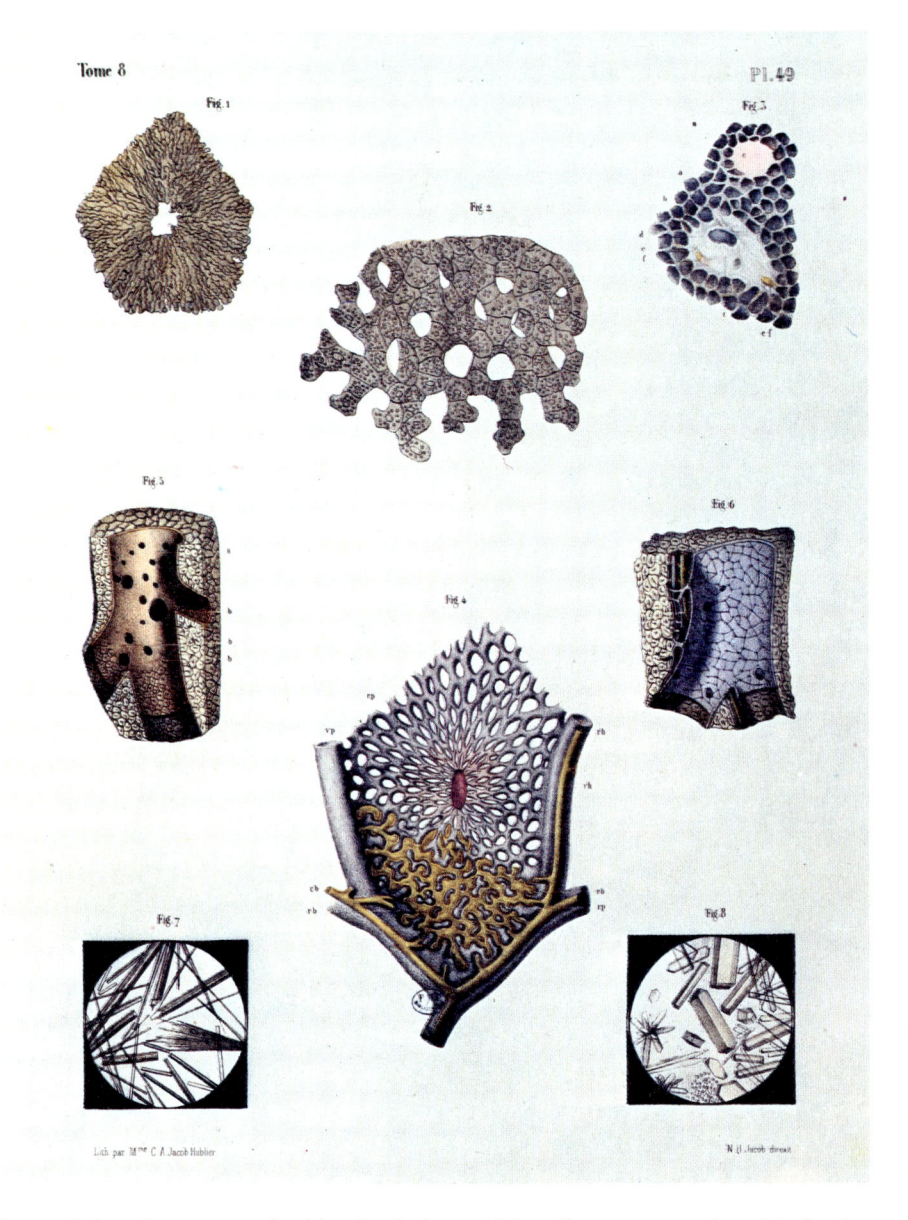

Abbildung 2044
Struktur der Leber. Tafel zu Vollständige Abhandlung von der Anatomie des Menschen..., *von J. B. M. Bourgery und Claude Bernard; Paris 1866 bis 1867.*
(Paris, Bibliothek der Alten Medizinischen Fakultät)
Abbildung 1 stellt einen Querschnitt durch das Leberläppchen eines Schweins dar, Abb. 4 ein hundertfach vergrößertes, mit Injektionen behandeltes Leberläppchen, Abb. 2 einen Teil vom Zellgeflecht der menschlichen Leber.

ben wird, wie man es in histologischen Abhandlungen aus dem Ende des 19. Jahrhunderts lesen kann.

Das *polarisierende Mikroskop* eröffnete den mikroskopischen Forschungen neue Horizonte. Die Doppelbrechung im Islandspat war zwar schon seit den Arbeiten Bartholins (1669) bekannt, aber erst die Beobachtungen von Malus (1810) über die Lichtpolarisation brachten die Forscher darauf, sich diese Eigenschaften für das Mikroskop zunutze zu machen. Henry-Fox Talbot verdanken wir die erste Konstruktion eines solchen Instruments: er führte 1832 die Benutzung der von William Nicol (1768?—1851) beschriebenen Prismen ein. Der berühmte Erfinder des Kaleidoskopes, Brewster (1833), und wenig später Chevalier (1834) vervollkommneten diese Apparatur (Chevalier nannte sie »Polariskop«). Ab 1838 baute Amici seine wohlbekannten polarisierenden Mikroskope. Später stellte Zeiss nach den von Abbe erstellten Prinzipien die besten Geräte dieser Art her. Abbe benutzte nämlich anstelle eines gewöhnlichen Nicolprismas das System Prasmowski und erzielte so eine erhebliche

Feldvergrößerung. Damit begann ein neues Kapitel der mikroskopischen Analyse, nämlich die Erforschung der Doppelbrechung, die von G. Valentin (1861) und V. von Ebner (1882) hervorragend veranschaulicht worden ist.

Die Mikroskope im 20. Jahrhundert

Dieses Thema betrifft vor allem die Gegenwart, hat also mit »Geschichte« nicht allzuviel zu tun. Deshalb wollen wir uns nicht länger darüber auslassen, sondern erwähnen lediglich folgende Neuentwicklungen:
— das Ultramikroskop von Siedentopf und Zsgmondi (1903) und das »Dunkelfeldmikroskop« von Cotton und Mouton (1903);
— das Phasenkontrastmikroskop von Zernike (1888—1966), das ihm 1953 den Nobelpreis einbrachte, mit den entsprechenden Zusatzgeräten wie z. B. Locquins Vorrichtung mit Interferenzphasenblättchen;
— verschiedene Arten von Interferenzmikroskopen (Fauré-Frémiet, 1929; Nomarski);
— Mikroskope für Infrarot- oder Ultraviolettlicht.

Eine weitere wichtige Neuerung waren die Vorrichtungen, mit denen man die Zelldynamik *im Film festhalten konnte.* Zu Beginn des 20. Jahrhunderts ist diese »Mikrofilmtechnik« mit den Arbeiten von Ries in Deutschland, Frau Chevroton und Vlés in Frankreich zum erstenmal angewandt worden. 1909 zeigten letztere die »lebendige Entwicklung« eines Seeigeleies und seines *Pluteus.* Diese Methoden wurden zwischen 1919 und 1939 dank Commandon und Lewis noch erheblich weiterentwickelt. Auch die Filmaufnahme im Phasenkontrast stellte eine bemerkenswerte Verbesserung dar.

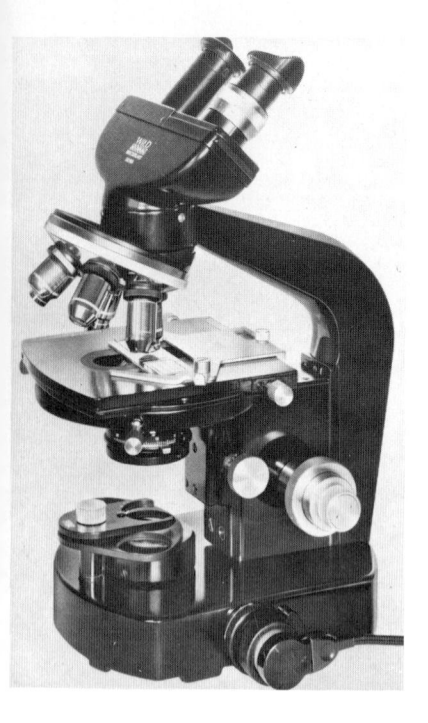

Abbildung 2045
Heutiges Forschungsmikroskop vom Typ Wild M 20, mit eingebauter Köhlerbeleuchtung, koaxialer Grob- und Feineinstellung und Revolverobjektivträger mit sechs Wildfluotarobjektiven.

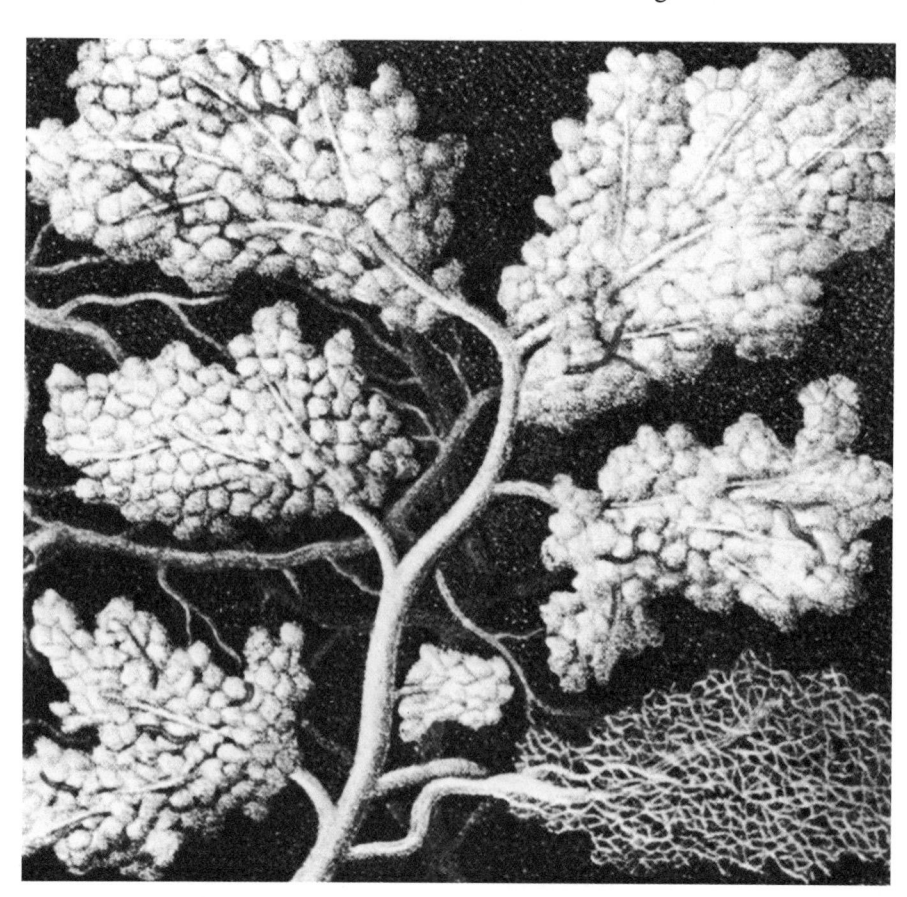

Abbildung 2046
Mikroskopische Anatomie. Struktur der Ohrspeicheldrüse. Ausschnitt aus einer Tafel zu Vollständige Abhandlung von der Anatomie des Menschen..., *von J. B. M. Bourgery und C. Bernard, Paris, 1866—1867. (Paris, Bibliothek der Alten Medizinischen Fakultät)*

Die Entwicklung der histologischen Technik

Die Herstellung immer besserer Mikroskope bedeutete zwar einen entscheidenden Faktor für das Fach Histologie, doch so nötig sie auch war, sie hätte allein für eine gründliche Analyse von Zell- und Gewebsstrukturen nicht genügt.

Heute weiß jeder Biologiestudent, daß ein lebendes Gewebe vor der histologischen Untersuchung der Reihe nach folgende Behandlungen durchlaufen muß: Fixierung, Einschließung, Schnitt und Färbung. In den modernen Laboratorien stehen zahllose solcher Techniken zur Verfügung, und die Namen ihrer Erfinder sind »Gattungsnamen« geworden. So spricht man beispielsweise ganz selbstverständlich davon, einen »Masson« oder »Perls« zu machen. Daher sollte man auch an die geduldige Arbeit der vielen Forscher erinnern, die am Anfang der jeweiligen Verfahren stand. Wir geben jetzt einen Gesamtüberblick über die Entwicklung und den Einsatz dieser Techniken, wobei wir ganz willkürlich zwischen Präpariertechniken (Fixierung, Einschließung, Schnitt) und Färbemethoden unterscheiden.

Die histologische Technik ist eigentlich eine Errungenschaft des 19. Jahrhunderts. Nachdem anfangs regellose, später systematische Versuche auf diesem Gebiet durchgeführt worden sind, entwickelte sich diese Technik immer mehr zur selbständigen Wissenschaft. Vor allem in Frankreich und Deutschland wurden viele Werke darüber verfaßt. Doch wie so oft bei Neuorientierungen war man lange Zeit nur von einem Gedanken beherrscht. Hier war es die Erstellung von Katalogen mit brauchbaren »Reagenzien«. Es wurden viele chemische oder physikalische Hilfsmittel benutzt, um Organe zu analysieren; dabei handelte es sich aber um ganzheitliche Analysen — »im großen«, wie es damals hieß —, wobei man sich nicht um die Lokalisierung von Gewebs- oder Zellbestandteilen kümmerte. Die *Entwicklung der Histochemie* war das Werk einiger Pioniere, die im 19. Jahrhundert meist Botaniker waren. Doch es wurden auch einige Werke veröffentlicht, deren Titel von »physiologischer Chemie«, »anatomischer Chemie«, »Gewebschemie« und »Histochemie« sprachen.

Zwischen 1825 und 1833 wies Raspail wiederholt darauf hin, wie wichtig es sei, bei den Geweben die morphologische, mikroskopische Untersuchung mit der Forschung nach chemischen Bestandteilen zu verbinden. Diese bedeutende Tatsache wird von den meisten Historikern »vergessen«.

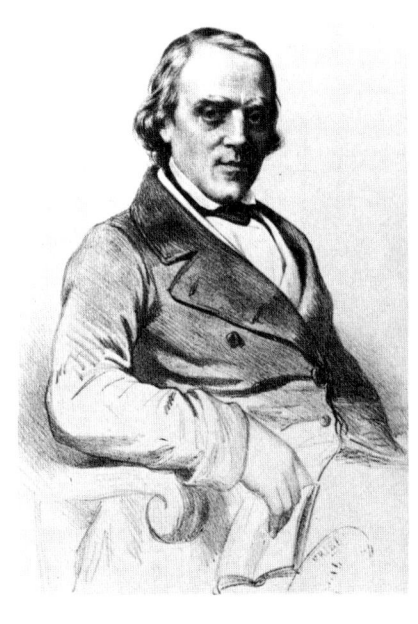

Abbildung 2047
François-Vincent Raspail
(1794—1878).
(Paris, Museum Carnavalet)

Der Vorläufer Raspail

Raspail, der am 29. Januar 1794 in Carpentras geboren wurde und am 7. Januar 1878 in Arcueil starb, gilt als Begründer der Histochemie. Doch erst die Forscher des 20. Jahrhunderts erkannten seine wirkliche Bedeutung. Seine Zeitgenossen dagegen ignorierten oder verleugneten ihn auch, wenn es sein mußte. So wurde er erst einige Jahrzehnte nach seinem Tode von H. Harms (1931/32), J.-R. Baker (1943) und A. G. E. Pearse (1953) »entdeckt«. Letzterer schmückte das Titelblatt seiner Abhandlung *Theoretische und angewandte Histologie* mit dem Porträt Raspails. Ist sein seltsames, vielleicht zerfahrenes, auf jeden Fall aber unruhiges Leben schuld daran, daß man ihn so lange vergessen hat? Es ist schwer zu sagen. Wir wollen jedenfalls einige Einzelheiten aus dem Leben und Werk dieses Pioniers wiedergeben.

Raspail war der Sohn eines Gastwirts. Da sich seine Eltern bald nicht mehr um ihn kümmerten, wurde er von dem »Lehrer der Armen«, dem »hochgebildeten Philologen« Abbé Eysseric, aufgezogen. Er erhielt eine Stelle als

Abbildung 2048 (gegenüber, oben)
»Mikroskopische Analyse des Saftes von einem Chararohr, von der Milchsäure, und den Blutkörperchen.« Tafel zu Neues System der organischen Chemie..., *von F. V. Raspail, Paris 1838.*
(Paris, Bibliothek der Alten Medizinischen Fakultät)

Repetitor für Philosophie und Theologie im Seminar von Avignon, wo er dann wegen gewisser »Dreistigkeiten in seinen Unterrichtsstunden« hinausgeworfen wurde. Als Professor für Klassische Wissenschaften am Kolleg von Carpentras verfaßte er anläßlich der hunderttägigen Herrschaft Napoleons ein Lied zu Ehren des Imperators, das auch Berühmtheit erlangte. So ist es nicht weiter erstaunlich, daß er während der Restauration seines Amtes enthoben wurde. 1816 kam er nach Paris, trat ins Stanislaus-Kollegium ein und wurde wegen Abfassung republikanischer Schriften ausgestoßen. Daraufhin nahm er das Studium der Rechtswissenschaft auf und begann gleichzeitig, sich für die Naturwissenschaften zu interessieren. Vor allem die Mikroskopie hatte es ihm angetan, und er betrieb sie mit einem von ihm erfundenen »Mikroskop«. Die Revolution von 1830 führte ihn auf die Barrikaden, wo er verwundet wurde. Seine Weigerung, in der Nationalgarde zu dienen, und eine Verteidigungsrede zugunsten der Legitimisten, die am 13. und 14. Februar 1831 Kirche und Pfarrhaus von Saint-Germain-l'Auxerrois geplündert hatten, brachten ihn vor das Schwurgericht: er wurde zu fünfzehn Monaten Gefängnis verurteilt. 1833, 1834 und 1835 folgten weitere Zwistigkeiten mit den Behörden, worauf ihn der Hohe Gerichtshof schließlich mit sechs Monaten Gefängnis bestrafte (1835). 1840 erregte er großes Aufsehen mit seiner Aussage im Prozeß Marie Capelles, verheiratete Pouch-Lafarge.

Am 3. September wurde Madame Lafarge vor das Schwurgericht des Départements Corrèze geladen mit der Anklage, ihren Ehemann durch Arsen vergiftet zu haben. Zweimal versuchten die Sachverständigen das Gift im Körper Charles Pouch-Lafarges nachzuweisen, aber das Ergebnis war jedesmal negativ. Die öffentliche Anklage hatte jedoch den bekannten Toxikologen Mathieu Orfila, der seit 1830 Dekan der Medizinischen Fakultät von Paris war, beauftragt, das entscheidende Urteil abzugeben. Weil dieser behauptete..., ein halbes Milligramm Arsen gefunden zu haben, baten die Advokaten Paillet, Bac und Lachaud Raspail um die Erstellung eines Gegengutachtens. Er konnte es erst fertigstellen, als die Witwe schon zu einer lebenslänglichen Zuchthausstrafe verurteilt war. Diese Verspätung hinderte ihn keineswegs, die Schlußfolgerungen von Orfila anzugreifen und die berühmtgewordene Behauptung aufzustellen, er traue sich zu, »Arsen sogar noch im Holz vom Stuhl des Geschworenenpräsidenten zu finden«. 1846 wurde Raspail von der Fakultät »wegen illegaler Ausübung der Medizin« verurteilt, weil er 1843 die »Grundlagen für die Kampferbehandlung« festgelegt hatte. Ab 1848 stürzte er sich wieder in die Politik, die ihn Zug um Zug ins Exil, Gefängnis, in die Verbannung, aber auch auf den Abgeordnetenstuhl brachte.

Abbildung 2049 (gegenüber, unten)
Mikroskopisches Reagenz für Zucker, Albumin und Öl. Tafel zu Neues System der organischen Chemie..., *von F. V. Raspail, Paris 1838. Abbildung 3 stellt den Fruchtknoten der Gerste in Schwefelsäure unter dem Mikroskop dar, wobei er sich entsprechend den Substanzen, die seine Organe umgeben, verfärbt. Hiermit wurde zum erstenmal eine histochemische Reaktion veröffentlicht.*
(Paris, Bibliothek der Alten Medizinischen Fakultät)

In seinem *Neuen System der organischen Chemie auf der Grundlage neuer Beobachtungsmethoden* (herausgegeben Paris 1833) schrieb Raspail: »Wenn ich so beobachte, wie man sich in der Mikroskopie damit begnügt, Organe zu zeichnen und zu zerschneiden, in der Chemie, sie zu zersetzen, vermischen oder aufzulösen, nur um des Vergnügens willen, sie wieder aufzufinden oder sie aus den Einzelheiten neu zusammenzusetzen, scheint es mir, daß diese Forscher, ohne es zu wissen, Seite an Seite marschieren, aber auf Wegen, die sich nie treffen werden. Deshalb habe ich mich entschieden, ihnen nicht mehr zu folgen, sondern sie zusammenzubringen, nicht mehr einmal Chemiker, einmal Botaniker, einmal Physiologe und einmal Physiker zu sein, sondern all diese Wissenszweige vereinigt zu betreiben. Ich muß daher die altbekannten Verfahren aufgeben und mir neue schaffen.«

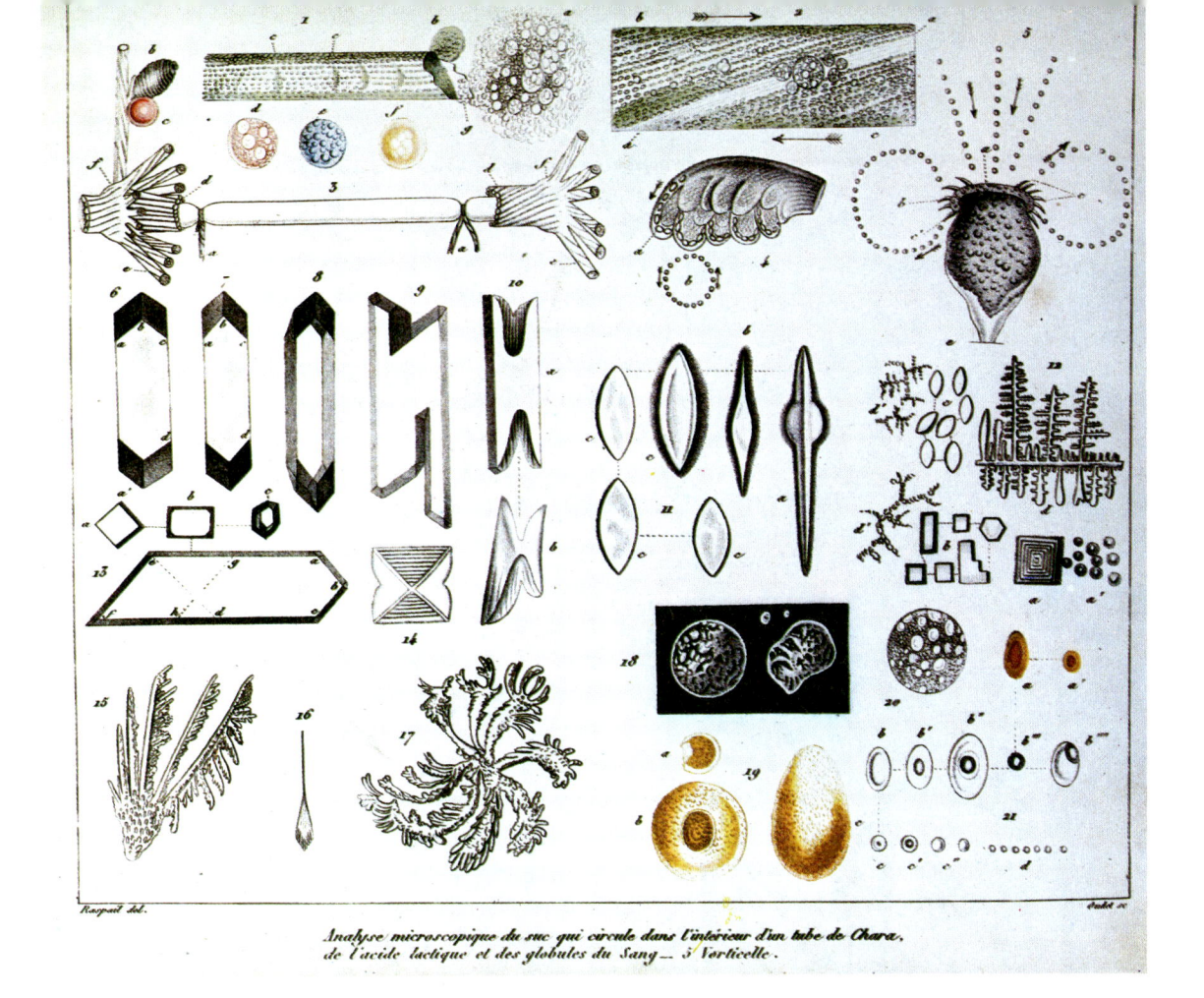

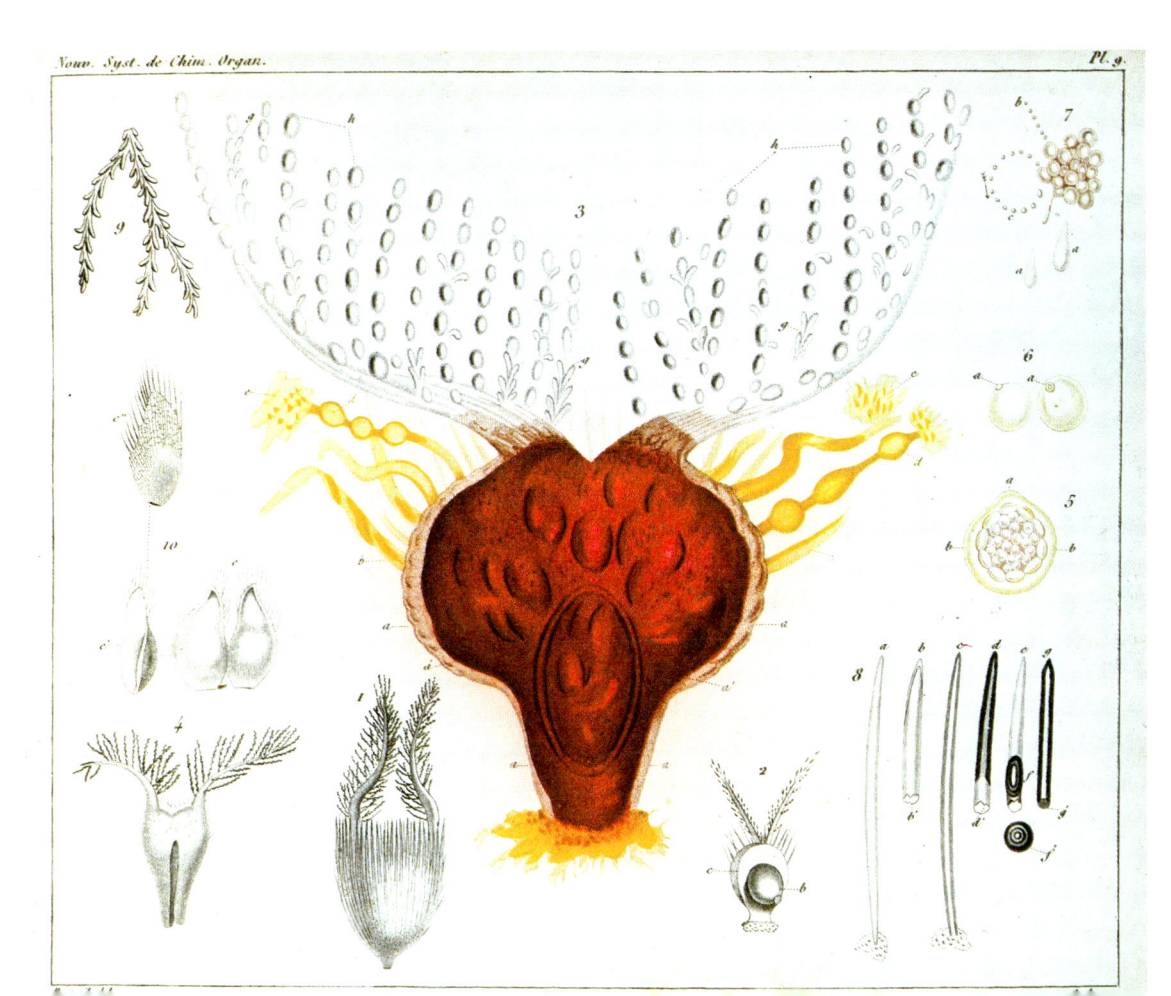

Analyse microscopique du suc qui circule dans l'intérieur d'un tube de Chara, de l'acide lactique et des globules du Sang — 3 Verticelle.

Nouv. Syst. de Chim. Organ. — Pl. 9.

*Abbildung 2050
Verschiedene Farbstoffe. Tafel zu* Neues System der organischen Chemie... *von F. V. Raspail, Paris 1838. (Paris, Bibliothek der Alten Medizinischen Fakultät) 1, 2, 3 zeigen den Farbstoff des Krapplacks; 4, 5, 7 das Chinin; 6 chlorsaures Kali; 9, 11, 12 das Narkotin; 8 und 10 Schwefelkarbonat, Ammoniakacetat und Bleiacetat.*

Raspail machte einen verbitterten Eindruck und ist wahrscheinlich auch nicht verstanden worden. Man muß nur einmal das »Vorwort« seines Werkes von 1833 lesen. Beim Titel dieser Schrift (erschienen am 4. Dezember 1831 in *Le Lycée, Zeitschrift der Naturwissenschaften und gelehrten Gesellschaften*) kann man sich das Lachen kaum verbeißen, er lautet nämlich: »Versuch einer mikroskopischen Analyse des Pariser Gefängnisbrotes, von einem, der es selbst gegessen hat«! Stammt das berühmte Axiom »omnis cellula e cellula« vielleicht von Raspail? (Zugeschrieben wird es nur Virchow.) Jedenfalls hat er damit seine dritte Veröffentlichung für die *Naturwissenschaftlichen Annalen* betitelt (erste Folge, Oktober 1825), in der er die erste Beschreibung histochemischer Reaktionen geliefert hatte: Blaufärbung von Stärkemehl bei Benutzung von Jodfarben »an den fruchttragenden Getreidebestandteilen« und Entfärbung bei Benutzung eines Alkalis, Gelbfärbung des Stärkemehls bei Salpetersäure (schon fast dasselbe Verfahren wie die Xanthoproteinreaktion) und Violett- bzw. Blaufärbung bei Salzsäure (welche Ähnlichkeit mit der »Liebermannreaktion« von 1887!). Außerdem rät er zur »Verwendung von Kältemischungen, um Deformierung oder Abplattung der Gewebe unter dem Mikroskop zu verhindern« (während die Historiker das Kälteschnittverfahren Stilling, 1842, zuschrieben). In dieser Abhandlung weist er auch auf das Prinzip der Mikroveraschung hin. 1827 formulierte er folgende originelle Vorstellung von den Wechselwirkungen und Differenzierungen im zellulären Bereich:

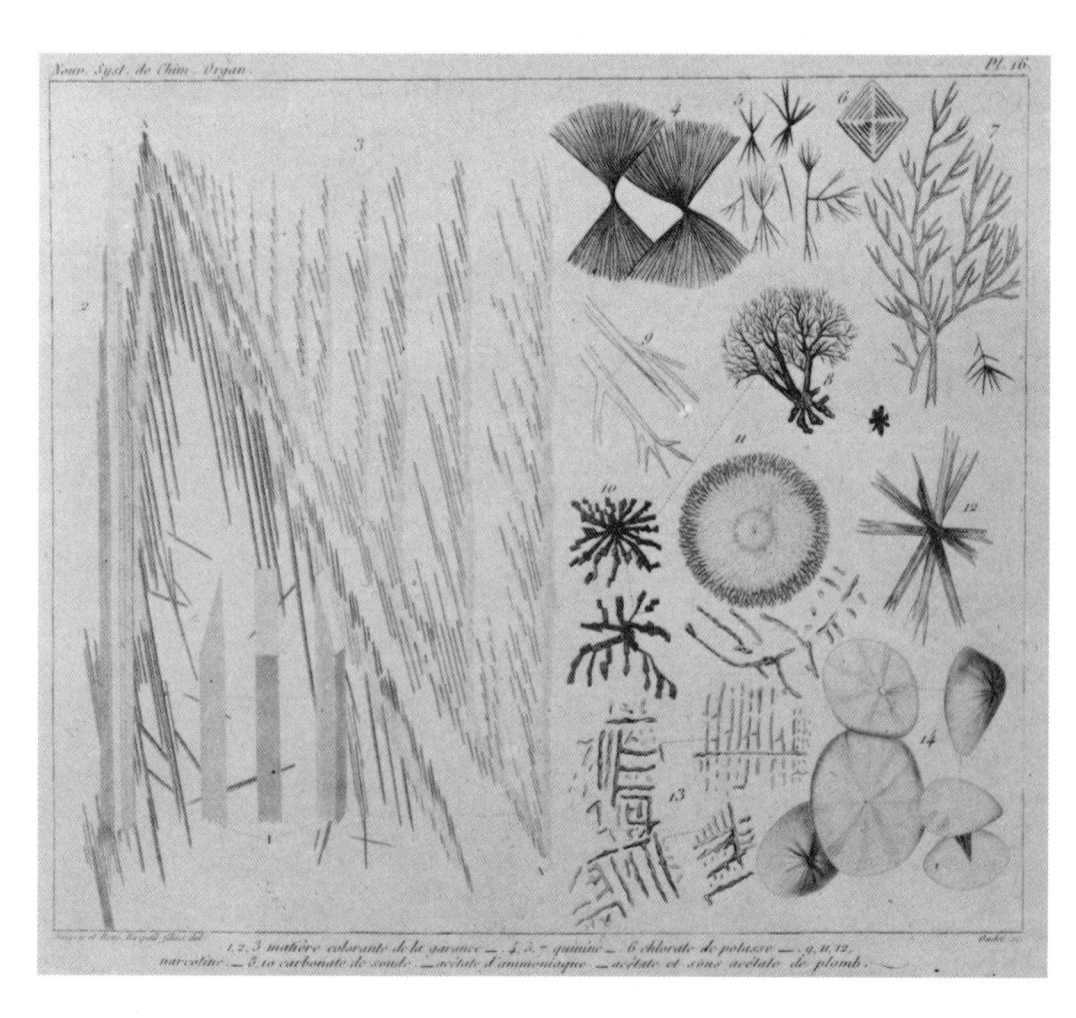

»Gebt mir ein Vesikel, in dessen Inneres nach meinem Belieben andere Vesikel eindringen und sich entwickeln können, und ich verschaffe euch die belebte Welt.«

Wir haben also gesehen, wie sich die ersten Arbeiten in der mikroskopischen Forschung mit einzelnen Zellen, Pflanzen oder tierischen Organen befaßten. Jedoch handelte es sich dabei eher um eine Feinanatomie (wie sie schon Malpighi und Ruysch betrieben hatten) als um histologische Untersuchungen im heutigen Sinne des Wortes. Viele Experimente mußten noch durchgeführt werden, bis man endlich eine allgemeine »histologische Technik« herausgearbeitet hatte.

Die Entwicklung der Präpariermethoden

Das geflügelte Wort Paul Ehrlichs: *Corpora non agunt nisi fixata* (1877) drückt eine grundlegende Regel der histologischen Technik aus und legt eindeutig dar, wie unerläßlich das Fixieren für die Präparierung zu untersuchender Gewebe ist. Fehler beim Fixieren können allerdings nicht mehr ausgebessert werden. Nicht vergessen darf man aber, daß diese Erkenntnis erst nach und nach gewonnen wurde.

Zu den Gelehrten des 19. Jahrhunderts, die unermüdlich nach histologischen Methoden forschten, gehört auch der Histologe, Kliniker und Pharmazeut Jan Evangelista Purkyne (Purkinje, 1787—1869). Nachdem er ein zusammengesetztes Mikroskop entwickelt hatte, wandte er sich 1832 den technischen Problemen zu und führte die Verwendung eisgekühlter Essigsäure, Kanadabalsams und Kaliumbichromats ein. Außerdem erfand er ein Mikrotom, das er »mikrotomische Quetsche« nannte. Viele seiner Beobachtungen stellte er als Thema für die Doktorarbeiten seiner Schüler, insbesondere bei Bogislav Palicki (1839) und Wilhelm Kaspar (1840).

1. *Die Entwicklung der Fixiermethoden.* Die Fixierung, wie man sie bis gegen Ende des 19. Jahrhunderts betrieb, ergab sich aus zwei Tatsachen:
— Einerseits ist es möglich, Organe zu konservieren, indem man sie in bestimmte Flüssigkeiten wie z. B. Alkohol legt. Diese Methode wurde schon ziemlich lange angewandt (Vicq d'Azyr, 1786, und später Reil, 1809, legten diese Art der Anwendung fest). Damit kann zwar die Selbstauflösung post mortem verhindert werden, aber die Zellstruktur wird nicht festgehalten.
— Andererseits entdeckte man echte *Fixiermittel,* d. h. lösliche Substanzen, die das Erhalten von Feinstrukturen während der verschiedenen Arbeitsgänge der Technik ermöglichten. Da ein ideales Fixiermittel für Untersuchungen im Bereich der Lichtmikroskopie noch entdeckt werden muß (hat nicht Gray 1954 mehr als siebenhundert Formeln für Fixiermittel gesammelt, die in den Versuchen eines ganzen Jahrhunderts aufgestellt wurden!), wollen wir wenigstens von den ersten Forschungsergebnissen in dieser Hinsicht berichten. So veröffentlichte Adolph Hannover 1840 in *J. Müllers Archiv* einen Artikel mit der Überschrift: »*Die Chromsäure, ein vorzügliches Mittel bei mikroskopischen Untersuchungen*«. Darin schreibt er, die Chromsäure sei aus Sparsamkeitsgründen bei der »Aushärtung« dem Alkohol vorzuziehen. 1850 führte Queckett die Verwendung von Quecksilbersalzen zum Fixieren ein (Dujardin hatte allerdings schon um 1835 zu diesem Zweck Ätzsublimat benutzt). 1859 schlug Heinrich Müller als erster ein Gemisch von Kaliumbichromat und Natriumsulfat in wässriger Lösung vor.

Die gezielte Weiterentwicklung der Techniken

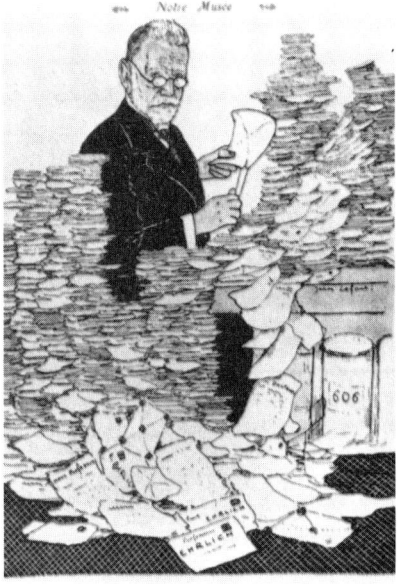

Abbildung 2051
Professor Ehrlich, »engster Berater des Kaisers und nicht weniger anderer«. Karikatur von Jean Lefort, Anfang des 20. Jh.s.
(Paris, Museum für Geschichte der Medizin)

Abbildung 2052
Histologischer Schnitt der zirrhotischen Leber.

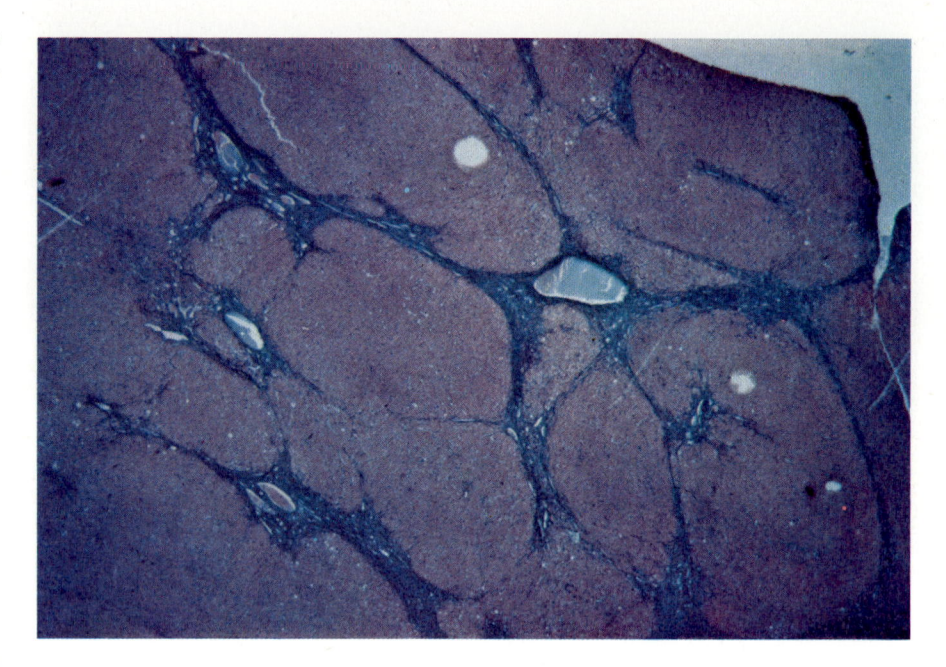

Abbildungen 2053 und 2054 Photographien der Blutzellen aus A. Donnés und L. Foucaults Atlas Lehrgang der Mikroskopie, *Paris 1844—1845.*
a) »Blutkörperchen des menschlichen Blutes mit dem dunklen Zentrum«.
b) »Weiße Blutkörperchen«.

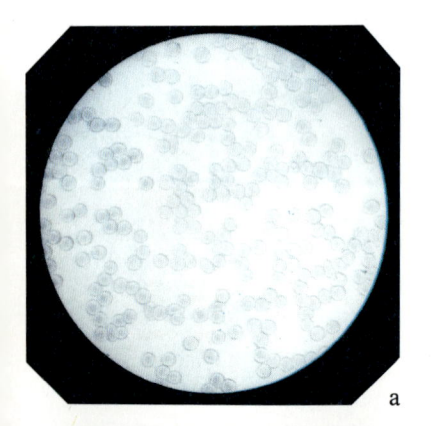

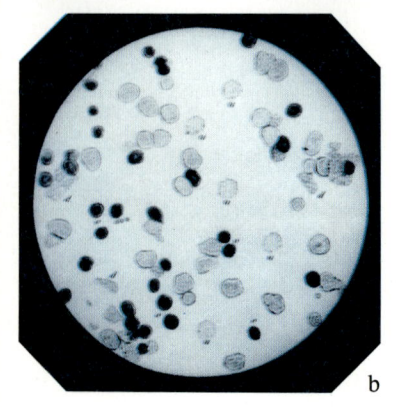

Ab 1865 begann man, Osmiumtetroxyd zu verwenden. In vielen Werken heißt es, diese Idee stamme von Max Schultze und M. Rudneff; doch Max Schultze selbst gibt an, ein anderer Forscher mit dem Namen F. E. Schulze habe ihm die Verwendung des Mittels in der Histologie vorgeschlagen. Erst 1885 wies Gislon auf den Einsatz von Osmiumsäuredämpfen zum Fixieren hin, und weitere acht Jahre vergingen, bis Blum und Hermann unabhängig voneinander die Bedeutung des »Formols« als Aushärtungs- und Fixiermittel entdeckten. 1897 gab Pol Bouin in seiner medizinischen Doktorarbeit die Formel eines flüssigen Fixiermittels an. Es ist der Gipfel der Ironie oder Unwissenheit, daß dieser berühmte Gelehrte und eigentliche Begründer der experimentellen Histologie auf dem Gebiet der Endokrinologie heute fast nur noch dieser Erfindung wegen bekannt ist.

Sobald sich ein wirkungsvolles Fixiermittel durchgesetzt hatte, machte man sich daran, neue Formeln zu ersinnen. Es würde einen recht umfangreichen Katalog füllen, wollte man alle im 19. Jahrhundert erdachten Mittel dieser Art aufzählen. Allerdings wäre eine solche Aufzählung nicht weiter von Interesse. Es muß klar gesagt werden, daß in den letzten zwei Jahrzehnten des 19. Jahrhunderts ein Überangebot meist nutzloser »Formeln« vorlag, was sich bis ins 20. Jahrhundert nicht änderte. Dennoch wurden etliche wirkungsvolle und heute viel verwendete Fixiermittel entwickelt.

2. *Die Erfindung der Einschlußmethoden.* Man war sich ziemlich schnell darüber klar, daß das zu untersuchende Material in feinen Scheiben vorliegen müsse. So entwickelte man die Einschlußmethoden, die zur Erzielung feiner Schnitte notwendig waren. Aber historisch gesehen umfaßt dieser Begriff zwei Verfahren, die nacheinander entwickelt wurden:
— beim ersten Verfahren sollte das zu schneidende Stück lediglich vom Einschlußstoff *umgeben* werden, das fixierte Material wurde nur gefestigt und nicht durchdrungen;
— das zweite Verfahren hatte zum Ziel, den Stoff in die Organprobe so *einziehen* zu lassen, daß nicht nur eventuelle natürliche Aushöhlungen ausgefüllt, sondern die Zellsubstanz selbst durchdrungen wurde.

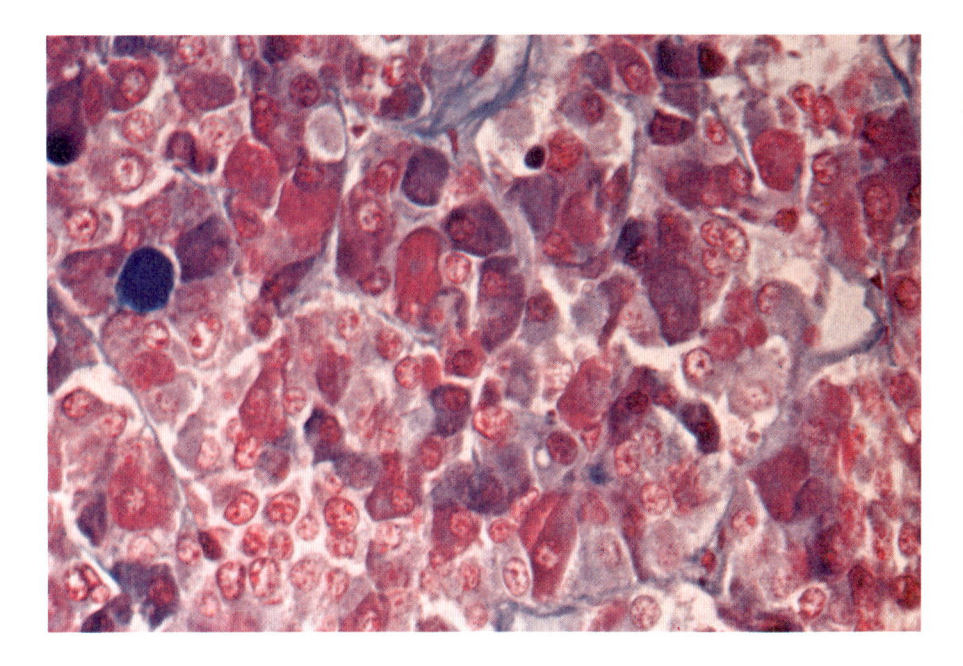

Abbildung 2055
Zellen vom vorderen Hypophysenlappen. Färbung mit Trichromsäure.
(Aufnahme vom Verfasser)

Abbildungen 2056 und 2057
Photographien der Blutzellen aus A. Donnés und L. Foucaults Atlas Lehrgang der Mikroskopie, Paris 1844—1845.
a) »Blutglobulin«,
b) »Blutkörperchen des menschlichen Blutes unter verschiedenen Aspekten«.

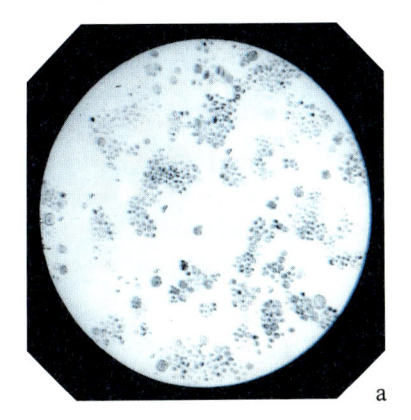

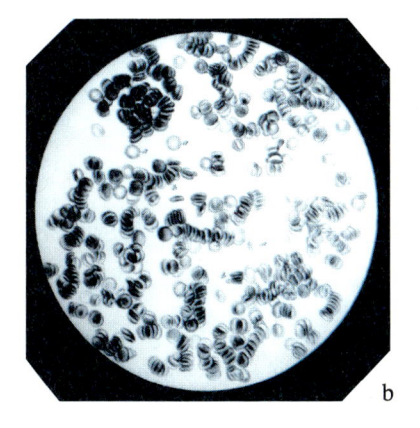

Man griff daher auf verschiedene Einschlußmaterialien zurück. So schlug Hannover vor (1840—1842), die zu untersuchenden Organe in entsprechende andere Gewebe einzuschließen (Nerven in Muskeln, Gefäße in Leberstücke). Diese »Methode« wurde schnell wieder aufgegeben. Andere, vor allem Ranvier (1875), kamen auf die Idee, das zu schneidende Organ in Holundermark zu legen und es mit Gummi arabicum daran festzukleben. Es steht wohl außer Zweifel, daß der Bakteriologe Edwin Klebs (1869) den entscheidenden Schritt tat. Er verfiel nämlich auf eine Substanz, die 1820 von Buchner unter dem Namen *Bergfett* beschrieben und als »Paraffin« im Jahre 1830 von Reichenbach »wiederentdeckt« wurde (so benannt, weil sie zu den bekannten Reagenzien keine Affinität hat). Das Einschließen mit Paraffin konnte erfolgreich durchgeführt werden, sobald man herausgefunden hatte, daß die Objekte vorher mit Benzol (Brass, 1885), Toluol (Holl, 1885), Zedernholzöl (Lee, 1885), Xylol oder Bergamottöl (Heidenhain, 1892) durchtränkt werden mußten. Es ist interessant, anhand der Texte zu verfolgen, wie weit die histologische Technik bis gegen Ende des 19. Jahrhunderts schon gediehen war. Dafür ein Beispiel: wenn kleine Fragmente eingeschlossen werden sollten, bestand die Gefahr, daß man sie im Paraffin nicht mehr wahrnehmen konnte. So schlug man die Verwendung gefärbter Paraffine vor, nachdem man sich vergewissert hatte, daß die Farbstoffe sich nicht am Gewebe anlagerten.

Eine andere Methode, nämlich die Einschließung in Kollodium, wurde 1879 von Mathias Duval beschrieben. 1882 verfaßten Merkel und Schiefferdecker eine detaillierte Darstellung der »Zelloidineinschließung«. Dies war allerdings kein neues Verfahren, sondern eine Präpariermethode, bei der man Zelloidin anstelle von Nitrozellulose einsetzte. Genauso verhält es sich auch bei der Krysinskymethode (1887). Das dort verwendete Photoxylin ist nämlich nichts anderes als ein »patientiertes« Kollodium. Diese so interessante Methode, die moderne Histologen ungerechterweise außer acht lassen, wurde 1889 von Apathy und 1893 dann von Elschnig in ein System gebracht.

Was wir schon bei anderen technischen Arbeitsgängen festgestellt haben, gilt auch für die Einschließung: es gibt mancherlei »Abarten« von den beiden

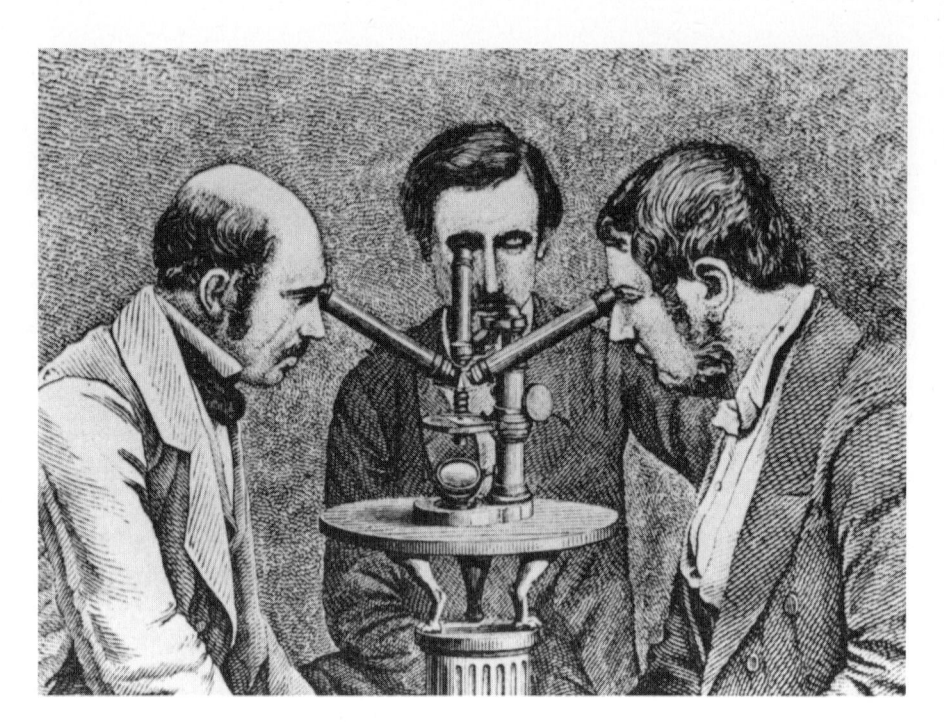

*Abbildung 2058
Untersuchung mittels eines
Mikroskops mit drei Gestellen.
Abbildung zur Abhandlung vom
Mikroskop von Charles Robin,
Paris 1871.
(Paris, Bibliothek der Alten
Medizinischen Fakultät)*

Hauptmethoden (Paraffin und Kollodium) sowie von der Erfindung der »doppelten« Einschließung in Kollodium und Paraffin (Kultschizky, 1887; Ryder, 1888; Ide, 1889; Field und Martin, 1894...).

Hier noch drei weitere Einschließungsmassen, auf die hier nicht weiter eingegangen werden soll: einfaches Gummi arabicum (Stricker, 1880), Glyzeringummi (Joliet, 1882) und Dextrose (Robertson, 1890).

3. *Die Erfindung der Schnittverfahren.* Wie es sich öfter ereignet, existierte der Name des Instruments bereits, als es noch gar keine ausgearbeitete Version davon gab. So geht der Begriff »Mikrotom« auf Chevalier (1830) zurück und bezeichnet jedes Schnittinstrument, mit dem man dünne Schnitte eines mehr oder weniger harten Gewebes erhalten konnte. Valentins Erfindung des »Doppelmessers« (1840) stellte wahrscheinlich den ersten Versuch zur Ausführung gleichmäßiger, genügend dünner Schnitte dar. Dieses »Doppelmesser« bestand aus zwei parallelen, verstellbaren Klingen, mit denen man den Gewebsschnitt durchführte. Weitere Bemühungen in dieser Hinsicht wurden von Purkinje (1840), Stilling (1842; ihm gelangen die ersten kompletten Schnitte vom menschlichen Gehirn mit seinem »Gefrierschnittverfahren«), Reichert (1855) und Welcker (1856) unternommen. Doch das erste Instrument, das wirklich den Namen »Mikrotom« verdient, wurde erst 1866 von His entworfen. In der Übersetzung des Werkes von Frey (1871) schrieb Ranvier, daß er sich »seit mehreren Jahren« eines kleinen Apparates, »Mikrotom genannt«, bediene. »M. Verick hat es für mich konstruiert«, sagt er, »und man kann damit Knochenmarkschnitte von einem Zehntel, einem Achtel oder einem Viertel Millimeter Dicke erhalten.« Verschiedene Typen von Mikrotomen mit mechanisch bewegten Klingen wurden von Rivet, Follin, Luys und Nachet erfunden. 1883 ließ sich Thomas von Jung in Heidelberg ein Mikrotom konstruieren, das von paraffingetränkten Objekten recht gute Schnitte lieferte. 1885 erfanden Henneguy und Vignal den »Objektträger«, der für das Schneiden eine erhebliche Verbesserung bedeutete. 1886 vervollkommnete Charles S. Minot aus Boston das mechanische System mit der Einführung der festen Klinge. Dieses

Instrument wurde 1889 von Reinhold-Giltay noch abgeändert. Ab 1890 waren dann ausgezeichnete Mikrotome erhältlich, die von der Cambridge Scientific Instrument Company (rocking microtome), von Jung in Heidelberg, Zimmermann in Leipzig, Giltay in Delft und Dumaige in Paris gefertigt wurden.

Die Entwicklung zur Differenzierung von Zell- und Gewebebestandteilen mittels Färbung.

Es wäre ein aussichtsloses Unterfangen, die Geschichte der histologischen Färbemethoden in großen Zügen wiederzugeben, sie sind zu zahlreich, ebenso wie ihre Variationen. So wollen wir uns darauf beschränken, einige Einzelheiten zu berichten.

Das Färben wurde in der Histologie rein zufällig eingeführt. 1810 hatten Pelletier und Caventou den färbenden Bestandteil des *Coccus cacti* als »Karmin« isoliert. In der Folge wurden mehrere Karminpräparate beschrieben (Boraxkarmin, Neutrales Ammoniakkarminat usw.). 1847 hatte Joseph von Gerlach (1820—1896) »eine Injektionsmasse« zubereitet (eine Mischung von Gelatine und Ammoniakkarminat) und festgestellt, daß die endothelialen Zellkerne damit gefärbt wurden. Seiner Beobachtung wurde zunächst keine Beachtung geschenkt. Erst nachdem Gerlach gezeigt hatte, wie wichtig diese Färbung für die Untersuchung des mit Kaliumbichromat fixierten Nervensystems ist (1858), begann man sich dafür zu interessieren. In der Zwischenzeit hatten auch Corti (1851) und Osborne (1857) die färbende Wirkung des Karmins bei Zellkernen entdeckt.

Aber ihren eigentlichen Aufschwung verdankt die histologische Färbung den systematischen und gründlichen Forschungen Paul Ehrlichs (1854—1915). Dieser Gelehrte, der für seine Arbeiten auf dem Gebiet der Immunologie 1908 den Nobelpreis erhielt, ist hauptsächlich für seine Neuentdeckungen in der Bakteriologie, Hämatologie, experimentellen Onkologie und Chemotherapie bekannt. Er war aber auch der erste Forscher, der sich in systematischen Versuchen mit der Wirkung industrieller Färbemittel auf Gewebsschnitte oder Blut- und Markabstrichpräparate befaßte. Waldeyer und später Weigert (dessen Neffe er war) hatten ihn zu diesen Forschungen veranlaßt. Ehrlichs Beitrag

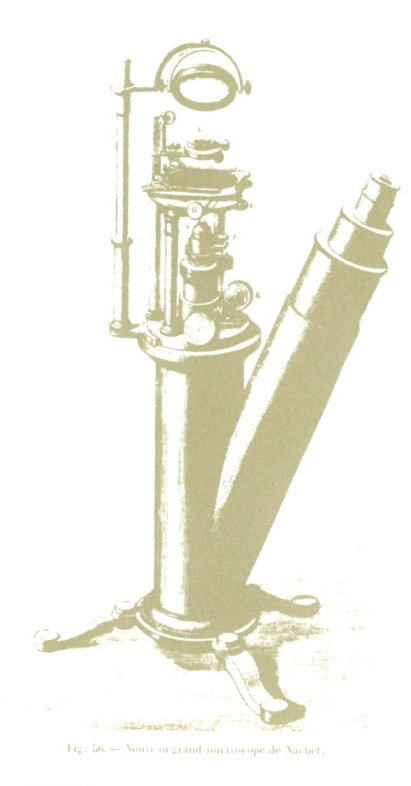

Abbildung 2059
Neues großes Mikroskop von Nachet. Abbildung zum unten angegebenen Werk. Der französische Optiker Camille Nachet (1799—1881) trug dazu bei, daß die achromatischen Mikroskope gebaut werden konnten.

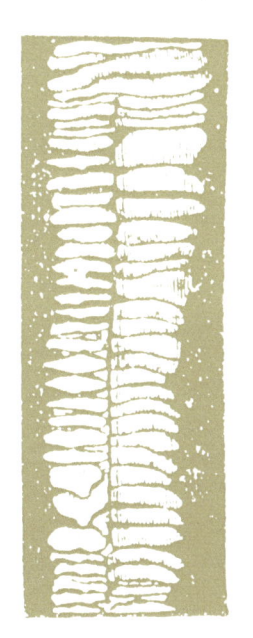

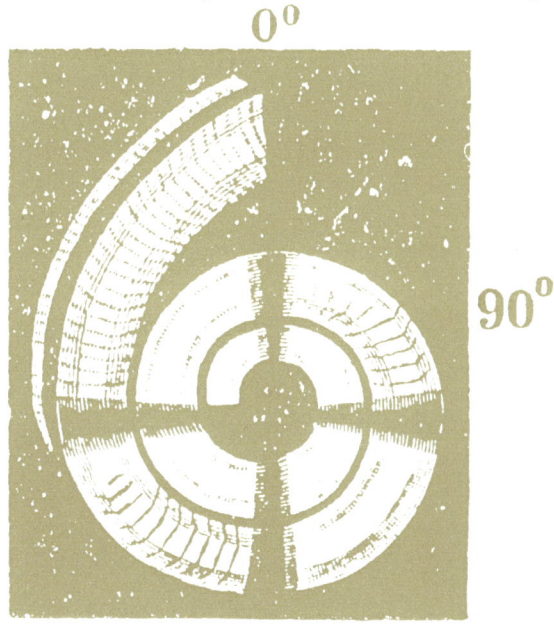

Abbildung 2060/61
Erste Untersuchung eines Muskels mit dem polarisierenden Mikroskop. Beobachtung von G. G. Valentin, 1861. (Das Dokument wurde dem Verfasser von der Wild-Gesellschaft übergeben)

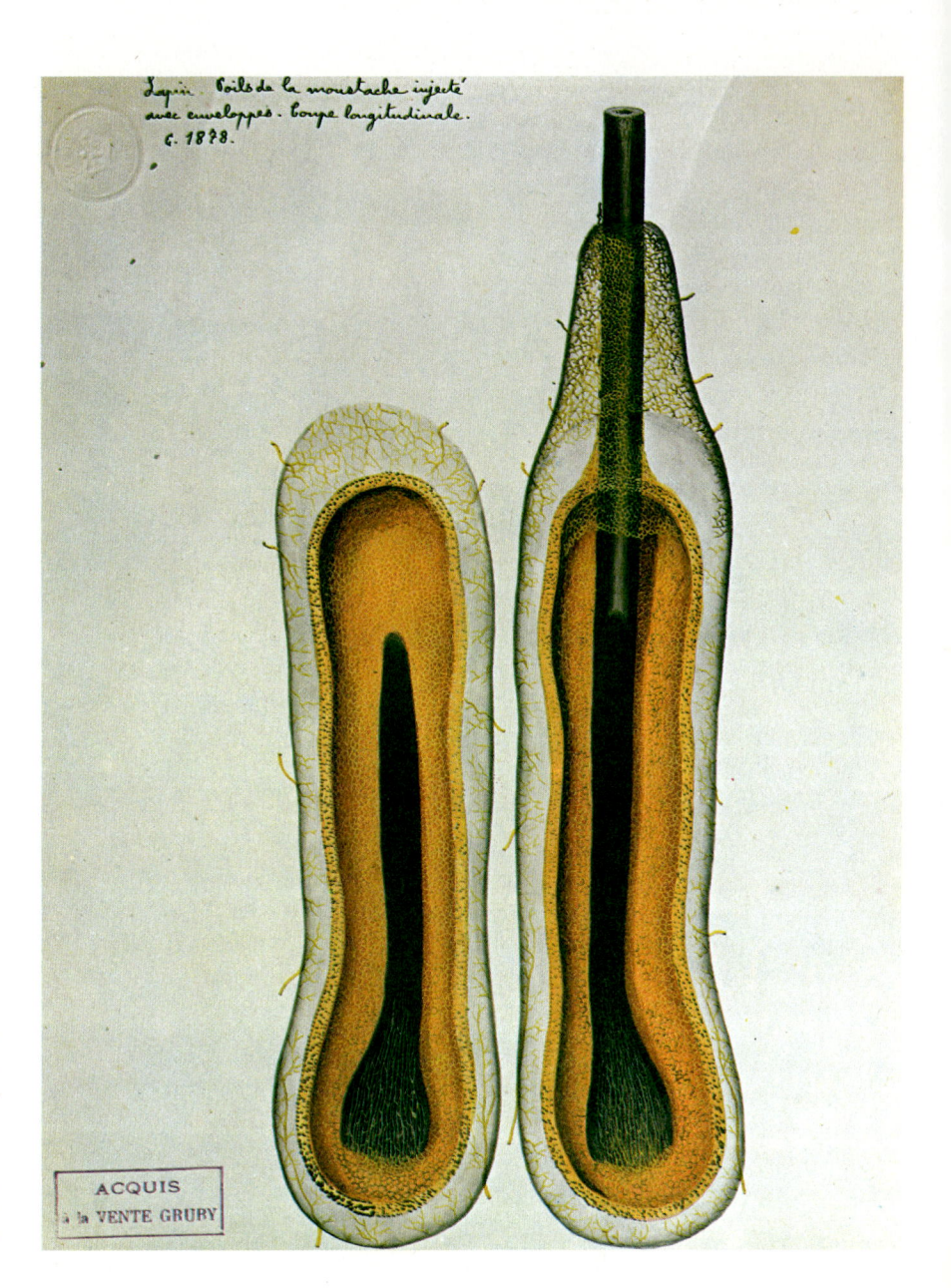

*Abbildung 2062
Ein mit Injektionen behandeltes
Barthaar eines Kaninchens unter
dem Mikroskop. Längsschnitt.
Originalzeichnung von D.
Gruby, um 1878.
(Paris, Museum für Geschichte
der Medizin)*

fällt in eine Zeit der Grundlagenforschung auf diesem Gebiet, die schließlich zur »Färbechemie« führte. William Perkin hatte ab 1856 die Anfangsarbeit in diesem Wissenszweig geleistet. Man kannte im 19. Jahrhundert eine Reihe von Indigoderivaten als Farbstoffe, wie z. B. das »Krystallin« von Unverdorben (1826), das »Kyanol« von Runge (1834) und das »Anilin« von Fritzsche (1840). Dann zeigte Hofmann (1843), daß all diese Benennungen ein- und dieselbe Verbindung betreffen, und schlug vor, sie unter dem »Oberbegriff« Anilin zusammenzufassen (etymologisch kommt dieses Wort entweder vom arabischen *an-nil* oder von dem portugiesischen Substantiv *anil*, d. h. Indigo). 1858 gewann Verguin aus Lyon, ausgehend von verunreinigtem, mit Zinnsalz oxydiertem Anilin, einen roten Farbstoff, der im folgenden Jahr von den Lyonnaisern Renard und Franc unter dem Namen »Fuchsin« in den Handel gebracht wurde. Dieser Begriff kommt nicht, wie manche mutmaßten, von der deutschen Übersetzung des Namens Renard (d. h. Fuchs), sondern das Mittel heißt laut der

Patentschrift vom 8. April 1859 so, »weil es einen ähnlichen Farbton wie die Blüte der Fuchsie hat«. Die Pflanze erhielt übrigens ihren Namen von dem Botaniker Plumier zu Ehren des Schweizer Arztes und Botanikers Leonhard Fuchs (1500—1566). In der Folge dieser Entdeckungen entstanden dann die Namen »Anilinfarbe« oder — wegen der Rohstoffe, aus denen sie bestehen — »Teerfarben«.

Ehrlich erforschte diese »Anilinfarben« intensiv und teilte 1879 als erster die in der Histologie verwendbaren Farbstoffe in »saure«, »basische« und »neutrale« Farbstoffe ein. Als er die Eigenschaften der Farbstoffe untersuchte, beschrieb er erstens das Phänomen der Metachromasie und zweitens die »dreisäurige« Färbung für hitzefixierte Blut- oder Markabstrichpräparate. 1885 systematisierte er die Technik der Vitalfärbung mit Methylenblau und 1886 die Färbung von Zellkernen mit essigsaurem Hämatoxylin. 1893 entwickelte er mit der Synthese des Trypanrots die kolloidalen Vitalfarbstoffe. Damals wurde in seinem Labor auch auf die Bedeutung des Janusgrüns und des Neutralrotes hingewiesen (das Michaelis für seine Untersuchung der Mitochondrien benötigte und das Parat später benutzte, um die »Chondriomvacuome« herauszufinden).

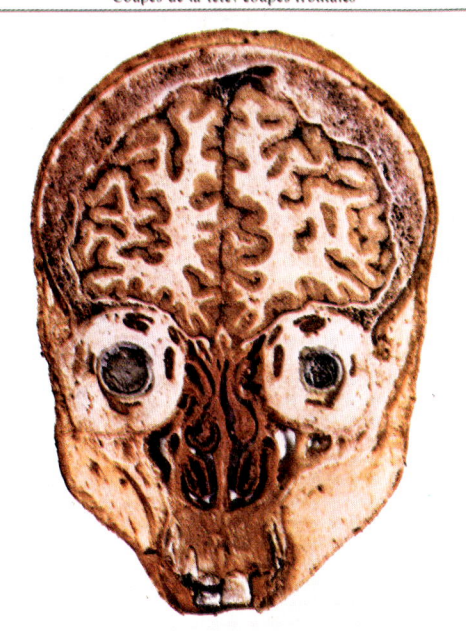

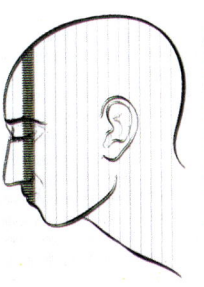

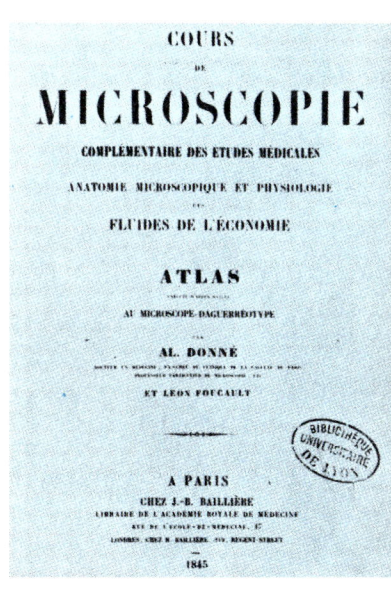

Abbildung 2063 (oben)
Titelseite des bereits angegebenen ersten Atlas der Photomikroskopie, zusammengestellt von Donné und Foucault von 1844—1845.
(Paris, Bibliothek der Alten Medizinischen Fakultät)

Abbildung 2064 (links)
Frontalschnitt des Kopfes aus dem Werk Schnittreihe vom menschlichen Körper *von J. Gambarelli, G. Guerinel und Mitarbeitern, Paris, Masson, 1977.*
(Paris, Bibliothek der Alten Medizinischen Fakultät)

1875

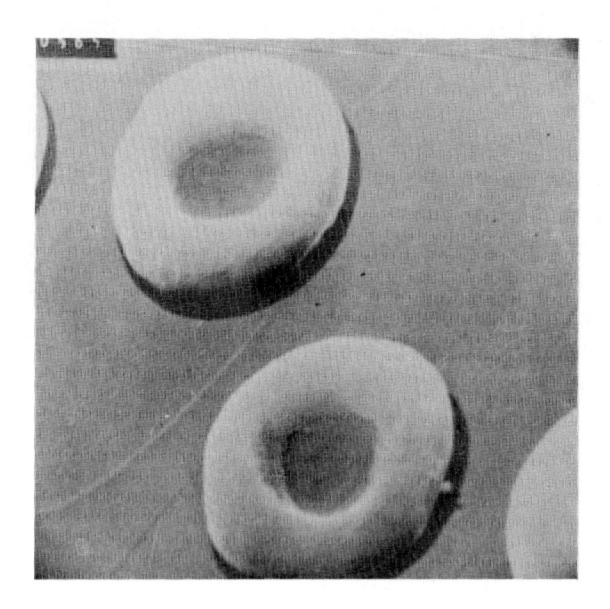

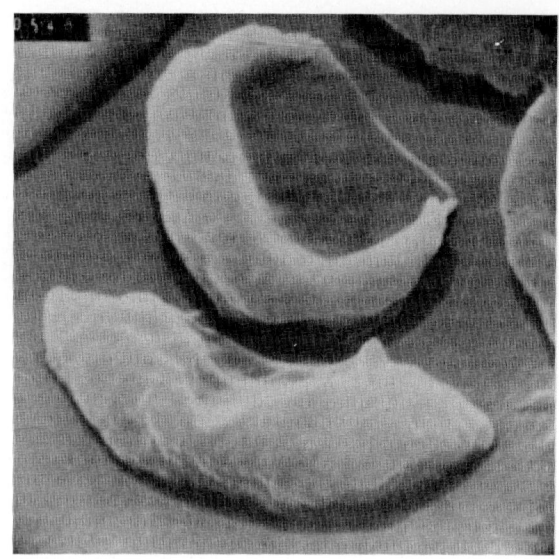

Abbildung 2065 (oben links) Photographie eines normalen roten Blutkörperchens, mit dem Elektronenmikroskop aufgenommen und 17000fach vergrößert.

Abbildung 2066 (oben rechts) Normales rotes Blutkörperchen.

Abbildung 2067 (rechts) 1600fach vergrößerte Krebszelle.

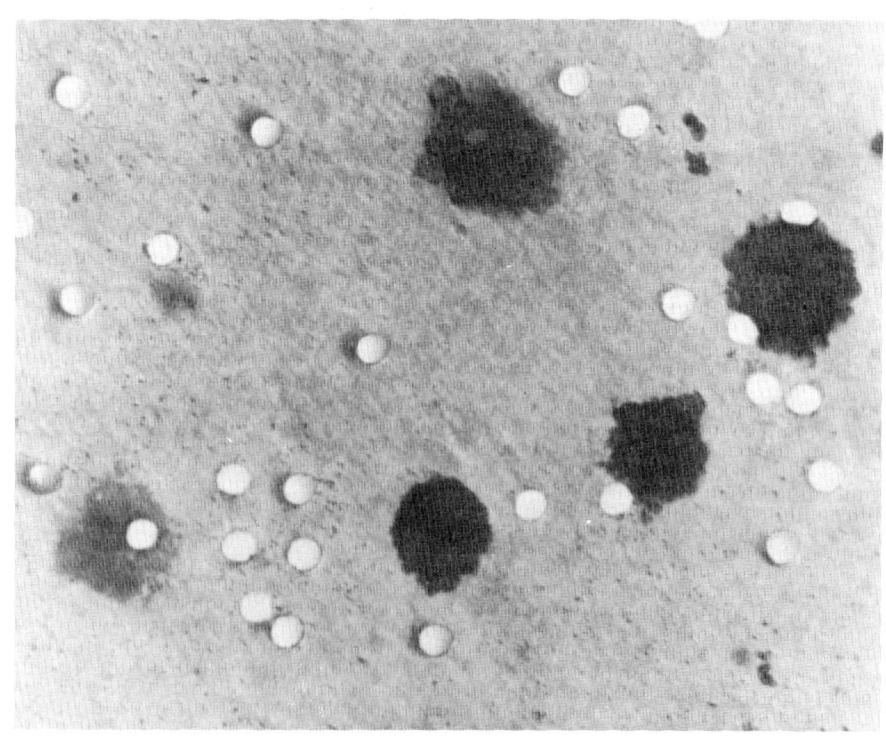

Auch Waldeyers Entdeckung der Färbung der Zellkerne mit Hämatoxylin (1863) ist bedeutend. Aber erst nachdem Böhmer (1865) eine Doppelformel veröffentlicht hatte (Alkohollösung von Hämatoxylin wird mit einer Alaunlösung vermischt), konnte dieses Kernfärbemittel richtig eingesetzt werden. Paul Mayer leistete intensive Forschungsarbeit bezüglich der Hämatinfärbung (Hämalun, 1891; Glychämalun, 1896). 1886 fand Heidenhain das Chromhämatoxylin und 1892 das Ferrihämatoxylin. Mallory beschrieb 1891 das Phosphormolybdänhämatoxylin und 1897 das Phosphorwolframhämatoxylin. Mit der Kombinationsfärbung durch Hämatoxylin-Eosin (List, 1884) eröffnete sich dann ein noch weiteres Feld für die Kern- und Plasmafärbung.

Ein beträchtlicher Fortschritt: Die Elektronenmikroskopie

Die genaue histologische Untersuchung eines normalen oder pathologischen Gewebes ist ohne die Elektronenmikroskopie nur noch schwer denkbar. Der durch dieses neue Forschungsgerät ermöglichte Fortschritt auf dem Gebiet der mikroskopischen Analyse beruht nicht nur in der erheblichen Verbesserung des Auflösungsvermögens im Vergleich zum Lichtmikroskop (von 0,2 μ auf 2 bis 1,5 Å), sondern die Elektronenmikroskopie eröffnete auch den Zugang zu einer neuen Welt, einer »Ultrastruktur«, wie man sie mit früheren Techniken nicht einmal erahnen konnte.

In den meisten Werken wird nicht versäumt, darauf hinzuweisen, daß die »theoretischen Grundlagen« der Elektronenmikroskopie fast gleichzeitig mit den Kathodenstrahlen gegen Ende des 19. Jahrhunderts entdeckt wurden. Diese Darstellung trifft aber die Wirklichkeit nur annähernd, denn wenn auch die ersten Forschungsarbeiten über die Elektronen und ihre Eigenschaften ebenso wie die Aufstellung der Theorie von den mechanischen Wellen die nötigen Grundlagen für die »Elektronenoptik« legten, so war es doch noch ein weiter Schritt bis zur Theorie und zur Herstellung des Elektronenmikroskops.

Die Entdeckung der Elektronenoptik

Grundlage der neuen Theorie war die Erforschung der *Kathodenstrahlen*. Goldstein hatte diesen Begriff 1876 geprägt, als er die Arbeiten von Geissler (1850), Plücker (1858/1862) und Hittorf (1868/69) wiederaufgenommen hatte. Er bezeichnete damit »dem Licht verwandte« Strahlungen, die von der Kathode der Geisslerschen Röhre ausgingen. Aber welcher Art diese von Crookes (1879) und Hertz (1883) untersuchten Strahlungen eigentlich waren, konnte nicht ergründet werden. Hertz hielt sie für eine Erscheinungsform des »Äthers«.

Joseph John Thompson, Leiter des Cavendish Laboratory in Cambridge, untersuchte 1897 diese »Strahlungen« und entwickelte die »Korpuskeltheorie« der Kathodenstrahlen. Gleichzeitig bewies Jean Perrin, ebenfalls 1897, daß diese »Körperchen« negativ geladen waren. Das »Thompsonkörperchen« ist nichts anderes als das »Elektron«, wie Johnston Stoney 1891 seine Neuentdeckung nannte (er betrachtete es jedoch nicht mehr als »Körperchen«, sondern als Quantum einer elektrischen Ladung).

Ohne über das Wesen der Kathodenstrahlen Vermutungen zu äußern, entdeckte der schwedische Physiker K. Birkeland (1895) eine grundlegende Eigenschaft dieser Strahlen: Er zeigte, daß ein magnetischer Pol sie genauso konzentriert wie eine Linse Lichtstrahlen auf einen Brennpunkt hin. 1896 erstellte H. Poincaré die mathematische Formel für dieses Phänomen. Auf rechnerischem Wege leitete C. Störmer (1897) weitere Formeln ab, die die Grundlage der späteren »Elektronenoptik« bildeten.

Aber erst nachdem Louis Victor de Broglie (1924) seine Hypothese vom Wellencharakter des Lichts veröffentlicht und Erwin Schrödinger (1926) seine Berechnungen aufgestellt hatte, konnte man das Problem gründlich angehen. Busch (1926), Davisson und Germer (1927), G. P. Thompson und Reid (1927) sowie Brüsche (1930) vervollständigten die theoretischen Studien zur Elektronenbewegung und konnten so die Analogien zwischen der »gewöhnlichen« und der Elektronenoptik aufzeigen.

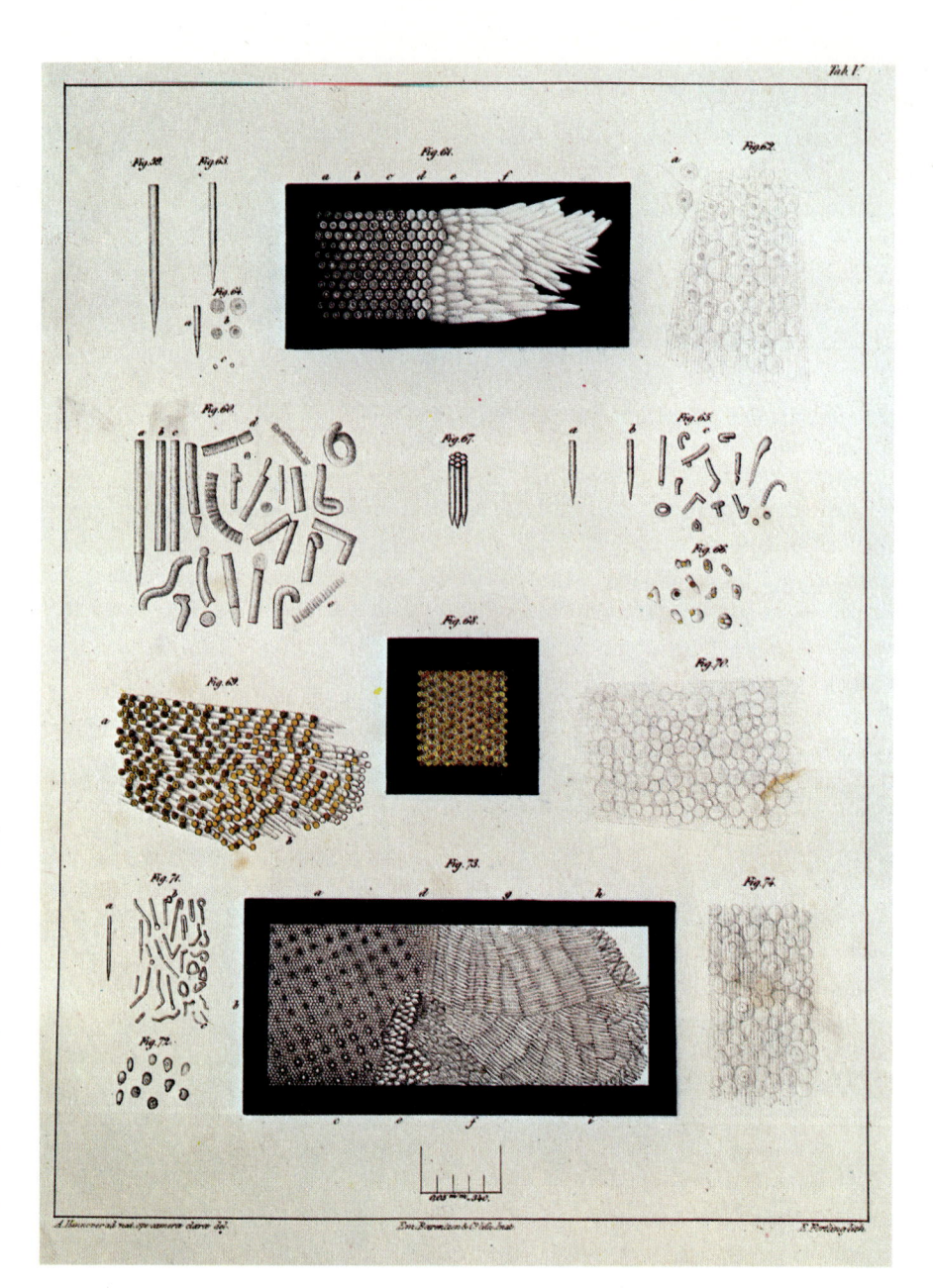

Abbildung 2068
»Auf dieser Tafel sieht man Darstellungen als kolorierte Zeichnungen« nach mikroskopischen Beobachtungen von Hannover. Abb. 59—62: Untersuchung der Retina einer ausgewachsenen Kröte; Abb. 63 bis 64: Untersuchung der Retina von Kaulquappen und Fröschen. Abb. 65—70: Untersuchung der Retina eines Huhns. Tafel zu Mikroskopische Forschungen zum Nervensystem *von A. Hannover, Kopenhagen 1844.*

Die ersten Geräte

Am 13. Mai 1927 meldete H. Stintzing in Deutschland ein Patent an, in dem es hieß, er habe ein »Kathodenstrahlmikroskop« geplant, dessen Auflösungsvermögen erheblich höher liege als das der Lichtmikroskope. Partikel bis zu 200 Ångström wollte er damit sichtbar machen. Aber sein Projekt wurde in der Praxis nicht realisiert. Immerhin kann man aber von Stintzing sagen, daß er eine treffende Benennung gewählt hat, denn der Begriff »Elektronenmikroskop«, der 1932 zum erstenmal als Titel eines Artikels von Knoll und Ruska in der Zeitschrift für Physik erschien, ist unrichtig. Stoneys Elektron hat nämlich mit der Herstellung des Apparates ganz offensichtlich nichts zu tun, wohl aber die Kathodenstrahlröhre. Doch im Sprachgebrauch hat sich der Name »Elektronenmikroskop« durchgesetzt und sogar die Bezeichnungen »Supermikroskop« und »Ultramikroskop« verdrängt. Erstere hatten Ruska und von Borries 1934 vorgeschlagen, letztere wurde von Kinder (1940) und Mahl (1940) benutzt.

Wer hat das Elektronenmikroskop erfunden? Diese Frage überrascht vielleicht, vor allem, wenn es sich um Arbeiten aus den dreißiger Jahren dieses Jahrhunderts handelt. Man sollte sie sich zwar durchaus stellen, doch wir wollen zeigen, daß sie mehr akademische als praktische Bedeutung hat.

1. *Die Arbeiten der Max-Knoll-Gruppe.* — Um 1925 gab es in Berlin an der *Technischen Hochschule* ein »Labor für Hochspannungsforschung« sowie ein »Forschungsinstitut für angewandte Physik«, die *Studiengesellschaft für Höchstspannungsanlagen*. Leiter beider Stellen war Professor A. Matthias. 1927 übernahm Max Knoll, damals schon ein bekannter Physiker, die Studiengesellschaft. 1928 berief Professor Matthias ihn an die Hochschule und übergab ihm das elektronische Laboratorium. Dort scharte Knoll die besten Studenten um sich (M.-M. Freundlich, E. Ruska, H. Knoblauch, H.-G. Lubszynski und B. von Borries), die alle mit einer bestimmten Forschungsarbeit betraut waren.

Knoll und Ruska entwickelten und realisierten in den Monaten Februar und März des Jahres 1931 ein Elektronenmikroskop und stellten es der Öffentlichkeit vor.

2. *Das von Reinhold Rüdenberg beanspruchte Urheberrecht.* — Im August 1943 veröffentlichte R. Rüdenberg, der damals an der Abteilung für Elektrizität in Harvard war, im *Journal of Applied Physics* einen Leserbrief. Darin weist er darauf hin, daß »emigrierte Erfinder unter der Naziherrschaft nichts galten«, und berichtet in diesem Zusammenhang, er habe am 30. Mai 1931 in Deutschland ein Patent eingereicht.

Unserer Ansicht nach kann die Frage durch einen Datenvergleich zwischen dem Patent Rüdenbergs und dem Zeitpunkt, als Knoll und Ruska ihr Mikroskop vorstellten, nicht geklärt werden. Falls Rüdenberg das Prinzip des Elektronenmikroskops erdacht hat, ist er auf jeden Fall auf dieser Stufe stehengeblieben, während Knoll und Ruska den Apparat wirklich gebaut haben, und zwar allem Anschein nach fast zur selben Zeit, zu der Rüdenberg sein Patent eingereicht haben will.

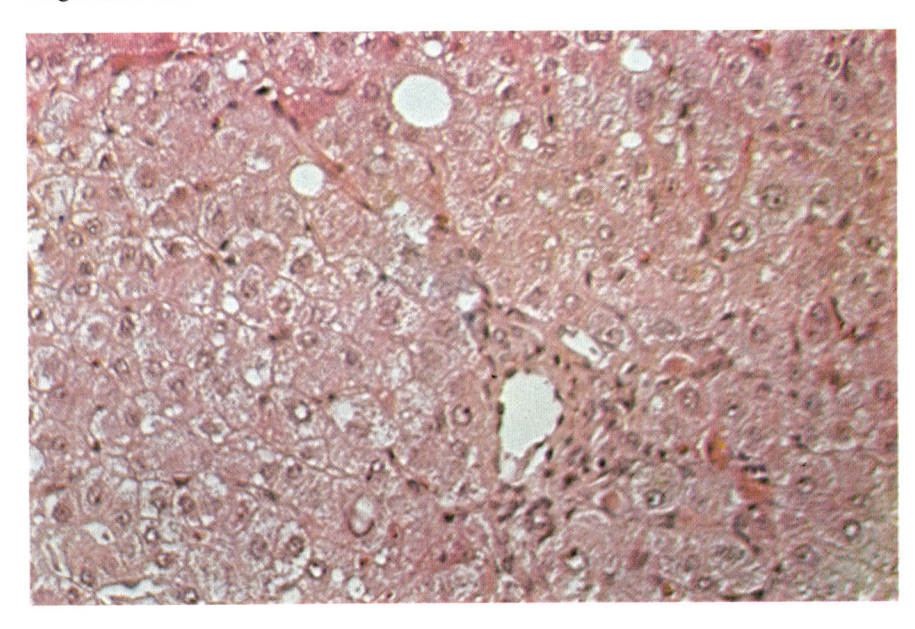

Abbildung 2069
Virushepatitis.
(Photo von Le Forestier, Nantes)

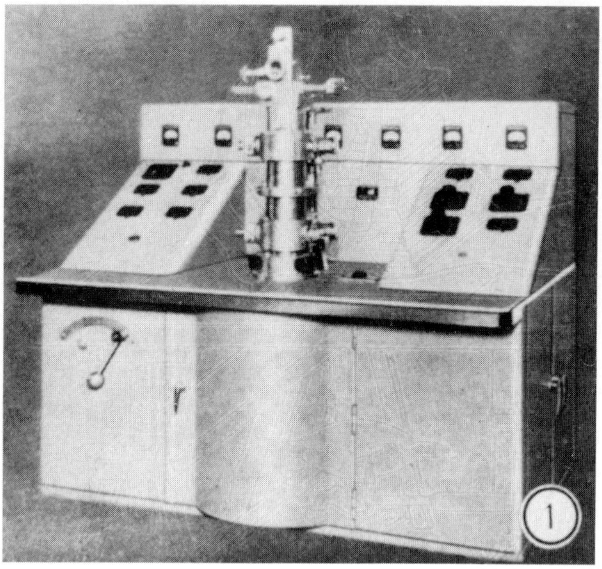

1

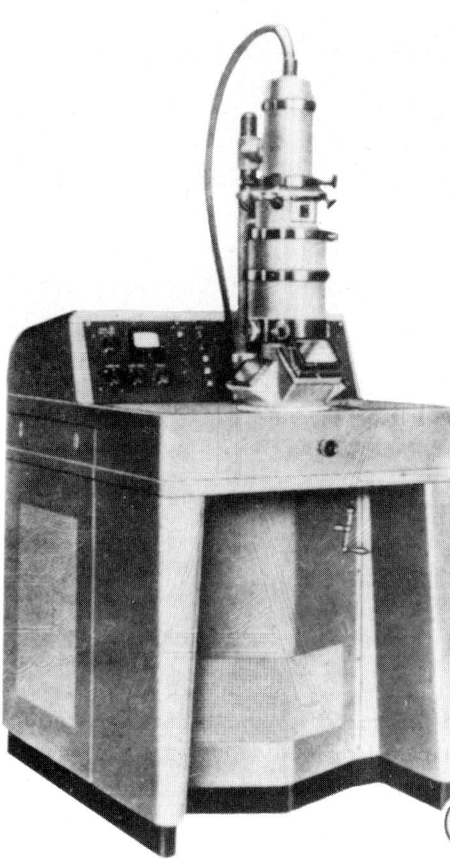

3

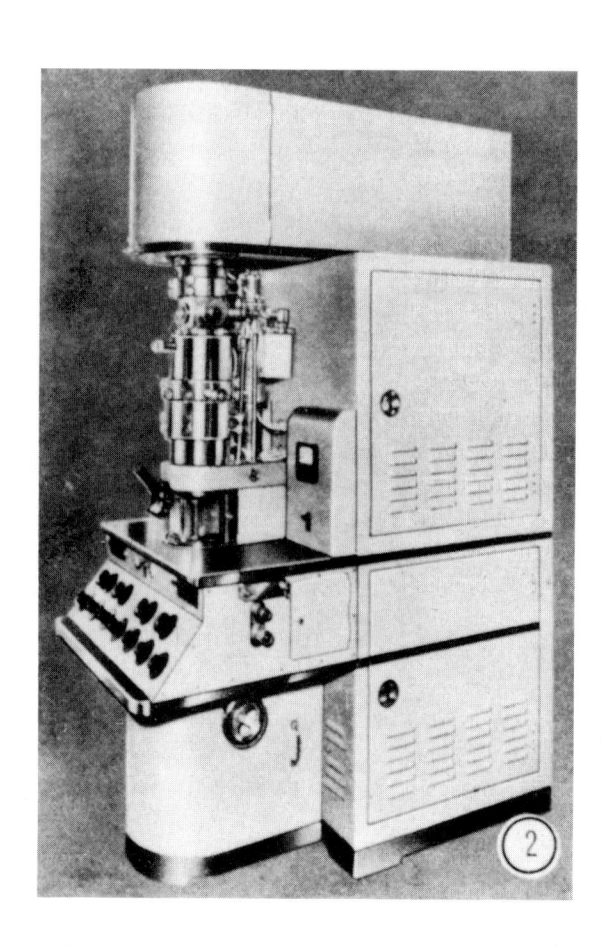

2

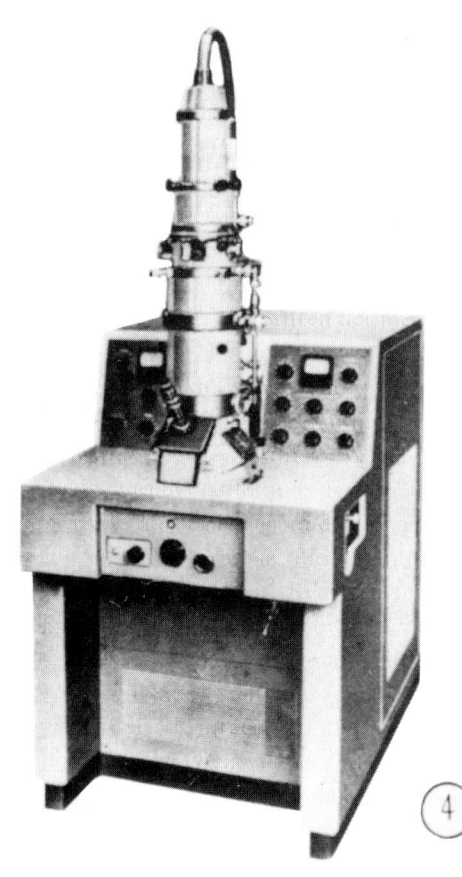

4

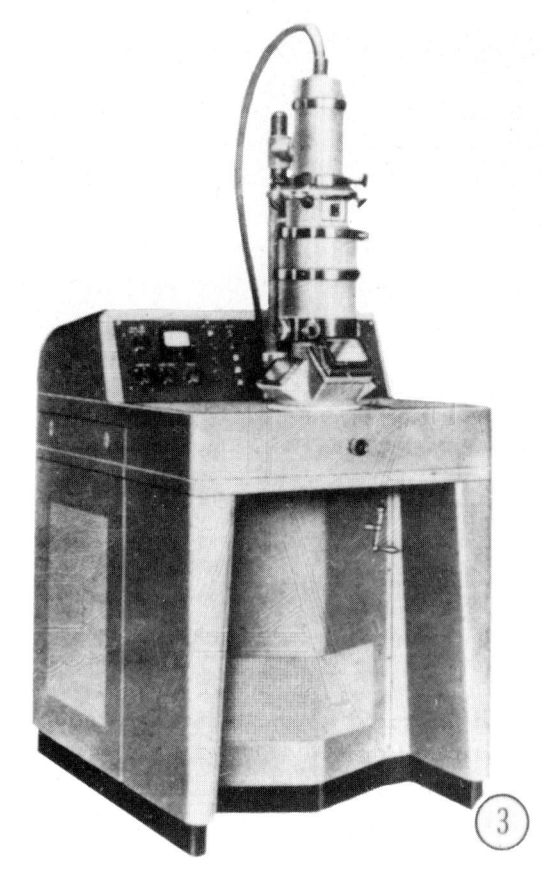

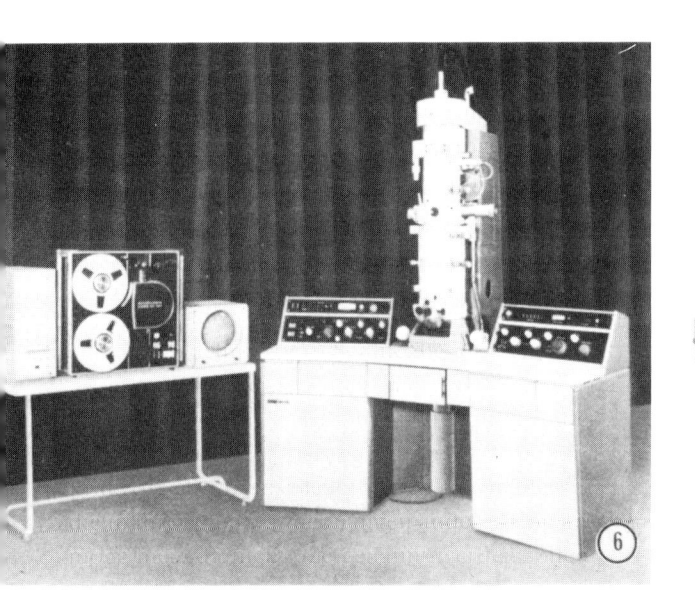

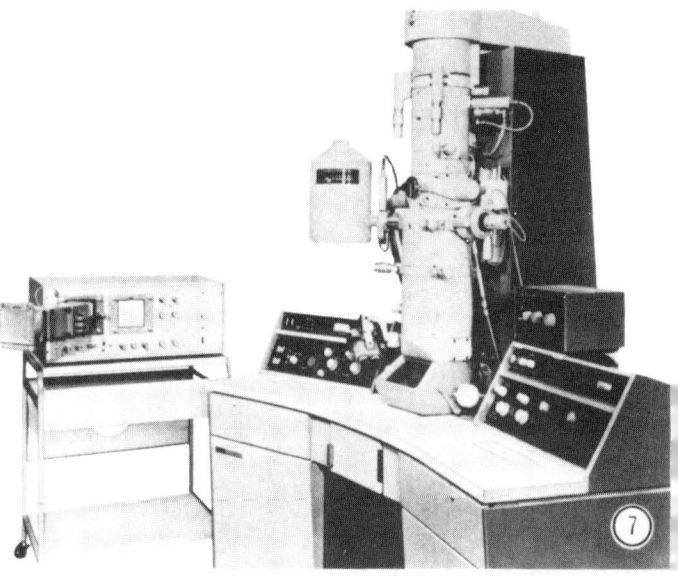

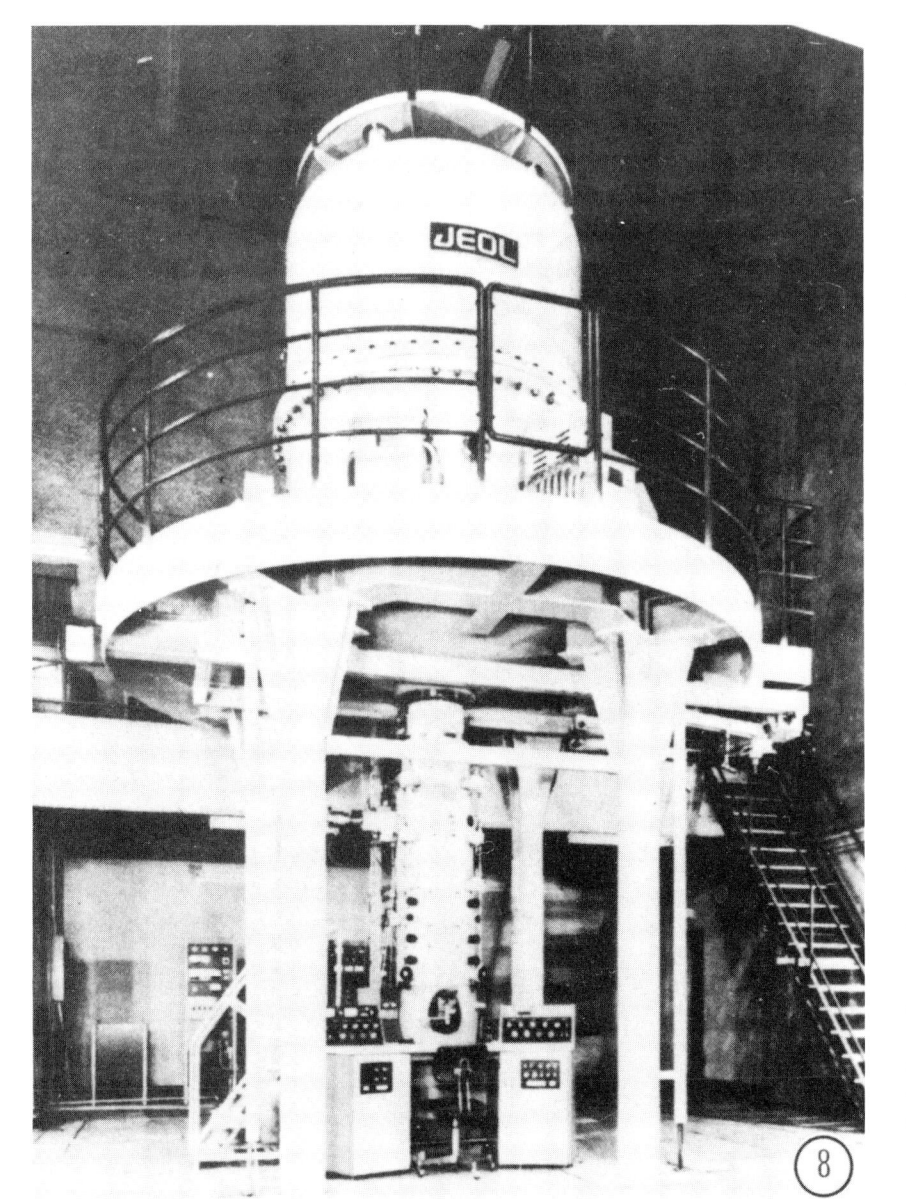

Abbildung 2074 (oben links)
Modell eines Mikroskops mit Bildschärfenverstärker und Magnetoskop (1969).

Abbildung 2075 (oben rechts)
Modell mit Elektronensonde zum Abtasten (1970).

Abbildung 2076 (links)
Sogenanntes »Elektronenübermikroskop«, das mit Spannungen bis zu 1250 KV arbeiten kann.

Abbildungen 2070—2073 (gegenüber)
Die Entwicklung in der Ausführung des Elektronenmikroskops:
1) 1949, Auflösungsvermögen 50 Ångström; 2) 1951, Auflösungsvermögen 30 Ångström; 3) 1957, Auflösungsvermögen 50 Ångström; 4) 1962, 20 Ångström.

Die nachfolgenden Entwicklungen

Viele Physiker begriffen auf Anhieb, welche Bedeutung dieser von Knoll beschrittene Weg hatte. Zuerst wurden eine Reihe von Arbeiten zur »Elektronenoptik« durchgeführt, dann machte man sich an die praktische Anwendung, sei es zur Untersuchung dünner Metallklingen, sei es zur Erforschung biologischen Materials.

1. *Die Vertiefung der Erkenntnisse in der Elektronenoptik.* — In den dreißiger Jahren des 20. Jahrhunderts nahmen die Forschungen in der Elektronenoptik einen schnellen Aufschwung, sowohl im Hinblick auf praktische Anwendungen, dazu zählen besonders die Elektronen-»Linsen«, als auch auf dem Gebiet der theoretischen Erkenntnisse. Abgesehen von den vielen Schriften und Abhandlungen, die in Fachzeitschriften veröffentlicht wurden, sind auch etliche Bücher über dieses Thema erschienen. Unter anderem wollen wir auf die Werke von Brüche und Scherzer (1934), Busch und Brüche (1937), Klemperer (1939) und Myers (1939) hinweisen. Um 1938 konnte dann von Ardenne mit seinen Forschungsarbeiten die Grundlagen für die Raster-Elektronenmikroskopie legen.

2. *Die Anwendung in der Biologie.* — L. Marton aus Brüssel verdanken wir die erste Anwendung des Elektronenmikroskopes bei biologischem Material. Außerdem befaßte sich Marton mit der Elektronendiffusion und konnte so das Mikroskop von Ruska und Knoll noch verbessern. Am 8. Mai 1934 legte er der Königlichen Akademie der Wissenschaften in Brüssel die ersten Bilder vor, die mit einem Elektronenmikroskop von einem biologischen Objekt gemacht worden waren. Es handelte sich um die Ansicht eines Schnittes (der übrigens mit 15 μ recht dick war) der *Drosera intermedia*, der mit Osmium fixiert worden war. Im August 1934 gelang Marton ein Bild vom Querschnitt der Orchideenwurzel *Neottia nidus avis* mit dreitausendneunhundertfacher Vergrößerung. Fast gleichzeitig, nämlich im Juli 1934, erhielten E. Driest und H.-O. Müller aus Berlin mit einer verbesserten Version des Apparates von Ruska (besonders

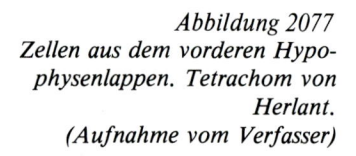

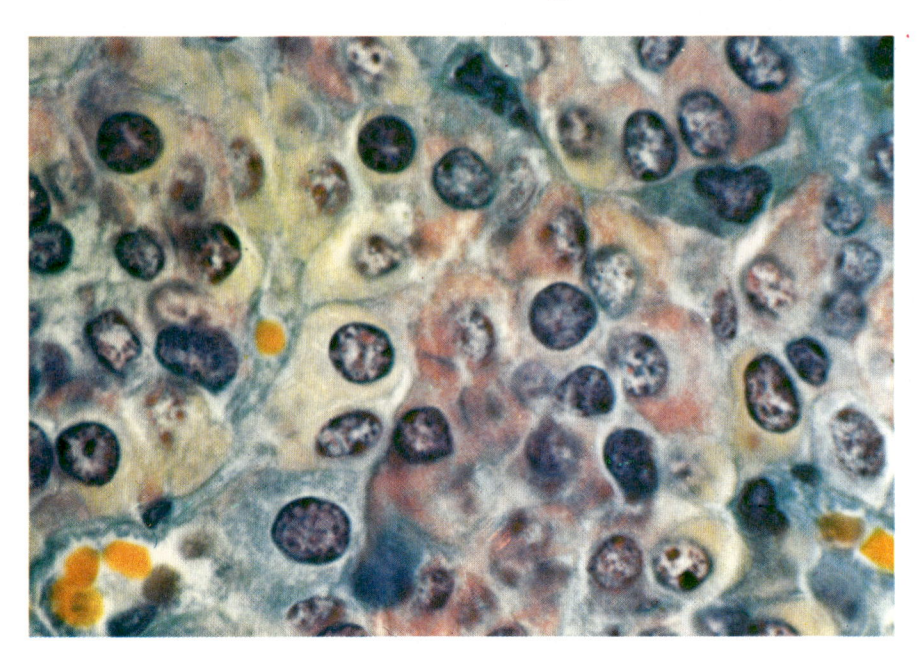

Abbildung 2077
Zellen aus dem vorderen Hypophysenlappen. Tetrachom von Herlant.
(Aufnahme vom Verfasser)

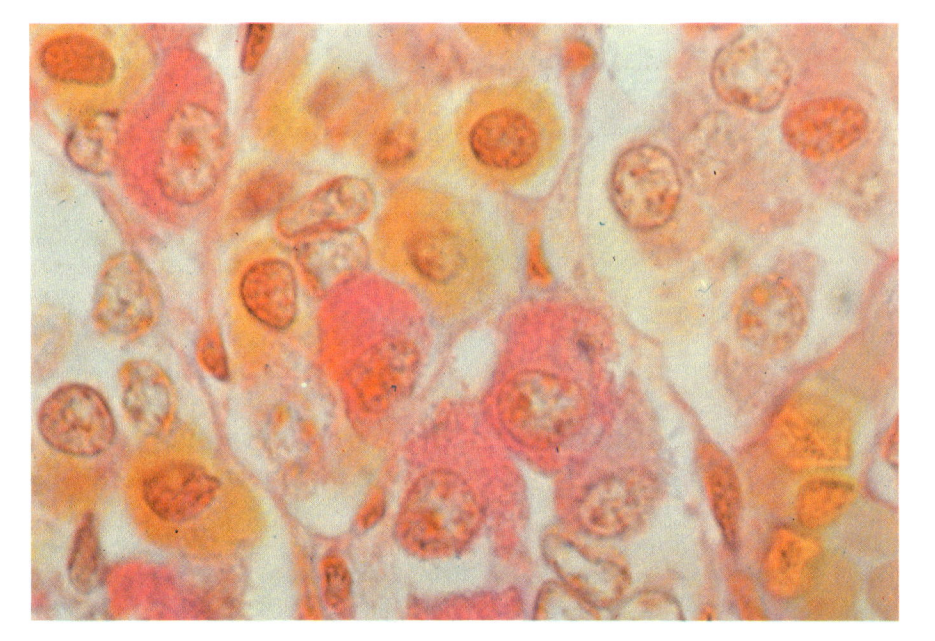

Abbildung 2078
Zellen aus dem vorderen Hypophysenlappen. Reaktion auf orangefarbenes P.A.S. (Aufnahme vom Verfasser.) Diese verschiedenen Photos zeigen, wie sich die histologischen Techniken bei der Untersuchung ein- und desselben Organs, der Hypophyse, entwickelt haben.

bedeutungsvoll war dabei die Kamera im Inneren des Apparates) die ersten Bilder von den Flügeln und Eiern der *Musca domestica*.

Dann begann H. Ruska (1935/36) Bakterien und Viren zu erforschen, und Wolpers (1936/37) befaßte sich mit verschiedenen biologischen Fasern und Geweben.

Heute, wo man über die entsprechenden Präpariermethoden (Fixierung, Einschließung, Schnitt und »Färbung«) verfügt, machen diese ersten Aufnahmen natürlich einen ziemlich »rudimentären« Eindruck. Sie bedeuten jedoch einen entscheidenden Wendepunkt in der Geschichte der Erforschung des mikroskopischen Gewebeaufbaues.

Der Aufschwung der Elektronenmikroskopie

Die verschiedenen von Knoll, Marton und anderen Forschern genutzten Apparate blieben lediglich Prototypen. In diesem Zusammenhang sei das Mikroskop zweier Forscher erwähnt, die in den Schriften über die Anfänge der Elektronenmikroskopie nie angeführt werden, obwohl auch sie einen Prototyp konstruiert haben, der sich heute im Museum der wissenschaftlichen Abteilung der Washington State University befindet. Die Forscher sind Paul A. Anderson und Kenneth E. Fitzsimmons. Mit ihrem Apparat gelangen ihnen eine Reihe mikroskopischer Aufnahmen, die in einem unveröffentlichten Band zusammengestellt worden sind. Die Aufnahmen wurden zwischen 16. Januar 1936 und 4. Juni 1938 gemacht, woraus sich ergibt, daß das Mikroskop schon vor Dezember 1935 konstruiert worden war.

Das erste Gerät, das in den Handel kommen sollte, wurde 1935/36 in England bei der Metropolitan-Vickers Electrical Company konstruiert, wobei die Firma auf die theoretischen Angaben von Burch und Whelpton zurückgriff. Unter dem Namen E M_1 Mikroskop wurde es 1936 im Imperial College aufgestellt. Zwischen 1936—1937 konstruierte dieselbe Firma unter der Anleitung von Martin, Whelpton und Parnum das im Vergleich zum ersten Gerät etwas verbesserte Modell E M_2.

1937/38 führte die Firma Siemens in Berlin ein Gerät nach den Plänen von von Borries und Ruska aus, das sofort für biologische und medizinische

Zwecke genutzt wurde. Als erstes Instrument ermöglichte es unter angemessenen Bedingungen sehr viel stärkere Vergrößerungen als die Lichtmikroskope. Von diesem Prototyp ausgehend produzierte Siemens 1939 das erste Serienmodell für den Handel. Damit war ein entscheidender Schritt bei der Herstellung von Elektronenmikroskopen für die Praxis getan. Aber für alle diese Apparate galt, daß der Hochspannungsgenerator nur eine maximale Arbeitsspannung von 100 Kilovolt ermöglichte.

1939 konstruierte die Radio Corporation of America ein Modell des Elektronenmikroskopes, zu dem Marton den Anstoß gegeben hatte. Dieselbe Firma produzierte nach den Angaben von Burton, Hillier und Prebus (1939) in Toronto noch einen zweiten Typ mit hoher Bildauflösungskraft. Gleichzeitig wurde ein analoges Modell entsprechend den technischen Daten von Prebus und Hillier (1939/40) in den Eastman-Kodak-Laboratorien entwickelt. Hillier befaßte sich mit der Herstellung von Mikroskopen bei der RCA. Zusammen mit Zworykin, Ramberg und Vance hatte er den »Typ B« der RCA geplant, der ab 1941 in der Praxis eingesetzt werden konnte und in sechzig Exemplaren hergestellt wurde. Ausgehend von diesem Gerätetyp konstruierte die RCA später (1942—1944) die Typen EMC und EMU (letzterer wurde in mehreren hundert Exemplaren hergestellt und arbeitete teilweise mit einer Spannung von 300 kV).

Während und nach dem Zweiten Weltkrieg entwickelte sich die Konstruktion von Elektronenmikroskopen immer weiter, und in zahlreichen Ländern wurden Qualitätsinstrumente auch von anderen als den hier erwähnten Firmen hergestellt, während diese selbst ihre Instrumente noch weiter verbesserten.

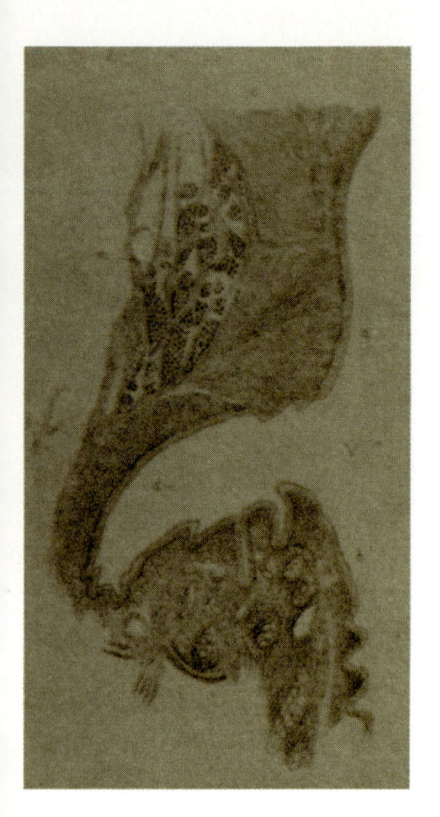

Die neuere Entwicklung

Mit der Aufzählung der vielen Verbesserungen, die seit dreißig Jahren auf dem Gebiet der Elektronenmikroskopie durchgeführt worden sind, könnte man etliche Seiten füllen; wir wollen jedoch nur ein paar Beispiele anführen. Eine wichtige Neuerung in der Geschichte der Elektronenmikroskopie ergab sich 1944 mit dem Einsatz des Goldschattens, einer »Kopier«-Methode, die William und Wyckoff erdacht hatten. Vor allem bei den ersten Untersuchungen von Blutzellen und Fibrillenstrukturen griff man oft darauf zurück.

Doch so interessant diese Technik auch sein mag, so ermöglicht sie doch nicht die Erforschung des Zell-»Inhalts«. Deshalb sollte man auch auf die Bedeutung der Arbeiten von Pease und Baker sowie von Brettschneider hinweisen, die zwischen 1948 und 1950 durchgeführt wurden, denn dank ihnen konnte man nun 0,1 bis 0,2 Mikron dünne Schnitte erhalten. Das »Glasmesser« von Latta und Hartmann sowie die von Newman, Borysko und Swerdlow entwickelte Einschließung in Metacrylat stellten weitere entscheidende Fortschritte dar. Dazu kam noch die Fixierung mittels Austrocknung und Gefrieren, die von Richards, Steinback und Anderson seit 1934 das erstemal für die Elektronenmikroskopie eingesetzt wurde. Diese Methode ist allerdings nur für die Untersuchung von Bakterien, Viren und freien Zellen von Bedeutung.

Abbildung 2079 Ausschnitt aus einer Tafel zur mikroskopischen Anatomie. Entnommen dem Atlas of Histology *von E. Klein und E. Noble Smith, London 1880, Tafel XXXVI. Die Tafel zeigt Schleimhautzellen aus der Luftröhre eines Kindes in 300facher Vergrößerung.*

Die Entwicklung der Kenntnisse von der Zelle

Dieser grobe Abriß der Geschichte der Histologie zeigte, wie die entsprechenden Methoden langsam verbessert wurden. Für einige Neuerungen war die Zeit reif, andere dagegen bedeuteten eine Revolution auf ihrem Gebiet. Welche unbemerkt gebliebenen Anstrengungen, welche Freude, aber auch wie viele Enttäuschungen erlebten die Urheber dieser Wissenschaft!

Bei diesem Rückblick wäre es recht interessant, sich über die Ergebnisse einen Gesamtüberblick zu verschaffen. Doch sie sind so vielfältig, so unterschiedlich und umfassen so viele Einzelheiten, daß wir nur einen ganz kurzen Abriß geben können. Denn wenn man auch nur im geringsten wiedergeben wollte, welcher Geist die Entdeckung des Aufbaus aller Zelltypen und Gewebearten belebt hatte, könnte man eine Enzyklopädie füllen. Deshalb beschränken wir uns darauf, die Entwicklung der Kenntnisse über die Zelle während des 19. Jahrhunderts wiederzugeben, wohl wissend, daß diese Einschränkung etwas willkürlich erscheint.

Die »Zelltheorie«

Die »Zelltheorie« ist im wesentlichen eine Errungenschaft des 19. Jahrhunderts. Wir wollen nur einige Aspekte davon skizzieren. Die Ursprünge dieser Theorie sind bereits eingehend untersucht und zu verschiedenen Malen ausgezeichnet dargelegt worden. Wir weisen den Leser speziell auf die drei Werke von Marc Klein, 1936; Gordon Roy Cameron, 1952; und Arthur Hugues, 1959, hin, die wir in der Bibliographie vollständig aufführen. Etliche Autoren vertreten in ihren Büchern, Artikeln und Rückblicken über die Zytologie die Ansicht, Matthias Jacob Schleiden (1804—1881) habe mit seiner Veröffentlichung *Beiträge zur Phytogenesis* (1838) die Grundlagen zu Zellchemie erstellt. Schleiden hatte Rechtswissenschaft und Medizin studiert und wurde anschließend Professor für Botanik, zuerst in Jena (wo er Carl Zeiss besuchte), dann in Dorpat und schließlich in Frankfurt am Main. Sicherlich hatte Schleiden die Qualitäten eines Forschers, aber er ließ sich zu sehr zu Kontroversen, zur systematischen Kritik verleiten und verachtete die meisten seiner Zeitgenossen. Marc Klein (1936) sagt von ihm, er habe die »Beiträge seiner Vorgänger« benutzt, »deren Namen aber entweder ohne weiteres übergangen oder sich mit Verachtung darüber ausgelassen«. In der Tat wurden die ersten Vorstellungen von der Bedeutung der Zelle schon vor 1838 in einer Reihe von Arbeiten zum Ausdruck gebracht, und bereits im 17. und 18. Jahrhundert hatte man begonnen, sich mit der Zelle zu befassen, worauf wir ja schon hingewiesen haben.

Abbildung 2080
Vergleichende Forschungen zur mikroskopischen Anatomie der Lunge von Louis Mandl. Tafel zu Band II seines Werkes Mikroskopische Anatomie, *Paris 1848—1857. 1. Kalb, 2. Kuh, 3. Stier, 4. Ochse, 5. Oberer Lungenlappen eines Fünfundzwanzigjährigen, der bei einem Unfall ums Leben kam. 6. Derselbe Fall, unterer Lungenlappen.*
(Paris, Bibliothek der Alten Medizinischen Fakultät)

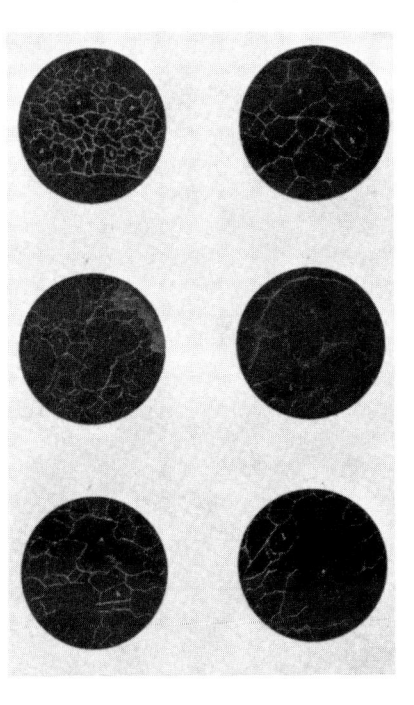

Der Beginn der Zelltheorie
Unbestreitbar ist, daß die Vorstellung vom zellulären Aufbau der Lebewesen in einen »Wust« von Theorien eingebettet ist, wie wir heute sagen würden. Da gab es Albrecht von Hallers Vorstellung von den »Fibrillen« (1757), die von Morgagni (1761) wiederaufgenommen wurde, oder Felix Fontanas Theorie (1781) von den »gekrümmten Urzylindern«. Der launische Raspail »respektierte« übrigens letztere Vorstellungen, verurteilte aber entschieden Milne Edwards, dessen Schriften von 1823 sich doch für Fontana aussprachen. Weiter waren die philosophischen Spekulationen von der »Sphäre« im Gespräch, die Lorenz Oken zum Mittelpunkt seiner lebenden Welt machte (1805). Mit all diesen unklaren Vorstellungen tastete man sich an den elementaren Aufbau der Gewebe heran, an diese einfachen Verbindungen von Einzelbestandteilen, deren Anordnungen von Théophile de Bordeu (1767) und von Marie François Xavier Bichat (1800) genau beschrieben und klassifiziert wurden.

Jedoch schon um 1792 hatte S. Gallini in Padua folgendes Werk veröffentlicht: *Saggio d'osservazioni concernanti li nuovi progressi della fisica del corpo umano,* worin er angibt, der menschliche Körper sei eine Ansammlung von durch Membranen abgegrenzten Zellen. Etwas später (1797) dehnte J.-F. Ackermann diese Schlußfolgerungen auch auf die tierischen Lebewesen aus.

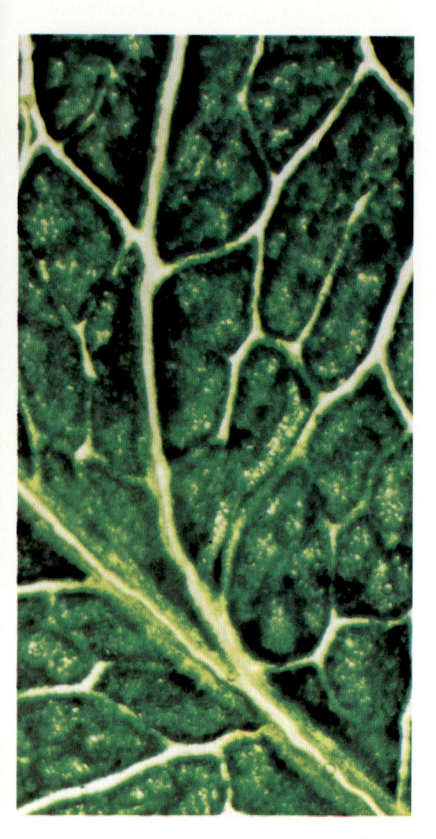

*Abbildung 2081
Chlorophyllkörnchen unter dem Elektronenmikroskop.
(Aufnahme von Dr. Yves Bruneau, Nantes)*

Zu Beginn des 19. Jahrhunderts wurden solche Gedanken immer mehr präzisiert. So schrieb der Botaniker K. Sprengel 1802: »Das Zellgewebe ist die Grundlage aller Organismen.« Und C.-F. Brisseau de Mirbel (1803) sagte: »Die Pflanzen bestehen aus ein und demselben zusammenhängenden Zellgewebe«; die »jeder Zelle eigene Membran« nahm dieser Forscher allerdings nicht wahr, denn seiner Meinung nach waren die Zellen aus »geronnenem Schaum« gebildet. Zu diesem Punkt wollen wir noch eine interessante geschichtliche Begebenheit anführen: 1806 schrieb die Akademie in Göttingen einen Forschungswettbewerb über »die Struktur der Pflanzen« aus. De Mirbel verfaßte dazu eine Abhandlung, worin er die Struktur der Pflanzen als aus gegenüberliegenden Höhlungen bestehend beschrieb. Diese Höhlungen entsprachen bei ihm den Zellen. Doch sowohl Treviranus als auch Sprengel widersprach seiner Auffassung. Sprengel gab dann an, eine seiner Schülerinnen, die er lediglich als »Madame von G.« bezeichnete, habe 1802 entdeckt, daß jede »Zelle« eine eigene Wandung habe und einem »anatomischen Element« entspräche. Moldenhauer (1812) zeigte schließlich als erster, daß man ganze Zellen durch Auslaugung isolieren konnte. Brisseau de Mirbel sah die Richtigkeit dieser Schlußfolgerungen ein (1831) und revidierte seine früheren Feststellungen.

Die Zellstruktur der Pflanzen stand also fest, und man sprach nun die Ansicht aus, tierische Lebewesen bestünden ebenfalls aus solchen kleinen Einheiten, den sogenannten »Kügelchen«. Milne Edwards (1832) untersuchte menschliches Gewebe und verglich es mit Geweben von Fischen, Fröschen und Säugetieren. Dabei kam er zu folgendem Ergebnis: »Die elementare Struktur des Zellgewebes ist immer identisch...«

Turpin (1825), von Mohl (1831), Müller (1837), Purkinje (1837), Henle (1837), Raspail (1837) hatten fast dieselben Beobachtungen gemacht und somit diese Aussagen bestätigt.

Aber René Joachim Henri Dutrochet (1776—1847) kommt das Verdienst zu, die Bedeutung der Zelle am ehesten erahnt zu haben. Der folgende Satz (aus dem Jahre 1824) könnte auch heute noch das Leitwort einer Zytologievorlesung sein: »Dieses Organ [die Zelle], das äußerlich so erstaunlich einfach ist, verglichen mit der extremen Mannigfaltigkeit seiner Beschaffenheit, stellt wirklich die Grundlage jedes Organismus dar. In der Tat stammt bei den Pflanzen das ganze organische Gewebe eindeutig von der Zelle ab, und die Beobachtungen haben uns gezeigt, daß es in der Tierwelt genauso ist.« Seine Forschungen über die Leber, die Speicheldrüse und die Keimdrüsen der Bauchfüßler brachten ihn zu dem Schluß: »Die Zelle ist das Sekretionsorgan schlechthin.« So kam man zu der später noch weiterentwickelten Erkenntnis, daß der Organismus aus Zellen besteht, deren Gesamtheit die »Parenchyme« bilden (wie der Ausdruck von de Blainville, 1829, lautet). Aus diesen Zellen oder Parenchymen entwickeln sich wiederum alle im Organismus entstehenden »Produkte«. (Das Wort »Parenchym« wurde von Erasistratos geprägt, der es aber in der viel unbestimmteren Bedeutung »effusion« des Organismus verwendete.)

Die Weiterentwicklung der Zelltheorie

Gleichzeitig mit diesen Betrachtungen über die allgemeine Bedeutung der Zelle begann man sich auch mit deren Bestandteilen genau zu befassen. Den Beginn machte Robert Brown (1773—1858) mit seiner Beschreibung des *nucleus of the cell,* des Zellkerns, von 1831. Bereits Fontana hatte den »Zellkern« 1781 erwähnt und ihn als »kleinen Körper im Zellzentrum« beschrieben.

Cavolini hatte ihn 1787 im Eierstock von Fischen genau beobachten können. Franz Bauer hatte ihn 1823 gezeichnet und ihn bereits »nucleus« genannt (allerdings nur beiläufig, in einer Abbildung zu Schriften von Hunter). Purkinje erkannte ihn schließlich 1825 in tierischen Zellen eindeutig. Der 1836 von Gabriel Gustav Valentin (1810—1883) entdeckte *nucleolus* stellte einen weiteren Schritt in der Entwicklung dar.

1839 veröffentlichte Theodor Schwann (1810—1882), ein Schüler Johannes Müllers in Bonn, das Werk *Mikroskopische Untersuchungen über die Übereinstimmung in der Struktur und dem Wachstum der Thiere und der Pflanzen.* Dieser Band, der 1842 teilweise ins Französische und 1847 ins Englische übersetzt wurde, galt lange Zeit als Wendepunkt in der Geschichte der Zytologie. Schwann hatte sich schon vor diesem Werk durch seine in Berlin 1834 verteidigte Doktorarbeit einen Namen gemacht (über Fragen der Spontanzeugung). Außerdem hatte er 1835 das Pepsin entdeckt, 1837 den quergestreiften Muskel

Abbildung 2082
Sarkopt der Krätzmilbe unter dem Rasterelektronenmikroskop (Scanning).
(Aufnahme von Dr. Yves Bruneau, Nantes)

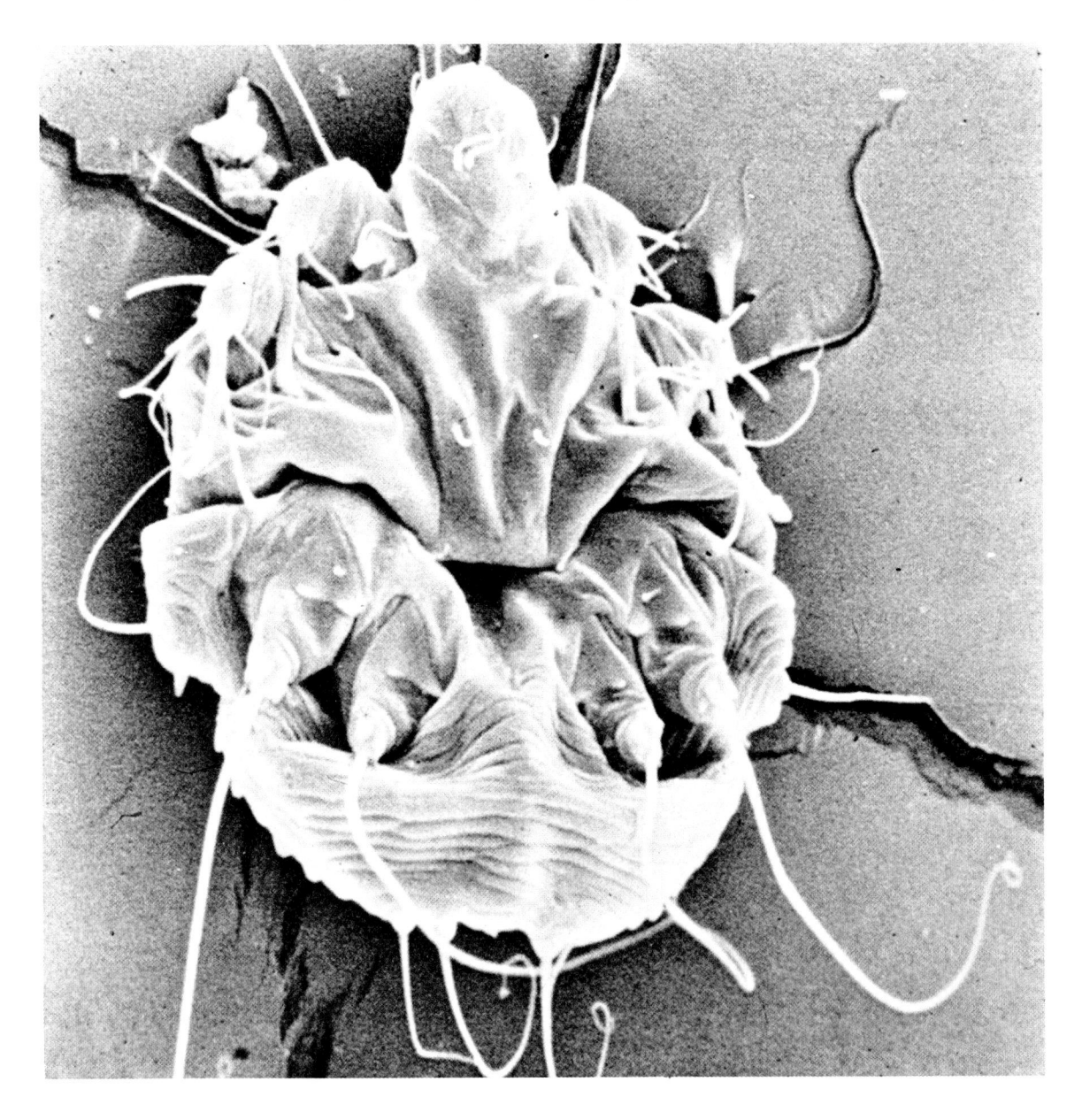

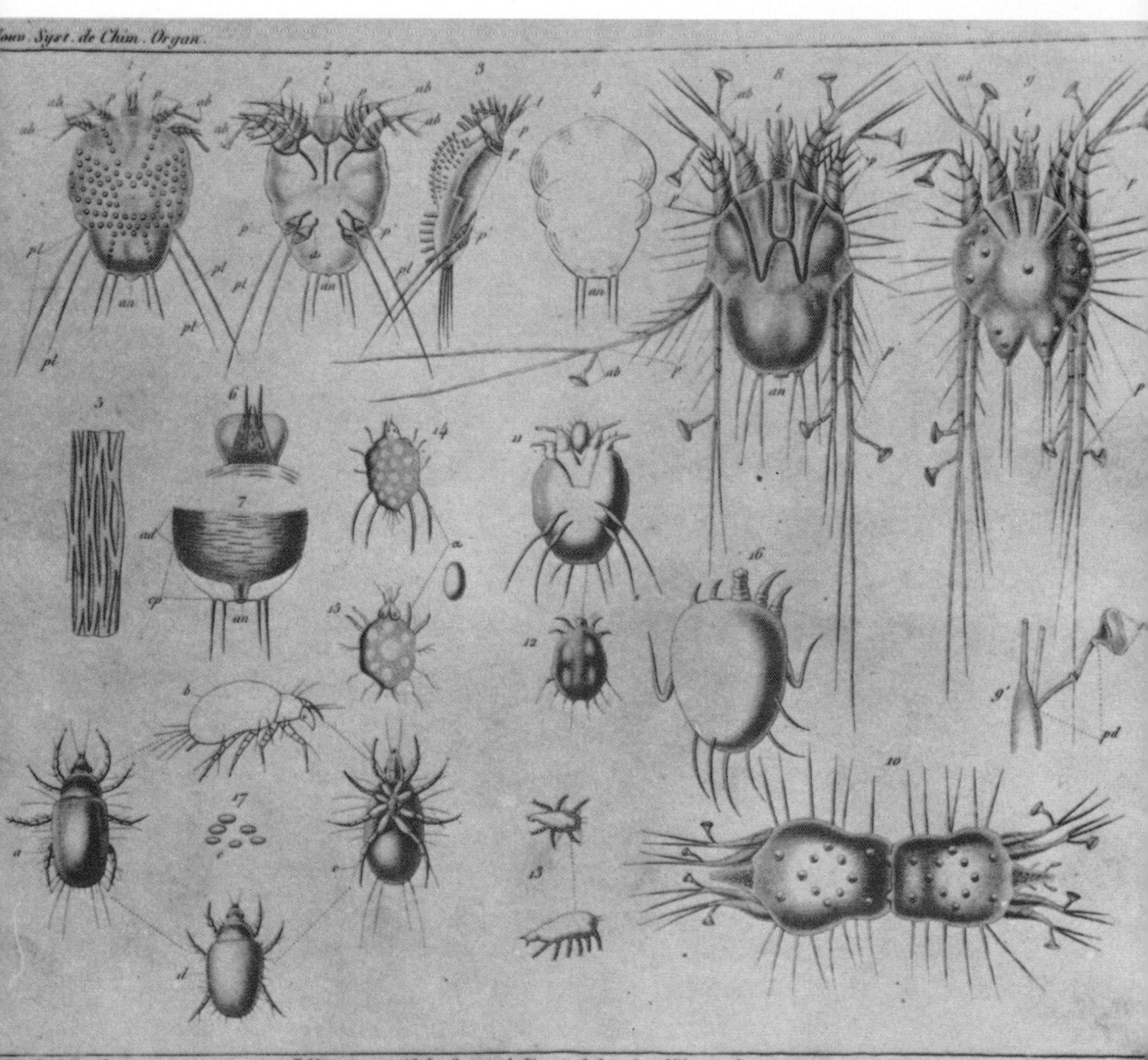

im oberen Abschnitt des Ösophagus beschrieben und 1838 die Markscheide der Nervenfasern entdeckt. Unserer Meinung nach stellt Schwanns Buch eine Sammlung der damaligen Kenntnisse dar, die man aber zum größten Teil schon früher erworben hatte. Marc Klein äußerte in bezug auf dieses Werk, die »Feststellung, daß alles im Organismus in der Zelle seinen Ursprung hat, sei seine wichtigste Schlußfolgerung«.

Folgende weitere Entwicklungen verdienen unsere Aufmerksamkeit:
— Die Diskussionen um die *Nomenklatur der Zellbestandteile* am Beispiel der Begriffe »sarcode« (Dujardin, 1835) und »Protoplasma« (Purkinje, 1839; von Mohl, 1842). Über den letzteren Begriff gab es viele Kontroversen, nicht nur

wegen seiner Definition, sondern weil man sich auch nicht einig war, wer ihn zuerst verwendet hatte. So gibt W. Seiriz (1936) an, Rösel von Rosenhof habe ihn 1775 in einer Beschreibung der Amöben benutzt, ebenso wie F. Müller 1773. Man sagt auch, der theologisch gebildete Purkinje sei 1839 auf den Gedanken gekommen, mit dem Wort Protoplasma die lebende Substanz der Zelle, d. h. das *primum movens* des Lebens zu bezeichnen, weil Adam, der erste Mensch, in der Theologie *Protoplastos* genannt worden sei. Remak (1855) erreichte, daß sich die Vokabel Protoplasma im biologischen Sinne durchsetzte, während Max Schultze (1861) später die Identität von »Sarcode« und Protoplasma bei Tieren und Pflanzen bewies, so daß man von einer »Protoplasmatheorie« sprechen konnte (O. Hertwig, 1892); 1826 führte von Kölliker den Ausdruck »Zytoplasma« ein, und 1882 prägte Edouard Strassburger schließlich den Begriff »Nukleoplasma«.

— Die »*Teilung*« *des Zellkerns* konnte dank der Beobachtungen von Grube (1844), Reichert (1846), Derbes (1847), De Quatrefages (1848), Krohn (1849), Meissner (1854), Gegenbaur (1857) usw. bewiesen werden. Folgende Einzelheiten gehören außerdem zu diesem Thema: Als erster hat Fol (1873) die Fusorienfasern festgestellt, »die wie die Kraftlinien zwischen den Polen eines Magneten angeordnet sind«. Die gesamten Vorgänge bei der Zellteilung hat wahrscheinlich Mayzel (1875/76) zuerst beobachtet, und der Ausdruck *Karyokinesis* wurde schließlich von Schleicher geprägt, aber bald durch Flemmings Begriff »Mitose« verdrängt (1882). Strassburger unterteilte die Mitose dann in Prophase, Metaphase und Anaphase, wobei sich während des gesamten Vorgangs die »Chromosomen« entwickeln (letzterer Begriff stammt von Waldeyer, 1888). Die Zellteilung als allgemeiner Prozeß wurde von Hertwig (1893) mit dem geflügelten Wort *omnis nucleus e nucleo* umschrieben.

— Die Zelltheorie wird nun auch auf *pathologische Gewebe* ausgedehnt. Den ersten Schritt in dieser Richtung tat John Goodsir (1814—1867), der zusammen

Abbildung 2083 (gegenüber)
»Vergleichende Abbildungen der Krätzmilbe von verschiedenen Autoren.« Tafel zu Neues System der organischen Chemie, *von F. V. Raspail, Paris 1838. »Abbildung 1 stellt die Krätzmilbe dar, wie sie beim Menschen vorkommt. Im August 1834 wurde sie von uns zum erstenmal gezeichnet.« Abbildungen 14 und 15 zeigen die Krätzmilbe nach Bonomo, 1687. (Paris, Bibliothek der Alten Medizinischen Fakultät)*

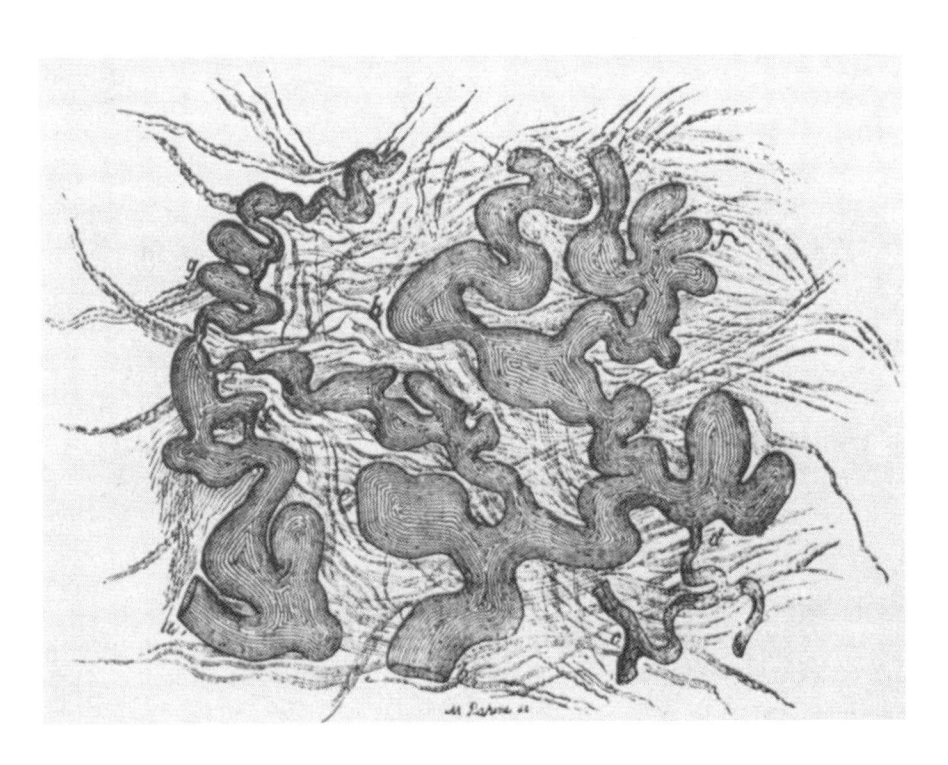

Abbildung 2084
»Kapillargefäße eines Schwelltumors der Oberhaut. Die Sektion erfolgte, nachdem das Blut in den Gefäßen geronnen war. Dann wurden die Kapillare bei ungefähr 60facher Vergrößerung gezeichnet.« Abbildung 15 der Abhandlung vom Mikroskop *von Charles Robin, Paris 1871. (Paris, Bibliothek der Alten Medizinischen Fakultät)*

mit seinem Bruder H.-D.-S. Goodsir das Werk *Anatomical and Pathological Observations* verfaßt hatte (erschienen 1845 in Edinburg). Die entscheidenden Erkenntnisse lieferte dann Rudolph Ludwig Carl Virchow (1821—1902) mit seiner berühmten Abhandlung *Die Cellularpathologie in ihrer Begründung auf physiologischer und pathologischer Gewebelehre* (1. Auflage Berlin 1858). Die französische Übersetzung dieses Werkes erfolgte nach einer dritten deutschen Ausgabe von 1868. Es bleibt noch zu erwähnen, daß Remak um 1854 auf den epithelischen Ursprung bestimmter Krebsarten hinwies. Seine Beobachtungen wurden dann von Virchow und Waldeyer (1865—1872), Klebs (1876), Perls (1877) und anderen Forschern erweitert.

Die biologische Bedeutung

Zahlreiche Forscher sorgten vor allem in der zweiten Hälfte des 19. Jahrhunderts mit ihren Arbeiten dafür, daß die Zelltheorie immer umfassender wurde und auf immer mehr Gebieten Anwendung fand. Man sollte aber nicht vergessen, daß die Biologen oft lange Zeit an den ungenauesten Vorstellungen festhielten. Dabei wäre besonders zu nennen:
— die Vorstellung, daß die Zellen *im Inneren* präexistente Zellen vom »Cytoplast« (mit diesem Begriff bezeichnete Schleiden den Kern) ausgehend enthalten, oder die Theorie vom »bildenden Blastem« (die Robin zwischen 1864 und 1873 so entschieden verfocht). Ähnliche Ansichten vertraten Öhl (1865), Onimus (1867—1873), Arnold (1869), Ganin (1869) und Broca (1886);
— die Vorstellung von »*physiologischen Einheiten*« in der Zelle, für die eine Vielzahl von Ausdrücken zur Verfügung standen, wie z. B. »Plastidulen« (Haeckel, 1876; Elsberg, 1876), »Biophoren« (Weissmann, 1882), »Mizellen«

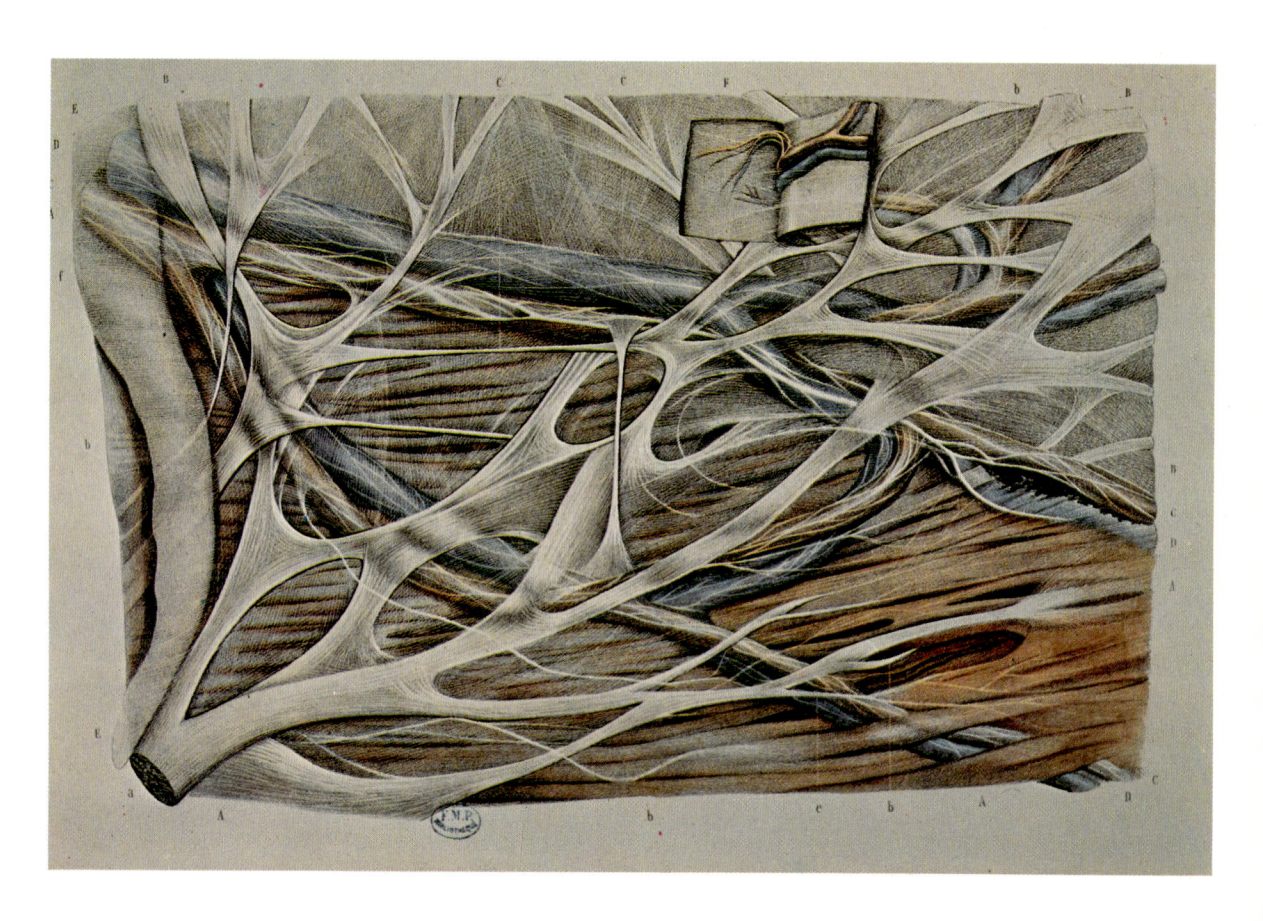

*Abbildung 2085
Nerven vom Pförtner des Magens, 36fach vergrößert.
Abbildung zu* Vollständige Abhandlung von der Anatomie des Menschen..., *von J. B. M. Bourgery und Claude Bernard, Paris 1866—1867, Bd. V, Tafel 29, zwei.
(Paris, Bibliothek der Alten Medizinischen Fakultät)*

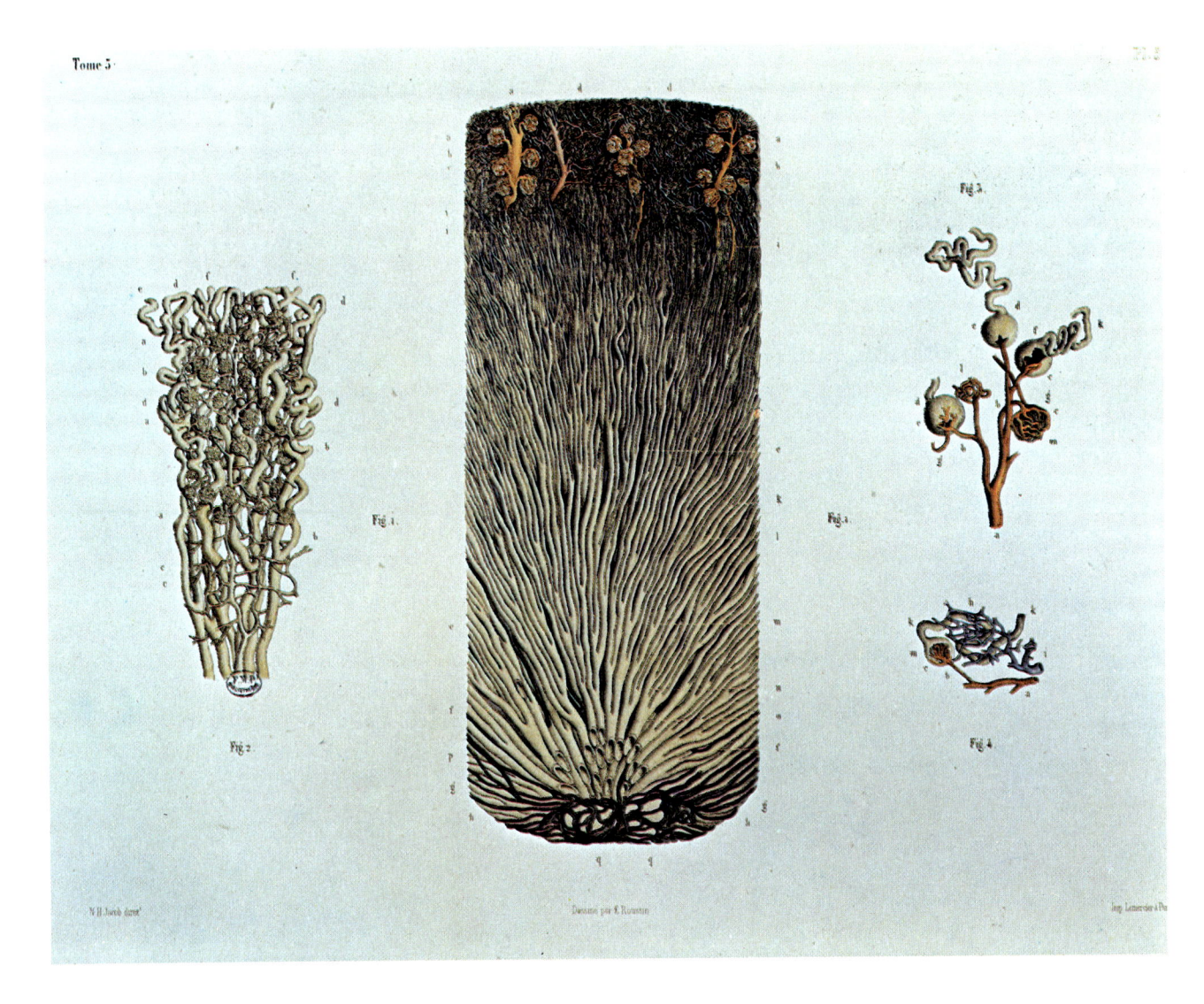

(Nägeli, 1884), »Gemmulen« (Darwin, 1885), »Pangene« (de Vries, 1889), »Plasome« (Wiesmann, 1892), »Idioblaste« (Hertwig, 1893);
— die verschiedenen »Theorien« über die Struktur des Protoplasmas, denen man viel Bedeutung beimaß. Da war die Rede vom »Kolloidalzustand« (Graham, 1861), »Retikularaufbau« (Heitzmann, 1873), von den »Alveolartheorie« (Bütschli, 1878), dem »Fibrillenaufbau« (Flemming, 1882) oder vom »Granularaufbau« (Altmann, 1890).

Doch nach und nach setzte sich die Zelltheorie durch, dank der Forschungen von Dutrochet, Turpin, Meyer (1835—1839), von Mohl, Nägeli, Remak und vor allem Rudolph Albert von Kölliker (1840—1860). 1861 definierte Max Schultze schließlich die Zelle als »kleine Protoplasmamasse mit Kern«.

Sobald Dujardin (1841) und von Siebold (1845) die *einzelligen Lebewesen* entdeckt hatten, konnten weitere Erkenntnisse über die Zelle als »Lebenseinheit« gewonnen werden. Ausgehend von den neuen Beobachtungen traf Haeckel (1866) die Unterscheidung zwischen »Protozoen« und »Metazoen«. Nussbaum (1882—1884), Gruber (1885) und Verworn (1895) erklärten den Kern der Einzeller als ihr Vitalzentrum. Im Vergleich zu der von Otto-Frederick Müller (1786) vertretenen Vorstellung von den »Infusorien« war man nun

Abbildung 2086
Mikroskopische Anatomie der Niere. *Abbildung 1:* Längsschnitt einer menschlichen Nierenpyramide. *Abbildung 2:* Rindensubstanz und Harnkanälchen einer mit Injektionen behandelten Niere. Tafel 54 aus Band V zu Vollständige Abhandlung von der Anatomie des Menschen..., *von J. B. M. Bourgery und Claude Bernard, Paris 1866—1867.*
(Paris, Bibliothek der Alten Medizinischen Fakultät)

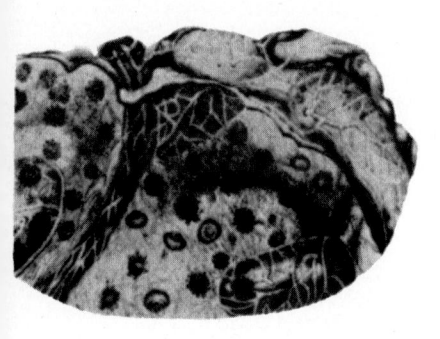

ein gutes Stück weitergekommen, denn Müller hatte ja mit den »Infusorien« sowohl mikroskopisch kleine Algen als auch Bakterien, Rädertierchen und kleine Metazoen gemeint. Aber auch die Grenzen, an die die Forscher bei der Erstellung der Zelltheorie stießen, dürfen nicht unerwähnt bleiben. So formulierte z. B. Heinrich-Anton de Bary (1859), dem wir das Wissen über die genaue Natur der Flechten verdanken, den Begriff »Plasmoid«, und Ernst Haeckel sprach von einem »Syncytium« (1872). Dies alles bezog sich auf die Frage der Zellindividualität. Außerdem war man nicht in der Lage, die eigentliche Funktion und Bedeutung der Zellmembran zu erklären. Statt dessen redete man von zytoplasmischen »Gebieten«, die vom Zellkern »abhängig« waren (Sachs prägte dazu 1868 den Begriff »Energiden«), und vermutete zytoplasmische »Wechselwirkungen« mittels »Dornen« (Schultze, 1864; Bizzozero, 1871). Von diesen Gedankengängen ausgehend entwickelte Studnicka (1897—1899) die »Theorie vom sympathischen Zustand«.

Noch mit einem weiteren Problem wurden die Forscher des 19. Jahrhunderts konfrontiert: woher kamen die »*extrazellulären*« *Substanzen?* Einige hielten sie für Zellderivate, andere betrachteten sie als Körper ohne Zusammenhang mit der Zelle. Zum Ende des 19. Jahrhunderts schlug Heidenhain dann vor (ab 1894), die »lebenden Gewebsbestandteile« in »Protoplasma« (bestehend aus Endo- und Exoplasma), »Anaplasma« (höherentwickelte Kügelchen) und »Metaplasma« (extrazelluläre Substanzen) zu unterteilen.

So kann man mit Recht sagen, daß sich die Histologie im 19. Jahrhundert entwickelt hat, da zahlreiche neue Untersuchungsmethoden entwickelt wurden und viele Neuentdeckungen bezüglich des Zellaufbaus der Gewebe gelangen. Wir wollen unseren geschichtlichen Überblick nicht abschließen, ohne auf eine der fruchtbarsten Neuorientierungen dieser Zeit hinzuweisen: die *Neuronentheorie,* die gegen Ende des Jahrhunderts entwickelt wurde. Der Begriff »Neuron« selbst wurde zwar erst 1891 von Wilhelm Waldeyer (1836—1921) geprägt, aber die Nervenzelle war schon vorher bekannt. In einer Reihe von Arbeiten Camillo Golgis (1843—1926) zwischen 1883 und 1886 kommt dies eindeutig

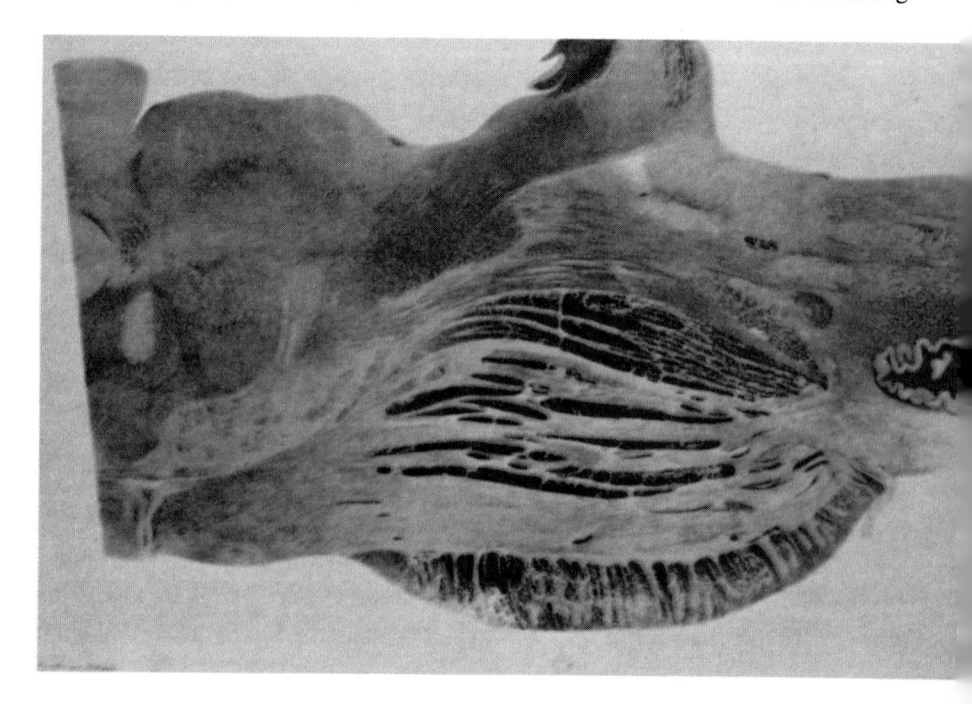

Abbildung 2088
Einer der ersten Schnitte des Nervensystems, 1842 von Stilling durchgeführt. Er benutzte dazu ein Kälteschnittverfahren und ein Mikrotom, das sehr dünne Schnitte von tierischen und pflanzlichen Geweben liefern konnte. Abbildung zu seinem Atlas Disquitiones de structura et functionibus cerebri, *Jena 1846.*
(Paris, Bibliothek der Alten Medizinischen Fakultät)

zum Ausdruck. Wilhelm His (1831—1904) erneuerte 1887 mit seinen embryologischen Forschungen die Kenntnisse auf diesem Gebiet, und im selben Jahr ist auch bei Auguste Forel (1848—1931) die Rede davon. Aber der eigentliche Begründer der Neuronentheorie war Santiago Ramón y Cajal (1852—1934). Lange Zeit ist dieser geniale Erforscher der Struktur der Nervenzentren von seinen Zeitgenossen »ignoriert« worden. Ramón Casassus (Cajal war der Familienname seiner Mutter) führte seine Arbeiten ab 1877 in Saragossa durch und veröffentlichte die Ergebnisse in einer örtlichen Zeitschrift. Aber erst nachdem Rudolf Albert von Kölliker, Vorsitzender beim Kongreß der Deutschen Gesellschaft für Anatomie in Berlin (1889), sich so begeistert über Cajals bemerkenswerte Präparate geäußert hatte, wurden seine Beobachtungen anerkannt und weiterverbreitet.

So war gegen Ende des 19. Jahrhunderts das Terrain für die verschiedensten Schulen bereitet, die dann in allen Bereichen der mikroskopischen Morphologie ihre Forschungsarbeiten leisteten. Die Ergebnisse des 20. Jahrhunderts beweisen durch ihre Bedeutsamkeit und Vielfalt, wie intensiv man sich mit der Histologie befaßt hatte, die alles andere als eine Wissenschaft der toten Gewebe war, sondern das Verständnis der lebendigen Zellmechanismen zum Ziele hatte.

Abbildung 2087 (gegenüber)
»Teil der Oberfläche eines Milzgefäßes. Am Rand sieht man eine kleine Scheidewand, wo man die bloßen Lymphdrüsen wahrnehmen kann, die durch ein Band derselben Substanz miteinander verbunden sind.«
Ausschnitt einer Tafel zur mikroskopischen Anatomie aus dem Werk Mikroskopische Anatomie *von Louis Mandl, Paris 1848—1857.*
(Frankreich, Maisons-Alfort, Bibliothek der Veterinärschule)

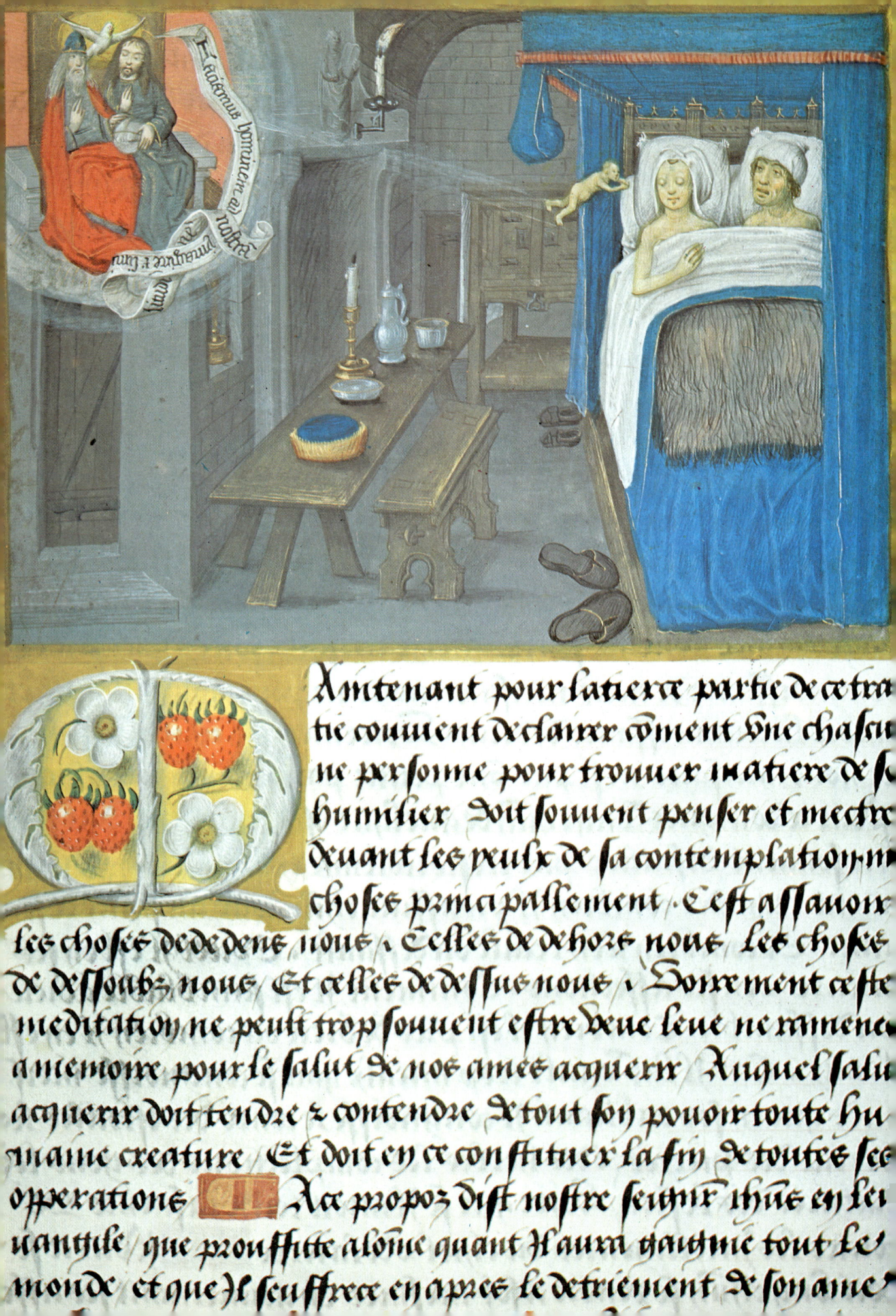

Maintenant pour la tierce partie de ce traitie couuient declairer coment vne chascune personne pour trouuer matiere de se humilier doit souuent penser et mectre deuant les yeulx de sa contemplation .iiij. choses principallement. Cest assauoir les choses de dedens nous. Celles de dehors nous. Les choses de dessoubz nous. Et celles de dessus nous. Vrayement ceste meditation ne peult trop souuent estre veue leue ne ramenee a memoire pour le salut de noz ames acquerir Auquel salut acquerir doit tendre z contendre de tout son pouoir toute humaine creature. Et doit en ce constituer la fin de toutes ses operations. A propos dist nostre seigneur ihu en leuuangile que prouffite alomme quant il aura gaignie tout le monde et que il seuffrera enapres le detriement de son ame

Geschichte der Embryologie

von Christian Girod

Es leuchtet ein, daß die Histologie eine kurze Vergangenheit hat, da das Entstehen und die Entwicklung dieser Wissenschaft des unendlich Kleinen direkt mit der Erfindung von Vergrößerungsinstrumenten zusammenhängt. Hingegen wird man zu der Vorstellung neigen, daß die Ursprünge der Embryologie viel weiter zurückliegen, denn allem Anschein nach mußten die einfache Beobachtung von trächtigen weiblichen Tieren, die in den verschiedenen Stadien ihrer Trächtigkeit aus Ernährungsgründen niedergestreckt wurden, die Untersuchung von angebrüteten Vogeleiern oder das offensichtliche Wachstum des Uterus bei der schwangeren Frau die Aufmerksamkeit seit undenklichen Zeiten auf sich ziehen.

Gewiß gab es seit sehr langer Zeit Feststellungen und Berichte über die Entwicklung der Tiere. Die erste schriftliche Schilderung wird übereinstimmend Aratos zugeschrieben, einem griechischen Dichter und Astronomen des 3. Jahrhunderts v. Chr. Er lebte in Alexandrien am Hof von Ptolemaios Philadelphos und wurde von dort von Antigonos Gonatas nach Makedonien gerufen. Er schrieb ein didaktisches Gedicht, *Die Phänomene,* in dem die ersten »embryologischen« Beobachtungen niedergelegt sind.

Der Ausdruck »Embryologie« taucht zum erstenmal 1719 in einem Werk des Professors der Medizin aus Stettin, Siegismund August Pfeiffer, auf, das den Titel trägt: *Embryologia, seu doctrina foetus in utero.* Man findet ihn 1732 im Werk *Embryologia* von Martin Schrigius aus Dresden wieder und 1753 im Titel der Schrift von François Boissier de Sauvages, Professor der Medizin und der Botanik in Montpellier: *Embryologia, seu dissertatio de foetu.* Aber schon lange vor der Verwendung dieses Wortes gab es verschiedene, oft weit verbreitete Ausdrücke. Im 14. Jahrhundert hatte Thomas von Garbo, Leibarzt von Ludwig von Bayern (um 1340), eine Auslegung des Canons von Avicenna verfaßt; dieser Text wurde 1502 in Venedig veröffentlicht unter dem Titel: *Expositio super capitula de generations embryonis III canonis seu XXV Avicennae.* 1488 benannte Angelus Thyphernas sein Werk *De genitura hominis;* denselben Titel übernahm 1542 Jossé Willich für seine Übersetzung der Fragmente von Hippokrates, ebenso wie Jean de Gorris (genannt Gorreus) 1545 und zahlreiche andere Schriftsteller des 16., 17. und 18. Jahrhunderts.

Im 19. Jahrhundert wurde das Gebiet, welches das Substantiv »Embryologie« umfaßt, abgegrenzt. 1850 vertrat Charles Robin, der den Ausdruck »Embryogenese« vorzog (der von J.-F. Henneguy für seinen Lehrstuhl am Collège de France beibehalten wurde), die Auffassung, daß es sich dabei um eine »künstliche Aufteilung der anatomischen und physiologischen Forschung«

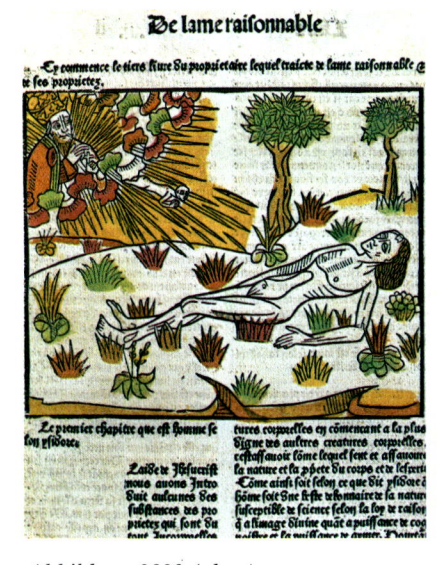

Abbildung 2090 (oben)
Stich, Gott darstellend, der dem Menschen die Gabe der »vernünftigen Seele« schenkt, aus einer der ersten Ausgaben des Buchs über die Eigenschaften der Dinge von Bartholomäus dem Engländer, 1485.
(Frankreich, Maisons-Alfort, Bibl. der nationalen tierärztlichen Schule)

Abbildung 2089 (gegenüber)
Empfängnis durch die Heilige Dreifaltigkeit. Miniatur aus dem 15. Jh.
(Paris, Bibl. de l'Arsenal)

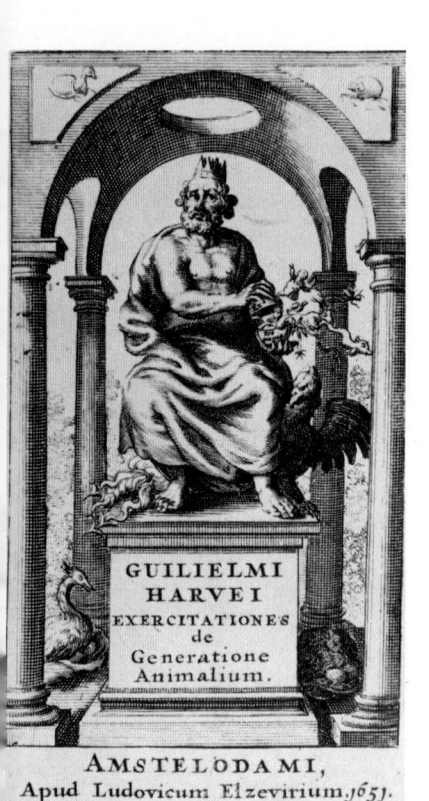

*Abbildung 2091
Titelblatt des Werkes von William Harvey:* Exercitationes de generatione animalium, *Amsterdam 1651.
(Paris, Nationalbibl.)
Jupiter hält ein Ei, aus dem alle lebenden Rassen hervorgehen, zur Illustration der Theorie von Harvey über die Zeugung. Ihm zufolge ist das Ei der Ausgangspunkt jedes lebenden Wesens! Harvey kann als einer der Begründer der modernen Embryologie angesehen werden.*

handelte, »welche in einer getrennten Untersuchung der Pflanzen, der Tiere und ihrer seit dem Augenblick ihres Entstehens mit Hilfe oder auf Kosten des befruchteten Eis als neues Wesen betrachteten Teile, der Herstellung einer der Fortpflanzung dienenden Knospe usw., bis zur Stufe der Geburt, bestünde. Diese Untersuchung wird gleichzeitig mit jener ihrer Manifestationen während der Entwicklung durchgeführt.« 1861 definiert Albert von Kölliker in seinem berühmten, in Leipzig erschienenen Werk *Entwicklungsgeschichte des Menschen und der höheren Thiere* die Embryologie als »morphologische Wissenschaft, deren Aufgabe es ist, die Gesetze, welche die Entwicklung organisierter Lebewesen bestimmen, zu erkennen«. Außerdem führte er aus, daß die Embryologie »sich in zwei große Zweige teile: 1. die Wissenschaft von der Entwicklung von einzelnen oder isoliert betrachteten Lebewesen (Ontogenese, Haeckel); 2. die Wissenschaft von der Entwicklung von ganzen, kollektiv zusammengefaßten Organismusgruppen (Gattungen, Klassen, Kategorien, das gesamte Tierreich) oder die Wissenschaft von der Stammesentwicklung (Phylogenese [Haeckel], Zoogenese, Phytogenese)«. Kölliker fügte eine wichtige Bemerkung hinzu: »Die Methode der Zoogenese ... besteht darin, auf Erfahrungsbasis die Veränderungen im Tierreich und ihre gemeinsamen Merkmale zu erkennen, um die ihnen innewohnenden Gesetze zu entdecken.« Damit wurde der Grundstein der jetzigen großen Unterteilungen der Embryologie gelegt: 1. deskriptive Embryologie oder Untersuchung der Entwicklung dieser oder jener Gattung, einschließlich des Menschen; 2. vergleichende Embryologie oder Analyse der Beziehungen zwischen den verschiedenen Entwicklungsstufen der Lebewesen; 3. experimentelle Embryologie oder analytische Erforschung des Entwicklungsablaufes *(Entwicklungsmechanik* von Wilhelm Roux).

Im folgenden werden die verschiedenen Stufen des Wissens von der Entwicklung der Lebewesen verdeutlicht, wobei manche Einzelheiten genauer beleuchtet werden sollen. Zu Beginn lag die Erkenntnis dieser Lebensvorgänge ziemlich im dunkeln (entsprechend den Beobachtungen vom Altertum bis ins 16. Jahrhundert), während sich später manchmal eine genauere Analyse widerspiegelt (Arbeiten des 17. und vor allem des 18. Jahrhunderts). Es ist allerdings anzumerken, daß erst im 19. Jahrhundert sicherere Angaben über die Ontogenese erbracht wurden. In diesem Abschnitt der Geschichte der Wissenschaften erschienen zahlreiche Werke über Embryologie, die die verschiedensten bereits erwähnten Aspekte anschneiden.

Wir werden die Hauptzüge der Geschichte der Embryologie in folgende Abschnitte gliedern:

— die Geschichte der Entdeckung der Gameten;
— die Analyse der fortschreitenden Kenntnisse über die Befruchtung;
— die Entwicklung der embryologischen Forschungen und ihre Anwendung zur Untersuchung der Entwicklung des Menschen.

Noch zwei Gesichtspunkte spielen bei unserer Darstellung eine Rolle: einerseits haben wir es bewußt vorgezogen, diese Übersicht mit dem Ende des 19. Jahrhunderts und dem Beginn des 20. Jahrhunderts zu begrenzen (außer bei besonderen Fällen, wie zum Beispiel der Untersuchung der Entwicklung der menschlichen Eizelle); andererseits haben wir uns entschlossen, den zeitlichen Abschnitten, innerhalb derer Erkenntnisse über die Gameten und die Befruchtung gewonnen wurden, besondere Aufmerksamkeit zu schenken. Dies erscheint um so zwingender, als ja Zusammenfassungen der wesentlichsten Theorien embryologischer Forschung (Epigenese, Präformation, Grundlagen der Entwicklungslehre) in den meisten embryologischen Abhandlungen zu finden sind.

Die Entdeckung der Gameten

Jahrhunderte-, um nicht zu sagen jahrtausendelang wußte man sicher, daß für den Zeugungsakt das männliche und das weibliche Lebewesen nötig sind. Es tauchten jedoch die verschiedensten Ansichten über den Mechanismus dieses biologischen Phänomens auf.

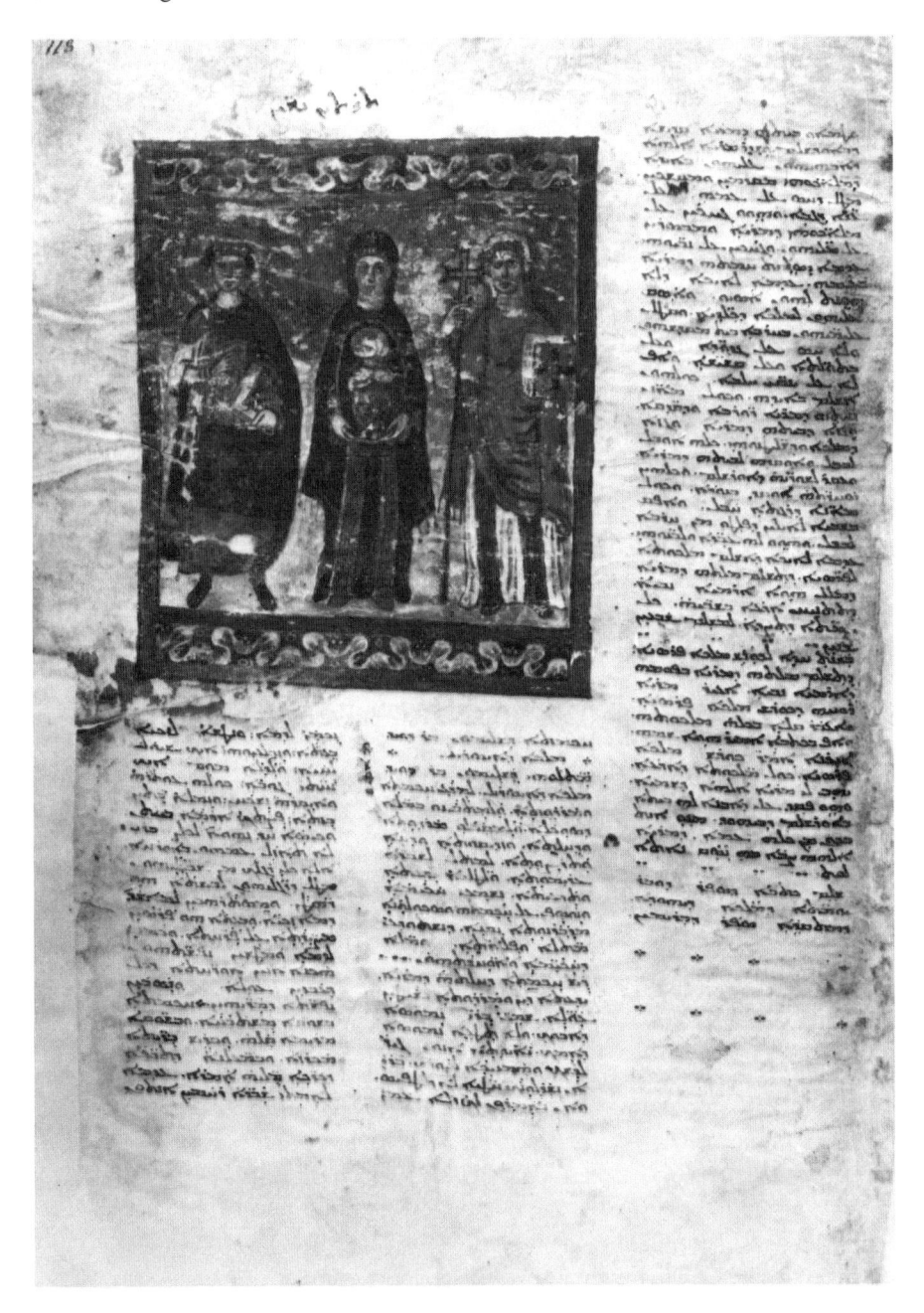

Abbildung 2092
Das Gotteskind im Schoße seiner Mutter. Syrische Handschrift aus dem 7. bis 8. Jh. (Paris, Nationalbibl., syrisches Ms. 341, fol. 118)

Der »Samen« wird erkannt

Die Menschen der Vorgeschichte haben uns in Stein oder Knochen eingeritzte Bilder hinterlassen, welche schwangere oder stillende Frauen darstellten. Die Assoziation Frau-Bison, auf welche die Paläontologen nachdrücklich hinweisen, wurde als Symbol für die Beziehungen zwischen der Stärke des Mannes und der Fruchtbarkeit der Frau ausgelegt. Die Venusgestalten der Vorgeschichte, vor allem des Altpaläolithikums (z. B.: Venus von Laussel, von Willendorf, von Vestonice), stellen vor allem die mütterlichen Kennzeichen in den Vordergrund (große Brüste, dicker, fettreicher Unterleib) und vernachlässigen das kaum angedeutete Gesicht. Es stimmt sicher, daß die »Menschheit ununterbrochen während unserer mindestens sechshunderttausend Jahre langen Urgeschichte auf der ganzen Welt soviele Geburten gesehen hat, daß man die Geburtshilfe gezwungenermaßen als ältestes medizinisches Spezialfach ansehen muß. Der allen primitiven Völkern innewohnende Reproduktionsinstinkt führte zur Idee der Fruchtbarkeit, welche im Kult der Mutter Göttin gipfelte« (Dumont und Morel, 1968). Aber es gibt keinerlei Hinweis für die Annahme, daß man sich damals den heterosexuellen Zeugungsmechanismus richtig vorstellte.

Die Ägypter kannten schon die Empfängnisverhütung, was Abschnitte aus dem Papyrus von Kahun (2000 Jahre v. Chr.) und der Ebers Papyrus (1550 v. Chr.) beweisen. Man darf daraus schließen, daß sie wußten, daß eine sexuelle Beziehung eine Schwangerschaft einleite. Die Hebräer verbanden eine sexuelle Annäherung mit der Empfängnis. In einem Vers des Buches Hiob (X, 10) wollte man eine Andeutung auf Spermien sehen; Hiob wendet sich an Gott, der aus ihm ein »Kunstwerk seiner Hände« gemacht hat, und sagt: »Hast du mich nicht wie Milch einst ausgegossen und mich wie Käse fest gerinnen lassen?«; Ähnliches kann man im Buch der Weisheit (VII, 1—2) lesen: »Im Mutterleib wurde ich zu Fleisch gebildet, in zehnmonatiger Frist, im Blut geronnen aus Mannessamen, wozu die Lust des Beischlafs sich gesellte«.

Das alles ist jedoch eher ungenau. Man weist gerne darauf hin, daß Aristoteles eine Erklärung für die gemeinsame Verantwortung von Mann und Frau bei der Fortpflanzung abgegeben habe. In Wirklichkeit scheint dieser Philosoph eher gelehrt zu haben, daß die Zeugung eines neuen Kindes entstehe durch die Vermengung des männlichen Samens mit dem Menstruationsblut der Frau. Ist es dann nicht erstaunlich, wenn man in der *Geschichte der Tiere,* Buch III, Kapitel I, bezüglich der Testikel liest, daß diese, obwohl sie für den Mann »gut seien«, für den Akt der Fortpflanzung nicht notwendig seien: »*Non ad absolute sed ad bene esse*«!

Ihm zufolge waren die Vorstellungen der »weisen Mediziner« kaum klarer; einige Beispiele sollen ein Urteil darüber erleichtern. Stratonius, einer der Meister von Galen, lehrte, daß Knaben geboren werden, »wenn der Samen des Mannes stärker sei«, und Mädchen gezeugt werden, »wenn der Samen der Frau vorherrsche«. Galen glaubte, daß sich die beiden Samen beim Koitus in der Gebärmutter vermischten; doch der Samen der »Testikeln« der Frau diene nur dazu, den Samen des Mannes zu ernähren und die Hülle für den Fötus zu erzeugen; der »subtilste Teil« des männlichen Samens verdichte sich, um das Gehirn zu bilden, während der »gröbste Teil« sich außen herum einrichte, um nach und nach den »Knochen« zu bilden, »den man Schädel nennt«. Eine andere Merkwürdigkeit dieser Zeit ist einer Erwähnung wert: für Galen und später für viele andere gibt es einen engen Zusammenhang zwischen den Kopfarterien und der Herstellung des »Samen«; daher wurden die aurikularen Ver-

*Abbildung 2093
Titelblatt des Buches von
Aegidius Columna:* De formatione humani corporis..., *1523.
(Paris, Bibl. d. Alten Med.
Fakultät)*

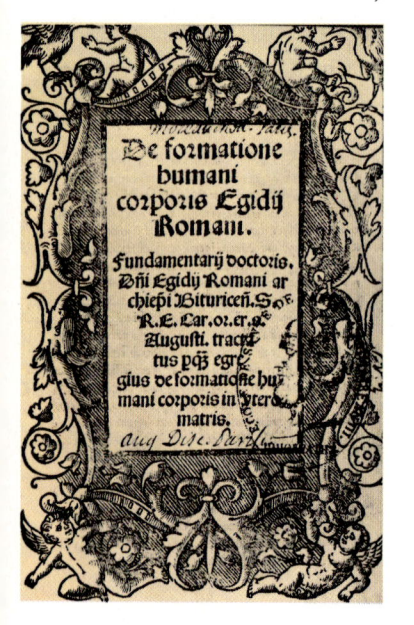

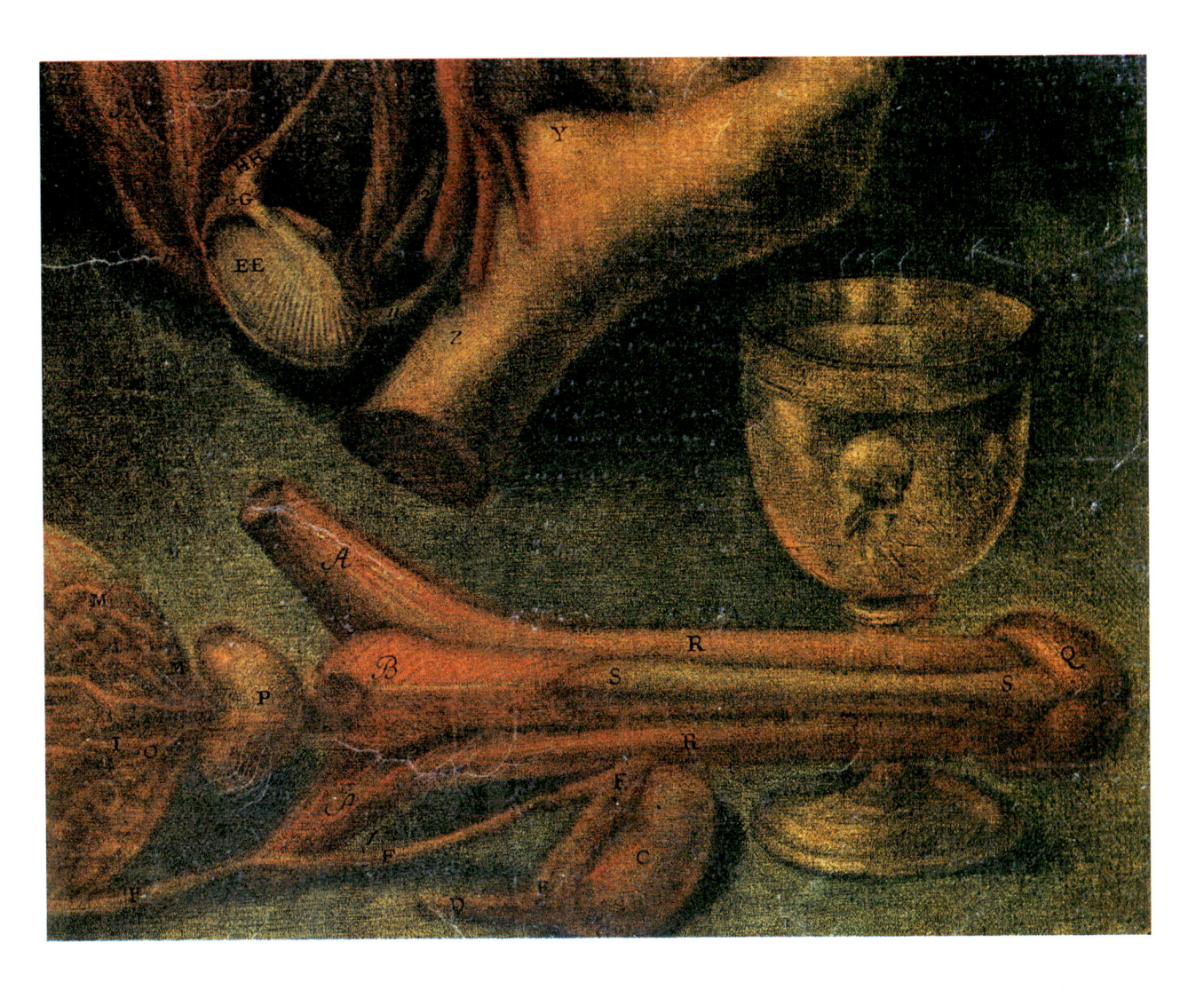

zweigungen der Arteria temporalis damals »Samenarterien« genannt. Erst 1512 lehnte sich Jacques Bérenger, genannt Carpi, gegen diese Auffassung auf und bewies (in seinem *De cranii fractura*), daß eine Verletzung oder Sektion dieser aurikularen Verzweigungen der Arteria temporalis keine Veränderung des »Samens« des Betroffenen herbeiführe.

Eine andere Version über den Ursprung und die Bedeutung des »Samens« wurde noch 1536 von Nicolas Massa, einem berühmten Professor in Venedig, vertreten. Er glaubte, daß alle Teile des Körpers bei der Fortpflanzung der Rasse beteiligt seien, indem sie eine besondere »Flüssigkeit« herstellten, welche durch die »Gefäße« in die Testikeln gelange; dort würden sich die verschiedenen »Flüssigkeiten« vereinen, jedoch nicht vermengen. Ihre Gesamtheit stelle den »Samen« des Mannes dar, dessen verschiedene grundlegende »Flüssigkeiten«, wenn er in die Gebärmutter der Frau eindringe, die Entwicklung jener Organe, aus denen sie stammen, sichere.

Über die Bedeutung der Testikeln bei der Herstellung eines für die Fortpflanzung notwendigen »Samens« wurden noch die unwahrscheinlichsten Vermutungen aufgestellt. Erst 1561 gab Pierre Franco in Lyon ein exaktes Werk heraus. In seinem *Traité des hernies* (Abhandlung über die Hernien) widmete er einen Abschnitt der Beschreibung der Testikeln; diese Zeilen sind es wert, hier

Abbildung 2094
Des parties naturelles de l'homme (»*Über die natürlichen Teile des Menschen*«). Abb. 7. »*Der unter ein Glas gelegte Embryo soll an die klare und transparente Flüssigkeit im Ureterkanal erinnern, welche den Embryo während seines Wegs durch den Ureterkanal am Grunde der Gebärmutter umgibt.*« J. Gautier d'Agoty, Anatomie générale des viscères..., *Paris 1754.*
(Paris, Bibl. d. Alten Med. Fakultät)

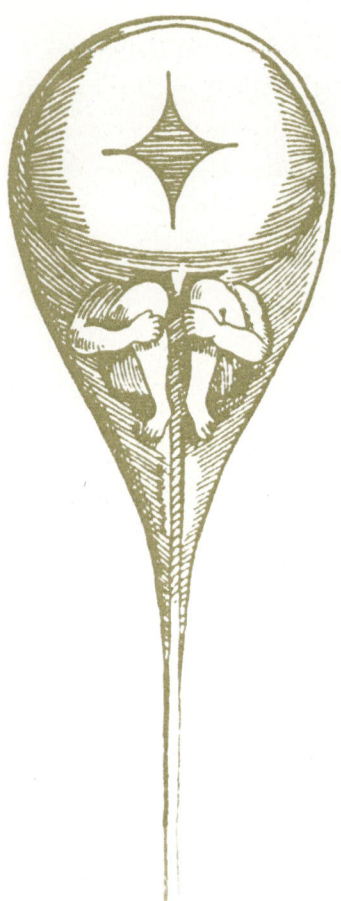

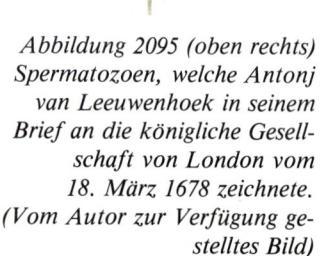

Abbildung 2095 (oben rechts) Spermatozoen, welche Antonj van Leeuwenhoek in seinem Brief an die königliche Gesellschaft von London vom 18. März 1678 zeichnete. (Vom Autor zur Verfügung gestelltes Bild)

Abbildung 2096 (oben links) Der Homunculus von Nicolaus Hartsoeker. Zeichnung aus seinem Werk Essai de dioptrique *(Abhandlung über die Dioptrik), 1694. (Vom Autor zur Verfügung gestelltes Bild)*

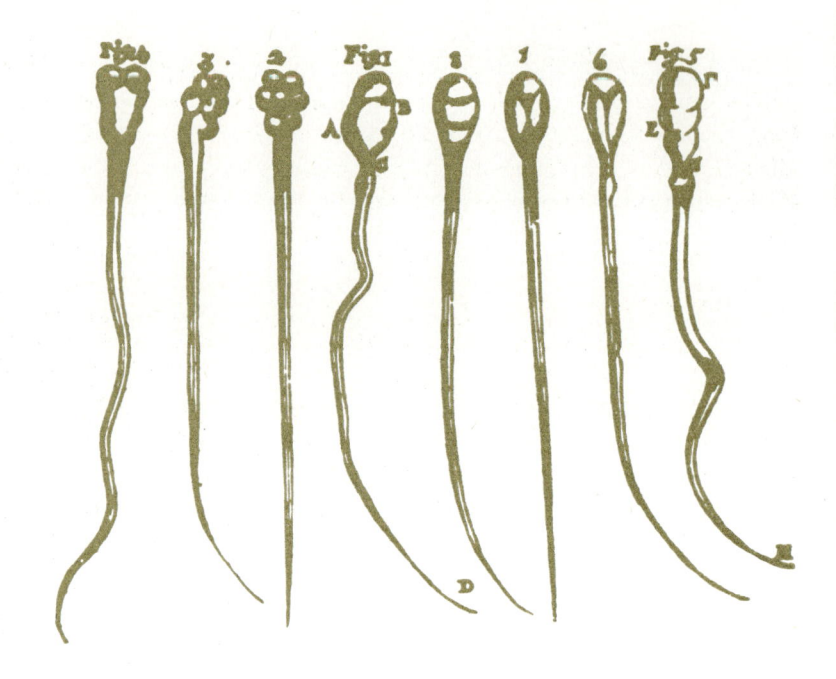

angeführt zu werden: »Einige glauben, daß das linke Spermiengefäß von der Vena emulgens komme, daß das Blut noch unrein, kot- und eisenhältig sei und daß es vom linken Testikel des Mannes und der linken Seite der Gebärmutter der Frau aufgenommen werde. Sie wollen daher beweisen, daß auf der rechten Seite männliche Lebewesen und auf der linken Seite weibliche gezeugt werden; das ist falsch: denn ich kenne die Wahrheit sehr genau, da ich viele links verbunden habe, die mehrere Söhne und Töchter haben, und ebenso mit der anderen Seite. Es stimmt, daß keine Hoffnung auf Fortpflanzung besteht, wenn beide Testikeln entfernt wurden: aber auch, daß sie keineswegs die Kraft und den Mut verlieren.« Aber dieser Arzt glaubte wie viele andere, daß auch die Frau einen »Samen« herstelle. 1523 weist Aegidius Columna zwar schon darauf hin (in seinem *De humanis corporis formatione*), daß die von der Frau während des Geschlechtsaktes produzierte »Flüssigkeit« nicht »fruchtbar« sei und nicht »Samen« genannt werden dürfe, aber erst 1634 stellt sich Cesar Cremonius (in seinem *De calido innato et femine*) klar und kategorisch gegen diese immer noch tief verwurzelte Anschauung.

So erscheint der Mann als Quelle des befruchtenden »Samens«. Ist dann jedoch der Uterus der Frau nichts weiter als ein einfaches Rezeptabulum? Ein bezeichnender und für seine Zeit neuartiger Satz findet sich auf der zweiten Seite der in London (1651) erschienenen Ausgabe des Buches von Harvey, *Exercitationes de generatione animalium, quibus accedunt quaedam de partui de membranis ac humoribus uteri, et conceptione;* dort kann man lesen: »*Nos autem afferimus (ut ex dicendis constabit) omnia animalia, etiam vivipara, atque hominem ipsum, ex ovo progigni; primosque eorum conceptus, e quibus foetus siunt, ova quaedam esse*«. Wir werden bei der Entwicklung der Kenntnis von der weiblichen Fortpflanzungszelle noch auf diesen Punkt zurückkommen.

Zu diesem Thema sei noch eine Beobachtung von Fabricius von Acquapendente (1625) angeführt, die zu seiner Zeit nicht beachtet wurde, heute jedoch als wohlbegründet anerkannt wird. Dieser Arzt behauptete, bei einem jungen Mädchen eine Befruchtung festgestellt zu haben, nach einem versuchten Koitus mit Samenerguß, aber ohne Eindringen in die Vagina *(Coitus ante portas)*.

Die Erkennung der Gameten

Der Ausdruck Gameten ist zwar jung, er wurde von Gregor von Mendel 1866 geschaffen, doch die Kenntnis von »lebenden Partikeln«, welche zur Entwicklung des einzelnen Lebewesens beitragen, stammt aus dem 18. Jahrhundert ebenso wie die Entdeckung der »mikroskopisch kleinen Spermientierchen« und die Erkennung der Eizellen erst aus dem 19. Jahrhundert. Wir werden hier aufzeigen, wie die Gameten abgegrenzt wurden.

1. *Die Spermientierchen*

Man könnte Seiten füllen mit den merkwürdigen Beschreibungen des männlichen »Samens«, seines Ursprungs und seiner Beschaffenheit. Unter den zahlreichen Beispielen führen wir eines aus dem Werk von Jacob Rueff an, der früher als berühmter Anatom galt und dem die Medizinhistoriker des 18. Jahrhunderts (natürlich zu Unrecht) die Entdeckung des Blutkreislaufs zugeschrieben hatten. In seinem Werk: *De conceptu et generatione hominis* (1534) berichtet er, daß der »Samen« einerseits von Speisen stamme und daß andererseits dieser Samen lediglich der »in den verschiedenen Körpergängen aufbereitete Rückstand« sei. Zwei Jahre später (1536) änderte Nicolas Massa in seinem *Anatomiae liber introductorius* diesen Gesichtspunkt geringfügig.

a) *Ihre Entdeckung.* — Über den Ursprung der Entdeckung der Spermatozoen gehen die Meinungen noch auseinander. Die erste Beschreibung finden wir in den Briefen von Leeuwenhoek vom Dezember 1677 und Januar und Februar 1678. Zwei Abschnitte daraus möchten wir hier abdrucken. Der eine stammt aus seiner *Opera omnia* (Band IV) und lautet: »N. Hartsoecker *(Proeven der Doorsichtkunde s. Specimina dioptices,* S. 223) behauptet, er hätte die Spermientierchen 1678 in seinem *Journal des savants* bekanntgegeben. Ich schreibe die Entdeckung Hamm zu. Er brachte mir 1677 ein Gonorrhoesekret, in welchem er mikroskopisch kleine Tierchen mit einem Schwanz gefunden hatte, die sich seiner Meinung nach durch die Wirkung der Verwesung gebildet hätten. Diese Tierchen lebten nur vierundzwanzig Stunden lang. Ich untersuchte dann frische menschliche Sperma und entdeckte dort dieselben Körper. Sie bewegten sich nur im flüssigen Teil, im dickflüssigen blieben sie unbeweglich. Sie waren kleiner als die Blutkörperchen, vorne abgerundet und stumpf, hinten spitz mit einem Schwanz, der fünf- oder sechsmal länger war als der Körper.«

Leeuwenhoek schreibt auch: »Ich habe oft den Samen eines gesunden Mannes beobachtet, ohne ihn verderben zu lassen oder so lange zu warten, bis er sich verflüssigt, fünf oder sechs Minuten nach der Ejakulation. Ich habe eine große Anzahl kleiner Tierchen bemerkt, ich glaube, es müssen mehr als tausend gewesen sein, auf einer Fläche, die nicht größer als ein Sandkorn war.« Leeuwenhoek verwendet die Ausdrücke *animalculi e semini, animalculi seminis, vermiculi minutissimi* in gleicher Weise. Ihrer Gesamtheit (sie bestehen zu »tausenden Myriaden«) gibt er den Namen *semen masculorum*.

Der erste Abschnitt von Leeuwenhoek verlangt zwei Erklärungen, die eine zur Person von Hamm, die andere zu Hartsoecker.

● Wer war Hamm, den Leeuwenhoek nur so kurz erwähnt? Aus verschiedenen histologischen Werken geht hervor, daß es sich um Louis Hamm, Medizinstudent deutscher Herkunft in Danzig, handelt. Diese Annahme ist jedoch nicht belegt, sie geht auf die Auslegung von Georges Matthiae (1708—1773) zurück, einem Medizinhistoriker aus dem 18. Jahrhundert. In Wirklichkeit zitiert dieser in seinem *Conspectus historiae medicorum chronologicus,* das

*Abbildung 2097 (unten)
Titelblatt des Werkes von
Berengario da Carpi:* Tractatus perutilis et completus de fractura cranei..., 1535.
(Paris, Bibl. d. Alten Med. Fakultät)

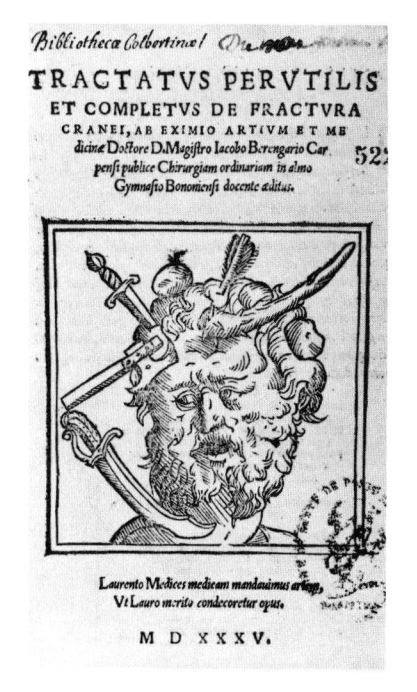

Abbildung 2098 (gegenüber) Zwei Wochen alter Embryo.

1761 in Göttingen erschien, Ludwig von Hamme (manchmal auch Hammen geschrieben, 1652—1689) als Urheber, auf den Leeuwenhoek anspielt. Von Hamme war Doktor der Medizin in Montpellier und zog dann als Hofarzt des Königs von Polen, Jean Sobieski, nach Danzig, wo er am 15. März 1689 starb. Es gibt keinen Hinweis, daß er der von Leeuwenhoek genannte Hamm sei; man weiß nur (aus einem Brief an Mylord Brounker, Präsident der königlichen Gesellschaft von London, vom Dezember 1677), daß Leeuwenhoek Hamm auf Empfehlung von Professor Cramen empfing, der sich besonders mit der Gonorrhöe befaßte. Die Auffassung von Matthiae vertrat Albrecht von Haller in der *Elementa physiologiae corporis humani* (Band VIII, Lausanne 1765); in der anonymen französischen Übersetzung aus dem Jahr 1774 liest man im Kapitel I, § 3: »Ich glaube, daß ein junger Deutscher, Louis Hamm genannt, diese Entdeckung gemacht hat. Im August 1677 zeigte er Leeuwenhoek lebende mikroskopisch kleine Tierchen im menschlichen Sperma.«

● Hat Hartsoecker die »Animalcula« von Leeuwenhoek gesehen? Nicolaas Hartsoecker (oder Hartsöcker) wurde am 26. März 1656 in Gouda in Holland geboren. In jüngeren Jahren stellte er schon einfache Mikroskope her, die ebenso brauchbar gewesen sein sollen wie jene von Leeuwenhoek (vergl. »Geschichte der Histologie«). Mit Hilfe dieser Instrumente hat er vermutlich schon im Alter von sechzehn Jahren die »Spermatierchen« gesehen, doch er soll von dieser Beobachtung so überrascht gewesen sein, daß er sie geheimhielt. 1678 soll er Huygens davon erzählt haben; dieser nahm ihn mit nach Paris und stellte ihn dem Astronomen Jean-Dominique Cassini vor, der jedoch, als er von dieser Entdeckung erfuhr, ein bedauernswertes Verhalten an den Tag legte: er publizierte sie im *Journal des savants,* ohne den Urheber zu nennen. Als Hartsoecker sich dagegen auflehnte, erschien am 29. August 1678 ein zweiter Text, der die Wahrheit aufdeckte. 1679 kehrte Hartsoecker nach Holland zurück. Er starb am 10. Dezember 1725 in Utrecht.

b) *Ihre Bedeutung innerhalb des Wissensstandes des 17. Jahrhunderts.* — In Wahrheit verdanken wir die Kenntnis der bei der Zeugung mitwirkenden Animalcula nicht Leeuwenhoek, denn dieser Ausdruck (der übrigens schon 1676 von diesem Arzt in *Briefen* verwendet wurde) und die Vorstellung, daß diese Elemente in verschiedenen »Säften« des Organismus vorhanden seien, war schon im 17. Jahrhundert verbreitet. In dem 1670 in Amsterdam erschienenen Werk *Spicilegium anatomicum* berichtet Thomas Theodor Kerckring, daß er im Mikroskop »eine Unmenge kleiner Tierchen« beobachtet habe, »die in ständiger Bewegung waren«; diese in der Leber und den Gedärmen vorhandenen kleinen Tierchen »nehmen an der echten Zeugung teil«.

Die Beschreibung der »Spermientierchen« stand also den allgemein verbreiteten Auffassungen über den »Samen« des Mannes gegenüber, in dem man in erster Linie das Fortbewegungsmittel für die »Flüssigkeit« sah, welche zur Auslösung der Zeugung eines neuen Lebewesens notwendig sei (besteht nicht gerade darin die Wiederbelebung der Entelechie von Aristoteles?). Im allgemeinen dachte man, daß Partikel, wenn es sie gibt, im Samen nicht erkannt werden können. Unter den unzähligen Anmerkungen zu dieser Auslegung greifen wir eine heraus, die wir einem berühmten Wissenschafter verdanken, Claude Perrault, 1638, Doktor der Medizin, der jedoch für seine architektonischen Talente und Bauten viel bekannter wurde (er schuf die Fassaden des Louvre, des Observatoriums, der Kapelle von Sceaux). Er machte interessante physiologische Beobachtungen und beschrieb im 4. Band seiner *Mémoires pour servir à*

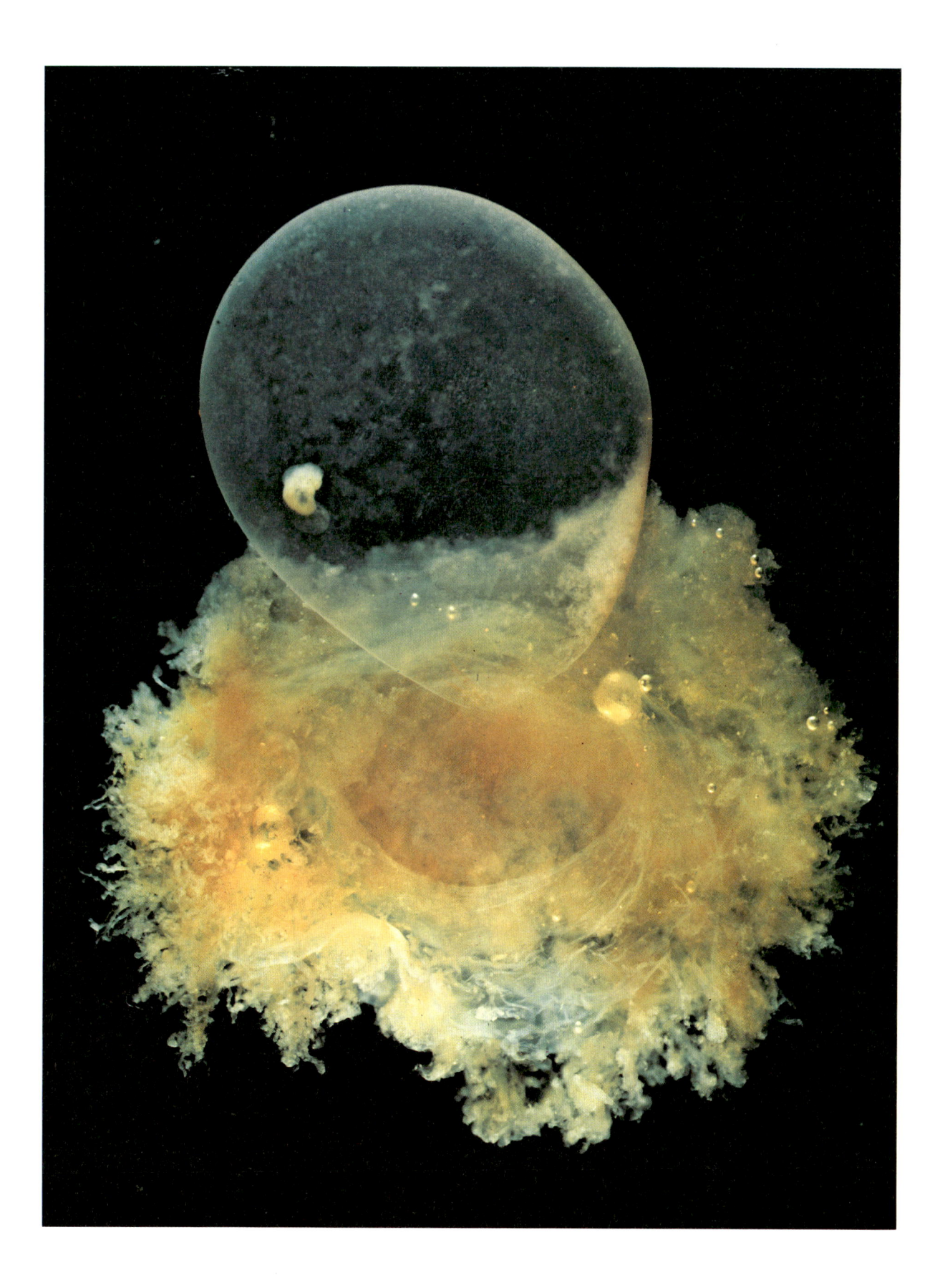

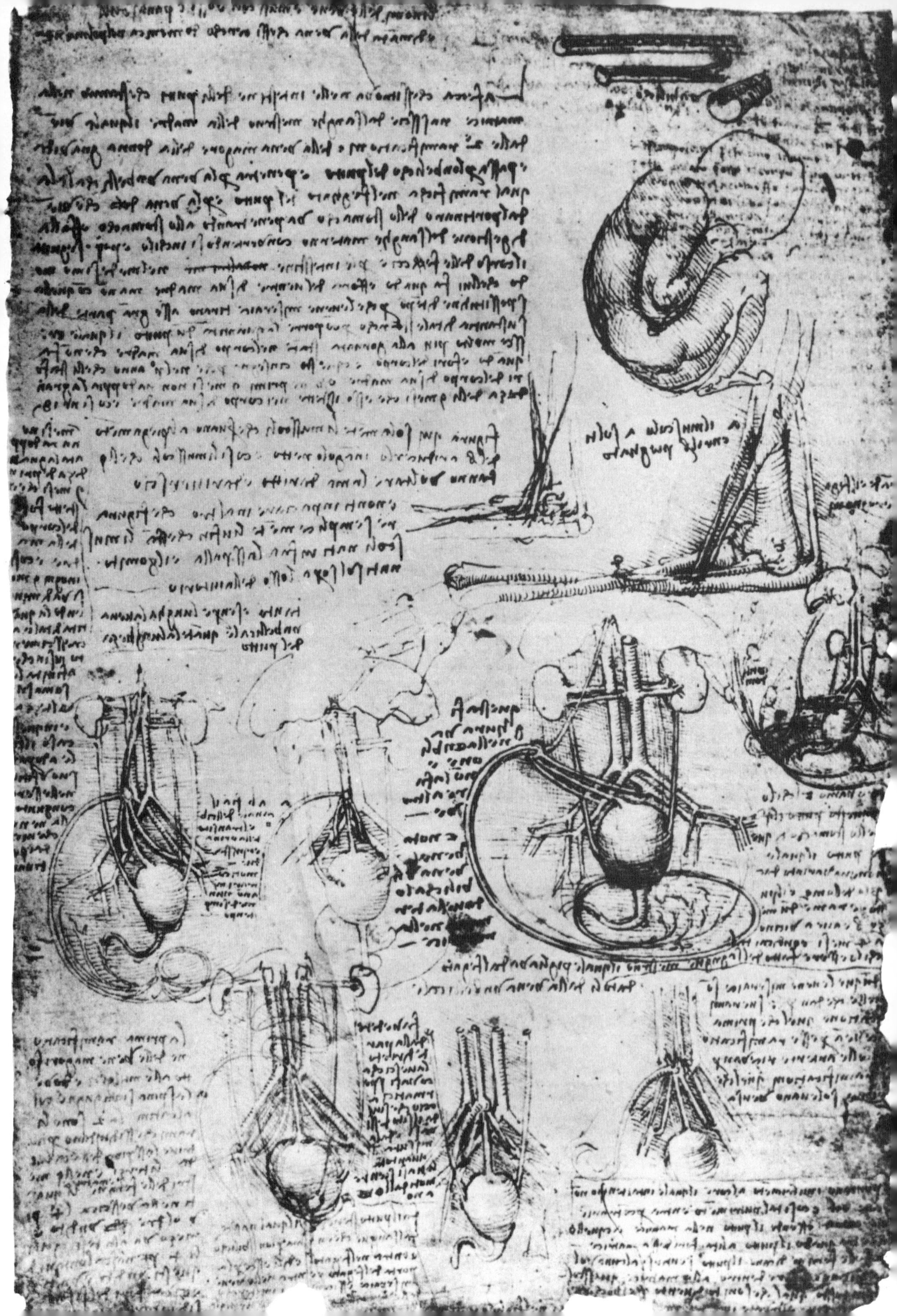

l'histoire naturelle des animaux (»Abhandlung, um der Naturgeschichte der Tiere zu dienen«, Paris 1671 und 1676) das Phänomen der Zeugung.

Wenn man den damaligen Zeitgeist berücksichtigt, kann man begreifen, daß Hartsoecker, der die Existenz von Spermientierchen zugab, darin einen Miniaturmenschen zu sehen glaubte; man vermutete das klassische Bild des *Homunkulus* sogar in der Scheitelfontanelle. Wer auch immer sich als Beobachter fühlte und ein Vergrößerungsgerät besaß (oder nicht!), glaubte sich dazu verpflichtet, weiteres hinzuzufügen. Bezeichnend dafür ist die Vision von François de Plantade (1670—1741), Sekretär der königlichen medizinischen Gesellschaft, der nicht zögerte, in einem Brief aus dem Jahr 1699 (der mit Dalempatius unterzeichnet ist) den naturkundlich Neugierigen mitzuteilen, er habe unter den Spermientierchen ein größeres gesehen, »das sich von seiner Hülle befreite und seine beiden Beine, seine beiden Schenkel, seine Brust und seine beiden Arme zeigte; der Kopf blieb in der Hülle stecken und das Animalculum starb bei der Operation«. Ein schönes Beispiel für »Literatur«, die als wissenschaftlich gelten möchte!

Im übrigen begriff Leeuwenhoek, der sich weiterhin für die Spermientierchen (die er auch »spermische Würmer« nannte) interessierte, nicht die funktionelle Bedeutung dieser Elemente. In Briefen an die königliche Gesellschaft in London 1699, später 1701, sprach er von »männlichen Spermientierchen« und von »weiblichen Spermientierchen«: »*Hoc videns mihi imiginabar, alterum esse masculinum, alterum femininum.*«

c) *Einige Auffassungen des 18. Jahrhunderts.* — Zu Beginn des 18. Jahrhunderts bestätigte besonders Antonio Vallisneri (1661—1730) das Vorhandensein von kleinen Tierchen. Er war Inhaber des Lehrstuhls für Naturgeschichte in Padua und führte zahlreiche Experimente durch, um den Gedanken der Urzeugung zu widerlegen; bei diesen Untersuchungen (1721) beschrieb er auch die Spermientierchen. Die Beobachtungen von Bono, Ledermüller, Baker und von Haller (dieser bezeichnete sie als *minutae bestiolae*) trugen dazu bei, ihre Existenz zu beweisen, während hingegen jene von Linné, Valmont de Bomare, Asch und andere für sich in Anspruch nahmen, den Beweis für ihr Nichtvorhandensein zu erbringen. De Bomare schrieb folgenden merkwürdigen Satz (wahrscheinlich kannte er den Sarkasmus von Leeuwenhoek, der behauptete, diese Verleumder könnten nicht beobachten): »Wir haben alle Experimente der Animalisten an Samen wiederholt; und obwohl wir sehr gute Augen und ausgezeichnete Mikroskope besitzen, konnten wir nichts entdecken!« Schon 1727 bestätigte jedoch Louis Bourguet (1678—1742), ein berühmter Naturforscher und Archäologe, die Existenz der Spermientierchen. Er stellte unter anderem dar, daß die »figürlichen Steine« nur Reste von versteinerten Pflanzen und Tieren seien und entdeckte das etruskische Alphabet. Bourguet kam zu folgenden präzisen Angaben: 1. Die Anzahl der Spermientierchen im Sperma nimmt bei alten Leuten ab, 2. bei Kindern sind keine vorhanden, 3. bei »impotenten« Männern (alter Ausdruck für steril) fehlen sie, 4. man trifft sie niemals in der Gebärmutter von Jungfrauen an oder von Frauen, die schon lange keinen Geschlechtsverkehr mehr hatten, während sie nach dem Koitus sehr zahlreich in der Gebärmutter vorhanden seien.

Die Veröffentlichungen von Georges Louis Le Clerc de Bouffon, den man in der *Histoire naturelle générale et particulière, avec la description du Cabinet du roi* (»Allgemeine und besondere Naturgeschichte mit der Beschreibung des Kabinetts des Königs«, herausgegeben 1749 in Paris, zusammen mit Louis-

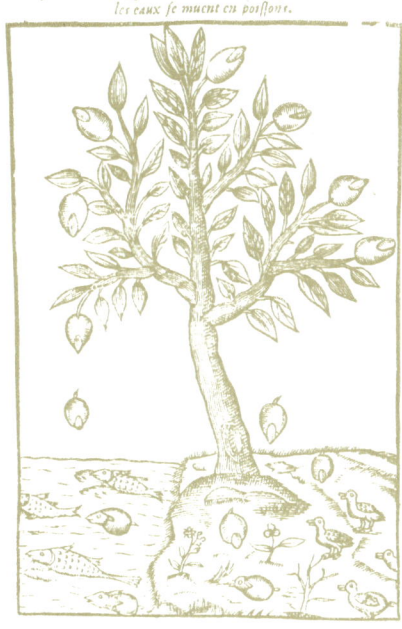

Abbildung 2100 (oben)
Die Urzeugung. *Darstellung aus der* Histoire admirable des plantes et herbes esmerveillables et miraculeuses en nature... *(Bewunderungswürdige Geschichte der wunderlichen und wundertätigen Pflanzen und Kräuter in natura...) von Claude Duret. Paris 1605. (Paris, Nat.bibl.) Bis zum 17. Jahrhundert glaubte man, ohne es in Frage zu stellen, daß die leblose Materie niedrige Tiere wie Maden, Läuse, Ackerschnecken, Frösche und Mäuse hervorbringen könne. Francisco Redi wagte es als erster 1684, dieses Dogma für ungültig zu erklären.*

Abbildung 2099 (gegenüber)
*Auf diesem Blatt mit anatomischen Zeichnungen von Leonardo da Vinci kann man oben rechts einen Fötus im Profil sehen und schematische Darstellungen über die Beziehung des Kreislaufs des Fötus und jenem der Mutter. Leonardo da Vinci glaubte, daß es zwischen diesen beiden Zirkulationen keine Verbindung gäbe. Über diese Frage wurde bis ins 19. Jh. hinein diskutiert.
(England, Windsor, Sammlung der Königin)*

Abbildung 2101 (unten) Titelseite eines der wichtigsten Werke von Leeuwenhoek: Arcana naturae detecta, *Leiden 1722. Außer seinen Beobachtungen der Spermatozoen verdanken wir Leeuwenhoek die Beschreibung der Blutkörperchen, der Linsenstruktur und zahlreiche mikroskopische Beobachtungen von Tieren.*

Abbildung 2102 (ganz unten) Antonj van Leeuwenhoek *nach einem Stich aus dem Buch* Continuatio arcanorum naturae detectorum, *Leiden 1722. (Frankreich, Maisons-Alfort, Bibl. d. nat. tierärztlichen Schule)*

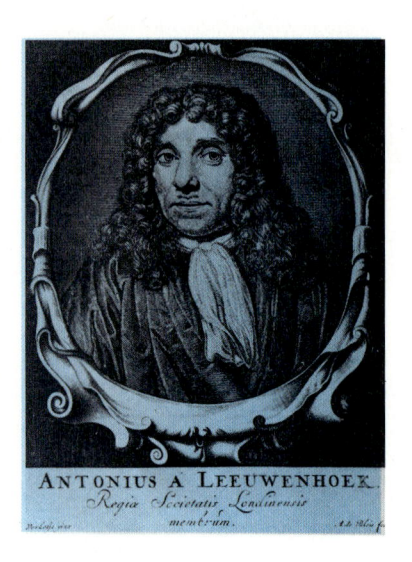

Jean-Marie d'Aubenton verfaßt), wiederfindet, brachten eine Interpretation dieser Animalkula an den Tag. Buffon untersuchte die Samenflüssigkeit aus den Samenbläschen »einer noch warmen menschlichen Leiche«, ebenso wie den Samen des Hundes, des Hasen, des Widders und des Fisches. Er sah darin »eiförmige Korpuskeln«, die seiner Meinung nach aus »Fasern« stammten, »die sich an mehreren Orten bewegen und verzweigen«. Buffon fand jedoch, daß diese Korpuskeln keine »Merkmale, welche das Körperliche herstellen«, aufwiesen; ist nicht »die Müdigkeit, mit welcher diese Wesen ihren Schwanz nachziehen, sich von ihm freimachen und sich so oft verändern, der Beweis«, daß sie keine Animalkula seien! Buffon räumt jedoch ein, daß es nicht leblose Elemente seien; er gibt ihnen den Namen »bewegliche Körper des Samens«; er reiht sie in die Kategorie »differenzierte lebendige Teilchen« ein, die selbst zur »Klasse« der »organischen Moleküle« zählen (»die beweglichen Spermienkörper sollen die ersten Zusammenschlüsse organischer Moleküle sein«). Dieses System der »organischen Moleküle« sollte ebenso wie die Theorie von De Needham (1750) über das System der Fortpflanzung bis ins kleinste vom Abt Lazzaro Spallanzani (1729—1799) in seinen *Observations et expériences faites sur les animalcules des infusions* (»Beobachtungen und Versuche an den Animalcula der Infusionen«), *zweiter Teil,* kritisiert werden, die 1787 in Paris in der französischen Übersetzung von J. Senebier erschienen. Spallanzani schreibt: »Ich kann zum Schluß kommen, daß die Spermienwürmchen des Menschen und der Tiere im Samen vor jeder Art von Veränderung und Zersetzung durch die Luft existieren, so daß sie in dieser Flüssigkeit sehr lebhaft umherschwimmen und sich bewegen, selbst wenn diese von den Fortpflanzungsorganen des Menschen und der Tiere eingeschlossen ist.« Albrecht von Haller (1765) erklärte als wahren Richtspruch: »Die Spermienfäden sind für den Samen unabkömmliche Tierchen«; und er fügte hinzu: »Alles, was Leeuwenhoek, Gautier und so viele andere über ihre Geschlechtsbestimmung und ihren Wert als Lebewesen in Miniatur sagen, halte ich für Vermutungen.« Von Haller schreibt zu diesem letzten Punkt: »Im Augenblick sollte es mir genügen, zu fragen, wie es möglich ist, daß so viele eifrige Männer so blind sein konnten, ein so großes Tier nicht zu sehen; ich zumindest habe es vergeblich gesucht.«

Aber es herrschte noch sehr lange Unklarheit, denn selbst unter jenen, welche das Vorhandensein von Spermientierchen anerkannten, gab es einige, welche dem »Ovum« der Frau die einzig wichtige Rolle zuschrieben. Spallanzani selbst schreibt: »Die Meinung von Leeuwenhoek ist allgemein bekannt: er behauptete, die kleinen Würmchen wären die direkten Urheber der Fortpflanzung, so daß jene des Mannes kleine Männer wären, jene des Pferdes dementsprechend Füllen und desgleichen für andere Lebewesen. Man kann nicht leugnen, daß dieser Gedanke geschickt ausgedacht ist; es ist nur schade, daß er nicht stimmt... Ich kann nicht umhin, auch ein Wort zur schönen Entdeckung von Haller zu sagen, der in allem ausschlaggebend ist: er hat mit sicheren, nicht bestreitbaren Mitteln nachgewiesen, daß der Fötus dem weiblichen Lebewesen zugehört und daß er bei der Befruchtung schon als ganzer vorher existiert.« Welche Bedeutung haben dann die Spermientierchen? Überlassen wir das Wort nochmals Spallanzani: »Ich glaube, diese Frage liegt über dem menschlichen Kenntnisbereich.«

d) *Der Beitrag des 19. Jahrhunderts.* — Mit der Verbesserung der mikroskopischen Beobachtung interessierten sich die Forscher des 19. Jahrhunderts auch für die Spermientierchen. 1824 widmeten Prévost und Dumas dieser

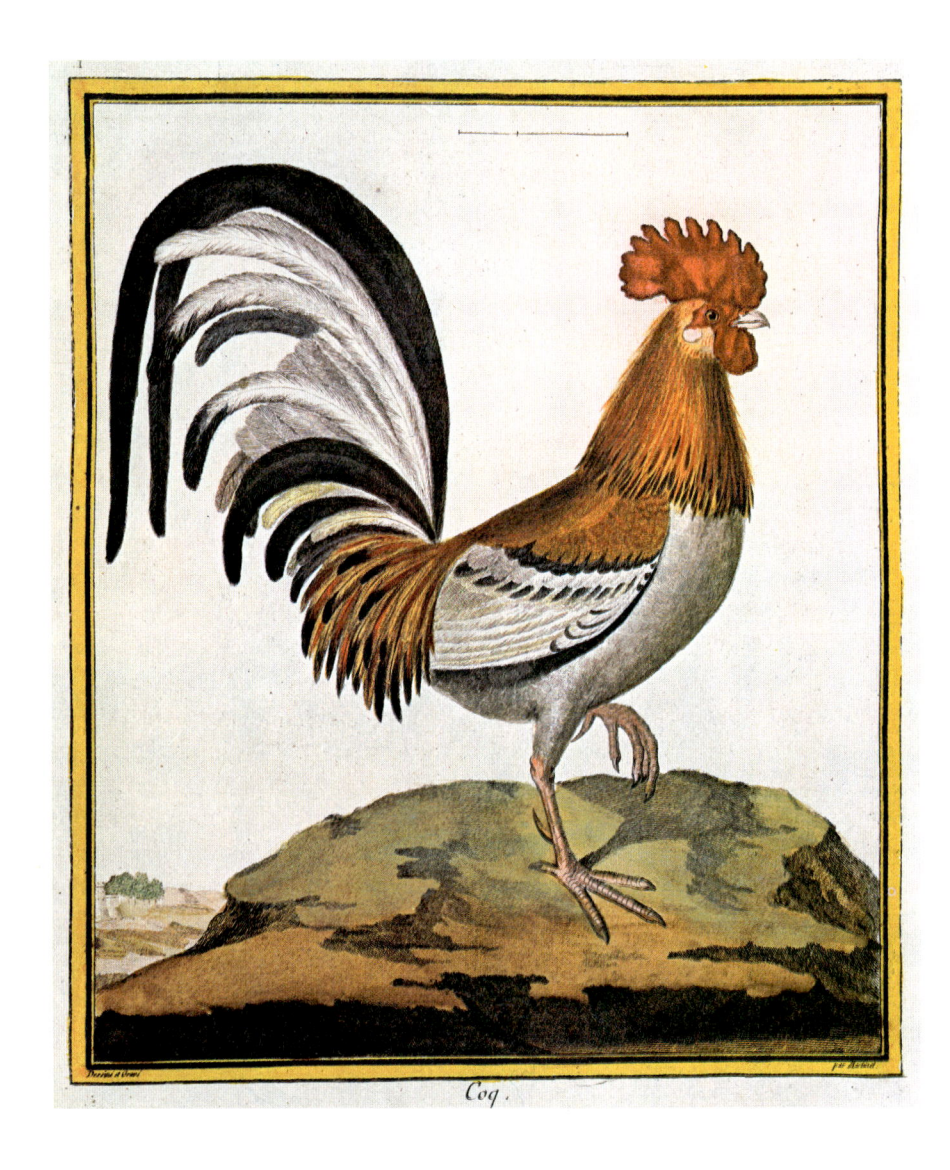

Abbildung 2103
Der Hahn, *aquarellierter Stich von Martinet für die* Histoire naturelle des oiseaux *(»Naturgeschichte der Vögel«) von Georges Buffon, 1772, Band II. (Paris, Bibl. d. Alten Med. Fakultät)*

Frage drei Veröffentlichungen in den *Annales des sciences naturelles*. Sie bewiesen vor allem, daß der »flüssige, verdampfbare Teil« des Spermas *(aura seminalis)* nicht befruchtend ist, im Gegensatz zum »festen Teil« (der die Spermientierchen enthält). Von Baer hielt sie 1827 für echte, mikroskopisch kleine Tierchen und bezeichnete sie als »Spermatozoäre« oder »Zoospermien«. 1830 stellte Bory de Saint-Vincent als erster fest, daß das Fehlen von Zoospermien als rechtmäßiges Mittel zum Nachweis von »Impotenz« gelten kann (darunter muß man wieder Unfruchtbarkeit verstehen). 1833 erschien in Wien die Abhandlung von Czermak: *Beiträge zur Lehre von den Spermatozoen*. Aber der Rang der Zoospermien unter den Lebewesen löste von vornherein Diskussionen aus: die einen stempelten sie zu Gastparasiten ab (Valentin, Gerber, Dugès), andere reihten sie unter die Infusorien (Ehrenberg) oder die Würmer ein (de Blainville).

Eine erste Annäherung an ihre Beschaffenheit wurde von Peltier vorgelegt: 1835 berichtete er in der Gesellschaft für Naturwissenschaften, er habe in dem Testikel eines Frosches die Umwandlung von »Körperchen« in immer größere und körnigere »Bläschen« verfolgen können, in denen Faserbündel aufschienen; diese Elemente hätten dann Zoospermien hergestellt, die sich später abtrennen und frei bewegen konnten.

1837 führte Dujardin diese Arbeit an und analysierte sie. Aus seinen eigenen Arbeiten schloß er, daß die »Zoospermien oder sogenannten Spermienanimalcula ... nur ein Produkt oder eine Abweichung der inneren Schicht der samentragenden Kanäle seien; nicht eine Sekretion, sondern ein ständig sich weiterbildendes Produkt«. Diese Vorstellung, die übrigens schon Wagner (1836) und Siebold (1836) erahnt haben, wurde von Lallemand (1841), Kölliker (1846), Reichert (1847), Leukart (1853), Funke (1866), Henle (1866) und vielen anderen Ärzten bestätigt und präzisiert. 1841 schlug Duvernoy die moderne Bezeichnung »Spermatozoon« vor; dieses Wort hatte zu jener Zeit den Vorteil, keine vorgefaßte Meinung über die Beschaffenheit zu implizieren. 1847 machte Goubaux die interessante Feststellung, daß bei an Kryptorchismus leidenden Pferden die intraabdominalen Testikeln keine Spermatozoen besaßen (ein besonders klarer Unterschied zeigte sich bei Kryptorchismus zwischen dem intraabdominalen und dem intraskrotalen Testikel). Beim Menschen wurde das von Follin (1851) und Godard (1855—1857) bestätigt. Gosselin (1847—1851) zeigte übrigens auf, daß eine infektiöse Verstopfung der Epididymis ein Fehlen der intratestikulären Spermatozoen bewirke. Bemerkenswert ist auch, daß es Prévost 1842 gelang, das Testikel eines Frosches einzufrieren und zu erkennen, daß diese Behandlung die Spermatozoen nicht veränderte; 1857 konnte Godard ein frisches menschliches Sperma einfrieren, und er beschrieb die neuerlichen Bewegungen der Spermatozoen nach dem Wiederauftauen. Mantegazza (1866) und Davenport (1897) bestätigten diese Beobachtungen an Hand von menschlichem Sperma, das auf —17° C eingefroren wurde.

Die menschliche Fortpflanzungszelle wurde zwar vor Ende der zweiten Hälfte des 19. Jahrhunderts im allgemeinen morphologisch erkannt, doch ihre genaue Beschaffenheit, ihr zytologischer Aufbau und ihre funktionelle Bedeutung blieben unklar. 1833 widerlegte zum Beispiel Blainville die Auffassung von autonomen, mit eigener Beweglichkeit ausgestatteten Elementen und verurteilte die alten und zeitgenössischen Beobachtungen; er meinte: man darf nicht »bei einer optischen Illusion« stehenbleiben, »die leider zahlreiche Menschen seit Leeuwenhoek verführt hat«. Erklärte nicht Balbiani viel später (1864), daß der Bewegung der Spermatozoen eine Art Instinkt und Wille vorausgehe, welcher sie zu einem bestimmten Ziel hindränge!

Seit Leeuwenhoek unterschied man bei einem »Spermientierchen« zwischen einem Körper und einem Schwanz (welche Spallanzani »Oberkörper« und »Fortsatz« nannte). Die Bedeutung des Körpers (oder Kopfes) blieb jedoch lange rätselhaft: Prévost und Dumas beschrieben ihn als »zentralen Fleck«, Schwann und Henle (1835) sahen darin einen »Saugrüssel«. Johannes Müller (1840) verdanken wir den Gedanken, dieser Fleck »könnte dieselbe Rolle spielen wie ein Kern bei der Zelle«; dies wurde von Lallemand (1841) und vor allem von Schweiger-Seidel (1865) bewiesen. Valentin (1845) hingegen verglich diesen Fleck und die »Bläschen«, die er rundherum sah, mit organisierten Infusorien; er schrieb: »Man kann vermuten, daß die inneren Bläschen Mägen seien, oder eher noch eingerollte Intestinalkanäle, deren Biegungen, von oben nach unten betrachtet, wie Ringe erscheinen können. Der vordere Kreis würde den Mund, der hintere den Anus anzeigen.«

Diese Zusammenfassung, die zahlreiche Unschlüssigkeiten und echte Hirngespinste im dunkeln läßt, zeigt, wie lange der Weg bis zur Erkennung der

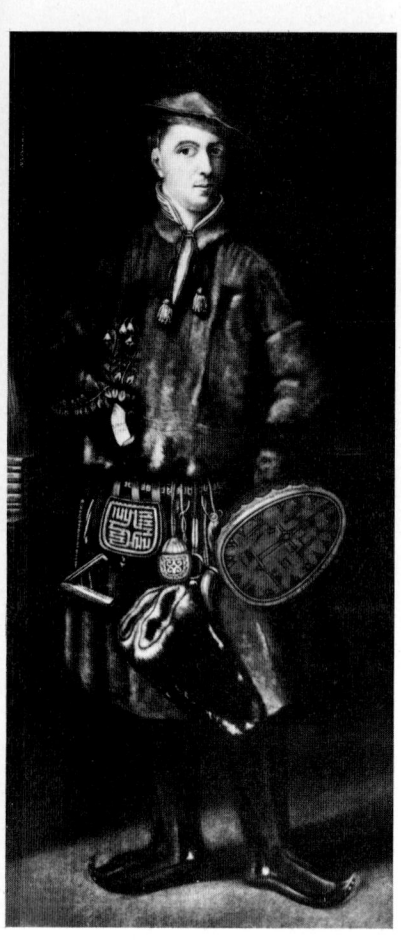

Abbildung 2104
Charles Linné *(1707—1778) in lappländischem Kostüm, nach einer Originalzeichnung von Robert Dunkarton. Stich aus dem 18. Jh. (Philadelphia, Museum der Künste)*

menschlichen Fortpflanzungszelle war. Ihre echte Bedeutung erlangte sie übrigens erst, nachdem Van Beneden (1883) festgestellt hatte, daß die Gamete eine geringe Anzahl von Chromosomen (Waldeyer, 1888) besitzt. Aber erst zu Beginn des 20. Jahrhunderts (1902) brachte Sutton, dem die Forschungsergebnisse von Mendel bekannt waren, klar zum Ausdruck, daß in den Gameten ein Beweis der Mendelschen Gesetze über vererbliche Merkmale gesehen werden müsse.

2. *Die Eizelle*

Die Entdeckung der Eizelle ist eine Errungenschaft des 20. Jahrhunderts. Lange vorher wurde nämlich angenommen, das weibliche Lebewesen erzeuge einen Samen, und die Untersuchungen über die Gestaltung des Eierstockes zogen die Aufmerksamkeit der alten Beobachter auf gewisse Strukturen.

a) *Die weibliche Keimdrüse.* — Es kann hier nicht detailliert auf die Geschichte der Entdeckung der Eizelle eingegangen werden. Der folgende Bericht über die Entdeckung der weiblichen Fortpflanzungszelle verweist auf die wichtigsten historischen Abschnitte in der Entwicklung ihrer Erforschung. Höchstwahrscheinlich kannten die Ärzte der Schule von Alexandrien die weibliche Keimdrüse. Sie hatten jedoch, ebenso wie Galen, noch keine Ahnung von ihrer echten funktionellen Bedeutung, so daß diese Drüsen bis zur Renaissance »weibliche Testikeln« genannt wurden (diesen Ausdruck verwendeten noch Vesal und Fallopius). Mit viel Phantasie bemühten sich zahlreiche Anatomen, parallele Elemente zur Struktur des »männlichen Testikels« zu finden. Diese Vorstellungen finden sich noch im 16. Jahrhundert beispielsweise in den Werken von Mundinus, Bonaccioli und Charles Etienne. Erst 1656 stellte Wharton (in seiner *Adenographia sive glandularum totius corpori descriptio*) als erster die Behauptung auf, die weibliche Keimdrüse besäße keinen Ausscheidungskanal.

Die weiblichen Keimdrüsen werden zum erstenmal in dem 1497 erschienenen Werk von John Mathaeum ex Ferrariis de Grado (besser bekannt unter dem Namen Mathieu de Gradibus) mit dem Ausdruck »duo ova« belegt. Diese Bezeichnung wurde 1660 von Jean van Horne in seinem *Microcosmus* aufgegriffen. Man findet sie auch 1662 in den *Kopenhagener Akten* in einem Artikel von Nicolas Stensen (Steno) mit dem Titel »*Observationes anatomicae spectantes ova viviparum, Obs. 88*« wieder. Aber erst in einer Abhandlung über die weiblichen Geschlechtsorgane *(De mulierum organis generationi inservientibus, tractatus novus,* Leiden 1672) des damals einunddreißigjährigen Reinier de Graaf wird der Ausdruck »ovarium« häufig verwendet. 1677 erschien in Wittenberg ein Werk von Jérémie Loss mit dem Titel *De ovario humano* und in Rom die Arbeit von Gaspard Bartholin *De ovariis mulierum*. 1680 veröffentlichte Johann Sigismund Elsholtz in den *Acta naturalis curiosoria Germaniae* zwei Arbeiten: »Über die Empfängnis des Menschen im Ovarium« (Nr. 106) und »Über das Ovarium und über den Eileiter der Frau« (Nr. 107). 1681 erschien in Jena *De ovario muliebri* von A.-H. Fasch und 1684 in Leiden *De feminarum ovis* von Charles Drelincourt.

Alle diese Werke zeugen für das Interesse der Anatomen des 17. Jahrhunderts für das Ovarium, besitzen aber kaum einen Wert. Reinier de Graaf beschrieb die anatomische Struktur dieses Organs am besten; er unterstrich einerseits das Fehlen eines äußeren Kanals im Ovarium, der dem Samenkanal vergleichbar wäre (eine Besonderheit, die schon Wharton aufgezeigt hatte),

Abbildung 2105
Titelblatt des Werkes von John-Tuberville Needham: Nouvelles Observations microscopiques... *(Neue mikroskopische Beobachtungen...), Paris 1750.*
(Frankreich, Maison-Alfort, Bibl. d. nat. tierärztl. Schule)
In diesem Werk will Needham beweisen, daß mikroskopisch kleine Tiere aus der Fäulnis geboren werden können. Buffon, den diese Versuche sehr interessierten, empfing ihn in Paris, wo er sich einige Male aufhielt.

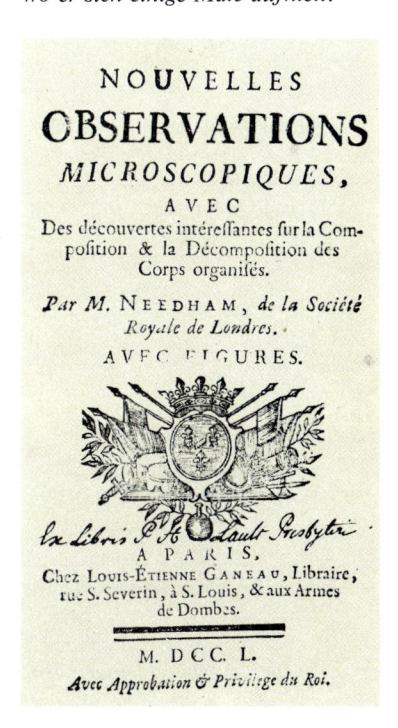

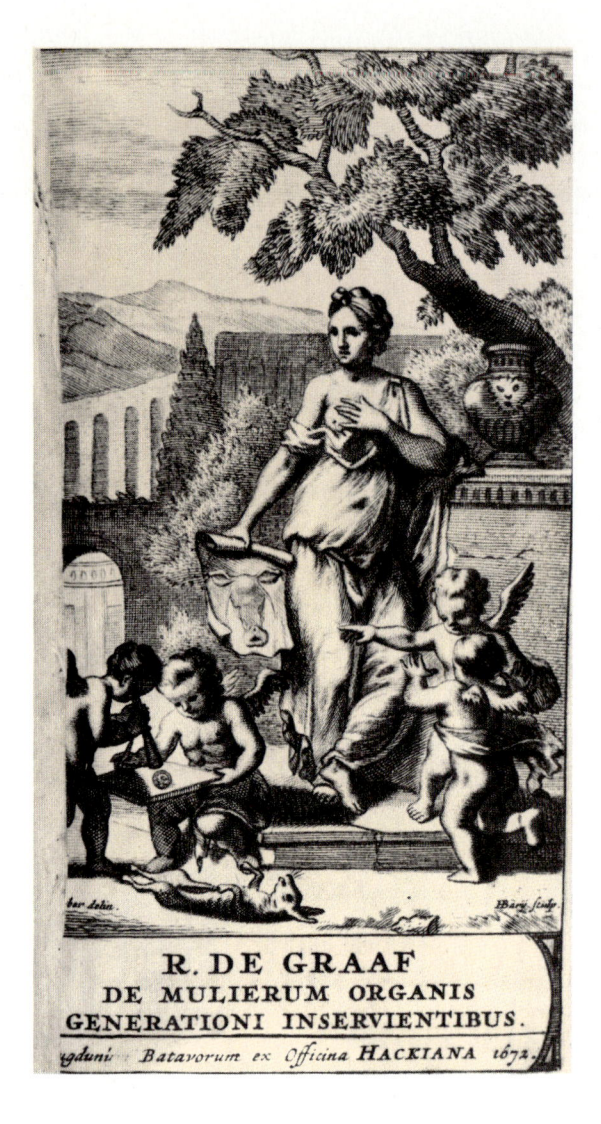

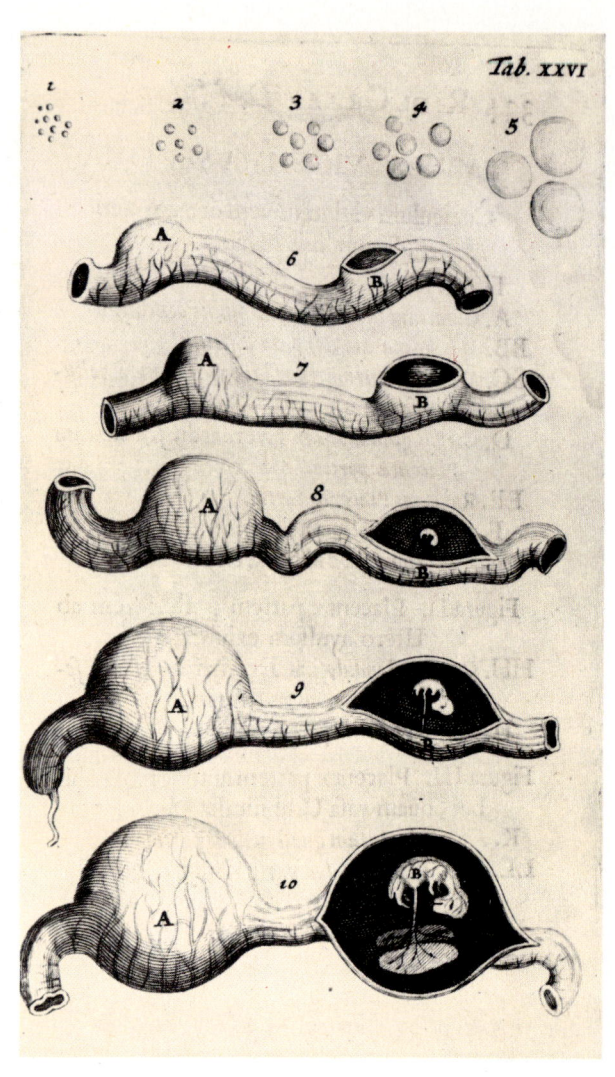

Abbildung 2106 (oben links) Titelblatt des Werkes von Reinier de Graaf De mulierum organis generationi inservientibus, *Leiden 1672. (Frankreich, Bibl. d. Alten Med. Fakultät) Wir verdanken Reinier de Graaf die systematische Verwendung des Wortes Ovarium zur Bezeichnung dieser Organe.*

Abbildung 2107 (oben rechts) Verschiedene Entwicklungsstadien des Eis. Fig. 10 zeigt die Entwicklung des Embryos mit der Plazenta. Abbildung aus dem Opera omnia *von Reinier de Graaf, Leiden 1677. (Paris, Bibl. d. Alten Med. Fakultät)*

und beschrieb andererseits eine »Vielzahl von Bläschen, die mit Flüssigkeit gefüllt sind«, »Bläschen, welche die gewundenen Gefäße ersetzen, aus denen sich die Testikeln des Mannes zusammensetzen«. De Graaf notiert: »Diese Körperchen sind den zusammengeballten Drüsen ähnlich; ... sie sind nicht in jedem Alter sichtbar, sondern man erkennt sie erst ohne Schwierigkeiten nach der Paarung bei Tieren, die man öffnet; ... bei heiratsfähigen Mädchen wiegen sie im allgemeinen ein halbes Gramm; bei alten Frauen sind sie viel kleiner und viel dichter, so daß man leicht sehen kann, daß ihre Anzahl bei zunehmendem Alter der Frau abnimmt.« De Graaf nahm an, daß der Inhalt dieser »Körperchen«, der an das Eigelb bei Vogeleiern erinnert, als notwendiges Material zur Entwicklung des Embryos gelten könne. Die Tatsache, daß die im Uterus erkannten Eier immer kleiner waren als die Bläschen des Ovariums, brachte ihn jedoch in Verlegenheit. Malpighi, der die »corpora lutea« des Ovariums beobachtet hatte, erklärte in einem Brief vom 7. Juni 1672 an Oldenburg, er schließe sich der Meinung von de Graaf in bezug auf die Existenz von Körperchen als Bilder künftiger Embryos an. 1675 nahm auch Jean Guichard Duvernoy, der später als »Erneuerer der Anatomie in Frankreich« galt, die Meinung von de Graaf an und verbreitete sie. Leeuwenhoek und Vallisnieri jedoch sprachen dieser Beschreibung jede Bedeutung ab. Erst später (1765) nannte von Haller diese Bildung »die Graafschen Eier«.

Wir zitieren einen Absatz dieses Arztes, der die Kenntnisse über diese Strukturen zusammenfaßt: »Vesal hat sie Bläschen genannt; auch Fallopius hat mit Serum gefüllte Bläschen gesehen; Coiter hat sie bei Wiederkäuern gesehen und ebenso Testikeln, gefüllt mit Bläschen; S. Albert hat behauptet, das Ovarium bestehe nur aus zusammengefügten Bläschen; Riolan hat gemeint, dies sei nur ein Knäuel aus fünf oder sechs Bläschen. Casserius hat die Substanz des Testikels als drüsenartig dargestellt. Besler vertrat die Ansicht, die Drüsen filtrieren eine Flüssigkeit ähnlich der Molke; er fertigte eine sehr genaue Abbildung davon an: später wurden sie von Stensen Eier genannt; vor ihm hatte schon Harvey viel über Tiereier geschrieben; er hatte jedoch diese Bläschen nicht Eier genannt.« In einem anderen Abschnitt seiner Abhandlung über die Zeugung gibt von Haller genauer Auskunft über die Eier: »Ich habe niemals mehr als fünfzehn in dem Ovarium einer Frau gezählt … meistens gibt es bei alten Frauen keine Eier mehr; an ihrer Stelle findet man ein wenig harte Tuberkeln.« Er schloß daraus, daß das wichtigste Element des »Graafschen Eis« sein flüssiger Inhalt sei, aus dem der Embryo entstehe. Der Einfluß dieses Wissenschaftlers war so stark, daß diese Auslegung bis zum 19. Jahrhundert angenommen wurde; der Ausdruck »Graafscher Follikel« in seiner gegenwärtigen Bedeutung wurde erst 1842 von Bischoff geprägt.

Abbildung 2108 (unten links) Verschiedene Abbildungen des Ovariums von Tieren aus dem De mulierum organis generatione... *von Reinier de Graaf. Die Figuren 1 und 2 zeigen Ovarien einer Kuh im Schnitt und von außen, auf denen man Follikeln und junge Gelbkörper erkennt. Die Figuren 3 und 5 stellen das Ovarium eines Schafs von außen und im Schnitt dar. Die Figur 4 ist ein aus dem Ovarium des Schafs isolierter Gelbkörper.*

Abbildung 2109 (unten rechts) Zwei Abbildungen einer Eileiterschwangerschaft. Die eine nach einer Zeichnung von Reinier de Graaf aus dem De mulierum organis generatione..., 1672, *die andere nach einer Zeichnung von J.-G. Duverney aus seinen* Œuvres anatomiques, 1761.

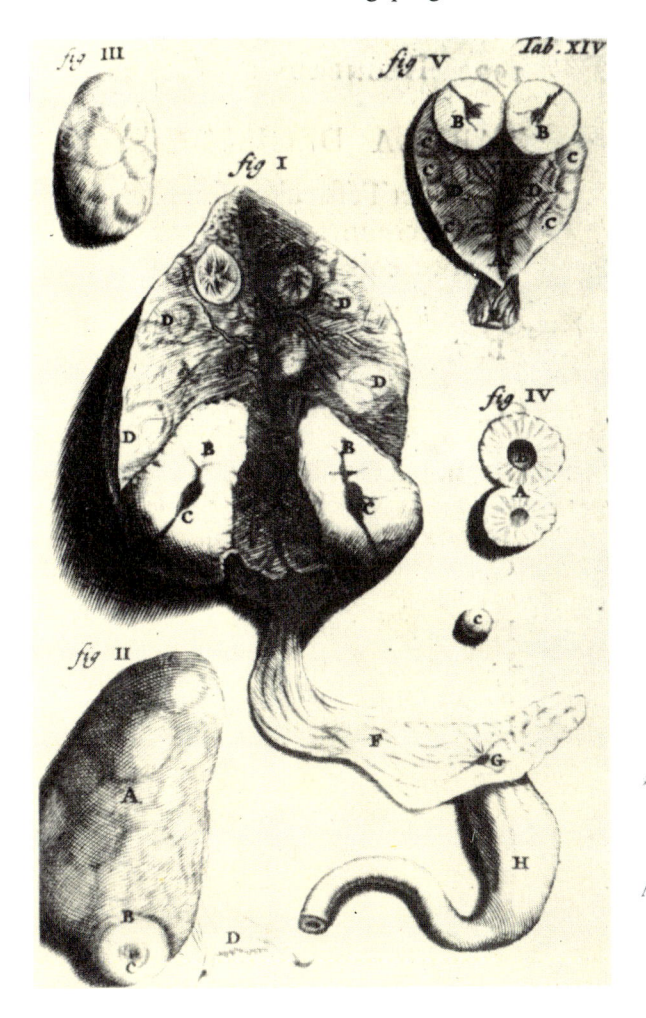

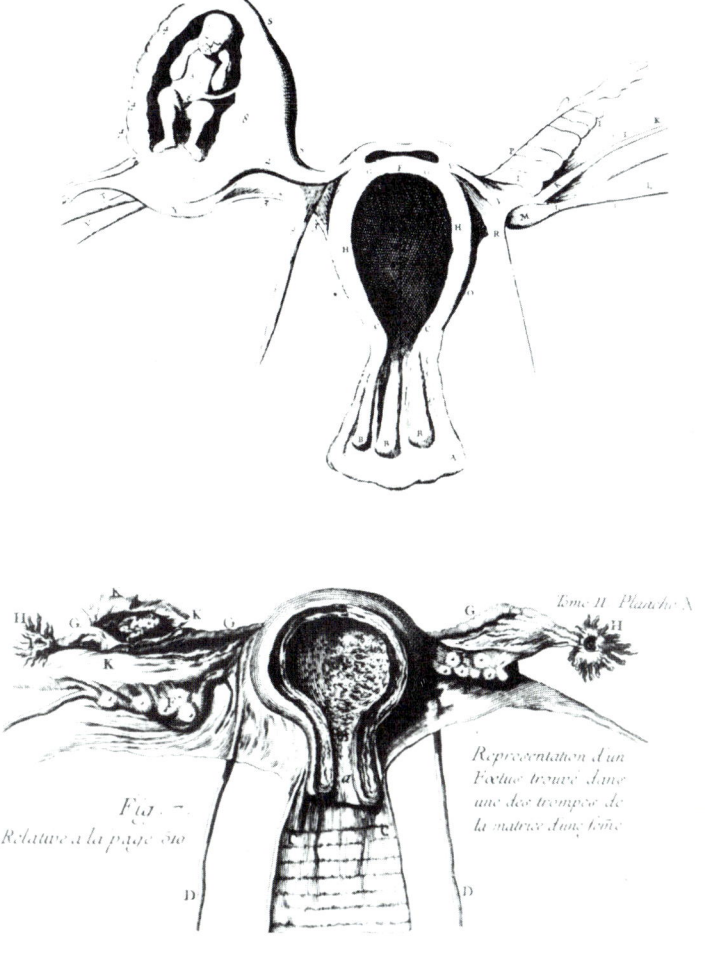

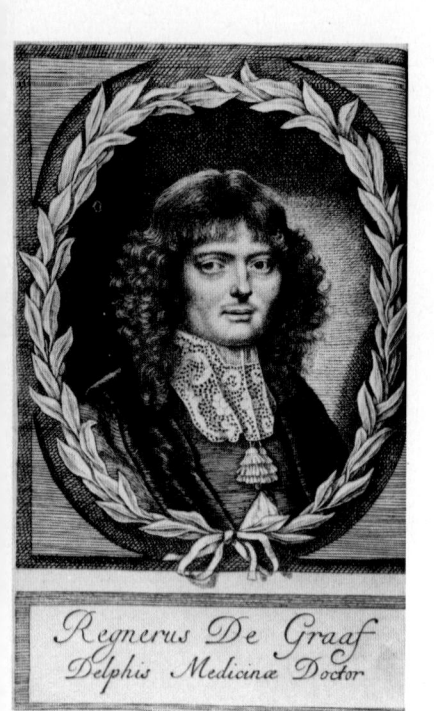

*Abbildung 2110
Porträt von Reinier de Graaf
nach einem Stich aus dem Buch
De mulierum organis generationi inservientibus, Leiden
1672.
(Paris, Bibl. d. Alten Med.
Fakultät)*

*Abbildung 2111 (unten)
Porträt von Carl Ernst von Baer
(1792—1876).
(Vom Autor zur Verfügung
gestelltes Bild)*

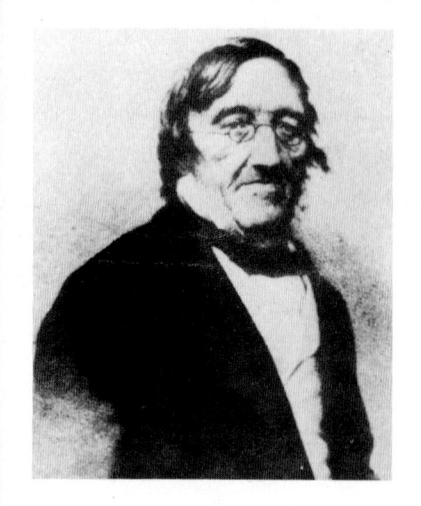

b) *Die Entdeckung der Eizelle.* — 1797 veröffentlichte William Cumberland Cruikshank (1745—1800) in den *Philosophical Transactions* die Ergebnisse von Untersuchungen, die er ab 1778 über das Werden befruchteter Eier im Eileiter von Kaninchen unternommen hatte, und er unterstrich deutlich seine Kenntnis, das Ei stamme aus dem Ovarium; er gab jedoch keine genaue morphologische Beschreibung.

1824 hatten Jean-Louis Prévost (1790—1850) und Jean-Baptiste Dumas (1800—1884) mit Sicherheit die Eizelle kurz gesehen, aber Henle bemerkte dazu 1843, daß »sie so wenig darauf vorbereitet und so stark von den alten Doktrinen durchdrungen waren, daß sie ihre Beobachtung für sich behielten: so blieb sie weiterhin unerkannt«.

1827 gab Carl Ernst von Baer (1792—1876) in Leipzig eine Studie heraus: *Epistola de ovi mammalium et hominis generis;* er verfaßte selbst eine Erklärung zu dieser Arbeit, die im zweiten Band des *Journals* von Heusinger erschien.

Beide Schriften wurden von G. Breschet in die französische Sprache übersetzt und 1829 unter dem Titel *Lettre sur la formation de l'œuf dans l'espèce humaine et dans les mammifères* (Brief über die Bildung des Eis bei der menschlichen Rasse und bei den Säugetieren) in Paris veröffentlicht. Von Baer untersuchte die im Eileiter vorhandenen »Eier«; er griff die Feststellung von de Graaf über die unterschiedliche Größe zwischen den »Graaf'schen Eiern« innerhalb des Ovariums und den »Eiern im Kanal« auf und untersuchte genauestens die Follikel. Eines Tages jedoch beobachtete er mit bloßem Auge einen noch intakten Follikel im Ovarium und bemerkte in der Follikelhöhle einen beweglichen »kleinen gelben Punkt«. Er öffnete den Follikel, löste dieses Element heraus und stellte unter dem Mikroskop fest, daß es dem den Eileiter durchwandernden »Ei« ähnlich sei.

Er untersuchte nun im Detail dieses Ei und den Follikel und beschrieb dann die »membrana granulosa« auf der Innenseite des Follikels, den »discus proligerus«, der sich um die Eizelle schließt und den Rest der Granulosa, die »zonula pellucida«, umgibt. In der Erklärung seiner ersten Arbeit präzisiert von Baer: »Das Ovulum besteht aus einer kugelartigen, trüben, großkörnigen Masse, die fest zu sein scheint, an der man jedoch bei aufmerksamer Untersuchung eine kleine Vertiefung bemerken kann.« In einer Anmerkung fügt er hinzu, daß diese Vertiefung im Augenblick der Paarung sehr ausgeprägt ist; diese Bemerkung konnte a posteriori als Erkennung des Kerns interpretiert werden.

In der Tat wurde dieser Kern erst 1835 einerseits von Coste und andererseits von Wharton Jones im Ovulum von Säugetieren abgegrenzt (dieser Kern entsprach dem »Keimbläschen«, das Purkinje 1825 in der kleinen Narbe des Hühnereis beschrieben hatte). Wagner erkannte 1835 den darin befindlichen Nukleolus und nannte ihn »macula germinativa«. Die Veröffentlichungen von Bernhardt *(Symbolae ad ovi mammalium historiam ante praegnationem,* Breslau 1834), Valentin *(Handbuch der Entwicklungsgeschichte,* Berlin 1835) und Wagner *(Prodomus historiae generationis,* Leipzig 1836) vervollständigten die Beschreibung der weiblichen Gamete.

Man darf jedoch nicht glauben, daß diese grundlegende Entdeckung von von Baer günstig aufgenommen wurde; in Wirklichkeit behaupteten einige Ärzte, sie schon vorher gemacht zu haben (wie Plagge, 1829), andere versuchten die Tragweite der Arbeit zu verkleinern, indem sie vorgaben, von Baer hätte es nicht verstanden, seine Beobachtungen bis zum Ende auszuwerten (Coste, 1835; Dutrochet, 1836).

Manche verwarfen sogar diese bedeutende Entdeckung; sie gingen so weit, zu erklären, das Vorhandensein eines Ovulum im Ovarium sei »unmöglich« (Wilbrand, 1841) oder von keinerlei Bedeutung für den Befruchtungsmechanismus (Hausmann, 1840).

1838 gab Martin Barry dem Graafschen Follikel den Namen »Eisäcke« und führte aus, daß ein Ovarium gleichzeitig Eisäcke von verschiedener Größe und unterschiedlicher Entwicklungsstufe besitze.

Abbildung 2112
Das Testikel mit dem Samengang bei A (Fig. 1) und den Samenbläschen (a.a) und der Prostata (c). Abbildung aus Band II des Werkes von A. von Haller: Operum anatomici argumentum minorum ad generationem, *Lausanne 1767. (Paris, Nationalbibl.)*

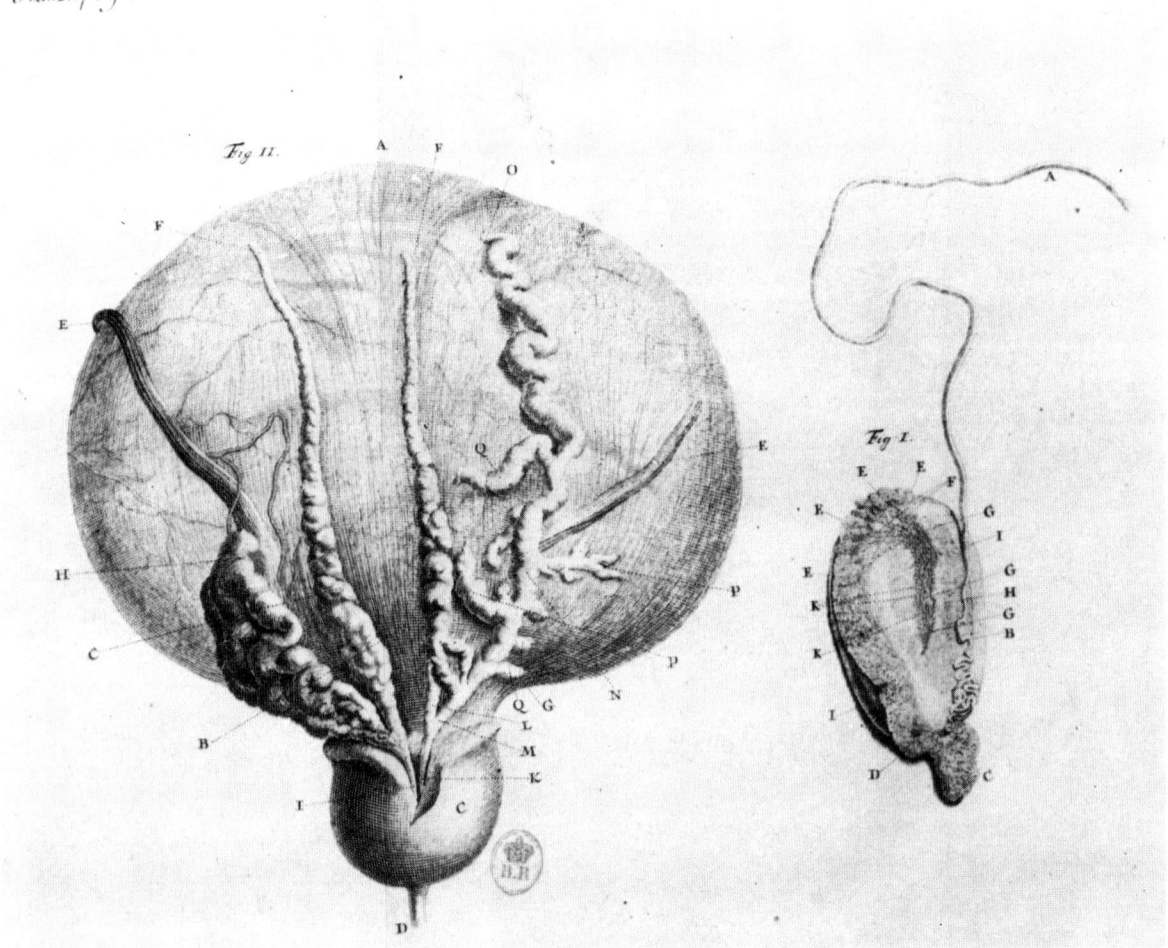

1839 behauptete Schwann, diese Eizelle sei nichts anderes als eine »primitive Zelle« mit einem Kern, einer Wand (zona pellucida) und einem mit mehr oder weniger zahlreichen Einschlüssen beladenen Zytoplasma. Henle drückte 1842 diese grundlegende Kenntnis ganz klar aus; er schrieb, das Ovulum sei »folglich eine Zelle und als solche in vollkommener Weise allen anderen Zellen ähnlich, welche sich während der Entwicklung bilden; sie besitzt eine Membran, einen Inhalt und sogar einen Zellkern«. Erst 1883 bewies van Beneden, daß die Eizellen ebenso wie die Spermatozoen eine reduzierte Chromosomenanzahl besitzen.

Der Weg zum
Verständnis des menschlichen Ursprungs:
Analyse der Befruchtung

Während man die Zusammensetzung des »Samens« immer deutlicher erkannte, versuchte man durch Experimente seine Bedeutung bei der Entstehung eines Lebewesens festzustellen. Aber der innere Mechanismus der Befruchtung sollte erst viel später erkannt werden. In Wahrheit müssen aber zuerst die beiden sehr unterschiedlichen Bedeutungen des Ausdrucks »Befruchtung« präzisiert werden. Wir werden sehen, daß dieser Begriff erst ab 1875 seine wirkliche Bedeutung annimmt, nämlich als Bezeichnung eines Phänomens, daß eine Zygote gebildet wird, wenn ein Spermatozoon in das Ovulum eindringt. Bis dahin war das Wort Befruchtung mehr oder weniger Synonym von »Annäherung des männlichen und weiblichen Geschlechtsteils« oder in seltenen Fällen sogar von »Einlagerung des männlichen Samens im weiblichen Organismus«.

Abbildung 2113
Ovulum und Ei des Hundes in seinen verschiedenen Entwicklungsstadien. (Figuren 1 bis 6). Von XVI bis XXX werden die Eier von niedrigeren Tieren aufgezeigt; von XXIII bis XXVI sind es Froscheier. Abbildung aus De ovi mammalium et hominis generis *von Carl Ernst von Baer, Lipsiae, 1827. (Paris, Bibl. d. Alten Med. Fakultät)*

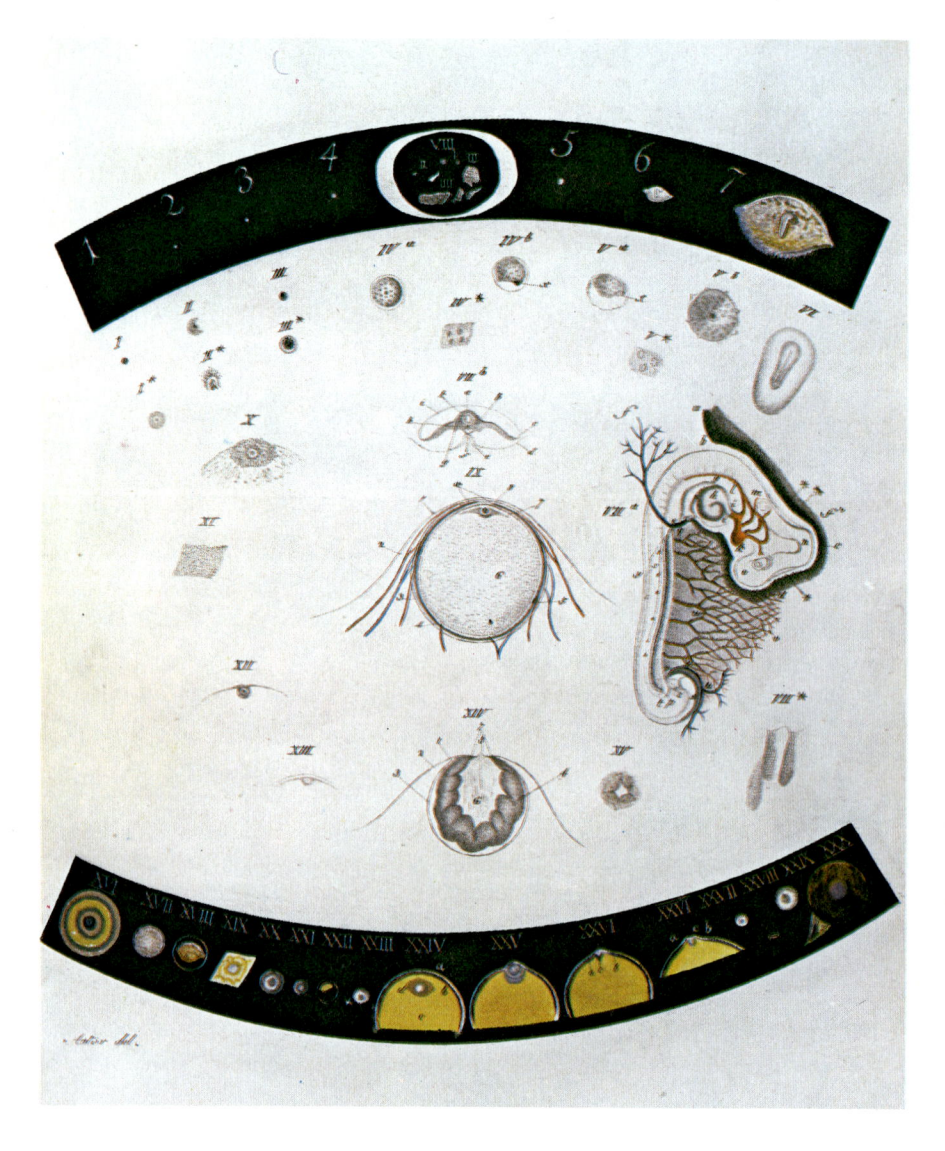

1914

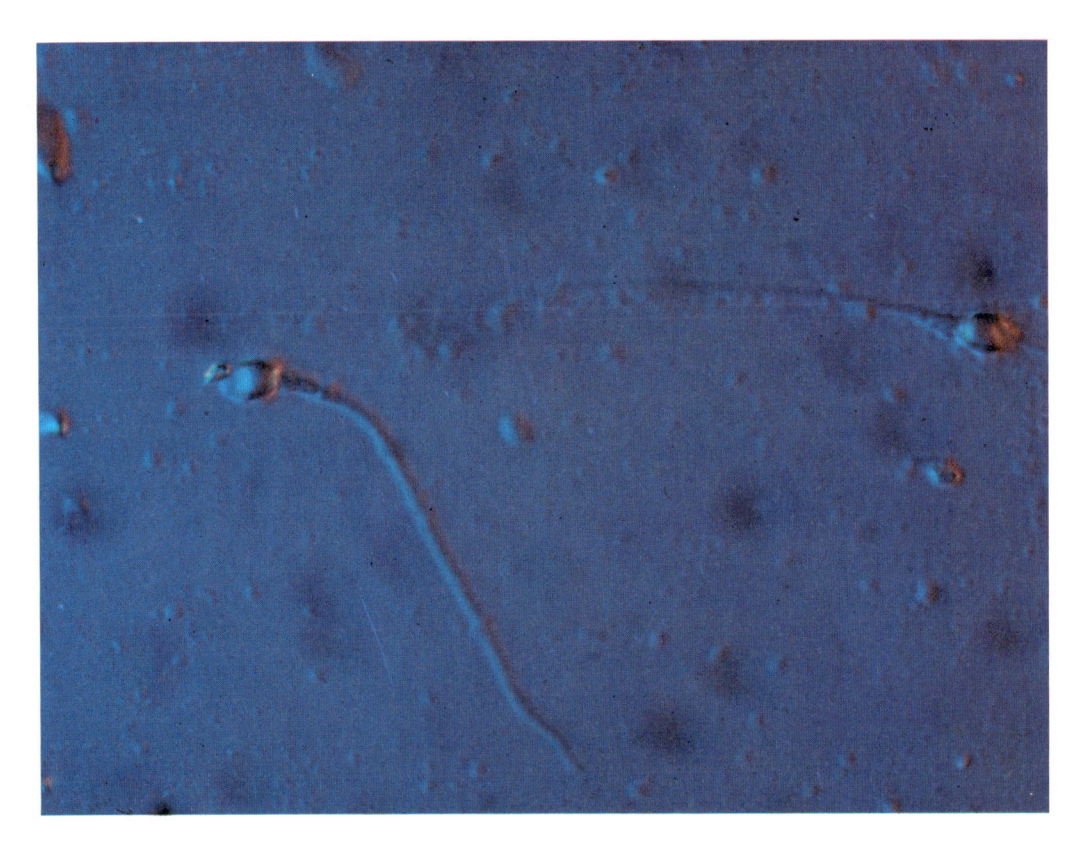

*Abbildung 2114
Spermatozoen im Phasenkontrastmikroskop.*

Sicher ist, daß 1765 von Haller noch erklären konnte: »Die Natur macht aus den ersten Ansätzen des Menschen ein Geheimnis; ... wir besitzen keinerlei Urteilsvermögen, um zu erkennen, ob der Vater auch nur die geringste Rolle bei der Empfängnis spielt, obwohl man im übrigen nicht leugnen kann, daß er dazu beiträgt.«

Jahrhunderte hindurch wurden einander völlig widersprechende Beobachtungen veröffentlicht; aus all dem kann sich aus diesem Grund kein Gesamtüberblick ergeben.

Einige frühe Beobachtungen

1. *Entwicklung der Ideen bis zu den 60er Jahren des 18. Jahrhunderts*

Die Rolle des Mannes bei der Fortpflanzung schien zwar »unzweifelhaft« festzustehen, doch man stellte sich oft die Frage, ob die Frau direkt bei der Befruchtung durch Ausbildung eines »Samens« mitwirke oder ob sie darauf beschränkt sei, den für die Entwicklung notwendigen Schrein zu erstellen. Seit Hippokrates wurde der Gedanke eines weiblichen »Samens« anerkannt, und die Vorstellung der alten Griechen (Pythagoras, Demokrit, Anaxoras, Alkmeon, Parmenides, Empedokles und Epikur) wichen kaum davon ab. Galen übernahm diese Meinung; er entwickelte sie aufgrund der Beobachtung des »nächtlichen Samenergusses« bei der Frau bei der Vorstellung von sexuellen Vergnügen oder wegen des Auftretens in der Vulva »einer dicken Flüssigkeit nach Irritierung der Geschlechtsteile«. Dieselbe Auslegung findet man in den Schriften von Avicenna wieder.

Nach Fallopius wurde diese Beobachtung kritisiert, und man erkannte einen »Schleim«, welchen die Vagina und die von Bartholin entdeckten Drüsen herstellen.

Das Interesse wandte sich jedoch auch den möglichen Veränderungen des Ovariums zur Zeit der Zeugung zu. Wir haben die Beschreibung der gelben Körper durch Coiter schon erwähnt; diese Beobachtung wurde von Malpighi und Vallisnieri an Tieren und von Bertrandi, Galeacius, Du Verney dem Jüngeren, Littré und Roederer bei der Frau bestätigt.

Über die Beteiligung der Fallopius-Tube in den verschiedenen Zeitabschnitten der Befruchtung wurden die gegensätzlichsten Resultate verlautbart. Ruysch (1701) bewies zwar genau, daß die Verstopfung der Eileiter ein Grund für Sterilität sein kann, doch dieser Feststellung wurde keine Beachtung geschenkt.

2. *Die Arbeiten von von Haller und Kuhlemann.*

1763 veröffentlichten von Haller und Kuhlemann eine Reihe von bemerkenswerten Beobachtungen. Sie hatten streng durchgeführte experimentelle Forschungen am Kaninchen, der Hündin und am Schaf durchgeführt und gleichzeitig Frauenleichen seziert.

a) *Übersicht über einige Ergebnisse.* — Unter den zahlreichen überlieferten Ergebnissen möchten wir folgende Punkte herausgreifen. Zuerst verdeutlichen diese Ärzte das Verhalten des Eileiters »im Augenblick des Empfängnisses«. Man liest: »Zur Zeit der Befruchtung, wenn sie durchgeführt wird, und oft sogar nicht zur Zeit des Geschlechtsaktes, ist der Eileiter zum Ovarium hin gebogen, er legt sich darauf, der ausgefranste Teil schmiegt sich daran und umgibt es schließlich; seine Öffnung wird derart zusammengezogen, daß ein Ei in den Eileiter fallen muß und der gelbe Körper oder das Bläschen in den Kanal, der es umgibt, eindringt.«

Zu den Veränderungen des Ovariums sei folgende Bemerkung angeführt: »Ich habe sein aufgetriebenes Bläschen gesehen, das in der Mitte der Wölbung einen roten blutigen Fleck aufwies, der durch die äußere Membran des Ovariums durchschien. Ich hatte dieses Schaf fünfundvierzig Minuten nach seiner Deckung eröffnet. Bei einem anderen Schaf habe ich eine halbe Stunde nach der Befruchtung gesehen, wie sich eines dieser Bläschen an der Oberfläche des Ovariums stärker ausbildete und stark gegenüber den anderen vergrößerte, so daß es bereit schien, zu platzen.«

In dieser Beschreibung erkennt man leicht die Vorbereitung des Eifollikels zum Eisprung.

Unter den anderen Schlußfolgerungen dieser zwei Ärzte wollen wir folgende herausgreifen: 1. bei Tieren, welche nur ein Junges haben, gibt es nur einen gelben Körper; jedoch bei Tieren, welche mehrere Junge werfen, »entspricht die Anzahl der Gelbkörper genau jener der Feten«; 2. bei der Frau gibt es gewöhnlich nur einen Gelbkörper.

b) *Kurzer Kommentar.* — Von Hallers Werk *La Génération ou exposition des phénomènes relatifs à cette fonction naturelle* (Die Fortpflanzung oder Darlegung der Phänomene bei dieser natürlichen Funktion) enthält unzählige genaue Beobachtungen und Diskussionen über die Meinung seiner Vorgänger. Man fragt sich, warum von Haller bei seiner Untersuchung der Befruchtung nicht weiter vorgedrungen ist. Eine denkbare Erklärung wäre, daß im 18. Jahrhundert verschiedene Auffassungen über den Zeugungsmechanismus vorherrschten. Zu jener Zeit ging tatsächlich der Streit zwischen »Ovisten« und »Animalculisten« weiter. Die ersteren, wie zum Beispiel Harvey (der Autor des Sinnspruches »ex ovo omnia«, 1651), schrieben der Frau die vorherrschende, wenn nicht ausschließliche Rolle bei der Entstehung eines neuen Lebewesens zu (dieses würde nach Entwicklung im Uterus geboren, die Ovarien wären Mesenteriallymphknoten angegliedert). Für die Vertreter der zweiten Richtung war das Spermien-Animalkulum der wahre Keim. Die »Ovisten« glaubten, das Spermientierchen brächte nur ein Prinzip, die Aura seminalis, welches die Entwicklung des echten im Ei eingeschlossenen Keims auslösen könne. Für die »Animalculisten« diente das Ei nur als Sammelbecken für die Nahrungssubstanz, welche vom ursprünglichen männlichen Keim verwendet werden konnte.

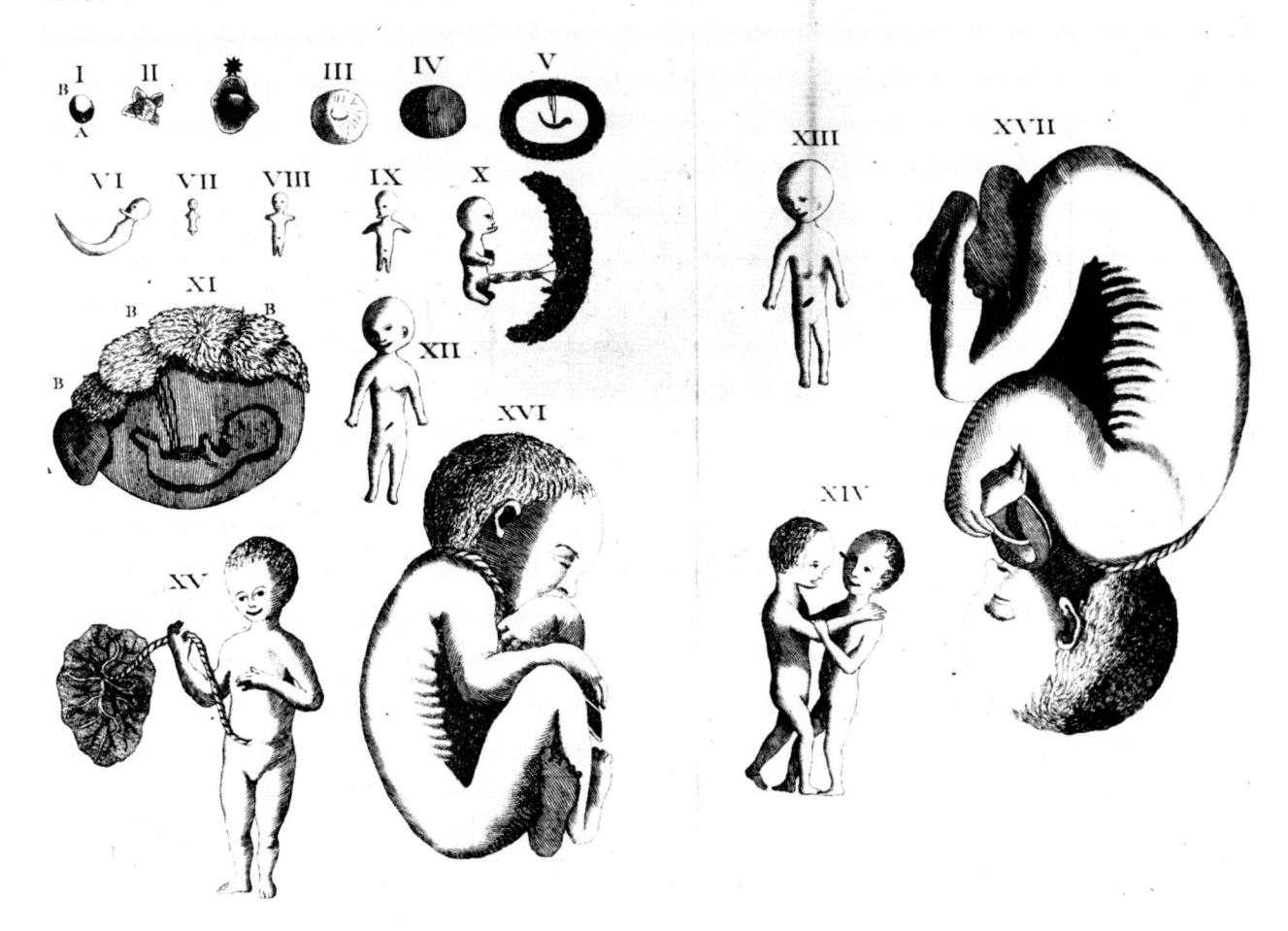

Aber all das komplizierte sich durch zwei Entdeckungen im Jahr 1740. Einerseits zeigte Abraham Trembley (1700—1784) auf, daß der »Süßwasserpolyp« *(Hydra viridis)* sich regenerierte, wenn man ihn in zwei oder mehrere Teile schnitt; er brauchte keinerlei »Eier« oder Spermientierchen dazu. Andererseits entdeckte Charles Bonnet (1720—1793) die Parthenogenese der Blattlaus: nach Isolierung eines neugeborenen Insekts beobachtete er an ihm, wie einige Tage danach fünfundneunzig Einzelwesen aus ihm hervorkamen. In diesem Fall gab es keinerlei Mitwirkung eines männlichen »Keims«. Von Haller kannte diese Arbeiten, denn er beurteilte die Blattlaus als »physikalisch wichtiges Lebewesen«.

Im selben Jahr (1740) löste die Akademie der Wissenschaften eine Diskussion über die Gründe für Mißbildungen aus, so unklar waren die Vorstellungen jener Zeit darüber (das ist das geringste, was man darüber sagen kann).

Abbildung 2115
Die verschiedenen Entwicklungsstadien des Eis und des Embryos, wie man sie sich im 18. Jh. vorstellte. Abbildung aus dem Abrégé de l'embryologie sacrée *(Zusammenfassung der geheiligten Embryologie) vom Abt Dinouart, Paris 1786. (Paris, Nationalbibl.)*

1754 erschien das *Essai sur la formation des corps organisés* (Untersuchung über das Entstehen organisierter Körper) von Pierre-Louis Moreau de Maupertius (1698—1759). Er gab der Meinung Ausdruck, die Fortpflanzung könne weder vom Standpunkt der »Ovisten« noch von jenem der »Animalculisten« erkärt werden, wenn jeder einzeln betrachtet werde. Die Fortpflanzung entstehe vielmehr durch eine Vermischung beider »Samen«, denn jeder trage seine eigenen Merkmale dazu bei und sei somit für das Erscheinen der »Verschiedenartigkeit« verantwortlich. Dieser Arzt war seiner Zeit weit voraus, als er auf die Wichtigkeit der Erbfaktoren hinwies, die von dem einen oder anderen »Samen« übertragen werden; er besaß auch schon vage Kenntnisse über die »natürliche Auswahl«.

Die Versuche von Spallanzani

In einer Reihe von Experimenten am Grünfrosch gelangte Spallanzani 1768 zu interessanten Ergebnissen, doch er blieb weiterhin ein Gefangener der tief im 18. Jahrhundert verwurzelten Vorstellung, der »Fötus sei schon vor der Befruchtung vorhanden«.

1. *Die wichtigsten Beobachtungen.*
Einige Entdeckungen Spallanzanis:
— Bei Versuchen an hundertsechsundfünfzig weiblichen Fröschen nach der Paarung löste er die »Eier« aus dem »Uterus« heraus: »Obwohl ich die Eier sofort, nachdem ich sie aus dem Mutterleib herausgeholt hatte, in Wasser legte, waren alle diese Eier steril und verwesten; jene hingegen, welche von selbst durch den Anus des Weibchens während der Paarung herauskamen, entwickelten sich rasch, und es entschlüpften befruchtete Kaulquappen.« Daraus schloß Spallanzani: »Die Eier werden außerhalb des Froschleibes befruchtet und nicht in ihm.«
— Nun stellte sich die Frage, was der männliche Partner während der Paarung erzeuge; dem Autor fiel es sehr schwer, irgend etwas aus dem »Penis« der Tiere herauskommen zu sehen, da sie ja im Wasser waren; so legte er sie in »Gefäße ohne Wasser«: »Ich sah [aus dem Penis] einen kleinen Strahl klarer Flüssigkeit herausspritzen, der sich über die aus dem Anus des Weibchens heraustretenden Eier verteilte«; so liefert das Männchen einen zur Befruchtung notwendigen »Samen«.
— Der Versuch mit männlichen, mit kleinen Höschen bekleideten Fröschen wird in allen Werken Spallanzani zugeschrieben; er selbst jedoch gibt einfach zu, daß er dabei nur ein Experiment des Abtes Nollet und von de Réaumur wiederholte: »Nach Wiederholung des Versuchs mit den kleinen Höschen paarten sich die derart bekleideten Männchen, doch die Folge dieser Paarung war erwartungsgemäß so, daß aus keinem Ei ein neues Lebewesen schlüpfte.«
— Spallanzani stellte neue Überlegungen über die künstlichen Befruchtungsversuche an, welche Malpighi erfolglos am Seidenspinner durchgeführt und Bibiena am selben Schmetterling wiederholt hatte. Er zeigte an der rotäugigen Erdkröte, an der stinkenden Erdkröte, am Wassersalamander, am Baumfrosch und am Wasserfrosch, daß eine künstliche Befruchtung möglich ist. Er selbst stellte die Frage: »Ist diese künstliche Befruchtung von eierlegenden Tieren auch bei lebend Gebärenden möglich?« Er lieferte einen eindrucksvollen Beweis mit der Hündin, dem Musterbeispiel für eine experimentelle Analyse und für zahlreiche zu treffende Vorsichtsmaßnahmen zur Ausschaltung aller Interpretationsfehler.

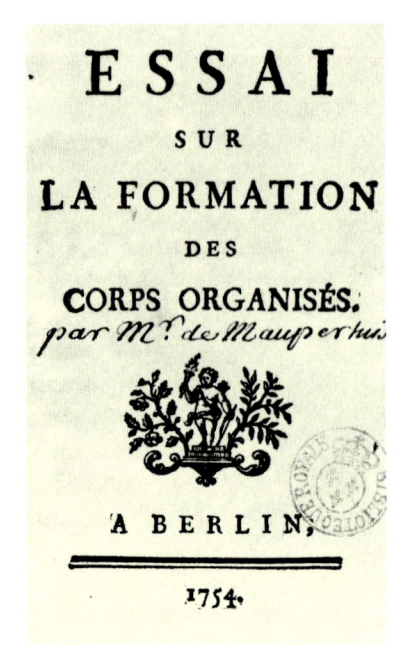

*Abbildung 2116
Titelblatt des Werkes von Pierre-Louis de Maupertuis:*
Essai sur la formation des corps organisés *(Abhandlung über die Entwicklung organisierter Lebewesen), Berlin 1754. (Paris, Nationalbibl.) Maupertuis stellte das menschliche Lebewesen einem Schöpfungsmythos gleich und sah die Zeugung als einen Sonderfall der Anziehung des Universums an.*

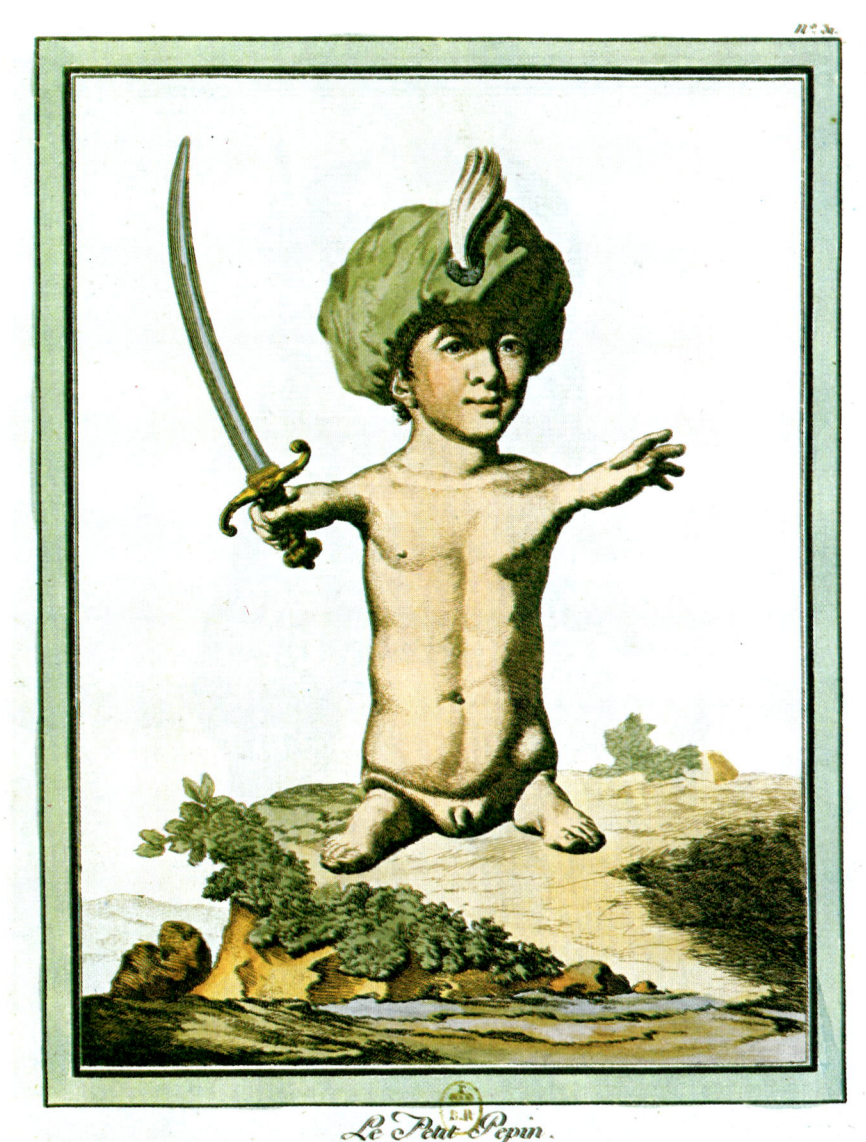

Abbildung 2117
Stich von F. Regnault, 1775, welcher »den kleinen Pepin« *darstellt,* »der 1767 und 1768 als Türke bekleidet als Attraktion in Paris ausgestellt wurde«. *Die Phokomelie, eine auffällige Mißbildung, hat zu allen Zeiten die Geister bewegt.*
(Paris, Nationalbibl., Kupferstichkabinett)

— Spallanzani stellte auch klar, daß eine künstliche Befruchtung zwischen verschiedenen Gattungen nicht möglich sei: er injizierte einer brünstigen Katze Hundespermien und erreichte keine Befruchtung.

2. *Schlußfolgerungen*

Spallanzani zog aus allen diesen Untersuchungen über die Befruchtung Schlußfolgerungen, von denen einige noch immer gültig sind, andere jedoch durch die falsche Annahme der Präformation einem Irrtum unterliegen. Zum Beispiel:

— »Bei großen wie bei kleinen Tieren ist nur eine sehr geringe Samenmenge zur Befruchtung des Embryos notwendig« (diese Formulierung enthält gleichzeitig eine Wahrheit und einen Irrtum).

Abbildung 2118 (nächste Seite) Abbildung der menschlichen Embryologie, Illustration des Werkes von A. L. M. Velpeau: Embryologie ou ovologie humaine... (»Menschliche Embryologie oder Ovologie...«), *Paris 1833. Bei Figur 2 kann man die vollständig abgelöste, vom Ovulum getrennte Membran erkennen. Figur 8 zeigt ein ungefähr acht Wochen altes Ei ohne Ablösung des Amnions.*

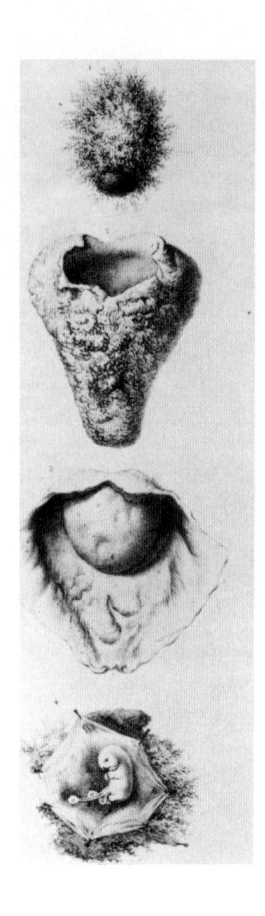

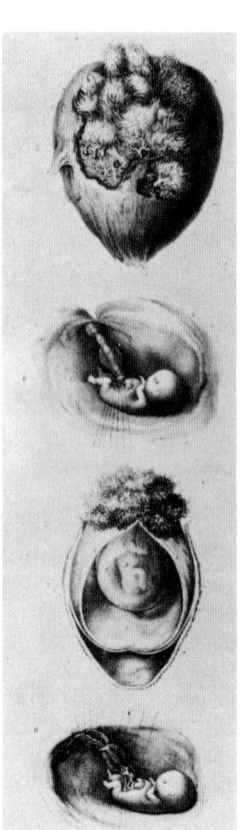

— »Große Tiere können ohne Mitwirkung beider Geschlechter geboren werden, indem man das mechanische Mittel anwendet, das ich aufgezeigt habe« (beim Versuch an der Hündin wurde das Sperma »ohne Aufschub injiziert«); das Ergebnis dieser künstlichen Befruchtungen ist bemerkenswert, denn sie »bewirken nicht die geringste Veränderung im Organhaushalt unserer Tiere, sondern alles läuft mit derselben Regelmäßigkeit ab wie bei natürlichen Befruchtungen«.

— Weder die Elektrizität noch natürliche Flüssigkeiten (Blut, Galle, »Extrakte« des Herzens, der Lunge, der Leber) konnten die Samenflüssigkeit ersetzen.

— Die Befruchtung entsteht nicht durch die »aura spermatica«, diesen »Spermiendampf, der die Samenflüssigkeit ausstößt«; es muß daher »der Rest des Samens die gesamte befruchtende Energie besitzen«.

3. Anmerkungen zur künstlichen Befruchtung

Die Tragweite der Versuche von Spallanzani über die künstliche Befruchtung wurde erst im 19. Jahrhundert wirklich erkannt, als die Viehzüchter sie zur Viehzucht anwandten. Übrigens folgte man auf diesem Gebiet nur den von Coste (Autor der *Instructions sur la pisciculture* [Anweisungen zur Fischzucht], Paris 1856) genau kodifizierten allgemeinen Prinzipien, die entsprechend abgewandelt wurden. Dieser wiederum hatte die älteren Grundlagen von Jacobi *(Zusammenfassende Darlegung einer künstlichen Befruchtung von Forellen und Lachsen,* Berlin 1764—1766) aufgenommen: wenn man den Forellen, die vor dem Laichen stehen, die Eier abnimmt und sie mit Fischmilch übergießt, kann man eine große Fischproduktion, vor allem Kreuzungen, erreichen. Duhamel du Monceau *(Traité des pêches* [Abhandlung über Fischfänge], Paris 1773) bestätigte diese Beobachtungen. Im 19. Jahrhundert erweiterten Shaw (1837), Boccius (1841), Rémy und Gélius (1842—1848) das Anwendungsfeld der künstlichen Befruchtung bei Fischen.

Die künstliche Befruchtung von Lurchen wurde von Prévost und Dumas (1824) wiederholt. Sie konnten als erste präzise ihre interessanten Ergebnisse in Zahlen angeben: sie verwendeten eine Spermienlösung, welche 225 Spermatozoen einschloß, und verteilten sie über 380 Eier; in 61 Fällen erreichten sie eine Befruchtung. Die künstliche Befruchtung eines weiblichen Säugetieres wurde 1782 von Rossi, Professor aus Pisa, bestätigt.

Zu dieser Zeit wurde auch die Möglichkeit einer künstlichen Befruchtung der Frau erwogen. Im 3. Band der *Expériences pour servir l'histoire de la génération* (Versuche im Dienste der Geschichte der Zeugung) von Spallanzani (erschienen in Genf, 1785, S. 275) ist der Abschnitt eines Briefes abgedruckt, den Rossi an Spallanzani geschrieben hatte: »Ich weiß nicht, ob das, was Sie gerade entdeckt haben [die künstliche Befruchtung], nicht eines Tages bei der menschlichen Rasse in einer Art Anwendung finden wird, an die wir nicht denken und deren Folgen schwerwiegend sein werden.«

John Hunter soll diese Möglichkeit einem Mann geraten haben, der an Hypospadie litt; diese künstliche Befruchtung führte nicht Hunter durch, sondern der Betroffene selbst: »Die Sache gelang, und die Frau entband neun Monate danach«; Ch. Robin führte jedoch 1877 an: »In den Werken von J. Hunter konnte ich keinerlei Bemerkung für diese Tat finden, die man ihm zuschreibt ... vielleicht handelt es sich um seinen Bruder W. Hunter.« Eine ähnliche Beobachtung wurde 1799 von Home berichtet. In der Zeitschrift *l'Abeille médicale* (Nr. 48 vom 30. November) erschienen 1861 zehn Beobachtungen einer Schwangerschaft nach einer von Dr. Girault durchgeführten künstlichen Befruchtung, wobei die älteste aus dem Jahr 1838 stammte. 1866 veröffentlichte James Marion Sims seine Versuche mit künstlicher Befruchtung, doch er notiert: »Nur einmal, ein einziges Mal, sah ich, daß eine Empfängnis auf diese künstliche Befruchtung folgte.« 1867 berichtete Gigon, Arzt am Krankenhaus von Angoulême, daß ihm 1846 eine künstliche Befruchtung gelungen sei. Am 28. November 1871 wurde der medizinischen Fakultät von Paris unter dem Vorsitz von Professor Pajot, von Pierre-Fabien Gigon (dem Sohn des vorher erwähnten) eine Doktorarbeit vorgelegt: *Essai sur la fécondation artificielle chez la femme dans certains cas de stérilité* (Versuch einer künstlichen Befruchtung der Frau bei gewissen Fällen von Sterilität), darin werden vierzehn bekannte Fälle von Schwangerschaft nach einer künstlichen Befruchtung analysiert.

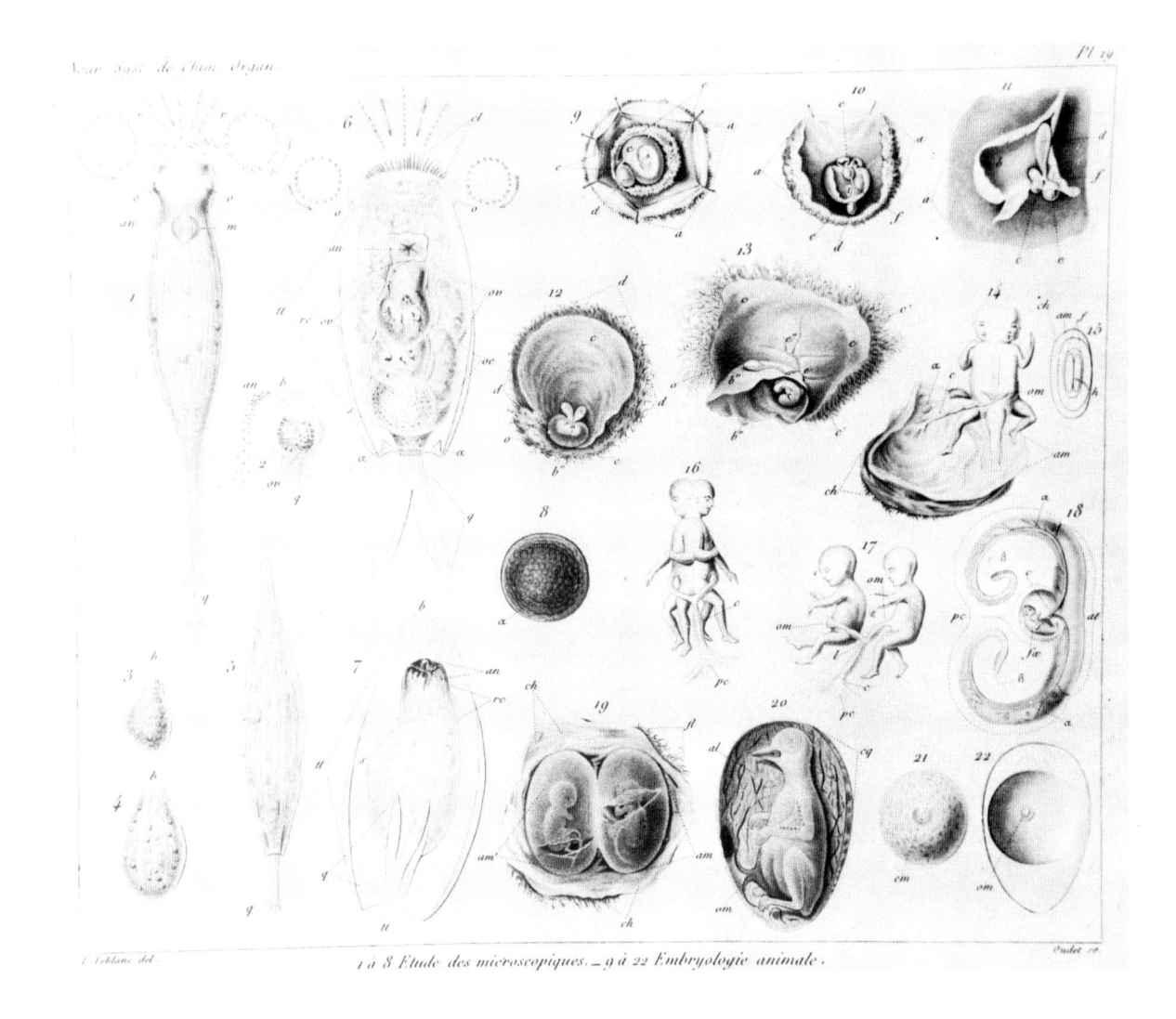

1877 jedoch schlug Pajot eine bis heute gültige Forderung vor: »Dieses Vorgehen [künstliche Befruchtung] ist nur ein letzter Ausweg, wenn die Ursachen für heilbare Sterilität methodisch bei beiden Partnern behandelt worden sind.« Bei allen diesen Fällen künstlicher Befruchtung handelt es sich um eine homologe Insemination mit dem Sperma des Ehemanns. Der erste Fall von künstli-

Abbildung 2119 (oben)
Abbildung aus dem Nouveau Système de chimie organique... (»Neues System der organischen Chemie...«) *von François-Vincent Raspail, Paris 1838. (Paris, Bibl. d. Alten Med. Fakultät)*
Die Figuren 1 bis 8 zeigen Untersuchungen von mikroskopisch kleinen Tierchen und jene von 9 bis 22 embryologische Untersuchungen. Figur 20 stellt einen Buchfink dar, der gerade aus der Schale schlüpfen will.

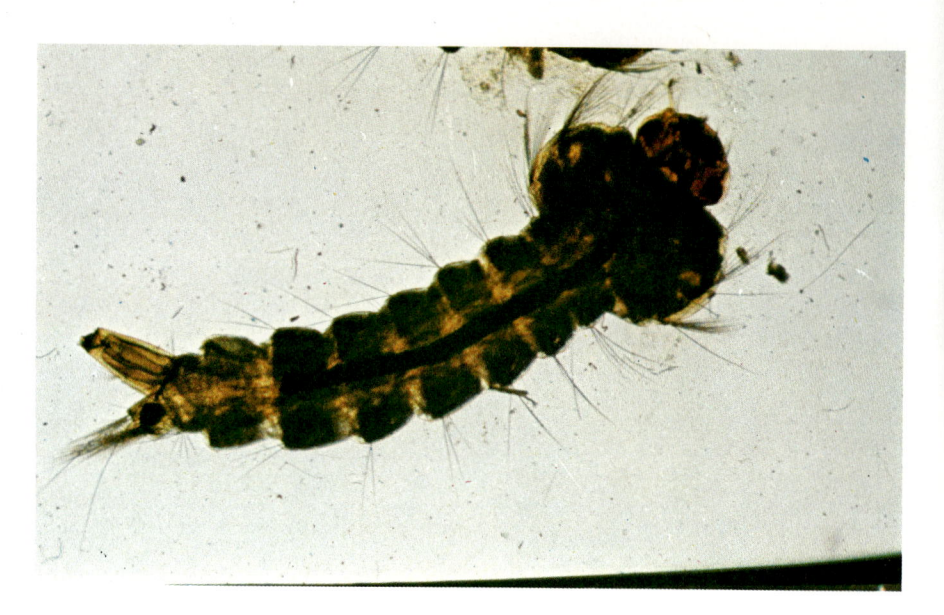

*Abbildung 2120
Mückenlarve (Bild von Dr. Yves Bruneau, Nantes)*

cher Befruchtung mit dem Sperma eines »Spenders« wird R.-L. Dickinson (1890) zugeschrieben.

Die Vereinigung »Ei — männlicher Same« und die Kenntnis der Ovulation

Die verschiedenen genannten Arbeiten verhalfen der Erkenntnis zum Durchbruch, daß die »Eier« vom »männlichen Samen« befruchtet werden müssen. Aber ohne den zytologischen Mechanismus zu kennen, stellten sich die Forscher die Frage: wo findet die Vereinigung der Eier mit dem männlichen Samen bei Lebendgebährenden statt, anders gesagt, wo wird die Befruchtung durchgeführt? Angenommen, die Befruchtung geht nicht direkt im Ovarium vor sich, wie kommt dann das »Ei« aus dem Ovarium heraus?

1. Wo findet die Befruchtung statt?

Die Anatomen des 17. und 18. Jahrhunderts hatten die verschiedensten Ansichten bezüglich der Verbindung zwischen den Ovarien, den Eileitern und dem Uterus. Die einen behaupteten, der Eileiter sei nicht betroffen, da er nur eine Öffnung habe; für andere stellte einzig der Uterus das Zeugungsorgan dar. Einige Beobachtungen jener Zeit berichteten jedoch von einer Schwangerschaft außerhalb des Uterus, entweder von einer Eileiterschwangerschaft oder einer Bauchhöhlenschwangerschaft.

Fallopius und Ruysch versicherten, kurz nach dem Koitus im Uterus »männliche Samen« und die Eileiter der Frauen vertrocknet gefunden zu haben; da jedoch diese Behauptungen auf keiner mikroskopischen Untersuchung beruhten, konnten sie nur schwer akzeptiert werden. Leeuwenhoek hingegen hatte im Mikroskop einige Stunden nach einer Paarung in den Uterushörnern bei der Hündin und dem Kaninchen »Spermientierchen« gesehen. Die ersten experimentellen Untersuchungen legte Nuck 1692 vor (in seiner *Adenographia curiosa et uteri feminae anatomia nova*): bei der Hündin verhindere eine drei Tage nach der Zeugung durchgeführte Ligatur der Uterushörner nicht die Entwicklung der »Eier« oberhalb des Hindernisses. Später wurde noch von ähnlichen Tatsachen berichtet.

Verschiedene Beobachter des 19. Jahrhunderts wiesen auf im Mikroskop gut erkennbare Spermatozoen im Eileiter und sogar an der Oberfläche des Ovariums hin. Dazu die diametral entgegengesetzte Meinung von F.-A. Pouchet, der den Ausdruck »Ovulation« prägte. Im Jahre 1847 stellte er die Behauptung auf, die Befruchtung könne nur in der Uterushöhle stattfinden, denn die Eileiter würden einen für die Spermatozoen »undurchdringbaren Schleim« erzeugen. Diese Theorie konnte natürlich nicht aufrechterhalten werden. Hingegen sei vermerkt, daß Gratiolet ab 1850 dem Eileiter eine besondere Bedeutung zuschrieb; er meinte, daß die Flüssigkeit, in welcher sich die Spermatozoen befinden, ihnen »eine Art Reifung« erlaube, »die sie in die Lage versetzt, die Funktion durchzuführen, zu der sie berufen sind« (ist das nicht schon eine Vorahnung der »Aktivierung«, die ein Jahrhundert danach aufgezeigt werden sollte?). Auf diese Weise setzte sich nach und nach die Kenntnis durch, die Befruchtung finde meistens im Eileiter statt. Das setzt natürlich das Eindringen der Spermatozoen von der Vaginahöhle bis zur Eileiteröffnung voraus. So konnte die lange anerkannte Auffassung, die Empfängnis fände während des

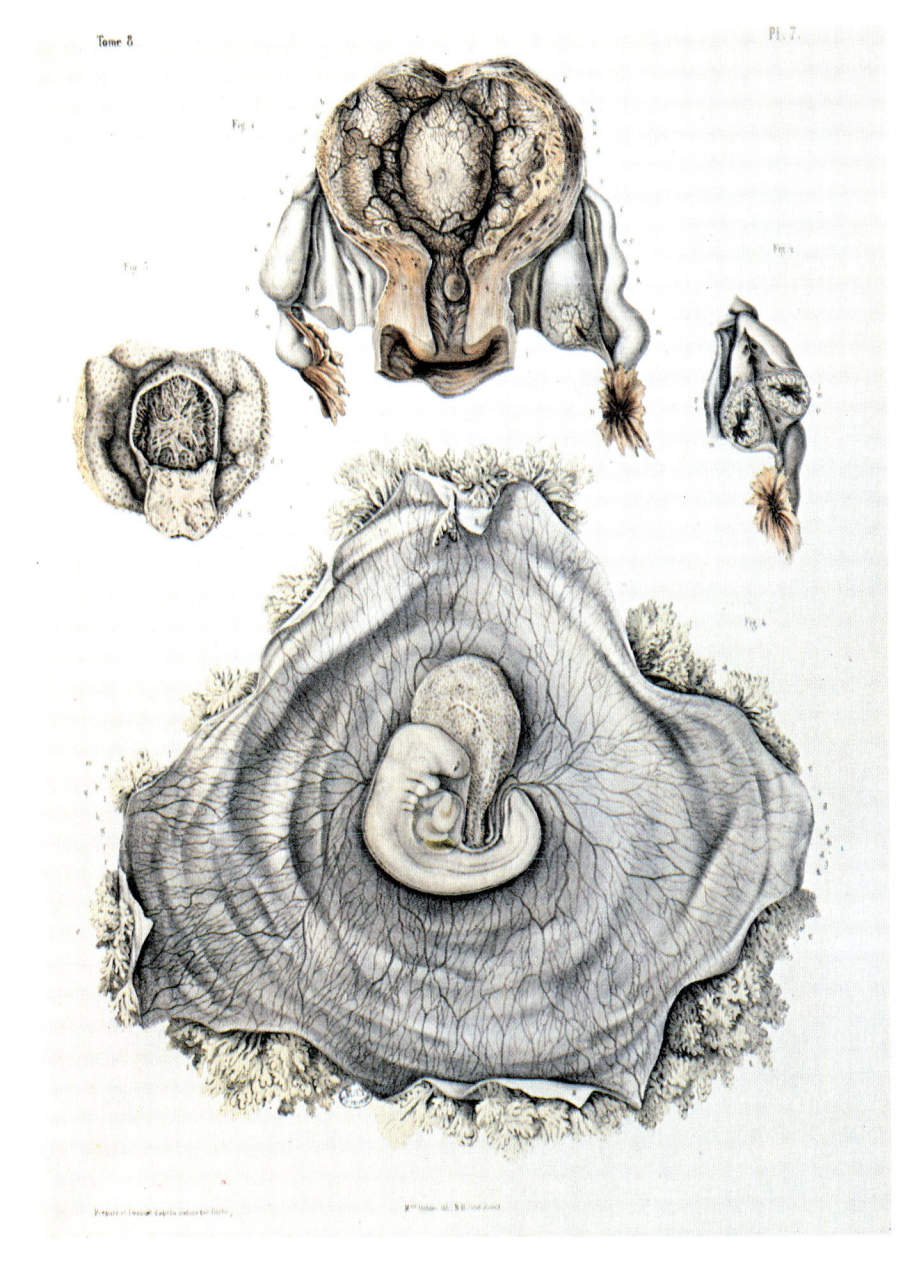

Abbildung 2121
Schwangerer Uterus (Figur 1), natürliche Größe, der aus dem Leichnam einer Selbstmörderin stammt. Ovarium (Figur 2) und Ei aus dem Uterus, 15fach vergrößert (Figur 4). J. B. M. Bourgery und Claude Bernard, Traité complet de l'anatomie de l'homme... *(»Vollständige Abhandlung der menschlichen Anatomie«), 2. Auflage, Paris 1866/67, Bd. VIII, Abb. 7. (Paris, Bibl. d. Alten Med. Fakultät)*

Koitus statt, erst im 19. Jahrhundert und vor allem dank der Beobachtungen von Prévost und Dumas (1824) überwunden werden.

2. *Wie verläßt das »Ei« das Ovarium?*

Wir haben bereits über die Schlußfolgerungen von Hallers berichtet, denen zufolge das »Ei in den Eileiter fällt«. Dieser Physiologe und viele seiner Zeitgenossen glaubten jedoch, daß der Koitus dieses Phänomen auslöste. Heute weiß man, daß bei Weibchen, »bei denen ein Eisprung dadurch provoziert wird« (wie beim Kaninchen, das im 18. Jahrhundert für solche Versuche verwendet wurde), dieser Mechanismus tatsächlich eine Rolle spielt. Wie sollte dann jedoch das Vorhandensein von »Gelbkörpern« im Ovarium von jungfräulichen Mädchen erklärt werden, die zahlreiche Beobachter, wie Vallisnieri (1722), Santorini (1724), Bertrandi (1756), Brugnone (1790), Home (1819), Velpeau (1833), Lee (1839) usw. festgestellt hatten?

*Abbildung 2122
Darstellung der ersten Entwicklungsstadien der Eizelle eines Kaninchens. Abbildung von J. J. M. C. V. Coste aus seinem Werk:* Recherches sur la génération des mammifères *(»Untersuchungen über die Zeugung bei Säugetieren«), 1834.
(Vom Autor zur Verfügung gestelltes Bild)*

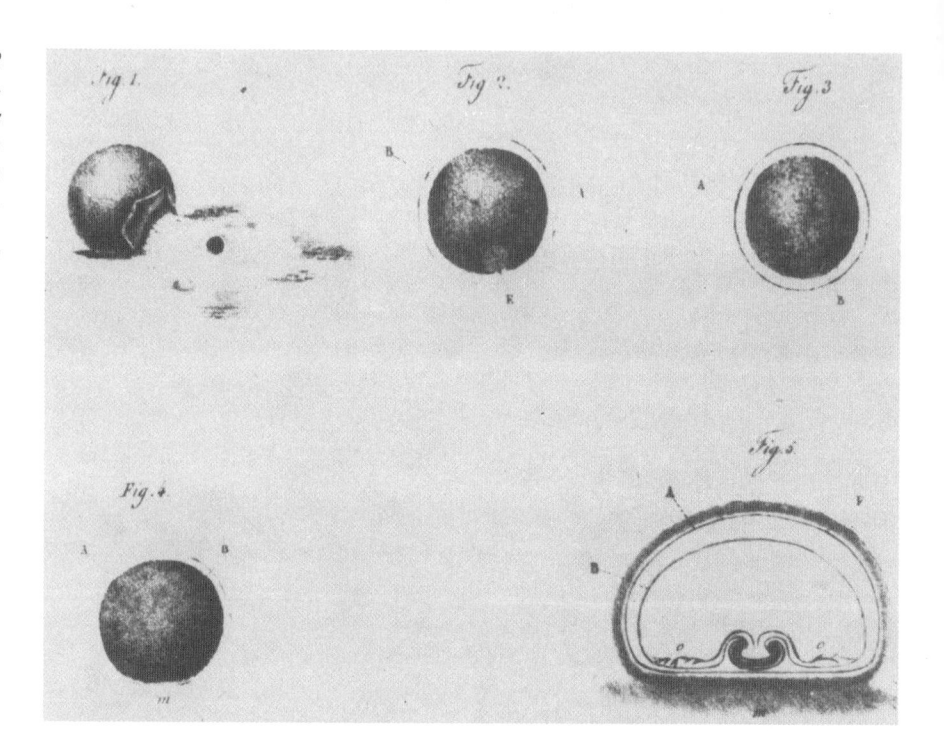

Die erste Annäherung an dieses Problem findet sich in einer Mitteilung eines Arztes aus Angers, Négrier, die er 1831 der medizinischen Gesellschaft seiner Stadt vorlegte. Er berichtete, daß die Menstruation in Beziehung zum Zustand der Ovarien und dem Reifegrad der Graafschen Follikel stünde, daß jene sich jedoch bei jedem Zyklus »entleeren«, selbst wenn keine Befruchtung stattgefunden hätte, und daß sich daraus die Bildung des Gelbkörpers ergebe. Die Grundlage für die Beobachtungen von Négrier wurde erst 1840 bekannt, nämlich in der Abhandlung mit dem Titel: *Recherches anatomiques et physiologiques sur les ovaires dans l'espèce humaine* (Anatomische und physiologische Untersuchungen an den Ovarien der menschlichen Rasse), die nach der Veröffentlichung des *Traité de médicine pratique* (Lehrbuch der praktischen Medizin) von Gendrin, in dem dieses Problem angeschnitten worden war, erschien. 1837 stellte Coste fest, daß der »Sprung der Ovuli unabhängig von jedem Einfluß des Mannes stattfindet«. 1840 schrieb Paterson in seinen *Observations on corpora lutea* bezüglich der Sau und der jungen Kuh: »Gleichgültig, ob das weibliche Tier nun eine Beziehung mit dem männlichen Tier hatte oder nicht, die Graafschen Follikel springen von selbst gegen Ende der Bruftzeit.« 1842 teilte Bischoff seine Versuche mit, die bewiesen, daß, selbst wenn man das brünstige Weibchen an einer Paarung hindert, die »angeschwollenen Follikel sich auch in Gelbkörper umwandeln«; er hielt es auch »für unzweifelhaft, daß jede Menstruation von der Entwicklung eines Graafschen Follikels und eines Ovulums und schließlich von der Bildung eines Gelbkörpers begleitet werde«. Duvernoy berichtete 1842 von ähnlichen Folgerungen, und Pouchet schuf den Ausdruck »eigenständige Ovulation«. Ab 1847 wies jedoch Coste auf das Vorhandensein eines anovulatorischen Menstruationszyklus bei der Frau hin.

Die histologischen Phänomene der Befruchtung

Als Befruchtung läßt sich genaugenommen die Gesamtheit der Phänomene bezeichnen, die für das Eindringen eines Spermatozoons in die Eizelle und die Folgeerscheinungen charakteristisch sind. Die einzelnen Phasen der Befruchtung wurden erst später beobachtet. Aus histologischer Sicht werden mehrere Abschnitte dieses Entwicklungsprozesses unterschieden.

1. *Die »vorbereitenden« Stufen bis zur Entdeckung*

Die Erkenntnis von der Verschmelzung von Eizelle und Spermatozoons zu selbständigen Zellen stellt einen beträchtlichen Fortschritt dar. Doch die näheren Umstände der Fusion der beiden Zellen und das Verhalten der Eizelle wurden erst nach und nach fragmentarisch erkannt. Wir werden uns nicht bei der Beschreibung der »klaren Zellen« von Bagge (1844), der »fettigen Körperchen« von Coste (1845), des »flüssigen Bläschens« von Vogt (1846) usw. aufhalten. Diese Vorstellungen haben keinerlei Bezug zur Wirklichkeit der Phänomene, deren Sitz die befruchtete Eizelle ist, und sie brauchen nicht weiter beachtet zu werden. Wir wollen uns darauf beschränken, auf die Beobachtungen über »Mikropyle« und über »Polkörperchen« hinzuweisen.

a) *Die Suche nach einem »Mikropyle«*. — 1824 grenzten Prévost und Dumas die Eizelle bei Vögeln und Lurchen ab. Sie beschrieben daran eine Öffnung oder »Mikropyle«, die sie als »Weg« ansahen, welcher den Durchgang des Spermatozoons erlaubte. In Wirklichkeit hatte schon Spallanzani das Vorhandensein »kleiner Öffnungen« beobachtet und sogar beschrieben. Barry (1838) glaubte diese Mikropyle an der Eizelle des Kaninchens und Pflüger (1861) an der Eizelle der Katze wiederzufinden, doch Van Beneden (1875) zeigte, daß diese Öffnung an der Eizelle bei Säugetieren nicht natürlich ist.

b) *Die Polkörperchen*. — 1828 entdeckte Carus die »Polkörperchen« im »Ei« der Schnecken; diese Beobachtung wurde 1837 von Dumortier bestätigt (ebenfalls an Schnecken), der außerdem aufzeigte, daß diese Körper »genau am Grund der ersten Furche der Eifurchung« liegen. Er betrachtete sie jedoch als Extrusionsprodukte der Keimbläschen. Bei Säugetieren wurden sie von Pouchet (1838) bei Kaninchen und von Bischoff (1841) bei Kaninchen und der Hündin bemerkt und von vielen anderen Forschern bei wirbellosen Tieren. Eine Fülle von ebenso ungenauen wie unangebrachten Ausdrücken wurde erfunden, um die Polkörperchen zu bezeichnen: Schleimkörperchen, ölige Tröpfchen, bläschenartige Körper, glasartige Körperchen, durchsichtige Korpuskeln, leitende Körper usw., was beweist, daß die Bedeutung dieser Elemente nicht klar erkannt wurde. So schrieb De Quatrefages 1848: »Ich gebe zu, daß es

*Abbildung 2123
Erste Photographie der menschlichen Spermatozoen im Mikroskop von A. Donné und L. Foucault, abgebildet in ihrem Cours de microscopie... (»Lehrbuch der Mikroskopie...«), Paris 1844/45. (Paris, Bibl. d. Alten Med. Fakultät)*

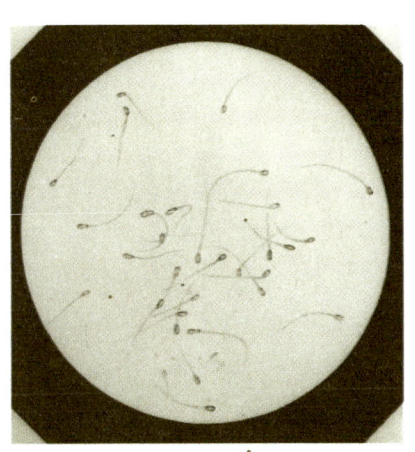

mir sehr schwer fällt, über den Ursprung dieser Körperchen etwas zu sagen.« Das Auftauchen von Polkörperchen in Verbindung mit dem Verschwinden des Keimbläschens ließ sich nur schlecht mit dem Vorhandensein eines gut sichtbaren Kerns im Ovulum vereinbaren. Daher stellte sich Robin (1862) die Bildung eines »Dotterkerns« vor, der auftauchte, ohne sich von einer vorher bestehenden Kernform abzuleiten. Diese Erklärung stellte übrigens nicht einmal Robin selbst zufrieden, denn er notierte 1877: »Die Forscher, welche die Entwicklung der Ovuli untersucht haben, stellten die Produktion dieser Körperchen fest, ohne genauer sagen zu können, auf welche Art dies geschieht.« In der Tat konnte die funktionelle Bedeutung der Polkörperchen erst nach den Arbeiten von van Beneden über das Phänomen der zahlenmäßigen Abnahme der Chromosomen in den Fortpflanzungszellen gültig erklärt werden.

2. *Die Entdeckung des Eindringens eines Spermatozoons*
Im 19. Jahrhundert führten eine Reihe von Beobachtungen dazu, daß die alte Theorie der »Assimilation auf Distanz«, die vorher unter anderem von Harvey, Wilhelm Fabry, Gardien und Chaussier unterstützt worden war, ver-

Abbildung 2124
»Spontane Ovulation der Frau«.
Abbildung aus demselben Werk wie die folgende.
Wir verdanken Pouchet die wichtige Entdeckung der für die Fortpflanzung bedeutsamen unfruchtbaren und fruchtbaren Perioden.

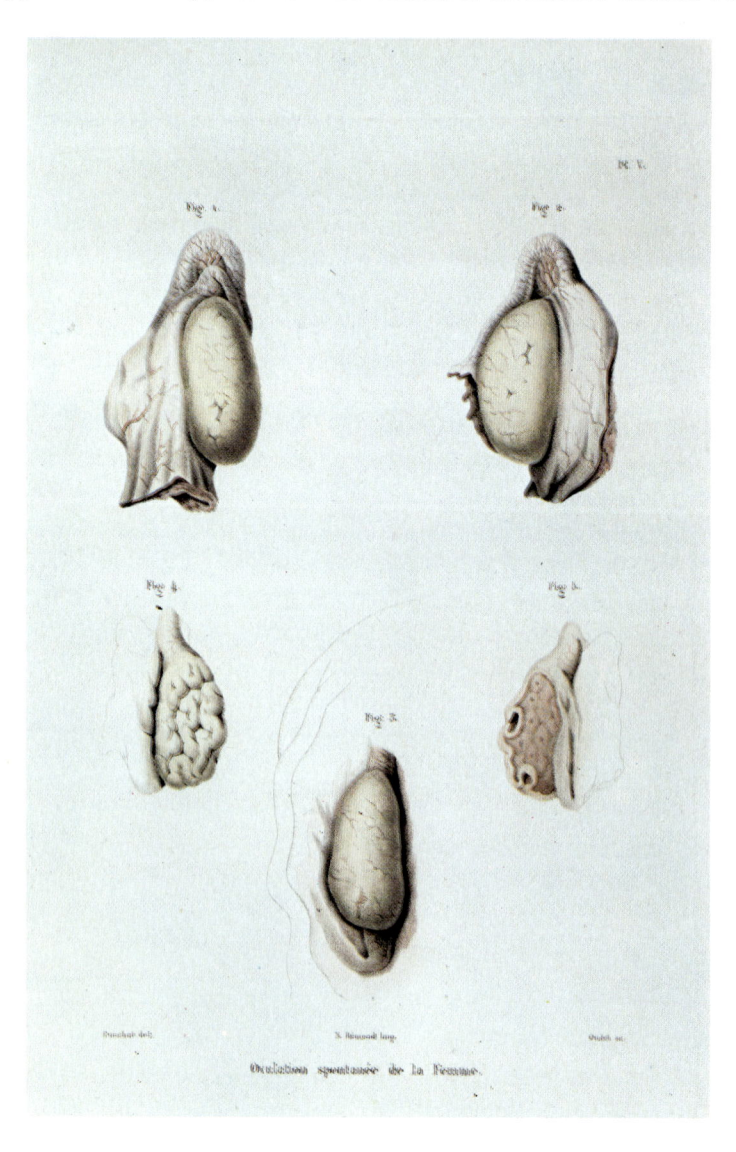

worfen wurde. Nicht nur die schon angeführten Beobachtungen bezüglich des Ortes, an dem die Befruchtung vor sich geht, sondern vor allem die Feststellung, daß Spermatozoen im Kontakt mit »Eiern« im Ovarium (Barry, 1838) oder mit gesprungenen Eizellen (Bischoff, 1843) vorhanden sind, führte dazu, daß eine Beziehung zwischen Ovulum und den Spermatozoen anerkannt wurde.

Als Kuriosität sei die Meinung von Coste (1859) angeführt, der glaubte, es könne eine Befruchtung »im voraus« geben, das heißt, das Eindringen des Spermatozoons in die noch im Ovarialfollikel eingeschlossene Eizelle, anders gesagt, eine Befruchtung vor der Eireifung.

Das Eindringen der Spermatozoen durch die Zona pellucida wurde von Barry (1840), Coste (1849), Meissner (1851) und Bischoff (1854) beschrieben. Doch über eine Frage gingen sehr bald die Meinungen auseinander: wieviele Spermatozoen dringen in die Eizelle ein? Erst nach den Beobachtungen von Bütschli (1876) über die Eizellen der Anguilla rigida, von Fol (1879) über das Ei des Seeigels und des Seesterns, von Hertwig (1875—1878) über die Eizelle vom Frosch, von van Beneden (1875) bei verschiedenen Säugetieren und von Calberia (1878)

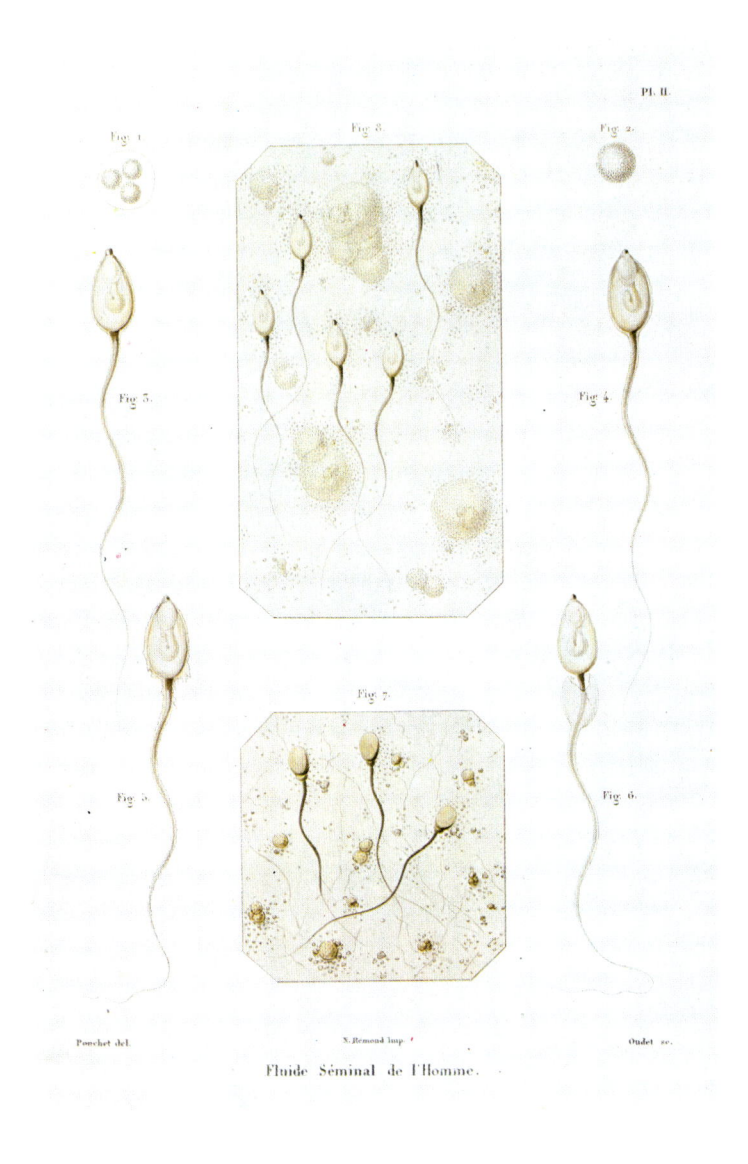

Abbildung 2125
»Samenflüssigkeit des Mannes«, bei dem sich »der Aufbau der menschlichen Spermien vollzieht«. Illustration aus der Théorie positive de l'ovulation spontanée et de la fécondation des mammifères et de l'espèce humaine *(»Positive Theorie über die spontane Ovulation und die Befruchtung der Säugetiere und der menschlichen Rasse«) von F. A. Pouchet, Paris 1847.*
(Paris, Bibl. d. Alten Med. Fakultät)

beim Petromyzon wurde die moderne Kenntnis vom Eindringen eines einzigen Spermatozoons eindeutig bewiesen.

3. *Die histologischen Phänomene nach dem Eindringen eines Spermatozoons*
Die Beobachtungen über das Eindringen eines einzigen Samens bei normalen Befruchtungsbedingungen ließen den Schluß zu, daß das Eindringen eines Spermatozoons zytologische Veränderungen der weiblichen Fortpflanzungszelle nach sich ziehe.

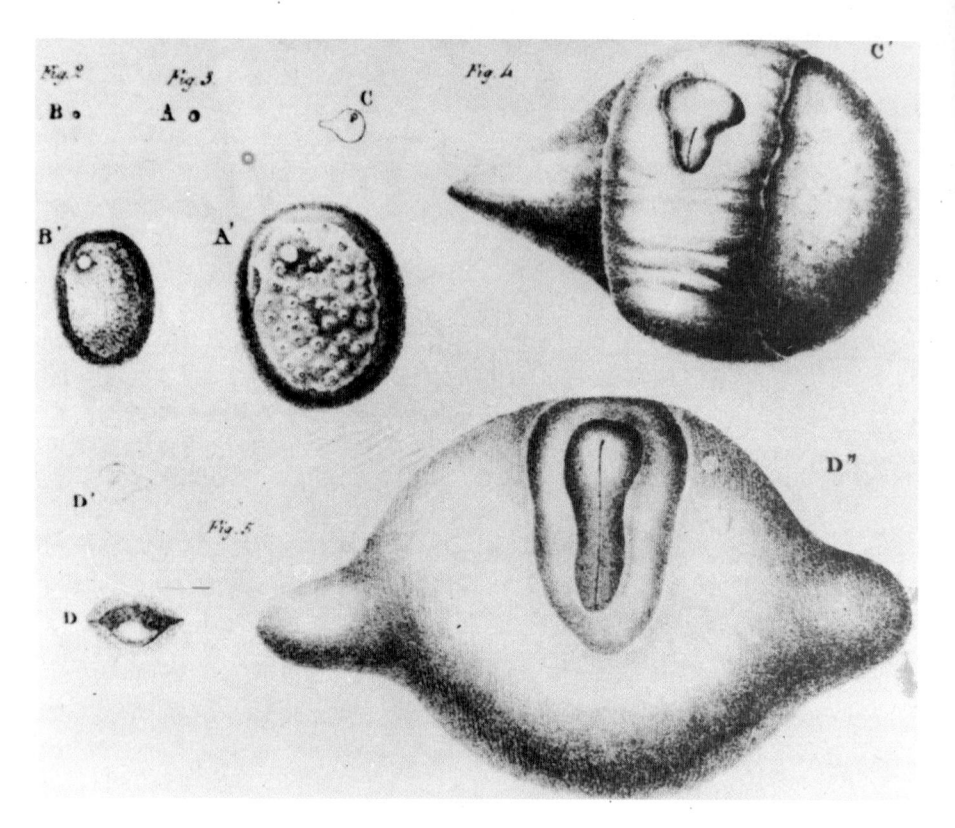

*Abbildung 2126
Darstellung der ersten Entwicklungsstadien des Hundes. Abbildung aus dem Werk* De la générations dans les mammifères et des premiers indices du développement de l'embryon *(»Über die Zeugung bei Säugetieren und erste Anzeichen der Entwicklung des Embryos«) von J. L. Prévost und J. B. A. Dumas, 1824.
(Vom Autor zur Verfügung gestelltes Bild)*

Das erste festgestellte Bild wurde unter dem Namen »karyolytische Figur« von Auerbach und »Amphiaster« von Fol beschrieben. Diese Ärzte stellten jedoch eine Beziehung zwischen dem in der befruchteten Eizelle entstandenen Bild und seinem Vorhandensein in Zellen, welche sich gerade teilten, her. Daraus entnahmen sie, daß die Befruchtung durch den Vorgang der Kernteilung gekennzeichnet sei.

Fol (1879) führte eine genaue Untersuchung durch und bewies, daß nach der Befruchtung ein zweites Polkörperchen auftauche, während das Keimbläschen (Kern) zu einem »weiblichen Pronucleus« werde und der Samenkopf (also sein Kern) sich zu einem »männlichen Pronucleus« umwandelt. Fol konnte daher feststellen, daß die Polkörperchen »Absonderungskorpuskeln« oder »ausgestoßene Kügelchen« zu sein scheinen. Mit der Entdeckung der Chromosomenreduktion durch van Beneden (1883) wurde der gesamte Mechanismus der Befruchtung erklärt, und der Ausspruch Balbianis von 1879 erhielt seinen richtigen Stellenwert: »Bei der Bildung des Embryos ist jeder Elternteil in Form eines Kerns vorhanden.«

Die Entwicklung der Embryologie

Wie wir gesehen haben, widmeten sich zahlreiche Ärzte Jahrhunderte hindurch der Erforschung des Ursprungs der Lebewesen in den »Samen«, während andere Beobachter im Laufe der Zeit die Entwicklung der Tiere analysierten. Auf der großen Palette der Erkenntniserlangung gab es vorerst nur vereinzelte und im allgemeinen sehr dünne Pinselstriche. In dieser langsamen Entwicklung der embryologischen Wissenschaft können verschiedene Abschnitte hervorgehoben werden. So künstlich diese Aufstellung auch erscheinen mag, sie verdeutlicht doch den Informationsfortschritt; im Blickfeld dieser langen Straße zeichnen sich einige Anhaltspunkte ab, Spuren der Handschrift genialer Menschen.

Die ursprünglichen Vorstellungen über die Empfängnis

Wir halten uns besser nicht bei den Ansichten über Empfängnis im griechisch-römischen Altertum auf, die im wesentlichen entweder durch Versuche von Aristoteles über die Entwicklung des Kükens oder durch die »Klassifizierung« des pränatalen Lebens von Galen dargelegt sind. *De humani corporis fabrica* von Vesal entstand 1543, während das erste Werk über »Embryologie«, das wir Fabricio ab Acquapendente verdanken, aus dem Jahr 1600 stammt *(De formato foetu)*.

1. *Von Fabricio ab Acquapendente bis Wolff (1600—1759)*

Girolamo Fabricio, genannt Acquapendente (nach dem Namen der Stadt, in der er um 1533 geboren wurde), war ein Schüler von Fallopius. Als dieser starb (1562), wurde er mit dem »Unterricht der Anatomie« in Padua beauftragt. 1565 wurde er zum Professor der Chirurgie in Venedig ernannt und führte eine für seine Zeit völlig neuartige Untersuchungsmethode ein: den Vergleich von Strukturen und Funktionen zwischen menschlichen Organen und den entsprechenden Organen von Tieren. Diese Methode wandte er bei Beobachtungen über die Entwicklung an, denn in seinem oben angeführten Werk ebenso wie im *De formatione ovi et pulli* (postum erschienen: 1621) beschrieb und illustrierte er einige Entwicklungsstadien des Kükens, der Säugetiere und des Menschen.

Diese Arbeiten stellten jedoch nur eine Verbindung unzusammenhängender Beobachtungen dar. Das gleiche gilt für die Werke von Spigelius *(De formato foetu,* 1631, das Kölliker zufolge »den Menschen betrifft« und durch die Naivität der Zeichnungen gekennzeichnet ist), von Harvey (der in seinen *Exercitationes de generatione animalium,* 1651, von Beobachtungen über die Entwicklung des Kükens und der Säugetiere berichtete; das Titelblatt dieses Buches zeigt die allegorische Figur Jupiters, der ein »Ei« hält, das er wie eine Büchse der Pandora öffnet; auf dem Ei steht der berühmt gewordene Sinnspruch: *Ex ovo omnia),* von Needham *(De formato foetu,* 1667, das zahlreiche Abbildungen von Säugetierembryonen beinhaltet), von Swammerdam (in seiner *Biblia naturae* [postum veröffentlicht] findet man die um 1675 niedergelegte Beschreibung der Entwicklung des Frosches und die erste Illustration einer Phase der Eifurchung), von Malpighi (dessen beide Abhandlungen: *De formatio pulli in ovo,* 1673, und *De ovo incubato observationes,* 1687, voll präziser und objektiver Tatsachen und Illustrationen sind: die Anekdote des nichtausgebrüteten Kükeneis, in dem Malpighi einen Embryo zu Beginn seiner Entwicklung sah

*Abbildung 2127
Caspar Friedrich Wolff (1733 bis 1794).
(Vom Autor zur Verfügung gestelltes Bild)*

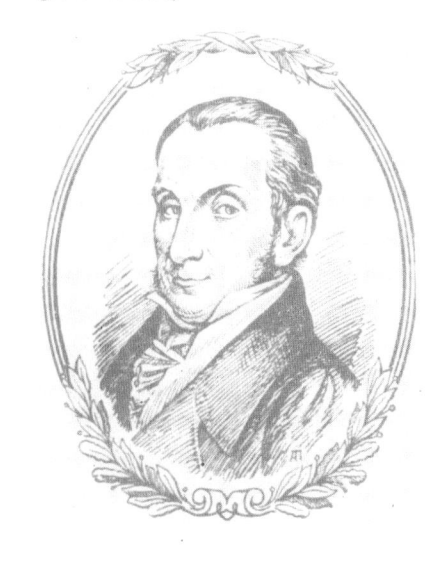

und das zwei erdrückende Hochsommertage lang in seinem Arbeitszimmer liegen blieb, ist bezeichnend; der Forscher konnte dieses Entwicklungsstadium bei keinem der anderen Eier wiederfinden, die bei gemäßigteren Temperaturen aufbewahrt wurden; er gab eine einfache Erklärung dafür ab, doch er unterstützte deshalb nicht weniger die Theorie der Präformation).

Während dieser Zeit wurden auch Beschreibungen der Organentwicklung, vor allem des Skeletts, veröffentlicht. Auf diesem Gebiet sind einige Arbeiten erwähnenswert: jene von Kerckring (in seinem *Spicelegium anatomicum,* Amsterdam, 1670), von Havers (in seiner *Osteologia nova,* London 1691), von Ruysch (in seinem *Thesauri anatomici,* Amsterdam 1701—1716), von Nesbitt *(Human Osteogeny,* London, 1737) und von von Haller (in seinen *Mémoires sur la formation du cœur et du sqelette* [»Berichte zur Bildung des Herzens und des Skeletts«], Lausanne 1758).

2. Die Beobachtungen von Wolff (1759, 1768 und 1769)

Caspar Friedrich Wolff wurde 1733 in Berlin geboren. Er studierte in Halle und legte 1759 seine Doktorarbeit vor mit dem Titel: *Theoria generationis.* Er blieb nur kurze Zeit in Halle, war während des Siebenjährigen Krieges Feldarzt und zur selben Zeit in Breslau mit dem Anatomieunterricht betraut. Nach Berlin zurückgekehrt, beendete er das Werk *Theorie der Generation,* das 1764 erschien. Auf Anregung von Euler (oder vielleicht prosaischer, nach einem Kongreß, zu dem er nicht geladen war) nahm er das Angebot von Katharina von Rußland an und ließ sich in Petersburg nieder mit dem Rang eines ordentlichen Mitglieds der Akademie. 1768 und 1769 veröffentlichte er zwei Darstellungen in den Annalen der Akademie der Wissenschaften von Petersburg unter dem allgemeinen Titel *De formatione intestinorum praecipue;* die große Bedeutung dieser Arbeiten wurden jedoch erst nach ihrem Erscheinen in deutscher Übersetzung voll gewürdigt *(Über die Bildung des Darmkanals im bebrüteten Hühnchen),* für die Johann Friedrich Meckel (genannt »der Jüngere«, um ihn nicht mit seinem Großvater, welcher die gleichen Vornamen trug, zu verwechseln, dem wir unter anderem die Entdeckung der Entstehung von Unterkiefer und Hammer aus dem sogenannten Meckelschen Knorpel des 1. Kiemenbogens verdanken) 1812 in Halle verantwortlich zeichnet. Wolff starb am 22. Februar 1794 in Petersburg, ohne die Anerkennung seines wissenschaftlichen Beitrags durch seine Zeitgenossen zu erleben.

Seine Veröffentlichungen leiteten jedoch die Ära der modernen Embryologie ein; wurden sie nicht von von Baer als »die bedeutendsten Meisterwerke wissenschaftlicher Beobachtung, die wir besitzen« gewertet? Und schrieb nicht Kölliker: »Die Forschungen von Wolff ermöglichten es zum erstenmal, ein Organ von der ersten rudimentären Phase bis zu seiner Vollendung hin zu verfolgen und, was noch wichtiger ist, die Bildung eines so komplizierten Apparates wie des Intestinaltraktes wurde zum erstenmal auf ein einfaches Keimblatt zurückgeführt.« Dank seiner genauen Forschungen kam Wolff auf mehrere grundlegende Schlußfolgerungen:
— die kleine Narbe des Hühnereis entspricht in keiner Weise einem vorgebildeten Embryo; sie besteht aus »Bläschen«, die »zumindest teilweise« den Ursprung der künftigen Organe darstellen;
— die Eingeweide bilden sich aus einem flachen Keimblatt; dieses verändert seine Form zu einer Halbfurche, die sich nach und nach in einen ganzen Kanal umbildet, der vom Nabelbläschen völlig losgelöst ist;

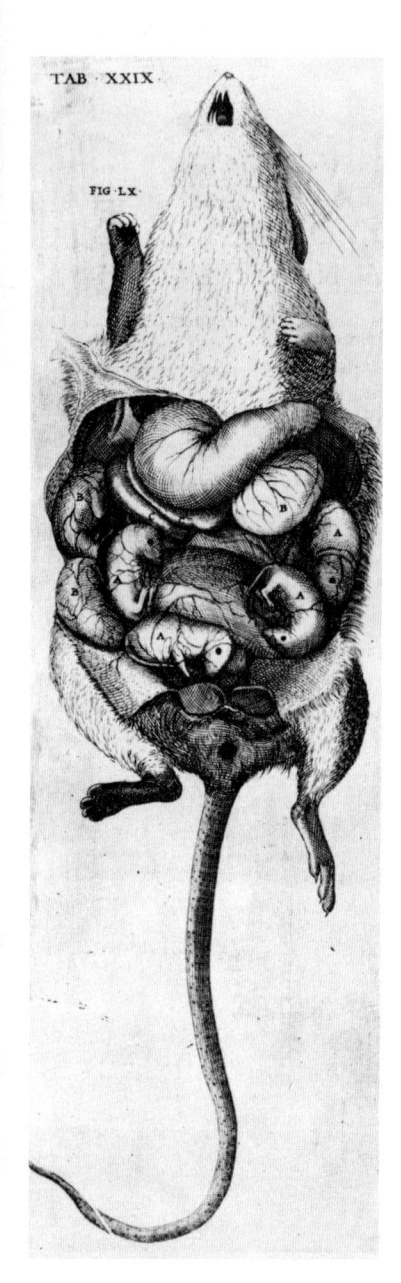

Abbildung 2128
Eine mit sieben Feten schwangere Maus. Illustration aus dem De formato foetu, *von Fabricio ab Acquapendente, Venedig 1600.*
(Paris, Bibl. d. Alten Med. Fakultät)

— die verschiedenen Organe entstehen nicht gleichzeitig, sondern ihre Ausbildung geht auf ein und dasselbe Organisationsprinzip zurück; Wolff schreibt wörtlich: »Es scheint, daß sich die verschiedenen grundlegenden Systeme des ganzen Tieres in verschiedenen Abschnitten, eines nach dem anderen bilden, nach ein und derselben Art, und daß sie dadurch einander ähnlich sind, obwohl sie sich durch spätere Umbildungen stark voneinander unterscheiden.«
— In der Entwicklung des Lebewesens gibt es ständig eine chronologische Ordnung: die Bildung des Nervensystems im Rohbau, dann der »Fleischmasse« (Muskelsystem), schließlich des Gefäßsystems und am Schluß des Darmkanals.

Man kann sagen, daß die Theorie der Epigenese auf den Arbeiten von Wolff beruht, obwohl der Ausdruck selbst von Harvey geschaffen wurde (der die Ontogenese als Zusatz zu den nacheinander gebildeten Teilen ins Auge gefaßt hatte). Die Arbeiten von Wolff fanden ein umfassendes Anwendungsfeld; obwohl die embryologische Nomenklatur seinen Namen in Ausdrücken wie »Wolffscher Gang« und »Wolff-Körper« verewigt hat, muß darauf hingewiesen werden, daß die Entdeckung dieser Organe, so interessant sie auch sein mag, doch angesichts der neuen Vorstellung der Zeugung in den Hintergrund rückt, denn diese neue Vorstellung fegt die alten Theorien der »Evolution«

Abbildung 2129 (unten links)
Fötus mit Plazenta, Chorion und den Eihäuten. Stich aus De formato foetu *von Fabricio ab Acquapendente, Venedig 1600.*
(Paris, Bibl. d. Alten Med. Fakultät)

Abbildung 2130 (unten rechts)
Reifer menschlicher Fötus im Uterus. Zeichnung von William Hunter für sein Werk: The Anatomy of the human gravid Uterus, *Birmingham 1774.*
(Vom Autor zur Verfügung gestelltes Bild)

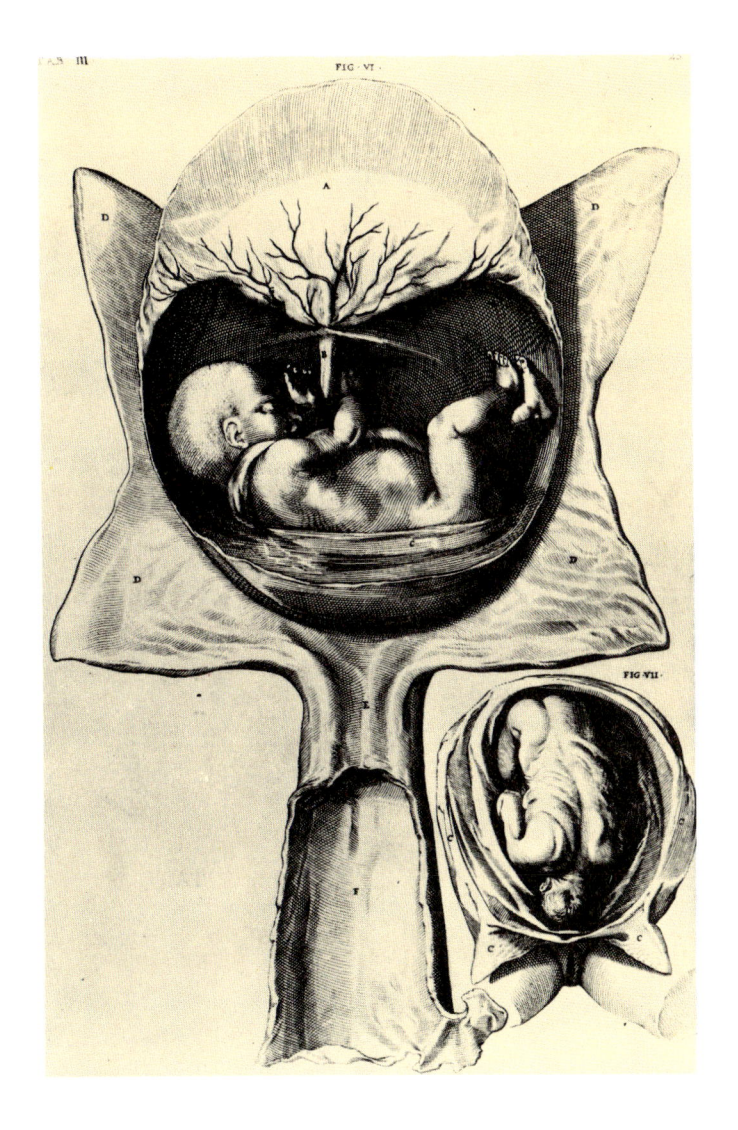

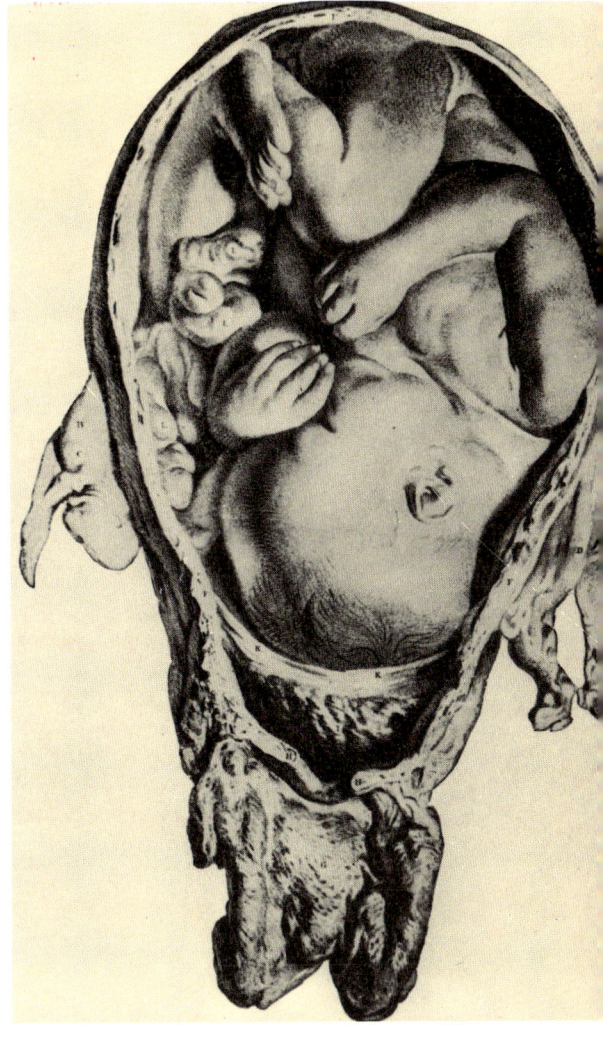

*Abbildung 2131
Detail einer Abbildung der menschlichen Föten in verschiedenen Wachstumsstadien. Stich aus der Abhandlung* Des maladies des femmes grosses et accouchées *(»Über die Krankheiten schwangerer und niedergekommener Frauen«) von François Mauriceau, Paris 1694. (Vom Autor zur Verfügung gestelltes Bild)*

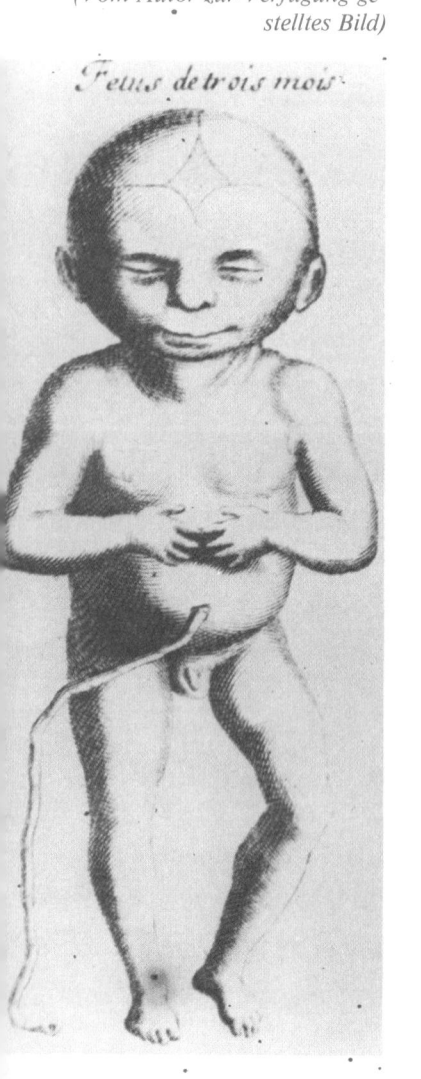

(nach dem Ausdruck von Harvey), der »Verzapfung« (um einen Ausdruck von Swammerdam zu gebrauchen) und der »Metamorphosen« (eine von Bonnet entwickelte Vorstellung) hinweg. Es steht fest, daß diese »geistigen Konstruktionen« nur Ausdrücke der von Leibniz (1690) in einem Sinnspruch ausgedrückten Syngenese sind: »Alle gegenwärtigen Menschen waren in ihren Vorfahren bis zurück zu Adam.«

Der Wahrheit zuliebe muß festgehalten werden, daß Wolff zwar der Bahnbrecher der deskriptiven mikroskopischen Embryologie war, daß jedoch seine explikativen Theorien in den alten Vorstellungen, wie dem Eingreifen einer Vis essentialis, verhaftet bleiben, dieser »Besonderheit der Materie im Tier- und Pflanzenreich«.

3. *Die Zeitgenossen von Wolff und die embryologischen Werke bis 1817*

Das Ende des 18. Jahrhunderts und das beginnende 19. Jahrhundert waren auf dem Gebiet der Embryologie durch eine Reihe von Arbeiten gekennzeichnet, welche die verschiedenen Aspekte anschnitten, angefangen vom Aufbau des schwangeren Uterus: von Haller (*Anatomia uteri humani gravidi,* London 1775), über die Beschreibung des Fötus: Autenrieth (*Supplementum ad historiam embryonum humani,* Tübingen 1797) und Sömmering (*Icones embryonum humani,* Frankfurt 1799) und über Perspektiven der vergleichenden Embryologie: Oken (*Über die Bildung des Darmkanals aus der Vesicula Embilicalis,* Bamberg 1806, und *Über die Bedeutung der Schädelknochen,* Jena 1807), oder sie gliederten diese Kenntnisse in den Rahmen der menschlichen Embryologie ein: Kieser (*Der Ursprung des Darmkanals aus der Vesicula Embilicalis darg. im menschlichen Embryo,* Göttingen 1810) und beschäftigten sich schließlich mit der genauen Untersuchung der Entwicklung eines Organs: Tiedemann (*Bildungsgeschichte des Gehirns,* Landshut, 1816). Einen Sondervermerk verdienen die zahlreichen Untersuchungen von Meckel (dem Übersetzer von Wolff), der zwischen 1808 und 1816 zur Entwicklung der vergleichenden Embryologie und zum Studium der Fehlbildungen einen Beitrag leistete.

4. *Die Begründer der modernen Embryologie: Pander und von Baer*

Wolff legte zwar den Grundstein zur Erneuerung der Embryologie, aber es muß hervorgehoben werden, daß erst Pander und vor allem von Baer den fundamentalen Kenntnissen über den Ablauf der ersten Entwicklungsstadien des Eis zum Durchbruch verhalfen.

a) *Pander und seine Beobachtungen.* — Heinrich Christian Pander wurde am 12. Juli 1794 in Riga geboren. Er studierte in Würzburg unter dem Schutz von Döllinger; 1817 kam seine Doktorarbeit heraus: *Dissertatio inauguralis sistens historiam metamorphoseos, quam ovum incubatum prioribusque quinque diebus subit.* Die Beobachtungen aus dieser Arbeit wurden in einer Abhandlung wieder aufgegriffen: *Beiträge zur Entwicklungsgeschichte des Hühnchens im Ei* (Würzburg 1817—1818). Dieses Buch enthält hervorragende Abbildungen von D'Alton dem Älteren. Pander war auch ein ausgezeichneter Naturforscher, und ihm zu Ehren wurde sein Name einer Vogelgattung (*Podokes Panderi*) und einer Käferart (*Collisthenes Panderi*) gegeben. Er starb am 10. September 1865 in Petersburg.

Pander kannte die Arbeiten von Wolff und lobte sie in seinen Schriften. Auf Veranlassung von Döllinger entwickelte er die Theorie der »Keimblätter«, die von Wolff ersonnen worden war. Pander schreibt, der Keim des Hühnchens bestehe zuerst aus einem einzigen Blatt: dem »mukösen Keimblatt«; nach einer ungefähr zwölfstündigen Brut entstehe ein »seröses Keimblatt«; und zwanzig bis fünfundzwanzig Stunden nach dem Beginn des Brütens reihe sich ein drittes sogenanntes »vaskuläres Keimblatt« zwischen die beiden ersten ein. Diese Kenntnis der zwei- und dreiblättrigen Stadien des Keims war völlig neu gegenüber den Vorstellungen der Vorläufer von Wolff.

Lorenz Oken (1817/1818) stellte sich gegen diese Idee, und Pander beschrieb als Antwort auf einige Kritiken mehrere Punkte ganz genau. Seine Beschreibung der »Blutinseln«, dieser außerembryonalen frühesten Entwicklungsstufen des Gefäß- und Blutsystems, ist bis heute unter dem Namen »Wolff' und Pander' Inseln« bekannt.

b) *Von Baer und sein Werk.* — Carl Ernst von Baer wurde am 23. Februar 1792 in Piep (Estland) geboren. Er studierte in Dorpart und legte dort 1814 seine Doktorarbeit vor. Daraufhin zog er nach Würzburg und wurde ein Kollege von Pander; er besuchte dort die Vorlesungen von Döllinger. Seit 1817 arbeitete er als Prosektor bei dem Anatomen Ernst Burdach in Königsberg; an dieser Universität wurde er 1819 außerordentlicher Professor der Zoologie und 1822 ordentlicher Professor. 1829 hielt er sich in Petersburg auf, kehrte 1830 nach Königsberg zurück und übersiedelte 1834 endgültig nach Petersburg. Er war einer der Begründer der modernen Embryologie und gleichzeitig ein berühmter Geograph: er nahm 1837 an der Entdeckung von Nowaja Semlja teil; von 1851 bis 1855 war er »Fischereiinspektor des russischen Reichs«; er war Gründer der Gesellschaft für Geographie und Ethnologie in Petersburg; auf diesem Gebiet ist sein Name auch mit seinen Studien über den Weg der Wasserläufe verbunden (Von-Baer-Gesetz). Er interessierte sich auch für die Anthropologie und organisierte gemeinsam mit Rudolph Wagner 1861 den Ersten Kongreß der Anthropologie. Am Ende seines Lebens kehrte er nach Dorpart zurück, wo er am 28. November 1876 starb.

Von Baer erhielt die Doktorarbeit und die Abhandlung seines Freundes Pander in Königsberg. 1819 begann er selbst mit der Erforschung des Hühnereis. Seine Arbeiten wurden teilweise als Anmerkungen, teilweise in der *Physiologie* von Burdach veröffentlicht. 1828 erschien in Königsberg der Band: *Über Entwicklungsgeschichte der Thiere. Beobachtung und Reflexion.* Er begann an einem zweiten Band zu arbeiten, dessen Druck ab 1829 aufgenommen und nach einer Unterbrechung teilweise 1834 weitergeführt wurde. Von Baer beendete diese Arbeit jedoch nicht, und sein Verleger veröffentlichte 1837 diese Schrift als »Band zwei« unter demselben Titel. Kölliker sagte über diese beiden Bände, sie stellten »das Beste« dar, »was die embryologische Literatur aller Zeiten und aller Völker anbieten könne«.

Von Baer interessierte sich nicht nur für die Entwicklung des Hühnereis, sondern auch für die Entwicklung verschiedener Wirbeltiere; so schuf er ein Werk der vergleichenden Embryologie. Außer der Erkennung der Ovozyte (worüber wir schon weiter oben berichteten), verdanken wir ihm die Entdeckung der Chorda dorsalis und die Abgrenzung zahlreicher mit der Entwicklung ihrer Adnexe zusammenhängender Stellen. Er ging von embryologischen Überlegungen aus und schlug die Einteilung der Tiere in vier Gruppen vor: *Vertebrata, Articulata, Mollusca und Radiata.* Hierzu muß vermerkt werden, daß es sich dabei nicht um eine embryologische Untersuchung im Rahmen einer mikroskopischen Analyse handelte. Von Baer stellte die Schnitte, welche er untersuchte, nicht im Mikrotom her, und die Zellentheorie war erst im Entstehen. Trotzdem

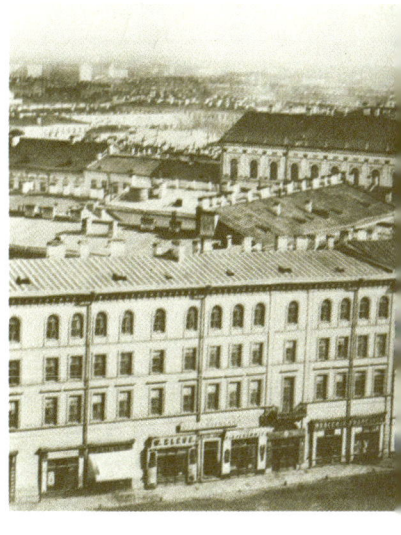

Abbildung 2132
Sankt Petersburg 1859 mit französischen Geschäften im Vordergrund.
(Paris, Nationalbibl., Photo Richebourg)

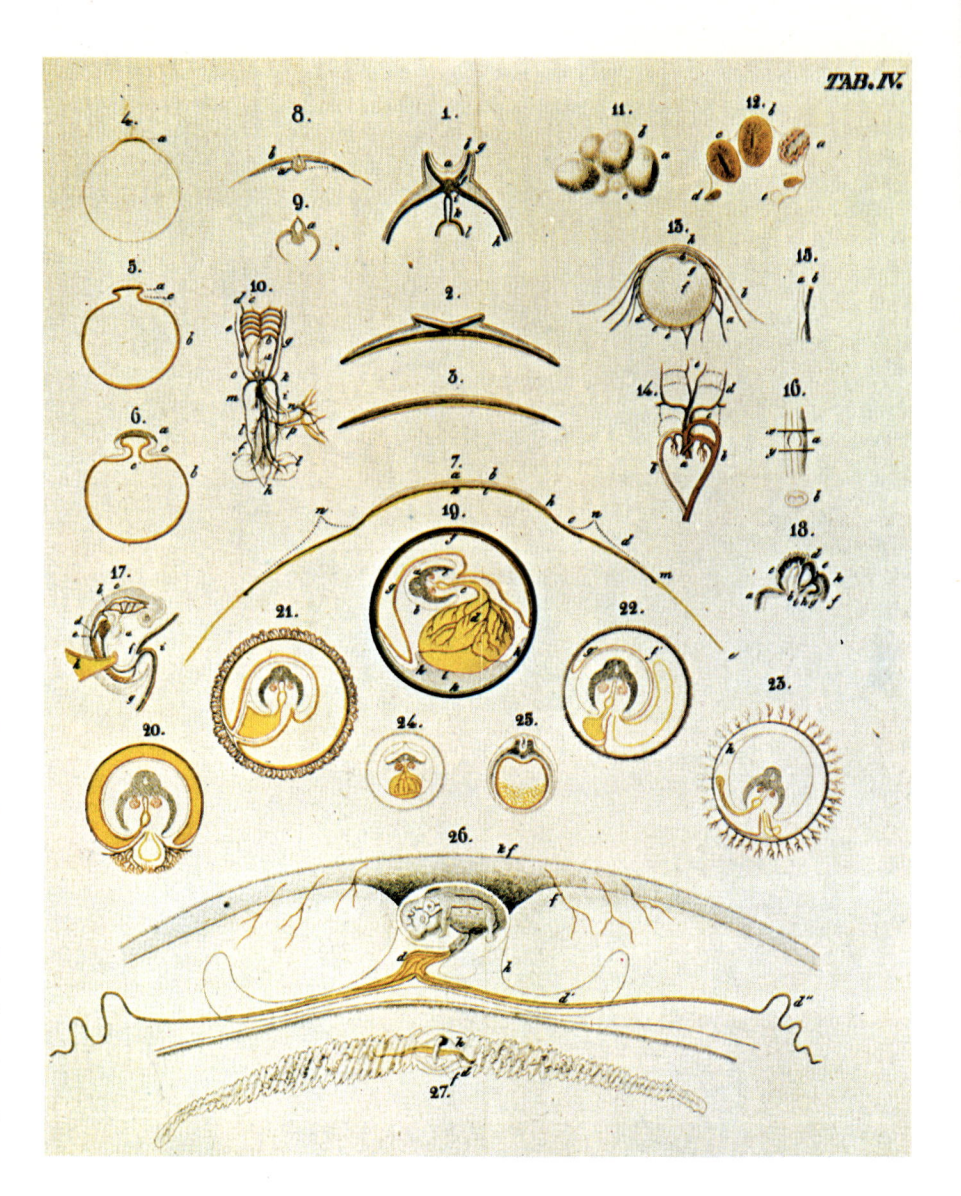

*Abbildung 2133
Abbildung aus dem Werk von
C. E. von Baer: Über Entwicklungsgeschichte der Thiere...,
1828, welches die verschiedenen
Entwicklungsstadien des Embryos darstellt.
(Vom Autor zur Verfügung gestelltes Bild)
Wir verdanken Karl von Baer
die entscheidende Entdeckung
der Eizelle der Säugetiere. Vor
ihm sprach man zwar vom
Ovarium, doch man hatte das
Ovulum noch nicht gesehen.
Man verwechselte den Follikel
mit dem Ei selbst.*

gelang es ihm, wichtige theoretische Standpunkte auszudrücken; es handelte sich kurz und bündig um die Kenntnis der Keimblätter, aus denen sich das entwickelt, was er »fundamentale Organe« nannte. Von Baer zufolge setzt sich ein Keim aus zwei Schichten, der sogenannten »tierischen« und der »vegetativen«, zusammen; aus der animalischen Schicht geht das »kutane Blatt« und das »Muskelblatt« hervor; aus der vegetativen Schicht stammen das »vaskuläre« und das »muköse Blatt«. Diese »Blätter« sind der Ausgangspunkt der »fundamentalen Organe«, die ursprünglich »kanalförmig« sind: das entspricht der Kenntnis des »röhrenförmigen zentralen Nervensystems« (das von Baer übrigens vom »kutanen Blatt« ableitete), der »axialen und medianen Knochenröhre«, der »Doppelröhre des Knochen- und Muskelsystems« und der »Eingeweideröhre«. Aus diesen Röhren entstehen dann durch morphologische Differenzierung und strukturelle Veränderung (dies sind die Grundlagen der Morphogenese und der Histogenese) die »endgültigen Organe«. Der Embryologe von Baer leitete die Sinnesorgane von der »nervalen Röhre« ab, die Leber, das Pankreas, die Speicheldrüsen und die Lungen von der »intestinalen

Röhre«, das Herz, die Milz, den Thymus, die Schilddrüse, die Wolffschen Körper, die endgültigen Nieren und die Genitaldrüsen vom »vaskulären Blatt«.

Trotz der Mangelhaftigkeit und der Tatsache, daß es noch keine mikroskopische Analyse der ersten Stadien und der Struktur der »Keimblätter« gab, führte das Werk von Carl Ernst von Baer in der Embryologie zu einer neuen Denkungsart.

Dank der Arbeiten dieser Bahnbrecher konnte sich die Embryologie zu einer echten Wissenschaft entwickeln, die endlich von mehr oder weniger philosophischen Betrachtungen befreit war. Das Auftreten der Zellentheorie, ihre Anwendung auf die Untersuchung aller definitiven und embryonalen Strukturen, im Tierreich ebenso wie im Pflanzenreich, löste eine Erneuerung und »Aktualisierung« der Embryologie aus. Kölliker, einer der Begründer der mikroskopischen Embryologie, faßte den Standort in folgenden Worten zusammen: »Nach der Entdeckung der elementaren Gliederung der Tiere, die Schwann vor allem auf den embryonalen Geweben aufbaute, sahen die Beobachter einen neuen Horizont für die Embryologie vor sich, nämlich die vordringliche Untersuchung der histologischen Zusammensetzung der Keimblätter von Pander und von Baer und die Verfolgung ihrer Differenzierungen aus der Zelle des ursprünglichen Eis; weiters versuchten sie einen Zusammenhang zwischen ihrer Teilnahme an der Organbildung und den von ihren morphologischen Elementen ausgeführten Funktionen herzustellen.«

Der Aufschwung der Embryologie im 19. Jh.

1. *Die Schaffung der »zellulären« Embryologie*

Das Auftreten der »Zellentheorie« und die Entwicklung histologischer Techniken führte die Forscher rasch zu einer Neuorientierung: die Untersuchung von »Eiern« unter dem Blickwinkel der mikroskopischen Struktur.

a) *Die Interpretation der Furchungsteilung.* — Prévost und Dumas (1824) beschrieben zwar die Furchung des Froscheis und Rusconi (1836) stellte dasselbe am Fischei fest, doch die ersten echten Erforschungen zur Analyse der

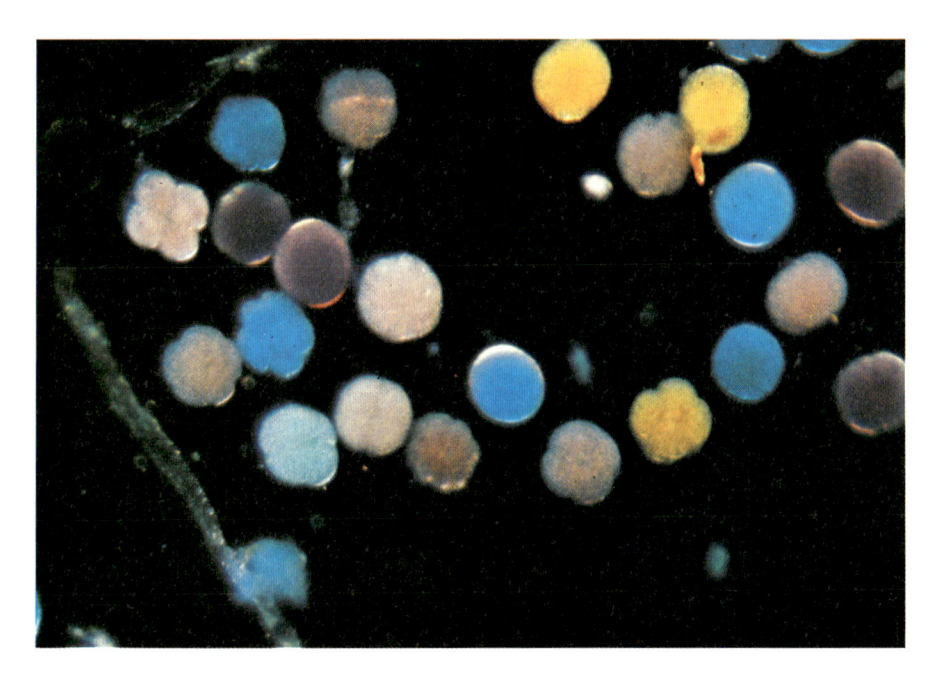

Abbildung 2134
Eier des Seeigels bei der Furchung. Photo Pierre-Jean Corson.

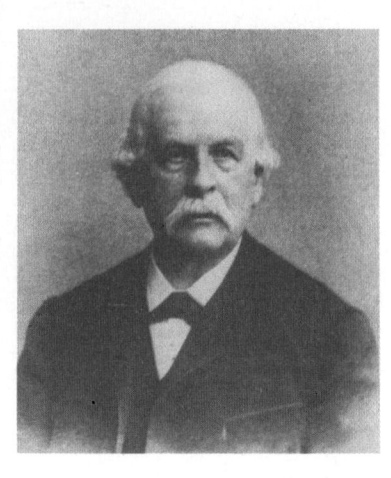

Abbildung 2135
Rudolph Albert von Kölliker (1817—1905).
(Vom Autor zur Verfügung gestelltes Bild)

Abbildung 2136
Darstellung der ersten Entwicklungsstadien des Kanincheneis. Abbildung IV von T. L. W. Bischoff, Entwicklungsgeschichte des Kanincheneis, *1842.*
(Vom Autor zur Verfügung gestelltes Bild)

ursprünglichen Eiteilung wurden erst dank Carl Theodor Ernst von Siebold (1840), Reichert (1840), Bagge (1841) und vor allem aufgrund der Arbeiten von Kölliker (1843) durchgeführt. In einem berühmten Artikel mit dem Titel: »Über die ersten Vorgänge im befruchteten Ei« (erschienen in *Müllers Archiv*), zeigte Kölliker auf, daß die »Furchungsbläschen«, welche schon seine Vorgänger kannten, aus der Teilung der vorher bestehenden »Bläschen« entstanden; diese »Bläschen« nannte er »embryonale Zellen«. 1844 bewies Kölliker, daß eine embryonale Zelle einen Kern besitzt, und er beobachtete darin sogar einen Nukleolus (der übrigens schon von Rathke 1842 erahnt worden war); er berichtete von für seine Zeit völlig neuen Schlußfolgerungen. Folgende zwei Schlüsse sind grundlegend:

— »Ich habe die Theorie aufgestellt, daß dieses Phänomen sowohl bei der totalen Furchung als auch bei der partiellen Furchung nur eine Art von Zellteilung ist.«

— »Bei der embryonalen Entwicklung gibt es nirgends eine freie Form von Zellen; im Gegenteil, alle grundlegenden Teile des künftigen Embryos sind direkte Abkömmlinge der ersten Furchungsteilung und daher vom Ei.«

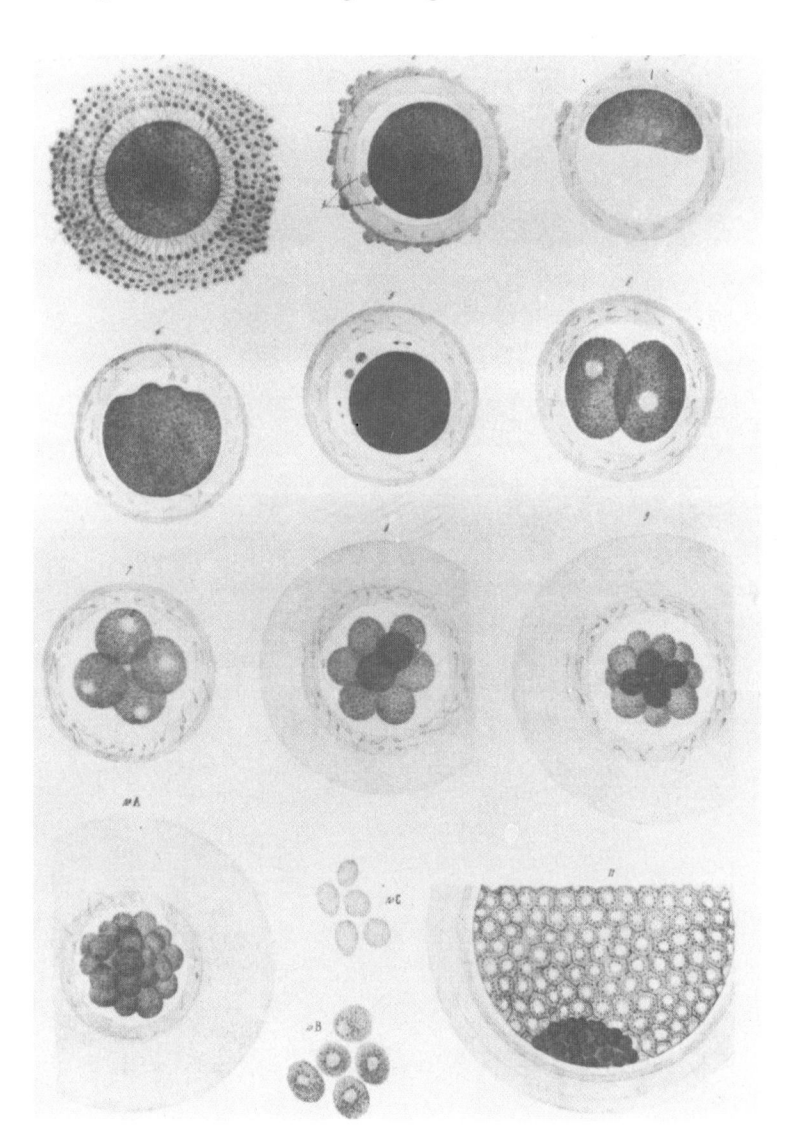

b) *Die Interpretation der Zellen der embryonalen »Keimblätter«.* — Müssen die von Wolff und vor allem von Pander und von Baer entdeckten Keimblätter als »Lamellen« des embryonalen »Gewebes« angesehen werden? Wir verdanken Reichert die Klarstellung, daß diese Keimblätter eine Folge von »zellulären Hüllen« ergeben, aus denen nach und nach hervorgehen: 1. das Grundgerüst des zentralen Nervensystems; 2. die kutane Umhüllung; 3. die Wirbelsäule und die Wirbelvorstufen; 4. das »Blutsystem« (Herz, große Gefäße, Leber, Nieren); 5. der Eingeweidekanal. Er schrieb: »Bei jeder Entwicklung von tierischem sowie pflanzlichem Gewebe gibt es keine Zellproduktion außer aus den schon bestehenden Zellen.« Die vorhergegangenen Arbeiten hatten die Struktur der »embryonalen Flecken« oder der daraus hervorgegangenen »Keimblätter« dargelegt; ab 1875 stellten van Beneden, Rauber, Kölliker und Robin histogenetische Einteilungen embryonaler Gewebe auf.

2. *Die anderen Entwicklungen der Embryologie*

Gegen Ende des 19. Jahrhunderts ist die Embryologie nicht nur eine autonome Wissenschaft, sondern auch ein im vollen Aufschwung begriffenes Ge-

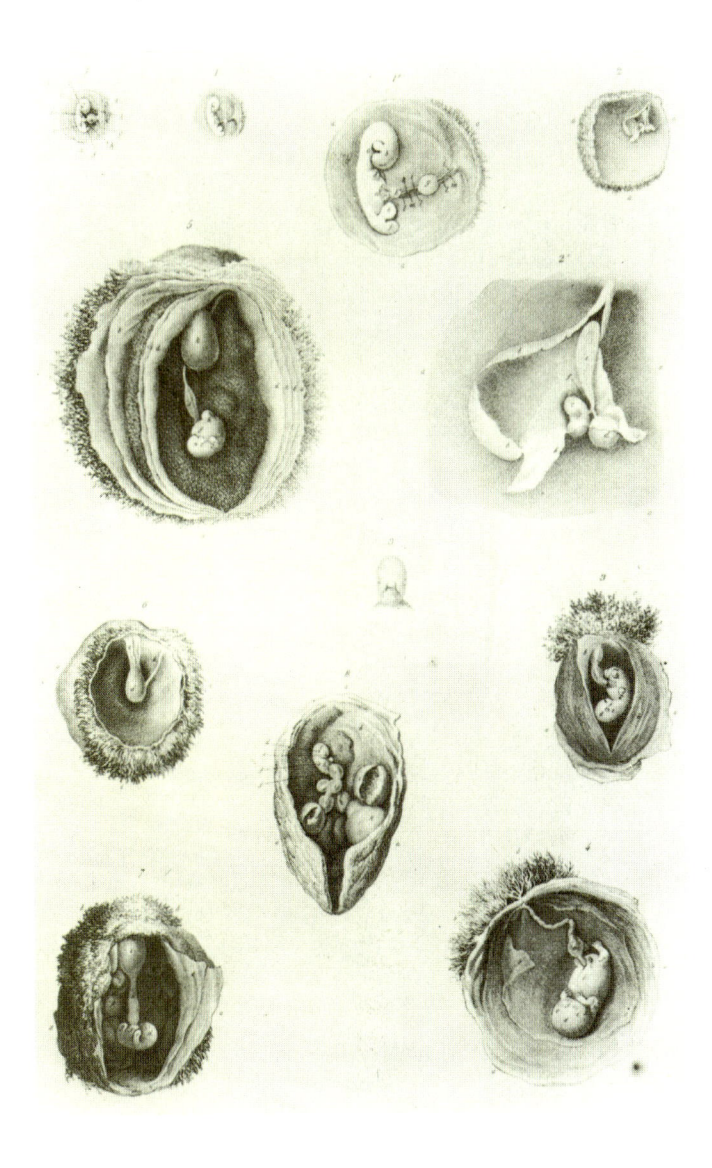

Abbildung 2137 (oben rechts) Darstellung der allerersten Entwicklungsstadien des menschlichen Eis. Abbildung aus der Embryologie ou ovologie humaine... *(»Menschliche Embryologie oder Ovologie...«) von A. L. M. Velpeau, Paris 1833.*
(Paris, Bibl. d. Alten Med. Fakultät)

Abbildung 2138 (gegenüber) Zehn Wochen alter menschlicher Embryo.

biet, denn auf die ursprünglich deskriptive Embryologie war die vergleichende und schließlich die experimentelle Embryologie gefolgt.

Dieser letzte Zweig der Embryologie nahm vor allem durch die Untersuchung der Eier wirbelloser Tiere ihren Aufschwung. Der Seeigel *(Paracentrotus lividus)* erweist sich als bevorzugtes Objekt der Embryologen. An diesem Stachelhäuter konnte von Baer, nachdem er eine künstliche Befruchtung durchgeführt hatte, die ersten Entwicklungsstadien verfolgen. Derbès verwendete dasselbe Objekt, als er 1847 das erstemal die Gastrulation beschrieb; seine Auslegung von der Bedeutung der »Blastoporen« wurden jedoch 1849 von Krohn richtiggestellt. Ebenfalls beim Seeigel entdeckte van Beneden 1850 die Coelomsäcke.

W. Roux (1888) bemerkte das Phänomen der »embryonalen Regulation« am Seeigel (und auch am Frosch). Driesch (1891) führte einen genauen experimentellen Beweis durch: nachdem es ihm gelungen war, die beiden ersten Blastomeren beim Seeigel zu trennen, stellte er fest, daß jedes von ihnen einen Pluteus hervorbrachte, der zwar kleiner war, doch dieselbe Struktur besaß wie ein normaler Pluteus. Diese Beobachtung, die später noch oft an anderen Versuchsobjekten, auch an Wirbeltieren, verifiziert wurde, warf Diskussionen über das Vorhandensein der Entelechie auf (die wir hinsichtlich der »Spermientierchen« und des »Samenflusses« schon erwähnt haben). Ebenfalls Driesch verdanken wir die wiederum am Seeigel durchgeführten Untersuchungen über die »Regulation der Mehrlingsbildung«, das heißt über die Schaffung eines einzigen Lebewesens aus zwei Eiern (Mangold und Seidel gelang 1927 derselbe Versuch mit Eiern eines Wassermolches). Im 20. Jahrhundert wurden zahlreiche Untersuchungen über die Regulation durchgeführt (besonders von den Schulen von Spemann und von Dolcq), und sie wurden mit dem präziseren Namen »telegenetische Paragenese« belegt (Beau, 1947; Dalcq, 1952).

Die Beobachtungen von Chabry (1887) an den Eiern des Askidion eröffneten einen neuen experimentellen Weg; sie bewiesen, daß es von der Befruchtung an eine »embryonale Determinierung« gibt.

Mehrere Forscher interessierten sich für die experimentelle Parthenogenese: nachdem Claus (1864) aufgezeigt hatte, daß die natürliche Parthenogenese auf die Entwicklung des nicht befruchteten Ovulum beruht, bemühte man sich, dieses Phänomen im Laboratorium zu reproduzieren; nach den Versuchen von Tichomiroff (1886), R. und O. Hertwig (1887) und Morgan (1896—1899) gelang es Loeb 1899, aus nichtbefruchteten Seeigeleiern Larven zu erhalten, indem er sie mit Salzlösungen oder Buttersäure behandelte und sie dann in hypertones Meerwasser tauchte. Im darauffolgenden Jahrhundert sollte E. Bataillon (1910) die traumatische Parthenogenese verwirklichen und Pincus 1939 die parthenogenetische Entwicklung eines Kanincheneis erreichen.

Hier sei noch der geniale Einfall von Weissmann angeführt, der sich ab 1888 vorstellte, es gäbe »molekulare Differenzierungen«, die in der mikroskopischen Analyse nicht entdeckt werden könnten, die jedoch den durch instrumentelle Beobachtungen erkennbaren Differenzierungen vorausgehen. Das war der Grundstein der »chemischen Embryologie«, ein Gebiet, auf dem sich im 20. Jahrhundert Needham, J. Brachet und viele andere noch auszeichnen sollten.

Obwohl es nicht unsere Absicht ist, die Beobachtungen des 20. Jahrhunderts im Detail anzuführen, möchten wir doch einige wenige Tatsachen zum Thema experimentelle Embryologie erwähnen. Eine Tendenz war besonders wichtig:

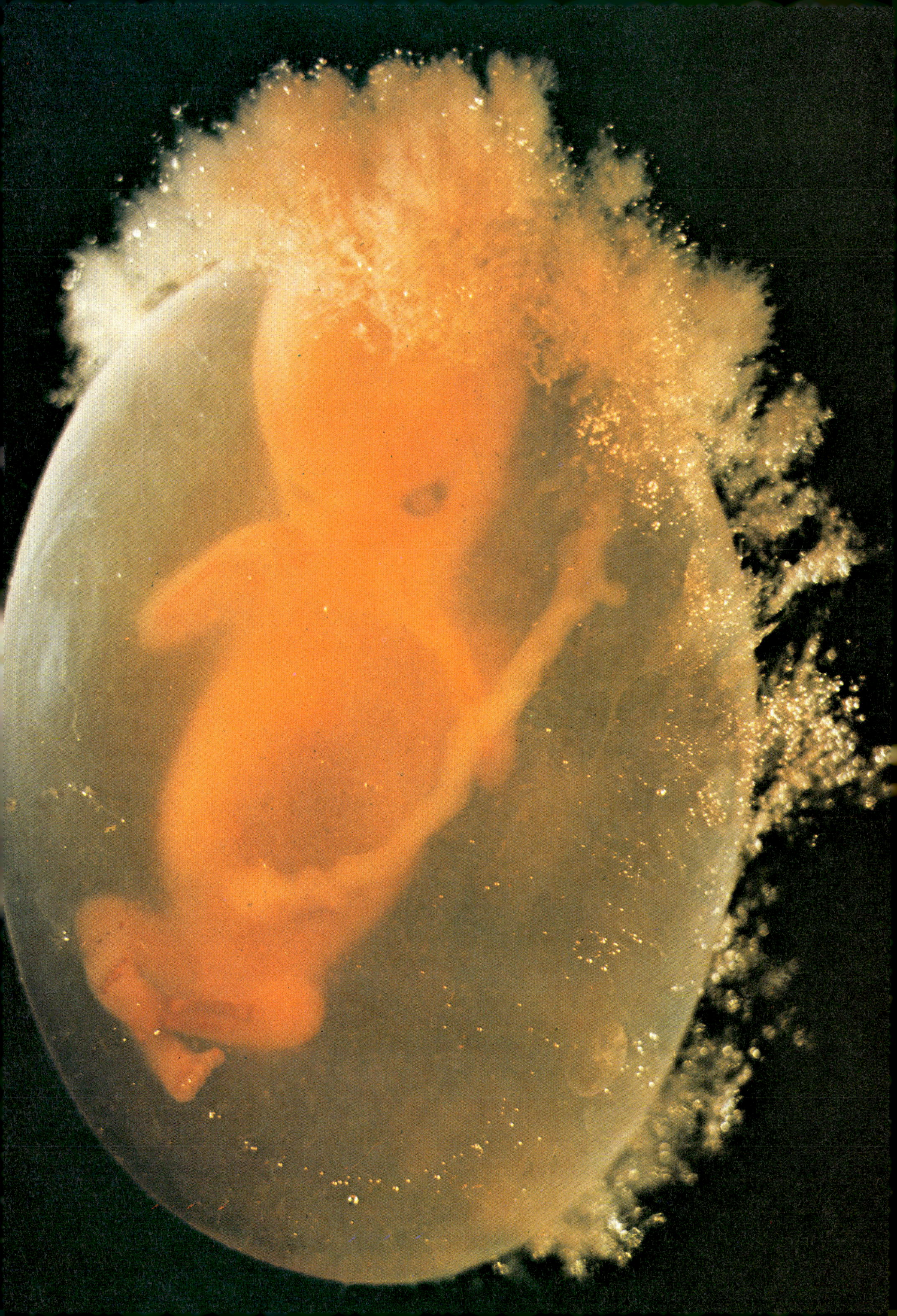

PL. 329.

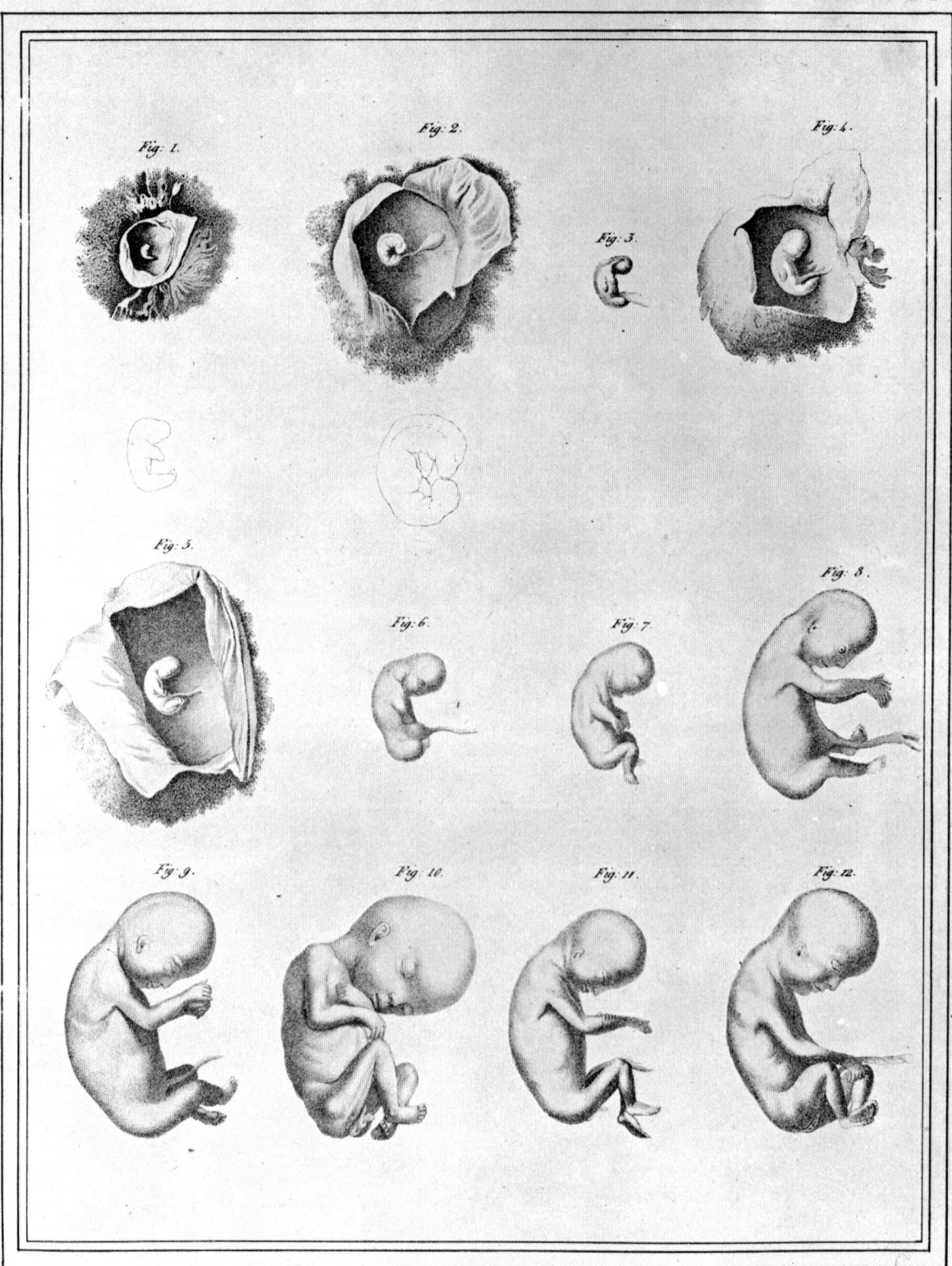

es handelt sich um die Entdeckung und Untersuchung der Phänomene der primären Induktion und eines »Steuerungszentrums« durch Hans Spemann (Nobelpreisträger von 1935) und seine Schule (1921—1932); dieses Ereignis ging der Erforschung der heterogenen Induktoren voraus (auf diesem Gebiet muß auf die Arbeiten von Dalcq [1951—1953], von Tiedemann [1959], Yamada [1961], Toivonen und Saxen [1962—1970] und von Nieuwkoop [1966] hingewiesen werden). Ein anderes Interessengebiet ergab sich aus der Erkennung der »Emanzipations«-Phänomene durch Weiss (1939), das heißt des Auftauchens von »lokalen morphogenetischen Feldern« im Laufe der Ontogenese. Ancel gab der experimentellen Teratogenese ab 1924 eine neue Richtung, die zweifacher Art war, einerseits eine Untersuchung der »Chemoteratogenese« (die er besonders mit seiner Tochter S. Lallemand entwickelte) und andererseits eine Untersuchung der Auswirkungen von lokalen Bestrahlungen (mit seinen Schülern Vittemberger und Et. Wolff).

Die Molekularbiologie, welche auf die Untersuchung des in den Gameten eingeschlossenen Erbgutes angewandt wird, ist ein neuer Erfolg der Untersuchungen über die Zelldifferenzierung während der Entwicklung eines Lebewesens. Auf diesem Gebiet entfernen sich die Methoden von jenen der allgemeinen Embryologie, aber da die Zygoten einen »gut ausgerüsteten Mechanismus« darstellen, »der die ganze Zukunft in der Gewalt hat« (E. Wolff), kann nur dieser Weg zur Entzifferung des Kodes der DNA-Moleküle führen, dieser Chromosomenbestandteile, in denen das individuelle Leben beladen mit den von den Vorfahren abstammenden Botschaften pulsiert.

Abbildung 2139 (gegenüber)
Eier und Embryonen bis zum vierten Schwangerschaftsmonat. *Figur 1, Ei in der vierten Woche; Figur 2, Embryo im vorher abgebildeten Ei, im Mikroskop vergrößert. Illustration aus dem* Manuel d'anatomie descriptive du corps humain *(»Handbuch der deskriptiven Anatomie des menschlichen Körpers«) von Jules Cloquet, Paris 1825, Abb. 329. (Paris, Bibl. d. Alten Med. Fakultät)*

Die Entwicklung der menschlichen Eizelle

Generationen von Wissenschaftlern beschäftigten sich mit der Entwicklung der menschlichen Eizelle. Man muß jedoch vorausschicken, daß man darunter lange Zeit eher die Untersuchung des Fötus und der Adnexe als die Analyse der ersten Entwicklungsstadien verstand. Außer zahlreichen Anmerkungen zu bestimmten Themen ist die Literatur des beginnenden 19. Jahrhunderts durch das Erscheinen mehrerer Werke über die menschliche Embryologie gekennzeichnet; erwähnenswert sind jene von Seiler *(Die Gebärmutter und das Ei des Menschen in den ersten Schwangerschaftsmonaten,* Dresden 1831), Breschet *(Etudes anatomiques sur l'œuf humain* [»Anatomische Untersuchungen der menschlichen Eizelle«], Paris 1832), Velpeau *(Embryologie ou ovologie humaine* [»Menschliche Embryologie oder Ovologie«], Paris 1833) und von Bischoff *(Beiträge zur Lehre von den Eihüllen des menschlichen Fötus,* Bonn 1834). Daher ist es kaum verwunderlich, daß noch 1885 S. Minot betonen konnte, daß »die jüngsten bekannten menschlichen Eizellen« den älteren Eiern, die zwölf bis vierzehn Tage alt sind, entsprächen und daß bis zu diesem Jahr 1885 nur »weniger als ein Dutzend« davon untersucht werden konnten. Da diesem Kapitel Grenzen gesetzt sind, können wir nicht die Vielzahl der Errungenschaften des 19. und 20. Jahrhunderts im Detail anführen. Wir verweisen den interessierten Leser, der präzisere Auskünfte wünscht, auf die bemerkenswerte Buchreihe *Contributions to Embryology* (Carnegie Institution of Washington), deren erster Band aus dem Jahr 1915 stammt.

1. *Die Eizelle in der zweiten Woche*
Die Eizelle in der zweiten Entwicklungswoche wurde im 19. Jahrhundert von Pockels (1825), Wharton Jones (1837), Thompson (1839), Reichert, 1873 (das war das jüngste im 19. Jahrhundert bekannte Ei, es war zwölf bis dreizehn

Tage alt; ein von Home 1817 beschriebenes Ei soll acht Tage alt gewesen sein, doch seine Beschreibung läßt viel zu wünschen übrig), von Breus (1877), Beigel und Loewe (1877), Ahlfeld (1878), Beigel (1878) und Kollmann (1879) beschrieben. Im nachhinein muß man sich über das geringe Interesse wundern, das den ersten Entwicklungsstadien des Menschen entgegengebracht wurde. Dabei sollte man jedoch nicht vergessen, daß in jenem Zeitabschnitt mit »Geduld und großem Zeitaufwand« die Techniken der Fixierung, der Einbettung, des Schnitts und der Färbung entwickelt wurden; daher war die Untersuchung über den Wert der jungen menschlichen Eizelle aus technischen Gründen unmöglich. Außerdem lag die freie Lebensdauer des Eis noch nicht fest, und wenn sie von einigen auf eine Woche geschätzt wurde, dann nur, weil man eine Analogie mit den an Haustieren durchgeführten Beobachtungen herstellte.

Im 20. Jahrhundert findet man in der Literatur wiederum Beschreibungen von Eizellen im Alter von zehn bis vierzehn Tagen. Übrigens schrieb Dubreuil 1941 in der zweiten Ausgabe seiner *Embryologie humaine* (»Menschliche Embryologie«): »Die jüngsten menschlichen Eier stammen vom zehnten bis elften Tag nach dem Beischlaf.« Erst ab 1945 verfügen wir mit der Beschreibung von Hertig und Rock über ein Dokument über ein sehr junges Ei (siebeneinhalb Tage), welches sich gerade im Endometrium einnistet.

2. *Die Eizellen der dritten Woche*

Die Eizellen der dritten Entwicklungswoche des Menschen wurden 1830 von Müller (wahrscheinlich ein einundzwanzig Tage altes Ei), 1837 von Coste (das Alter dieses Eis steht nicht genau fest, denn der Autor gibt selbst einen großen Spielraum an: sechzehn bis fünfundzwanzig Tage) und vor allem 1880 von His beobachtet. Die in seinem Werk *Anatomie menschlicher Embryonen* genau beschriebenen »Embryonen« E und S R sind vierzehn bis sechzehn Tage, die Embryonen L_1 und M sechzehn bis einundzwanzig Tage alt. Später untersuchten auch noch andere Forscher Eier der dritten Woche: 1889 gab von Spee eine gute Beschreibung eines einundzwanzig Tage alten Eis, das »Gl« genannt wurde (Glaevecke); dieses Ei besitzt sieben Somitenpaare (ein ähnliches Exemplar wurde später, 1910, von Dandy und 1930 von Politzer erwähnt); 1899 konnte Spee ein Ei im Alter von siebzehn bis achtzehn Tagen untersuchen (sogenanntes »Von Herrfsches Ei«). Ebenfalls 1899 fand Peters bei der Autopsie einer Selbstmörderin ein ungefähr fünfzehn bis sechzehn Tage altes Ei; 1898 bildete Eternod ein achtzehn bis neunzehn Tage altes Ei ab. In ihren jeweiligen Werken stellten Kölliker (1883) und Debierre (1886) interessante Synthesen der Errungenschaften ihrer Zeit auf. Die Kenntnisse über die menschliche Eizelle in der dritten Woche wurden im 20. Jahrhundert durch zahlreiche Beobachtungen bereichert. Es sei vor allem die Arbeit von Hertig, Rock und Adams (1956) genannt, in der vierunddreißig menschliche Eizellen, die älter als siebzehn Tage sind, beschrieben und abgebildet sind.

3. *Andere Beobachtungen*

Im 19. Jahrhundert wurden mehrere Eizellen der vierten Woche von Müller (1830), Coste (1837), Thompson (1839), Wagner (1839), Waldeyer (1865), Hensen (1877) und His (1880: »Embryo« A und B) und Fol (1884) sehr gut beschrieben. Im 20. Jahrhundert wurden zahlreiche Arbeiten der Entwicklung des menschlichen Eis gewidmet. Die immer größer werdende Zahl von Dokumenten führte zum Vorschlag, Methoden zur chronologischen Einteilung die-

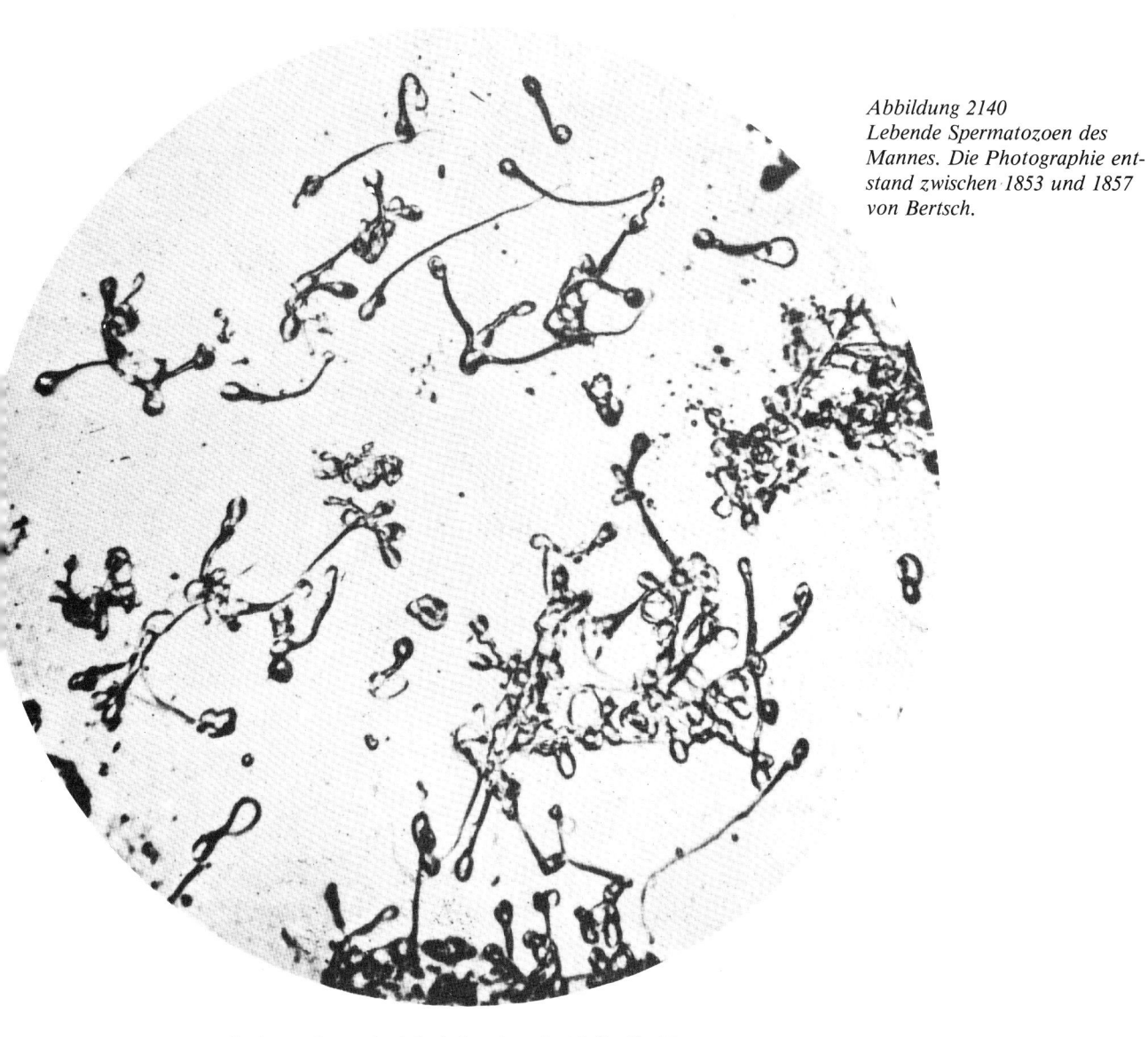

*Abbildung 2140
Lebende Spermatozoen des Mannes. Die Photographie entstand zwischen 1853 und 1857 von Bertsch.*

ser Eistadien zu finden; ein Beispiel dafür ist ab 1942 die Festsetzung von »Meridianen« durch Streeter. Eine besondere Stellung muß den Beobachtungen der Befruchtung *in vitro* der menschlichen Eizelle eingeräumt werden: zum erstenmal gelang dies Shettles 1953, und diese Befruchtung *in vitro* ermöglichte es fortan, im Mikroskop die näheren Umstände des Eindringens des Spermatozoons zu verfolgen und die Reihenfolge des Auftauchens der ersten Blastomeren festzulegen: zweites Stadium, Blastomere dreißig Stunden nach der Befruchtung; drittes Stadium, in der fünfunddreißigsten bis sechsunddreißigsten Stunde; viertes Stadium, in der vierzigsten bis fünfzigsten Stunde. Man kann sich die historische Bedeutung dieser Entdeckung vorstellen; ebenso lassen sich einige schwerwiegende Folgeerscheinungen abschätzen, von denen die »genetische Manipulation« nur ein Sonderfall ist.

Dies war nur ein grober Überblick über die Erlangung von Kenntnissen über die Entwicklung von Lebewesen. Er beschäftigte sich mit dem intellektuellen Schritt, welcher langsam, doch mit viel Intuition und außerordentlichem Erfolg der Analyse über das Werden der einzelnen Zelle vorausging, die in den DNA-Molekülen die genetischen Informationen trägt, welche die Zellendifferenzierungen bestimmen, deren Verschiedenheit nur mit dem Reichtum der funktionellen Spezialisierungen vergleichbar ist.

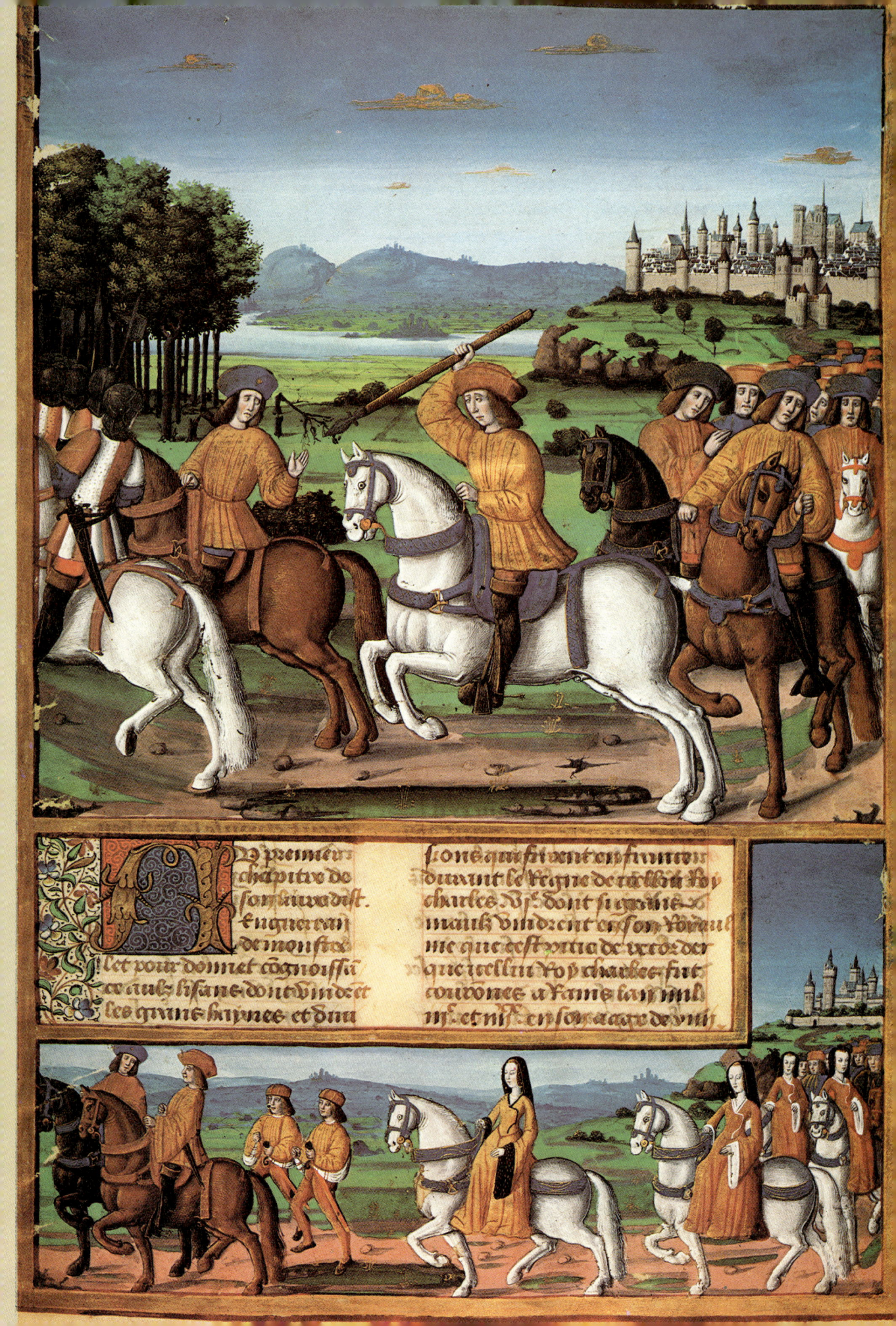

e premiers | ions qui furent en s[ur]uiu[er]ent
chapitre de | durant le regne de tresillu[st]re Roy
son liure dist | charles vi[e]. dont survindrent
enguerran | maulx vindrent en son royaul
de monstre | me que ce[st] sortie de ve[er]s der
let pour donner cognoissa[n]- | que le dit Roy charles fut
ce aulx lisans dont vindrent | couronnes a Rains lan mil
les guerres haynes et diui- | ccc et iiii[xx] en son aage de viii

Geschichte der Psychiatrie

*von Jacques Vié
und
Henri Baruk*

*Abbildung 2142 (unten)
Der Irre. Tarockkarte: das berühmte Spiel des Orakels von Damaskus. Ende des 19. Jh.s. (Paris, Teilsammlung)*

1. *Die Vorstellungen der Primitiven über Geisteskrankheiten*

Als erste Reaktion des Menschen auf Geistesstörungen wurde ihr Auftreten äußeren Mächten zugeschrieben. Man sah sie als Besessenheit durch böse Geister oder Dämonen an oder glaubte sie durch Doppelgänger Verstorbener, durch natürliche oder göttliche Kräfte ausgelöst. Die Vorstellungen der primitiven Kulturen sind — nach den Ausführungen von Lévy-Bruhl — völlig konkret und spiritualistisch, jedoch im psychologischen Sinn des Wortes (L. Brunschvicg). Der Primitive, der noch nicht die Kategorien der Logik benützt, betrachtet die Dinge aus der Perspektive des rein Wahrnehmbaren. Da er die Einzelheiten einer allgemeinen Erscheinung noch nicht zu unterscheiden vermag, nähert er sich dieser nur im Rahmen seiner Handlungsfähigkeit, die er innerhalb einer magischen Ordnung zu besitzen glaubt. Auf dieser Grundlage beruhen die Vorstellungen sowohl der sehr frühen als auch der noch nicht so weit entwickelten Völker über die Geisteskrankheiten.

Wir besitzen allerdings kein wirklich aussagefähiges Dokument aus prähistorischer Zeit. So ist beispielsweise die Auffassung, die Völker der Jungsteinzeit hätten Trepanationen am lebenden Menschen vorgenommen, um den bösen Geistern einen Ausgang zu verschaffen, eine reine Hypothese.

Die Volksstämme Ozeaniens und Afrikas haben sich über Jahrtausende hinweg ihre Glaubensvorstellungen bewahrt. So finden sich im Museum von Tervueren die merkwürdigen Fetische des Mayombe-Stammes vom Unterlauf des Kongo; sie stellen Stilisierungen des Menschen dar. Für diese Eingeborenen ist die Epilepsie eine Strafe der Geister Mukuani und Makumi, die dem Schuldigen ihren Geist Ndoki schickten: vor den Augen des Opfers breitet sich ein Nebelschleier aus, dieser stürzt sich vom Wipfel einer Palme auf die Erde oder, wenn die Strafe besonders schwer ist, von einer Brücke in den reißenden Strom (J. Maes).

In Asien sehen die Chinesen und die Völker Indochinas noch heute die Götter, Dämonen oder bösen Geister als Urheber des Wahnsinns an. Je nachdem, welcher Fall vorliegt, gelingt es entweder den Bonzen nach endlosen Gebeten und zahlreichen Opfergaben oder aber den Hexenmeistern mit Hilfe von entsetzenerregenden Zaubertricks, den unseligen Geist Ma-Kui auszutreiben und ihn einzusperren. Die Türken hatten, als ein Volk am Rande der islamischen Welt, erst vor kurzem noch die seltsamen Dienste der tanzenden, heulenden und flüsternden Derwische in Anspruch genommen, die Lucien Libert im Jahre

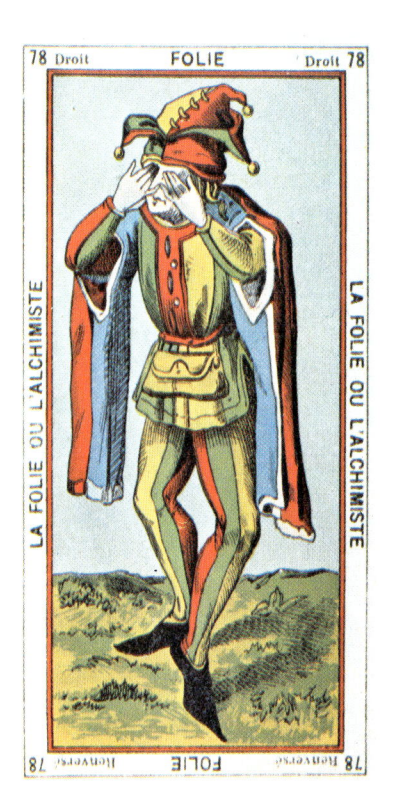

*Abbildung 2141 (gegenüber)
Der Wahnsinn Karls des Sechsten (1368 – 1422). Miniatur aus einer Handschrift der* Chroniken *von Enguerrand de Monstrelet, 15. Jh. (Frankreich, Chantilly, Museum Condé, Manuskript 875)
Im August 1392 ereignet sich im Wald von Le Mans die berühmte Episode, in der offenbar die ersten Anzeichen für den Wahnsinn des Königs zutage treten. Ein Jahr später sollte der Unfall auf dem Ball des Ardents seinen Zustand noch verschlimmern.*

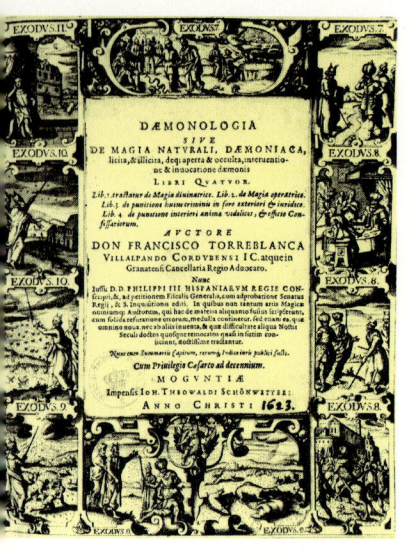

Abbildung 2143
Titelblatt des Werks Daemonologia ... *von Francisco Torreblanca, 1623.*
(Paris, Nationalbibliothek)

1912 bei den Tekke-Turkmenen von Pera, Eyub und Sentari beobachten konnte.

2. *Die Psychiatrie in der hebräischen und griechischen Antike**

Zahlreiche Veröffentlichungen bezeugen die entsetzlichen Folgen, die der Glaube an die Besessenheit durch böse Geister auslöste, womit der Wahnsinn jahrhundertelang erklärt wurde. Diese schrecklichen Untaten beging man vor allem zur Zeit des Mittelalters; Esquirol schrieb sie Luther zu. Die fürchterlichsten Verbrechen an den Irren wie an den der Hexerei Verdächtigten wurden in dieser Epoche ausgeübt, man denke nur an die unzähligen Hexenverbrennungen. Die historischen Untersuchungen von Leibbrandt haben dieses Problem aus der Zeit des Paracelsus, von Vier und Jean Bodin bis heute behandelt. Schuhl bringt diese Praktiken mit dem Dionysoskult und der Bacchantentragödie der Antike in Verbindung und führt ergänzend den Woodoo-Kult und die Hexenprozesse des 17. Jahrhunderts an.**

In der Bibel finden wir eine ganze Reihe verschiedenartiger Darstellungen von Geistesstörungen, die sowohl klinische als auch gerichtsmedizinische Angaben enthalten. Zu diesem Gegenstand äußert sich die Dissertation des Rabbiners Harboun von der Sorbonne. Die Krankheit Sauls weist nach Harboun Zeichen einer periodischen Psychose auf. Im Hebräischen bezeichnet man sie als *sinat-haïm,* was so viel bedeutet wie grundloser Haß; in diesem Fall ist der Haß begründet in Sauls Eifersucht gegenüber David und überdies in seinem Minderwertigkeitskomplex. Sauls Haß wird als ein böser Geist beschrieben, von dem er besessen ist. In der hebräischen Bibel gibt es jedoch eine weitaus größere Menge von Beschreibungen zur medizinischen Prophylaxe und zur physischen und moralischen Gesundheit. Die hebräische Antike hat durch die Entdeckung des moralischen Bewußtseins als Vermächtnis die Erkenntnis hinterlassen, wie wichtig das Empfinden von Gut und Böse, von Schuld und Verantwortlichkeit für die menschliche Gemeinschaft ist.

Ein unbestreitbares Verdienst der Griechen, insbesondere des Hippokrates, liegt in ihren objektiven klinischen Berichten. In seiner bemerkenswerten Untersuchung über die Entwicklung des griechischen Denkens widmet Schuhl ein wesentliches Kapitel der »antiken Medizin«. Darin stellt er zwei Auffassungen einander gegenüber. Die erste besagt, daß »man die Medizin nicht wirklich kennt, wenn man nicht weiß, was der Mensch ist«. Im Gegensatz dazu befinden sich diejenigen, die meinen, daß man sich bei der klinischen Beschreibung nicht von den am Krankenbett erhaltenen Informationen durch Beobachtung, nähere Bestimmungen oder Messungen entfernen dürfe. Klippel sieht in Alkmaieon von Kroton den Vater der griechischen Neuropsychiatrie. Alkmaieon machte die von Demokedes gegründete Schule von Kroton berühmt.

Schuhl stellt fest, daß man »sich lange Zeit ein Bild vom antiken Hellas aufgebaut hat, wo alles von Heiterkeit und Harmonie erfüllt war«. Erst in der zweiten Hälfte des 19. Jahrhunderts ging man dazu über, manche mehr schattenhafte Eigenschaften des griechischen Geistes aufzudecken und den tiefen Dualismus darin zu ergründen. Die verwerflichen medizinischen Experimente von Erophil, Erasistratos und Kleopatra bringen dieses dunklere Wesen zum Ausdruck.***

Schuhl hat bezüglich der Psychiatrie an den Begriff der Katharsis von Pythagoras erinnert, den Freud später wieder aufgreifen sollte. Schuhl und Bloch weisen in diesem Zusammenhang darauf hin, daß Freud über seine Frau mit

---

* Die Anmerkungen dieses Abschnitts sind von Professor Baruk redigiert worden. Vgl. die Bibliographie.

** Vgl. Annalen der psychiatrischen Therapie (Annales Moreau de Tours), Band V, Seite 60.

*** Vgl. Schuhl (1944), Buch V: Klassische und neue Medizin, S. 307 bis 318.

dem bekannten Philologen Jacob Bernays verschwägert war, der einen sensationellen Artikel über die Interpretation der Katharsis veröffentlicht hatte. Auch Platos Schriften enthalten zahlreiche Details der Psychotherapie. Sie betreffen insbesondere die Musiktherapie, eine Methode, die in der modernen Psychiatrie Moreau de Tours wiederaufgenommen hat.*

Die wundertätigen Heiler des Wahnsinns. Die Volksdichtung spiegelt in den aufeinanderfolgenden Kulturen die Anschauungen früherer Zeiten wider. Sie hat die Hagiographie, die Lebensbeschreibung der Heiligen, mit trostreichen Legenden über die wundertätigen Heiler des Wahnsinns bereichert (Meige); aus einer ganzen Reihe seien hier erwähnt: der heilige Caprais wird in der Brie angerufen, der heilige Gorgon in den Ardennen; der heilige Avertin heilt vom

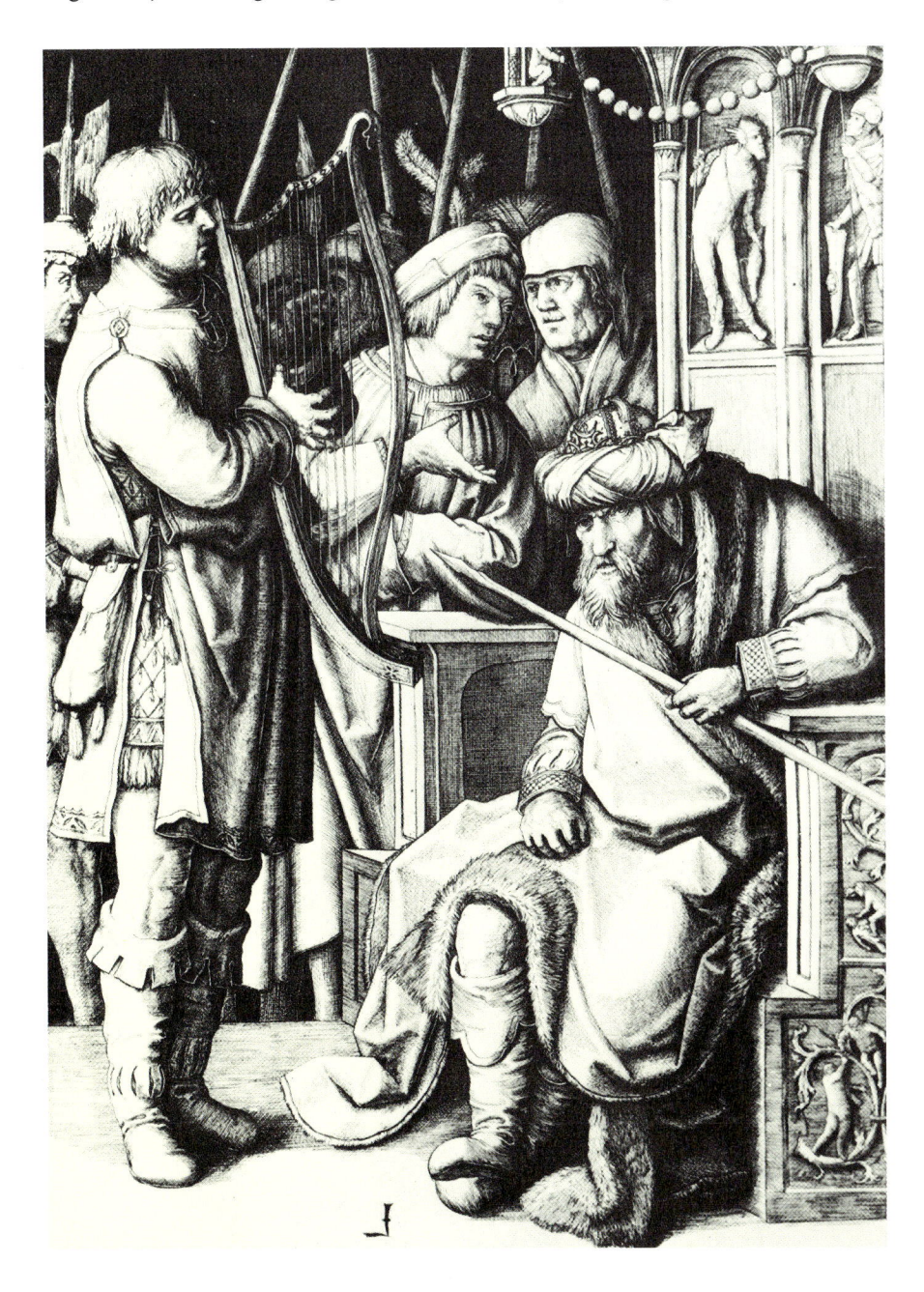

Abbildung 2144
David spielt Saul auf der Harfe vor. Stich auf Leder von Lucas van Leyden, 1508.
(Paris, Bibliothèque des Arts décoratifs)
David ist Musikant am Hofe Sauls und versucht den König von seiner Nervenschwäche abzulenken. Später wird er Michol, eine von dessen Töchtern, heiraten. Der Einfluß Albrecht Dürers auf Lucas van Leyden (1489 oder 1494 – 1533) ist in diesem beeindruckenden Stich nicht zu übersehen. Van Leyden kannte die Arbeiten Dürers, sollte jedoch erst 1521 seine Bekanntschaft machen.

* P. M. Schuhl und O. R. Bloch, »Freud, der Hellenismus, J. Bernays und die Katharsis«, Annalen der psychiatrischen Therapie, Band IV, S. 25.

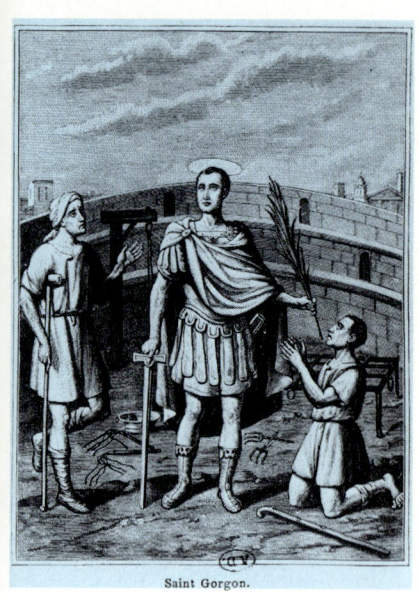

*Abbildung 2145
Der heilige Gorgon mitten in dem Amphitheater, wo er vor den Augen des Kaisers Diokletian gefoltert wird; er ist von zwei Kranken umgeben, da er gegen die Nervenkrankheiten angerufen wurde. Stich aus dem 19. Jh.
(Paris, Bibliothèque des Arts décoratifs)*

*Abbildung 2146
Der heilige Ladislas, König von Ungarn, heilt zwei Epileptiker. Stich von Hans Burgkmair (1473–1531).
(Paris, Bibliothèque des Arts décoratifs)*

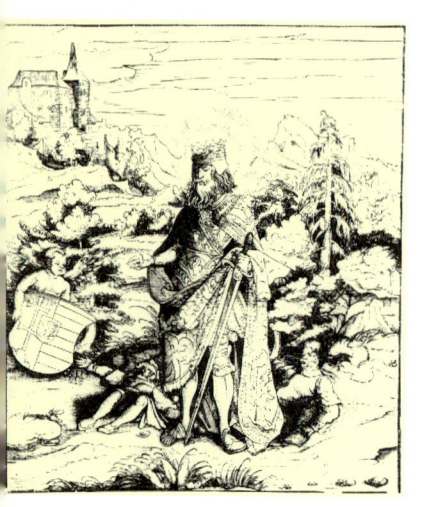

Schwindel, der heilige Vitus vom Veitstanz. Ferner seien genannt: der heilige Cado *(cadere:* fallen), der heilige Gilles in der Bretagne, der heilige Valentin, der heilige Acaire, der heilige Gaudé; der heilige Leonhard in Deutschland, der bei Epilepsie hilft. Neben diesen namentlich genannten Heiligen ließen sich noch manche andere anführen, deren Verehrung allmählich in Vergessenheit gerät. Der heilige Mathurin überlebt im Sprichwort: die Reise zum heiligen Mathurin antreten, dem heiligen Mathurin eine schöne Kerze stiften.

Der heilige Colomban (540—615) stammt aus Irland, dem Land der Druiden, aus dem später die ersten Heiligen kommen. Er hat die eindrucksvolle Gestalt des Wundertäters: eine breite Stirn, durch die Tonsur einer Mondsichel noch vergrößert. In seiner Kapelle von Locminé (Morbihan) sind noch die Zellen zu sehen, in denen man die Geisteskranken während der Novene, der neuntägigen Andachtsübung, ankettete. Der heilige Florentin, Sohn eines schottischen Königs im siebten Jahrhundert, lebte zweiunddreißig Jahre im Dorf Bonnet (Maas) und übte den bescheidenen Beruf eines Schweinehirten aus. Am 18. Mai, dem Tag der Wallfahrt zu seinem Grabmal, führte man zahlreiche Geistesgestörte mit. Das letzte Wunder soll 1875 geschehen sein.

Der Ehrenplatz gebührt aber der heiligen Dymphne, der Schutzheiligen von Gheel. Ihre Verehrung geht auf die von ihr angeregte Unterbringung und Behandlung der Geisteskranken in den Familien zurück; ihr wohltätiger Einfluß wirkt sich noch heute auf die Kranken aus. Als Tochter eines Königs von Irland hatte sie sich zum Christentum bekehrt und mußte mit ihrem Beichtvater Gereberne fliehen, um der Verfolgung durch ihren Vater zu entgehen. Nicht weit von Gheel holte der König die Flüchtigen ein und enthauptete eigenhändig sein Kind. Seit dem zwölften Jahrhundert fanden am Grabmal und durch die Reliquien, die in der schönen Basilika von Sainte-Dymphne aufbewahrt werden, wunderbare Heilungen statt. Die hier heilungssuchenden Geisteskranken verbrachten die Novene in der *Ziekenkammer* oder dem Krankenzimmer, das unmittelbar an die Kirche anschließt. Der Zustrom wurde so groß, daß man sie schließlich bei den Einwohnern unterbringen mußte. Seit achthundert Jahren besteht dieser Brauch nunmehr. Die familiäre Unterbringung von Gheel ist inzwischen ausgeweitet worden und unterliegt heute ärztlicher Aufsicht. Sie gilt als Modell humanitärer Hilfe für die langwierigen chronischen Geisteskrankheiten. Fast wäre dem Ort Saint-Dizier in der Nähe von Delle in Lothringen das gleiche Schicksal zuteil geworden. Das Dorf hatte sich um das Grabmal des Heiligen herum zu einem großen Krankenhaus entwickelt. Im Jahre 1845 jedoch setzte die Beschwerde eines wohl übel gesonnenen Arztes diesem Brauch ein Ende.

All diese Wallfahrten weisen Gemeinsamkeiten auf, die Guiart gut herausgearbeitet hat: die Dauer von neun Tagen (magische Zahl); die Unterbringung der Kranken in der Kirche, ein Brauch, der in Frankreich unter der Restauration verboten wurde; der Exorzismus, um den Dämon auszutreiben; selten das Untertauchen im Wasser einer heiligen Quelle; häufiger die schwierige Reise zu dem Reliquienschrein oder dem Grabmal einer Heiligen, alte Riten der Erneuerung, Symbole der Wiedergeburt. Manchmal beschränkt sich die Handlung darauf, daß man den Kopf in eine Nische steckt, wie es die Einfältigen von Saint-Menoux im Allier machten. Das Auflegen von Reliquien entspricht bei den Krankheiten des Kopfes dem Anlegen von geschmiedeten Eisenkronen, ein Brauch, der sich damals von Belgien nach Spanien ausbreitete (van Heurck). Erwähnt sei außerdem das Tragen von Schutzringen gegen Epilepsie; in diese

Ringe waren die Namen der Heiligen Drei Könige eingraviert. Häufig wurden geweihte Amulette getragen; auch Kaiser Karl V. führte immer solche Schutzzeichen mit sich.

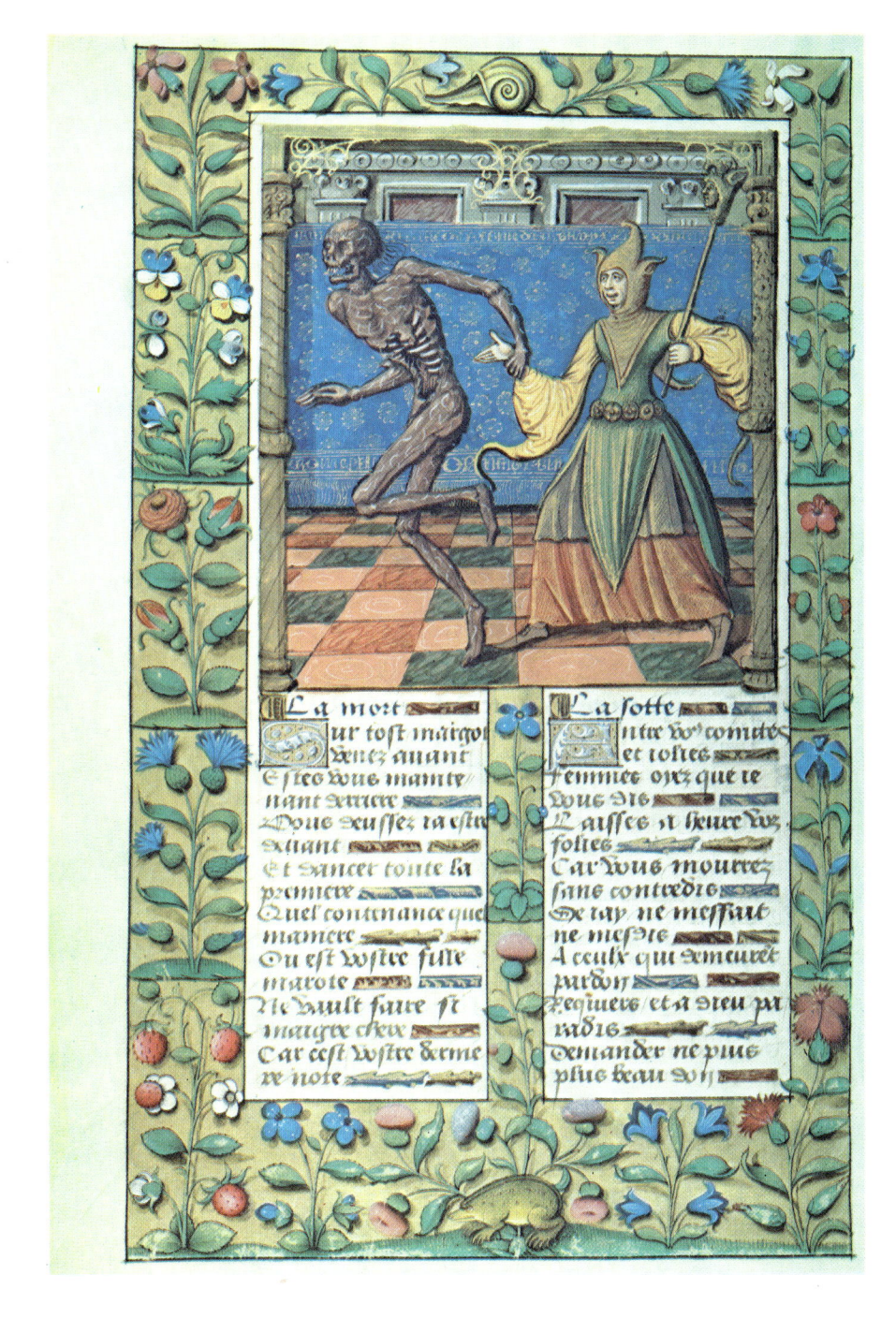

*Abbildung 2147
Der Tod entführt die Irre.
Miniatur aus einer französischen
Handschrift des 15. Jh.s:* Der
Totentanz der Frauen.
*(Paris, Nationalbibliothek,
französisches Manuskript 995)*

All diese Bräuche schwinden und verlieren vor allem ihre alte Bedeutung. Und dennoch bleibt im Gefühl der Menschen eine spezifische Einstellung den Geistesstörungen gegenüber erhalten — wenn auch nahezu unbewußt —, wobei sich Haltungen ausdrücken, die auch im Volksglauben lebendig sind.

1949

Die großen klassischen Traditionen von Hippokrates bis Pinel
von Jacques Vié

Im antiken Ägypten befaßten sich die Priester gleichzeitig mit der Medizin, die den Rahmen einer primitiven Konzeption längst überschritten hat. Nach Herodot gab es an beiden Enden Ägyptens, also in Ober- und Unterägypten, Tempel, die dem Saturn geweiht waren; dorthin strömten die Geisteskranken, und dort wandten die Priester verschiedenartige Mittel an, um diese zu heilen. Papyrusrollen des siebzehnten und sechzehnten Jahrhunderts erwähnen Krankheitssyndrome des Schädels und enthalten zahlreiche Rezepte zu deren Heilung. Die ägyptischen Priester kannten sowohl die halluzinogenen Wirkungen der giftigen Nachtschattengewächse, des indischen Hanfs und des Haschischs als auch die euphorisierenden Eigenschaften von Opium.

Zur Zeit der pelasgischen Griechen wurzelt die Psychiatrie noch in der Sage. Die Geistesstörungen kamen von den Göttern, die Götter bleiben jedoch nicht davon verschont, so etwa Herkules, dessen Wutanfälle auf Epilepsie hinweisen; er wird mit Nieswurz behandelt, die bei Anticyra in Phokis gepflückt wurde. Plato wird später schreiben, daß die Götter dem Wahnsinn des Menschen seherische Kraft verliehen haben. Meige bringt die prophetischen Fähigkeiten der berühmten Pythia von Delphi nicht ohne Grund mit der modernen

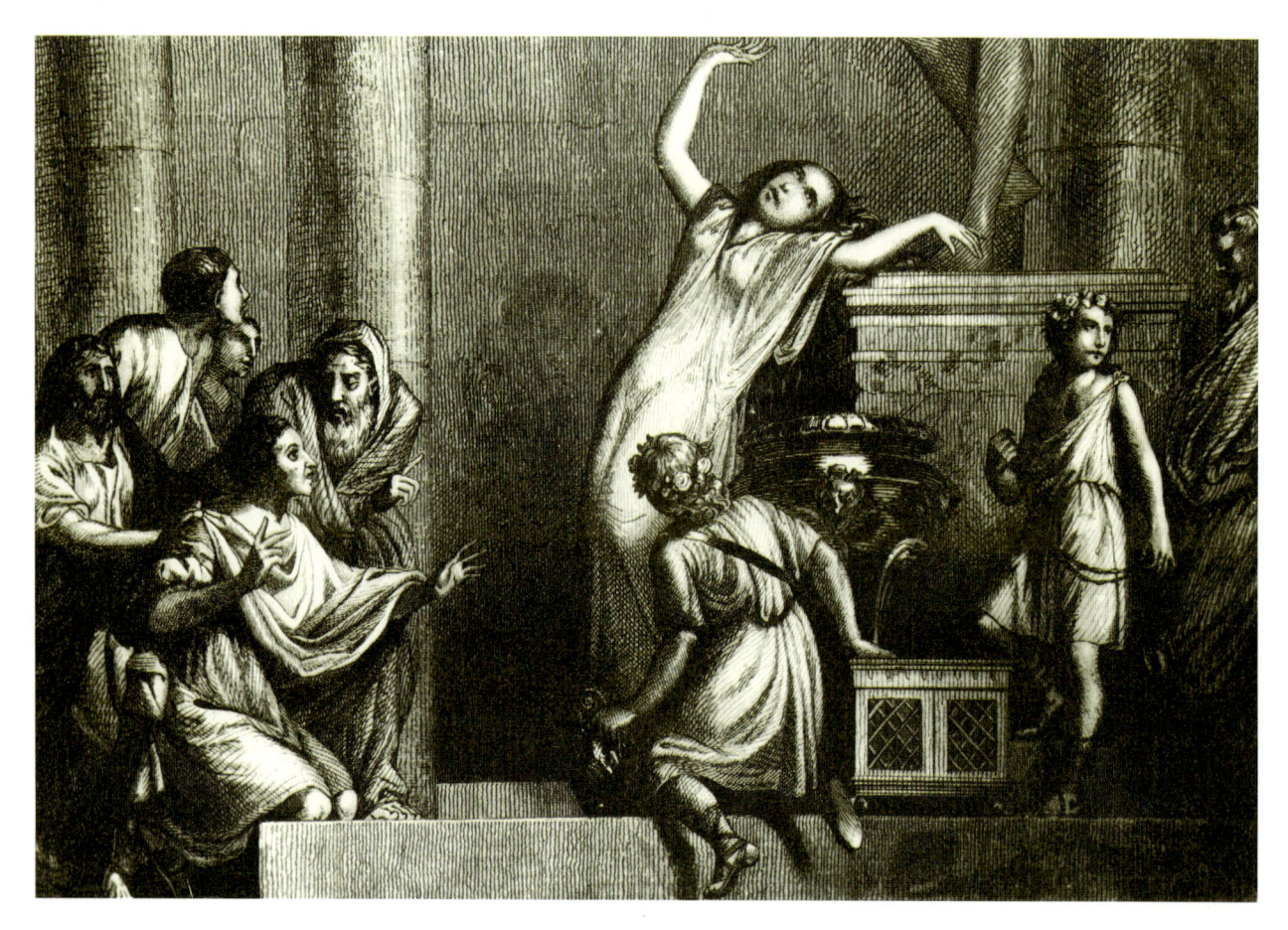

Abbildung 2148
Die Pythia von Delphi. Stich aus dem 19. Jh. (Paris, Nationalbibliothek)
Die Pythia steht hoch aufgerichtet auf einem Dreifuß über der heiligen Höhle in Delphi. Man glaubte, daß die Pythia eine Botschaft des Gottes Apollo in Form zusammenhangloser Sätze verkündete, die die Priester interpretierten.

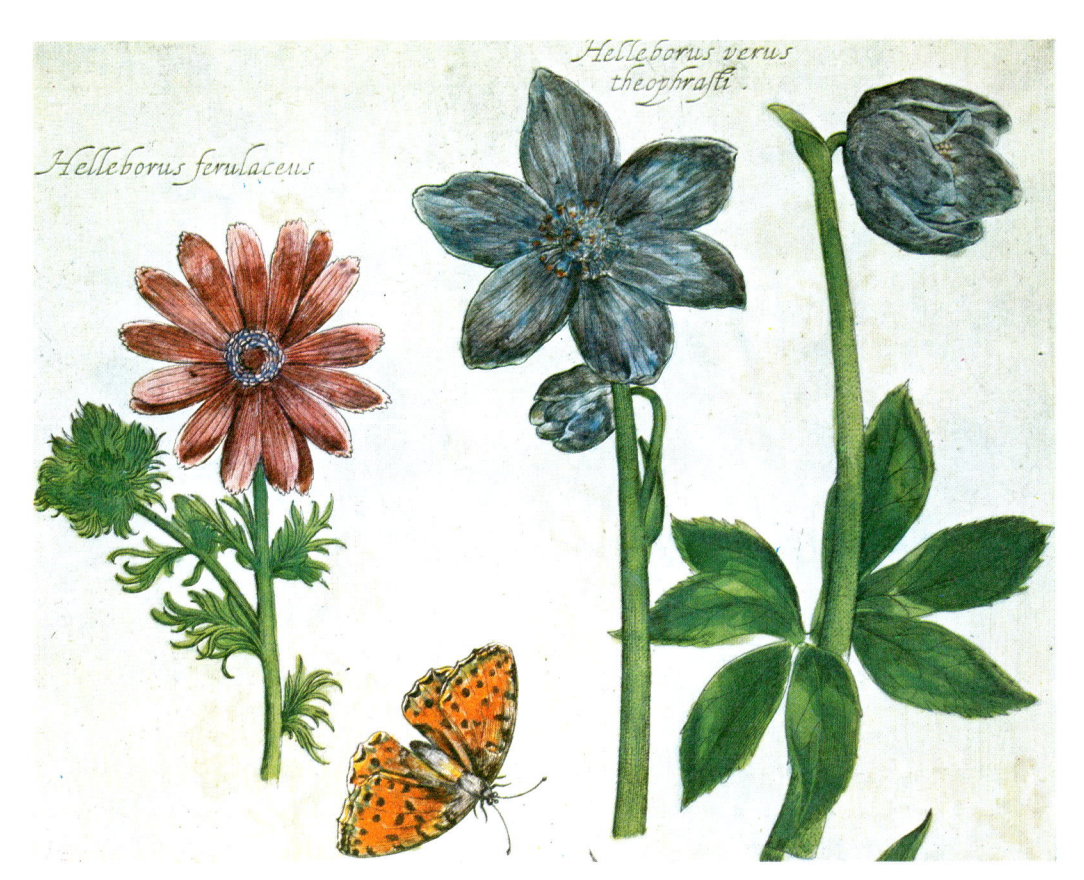

Hysterie in Zusammenhang. Herodot berichtet von einem der ersten Psychotherapeuten namens Melampus von Argos, der Wahrsager und Arzt, Dichter und Schafhirte war. Die Töchter des Königs Proetos glaubten, daß sie in Kühe verwandelt seien. Sie hatten nämlich behauptet, schöner als die Göttin Hera zu sein. Der kluge Mann gab ihnen Milch seiner Ziegen zu trinken, die kurz zuvor Nieswurz gefressen hatten. Er hatte jedoch auch Verse und Beschwörungen verfaßt und mit der moralischen Läuterung gleichzeitig auch die körperliche Reinigung vorgenommen. Die Behandlung endete mit dem Eintauchen in einen berühmten Brunnen Arkadiens.

Nach Laignel-Levastine kommt hier unvermittelt die Geisteshaltung der Mediziner zum Ausdruck. Sie erklärt die Heilerfolge bei Geisteskrankheiten, die sowohl in den berühmten Sanktuarien des Äskulap als auch in Epidauros erzielt wurden, wo die Priester-Ärzte eine ganzheitliche Behandlung vollzogen, eine Psychotherapie ähnlich unserer Psychoanalyse. Sie bestand in einer diätetischen, medikamentösen und hydroklimatischen Behandlung, die sämtliche Reaktionsweisen des Organismus berücksichtigte.

»Die Medizin«, hat Hippokrates geschrieben, »ist schon lange im Besitz von allen Dingen, sie ist im Besitz eines Prinzips und einer Methode, die sie aufgefunden hat. Im Lauf der Jahrhunderte sind zahlreiche und ausgezeichnete Entdeckungen gemacht worden.« Die Vorläufer von Hippokrates haben der Psychiatrie nichts hinterlassen. Der Philosoph Empedokles hatte den Wahnsinn und unter der Bezeichnung Apnoe (Atemstillstand) die hysterische Lethargie beschrieben. Mehr wissen wir nicht darüber. Die hippokratische Sammlung bleibt für uns immer noch von grundlegendem Interesse, bildete sie doch für

Abbildung 2149
Die Nieswurz und der Eisenhut. Bildtafel aus dem Theatrum floreae *von Daniel Rabel, Paris 1627.*
(Paris, Bibliothek der Alten Med. Fakultät)

Hippokrates: Die großen klinischen Syndrome

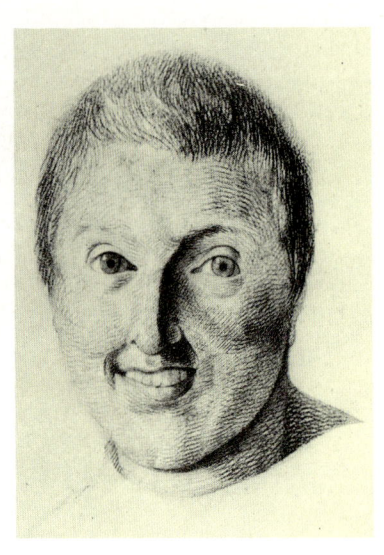

Abbildung 2150
Epileptikerin. Zeichnung von G. F. M. Gabriel. Sie wurde 1813 auf Wunsch Esquirols ausgeführt und stellt eine Kranke von Charenton dar. (Paris, Nationalbibliothek, Kupferstichkabinett)

Abbildung 2151
»Stigmata der Melancholie«. Illustration aus dem Werk Historiarum anatomicorum et medicarum rariorum centuriae I und II *von Thomas Bartholin, Kopenhagen 1654. (Frankreich, Maison-Alfort, Bibliothek der nationalen tierärztlichen Hochschule)*

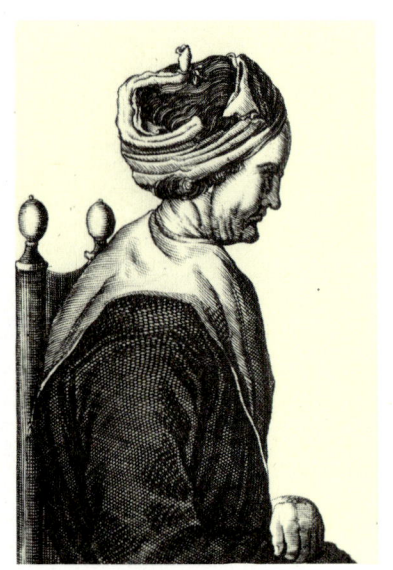

die Alten nach langen Bemühungen eine Synthese und einen Anhaltspunkt. Für uns bedeutet sie die erste Darstellung der großen klinischen Syndrome, frei von jeder abergläubischen Erklärung und deutlich in die allgemeine Pathologie integriert; dreiundzwanzig Jahrhunderte lang, von Hippokrates bis Pinel, bilden diese großen Syndrome den Rahmen und die Hauptelemente der Pathologie des Gehirns. Hippokrates weist den übernatürlichen Charakter der Geisteskrankheiten ganz entschieden zurück. In der Abhandlung über die heilige Krankheit wendet er sich gegen die Vorstellung, daß die Götter den Menschen Krankheiten herabschicken. Selbst die Epilepsie kann nur natürliche Ursachen haben. Die meisten Geisteskrankheiten sind Krankheiten des Gehirns. »Durch das Gehirn«, sagt Hippokrates, »denken wir, sehen wir, hören wir, können wir das Häßliche und das Schöne, das Böse und das Gute, das Angenehme und das Unangenehme erkennen. Durch das Gehirn sind wir verrückt, delirieren wir, nehmen sowohl nachts wie nach Tagesanbruch Ängste und Schrecken von uns Besitz, Tagesträume, grundlose Sorgen, das Verkennen der Gegenwart, die Ungewohntheit, die Unerfahrenheit. All dem sind wir durch das Gehirn ausgesetzt, wenn es krank ist, das heißt, wenn es zu warm oder zu kalt, zu feucht oder zu trocken ist, oder wenn es irgendeine widernatürliche Schädigung erfahren hat, die es nicht verkraften kann.« Im ersten Buch der *Epidemien* beschreibt Hippokrates die akuten Delirien und unterscheidet drei verschiedene Arten: der *causus* endet fast immer tödlich; die Heilung der *phrenitis* kündigt sich durch alarmierende Symptome an; der *lethargus* äußert sich vor allem in Schläfrigkeit. Diese fiebrigen Zustände entsprechen ataktischen und adynamischen Formen unserer Infektionskrankheiten. Hippokrates kennt den prognostischen Wert des Sehnenhüpfens und des »Flockenlesens« (Floccilegium) im Verlauf von »obskuren Delirien«; er erwähnt die Wahnvorstellungen als Folgeerscheinungen von Hirnschädigungen.

Die Beschreibung der Epilepsie kann nach Meinung von Souques dem Vergleich mit der moderner Autoren durchaus standhalten. Hippokrates weist auf die Hauptsymptome der konvulsiven Krise hin: der mehr oder weniger heftige Beginn, die vollkommene Bewußtlosigkeit, die serienweise Wiederholung des Anfalls. Der Krankheitszustand ist das Thema eines Bildes, »das unmittelbar aus dem Leben gegriffen und von verblüffender Wahrheit ist« (Souques). Hippokrates erwähnt den günstigen Einfluß des Quartanfiebers ebenso wie das Auftreten von Muskelkrämpfen infolge bestimmter fiebriger Erkrankungen. Die Prognose wird gemäß dem Alter des Kranken gestellt. Hippokrates erwähnt die geistigen Störungen der Trunkenheit und die prognostische Bedeutung des Tremors bei den akuten Krankheiten der Trinker. Er beschreibt einen Traumzustand mit der Wahrnehmung von Reptilien, Panphobie und Lebervergrößerung, die er jedoch nicht auf das Trinken zurückführt.

Hippokrates hält die heiteren Delirien für weniger gefährlich als die traurigen Delirien. Überdies wird der Zustand der Melancholie damals kaum besser untersucht, seine Kriterien selten so gut definiert: die Traurigkeit und die Furcht, der Abscheu vor dem Leben, die Selbstmordgedanken. Man bekämpft sie mit der Wurzel der Alraune und der weißen Nieswurz. Hippokrates kennt die Wechselfolge von Geisteskrankheiten mit Hämorrhoiden, Eiterungen und Krampfadergeschwüren, aber auch die Existenz der rezidivierenden Psychosen und die erbliche Veranlagung für Geisteskrankheiten. Er beschreibt eine Reihe von Syndromen ähnlich der der Psychoneurosen: Kummer- und Angstzustände, in denen der Kranke vor dem Licht und vor anderen Menschen flüchtet; Rückenmarksschwindsucht, Schwächezustände, verbunden mit Impotenz infolge geschlechtlicher Ausschweifung; Nachtangst, durch den Ton der Flöte verursacht; die Demokles-Phobie (Demokles konnte weder einen Abgrund entlanggehen, noch eine Brücke überqueren). Und dann die Hysterie, eine schon recht eigenartige Krankheit! Sie hat ihren Namen von den Matronen Griechenlands, die gleichzeitig Hebammen und Gynäkologinnen waren. Die Wanderungen der Gebärmutter in Richtung Leber, zum Schoß oder sogar zum Kopf hin bewirken Atemnot, Stimmlosigkeit (Aphonie), Krämpfe und die seltsamsten Schmerzen. Die Hysterie konnte sogar zum Tode führen. Die Behandlung bestand in übelriechendsten Beräucherungen, in der Anwendung sehr aromatischer pflanzlicher Mittel im Bereich des Uterus und seiner Rückführung mit Hilfe einer Körperbandage; war der Anfall jedoch einmal vorbei, galten Ehe und Schwangerschaft als die wirksamsten Heilmittel. Abschließend sei noch die sonderbare Krankheit erwähnt, die Hippokrates während seiner Reisen zu den Skythen aufzeichnete; sie stellt ein erstes Beispiel für krankhaften Transvestitismus dar. Die Kranken sind — durch übermäßiges Reiten, so Hippokrates — impotent geworden; sie kleiden sich wie Frauen und nehmen deren Gewohnheiten an. Dem gleichen Phänomen begegnen wir am Ende des 18. Jahrhunderts bei den Tataren der Nogaischen Steppe und in unserer Epoche in dem sonderbaren Brauch der Sarimbavy in Madagaskar, die Rencurel beobachtet hat.

Abbildung 2152
Epileptiker. Wandteppich (Gobelin) von 1615, der das Leben des heiligen Vinzenz Ferrer (1355 – 1419) darstellt. (Frankreich, Vannes, Städtisches Museum)
Vinzenz Ferrer war ein spanischer Mönch und berühmter Prediger. Er durchreiste Europa und zog mit seinen Predigten und Wundern die Menschenmengen an. Er starb in Vannes.

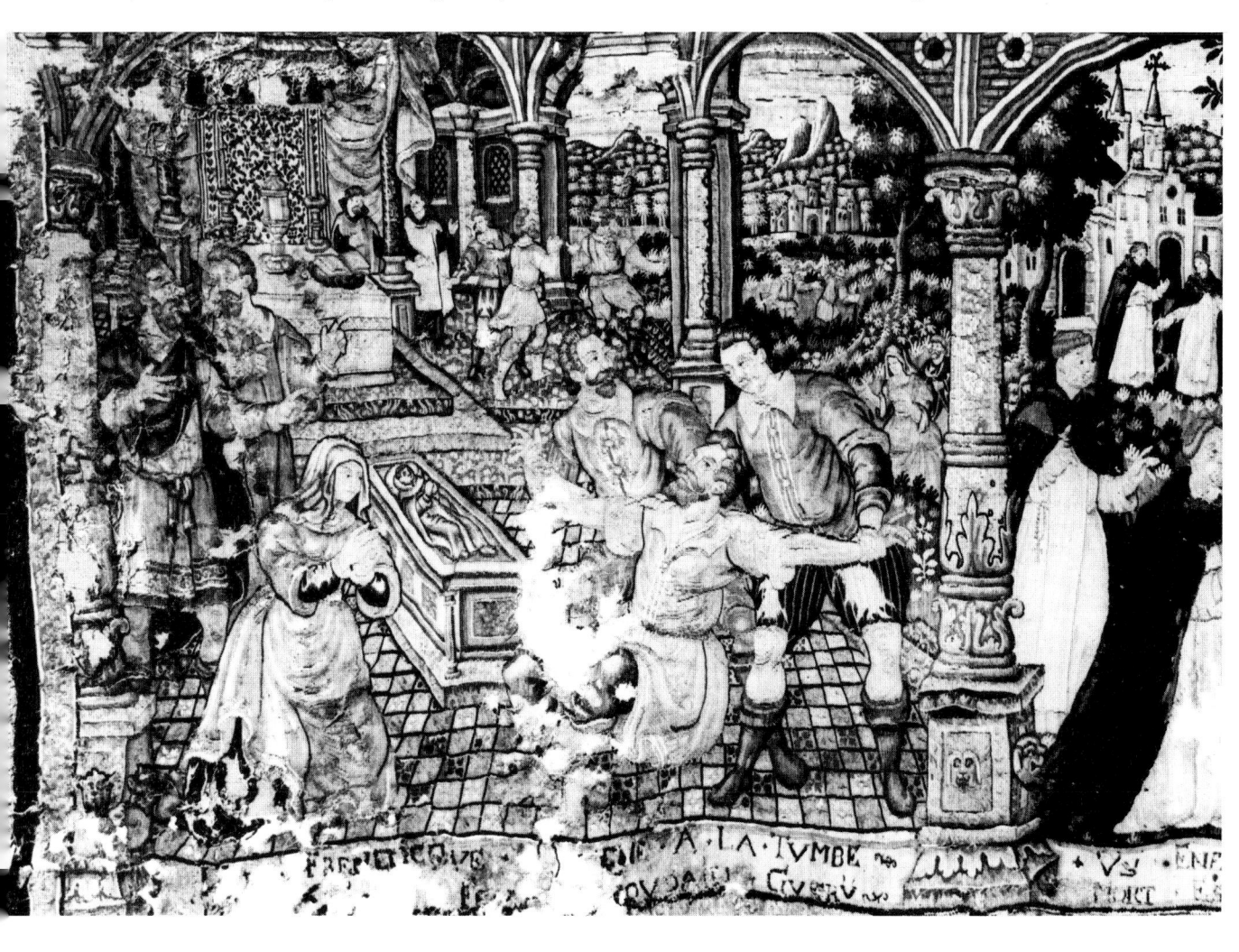

Anatomie, Physiologie, Psychologie

Die ersten Philosophen Ioniens unterwerfen das Denken der Sinneswahrnehmung. Sie stellt ein genaues Abbild der Außenwelt dar, deren innere Gesetzlichkeit Demokrit mit seiner atomistischen Philosophie verdeutlicht. Nach homerischer Überlieferung sind die Organe des Brustkorbs und der Bauchhöhle, vor allem aber das Herz, Sitz des Empfindungsvermögens. Im sechsten Jahrhundert legt Alkmaion von Kroton als erster den Sitz der Intelligenz in das Gehirn; er unterscheidet die Sinneswahrnehmung und das Denken als zwei verschiedenartige Funktionen, die sich in den verschiedenen Bereichen des Gehirns befinden. Die zerebrale Theorie und die Herztheorie werden sich im Lauf der Zeiten ständig gegenüberstehen. Hippokrates vertritt die zerebrale Theorie, betrachtet das Gehirn jedoch als eine weiße, mürbe und schwammartige Drüse, die dazu bestimmt ist, die überflüssigen Körpersäfte aufzusaugen. Die Proportionen von Wasser und Feuer, von Materie und Energie, wie H. Roger bemerkt, bedingen die Lebhaftigkeit der Intelligenz und des Deliriums oder aber ihre Trägheit und Unbeholfenheit.

Abbildung 2153 (rechts) Griechische Ärzte. Detail einer Koloratur aus einem Manuskript von Dioskorides aus dem 13. Jh. (Österreich, Wien, Nationalbibliothek)

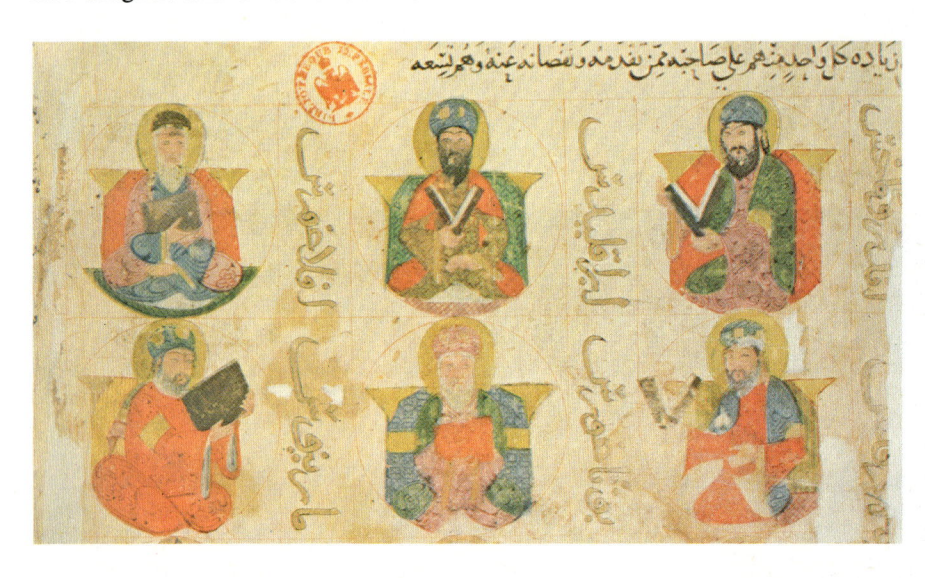

Abbildung 2154 (gegenüber) Das Narrenschiff. Allegorie von Hieronymus Bosch (um 1450/ 1460 – 1516)

Platons Konzeption ist weitaus komplexer. Das geistige Leben resultiert aus der Hierarchie der drei Triebkräfte: der Verstand (nous) oder das Denken sitzt im Gehirn, der »thymos«, die Leidenschaft oder der Mut, im Herzen, und die »epithymia«, die vegetative oder instinktive Triebkraft, in der Leber. Diese Vorstellungen gewinnen im Lichte neuerer Arbeiten über das sympathische und parasympathische Nervensystem wieder an Interesse.

Im 4. Jahrhundert formuliert Aristoteles seine berühmte Theorie der Bilder. Man kann sie als einen Rückstand der Empfindung verstehen, die wie Spuren in den Sinneszentren haften. Sie erklären das Wirken der Seele, die Träume, die Illusionen, die Paramnesien und die Halluzinationen, unter denen die autoskopischen oder Spiegel-Halluzinationen eine eigene Form darstellen.

Hundert Jahre später machen die großen Ärzte Alexandriens bei der Anatomie und Physiologie des Gehirns weitere Fortschritte. Herophil beschreibt die Hirnkammern, in denen Erasistratos später die Umwandlung des »pneuma vitalis« in das »pneuma psychis«, den Sitz der Seele, ansiedeln wird.

Vor allem Erasistratos setzte die Entwicklung der Intelligenz zu der Vielzahl der Gehirnwindungen in Beziehung. Er war nicht zuletzt auch ein ausgezeichneter Psychologe, der verstand, die Liebeskrankheit zu diagnostizieren, an der

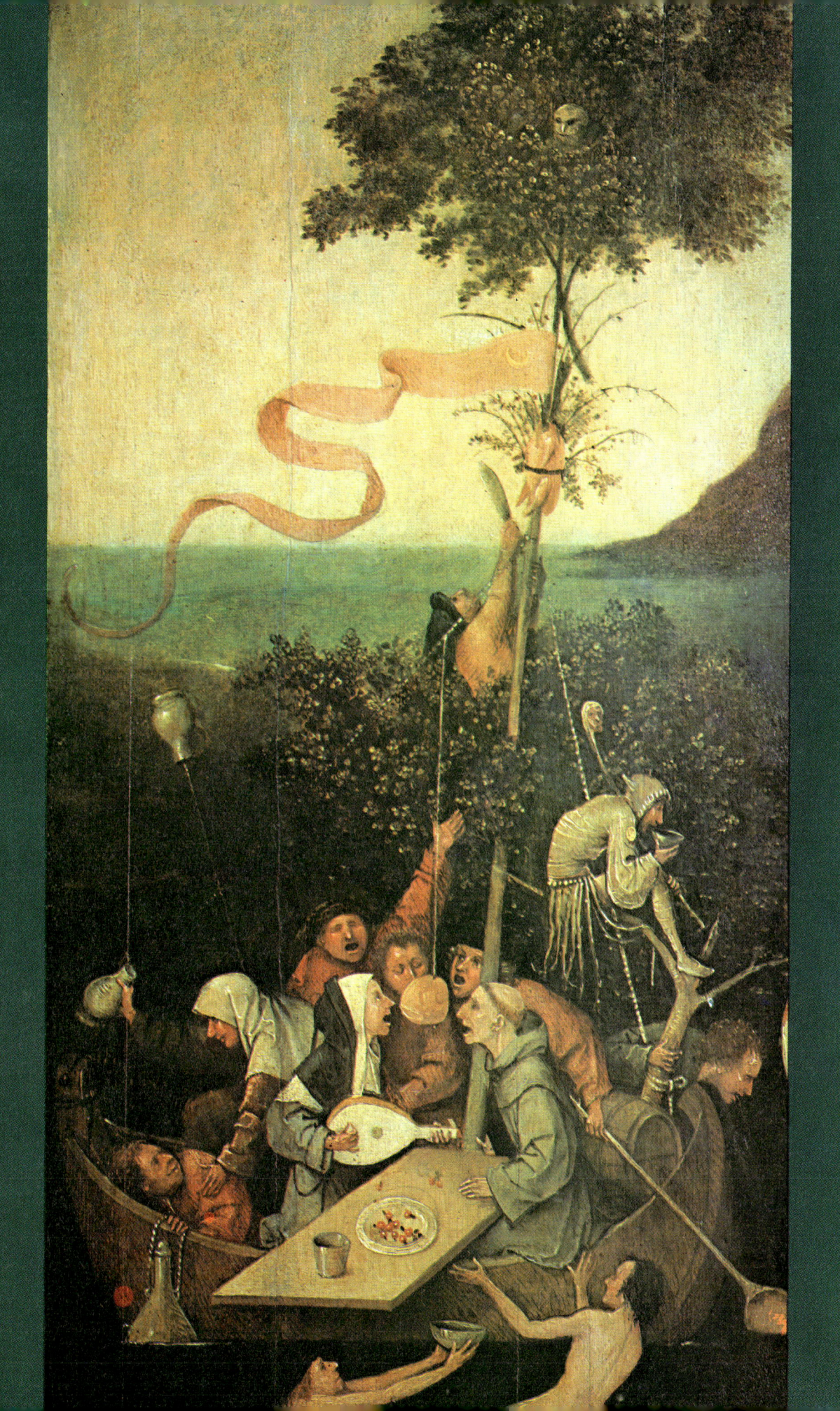

Die Psychiatrie in der römischen Epoche

Abbildung 2155
Die Erlösung der Besessenen.
Elfenbeinschnitzerei vom Ende des 5. Jh.s.
(Paris, Louvre)

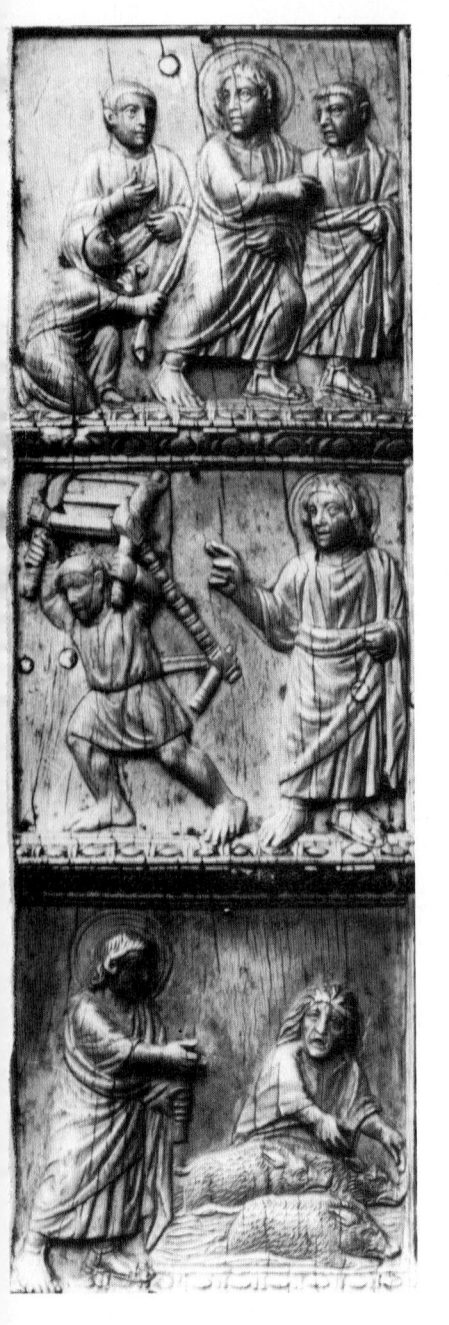

Antiochos litt. Dieser war in Stratonike, die zweite Frau seines Vaters, des Königs Seleukos, verliebt. Erasistratos brachte den König dazu, sie dem jungen Prinzen zu überlassen, der tatsächlich geheilt wurde.

Asklepiados von Prusa brachte etwa im Jahre 120 vor Christus die griechische Medizin nach Rom. Er führt die Muskelkrämpfe, die Lethargie und die Tobsucht auf die Vergrößerung der Moleküle, die Mattigkeit auf das Erschlaffen der Poren zurück. Seine Therapie soll angenehm und sicher sein; er beruhigt die Kranken, gibt den an Phrenesie Erkrankten Wein, um sie zum Schlafen zu bringen und den unter Lethargie Leidenden, um sie aufzuwecken.

Er bezeichnet mit Amnesie das Schwinden des Gedächtnisses und der Vernunft. Celsus, ein echter Römer und eine vielseitige Persönlichkeit, weist auf die krankhafte Nahrungsverweigerung hin und zeichnet ein richtiges und kritisches Bild der Heilmethoden seiner Zeit.

Die römische Epoche wird jedoch von den beiden großen Namen Soranos von Ephesus und Aretaios aus Kappadokien geprägt. Wenn wir Ulysses Trelat Glauben schenken, war Aretaios ein Zeitgenosse von Titus und Domitian. Er hat bemerkenswerte Schriften über die Geisteskrankheiten hinterlassen. Seine Ausdrucksweise ist wohl zu sehr auf Wirkung bedacht; so enthalten manche didaktische Ausführungen übermäßig viele packende Beschreibungen und typische Formeln, mit denen Aretaios seine Schüler beeindrucken will. Soranos lebte etwa zwanzig Jahre später unter Trajan. Wir beziehen unser Wissen über Soranos allein von Caelius Aurelianus, der von ihm die wichtigsten Erkenntnisse und Ideen übernommen hat. Ein Vergleich zwischen den beiden Medizinern ist nicht ohne Reiz. Beide haben die Epilepsie meisterhaft beschrieben, insbesondere die prämonitorischen Zeichen, alle Formen der Aura, die eigentliche Krise und die darauffolgende Erschöpfung. Soranos mißt der Benommenheit — dem Aspekt des Verwirrtseins — besondere Bedeutung unter den Schwindelanfällen des »Petit mal« zu. Aretaios weist auf den in der Ausprägung noch beschränkten Beginn der Epilepsie hin; er zögert nicht, den Kranken zu trepanieren und damit eine Hirnhautvereiterung zu verursachen.

Alle beide unterscheiden auch die Phrenesie (Tobsucht), ein fiebriges, akutes Delirium, von der Manie und der Melancholie. Dabei geht das Fieber — falls es auftritt — nie dem Delirium voraus. Aretaios gibt eine ausgezeichnete Beschreibung dieser beiden Psychosen. Er nennt bei der Manie Gemütserregbarkeit, Halluzinationen, Illusionen und sexuelle Erregung und für die Melancholie Traurigkeit, Depressionen und wahnhafte Ideenbesessenheit. Er weist auf die gemeinsamen Merkmale der beiden Krankheiten hin: Anfang ohne Motiv, Rückfälle, Übergang von einer zu anderen, Wechselfolgen bei demselben Menschen. Wie Demetrios und Themison hält auch er die Melancholie für eine Art Beginn oder eine Form der Halb-Manie. Diese einheitliche Doktrin geht Kraepelin weit voraus und steht im Gegensatz zum Dualismus von Soranos, der auf die symptomatischen Unterschiede zwischen Manie und Melancholie hinweist. Wie Aretaios vermerkt auch Soranos die Wahnvorstellungen von körperlicher Veränderung und bringt die Manie mit dem prophetischen Wahn in Zusammenhang; Archigenus und Aretaios stellen Bezüge zwischen der Manie und dem mystischen Wahn der Priester von Bellone her, die sich mit Peitschenhieben den Körper zerfetzten, um ihrem Gott zu gefallen.

Das humane Verhalten gegenüber den manisch Kranken begründet jedoch den wahren Ruhm des Soranos. Er bekämpft die Ausschreitungen seiner Vorgänger, die diese Kranken in die Dunkelheit verbannten und sie mit einer überlangen Diät schwächten. Vor allem verbietet er sie anzuketten und zu schlagen, und lehnt — selbst zum Zweck der Einschüchterung — jede körperliche Gewalt ab: »Eine jämmerliche Behandlung«, sagt er, »die ihren Zustand nur verschlimmert, ihren Körper mit Blut befleckt und ihnen in dem Moment das traurige Schauspiel ihrer Schmerzen bietet, in dem sie den Gebrauch ihrer Intelligenz wiederaufnehmen.«

Abbildung 2156
Die Melancholie. *Stich von Albrecht Dürer (1471–1528). (Paris, Nationalbibliothek, Kupferstichkabinett)*

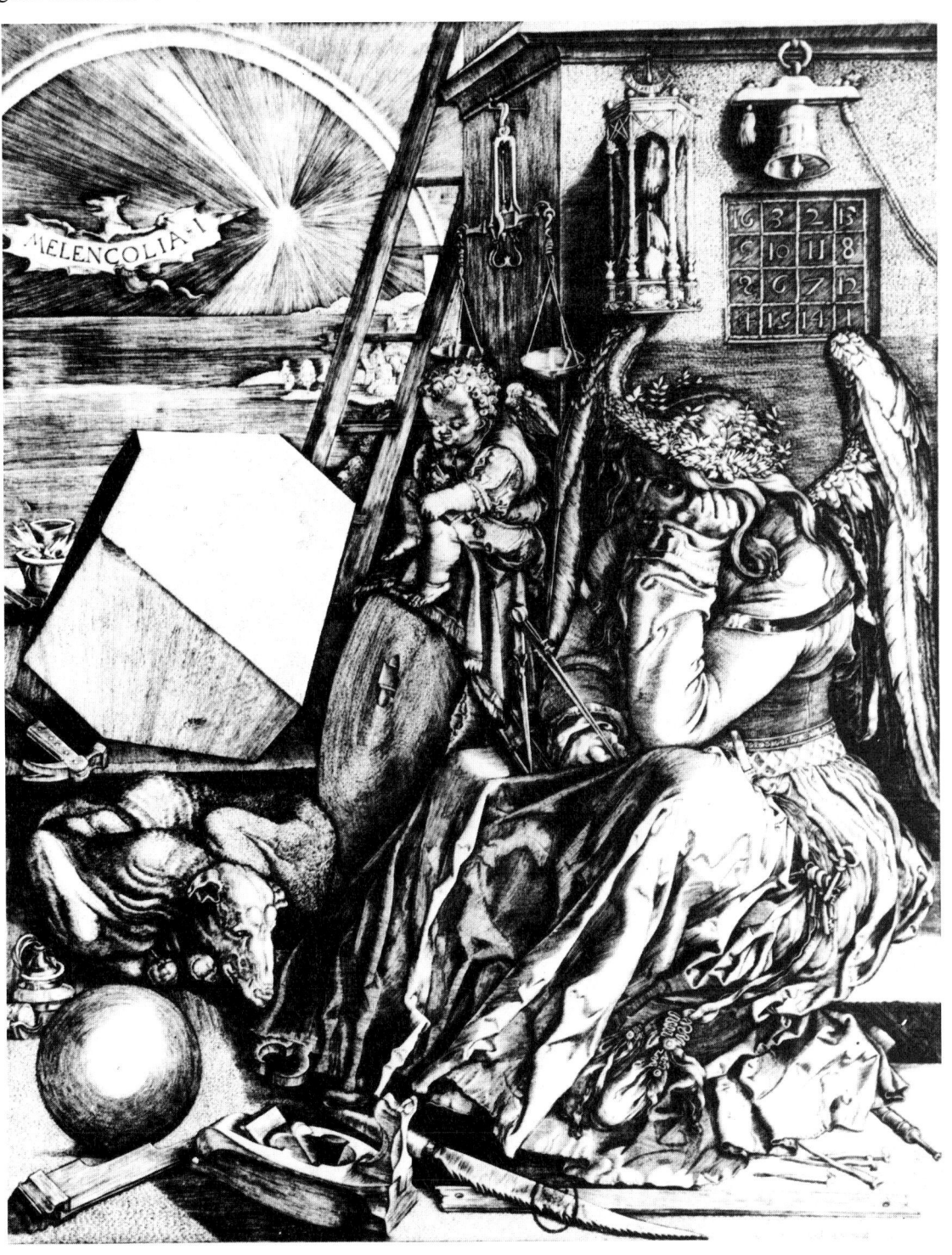

Galen und die Psychotherapie

Der Physiologe Galen beweist durch Experimente an Affen und an Schweinen, daß das Gehirn das Zentrum der willkürlichen Bewegung und des Empfindungsvermögens ist; er lokalisiert sie allerdings noch in den Hirnkammern. In der klinischen Medizin unterscheidet er die Aufhebung, die Verminderung und die Perversion der Gehirnfunktionen. Er führt den Wahnsinn und die Tobsucht auf die Veränderung der steuernden und der animalischen Fähigkeiten des Gehirns zurück. Galen erwähnt außer den primären Beeinträchtigungen die sekundären Störungen durch die Schädigung anderer innerer Organe, die das Gehirn durch Sympathie oder Übereinstimmung in Mitleidenschaft zieht; das gleiche gilt für die melancholische Kakochymie, die mit der Verschlechterung der schwarzen Galle zusammenhängt. Galen benutzt als erster den Terminus hypochondrische Melancholie. Er glaubt an den Einfluß der Mondphasen auf epileptische Anfälle und nennt diese Kranken Seleniaken oder Lunatiker.

Galen gibt bezüglich der Hysterie die Hypothese der Gebärmutterverlagerung auf. Allerdings setzt er die Geschlechtsorgane der Frau mit denen des Mannes gleich und führt die Hysterie auf das Ausbleiben der Regel und vor allem von weiblichem Sperma zurück. Er hat auf die physischen Störungen bei Kastrierung des Mannes hingewiesen: den Bartverlust, die allgemeine Körperveränderung und die Willensschwäche in langfristigen Unternehmungen. Galen gilt vor allem als der wirkliche Begründer der Psychotherapie: seine Abhandlungen über die Leidenschaften und das Leben der Seele stellen die ersten Werke der geistigen Gesundheitslehre dar. Hippokrates ließ zwar die Leidenschaften nicht außer acht, Galen erörtert sie jedoch als Erzieher, als reiner

*Abbildung 2157
Heilgottheiten: Chiron, Apollo, Äskulap. Freske aus der Casa Dioscuri in Pompeji.
(Neapel, Archäologisches Museum)*

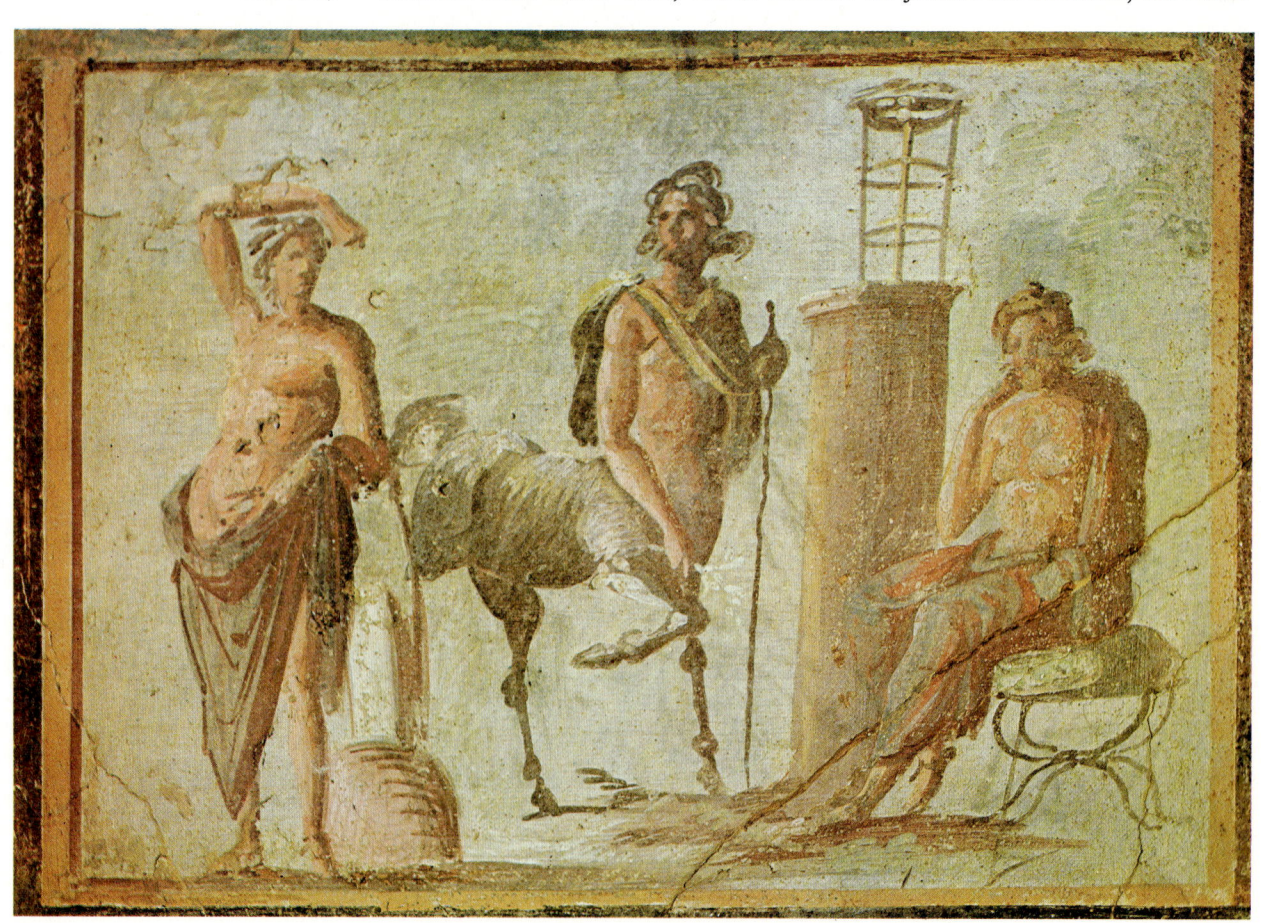

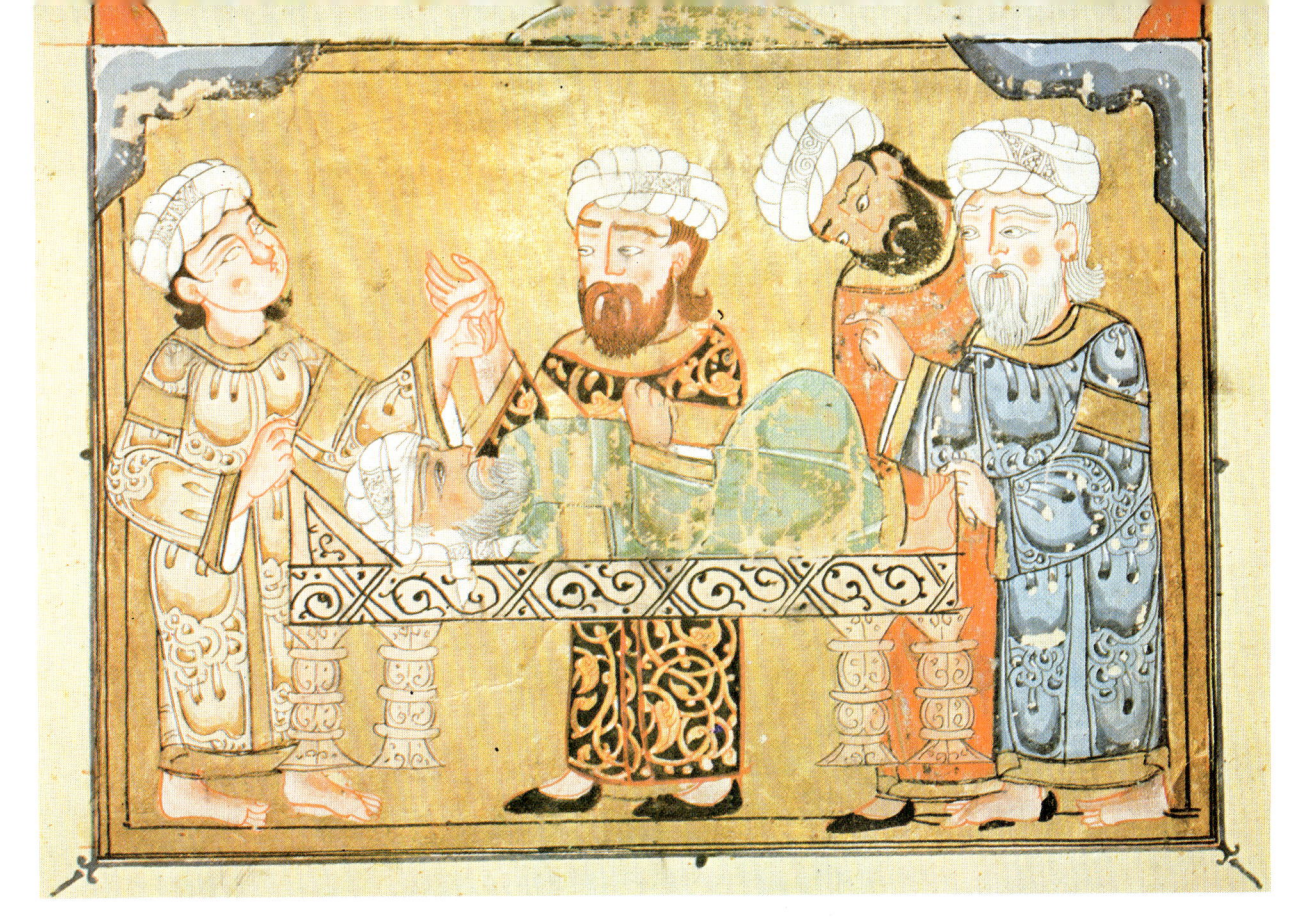

Abbildung 2158
Arztvisite bei einem Kranken. *Miniatur aus dem 13. Jh. aus einer Abhandlung von Dioskorides.*
(Österreich, Wien, Nationalbibliothek)

Moralist. Nichtsdestoweniger bleiben sie für ihn Krankheiten: »Die Handlungen von Menschen in Wut beweisen, daß es keinen Unterschied zwischen Wut und Wahnsinn gibt; ein solches Verhalten entspricht manchmal denen der ›wirklich Wahnsinnigen‹«. Neben Galen bleiben aus dem Altertum nur noch einige Namen zu erwähnen. In einem Buch, verfaßt in Alexandrien, beschreibt Marcellus von Sidon die Lykanthropie, den Wahn der Melancholiker, die glauben, in Tiere (Wölfe, Hunde...) verwandelt zu sein und sich auch wie solche verhalten. Oribasius schrieb auf Verlangen des Kaisers Julian eine bedeutende Abhandlung der Medizin. Sie enthält interessante Anschauungen über die Merkmale der Degeneration am Schädel, am Gaumen und an den Zähnen der »schlecht gestalteten Köpfe«. Caelius Aurelianus, der Nachfolger von Soranos, beschreibt als erster den Inkubus, den Alptraum, mit seiner Beklemmung in der Magen- und Herzgrube, der Bewegungsunfähigkeit und dem Eindruck, daß ein Wesen über den Kranken herfällt und sich mit abscheulichen Lasterhaftigkeiten auf ihn stürzt. Alexander von Tralles und Paulus von Ägina verfassen ausgehende Sammelwerke, zwar ohne besonders originelle Beiträge, häufen jedoch dafür auf unkritische Weise eine Menge oft kindlicher Details und absurder Rezepte an.

Das Mittelalter

Das Mittelalter erweist sich als eine lange Periode, in der die Wissenschaften weitgehend stagnieren. Jahrhundertelang läßt sich kein Fortschritt verzeichnen, man hat die klinische Beobachtung offenbar aufgegeben, der Mensch verzichtet auf jegliche neuen Versuche, Krankheitssymptome rational zu erklären. Es lassen sich lediglich einige Bereiche feststellen, in denen sich das Wissen vergangener Epochen erhalten hat; dann ist etwa noch auf einige Besonderheiten im Los der Geisteskranken hinzuweisen. Die Araber nehmen hier eine vorran-

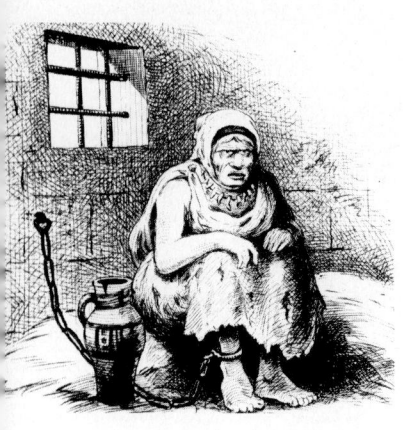

Abbildung 2159
Einkerkerung eines Irren. *Nordafrika. Anonyme Zeichnung aus dem 19. Jh.*
(Paris, Museum für Geschichte der Medizin)

* Das Werk von Sleim Ammur (aus Tunis): *Zum Gedenken an die arabische Medizin* (Tunis 1915) enthält sämtliche Details zu diesem Thema, namentlich zu den Schulen von Kairuan und Tunis, zu Leo dem Afrikaner sowie zu den jüdischen Ärzten arabischer Muttersprache, besonders Maimonides (1135 bis 1204). Maimonides war ein berühmter jüdischer Arzt und Philosoph, der in arabischer Sprache schrieb und dessen Werke Ibn Tibbon ins Hebräische übersetzte. Litvaq hat darauf hingewiesen, daß das Werk von Maimonides nicht nur für die gesamte Medizin, sondern auch für die Psychiatrie beträchtlichen Wert besitzt. Rabbi Moché ben Na'hman machte wichtige Entdeckungen in Medizin und Psychologie; er beschrieb auf bewundernswerte Weise die Prophetie (Névouah) und unterschied das obere vom unteren Unbewußten. Er widerspricht in manchen Fällen Maimonides, da dieser sich auf das Werk von Aristoteles bezieht, geht also einzig von der Tradition der hebräischen Psychologie aus. Es gelingt ihm, die Einheit von Glauben und Wissenschaft zu beweisen, und er erneuert auf diese Weise das Werk des Gaon Saadia.

gige Stellung ein. Sie haben die Schriften von Hippokrates, Galen, Rufus von Ephesus, Oribasius, Paulus von Ägina und Alexander von Tralles übersetzt. Ihr eigener Beitrag ist dagegen von untergeordneter Bedeutung. Werke, die Mohammeds Ideen über die Medizin widerspiegeln, etwa das Sahid d'Al Buhari, enthalten Ausführungen über die Aufmunterung und den geistlichen Trost der Kranken, den bösen Blick, die Magie, die Amulette, die Gebete und die Beschwörungsformeln. Die Suggestion spielt in der arabischen Medizin eine bedeutende Rolle. Alle Abhandlungen enthalten in einem Kapitel über Kopfkrankheiten ihre Vorstellungen über die Geisteskrankheiten.

Ali Ibn Rabban erwähnt in seinem Werk *Das Paradies der Weisheit* aus dem neunten Jahrhundert die Temperamente, die Emotionen, die Idiosynkrasien, aber auch Nervenkrankheiten wie Tetanus, Benommenheit, Herzklopfen, Alpträume, den bösen Blick, Epilepsie, Muskelkrämpfe und Lähmungen. Rhazes gilt als der absonderlichste unter den arabischen Ärzten; vor allem die Heilerfolge in der Psychotherapie begründen seinen Ruhm. In einer Anekdotensammlung aus dem zehnten Jahrhundert mit dem Titel *Die Linderung nach der höchsten Not* berichtet der Kadi Abu Ali at Tanuhi, wie Rhazes die heftigen Gefühle der Wut und Scham zur Heilung akuter rheumatischer Anfälle nutzte.

Im elften Jahrhundert führt Ibn Sina, bei uns bekannt als Avicenna, in seinem »canon medicinae« neben Gehirnkrankheiten die Schlaftrunkenheit und die Schlaflosigkeit, die Amnesie, die Manie, die Hydrophobie, die Melancholie und auch die Liebe an, die er an den Unregelmäßigkeiten des Pulses erkennt, wenn man den Namen der geliebten Person ausspricht. Er wendet in diesem Zusammenhang systematisch die Methode der erregenden Worte an, eine Methode, die man heutzutage als Neuheit ansieht. Sowohl Avicenna als auch Al Magusi, der berühmte »Ali Abbas« des abendländischen Mittelalters, stellen in ihren Schriften die Lehre von den Temperamenten, den vier natürlichen Eigenschaften und den vier Gemütsstimmungen dar, deren Ausgeglichenheit für die Gesundheit notwendig ist. Unter den psychischen Funktionen unterscheiden sie die motorische und sensitive Fähigkeit, die alle Lebewesen besitzen, und die höheren geistigen Fähigkeiten, die fünf inneren Sinne, die nur dem Menschen eigen sind: der Gemeinsinn, die Vorstellungskraft, die Koordination, die Emotion und das Gedächtnis. Sie sind in der vorderen Hirnkammer, im Mittelhirn und im hinteren Hirn lokalisiert.

Die großen Verdienste der Araber liegen darin, daß sie Hospitäler für die Versorgung der Geisteskranken geschaffen haben. Die Römer mit ihrem Organisationstalent hatten den Kranken zwar eine Rechtsstellung gegeben, jedoch nichts für ihre Gemeinschaftsbehandlung getan. Nach Leo dem Afrikaner soll seit dem siebten Jahrhundert in Fes ein besonderes Viertel für die Geisteskranken bestanden haben. Das erste »Bimaristan« wurde etwa im Jahre 765 in Bagdad eröffnet. Diese allgemeinen Spitäler und Forschungszentren waren später ausschließlich der Behandlung von Geisteskranken vorbehalten. In einer Erzählung aus *Tausendundeiner Nacht* wird der »erwachte Schläfer« in einen Eisenkäfig gesperrt und erhält drei Wochen lang täglich fünfzig Hiebe mit einem Ochsenziemer — eine rohe Behandlung.*

Ähnliche Spitäler entstanden bald in der ganzen islamischen Welt: um 800 in Damaskus, im Jahre 1270 in Aleppo, in Kairo usw. Die Spanier, Erben der arabischen Kultur in Europa, gründeten seit Beginn des fünfzehnten Jahrhunderts Spitäler in Valencia (1410), in Barcelona (1412), in Saragossa (1425), in Sevilla (1436) und in Toledo (1483).

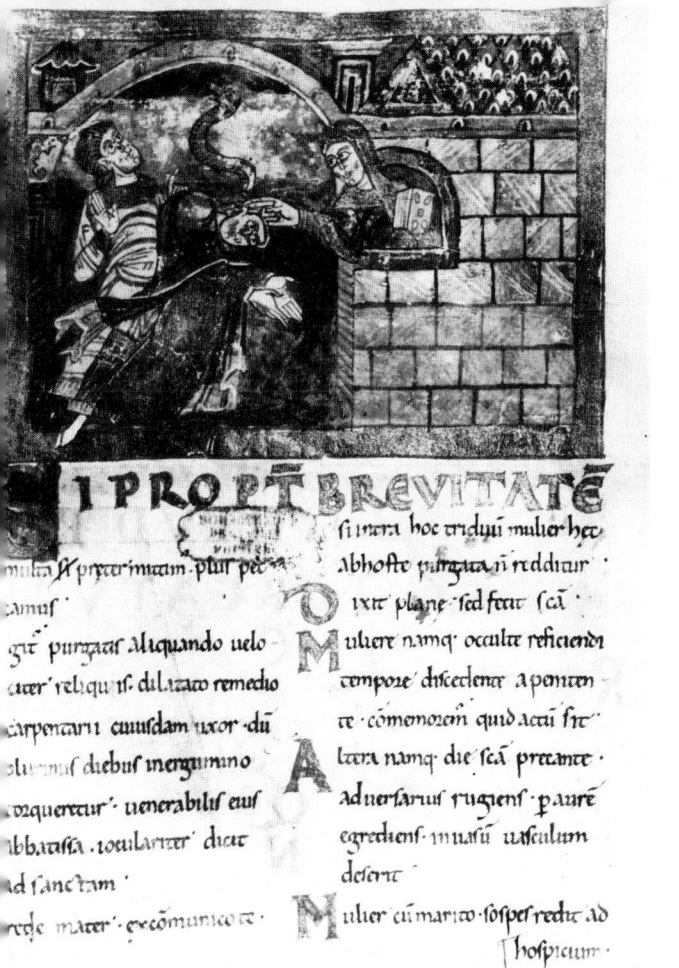

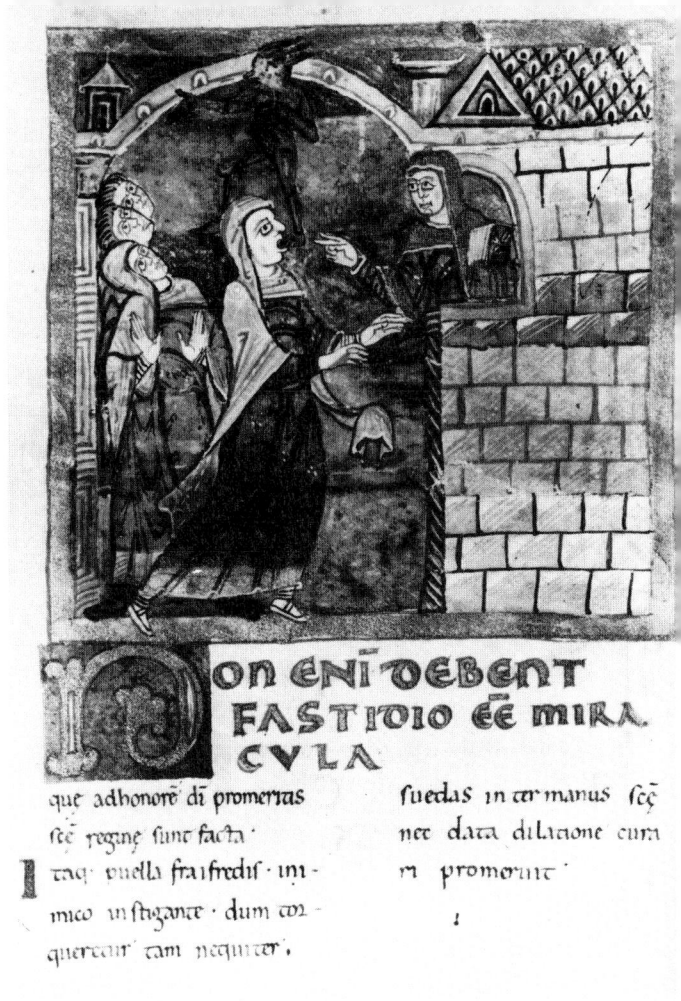

Die Schule von Salerno war die medizinische Verbindung zwischen den beiden Ufern des Mittelmeeres. Zwei Mediziner aus dem elften Jahrhundert seien erwähnt: Konstantin der Afrikaner übersetzte die Abhandlung *Von der Melancholie* von Rufus aus Ephesus und machte in Europa mit der arabischen Wissenschaft bekannt. Trotula ist eine von einer ganzen Plejade von Ärztinnen aus Salerno. Ihr Buch *De passionibus mulierum* war zwei Jahrhunderte lang für die Gynäkologie und die Hysterie maßgeblich. Der Dichter Rutebeuf erinnert im dreizehnten Jahrhundert an »Trotte (Trotula) aus Salerno, die gelehrteste Dame, die es in den vier Weltteilen gibt«.

Aus dem Mittelalter ist uns recht wenig überliefert. Man hat die Kenntnisse über Psychiatrie noch nicht vollständig erfaßt, die jene bedeutenden Persönlichkeiten und Enzyklopädisten des zwölften Jahrhunderts wie Alain von Lille, Guillaume von Conches und Jean von Salisbury besaßen. Hugues von Saint-Victor bezog sein Wissen nach Art der Kirchenväter aus den Werken von Celsus und Galen. Im dreizehnten Jahrhundert bearbeitete und ergänzte Albertus Magnus, jener Universalgelehrte, die Entdeckungen von Aristoteles. Er scheut sich nicht, gegen den Wahnsinn das Tragen kostbarer Steine, etwa Diamanten oder Chalzedon, in einem Leinensäckchen zu empfehlen, »die von der Schwalbe abstammen, die sich ihrer bedient, um ihren Jungen das Augenlicht wiederzuschenken«. In England schreibt Jean von Gaddesden, der Autor der *Rosa Anglica,* einen Roman über die Geisteskrankheiten. Er ist ein Quacksalber, Kompilator und Schöngeist und trägt wahrhaft phantastische Rezepte zusammen.

Abbildungen 2160/61
Beschwörungsszenen. Miniaturen aus einem Manuskript aus dem 12. Jh. über das Leben der heiligen Radegonde. *(Frankreich, Poitiers, Städtisches Museum)*

Abbildung 2162
Der Wahnsinn der Menschen oder Der auf den Kopf gestellte Mensch. *Volkstümliche Bildkunst aus dem 18. Jh. (Paris, Museum Carnavalet)*

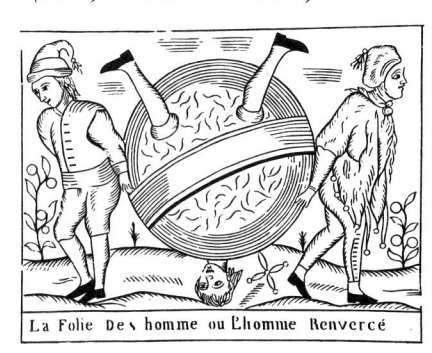

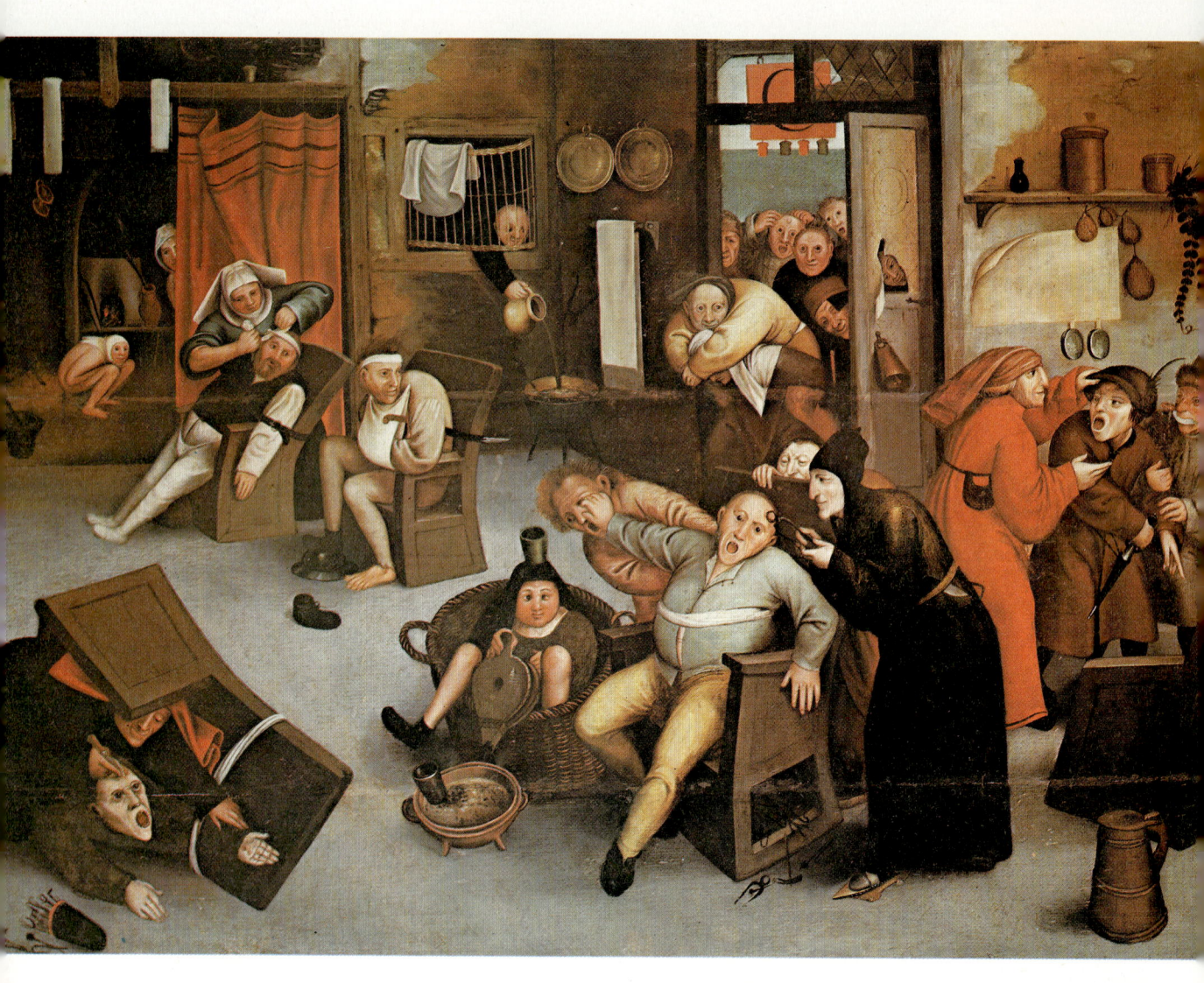

Abbildung 2163
Das Herausschneiden des Narrensteins von Pieter Bruegel dem Älteren (um 1525/1530 – ?). (Frankreich, Saint-Omer, Hotel Sandelin) Diese Operation gründete auf dem Volksglauben, daß der Wahnsinn durch einen Stein im Kopf verursacht werde. Man vertraute oft mehr der Quacksalberei als der Medizin.

Das fünfzehnte Jahrhundert und der Besessenheitswahn

Der Wahnsinn von König Karl VI. von Frankreich bestand in perodischen psychotischen Schüben, verbunden mit Geistesverwirrungen; er vermittelt uns einige Einzelheiten aus der Praxis. Auf Veranlassung eines Astrologen hatte man die Ärzte an den Hof gerufen. Sie versagten jedoch, und der König verjagte sie »in einem Augenblick der Vernunft«, schreibt Michelet. Zwei Augustinermönche praktizierten die Magie, sollen aber nicht mehr Erfolg gehabt haben und beendeten ihr Leben deshalb auf dem Schafott. Karl VII., der Sohn und Nachfolger des Königs, litt an Melancholie mit Angstgefühlen und Verfolgungswahn. Er befürchtete vergiftet zu werden und ließ, kurz vor seinem Tod, seinen Leibarzt Adam Fumée, den er in Verdacht hatte, im Turm von Bourges einsperren.

Die überwiegende, ja fast ausschließliche Beschäftigung mit religiösen Gedanken hat im Verlauf des Mittelalters einen tiefgreifenden Einfluß auf die Einstellung zum Wahnsinn ausgeübt; auch die Ausdrucksweise der Malerei wird von der sozialen Umgebung geprägt. »Die Kranken«, sagt Esquirol, »trugen keine Blumenkränze mehr, noch behaupteten sie, von den Göttern inspiriert zu sein und die Zukunft vorhersagen zu können. Das Unglück der Verrückten nahm ständig zu; schreckliche Vorstellungen plagten sie. Sie zerrissen ihre Kleidung, verkrochen sich an einsamen Orten, irrten auf Gräbern umher und schrien, sie seien in der Gewalt der Dämonen.«

Die Akedie, jene Schwermut der Klöster, die höchst ansteckende und manchmal so obszöne Dämonopathie der Nonnen mit ihren Wahnvorstellungen von

Abbildung 2164
Beschwörungsszene. Miniatur aus der Legende vom heiligen Hubert. Handschrift von Hubert Le Prouvost, 15. Jh. (Paris, Nationalbibliothek)

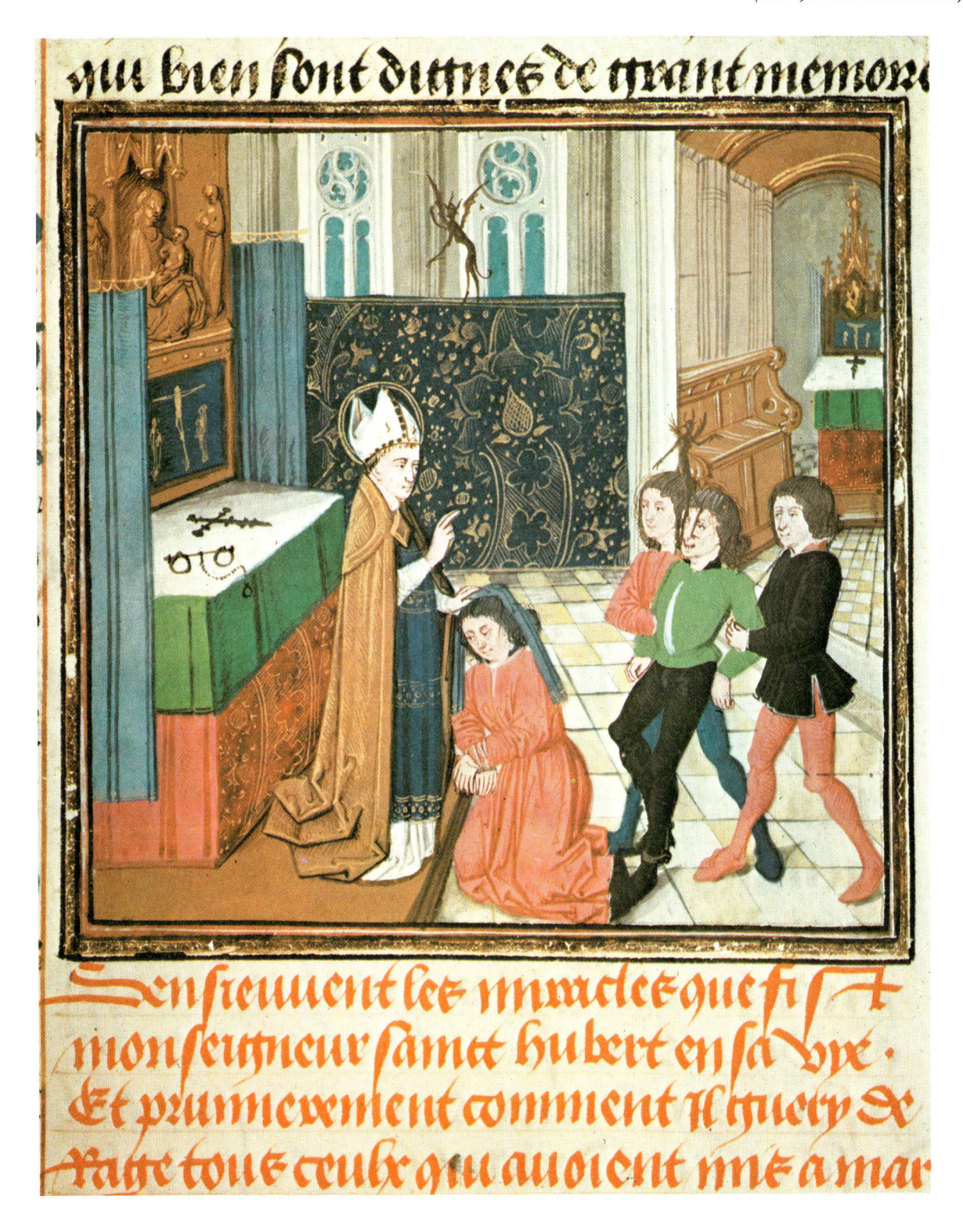

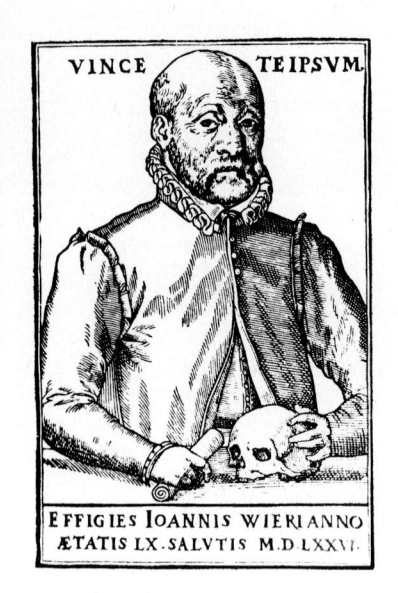

Abbildung 2165
Johann Weyer (1515–1588).
Stich von 1576.
(Paris, Nationalbibliothek, Kupferstichkabinett)

Das Erwachen des wissenschaftlichen Denkens

Alpen und Nachtmahren, die Dämonolatrie der Teufelsanbeter, die Zooanthropie, bei der die Kranken sich wie Tiere verhalten, die ekstatische Theomanie der Geisterseher: alle diese Zustände sind eigentlich sehr unterschiedliche Formen geistiger Unausgeglichenheit, der Manie, der Melancholie und des halluzinatorischen Wahns. Die Hysterie überdeckt, vereinheitlicht und variiert gleichzeitig; sie dramatisiert und bereichert die gesamte Inszenierung mit ihren leidenschaftlichen Phantastereien, mit ihren Anklagen und ihren Selbstbezichtigungen, ihren Betäubungszuständen, ihren Krämpfen und ihren Ekstasen; ihre ansteckende Wirkung liefert weitere Mitspieler zu diesen spektakulären Schauspielen. Nicht etwa Ärzte befassen sich mit diesen Krankheiten, sondern Theologen, die eine grenzenlose Einfältigkeit an den Tag legen. Sie sind *a priori* von der dämonischen Wirklichkeit überzeugt, obwohl sie, wie etwa der Inquisitor Nider, die Geisteskrankheiten durchaus kennen.

Wie J. Vinchon und M. Garcon gut dargestellt haben, führen der Scharfsinn und die Grausamkeit der Inquisitoren in ihren Verhören dazu, die Krankheitsbilder zu vervollständigen, die Symptome zu erweitern und die Überzeugungen zu bestätigen. Ihr Fanatismus verurteilt Tausende hilfloser Geisteskranker in ganz Europa zum Scheiterhaufen, seit dem dreizehnten Jahrhundert in Spanien, im Waadtland, im Artois und in Oberdeutschland. Nur wenige Kritiker können sich vernehmlich machen: so etwa Antonio Guainerio, Professor in Pavia, oder der unglückliche Edeline, Doktor an der Sorbonne, der verrückt wurde, weil er selbst vor den Richtern stand.

Eine Renaissance — vergleichbar mit der in Literatur und Kunst — läßt sich in der Psychiatrie des 16. Jahrhunderts nicht verzeichnen. Der Humanismus setzt sich gegen den Geist der Beobachtung durch, kritisches Denken wird noch lange zurückhaltend bleiben, und die Wissenschaft wird erst nach Bacon und Descartes ihrer selbst bewußt werden und ihre Methoden beherrschen. Der Beginn des 16. Jahrhunderts kündigt keine Fortschritte an; vielmehr greifen Epidemien von Besessenheitswahn um sich, deren Natur man vollkommen verkennt; grausamste Unterdrückung ist die Folge. Sie wirken sich in Spanien, in der Lombardei, in den Niederlanden, im Rheintal, im Jura, im Anjou und in Lothringen verheerend aus. Im 17. Jahrhundert werden sie sogar Schweden erreichen und in Frankreich, vor allem im Land Labourd im Baskenland, wüten. Obwohl Ludwig XIV. seit 1670 gegenüber den Besessenen von La Haye-du-Puits und von Carentan Nachsicht walten läßt, wird er die Todesstrafe für den Besessenheitswahn erst im Jahre 1682 abschaffen können.

Inquisitoren und Juristen fassen das so sorgfältig bearbeitete Material über ihre grausigen Erfahrungen in umfangreichen Abhandlungen zusammen: vom *Malleus maleficarum* von H. Institoris und J. Sprenger (das Werk wurde im 15. Jahrhundert verfaßt und häufig wieder herausgegeben) bis zu der *Daemonologia* von Don Torreblanca (1623) hat die Medizin der Geisteskrankheiten aus den Werken von Barthélémy de l'Epine, von Del Rio, von Bodin, von Casman, von Boguet usw. durchaus profitiert. Die Abhandlung *Über den Wahnsinn* von Calmeil (1845) verschafft uns Zugang zu diesen Schriften und bildet für denjenigen, der das Studium der deliranten Krankheitsformen ins Auge faßt, nach wie vor die grundlegende und unerschöpfliche Quelle.

In diesem Milieu, mit der allgemein geteilten Überzeugung von dem übernatürlichen Ursprung der Geisteskrankheiten, glauben nicht zuletzt auch die Ärzte an die Einwirkung von Dämonen; erstaunlicherweise vertritt sogar der berühmte Pico della Mirandola diese Ansicht. Das gleiche gilt für Fernel, der sich doch aus den Schriften des Altertums präzise Kenntnisse über die Pathologie des Gehirns verschafft hatte und als erster den Umfang der Erdkugel bestimmen sollte; als dritter sei Ambroise Paré erwähnt, der Vater der französichen Chirurgie! »Die Wirkungsweise des Satans auf den menschlichen Geist«, schreibt er, »ist übernatürlich und unbegreiflich und kann ebensowenig begründet werden wie die des Magneten, der Eisen anzieht und die Nadel zum Drehen bringt.« Nichtsdestoweniger weist A. Paré auf die Schwierigkeiten hin, die Manie über die Dämonomanie zu diagnostizieren. Paré kennt die Simulanten der Epilepsie und stellt Vermutungen über die psychologischen Voraussetzungen an, die das Werk des Teufels begünstigen. Er sagt, daß dieser sein Publikum offenbar gut kenne und vor allem anstrebe, »den gemeinen Pöbel, der den Betörungen und Betrügereien leichter ausgesetzt ist, zu täuschen und für dumm zu verkaufen«. D. Sennert glaubt zwar an den Teufel, versucht allerdings, eine psychologische Formel für Geisteskrankheiten aufzustellen: Die Melancholie erkläre sich durch eine Konzentration des Geistes auf eine einzige Idee, die Manie würde durch eine Schädigung des Vorstellungsvermögens und der Urteilskraft eintreten, begleitet von Verwegenheit, oft auch von Jähzorn und Wut.*

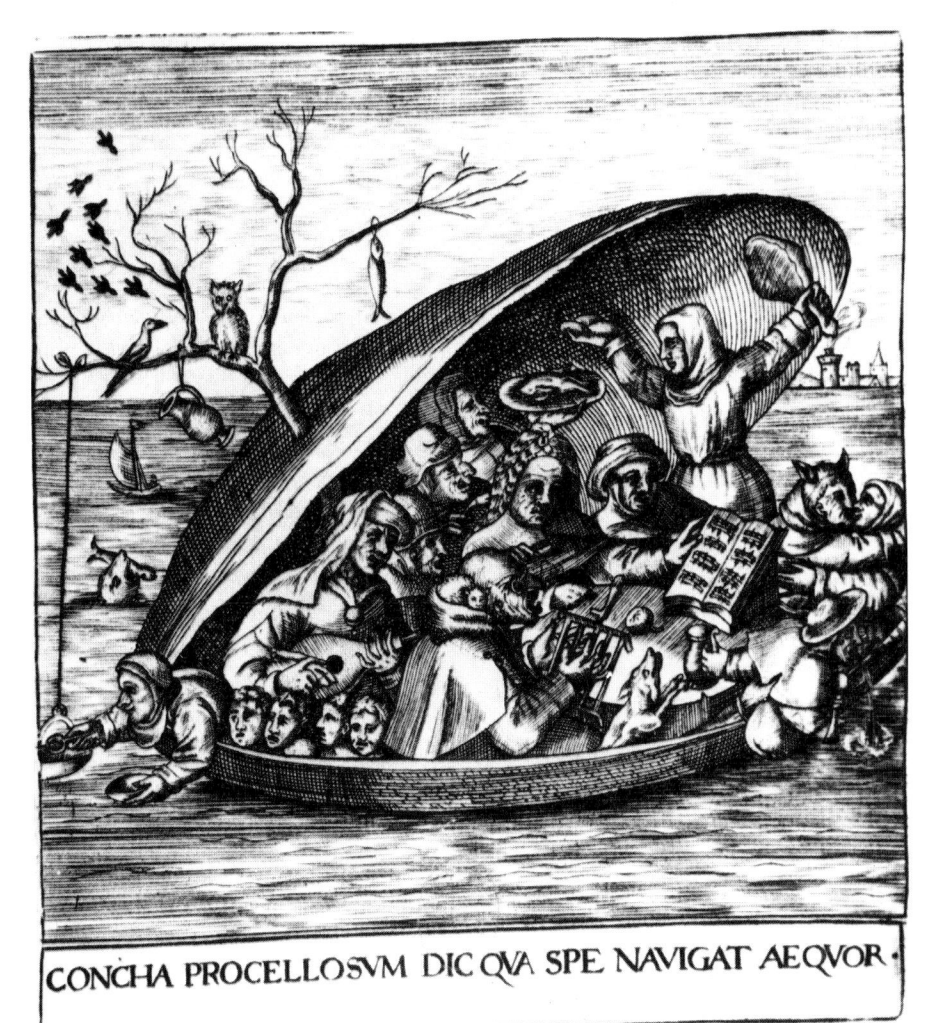

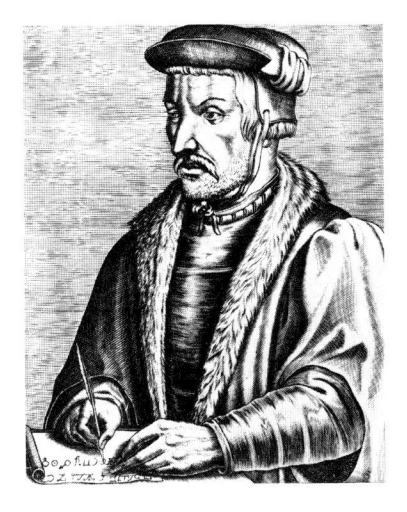

Abbildung 2166
Agrippa von Nettesheim aus Köln (1486–1535). Agrippa von Nettesheim war Arzt und kabbalistischer Alchimist und behandelte Luise von Savoyen, die Mutter Franz des Ersten. Er wurde in Brüssel unter der Anklage der Magie verhaftet und starb später im Elend. (Paris, Nationalbibliothek, Kupferstichkabinett)

Abbildung 2167 (links)
Stich aus dem 17. Jh., der ein Narrenschiff darstellt. (Paris, Nationalbibliothek, Kupferstichkabinett)
Diese Allegorie entstand auf Anregung durch den Schelmenroman von Sebastian Brant (1494 in Straßburg gedruckt), der die Verwirrungen der fünf Sinne verspottet. Die Allegorie sollte zahlreiche Autoren anregen und hatte beträchtlichen Erfolg.

CONCHA PROCELLOSVM DIC QVA SPE NAVIGAT AEQVOR·

* Es sei indessen auf die bemerkenswerten Beschreibungen der Katalepsie von Ambroise Paré, wie auch der von Perera aus Medina hingewiesen.

Juristen wie etwa Ponzinibius und Alciat erheben einsame Proteste. Bei den Ärzten führt der Seeländer Levinius die Neigung zur Neologismenbildung auf eine Stimulation des Gehirns durch verdorbene Säfte zurück. Claude Prieur, der später Walter Scott beeinflussen sollte, äußert 1596 Zweifel an der Verwandlung von Menschen in Werwölfe.

Bereits Cornelius Agrippa aus Köln hatte den Kampf gegen die Inquisitoren eröffnet. Sein Schüler, der Maasländer Johann Weyer (1515—1588), sollte jedoch den entscheidenden Schritt tun. Weyer berechnete zwar noch die Anzahl der Teufel, die er auf mehrere Millionen schätzte und nach bestimmten Kategorien klassifizierte. Andererseits erforschte er jedoch den Geisteszustand der Besessenen und vertrat nach wie vor die Überzeugung, daß es sich bei diesen Unglücklichen wirklich um Kranke handelte. Satan betrüge sie, sie selbst hätten jedoch nichts getan, um die Übel auf sich zu ziehen. Ihre Besessenheit sei nicht gefährlich, und ihre Berichte seien nur das Werk der Einbildung. Die Schlafmittel, die die Richter anordnen können, ebenso die giftigen Mittel, die Hexer anwenden, oder die Salben (die von J.-B. Porta untersucht wurden), mit denen sie sich einreiben, würden nach Weyer nur zeitweilige Wahnvorstellungen hervorrufen. Er kämpfte auch gegen die Folterungen der Besessenen. Durch seinen Mut und seine freiheitlichen Ansichten war J. Weyer eine außergewöhnliche Persönlichkeit und eröffnete eine Periode der ärztlich-klerikalen Zusammenarbeit, die den Teufelsaustreibungen Medikamente zur Seite stellte. Die Beobachtungen des Rheinländers Johann Schenck geben ein Beispiel dafür. Er führt den Inkubus mit seinem Beklemmungsgefühl und seinen Alpträumen auf die Verstopfung der spleno-gastrischen Gefäße durch die schwarze Galle zurück. »Die Besessenen werden sogar nach den Gebeten der Kirche durch die Bemühungen des Arztes geheilt. Die gleichen Phänomene, die unter natürlichen Umständen einen okkulten und fremdartigen Anschein haben, lassen sich nach allgemeiner Meinung und Erfahrung manchmal bei Erkrankungen finden.«

Abbildung 2168
Der Kopfschmerz. Miniatur aus einer Handschrift des Buches De rerum proprietatibus *von Bartholomäus dem Engländer, 15. Jh.*
(Paris, Nationalbibliothek, französisches Manuskript 22532, Blatt 96)

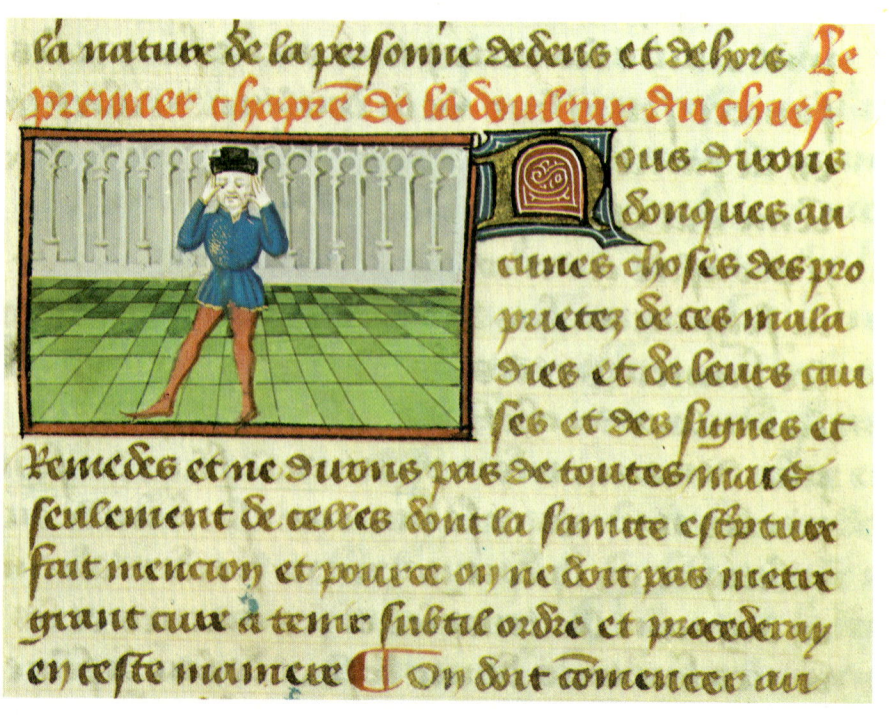

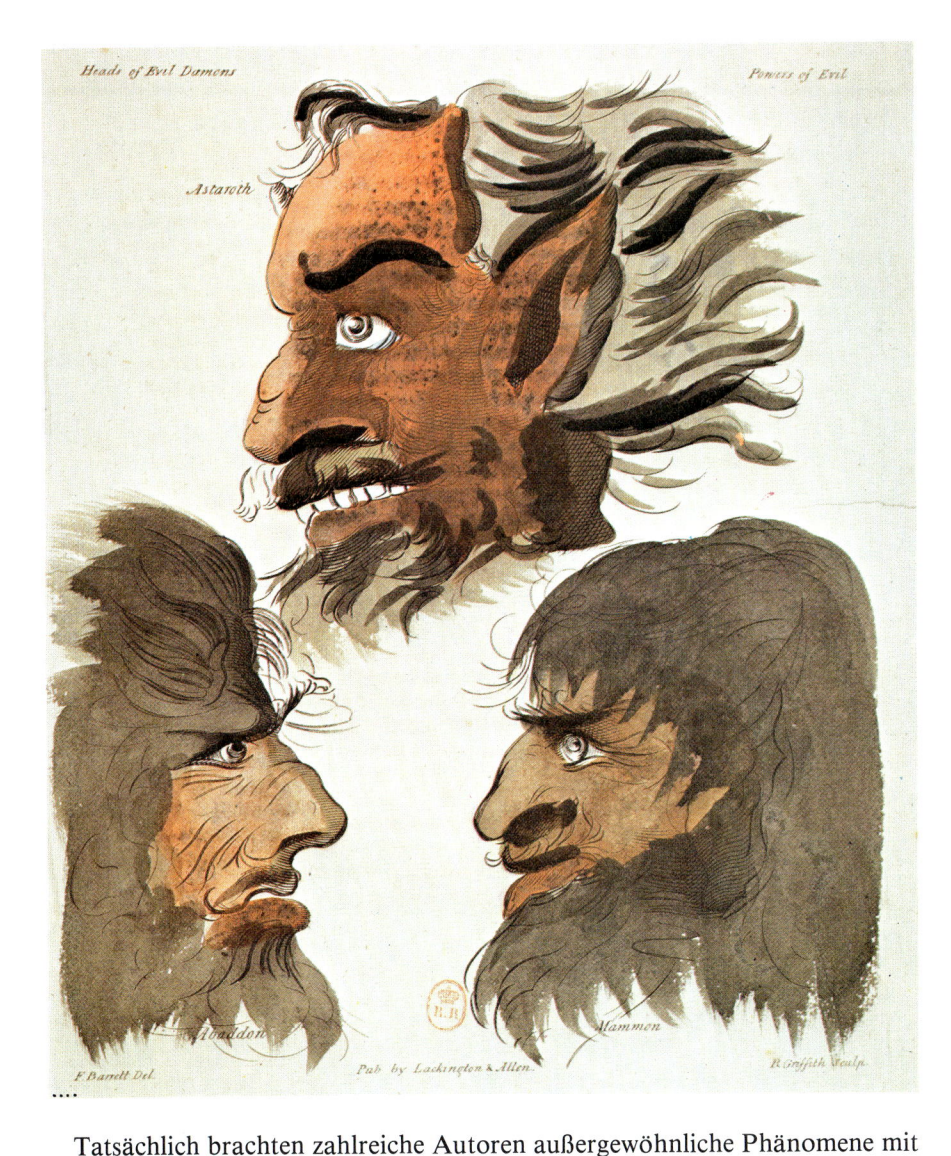

Abbildung 2169
Darstellung verschiedener Dämonen (Astaroth, Abaddon und Mammon). Stich aus dem Buch The Magus *des Stabsarztes Francis Barreit, London 1801.*
(Paris, Nationalbibliothek)

Tatsächlich brachten zahlreiche Autoren außergewöhnliche Phänomene mit der unausgeprägten Epilepsie und der wütenden Melancholie in Verbindung. In Frankreich bezog Jaques Dubois (Sylvius) den Wahn der Kranken in die Heilbehandlung mit ein und mißtraute den Melancholikern, die zu plötzlichen Gewalttätigkeiten fähig sind; er beugte den krampfhaften Krisen durch Unterbrechung der Atmung vor, das Gegenteil unserer experimentellen Tachypnoe. Sein Schüler Nicolas Lepois (Piso) aus Nancy empfahl Sanftheit und Verständnis. Er vermied, die Kranken zu verletzen, und nahm ihnen ihre Ängste. Wir verdanken ihm eine brauchbare Beschreibung der Warnzeichen der Manie und der Stadien der Demenz.

Am Ende des sechzehnten Jahrhunderts kehrte Guillaume Baillou zu den Quellen der hippokratischen Lehre zurück. Du Laurens empfahl, bei den Melancholikern für Luft, Licht und Frohsinn zu sorgen und eine leichte Diätkost zu verabreichen, die reichlich Früchte, vor allem Äpfel, enthalten sollte. Jacques Ferrand und Jean de Rhodes, Arzt im Hôtel-Dieu von Lyon, befolgten seine Vorschriften. Zu Beginn des siebzehnten Jahrhunderts verwarf Charles, der Sohn von Nicolas Lepois, die uterine Pathogenese der Hysterie und erklärte sie ebenso wie die Epilepsie und die Hypochondrie mit zerebralen Ursachen.

Abbildung 2170
Irre in einem Garten. Elfenbeinschnitzereien aus dem 14. Jh.; Teil eines Spiegels.
(London, Britisches Museum)

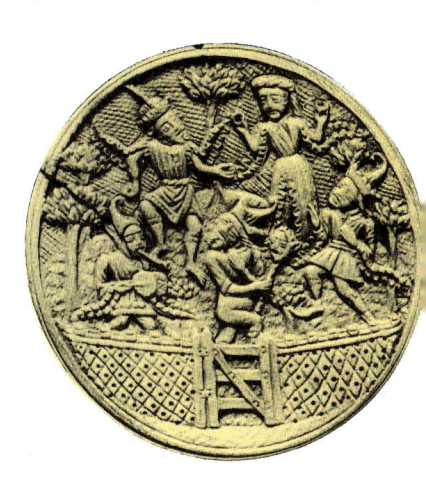

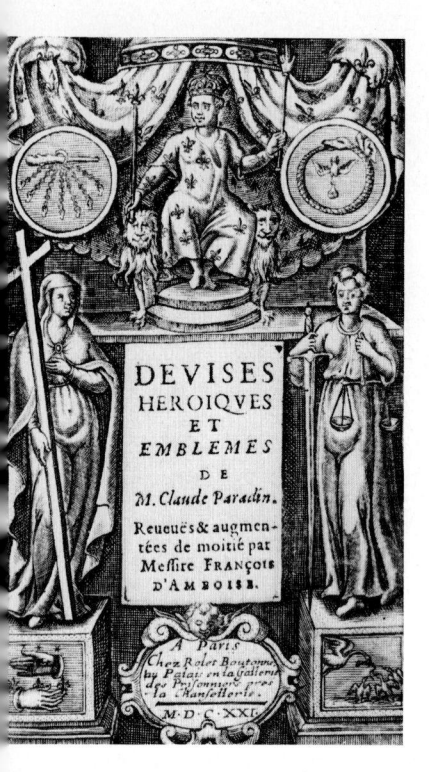

Abbildung 2171
Titelblatt des Werks Heroische Devisen und Embleme ... *von Claude Paradin, Paris 1621. (Paris, Nationalbibliothek)*

Während der Glaube an böse Geister sich allmählich verminderte, ersetzten ihn die großen Visionäre der Medizin und Erben der mittelalterlichen Mysterien durch die Träume der Alchimie und der Astrologie. Nach Pomponatius repräsentierte Cardanus den paduanischen Naturglauben, der sich aus dem Averroismus entwickelte. Cardanus war ein Schwärmer mit wunderlichen Fähigkeiten. Von ihm stammt das Wort: *Video quae volo, non oculis, sed vi mentis*. Er stellte den sensorischen die zentralen Nerventätigkeiten entgegen. Cornelius Agrippa von Nettesheim, darin ein Vorgänger von Mesmer, schrieb den Fernwirkungen therapeutische Kräfte zu. Paracelsus (1493—1541) ist der überragende Geist seiner Zeit. Er führte den Tremor und die Manie auf das flüchtige Element des Körpers, genannt Merkur oder Quecksilber, zurück. Wenn es sich mit Schärfe verbinde, würden Tobsucht und Wahnsinn auftreten; bei Abkühlung des Quecksilbers hingegen Lethargie. Den wichtigsten Organen ordnete er Planeten zu, dem Gehirn beispielsweise den Mond. Sennert nahm seinerseits planetarische Temperamente an. Nur durch Beeinflussung des Geistes könnten Geisteskrankheiten geheilt werden. Die Therapie wandte als wirksamstes Linderungsmittel den aus Vitriol ausgetriebenen Schwefel an, das »arcanum« des Vitriols; Paracelsus fügt, obgleich mit Skepsis, zahlreichen seiner Rezept-Formeln das Opium hinzu. Van Helmont, ein Gegner von Paracelsus, verwendet ähnliche Heilmittel. Er untersucht und benutzt den Eisenhut und empfiehlt bei manisch Kranken das Überraschungsbad. Beide haben den Forschungsgeist ihrer Zeitgenossen intensiv angeregt. Der Rückblick auf das lebensvolle sechzehnte Jahrhundert wäre wohl unvollständig, würde man die volkstümlichen Schaustellereien nicht erwähnen, die mit der Behandlung des Wahnsinns ins Spiel kamen. Insbesondere sei auf jene seltsame Extraktion von Kopfsteinen hingewiesen; H. Meige fand diese possenhafte Operation in den Bildern der flämischen Maler Hieronymus Bosch, Jan Steen und Frans Hals dem Jüngeren anschaulich dargestellt, vor allem in dem bizarren Phantasiebild Bruegels des Älteren. Der Barbier schneidet auf dem Gemälde dem Kranken inmitten der verblüfften oder spöttischen Menschenmenge die Schädeldecke ein und täuscht vor, den Stein herauszuziehen, der den Wahnsinn verursacht haben soll. Spätere volkstümliche Darstellungen der Psychiatrie finden sich in dem sonderbaren Buch *Das Hospital der unheilbaren Irren* von Thomas Garzoni (1594). Garzoni stellt in einem schwülstigen Stil wahrhaft pittoreske Typen von Irren dar: die Tobsüchtigen und die Geschwätzigen, die Melancholischen und Menschenscheuen, die Trunksüchtigen, die Lächerlichen und Eitlen, die Mondsüchtigen und die periodisch Verrückten, die Liebeskranken und die Irren mit einem mißgebildeten und verkrüppelten Gehirn usw. Diese medizinische Satire der Gesellschaft der Medicis, die so reich an Verzerrungen war, erfreute sich eines nachhaltigen Erfolges.

Bedeutende Kenntnisse vor Descartes

Ambroise Paré hatte zum Fortschritt in der Psychiatrie beigetragen, indem er eine psychophysiologische Theorie der Emotionen entwickelt hatte. Er erforschte die Geistesstörungen bei Schädelverletzungen, Lepra und Tollwut und die Wahnvorstellungen bei Wundfieber. Drei weitere Mediziner sind von besonderer Bedeutung: Plater nahm die erste detaillierte Klassifizierung vor; Zacchias gilt als »Vater« der Gerichtsmedizin; und Huarte begründete die Wissenschaft der Persönlichkeitsmerkmale. Der Spanier Juan de Dies Huarte y Navarro (1557) verfolgte mit seinem Werk *Die Erforschung des Geistes durch die Wissenschaft* das ehrgeizige Ziel, die Eigenschaften eines jeden Geistes zu entdecken, um die Wissenschaft auswählen zu können, die ihm am meisten entspricht. Huarte war ein Wegbereiter der Phrenologie und sah bereits erste Ansätze für die vergleichende Schädellehre. Er stellte Bezüge zwischen Intelligenz und innerer Gehirnstruktur her, wies auf die mögliche Dissoziation intellektueller Fähigkeiten und die Beziehung zwischen Genie und Wahnsinn hin. Er befaßte sich mit dem Sexualtrieb in ähnlicher Richtung wie Sigmund Freud, dessen Symbolik sich in den schönen Stichen der *Symbola heroica* von Claude Paradin und Gabriele Symeoni (1567) bereits angedeutet findet. Erwähnt seien außerdem die Spanier Dona Oliva del Sabuco, die ausgezeichnete Analysen der Leidenschaften vornahm, und Gomez Pereira, der schon vor Descartes auf die Selbststeuerung bei Tieren hinwies. Félix Plater wurde 1536, im Todesjahr von Erasmus, in Basel geboren. Er gilt als Kliniker von geradezu moderner Objektivität. Seine drei Bücher der *Beobachtungen* enthalten eine ganze Sammlung von Zwangsvorstellungen: Obsessionen von Gegensätzen, impulsive Zwangsneurosen, zwanghafte Vorstellungen von Suizid und innerer Zoopathie. Er beschreibt in hervorragender Weise sowohl die hypochondrische Melancholie als auch die bürgerlichen Dramen der Verliebten, der Erfinder (Wahn der Alchimisten) und der Eifersüchtigen, deren Krankheitsformen noch im Bereich des Normalen liegen. In dem *Praxeos tractatus* führte Plater seine Theorie bis zur Synthese und entwirft ein Gesamtbild der Psychiatrie: die Schwachsinnigkeit *(mentis imbecillitas)* verbindet die Dementen mit den Debilen, für die Plater eine pädagogisch-medizinische Behandlung vorsieht; die *consternatio mentis* umfaßt die Zustände der Betäubung und der Erstarrung, zu denen Plater die

Abbildung 2172
Der Arzt, der die Wahnvorstellungen heilt und den Wahnsinn mit Arzneien austreibt. *Stich von Matthias Corenter, 17. Jh. (Vereinigte Staaten, Philadelphia, Museum der Künste)*

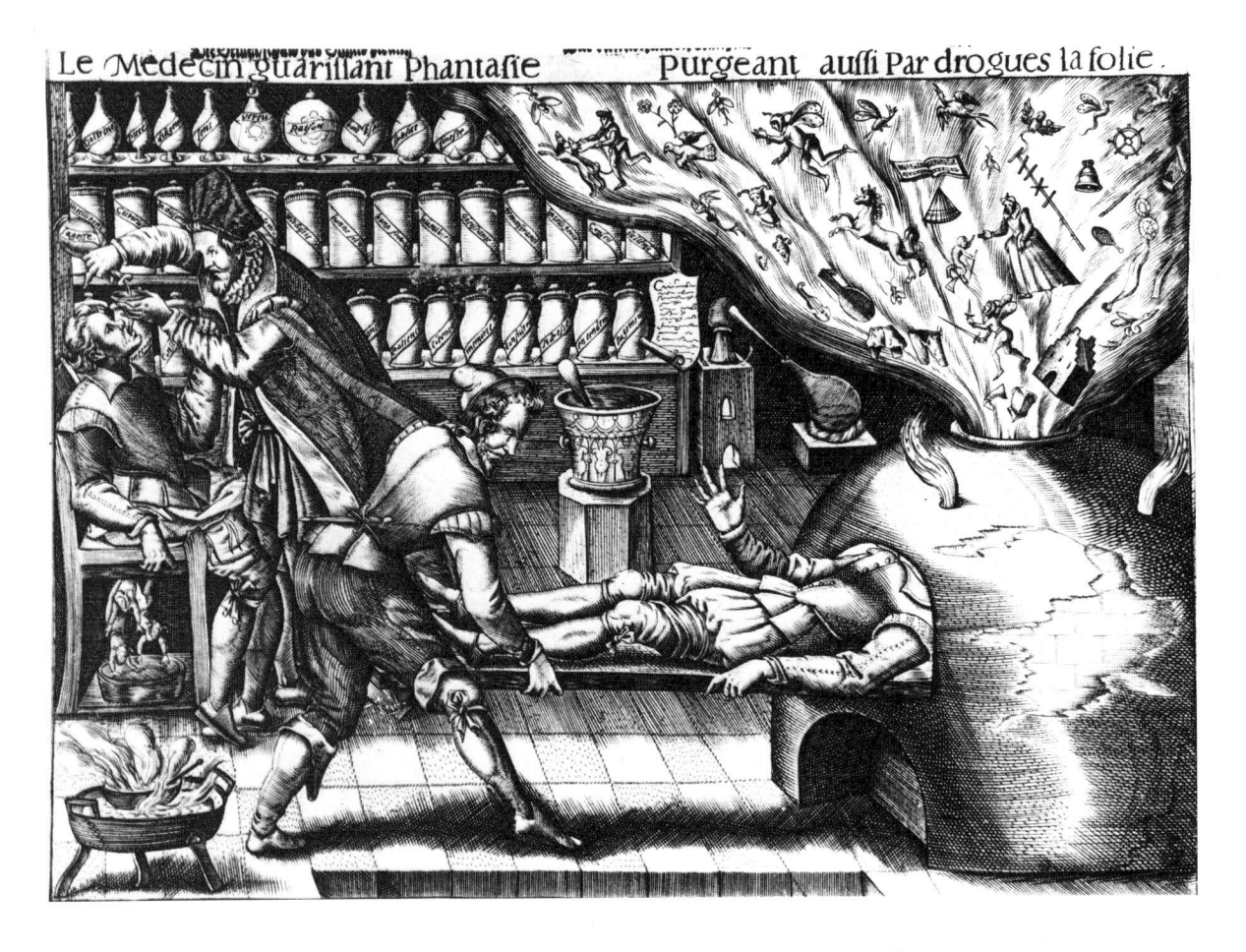

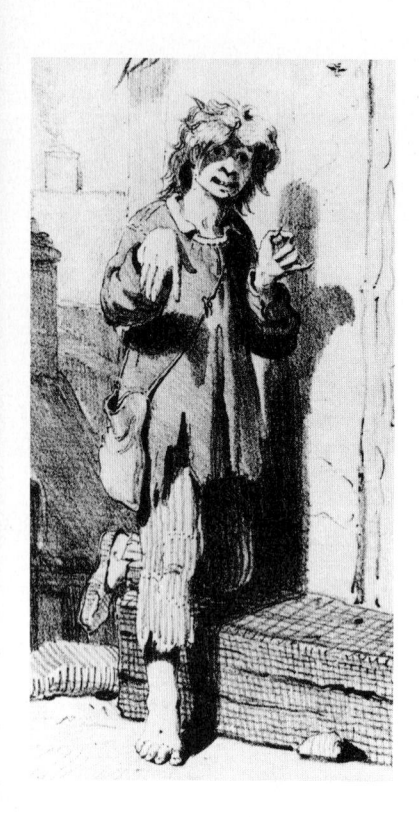

Abbildung 2173
Der Idiot. *Stich aus dem 19. Jh.*
(Paris, Museum Carnavalet)

Die Psychiatrie nach Descartes: Thomas Willis

*Abbildung 2174 (gegenüber)
Anonymes Gemälde aus dem 18. Jh., das einen berühmten Skandal darstellt.
Der Abt Girard war ein glänzender Prediger. Er ist unten als Vogel dargestellt. Eines seiner Beichtkinder, Catherine Girard, versuchte ihn zu verführen. Sie ist in der Mitte abgebildet. Der Teufel hält sie mit einem Band am Knöchel fest. Als sie ihr Ziel nicht erreichte, simulierte sie Krämpfe und psychische Störungen und beschuldigte den Abt, er habe sie verführen wollen. Daraus ergab sich ein sensationeller Prozeß, der um so größeres Aufsehen erregte, als Frankreich gerade kurz zuvor durch die Affäre des Diakons Paris und die jansenistische Krise erschüttert worden war.*

Beschreibung der *flexibilitas cerea* (wächserne Biegsamkeit) hinzufügt; um Wahnsinn *(mentis alienatio)* handelt es sich bei fiebrigen Delirien, bei Melancholie und Manie, die als partieller und allgemeiner Wahn einander entgegengesetzt werden, bei Tollwut, Veitstanz, Trunkenheit, moralischem Schock und Albernheit, denen eine Darstellung der Kretins und der Kropfkranken aus dem Wallis und aus Kärnten beigefügt wird. Als vierte Klasse nennt er die Mattigkeit *(mentis defatigatio),* die durch die Schlaflosigkeit entsteht.

Die *Gerichtsmedizinischen Fragen* (1624 bis 1650) haben den Ruhm von Zacchias, dem Leibarzt des Papstes, begründet: Berichte, die der Papst dem Kirchentribunal der Rota vorlegte. Zacchias ging von dem Grundsatz aus, daß allein der Arzt kompetent sei, den Geisteszustand eines Individuums zu beurteilen. Er unterschied dabei die *fatuitas* oder geistige Debilität mit ihren drei Stufen; die *phrenetis,* ein hitziges, und die *insania,* ein fieberloses Delirium. Die falsche Vorstellung ist nicht an sich schon ein Zeichen für Geistesgestörtheit. Zacchias unterschied die leidenschaftliche und die krankhafte Liebe. Er unterstrich die Rechtsfähigkeit während der lichten Intervalle gegenüber der Nichtigkeit von Handlungen, die drei Tage vor oder nach einem epileptischen Anfall liegen. Die Störung durch einen bösen Geist entstünde dadurch, daß sie durch einen natürlichen Zustand — nach medizinischen Kriterien — begünstigt würde: »Der böse Geist freut sich über die melancholische Stimmung.« Zacchias hat zu guter Letzt auch eine kurze Darstellung des Simulierens verfaßt. Vallon, Génil Perrin und Laignel-Lavastine haben die grundlegende Bedeutung von Zacchias' Erkenntnissen nachgewiesen. Sie sehen diese in der Objektivität seiner Forschungen, der Genauigkeit seiner Analyse und der Vorsicht seiner Schlußfolgerungen.

Descartes ist uns bekannt durch die Entdeckung der Reflexe, durch seine Arbeiten über die Leidenschaften, deren physische und geistige Therapie darin eingeschlossen ist, und schließlich muß man auch seiner Theorie der Lebensgeister Gerechtigkeit widerfahren lassen. Wir haben gewiß keine Veranlassung, sie zu belächeln, wenn wir seinen veralteten Begriff durch den des nervösen Influx ersetzen, der heute geläufig ist. In Frankreich galt Descartes lange Zeit nur wenig, während seine Ideen dem großen Mediziner Thomas Willis (1632 bis 1675) entscheidende Anregungen boten. Willis war Professor in Oxford und übte einen beherrschenden Einfluß auf die Neuropsychiatrie des siebzehnten Jahrhunderts aus. Die angelsächsische Medizin hatte bis dahin nur wenige Leistungen aufzuweisen. König Jakob von Schottland wandte sich mit seiner *Daemonology* gegen Reginald Scott, der 1584 die Theorien von den bösen Geistern angegriffen hatte. T. Bright, R. Burton und Highmore hatten Studien über die Melancholie verfaßt und Th. Walkington eine über die Temperamente.

Willis nimmt einen ganz besonderen Rang in der englischen Psychiatrie ein. In seinem Fach gilt er als erster bedeutender Vertreter der Moderne. Willis beobachtete mit großer Genauigkeit, untersuchte Verletzungen mit Hilfe von Autopsien, stellte den normalen die krankhaften Formen gegenüber, führte Versuche an Tieren durch, zog Vergleiche, induzierte und deduzierte; manchmal überschätzte er allerdings die Aussagekraft seiner Beweisführungen. Wir können trotz der Aktualität von Willis nicht näher auf sein gewaltiges synthetisches Schaffen eingehen. Eine wesentliche Erkenntnis für die Anatomie brachte die von ihm vorgenommene Unterscheidung zwischen der grauen Hirnsubstanz, in der die »Lebensgeister« entstehen, und der weißen Substanz, von

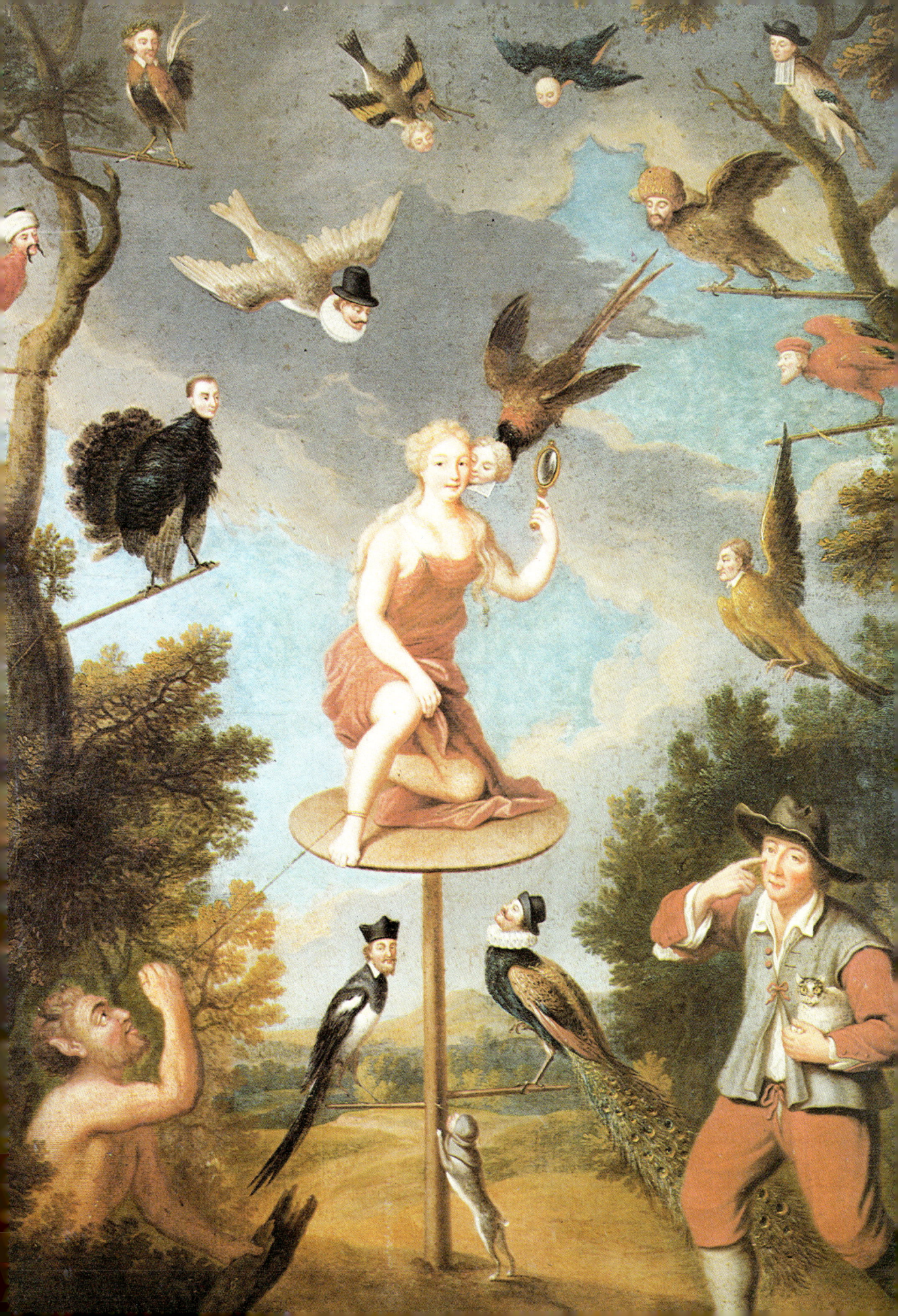

Abbildung 2175 (unten links) Titelblatt des Werkes Cerebri anatome cui accessit nervorum descriptio et usus *von Thomas Willis. London 1664. (Paris, Bibliothek der Alten Med. Fakultät)*

Abbildung 2176 (unten rechts) Bildtafel aus dem oben genannten Werk. Es stellt das Gehirn eines Schafs mit Kleinhirn dar. Man hat die Großhirnhemisphären entfernt, um den Hirnstamm und die Basis sichtbar zu machen. (Paris, ibd.)

der ausgehend sie sich verbreiten. Der Dualität von Groß- und Kleinhirn, dem er unsere bulbären Funktionen zuschreibt, entspricht die Dualität von vernünftigem und vegetativem Lebensgeist, das heißt von bewußtem und unbewußtem, unwillkürlichem Leben. Willis ergänzte seinen Traktat *De anima brutorum* (1672) mit *De morbis convulsivis* und schuf damit das erste autonome Werk der Neuropsychiatrie. Es enthält eine vollständige anatomische, physiologische und psychopathologische Studie jedes Syndroms. Willis geht ausführlich auf die erblichen oder erworbenen Bedingungen bei der Genese der Geisteskrankheiten und der Epilepsie ein. Er unterscheidet das Delirium mit akuter Genese von der Tobsucht, die zur Chronifizierung tendiert. Ein anderes Werk von Willis ist eine Darstellung der Fieberepidemie, die im Jahre 1661 herrschte und während deren Verlauf Schlafsucht und Krankheitssymptome an der Lunge auftraten. In diesem Zusammenhang sei an eine Untersuchung des Italieners Ingrassias erinnert, der im sechzehnten Jahrhundert ein Hirnfieber beobachtet hatte, das infolge einer schweren Grippeepidemie entstanden war und »wachendes Schlafen sowie schlafendes Wachen« verursachte. War dies das erste Auftreten der *Encephalitis lethargica?*

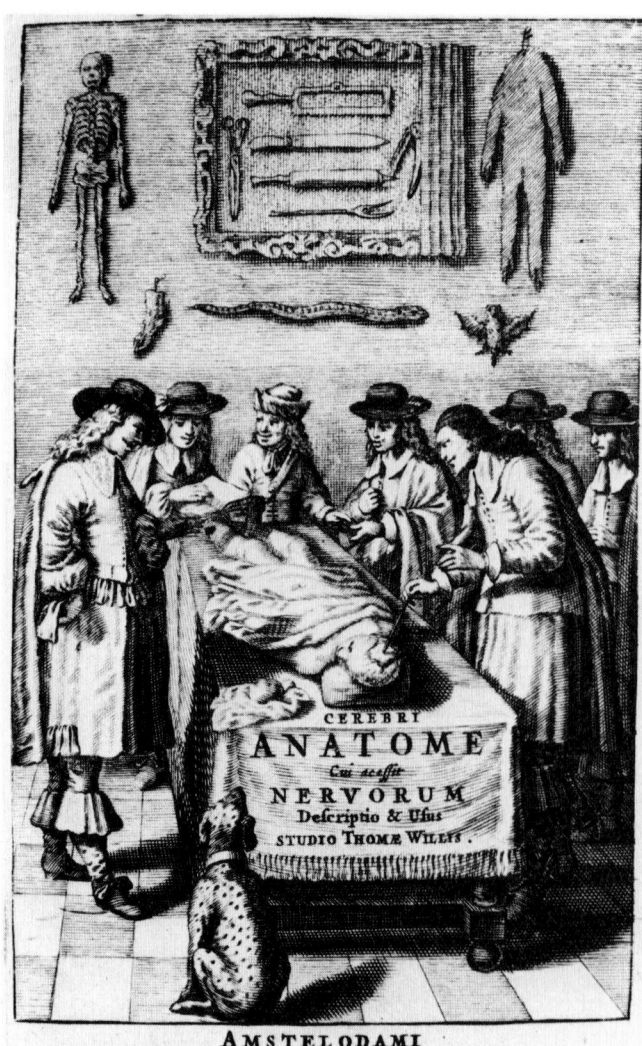

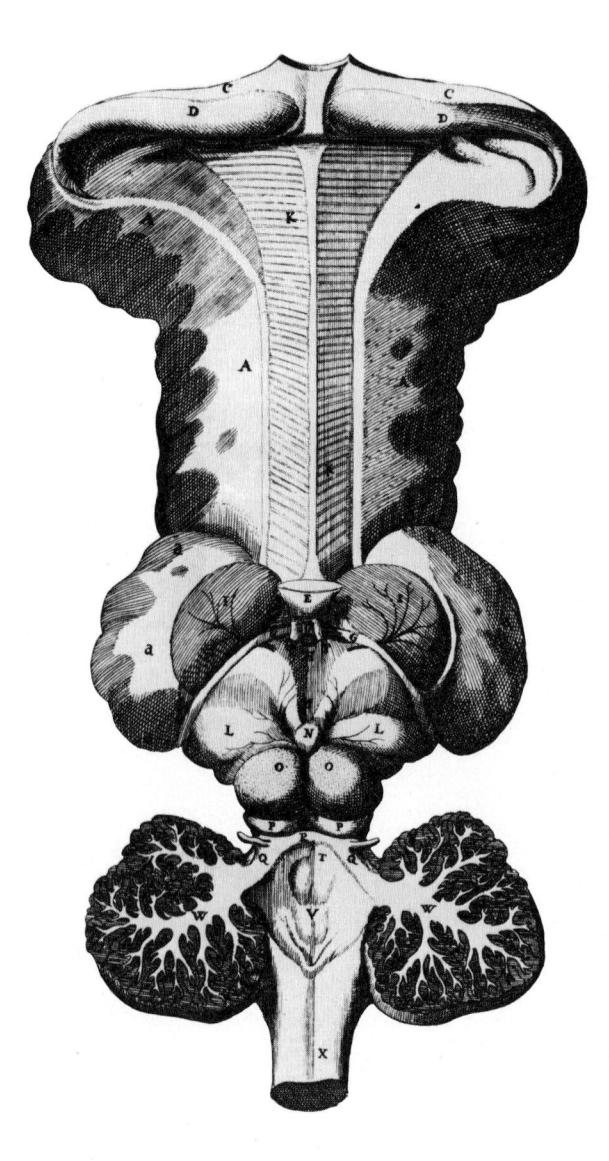

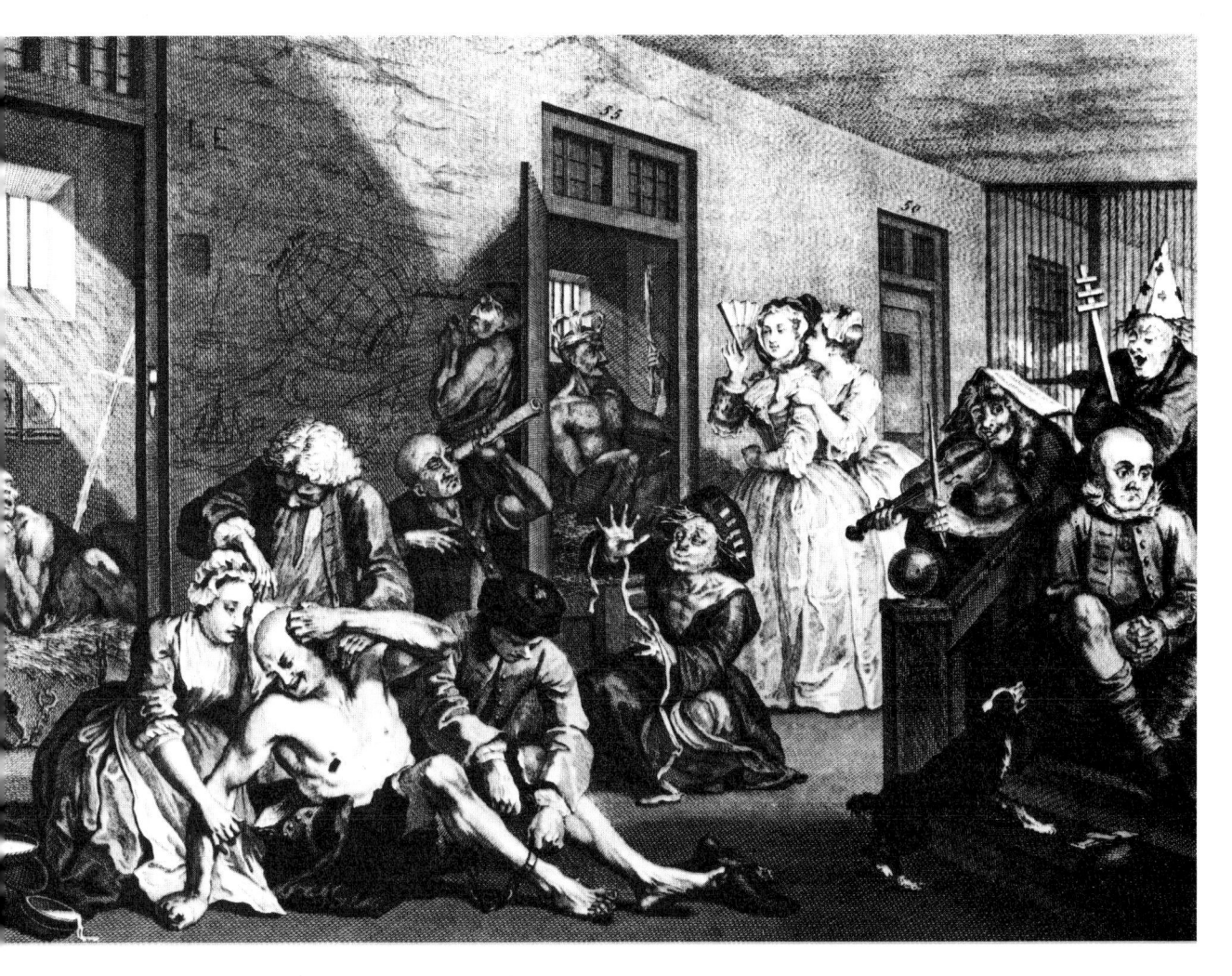

Willis beschreibt im Koma auftretende Unregelmäßigkeiten der Atmung, wie sie auch unsere Cheyne-Stokessche Atmung kennzeichnen. Willis unterscheidet auf dem umfangreichen physiologisch-klinischen Sektor der konvulsiven Krankheiten die Epilepsie, die Muskelkrämpfe und Krämpfe infolge von Vergiftungen, von Skorbut, von Veitstanz, und schließlich erwähnt er auch die Krämpfe der Behexten, ohne jemals einen solchen Fall beobachtet zu haben. Wie Babinski, so hat auch Willis eine Abneigung gegen die Bezeichnung Hysterie. In den »Anfällen, die gewöhnlich hysterisch genannt werden«, und beim Inkubus spürt er die Störungen des Vagus (sein »achtes Paar«) und des Sympathikus auf. In der Abhandlung *Der Aberglaube oder Verzweiflung am ewigen Heil* beschreibt er den inneren Konflikt, den ständigen Kampf des höheren Willens gegen sinnliches Verlangen.

Manie und Melancholie folgen unmittelbar aufeinander und machen sich gegenseitig Platz wie die Flamme dem Rauch ... dennoch ist die eine nicht das Gegenteil der anderen, eine Erkenntnis, die noch immer nicht ausgeschöpft ist. Willis berief sich auf jene jungen Leute mit wachem Verstand, die zu großen Hoffnungen Anlaß gaben und die in der Adoleszens dem Stumpfsinn verfallen sind: bei ihnen handelt es sich um Fälle von dementia praecox. Er kannte Menschen, die an Stumpfsinnigkeit und Gedächtnisschwund litten und denen er das baldige Auftreten der Lähmung, entweder in partieller oder in totaler Form

Abbildung 2177
Das Bedlam Hospital in London. Stich von William Hogarth (1697–1764) aus dem Buch A Rake's Progress *von 1735. Dieser Stich von Hogarth stellt das berühmte psychiatrische Asyl dar, das 1547 von Heinrich dem Achten gegründet wurde. Im 18. Jh. war es ein pittoreskes Ziel für Spaziergänge der reichen Nichtstuer. Diese Besuche bildeten sogar eine Einkommensquelle für das Hospital.*
(Vereinigte Staaten, Philadelphia, Museum der Künste)

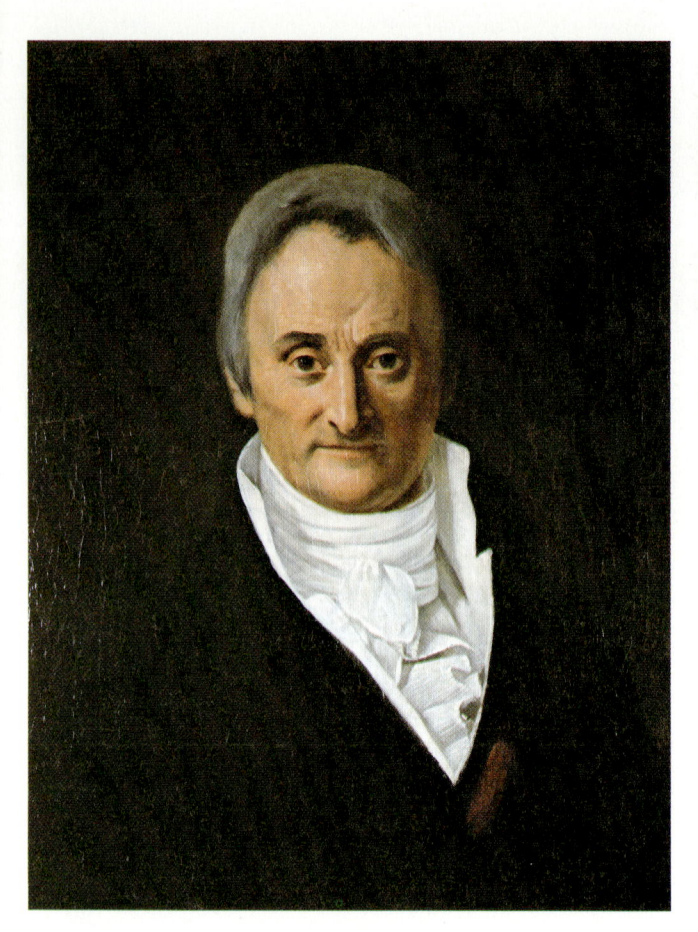

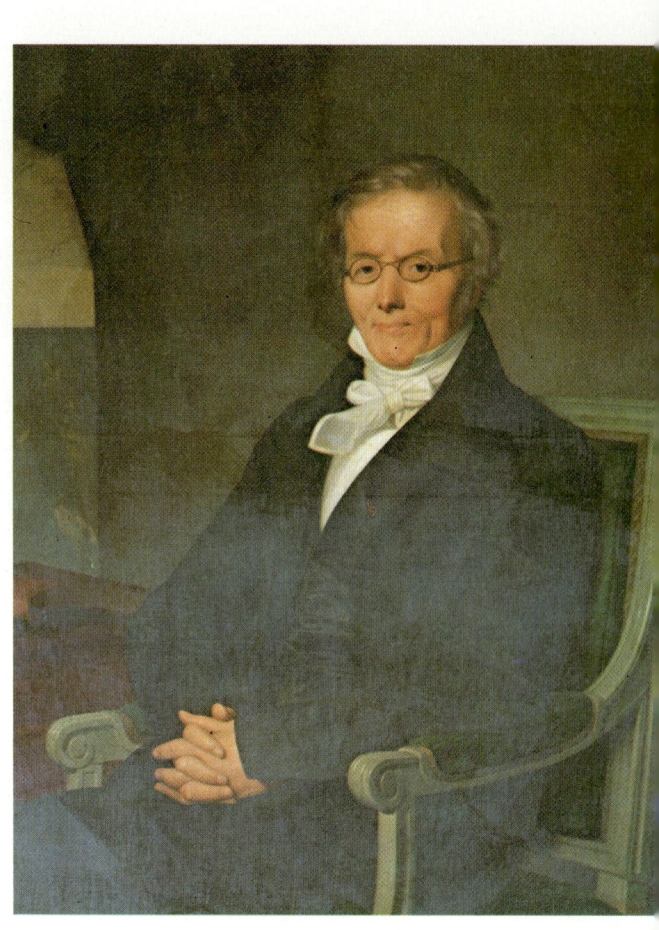

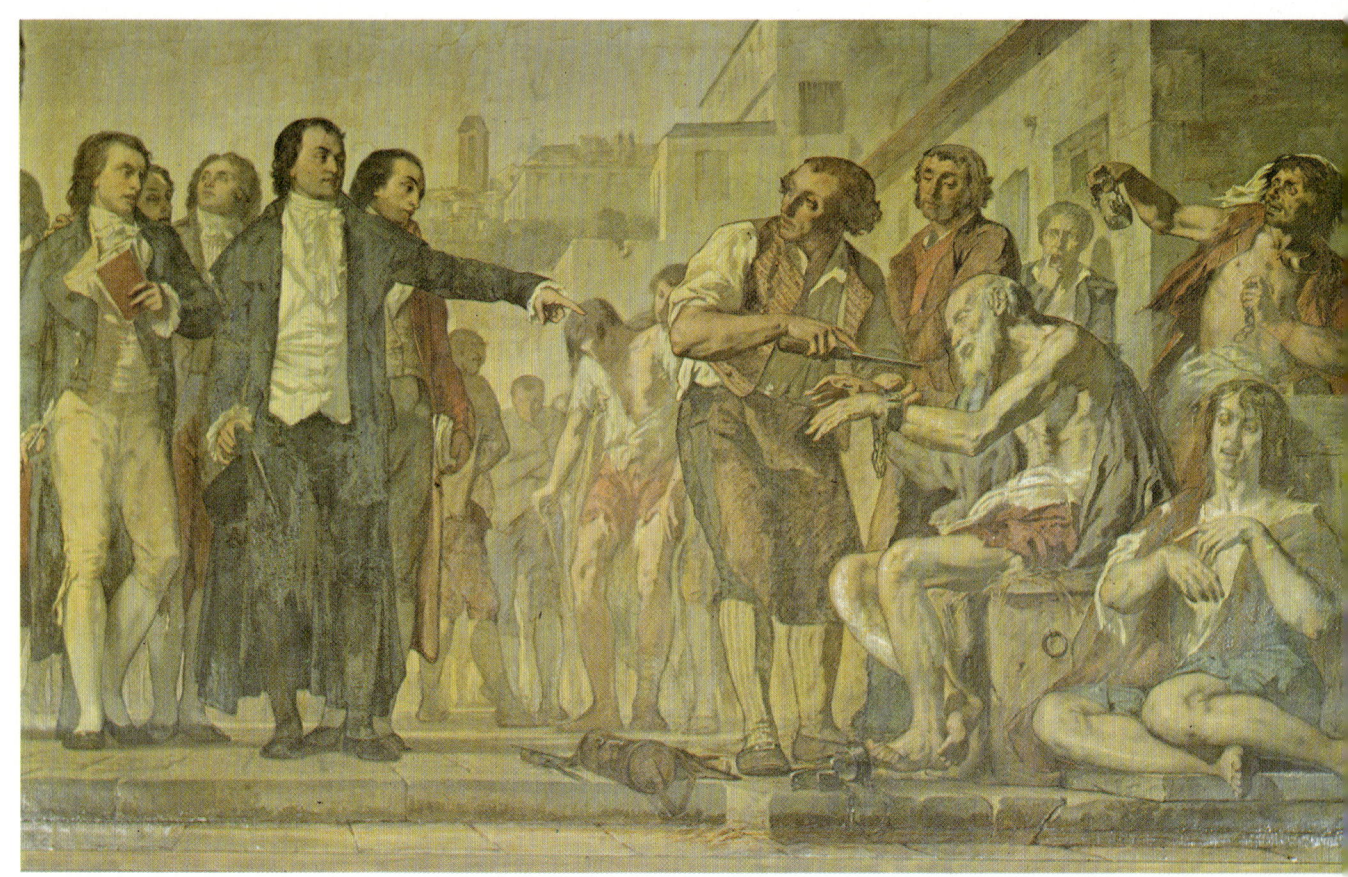

(universalis) vorhersagte. Nach einem Ausspruch von Jules Soury beweisen die Fülle der Forschungsthemen und der wahrhaft vorausweisenden Enthüllungen, daß »die lebendige Kraft seines Geistes noch nicht erschöpft ist«.

Leider können wir hier nicht näher auf die methodische und rationelle Therapie von Willis eingehen. Unter den von ihm eingesetzten Medikamenten finden sich abführende und schmerzstillende Mittel (Mohnsirup, Laudanum), Stimulantien (Ammoniak), eisenhaltige Mittel und Mittel gegen Skorbut. Willis wies zwar auf zahlreiche Indikationen des Aderlasses hin, wandte ihn jedoch nur in besonderen Fällen an. Diät und Psychotherapie spielten eine wichtige Rolle. Willis verordnete den manisch Kranken keine Bäder. Man hat seine »primäre therapeutische Indikation« der Manie heftig kritisiert, die »Disziplinierung, das heißt Drohungen, Fesseln und Schläge sowie das Medikament« vorsah. Diese bedauerlichen Indikationen kannte man jedoch nur bei chronisch Kranken spezieller Häuser; tatsächlich praktizierte Willis bei dem größten Teil seiner Patienten die freie Heilmethode. Er bewirkte einen bedeutenden Fortschritt in der Behandlung der Geisteskranken seines Landes.

Sein berühmter Zeitgenosse Sydenham war ein enger Freund des Philosophen John Locke, des Autors des *Versuchs über den menschlichen Verstand*. Sydenham hat die definitive Beschreibung des Veitstanzes *(Chorea minor)* gegeben, der nach ihm benannt wurde. Die Hysterie bezeichnete er als »die häufigste chronische Krankheit, ein wahrer Proteus, ein Chamäleon, das unaufhörlich die Farbe wechselt«; er beschrieb den »hysterischen Nagel« (punktförmiger Kopfschmerz) und verordnete Laudanum und die Wurzel des Baummooses (Bryone).

Die beiden Mediziner Jean Hoffer aus der Schweiz, Verfasser der *Abhandlung über das Heimweh* (1685), und der Rheinländer Francois de la Boë (Sylvius) (1614–1672) vertraten ebenfalls die Cartesianischen Vorstellungen. Letzterer verfaßte in Leyden zur selben Zeit wie Willis ein wissenschaftlich anspruchsvolles Werk über die Pathologie des Gehirns, das auf der anatomischen und psychophysiologischen Untersuchung des gesunden und kranken Nervensystems und auf den Ergebnissen zahlreicher Autopsien basiert. Diese anatomisch-pathologische Richtung gewann am Ende des Jahrhunderts mit dem *Sepulchretum* von Th. Bonet (1679) an Boden. Das Werk beinhaltet eine systematische Zusammenstellung von Krankenbeobachtungen mit der Beschreibung von Autopsien, welche bei verschiedenen Medizinern, oft bei Willis, entlehnt sind. Die Aufmerksamkeit richtet sich mehr und mehr auf Verletzungen der inneren Organe und somit auf die Sympathikussyndrome, zumal die Hirnschädigungen oft kaum wahrnehmbar sind. Erwähnt seien noch zwei Fälle von Nymphomanie bei Frauen, die auf Eierstockzysten zurückgeführt werden.

Die neuen Lehren setzen sich allerdings nicht ohne heftige Auseinandersetzungen durch, wie beispielsweise jene, die Professor Régis 1637 in Utrecht mit dem Dekan Voet hatte. Isbrand de Diemerbroeck hielt dort seine praktischen Vorlesungen über die Krankheiten des Kopfes und der Brust, geraffte Vorlesungen über klinische Medizin, bei denen er bewußt nicht über die Grenzen der anerkannten und verbreiteten Erkenntnisse herausging.*

Die Traditionalisten bevorzugten *Die Praxis* von Michel Ettmüller. Das Werk war mit wirklichkeitsfremden Erklärungen und einer unwahrscheinlichen Polypharmazie überladen, verbunden mit der geheimnisvollen, aber wenig fundierten Medizin des Mittelalters.

*Abbildung 2178
(gegenüber, oben links)
Philippe Pinel (1745–1826).
Frau Mérimée zeichnete dieses Porträt.
(Paris, Museum für Geschichte der Medizin)*

*Abbildung 2179
(gegenüber, oben rechts)
Jean-Etienne Dominique Esquirol (1772–1840). Porträt von Pierre-Auguste Pichon.
(Paris, Nationale Akademie der Medizin)*

*Abbildung 2180
(gegenüber, unten)
Philippe Pinel läßt den Irren vom Bicêtre die Ketten abnehmen. Neben ihm erkennt man seinen Schüler Esquirol, der ein Notizbuch in der Hand hält.
Ölgemälde von Charles Muller (um 1840–1850).
(Paris, Nationale Akademie der Medizin)
Diese eindrucksvolle Geste hat die Phantasie des Volkes angeregt und eine neue Ära in der Behandlung der Geisteskranken sowie in ihrer medizinischen Einordnung eröffnet.*

* Die Arbeiten des berühmten belgischen Psychiaters Guislain dürfen ebenfalls nicht unerwähnt bleiben. In unserer Epoche hat Bachet die Erforschung des Heimwehs wiederaufgegriffen. Er weist auf die »Ponton-Krankheit« während des Spanischen Krieges unter Napoleon und auf verschiedene Beobachtungen während des Zweiten Weltkrieges hin.

Die französische und europäische Psychiatrie von Pinel bis heute
von Henri Baruk

Abbildung 2181
Karl Kahlbaum (1828—1899).
(Aufnahme aus dem Besitz des Autors)

Abbildung 2182
Antoine-Laurent-Jessé Bayle (1799—1858). Aufnahme aus dem Besitz des Autors.

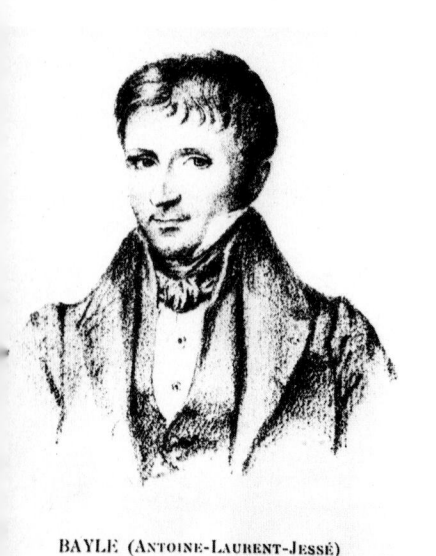

BAYLE (ANTOINE-LAURENT-JESSÉ)
Né au Vernet (Basses-Alpes) en 1799
Mort à Paris en 1858

Pinel, Esquirol und ihre Nachfolger

Pinel bewirkte sowohl in wissenschaftlicher als auch in humanitärer Hinsicht wahrhaft umwälzende Fortschritte in der Psychiatrie. Dabei hat er sicherlich keinen vollständig neuen Weg beschritten. Semelaigne hat sich in seinen bemerkenswerten Arbeiten über die Pioniere der französischen Psychiatrie eingehend mit den Vorläufern Pinels auseinandergesetzt. Von diesen ist vor allem Daquin zu nennen: er war Arzt am Hospital von Chambéry und schrieb in seinem Buch *Philosophie des Wahnsinns:* »Derjenige, der einen Irren betrachtet, ohne von seinem Zustand berührt zu werden oder der sich lediglich über ihn amüsiert, ist ein moralisches Ungeheuer.« Man kann gar nicht oft genug auf die schreckliche Lage der Geisteskranken zu der Zeit hinweisen, als man noch keine Asyle geschaffen hatte, um sie aufzunehmen, zu behandeln und zu beschützen. Esquirol gab folgendes Bild von ihrer Situation: »Wer kann sich schon ganz sicher sein, nicht von einer Krankheit befallen zu werden, die ihre Opfer in jedem Lebensalter, in allen Ständen und in allen Verhältnissen sucht? Diejenigen, für die ich Beschwerde erhebe, sind die interessantesten Mitglieder der Gesellschaft und fast immer Opfer der Vorurteile, der Ungerechtigkeit und der Undankbarkeit ihrer Mitmenschen. Jeder kann von dieser Krankheit betroffen werden: Familienväter, redliche Kaufleute, geschickte Künstler, Krieger, die dem Vaterland wichtig sind, und schließlich hervorragende Wissenschaftler. Gerade diese warmherzigen, edlen und feinfühligen Menschen, die eine ganz besondere Anteilnahme verdienten, diese Unglücklichen, die die furchtbarsten menschlichen Nöte erleiden, werden schlechter behandelt als Verbrecher und Bedingungen unterworfen, die schlimmer sind als die der Tiere.

Ich habe sie nackt gesehen und mit Lumpen bedeckt. Sie hatten lediglich Stroh, um sich gegen die feuchte Kälte des Steinbodens zu schützen, auf dem sie liegen. Ich habe gesehen, daß sie erbärmlich ernährt wurden, weder Luft zum Atmen hatten, noch Wasser, um ihren Durst zu stillen, noch die lebensnotwendigsten Dinge. Sie waren der brutalen Beaufsichtigung wahrhafter Kerkermeister ausgeliefert. Ich habe sie in engen, schmutzigen und stinkenden Verschlägen ohne Licht und Luft gesehen. Sie waren in Höhlen angekettet, in denen man nicht einmal die wilden Tiere einsperren würde, die die Regierungen als Luxus in den Hauptstädten unterhalten.«

Das Werk von Pinel und Esquirol und ihren Nachfolgern setzte der beklagenswerten Situation der Geisteskranken ein Ende; außerdem waren die Arbeiten von großem wissenschaftlichen Wert. Sie leiteten in Frankreich eine gewaltige Bewegung innerhalb der Psychiatrie ein. Ein Ergebnis war die vollständige klinische Beschreibung der verschiedenen mentalen Syndrome: der Manie, die von Pinel so gründlich erforscht wurde, der Melancholie oder Lypemanie, die Esquirol untersucht hatte, des bipolaren Wahnsinns (Baillarger; diese Krankheit wird seit Kraepelin als manisch-depressive Psychose bezeichnet), der Halluzinationen und der halluzinatorischen Wahnvorstellungen (Lasègue-Falret), des Wahnsinns mit lichten Augenblicken (Trelàt), des Verfolgungswahns (Falret-Arnaud), des Beziehungswahns (Serieux-Capgras), der Geistesverwirrung,

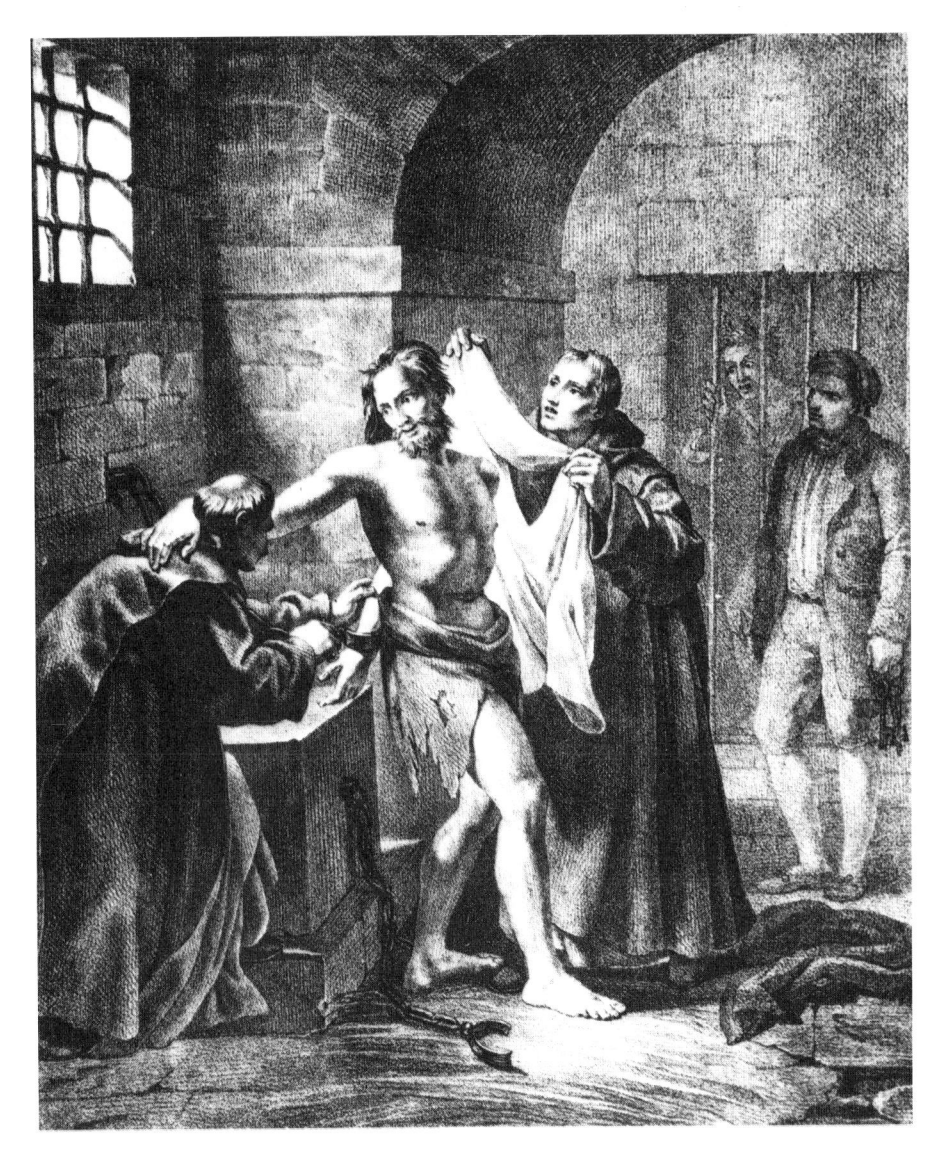

Abbildung 2183
Die barmherzigen Mönche befreien die armen Geisteskranken aus den Gefängnissen, um sie in ihren Hospitälern aufzunehmen und zu pflegen. *Stich aus der ersten Hälfte des 19. Jh.s.*
(Paris, Museum für Geschichte der Medizin)

Abbildung 2184 (unten) (Siebenundzwanzigjähriger) Kranker im Zustand der Demenz. Esquirol schreibt, daß »er einen großen Teil des Tages in kauernder Haltung verbringt, den Kopf auf die Brust gesenkt, die Augen stumpf und unbeweglich«. Bildtafel XIII aus dem Buch Das Studium der Geisteskrankheiten in medizinischer, hygienischer und gerichtsmedizinischer Hinsicht *von J. E. Esquirol, Paris 1838.*
(Paris, Museum für Geschichte der Medizin)

der Stumpfsinnigkeit (von Delasiauve bis zu Chaslin) und des traumhaften Wahnzustandes (Regis). Im Bereich der Neurosen darf weder die denkwürdige Studie von Pierre Janet über die Zwangsvorstellungen und die Psychasthenie noch die Arbeit Babinskis über die Revision der Hysterie und seine Definition des »Pithiatismus« unerwähnt bleiben; Babinski griff dabei teilweise das Werk der Schule von Nancy mit Bernheim und Liebault über die Bedeutung der Suggestion und den Überredungseffekt wieder auf, die den Ursprung der psychotherapeutischen Methoden bilden.

Bayle und die Entdeckung der organischen Psychosyndrome

Die außergewöhnlichen Forschungsergebnisse der klinischen Medizin sind durch pathologisch-anatomische und ätiologische Untersuchungen vervollständigt worden. Die Entdeckung der progressiven Paralyse (chronische Meningoenzephalitis) durch A. L. J. Bayle im Jahre 1822 leitete die Erforschung der Geisteskrankheiten organischen und zerebralen Ursprungs ein.

Später fand dieses Forschungsgebiet eine Ausweitung durch das Werk von Griesinger in Zürich und durch die Arbeiten von Broca und Wernecke über die

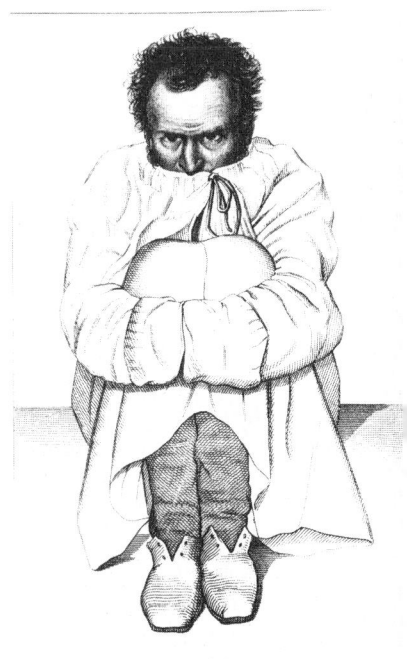

Aphasie. Dax von Sommières untersuchte die Rolle der linken Gehirnhemisphäre für die Sprache, Lippmann entdeckte die Apraxie, Charcot die Alexie. Dupré und Nathan, Souques und Baruk erforschten die Amusie. In Henschens *Opera omnia* finden wir eine Abhandlung über die Akalkulie und die spezifischen Störungen bei lokalen Verletzungen des Gehirns; schließlich seien die Arbeiten über psychische Störungen als Folge von Gehirntumoren von Schuster, Dupré und H. Baruk genannt sowie die Untersuchungen der vaskulären Verletzungen des Gehirns und die Arbeiten über die senile Demenz (»Presbyophrénie« bei Wernicke).

Moreau de Tours und die Erforschung der toxischen Psychosen
Parallel zu dieser anatomisch-klinischen verläuft die toxikologische Forschung, die Moreau de Tours mit seinen berühmten Arbeiten über das Haschisch, seinen Theorien über die Analogie von Traum und Wahnsinn und die Rolle der toxischen Krankheitsursachen in der Psychiatrie begründete. Diese Strömung eröffnet bereits in diesem Bereich eine physiologische Orientierung und hat vom Werk Claude Bernards ihren Ausgang genommen. Bernard war bekanntlich mit Morel und zahlreichen Psychiatern befreundet. In Rußland führte diese physiologische Strömung zu den Forschungsarbeiten Pawlows über die bedingten Reflexe. In Frankreich und Holland wurde eine Konzeption der experimentellen Katatonie durch H. de Jong und H. Baruk (Paris 1928) entwickelt, zu der später die der experimentellen, colibakteriellen (Baruk) und biliären (Baruk und Camus) Katatonie hinzukam. Diese Bewegung hat die Aufmerksamkeit auf die Psychosen gerichtet, die auf Verdauungsstörungen zurückgehen. Abschließend sei noch auf die bedeutenden Arbeiten von Laignel-Lavastine, Tinel und Santenoise über den Sympathikus und das vegetative Nervensystem hingewiesen.

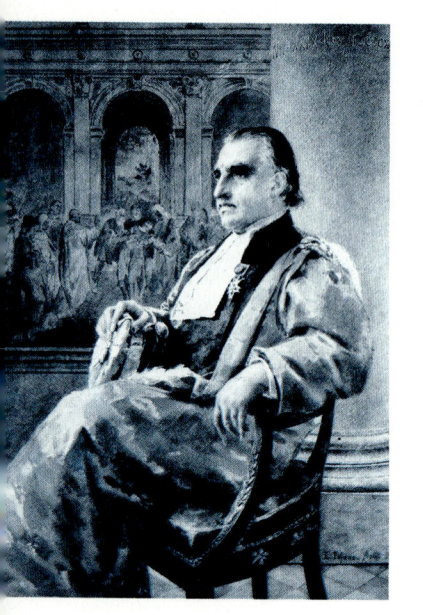

Morel und die Vererbung der Degeneration
Zur selben Zeit hat Morel in seinen berühmten Arbeiten die Bedeutung der Vererbung und der Degeneration betont. Magnan griff diese Ansätze später wieder auf und systematisierte sie. Man erinnert sich heute vor allem an die Beschreibung der »Anfälle von Wahnsinn bei Degenerierten«.

Kahlbaum und die Katatonie. Die experimentelle Katatonie
Nach all diesen Entwicklungen bildeten sich in Deutschland neue Strömungen mit der Zielrichtung heraus, echte, eigenständige psychiatrische Krankheitsbilder herauszuarbeiten. Magnan hatte diesen Versuch bereits unternommen. Diese Bewegung nahm 1874 mit der Erforschung der Katatonie durch Kahlbaum und den Arbeiten von Kahlbaum und Hecker über die Hebephrenie (jugendliche Schizophrenie) ihren Anfang; Kraepelin sollte später in seiner Systematisierung der Geisteskrankheiten, die er entsprechend ihrer Entwicklungsdynamik klassifizierte, wieder auf diese Arbeiten zurückkommen. Diese Systematisierung basierte auf einer Forschungsrichtung, die sich in Deutschland anläßlich der Unterscheidung von heilbaren und unheilbaren Krankheiten und der Einsicht in die Bedeutung der Prognose herausgebildet hatte. Kraepelin greift die Arbeiten seiner Vorgänger wieder auf und faßt unter den Begriff »manisch-depressive Psychose« die heilbaren periodischen Krankheiten und unter der Bezeichnung »Dementia praecox«, die er für unheilbar hält, die Katatonie, die Hebephrenie und die paranoiden Wahnvorstellungen zusammen.

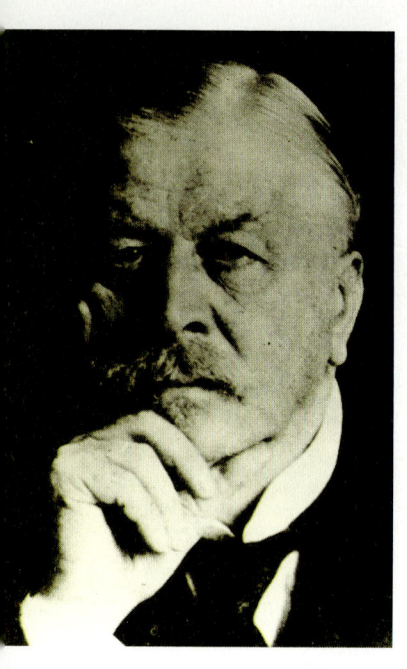

Abbildung 2185
Joseph Babinski (1857–1932).
(Aufnahme aus dem Besitz des Verfassers)

Abbildung 2186
Jean-Martin Charcot (1825 bis 1893). Das Porträt wurde im August 1881 von E. Tofano aufgenommen.
(Paris, Sammlung der Familie Charcot)

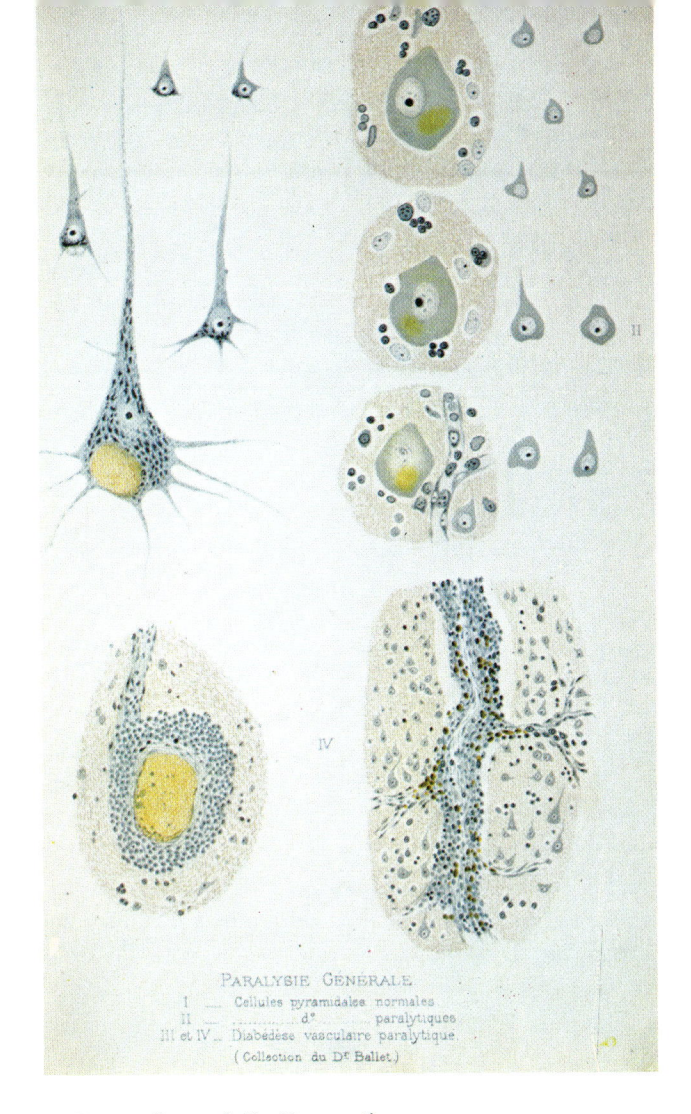

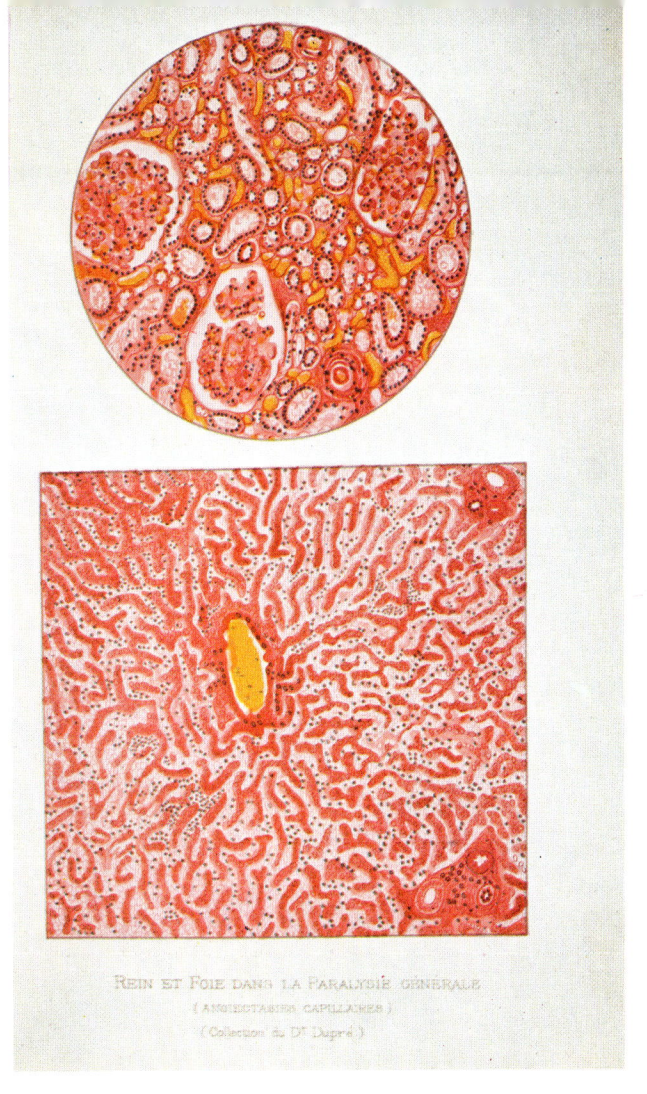

Kraepelin und die Dementia praecox

In der Psychiatrie schienen also alle Probleme geklärt und sämtliche Krankheiten erforscht zu sein. Die Beweise waren allerdings noch zu erbringen. Kraepelin hatte eine Theorie der »Dementia praecox« entworfen und sich dabei an Bayles Modell der progressiven Paralyse orientiert; er war also ebenfalls von der Annahme irreversibler Hirnschäden ausgegangen, die zu einem definitiven Zerfall der Geisteskräfte führen, den man als Demenz bezeichnet.

Trotz der berühmten Arbeiten von Nissl, Vogt, Alzheimer, Klippel und Lhermitte ließ sich kein überzeugender anatomischer Beweis dafür erbringen, daß die Dementia praecox auf Hirnschädigungen zurückzuführen sei; selbst die vermeintlich chronische Entwicklung der Krankheit wurde durch die Statistik in Frage gestellt (Kongreß von Paris 1918, Arbeiten von Baruk und Aymé).

Obwohl Kraepelins Konzeption der Dementia praecox vor allem in Frankreich und besonders von seiten Seglas' und Chaslins auf heftigen Widerstand stieß, fand sie gerade dort durch die Arbeiten von Deny, Serieux und Pascal allgemeine Anerkennung. Die Klassifikation Kraepelins verbreitete sich schnell und vollständig in England, in Amerika und schließlich in der ganzen Welt.

Bleuler und die Schizophrenie. Neufassung der Schizophrenie

Bleuler nahm später die psychologische Untersuchung der Dementia praecox wieder auf und wies nach, daß es sich dabei nicht um eine globale Demenz han-

Abbildung 2187 (oben links) Schädigungen bei progressiver Paralyse im Bereich der Nervenzelle und der Gefäße der Hirnrinde. Figur 1 zeigt normale Pyramidenzellen und Figur 2 eine Pyramidenzelle, die durch »Schwellung, Deformation und Chromatolyse (Zellkernchromatinauflösung)« verändert ist. Figuren 3 und 4 zeigen einen transversalen und vertikalen Schnitt durch die Gefäße der Hirnrinde eines Kranken, der an progressiver Paralyse leidet. Illustration aus der Abhandlung über mentale Pathologie *von Gilbert Ballet, Paris 1903.*

Abbildung 2188 (oben rechts) Schädigung der Niere und der Leber durch die progressive Paralyse. Abbildung aus dem oben genannten Werk.

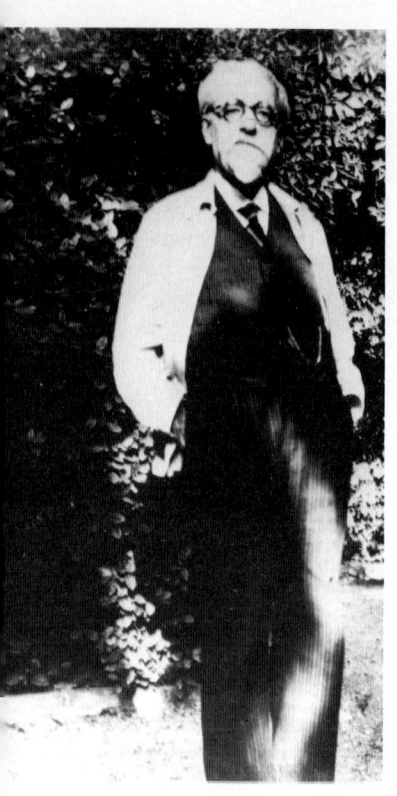

Abbildung 2189 (oben)
Pierre Janet (1859–1947).
(Aufnahme aus dem Besitz des Verfassers)

Abbildung 2190 (gegenüber, oben)
Demenz: Figur 1, Demenz ersten Grades; Figur 2, manische Demenz; Figur 3, progressive Paralyse (zweites Stadium): Größenwahn; Figur 4, progressive Paralyse (drittes Stadium): Demenz und Altersschwachsinn; Figur 5, Demenz als Folge der Lypemanie. Illustrationen aus der Neuen elementaren und praktischen Abhandlung der Geisteskrankheiten *von H. Dagonet. Paris 1876. (Nationalbibliothek)*

Abbildung 2191 (gegenüber, unten)
Illustrationen aus dem oben genannten Werk. Die erste Figur zeigt eine Kranke, die an hysterischer Manie mit erotomanischen Tendenzen leidet, die zweite Figur einen Fall akuter Manie mit Inkohärenz und Raserei, die dritte Figur eine friedliche, heitere und chronische Manie.

delt wie bei der progressiven Paralyse, sondern um eine Störung der Ideenassoziation. Sie verursacht eine Inkohärenz, die eine tiefgreifende Störung der Empfindungsfähigkeit und der Beziehung zur Wirklichkeit sowie einen Rückzug des Erkrankten auf sich selbst bewirkt, den »Autismus«. Diese Krankheit wurde von Bleuler und vor allem von Minkowski untersucht, der das Werk Bleulers in Frankreich einführte. Bleuler benannte die Dementia praecox um und gab ihr die Bezeichnung »Schizophrenie«, die sich schließlich durchsetzte; er hielt allerdings an der Prognose des chronischen Verlaufs der Krankheit fest. Die Psychiatrie erfuhr durch diese Systematisierung eine tiefgreifende Umwandlung, da diese das Augenmerk auf die Prognose richtete. Parchappe hat bereits darauf hingewiesen, daß Fehldiagnosen schwerwiegende Folgen nach sich ziehen, vor allem, wenn man einen Kranken fälschlicherweise als unheilbar erklärt. Eine solche Diagnose kommt einer Verurteilung gleich und kann seine ganze Zukunft zerstören.

Die gegenwärtige Psychiatrie bleibt immer noch von dem System Kraepelins und dem Mißbrauch mit der Diagnose »Schizophrenie« gekennzeichnet. Seglas hatte bereits in der Beschreibung der akinetischen Manie auf diese Irrtümer hingewiesen. Nach Pichots vor kurzem geäußerter Meinung hat die klassische französische Psychiatrie gegenüber der Konzeption der Schizophrenie und deren Ausweitung immer Zurückhaltung an den Tag gelegt. Die Engländer Slater und Roth haben eine solche Ausweitung allerdings in ihrer kürzlich erschienenen Untersuchung ebenfalls vorgenommen.

Währenddessen hat sich jedoch eine bedeutende Bewegung entwickelt, die die »Schizophrenie« in Frage stellte, eine Tendenz, wie sie sich bereits auf dem Züricher Kongreß über Schizophrenie angedeutet hat und später durch die Entdeckung sowohl der experimentellen als auch der periodischen Katatonie (Obegia aus Bukarest, Claude und Baruk, Gjessing in Oslo) weiterentwickelt worden ist. Anscheinend handelt es sich bei der Katatonie häufig um ein vorübergehendes oder toxisches Syndrom, welches man als von der Schizophrenie unabhängig betrachten muß. Die Erforschung der heilbaren atypischen Manien, die übrigens den ersten sehr wichtigen Arbeiten Pinels zu verdanken ist, ist durch Seglas, Delmas, Deron, Bessières und zahlreiche französische Mediziner vorangetrieben worden. Ihre Arbeiten fanden später durch die Entwicklung der Psychopharmakologie Bestätigung und haben die falsche Konzeption der Schizophrenie tatsächlich tiefgreifend erschüttert. Obwohl diese Konzeption erhebliche Mängel aufweist, kann sie sich aufgrund der Neigung zur Bequemlichkeit und zu einmal angenommenen Gewohnheiten immer noch behaupten. Auch in Deutschland haben die Arbeiten verschiedener Schulen, vor allem die Arbeit Pauleikhoffs — das Werk von Kraepelin sei nicht in Abrede gestellt —, die Konzeption der Schizophrenie wieder mit der ursprünglichen Vorsicht behandelt, die die Imitatoren leider nicht hatten walten lassen, und erneut die Bedeutung der periodischen Psychosen betont. Unsere Epoche befindet sich also nach dieser ganzen Entwicklung an einem wirklichen Krisenpunkt der nosologischen Systematisierung.

Die Entwicklung der Psychoanalyse durch Freud in Wien hat die Nosologie ebenfalls in Frage gestellt. Freud war zunächst Anatom und Experimentator und arbeitete mit einem Stipendium in Charcots Abteilung an der Salpêtrière. Charcot, der Begründer der Neurologie, untersuchte in jener Periode eingehend die hysterischen Anfälle, die er auf eine funktionelle Gehirnstörung zurückführen wollte (organo-dynamische Konzeption von Charcot). Unter dem

Einfluß Charcots griff Freud die frühere Beschreibung der Hysterie und des hysterischen Wahnsinns wieder auf, die man mit dem Fortschreiten der Psychiatrie bereits der periodischen Psychose und der Katatonie von Kahlbaum zugeordnet hatte. Freud hatte sich allerdings nicht eingehend mit der Psychiatrie beschäftigt und kannte daher diese Entwicklung nicht. Seine Konzeption basierte auf einer früheren Psychiatrie, die keine klaren Konturen aufwies und deren wenig präzise Beschreibungen Babinski noch stärker einschränken und verstümmeln sollte.

Die psychoanalytische Erklärung

Diese Rückwendung auf dem Sektor der klinischen Medizin stand im Dienste einer psychogenen Konzeption der Neurosen, die sich von derjenigen Pierre Janets unterschied. Dieser hatte diese Neurosen einst minutiös beschrieben. Freud wollte der Krankheit eine finale Erklärung geben und beschränkte sich nicht darauf, sie lediglich zu beschreiben. Nach Freud lag diese Erklärung in der Wirksamkeit verdrängter Wünsche und Triebe, die sich später in der Entstehung der Neurose in verkleideter Form zeigten. Aufgrund dieser Erklärung entwickelte Freud eine therapeutische Methode, die »Psychoanalyse«, die darin bestand, durch Lockerung der Selbst-Zensur des Patienten und Interpretation von Fehlleistungen und Träumen die verdrängten Affekte aufzudecken. Freud hoffte, den Kranken von ihrer Dynamik zu befreien und ihn heilen zu können, wenn man diese wieder an den Tag brächte. Der Erfolg dieser Methode läßt sich schwer einschätzen und scheint die Ausgangshypothese nicht wirklich bestätigt zu haben. Die Psychoanalyse hat sich jedoch auf der ganzen Welt unter Bildung zahlreicher organisierter Spezialisten etabliert, gestützt auf eine allgemeine Verbreitung ihrer Grundvorstellungen.

Freud und die Psychoanalyse

Freud war von Medizin und Psychologie ausgegangen und ging dann dazu über, die verschiedensten Themen wie Pädagogik, Geschichte und Theologie zu erörtern. Er hatte sich dabei zum Ziel gesetzt, die Gefahren des sozialen und moralischen Zwanges und der Verdrängung von Instinkten darzustellen. Daraus resultierte gewissermaßen eine *Vergöttlichung der Instinkte* und eine Konzentration auf das Unbewußte. Freud faßte jedoch nur das *untere Unbewußte* mit den Sexualtrieben und den egoistischen Wünschen ins Auge, beachtete das *obere Unbewußte* jedoch nicht und verwarf es sogar, diesen Ursprung des Altruismus und der Nächstenliebe, die in der hebräischen monotheistischen Tradition in so hohem Maße entwickelt sind. Obwohl Freud Jude war, stand er also im Gegensatz zum Gesetz Mose und zog dem Gebot: »Liebe deinen Nächsten wie dich selbst« die römische Maxime *Homo homini lupus* vor. Die Position Freuds kehrt zurück zur heidnischen Götzenverehrung des Altertums.

In den Vereinigten Staaten, die anfangs das Zentrum der psychoanalytischen Entwicklung bildeten, wurde neuerdings lebhafte Kritik an Freud und der Psychoanalyse laut, die von der Schule von Chicago und dem Werk Percival Baileys ausgeht. Bailey gilt als bedeutender Neurologe und war zunächst Neurochirurg und Schüler von Cushing. Später studierte er in Frankreich bei Pierre Marie Neurologie, Psychiatrie bei G. de Clérambault im Spezialkrankensaal des Dépot in Paris und bei Pierre Janet Psychologie. Sein Buch »Sigmund, the Unserene« wurde ins Französische übersetzt und enthält eine wichtige Einführung von Alajouanine. Bailey leistete eine fundierte Kritik an

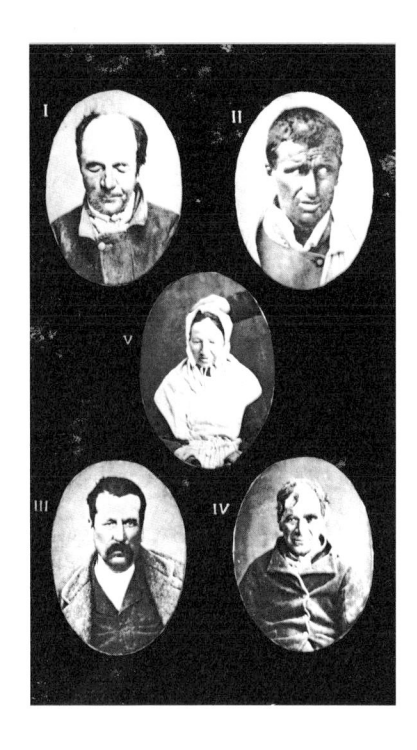

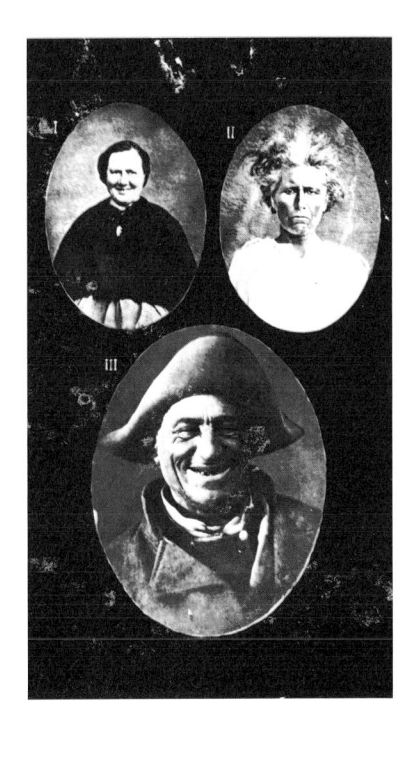

1981

der Psychoanalyse und dem Werk Freuds und wirft den Psychoanalytikern vor allem ihre Indifferenz den Kranken gegenüber vor. Wir vertreten ebenfalls diesen Standpunkt und ziehen eine *aktive Psychotherapie* »mit ausgebreiteten Armen« vor. Eine solche Therapie läßt dem Kranken Unterstützung und wirksame Hilfe zuteil werden und beseitigt dabei die Probleme der Umgebung. Die Psychoanalyse vermehrt hingegen seine Konflikte mit den nahen Verwandten; sie hilft ihm anscheinend selten, beherrscht ihn vielmehr.

Der Einfluß der Psychoanalyse hat in Frankreich ein beträchtliches Ausmaß erreicht und die klinische Tradition, die dort ihren festen Platz hatte, tiefgreifend erschüttert. Daher rühren nicht nur die unvollkommene Ausbildung der Psychiater, sondern auch die Irrtümer in Diagnose, Prognose und Therapie. Überdies läßt sich die Rückkehr zu der alten Konzeption der »Kultivierung der Neurosen und Psychosen« verzeichnen, eine Gefahr, die Babinski ausdrücklich betont hat. Durch endlose Behandlungen erhält man eher die Krankheit aufrecht, als die Heilung und die soziale Wiedereingliederung zu verwirklichen. In all diesen Bewegungen läßt sich eine Art rückläufiger Einstellung gegenüber der französischen Tradition der Psychiatrie beobachten. Man tendiert dazu, die Theorien aus dem Ausland zu begünstigen und auf die Methoden der »doktrinären Theoretiker« zurückzugreifen, die Pinel so heftig bekämpfte. Diese Tendenz kommt in dem Werk von Henri Ey zum Ausdruck. Dennoch hat sich die französische Tradition der Psychiatrie erneut mit dem Werk von Dupré, von Gilbert Ballet, von Seglas, von Chaslin und vor allem von Clérambault zur Wehr gesetzt. Clérambault hat die Erforschung der Halluzinationen und des halluzinatorischen Wahns wiederaufgegriffen. Er hat an die Stelle einer starren Nosologie in seiner Konzeption des »mentalen Automatismus« interessante

Abbildung 2192
Das Irrenhaus von Bethlehem in London. Stich aus dem 18. Jh. (Paris, Nationale Vereinigung der Pharmazeuten, Sammlung Bouvet).

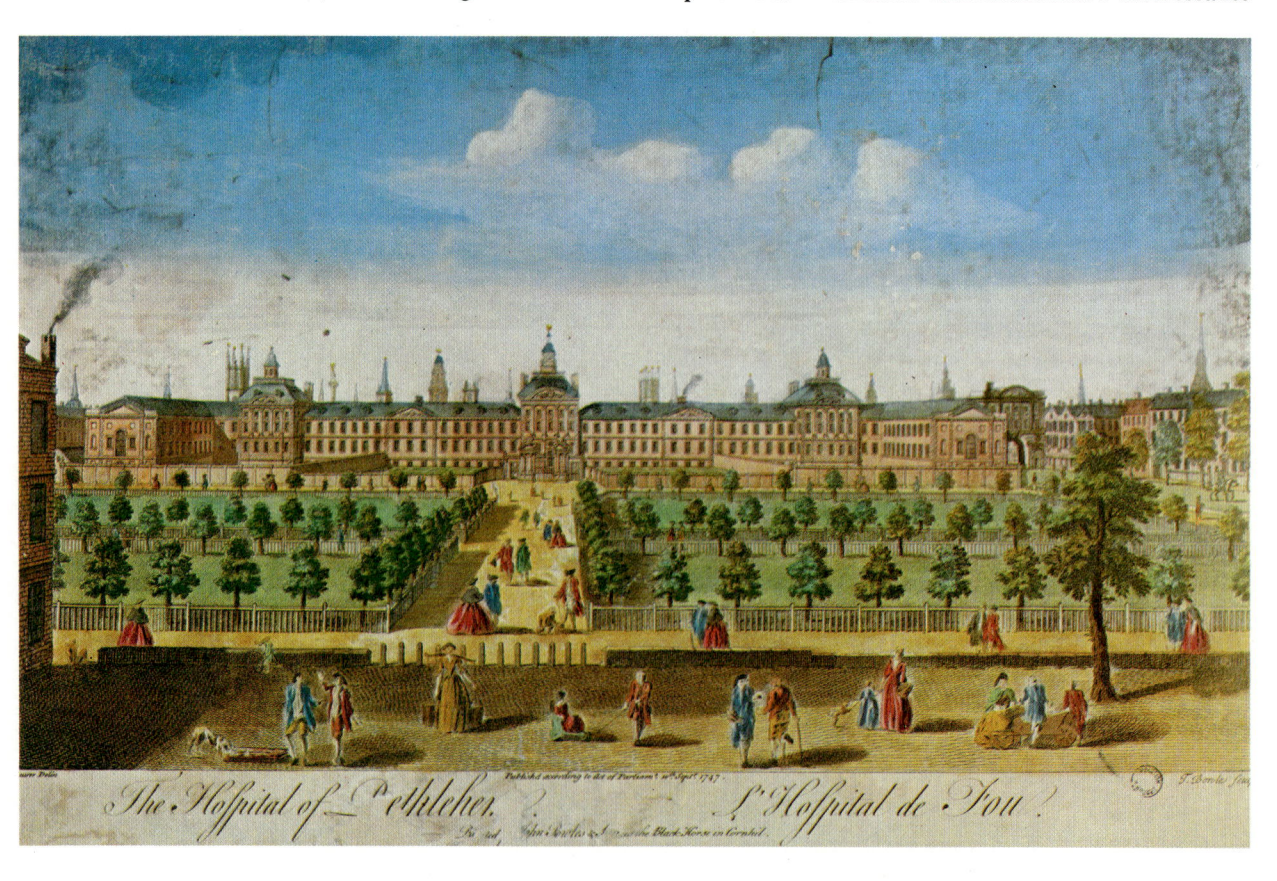

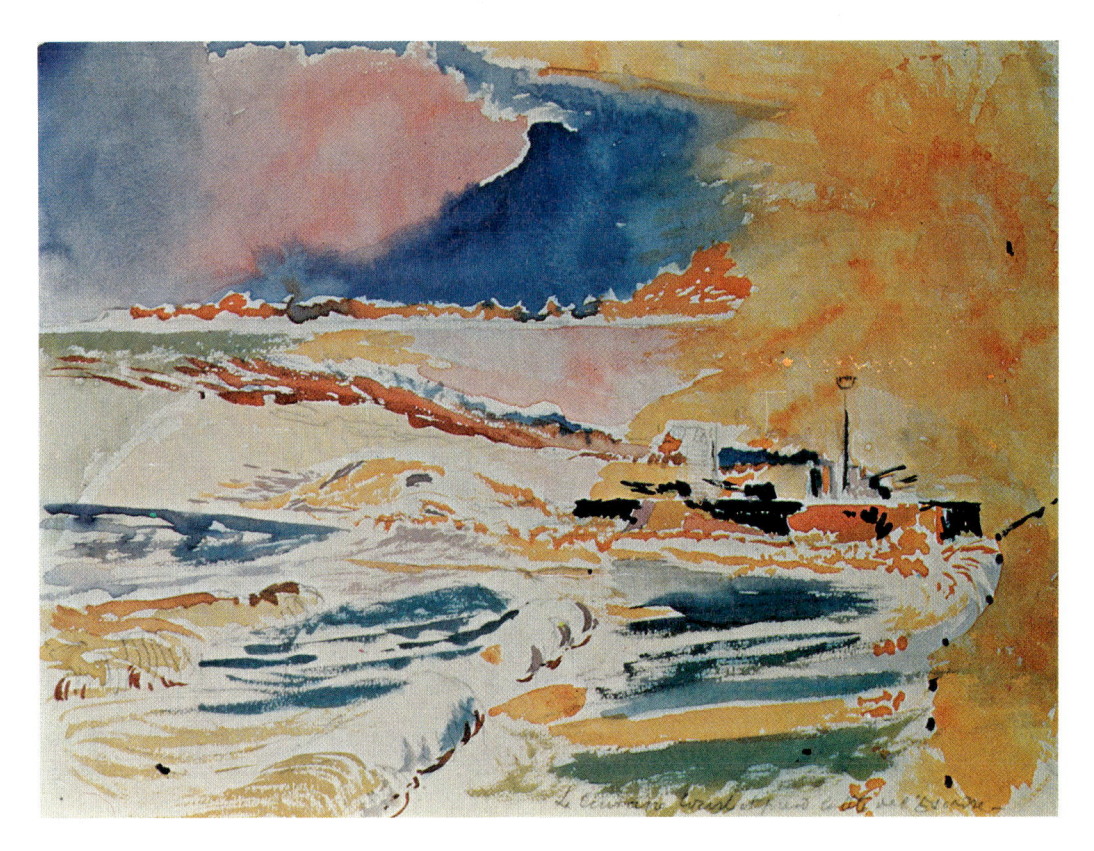

Abbildung 2193
Zeichnung eines Irren. Meeresansicht mit Strand. Rechts ein Hafen.
(Abb. aus dem Besitz des Verfassers)

Studien irritierender halluzinatorischer Phänomene und nachfolgender phantastischer Erklärungen gesetzt. Im klinischen und pathologisch-anatomischen Sektor haben die berühmten Arbeiten von Marchand und seinen Schülern, namentlich die von Courtois über die Enzephalitis und die von Dide und Guiraud über die Zentren der Hirnbasis die Tradition der französischen anatomisch-klinischen Medizin in jüngster Zeit erneuert.

Die neuen Therapien

In unserer Epoche sind noch in anderer Hinsicht neue therapeutische Bewegungen entstanden. Zunächst gab es die Schocktherapien mit dem Insulinkoma oder der Methode von Sakel, weiterhin das Cardiazol (van Meduna) und den Elektroschock von Cerletti. Man kehrte tatsächlich zu einer alten Vorstellung zurück, nach der die Wahnvorstellungen der Kranken in den großen Erschütterungen verschwänden, die dem Erlebnis des Todes ähneln; diese Vorstellung war in den vergangenen Jahrhunderten entwickelt und von Pinel und Esquirol heftig bekämpft worden. Pinel hatte über van Helmont und das »Überraschungsbad« oder Eisbad geschrieben, daß »man vor diesem medizinischen Wahn erröten muß, der weitaus gefährlicher als der Wahn des Geisteskranken ist, dessen verwirrten Verstand man heilen will«. Wenn die alten Schockmethoden in dem Werk von Guislain in Belgien auch eingehend beschrieben wurden, so waren sie dennoch infolge der Strömung, die von Pinel und Esquirol ausging, de facto vollkommen verschwunden. Pinel hatte ebenso Broussais bekämpft, der sich auf die »doktrinären Theoretiker« stützte, indem er alles durch die Erregtheit erklärte.

Aufgrund wissenschaftlicher Erkenntnisse und im Namen der Menschlichkeit haben auch wir die neuen Schocktherapien bekämpft. Wir lernten ins-

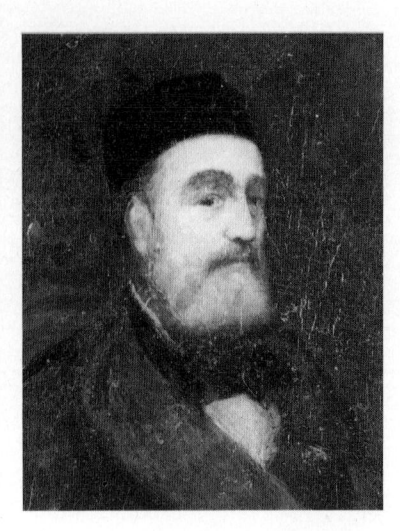

Abbildung 2194 (oben) Jacques-Joseph Moreau de Tours (1804–1884). Gemälde seines Sohnes. (Paris, Teilsammlung) Moreau de Tours war ein Schüler Esquirols. Man verdankt ihm Arbeiten über die Wirkung von Haschisch, den er um 1838–1840 während seiner Orientreise entdeckt hatte. Er besaß die Gewißheit, daß »derjenige, der sich dem Einfluß des Haschisch aussetzt«, an sich selbst »die wichtigsten geistigen Veränderungen studieren kann, die Ausgangspunkt aller Arten von Geistesstörungen sind«.

besondere das Werk von Cerletti aus Rom kennen, der den Elektroschock erfunden hatte. Er wollte ihn am Ende seines Lebens beim Menschen abschaffen und durch Injektionen von Seren elektrogeschockter Tiere ersetzen, Seren, die angeblich Abwehrsubstanzen enthalten. Nach dieser Blütezeit der Schockmethoden ist die Psychopharmakologie an ihre Stelle getreten.

Die Arbeiten von Moreau de Tours hatten diese Richtung bereits eröffnet, die später durch unsere Arbeiten mit de Jong über die experimentelle Katatonie weiterentwickelt wurde. Charpentier und seine Mitarbeiter haben die neuen Substanzen, insbesondere die Phenothiazine und das Chlorpromazin, im Labor von Spécia hergestellt, und Frau Courvoisier hat sie in physiologischer Hinsicht untersucht. Ferner gebührt Delay und Deniker (anfangs mit Harl) das Verdienst, das Chlorpromazin isoliert angewandt zu haben; namentlich in der Behandlung der manischen Psychose stellte dies einen bedeutenden Fortschritt dar. Delay begründete die Theorie der Neuroleptika, Substanzen, die in höheren Dosen extrapyramidale neurologische Syndrome hervorrufen. Große Fortschritte wurden sowohl in der Behandlung der Erregungszustände als auch der Ängste, der Depressionen usw. erzielt. Wir haben daher die »Gesellschaft Moreau de Tours« gegründet, die fünf Bände über diese Probleme in all ihren Details veröffentlicht hat. Wir haben in unserem Labor für experimentelle Psychopathologie an der Ecole des Hautes Etudes die Bedeutung von *Tierexperimenten* dargelegt. Auf diese Weise haben wir mit Launay die epileptogene Wirkung des Imipramins beim Affen nachgewiesen. Wir haben mit Ivan Bertrand, der spanischen Schule von Bosque und unserem Schüler Palomo Salas (aus Madrid) den Einfluß dieser Substanz auf die fronto-ponto-cerebellare Bahn (Nervenbahn vom Stirn- zum Kleinhirn) beschrieben.

Wenn der Psychopharmakologie auch große Fortschritte zu verdanken sind, wären diese jedoch in Frage gestellt, solange man die Diagnose der Schizophrenie mißbräuchlich verwendet, falsche Prognosen stellt und sich, anstatt die Heilung ins Auge zu fassen, lediglich auf unspezifische hemmende Therapien beschränkt, also zur Kultivierung von Psychosen zurückkehren würde. Egas

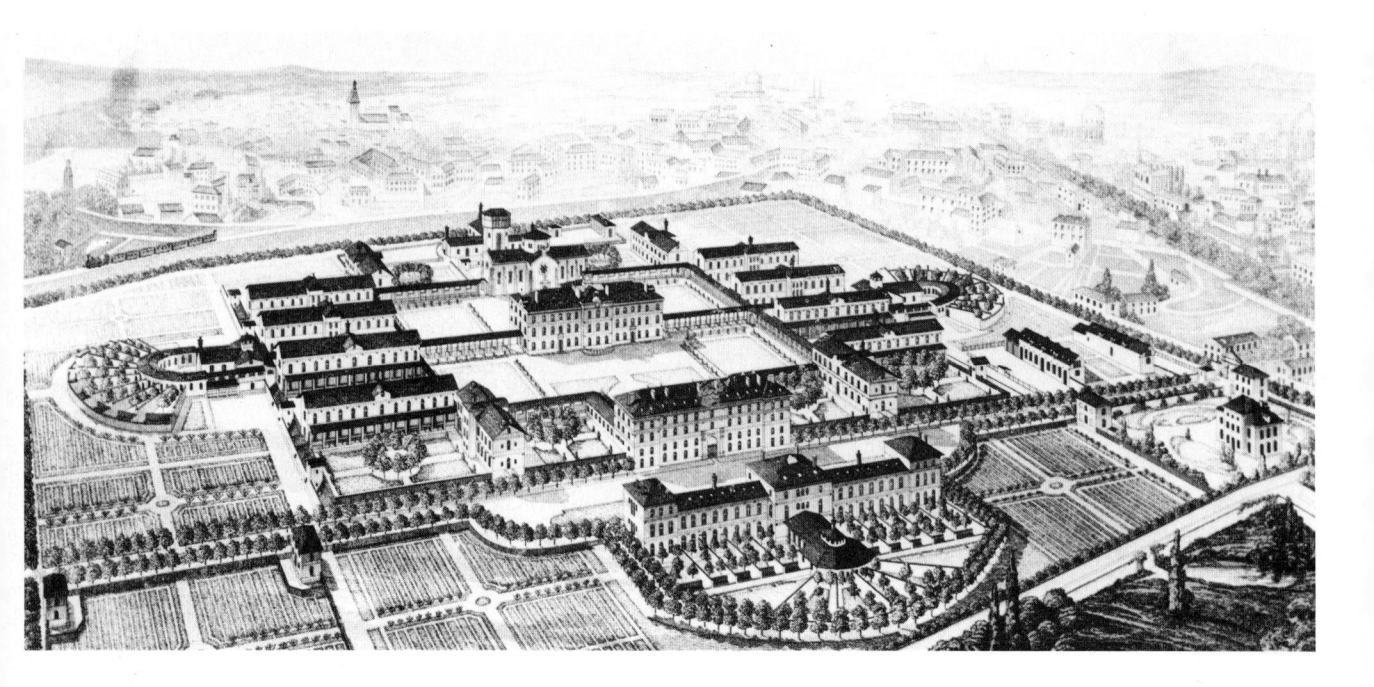

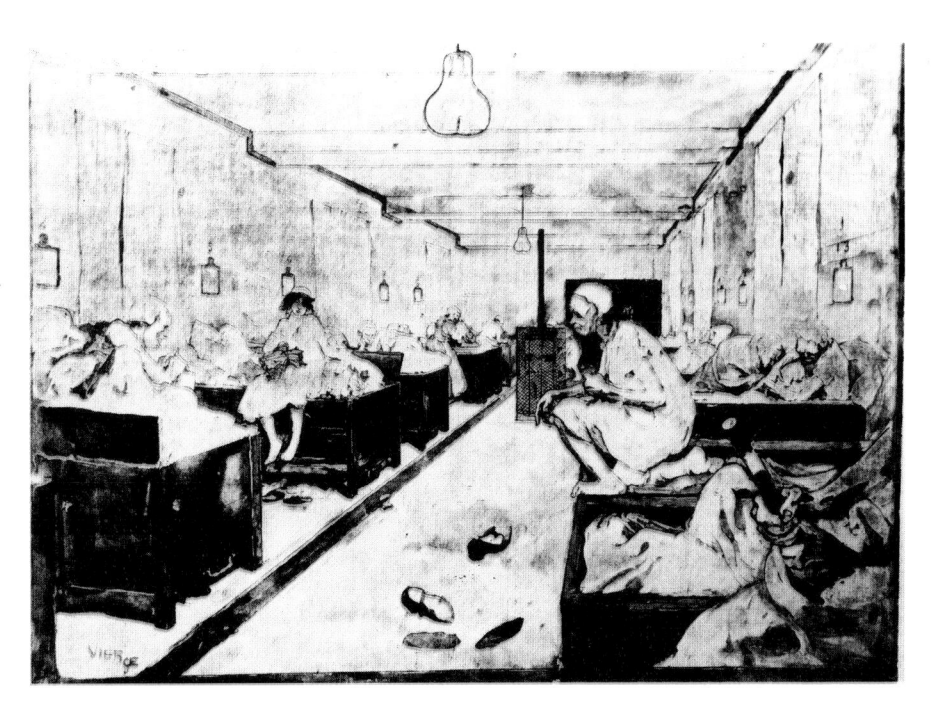

Abbildung 2196
Ein Frauenschlafsaal in der Salpêtrière. Zeichnung von Daniel Vierge, datiert von 1887. (Paris, Bibliothèque des Arts décoratifs)

Moniz aus Lissabon hat eine andere Methode empfohlen, die Psychochirurgie (Lobotomie), bei der die Stirnlappen des Großhirns auf operativem Wege verändert werden.

Wir haben diese Methode bekämpft; sie führt zu definitiven Hirnschädigungen, die sich häufig ausdehnen, wie Frau Cheutchenko in Moskau in ihren Arbeiten bewiesen hat. Diese Methode ist in den osteuropäischen Ländern verboten und von Morel (Genf) und Senise (Neapel) heftig bekämpft worden. Sie ist somit weitgehend in Mißkredit geraten.

In unserer Epoche versuchte man außerdem die Gesetzgebung vom 30. Juni 1838 zu reformieren. Diese Reform wollte freie Dienste schaffen und die psychiatrische Versorgung durch Differenzierung (Sektorisierung) auf allen Ebenen ausdehnen. Die exzessive Erweiterung der Psychiatrie bedeutete allerdings eine bedenkliche *Rückkehr zur Willkür,* welche durch das Gesetz von 1838 so heftig bekämpft wurde, das aus der Französischen Revolution stammt. Trotz lebhafter Kritik wurde das Gesetz vom 3. Januar 1968 verabschiedet, das das Risiko allzu leichtfertiger Entmündigungen in sich birgt und damit Willkür und Manipulation begünstigen könnte.

Offenbar zeichnet sich neben großen Fortschritten auch eine Krise in therapeutischer und moralischer Hinsicht ab. Die Vorstellung des moralischen Bewußtseins scheint im Gefolge der Psychoanalyse verschwunden und durch die des Über-Ichs ersetzt worden zu sein. Hierin liegt ein großer Irrtum. Die Erfahrung beweist die außerordentliche Kraft des tief verwurzelten Gefühls für Gut und Böse. In unserem Buch haben wir die Tradition der moralischen Psychiatrie wieder zum Leben erweckt, später gefolgt von der Forschungsrichtung der Sozialpsychiatrie. Sie hat die Psychiatrie auf das ganze Leben ausgeweitet, birgt jedoch auch die Gefahr in sich, ihre Grenzen zu verwischen und sie zu kompromittieren. Der Engländer Laing und der Franzose Foucault haben als Reaktion die Antipsychiatrie begründet. Diese Bestrebungen verdeutlichen die Komplexität der gegenwärtigen historischen Entwicklung und die neuen Probleme, die daraus erwachsen.

Abbildung 2197 (unten)
Katatonikerin in Beugehaltung. Zeichnung von H. Lemeunier. (Paris, Sammlung des Verfassers)
Die Katatonie ist ein Zustand der Katalepsie, der durch die aktive Starre des Körpers gekennzeichnet ist. Der Affe auf dem unteren Bild ist durch Bulbocapnin katatonisch geworden und nimmt die gleiche Haltung ein.

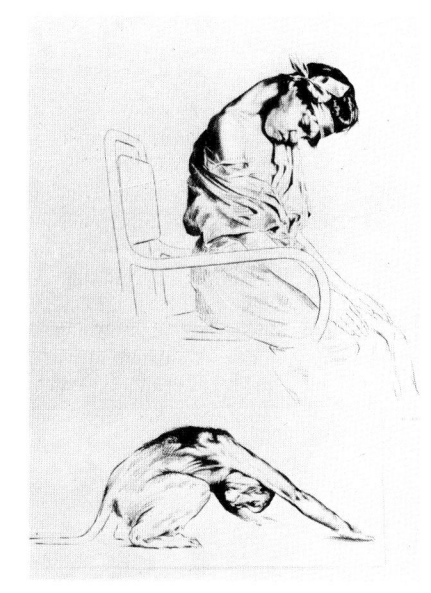

Abbildung 2195 (gegenüber, unten)
Gesamtansicht des Asyls Sainte-Anne im Jahr 1869. (Paris, Bibliothek des Arts décoratifs)

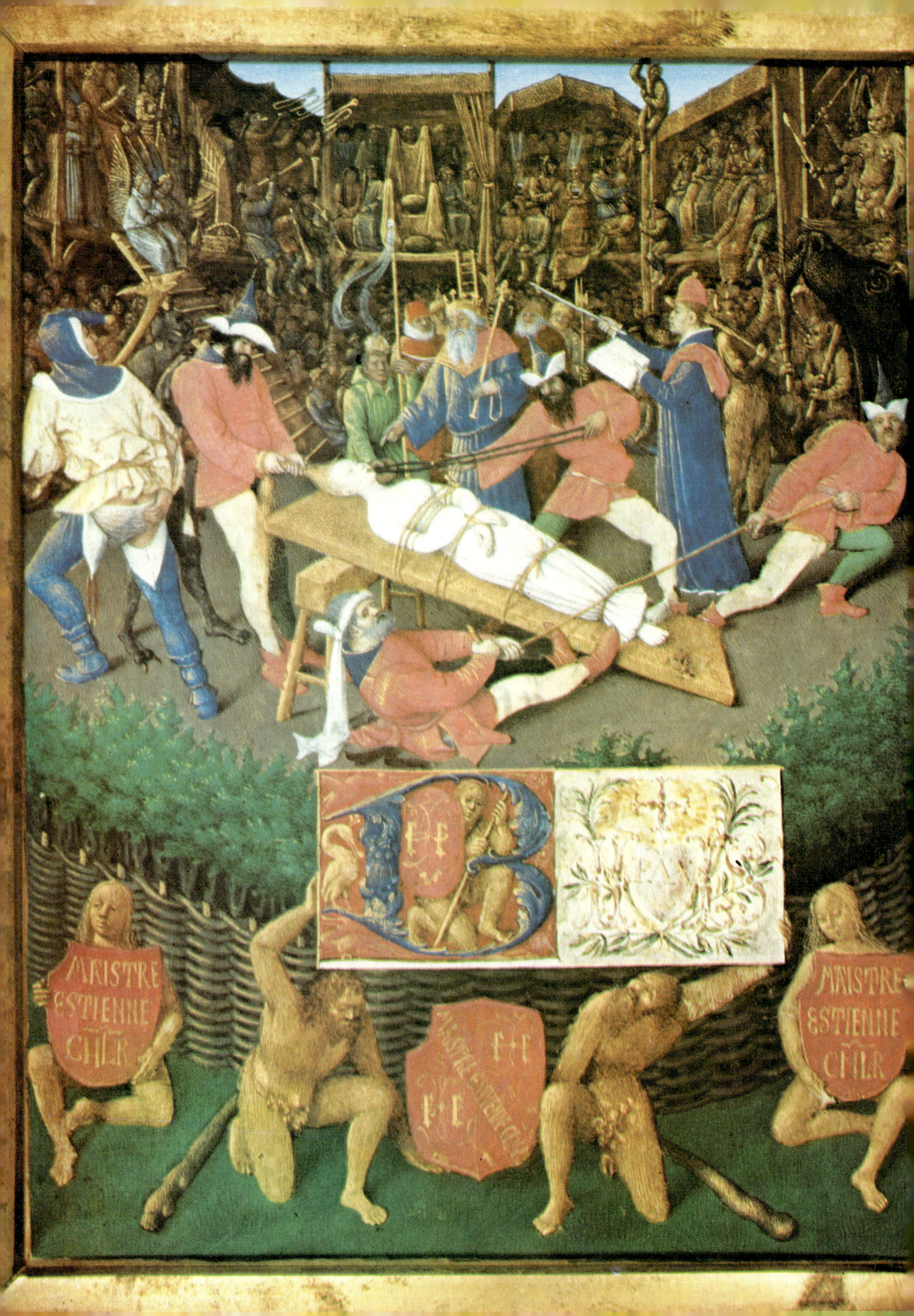
MAISTRE ESTIENNE CHLR
MAISTRE ESTIENNE CHLR

Die Zahnheilkunde vom Mittelalter bis zum achtzehnten Jahrhundert

von André Besombes

Die Geschichte der Zahnheilkunde steht in der langen Periode vom Beginn des christlichen Zeitalters bis zum Ende des Mittelalters unter dem Zeichen wiederholter Anleihen aus dem Altertum und dem beherrschenden Einfluß der arabischen Medizin. Ihre seltsamen, wenn nicht gar abwegigen Therapien tragen den Stempel des Aberglaubens. Man bemühte sich, der operativen Dürftigkeit abzuhelfen. Das Allheilmittel bestand im Zahnziehen (es beschränkte sich zumeist darauf, die Zahnkrone abzubrechen). Als letztes Mittel blieb schließlich die Anrufung der wundertätigen Heiligen. In dieser Zeit verwahrte die Geistlichkeit das Wissen in ihrem Besitz. Mönche und religiöse Orden, die das Gebot der Krankenpflege erfüllten, blieben bis weit ins achtzehnte Jahrhundert hinein die einzige Hilfe für die Kranken. Erst sehr viel später gingen Ärzte, Chirurgen und Barbiere nicht ausschließlich aus den Reihen der Kleriker hervor, sondern auch Vertreter der Weltlichkeit traten als Mediziner auf; lange Zeit allerdings blieben sie in verschwindend geringer Zahl. Den Zahnarzt im eigentlichen Sinne gab es de facto nicht. »Jedermann« konnte es sein: Der Barbier, der Gliedereinrenker, der Hufschmied, der Priester, der Apotheker und die »guten alten Frauen«. Alle priesen ihre Heilmittel an; der Scharlatan trieb sein Unwesen, indem er die gaffende Menschenmenge zum Kauf seiner seltsamen Präparate überredete. Sobald sich erste Anzeichen einer Organisation bemerkbar machten, gerieten Ärzte, Chirurgen und Barbiere miteinander in Konflikt.

Für die Zahnmedizin erlangte die Epoche der Renaissance durch die Errungenschaft der Fundamentalwissenschaften entscheidende Bedeutung. Das Aufkeimen neuer Erkenntnisse hat allerdings kaum bemerkenswerte Fortschritte in der operativen »Technik« nach sich gezogen, und auch die Therapie hat ihren empirischen Charakter behalten.

In dieser Zeit schrieben drei hervorragende Mediziner Abhandlungen oder größere Werke über Fragen der Zahnmedizin. Wir vermögen uns kaum vorzustellen, welche Schmerzen unsere Vorfahren zu ertragen hatten. Die Martern, die Ludwig XIV. aushalten mußte, sind zur Genüge bekannt...

Ambroise Paré hatte wohl recht, als er schrieb: »Der Zahnschmerz ist der heftigste und grausamste aller Schmerzen, die nicht zum Tode führen.«

Erst im achtzehnten Jahrhundert konnten Pierre Fauchard und seine Zeitgenossen bedeutende Fortschritte erzielen. Neben den immer noch sehr zahlrei-

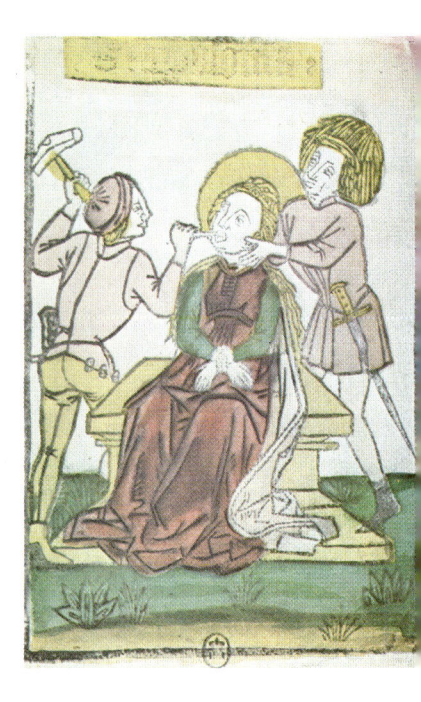

Abbildung 2199
Die heilige Apollonia. *Kolorierter Holzstich, Augsburg, 1470.* (Paris, Nationalbibliothek)

Abbildung 2198 (gegenüber)
Das Martyrium der heiligen Apollonia. *Miniatur von Jean Fouquet (1420—1470 oder 1480) aus dem* Stundenbuch (Horen) *von Etienne Chevalier (etwa 1457 angefertigt).* (Frankreich, Chantilly, Museum Condé)

chen Scharlatanen traten allmählich »Operateure für die Zähne« in Erscheinung. Sie bildeten sich aus, machten ihre Heilerfolge publik und versuchten, der Zahnheilkunde durch den obligatorischen Erwerb erster amtlicher Titel wie Meister und Zahnexperte zur Anerkennung zu verhelfen, die durch vor den Kollegien der Chirurgie abgelegten Prüfungen zu erwerben waren. Der Stillstand der Operationstechnik beruhte jedoch auf der Unzulänglichkeit der Instrumente — rotierende Instrumente waren so gut wie gar nicht vorhanden — und war von einem Mangel an therapeutischen Verfahren begleitet, der auch die übrige Medizin kennzeichnete. Die Zahnheilkunde hat zweifellos Jahrhunderte gebraucht, bis sie sich zu einer eigenständigen Disziplin entwickelte. Als Bestandteil der Medizin vollzieht sich ihr Fortschritt parallel zu den mit der Zahnmedizin verwandten Fachrichtungen.

Das Mittelalter

Das Mittelalter beginnt mit dem Todesjahr Theodosius I. (395), einem Zeitpunkt, der die Teilung des Kaiserreiches und den vollständigen Verfall Roms bis hin zur Invasion und zum Ruin markiert, und endet mit der Einnahme Konstantinopels durch Mehmet II. im Jahre 1453.

Die gesamte Ära erstreckt sich über mehr als elf Jahrhunderte und ist charakterisiert durch das Erscheinen von Sammelwerken und Kommentaren der hippokratischen und galenischen Medizin. Die Epoche der arabischen Medizin (600—1200) überschneidet sich mit der Epoche der Arabisten (1100—1500).

Der griechische Arzt Oribasius (326—403) wurde in Pergamon geboren. Er verfaßte eine *Medizinische Sammlung,* eine Enzyklopädie in zweiundsiebzig Bänden, in denen er die Werke von Galen kommentierte, wenn nicht gar kopierte. Von den recht wenigen interessanten Themen zur Zahnheilkunde seien genannt: »Vom Zahnziehen, verordnet zur Heilung von Fisteln«, im Anschluß an das Kapitel »Tumore«. Oribasius erwähnte auch die Speicheldrüsen. Sein *Buch der Verbände und der Maschinen* wurde durch Beschluß der Fakultät von Paris vom 11. Juli 1607 bis zum 18. Jahrhundert in den öffentlichen Vorlesungen kommentiert.

Im 6. Jahrhundert kam das *Tetrabiblon* des Aetius von Amida (502—575) von Mesopotamien nach Europa. Dieses Werk enthält sowohl eine Beschreibung der Lähmung des Gaumensegels als auch die Bestätigung für die Nervenversorgung des Zahns durch den Nervus trigeminus. Paulus von Ägina (625 bis 690) widmete sich der operativen Medizin und gab eine vorzügliche Darstellung der »Enthauptung« der Zähne, der Zahnstellungsanomalien und der Zahnfleischgeschwulst (Epulis). Er gilt als der letzte bedeutende Arzt von Byzanz.

An die Stelle der römischen Welt traten die Araber. Die arabische Wissenschaft war eine weite und komplexe Bewegung, welche die abbasidischen Kalifen ins Leben gerufen haben. Sie breitete sich von Bagdad über Andalusien und Frankreich nach Europa und bis nach Zentralasien aus. Honeïn ben Ishak (809 bis 873) oder Abu Zeid el-Ibadi oder Johannitius machte seine Landsleute mit Hippokrates und Galen bekannt, deren Schriften er übersetzte. Auf diesem Weg gelangten sie — verspätet — in die abendländische Welt.

Der große Kliniker Rhazes (850—923) verfaßte die siebzigbändige Abhandlung *Continens (Totum continens).* Er erwähnte die Neubildung der Knochen des Oberkiefers und des Schienbeins und beschrieb das schmerzhafte Gesichtszucken und die Hasenscharte. In der Überzeugung, daß der Schmerz durch Entfernen der Zahnkrone gelindert werden könne, ließ er sie »zerspringen«. Leider fand dieses Verfahren noch lange Zeit Anwendung. Avicenna (980 bis

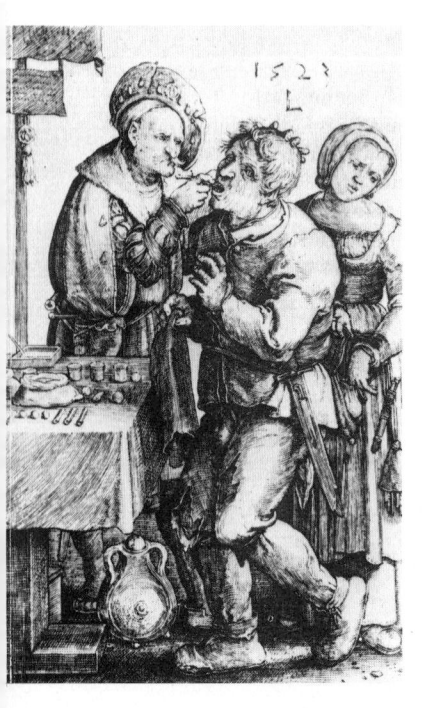

Abbildung 2200
Der Zahnzieher. *Stahlstich von Lukas van Leyden, 1523. (Vereinigte Staaten; Philadelphia, Kunstmuseum)*

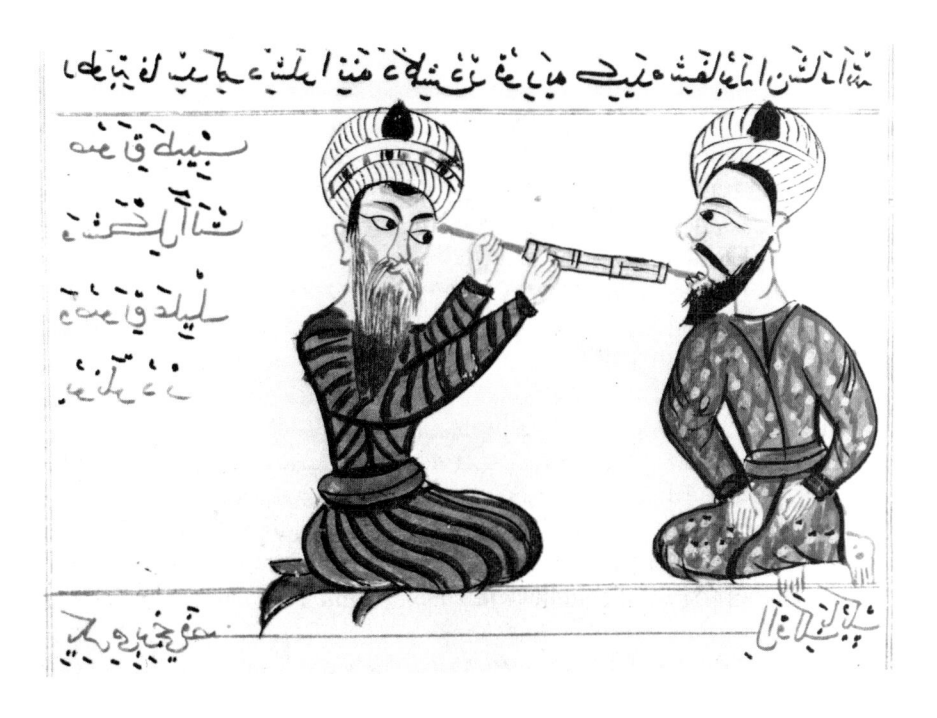

*Abbildung 2201
Ätzung eitrigen Zahnfleisches.
Miniatur aus der türkischen Handschrift der Chirurgie von Charaf ed Din, 1465.
(Paris, Nationalbibliothek, Türkische ergänzende Handschrift 693, L. I., Kapitel 20, Blatt 28, V°)
Die Handschrift enthält 140 Abbildungen und eine türkische Übersetzung des dreißigsten Buches der Enzyklopädie für Chirurgie und Medizin, die Albucassis redigiert hat.*

1037) gebührt der Beiname »Fürst der Mediziner«. Er faßte die bereits vorhandenen Kenntnisse über die Zahnheilkunde in dem illustrierten Werk *Kanon der Medizin* zusammen. Die Mediziner des Abendlandes übersetzten und kommentierten es bis zum 17. Jahrhundert. Avicenna empfahl sowohl »zu große Hitze« als auch »zu große Kälte«, vor allem unmittelbar nacheinander, für die Zähne zu vermeiden. Er erwähnte Zahnbehandlungen wie beispielsweise die Bohrung der Zahnkrone, um verfaultes Markgewebe zu entfernen.

Albucassis (936—1013 ?) wurde in Zanara bei Cordoba geboren. Er erhielt wegen seiner Gelehrsamkeit den Beinamen »Lehrmeister des Mittelalters«. Er sollte zur Nacheiferung anregen und den Akademien — unter anderen der von Montpellier — zum Aufschwung verhelfen. Der *Al Tasrif* (»der Diener«) gilt als sein wichtigstes Buch. Albucassis beschreibt darin zahlreiche Instrumente für das Zahnziehen, Schaber zum Entfernen des Zahnsteins, Ausbrenner für die Behandlung von Zahnfisteln und die Ätzung wackliger Zähne und erschlafften Zahnfleisches und gibt die Körperhaltungen des Patienten und des Praktikers an beim Entfernen des Zahnsteins und beim Zahnziehen.

Albucassis hielt das Verfahren des »Zahnzerbrechens«, welches Rhazes empfohlen hatte, für unannehmbar. »Hüten Sie sich, den Zahn zu zerbrechen. Ein

*Abbildung 2202
Verschiedene Heilmittel gegen den Zahnschmerz. Stich aus einer Ausgabe des* Tacuinum sanitatis, *die 1531 in Straßburg gedruckt wurde.
(Paris, Bibliothek der Alten Med. Fakultät)*

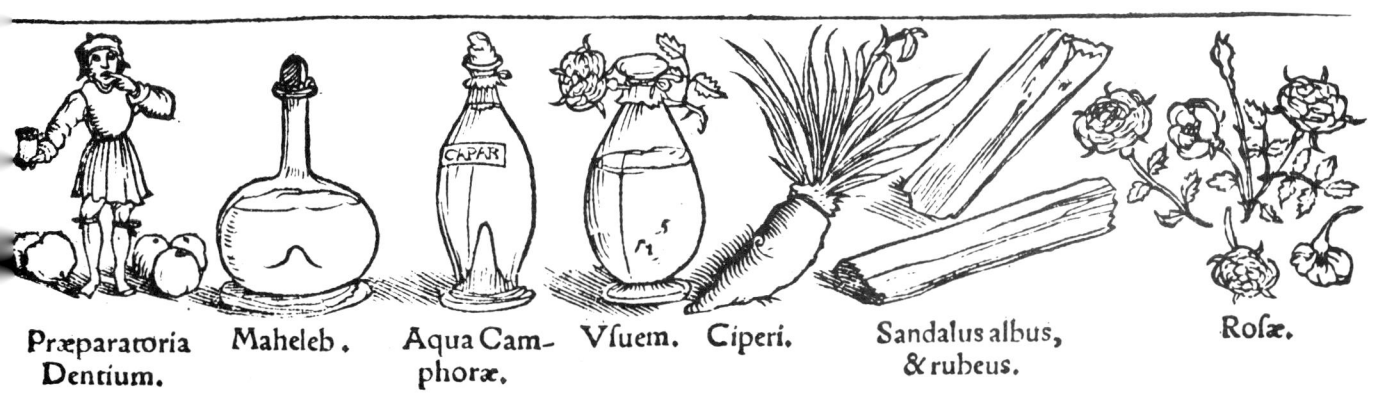

Præparatoria Dentium. — Maheleb. — Aqua Camphoræ. — Vſuem. — Ciperi. — Sandalus albus, & rubeus. — Roſæ.

1989

Teil des Zahns wird zurückbleiben und dem Kranken Qualen bereiten, die weitaus schlimmer sind als vorher.« Er beklagte löblicherweise, daß die Zahnheilkunde im allgemeinen nicht von Fachchirurgen, sondern von unspezialisierten Personen ausgeübt werde. Die arabischen Mediziner empfahlen generell, die Zähne nach jeder Mahlzeit mit Hilfe eines Stäbchens (dem Siwak) abzureiben und zu reinigen. Zahlreiche Formeln für Zahnpuder lagen bereits vor, ebenso bestimmte Mischungen (Mastix) für Zahnplomben auf Grundlage von Harz, der Mastixpflanze und Alaun.

Das Hauptverdienst der arabischen Mediziner bestand darin, die griechische Medizin bewahrt, dem Volke zugänglich gemacht und weiterentwickelt zu haben. Überdies lehrten sie die Diätkunde und die allgemeinen Regeln der Hygiene. Nachdem sie sechshundert Jahre lang die Meister gewesen waren, sollten ihre Schüler, die Arabisten, ihr Werk fortsetzen.

Ein bedeutendes Zeugnis davon gibt die Schule von Salerno. Nach dem Zusammenbruch des Römischen Reiches kommt in Salerno ein medizinisches Kollegium zusammen. Die Mediziner von Salerno werden 846 in den Archiven des Königreichs von Neapel aufgeführt. Salerno machte sich vor allem ab Mitte des zehnten Jahrhunderts als Schule und Stadt der Medizin (civitas Hippocratica) einen Namen. Konstantin der Afrikaner brachte etwa im Jahre 1060 das gesamte Wissen der griechischen und arabischen Mediziner nach Salerno.

Der Mediziner und Dichter Johannes de Mediolano verbreitete um 1239 das Werk *Regimen sanitatis Salernitanum*. Es besteht aus zehn Teilen und enthält die Regeln der praktischen Medizin und der Diätkunde und eine Vielzahl von Ratschlägen über die Mund- und Zahnpflege:

*Abbildung 2203
Miniatur aus einer Handschrift des* Buches der Könige *von Albucassis.
(Paris, Nationalbibliothek, Persische ergänzende Handschrift 443, Blatt 363, V°)*

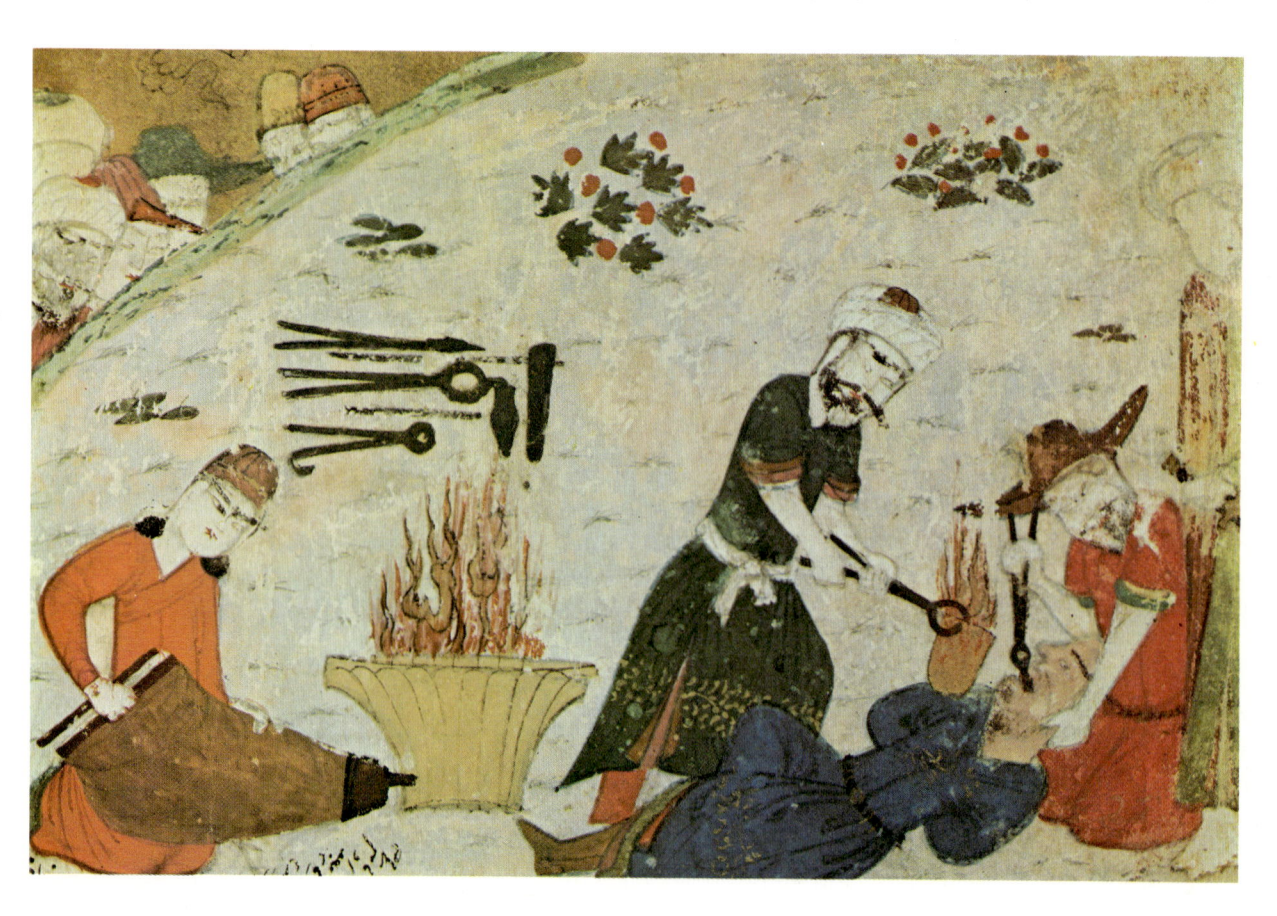

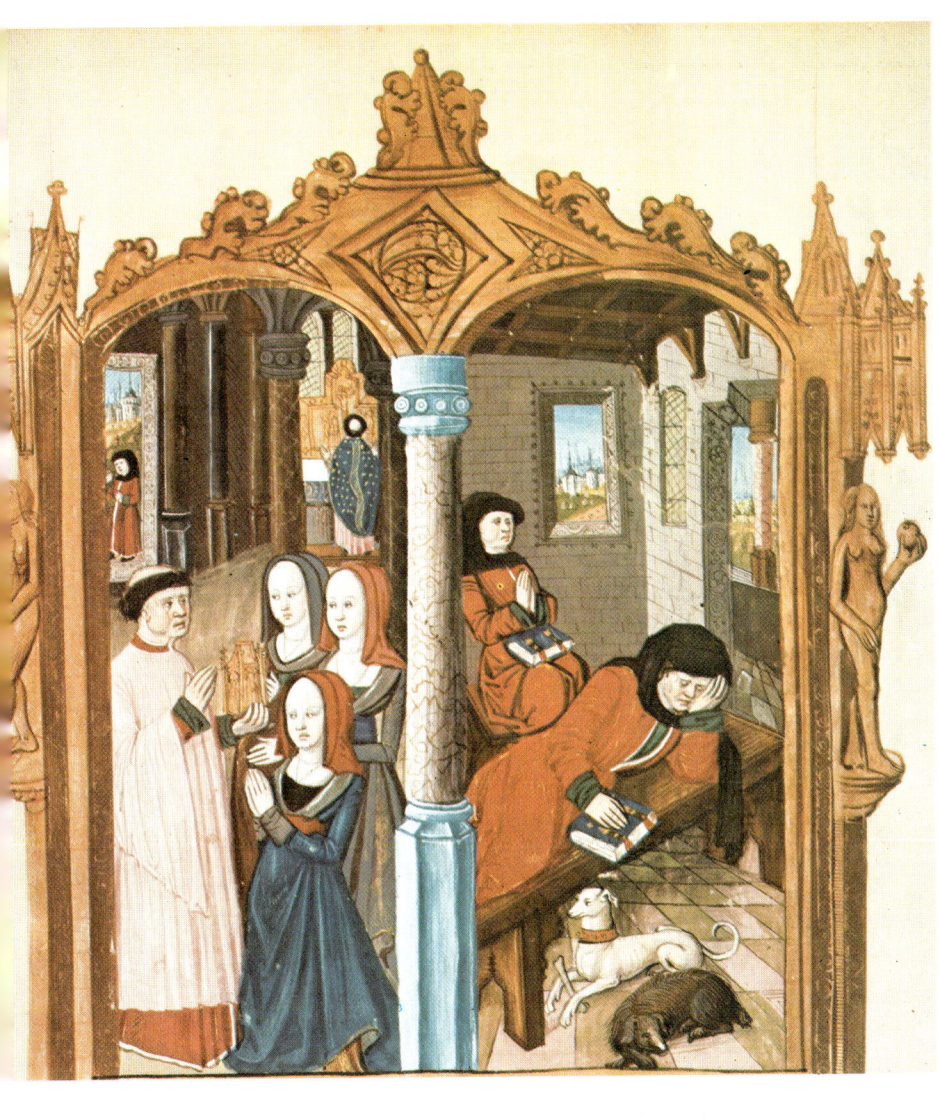

Abbildung 2204
Die Gesichtsschwellung und der Zahnschmerz. Miniatur aus dem Buch der Taten Seiner Gnaden Saint Louis *von Henri de Perche, 15. Jh.*
(Paris, Nationalbibliothek, Französische Handschrift 2829)

Reinige deine Zähne und halte sie sauber.
Nichts ist so häßlich, als wenn du plapperst
Oder lachst und man unter deinem Hut
Rabenschwarze Zähne sieht,
Die dir einen schlechten Atem geben.

Die Blütezeit der Schule von Salerno währte mehrere Jahrhunderte. Der gute Ruf ihrer Hospitäler zur Zeit der älteren Angeviner (1266—1380) hatte lange Zeit Bestand. Kurz, die Araber und ihre »Schule« waren bis zum Ende des fünfzehnten Jahrhunderts die Meister der Medizin und der Chirurgie.

Guy de Chauliac wurde in Chauliac, einem Dorf der Diözese von Mende, geboren. Er studierte in Toulouse, Montpellier und Bologna, wo öffentliche Autopsien gestattet waren. Er lebte kurze Zeit in Paris, wo Henri von Mandeville, der Chirurg Philipps des Schönen, einen großen Ruf genoß, und kehrte anschließend nach Montpellier zurück, um sein Doktorexamen abzulegen.

Guy de Chauliac war in Avignon Arzt von Clemens VI. und Innozenz VI. und Tischgast, Arzt und Hauskaplan Urbans V. gewesen. »Zur Linderung des Alters und zur Übung des Geistes« veröffentlichte er 1363 sein siebenbändiges

DICTIONVM PHARM.
B B. Speculum pro ore.
C C. Aliud speculum pro ore ad aperiendos dentes.

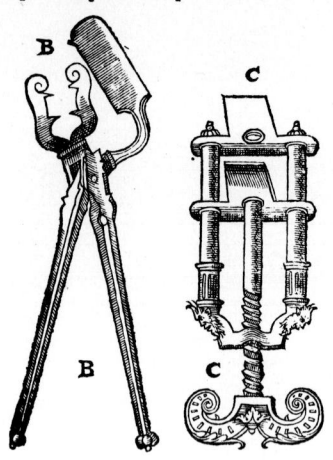

Abbildung 2205
»*Speculum oris*« *oder Mundspiegel, nach Guy de Chauliac. Hier handelt es sich um Zungenspatel, mit denen man den Mund bei chirurgischen Eingriffen offenhielt. Stich aus einer Ausgabe der* Chirurgia magna *von Guy de Chauliac aus dem Jahre 1585.*
(Paris, Bibliothek der Alten Med. Fakultät)

Von der Renaissance bis zur Aufklärung

Werk *Chirurgia magna*. Das Werk hatte einen enormen Erfolg: fünfzig Handschriften und einhundertdreißig Ausgaben sind bekannt. Es enthält mehrere Abschnitte über die Zahnheilkunde. Die erwähnten Instrumente sind die bereits von Albucassis genannten, die Formeln stammen von Avicenna. Gegenstand des sechsten Buches sind die Krankheiten des Mundes. Die Zähne tragen etwas andere Bezeichnungen als heute. Pro Kiefer zählt man: 2 Paarzähne (mittlere Schneidezähne), 2 Quadrupelzähne (seitliche Schneidezähne), 2 Eckzähne, 8 Backenzähne (Prämolare und Molare) und 2 »Caysseaux« (Weisheitszähne).

Guy de Chauliac kannte sowohl die Behandlung von Kieferfrakturen durch Blockieren der Kiefer als auch die Gefahren des Zahnsteins. Er empfahl das Einnehmen von Opium auf innerem Weg und erprobte Betäubungsmittel durch Inhalation, ein Verfahren, das die Chirurgen seiner Epoche gut kannten. Er sprach als erster vom »Dentisten« und prägt mehrere Bezeichungen: *dentarius, dentistis, dentarius medicus*. Guy de Chauliac schrieb: »Die Praktik der Zahnheilkunde ist ein Fachgebiet. Das Zahnziehen ist so gefährlich, daß es nur vom Chirurgen praktiziert werden sollte.« Zweifellos wollte er sich damit gegen die Barbiere wenden und gegen die Trennung der Praxis der Zahnheilkunde von den medizinischen Wissenschaften angehen. Diese Praxis war so herabgekommen, daß man sie den Barbieren und Quacksalbern überlassen hatte. Chauliac wollte Abhilfe schaffen, indem er sein Werk allen verständlich machte; er veröffentlichte es in Lateinisch, Provenzalisch und Französisch. Er strebte an, Ärzte und Chirurgen zu versöhnen und wollte der manuellen Ausübung der Chirurgie wieder zu gebührender Anerkennung verhelfen.

Der Aufschwung, den die Schule von Montpellier, die alle anderen an Bedeutung überragt, dank Guy de Chauliac erreicht hat, war leider nur von kurzer Dauer. Die Grande Compagnie zerstörte sie im Jahre 1365, und der Herzog von Anjou vernichtete sie im Jahre 1379 endgültig, weil sie sich gegen ihn erhoben hatte. Außerdem hatten die Päpste Avignon verlassen. Nachdem Guy de Chauliac verschwunden und seine Fakultät entehrt worden war, verharrte die Zahnheilkunde noch jahrzehntelang in Lethargie.

Die Zahnmedizin verdankt Leonardo da Vinci (1452—1519) bedeutende Arbeiten. Er hat nicht nur die ersten gültigen Zeichnungen der Zähne, der Kiefer, der Kaumuskeln und der Lippen in Bewegung, sondern auch der Anatomie des Gesichts angefertigt, vor allem der Kieferhöhle, die man im Altertum und in der Folge auch im Mittelalter nicht kannte. Als scharfsinniger Beobachter interessierte er sich für die Mißbildungen des Gesichts, ja sogar für Monstrositäten. In seinen »Grotesken« skizzierte er beides mit einer Wirklichkeitstreue, die seine Epigonen nie erreicht haben. Seine Untersuchungen der Körperproportionen und seine Versuche der Schädelmessung sind ebenfalls berühmt. Er stellte die verschiedenen Teile des Kopfes, des Profils oder des Gesichts in einer Reihe horizontaler und vertikaler Linien dar und versuchte, die Abstände zwischen den wesentlichen anatomischen Richtpunkten zu messen.

Nach Albrecht Dürer (1471—1528) entsprechen sich die Gesetze der Ästhetik und der körperlichen Entwicklung. In dem postum erschienen Werk *Vier Bücher von menschlicher Proportion* (1528) untersuchte er die beständigen und die veränderlichen Formen durch Messungen, ihre Proportionen und führte Projektionen im dreidimensionalen Raum durch. Wie andere vor ihm hat Dürer richtig erkannt, daß die Körperproportionen sich im Laufe des Wachs-

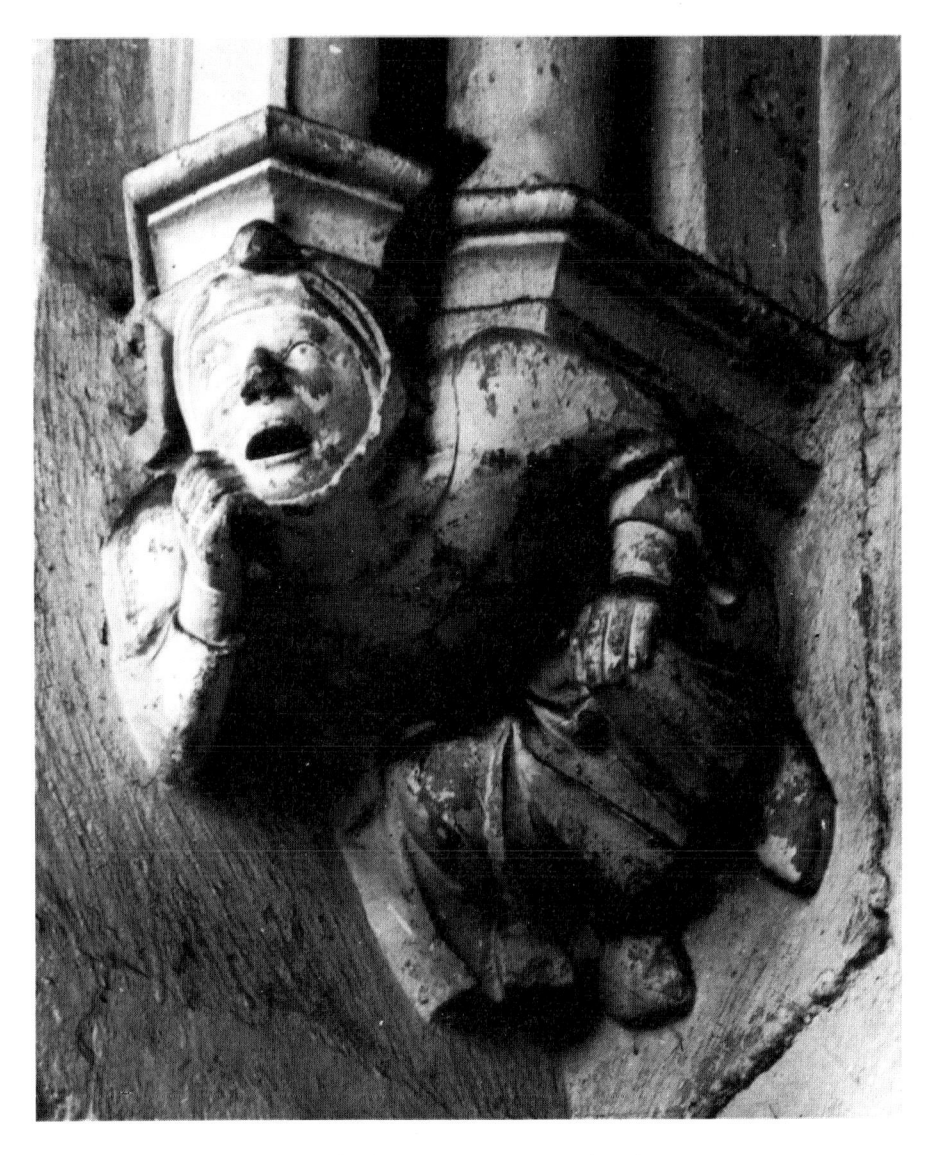

Abbildung 2206 (links)
Der Zahnschmerz. *Deckenzierat an der Kirche Notre-Dame von Paris.*

Abbildung 2207 (unten)
Bildtafel aus einer Serie von Zeichnungen von Charles Le Brun (1619—1690) über die Ähnlichkeit zwischen der menschlichen und tierischen Physiognomie.
(Paris, Bibliothèque des Arts décoratifs)
Die Physiognomie lehrt das Wissen über den Charakter durch das Studium seiner Gesichtszüge. In der Epoche Le Bruns erlebte die Physiognomie durch die französische Übersetzung des Werks De humana physiognomonia *(1586) von G. B. della Porta wieder erneutes Interesse. Die Übersetzung erschien etwa 1655—1656.*

tums ändern; er stellt ein Kind dar, dessen Kopf ein Viertel der gesamten Körpergröße einnimmt. Wenn man die Gesichter verschiedener Erwachsener betrachtet, erkennt man erstaunlicherweise sowohl die Haupttypen (Leptosomen, Pykniker, Athletiker), als auch die Untertypen, wie sie nach den modernen Schulen klassifiziert werden.

Um sowohl die normale Entwicklung des Gesichts als auch die der Mißbildungen einschätzen zu können, entwickelte Dürer die Rastermethode, die man heute noch in der Methodik der Diagnose anwendet.

Die Verbindung von Kunst und Anatomie hat uns noch andere Dienste geleistet: sie hinterließ zahlreiche Abhandlungen über die Physiognomie, von denen hier nur *De humana physiognomonia* von Porta und die *Köpfe* von Le Brun erwähnt seien.

Die ersten Mediziner, die die Autorität Galens in Zweifel zogen und Phänomene entdeckten, die ihm unbekannt waren, oder Lehrbücher der Scholastik weiterentwickelten, waren folgende:

Alessandro Benedetti (1460—1525) faßte in dem kurzen Kapitel *De dentibus* die Kenntnisse von Galen und Aristoteles über die Zähne zusammen und fügte

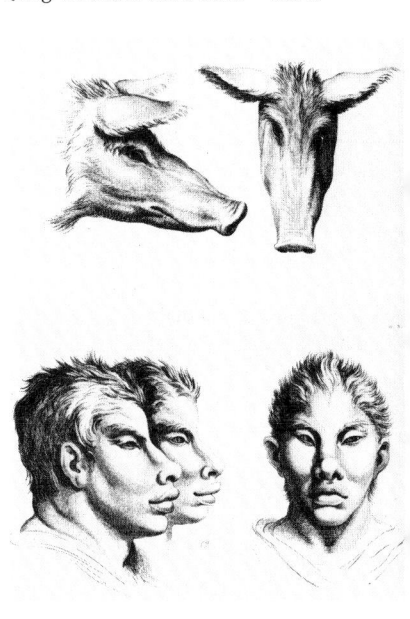

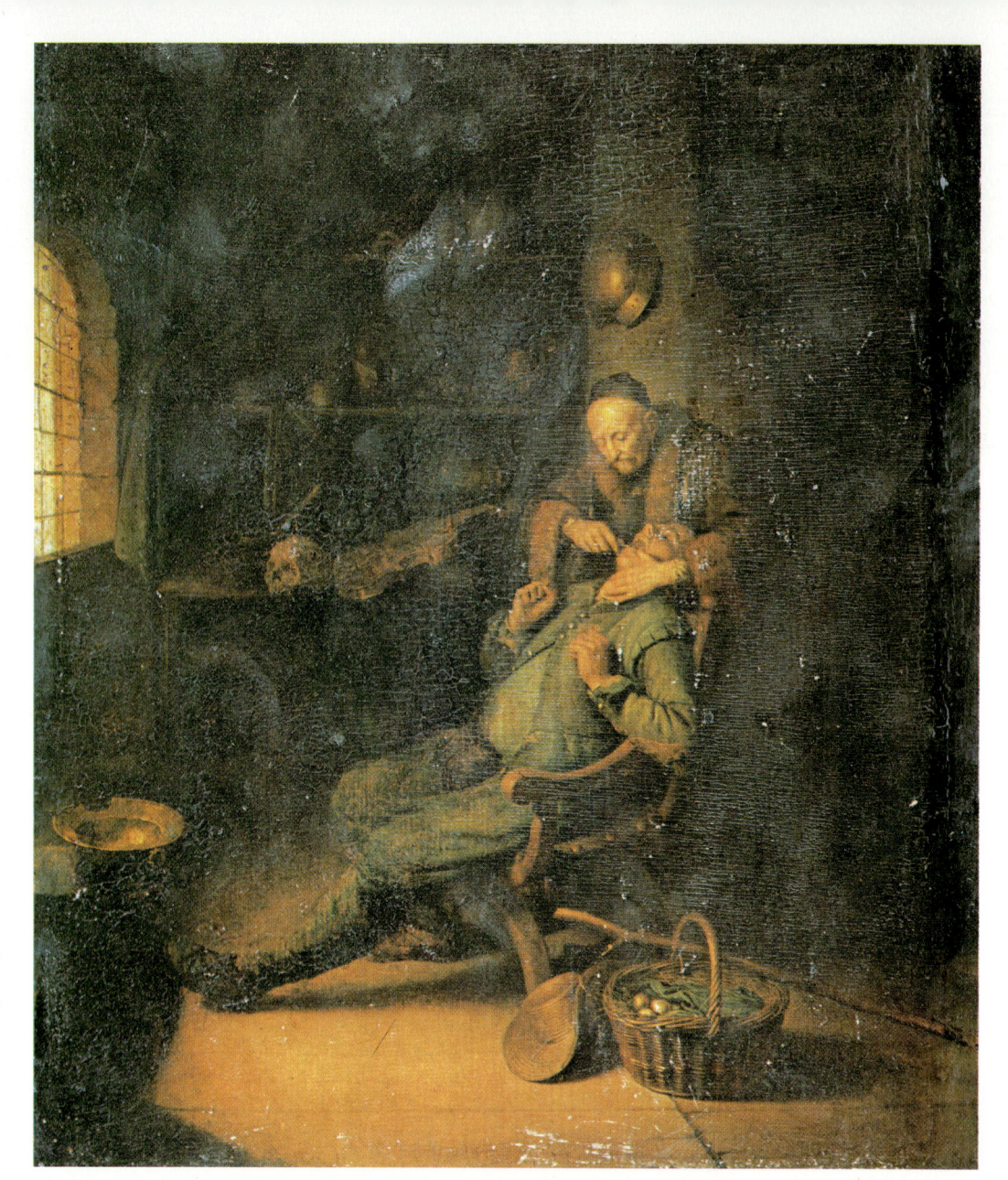

*Abbildung 2208
Der Zahnzieher. Gemälde von Gérard Dou (1613—1675). Der Maler stellte den Vater Rembrandts in diesem Jugendwerk als Chirurgen dar. (Paris, Louvre)*

*Abbildung 2209
Instrumente für das Zahnziehen aus dem 16. Jh. Links oben ist ein Pelikan abgebildet. Dieses Instrument fand etwa 1550 Verbreitung und sollte bis Mitte des 19. Jh.s sehr gefragt sein. Unten eine Zahnzange, die in den Werken über Chirurgie des 16. Jh.s ebenfalls beschrieben wird. (Rom, Museum für Medizingeschichte)*

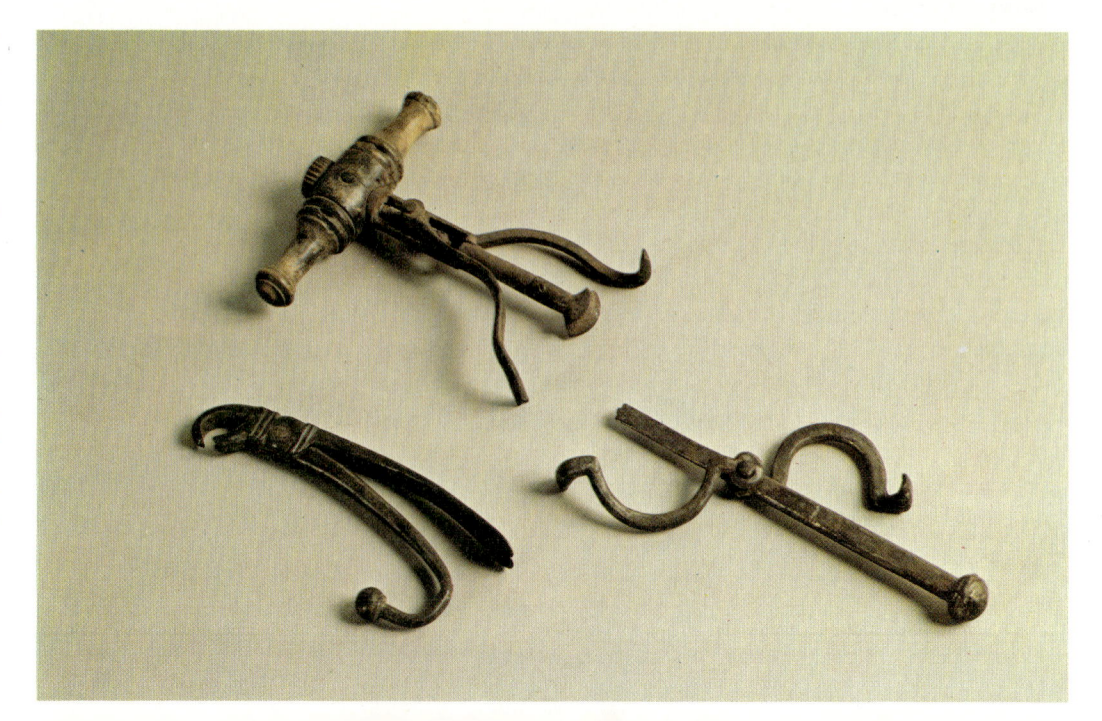

zwei eigene Beobachtungen hinzu: die Weisheitszähne können entweder sehr spät (im Alter von achtzig Jahren) oder außerhalb des Zahnbogens erscheinen. Alessandro Achillini (1463—1512) kannte bereits den Kanal, den Wharton im Jahre 1656 »entdeckte«. Berengarius von Carpi (1470—1530) verfaßte das Lehrbuch *Isagogae breves* (1522), das bereits eine Vielzahl von Abbildungen der Kiefer und Kaumuskeln enthält; er wies dabei deutliche Fortschritte zu seinen Vorgängern auf. Als letzter sei Johann Eichmann, genannt Dryander (?—1560), erwähnt. Wir verdanken ihm die erste Monographie über den Kopf und den Mund. Sie enthält recht ungeschickte, aber achtbare Abbildungen. Jacques Dubois (Sylvius) legte die Grundlagen für eine Nomenklatur, die man heute noch benutzt. Dubois bezeichnete die Milchzähne als »Epiphysen«.

Charles Estienne (1503—1564) verfaßte das Werk *De dissectione* (1545), in welchem er das Pflugscharbein erwähnt.

Rondelet (1507—1574) entdeckte seine Neigung zum Anatomen. Wir verdanken ihm die erste Beobachtung der Versteifung des Kiefergelenks. Die Begeisterung für die Anatomie erfaßte ganz Norditalien. Aus diesen außergewöhnlichen Verhältnissen erklärt sich zum Teil der unglaubliche Erfolg von Andreas Vesal und seinem Werk *De humani corporis fabrica libri septem* (1543). Die Schädellehre von Vesal ist eine Bestätigung Galens. Vesal unterscheidet vier Formen von Schädelmißbildungen. Er führte sie darauf zurück, daß entweder in der Gebärmutter oder aber durch rituelle Handlungen ein abnormer Druck auf den Schädel ausgeübt worden ist. Er beobachtete drei Fälle von Wasserkopf, ein Phänomen, dessen Existenz Galen in Zweifel gezogen hatte. Vesals Knochenlehre des Gesichts ist ein Meisterwerk. Er beweist die Unbeständigkeit des Os incisivum beim Erwachsenen sowie die Einheitlichkeit des Unterkiefers und erbringt den Beweis dafür, daß die Gnathologie von Galen die des Affen oder des Hundes ist. Vesal unterlag nur unbedeutenden Irrtümern: er verkannte die Unabhängigkeit des Pflugscharbeins und der unteren Nasenmuscheln, die er in Verbindung mit dem Siebbein sah; dieses hielt er für einen paarigen mit dem Os planum verwachsenen Knochen. Er zählte also zwölf Gesichtsknochen, während Falloppio elf und Colombo dreizehn kannten.

Vesal hat als erster die Zwischengelenkknorpel und die Gelenkbänder des Kiefergelenks beschrieben. Seine Muskellehre von Wange und Gesicht ist bemerkenswert genau. Er kannte jedoch den Musculus pterygoideus lateralis und den Musculus geniohyoideus nicht, die Falloppio entdeckt hatte, und ließ den Musculus digastricus irrtümlicherweise von dem Griffelfortsatz des Schläfenbeins ausgehen. Seine ungenaue Beschreibung des Zungenbeins beweist, daß er unter dem Druck sein Werk zu beenden, dem Beispiel von Galen gefolgt ist und das Zungenbein des Hundes beschrieben hat. Vesal hält die Nervi trigemini für das dritte Paar der Hirnnerven.

Was ließe sich noch zu seinen Erkenntnissen der Zahnheilkunde sagen? Seine Anatomie der Zahnwurzeln ist äußerst genau; allerdings glaubte er, daß sie kontinuierlich wachsen, da »sie besser ernährt werden als die anderen Knochen«. Vesal entdeckte die Pulpahöhle, verkannte jedoch ihre Funktion, da er den Zahn für einen Knochen hält. Er sah keinen Unterschied zwischen dem Zahnschmelz und dem Zahnbein. Vesal besaß offenbar nur unzureichende Kenntnisse der Embryologie. Seine Anhängsel-Theorie unterlag allerdings schweren Mißverständnissen. Der bleibende Zahn ist kein Anhängsel des Wechselzahns, sondern umgekehrt. Nach Meinung Vesals bilden Wechselzahn

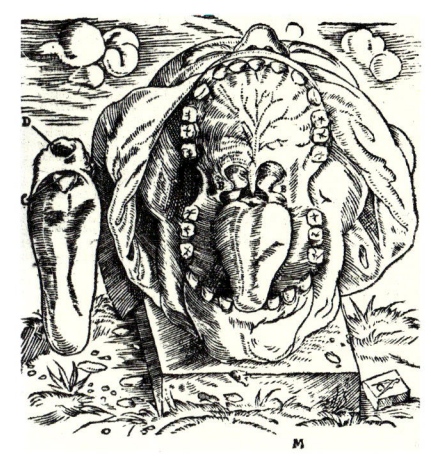

Abbildung 2210
Der Mund, die Zunge und die Zähne. *Stich aus dem Werk* Anatomia Mundini... *von Johann Dryander, Marburg, 1541.*
(Paris, Bibliothek der Alten Med. Fakultät)
Dryander war einer der ersten Anatomen, die ihre Bücher mit Abbildungen nach eigenen Autopsien versahen. Seine Illustrationen weisen daher eine vergleichsweise große Genauigkeit auf und waren den zeitgenössischen in dieser Hinsicht weit überlegen.

Abbildung 2211
Der Zahnzieher, der eine sitzende Frau operiert. *Stich aus einem anderen Werk desselben Autors:* Der Gantzen Artzenei Gemeyner Inhalt, *Frankfurt am Main, 1542.*
(Paris, Bibliothek der Alten Med. Fakultät)

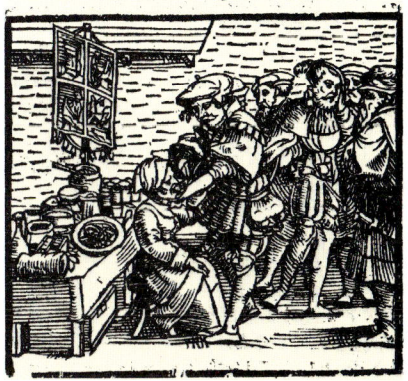

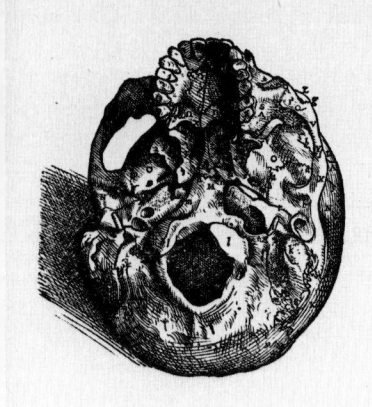

und bleibender Zahn wie die Diaphyse und die Epiphyse eines Röhrenknochens eine physiologische Einheit. Vesal trieb die Analogie zwischen Zahn und Knochen auf die Spitze und schrieb dem Zahn von sechs Jahren, dessen vorzeitige Karies er beobachtet hatte, sogar »Regenerationsfähigkeit« zu. Seine Zahnheilkunde ist reine Theorie und in der Darstellung geradezu verworren. Ambroise Paré begnügte sich mit der Behauptung, daß Zähne »sich neu bilden können, wenn sie ausgefallen sind«.

Gabriele Falloppio (1523—1562) entdeckte mit Scharfsichtigkeit die morphologische Unabhängigkeit der beiden Zahnungen und die organische Einheit von Zahn und Zahnhöhle und verdient daher das Attribut *libellus aureus,* welches Daeremberg seinen *Observationes anatomicae* (1562) verlieh. Falloppio erkannte, daß die ersten Zähne sich bereits *in utero* verkalken und beschrieb das Zahnsäckchen und das *gubernaculum dentis.* Er vertrat die Ansicht, die Zähne würden im Alter von etwa sieben Jahren deshalb ausfallen, da ihre Wurzeln noch nicht ausreichend Zeit gehabt hätten, ihr Wachstum zu beenden. Nach seiner Meinung wurde der zweite Backenzahn niemals ersetzt. Alle Backenzähne, sogar die bleibenden, können sich neubilden; dies gilt nicht für die Weisheitszähne. Sie erscheinen spät auf dem Zahnbogen, da sie in ihrer Entwicklung aufgehalten worden sind. Bartholomeo Eustachi (1500—1574) verfaßte die erste Monographie über die Morphologie der Zähne, den *Libellus de dentibus* (1563). Das Buch enthält die erste systematische Synthese der Zahnbiologie und dreißig Kapitel über Anatomie, Embryologie und Histologie, so weit sie zu seiner Zeit entwickelt war, und schließlich die Physiologie der Zähne. Eustachi bewies, daß der Zahn kein Knochen, sondern eine Substanz *sui generis* ist und aus zwei unterschiedlichen Geweben besteht: »Das erste umgibt das zweite wie die Baumrinde das Holz oder wie der Eisenring die Lan-

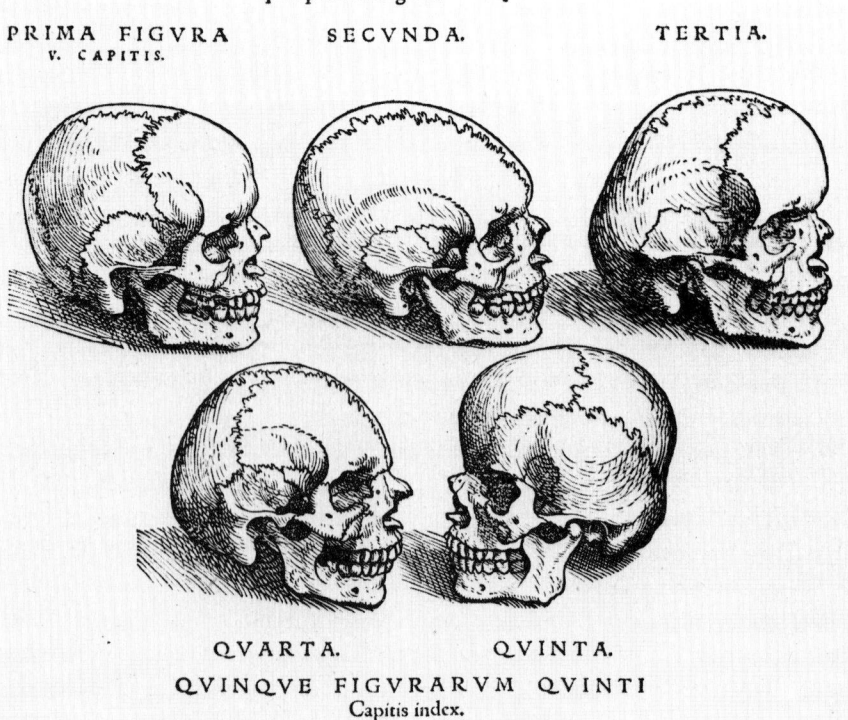

Abbildung 2212 (oben) Bildtafel aus demselben Werk wie Abb. 2213. Sie stellt die Schädelbasis dar. In dieser Abbildung läßt sich in dem ovalen Loch vorne das »Loch von Vesal« erkennen, eines der wenigen anatomischen Gebilde, die man nach Vesal benannt hat. Man bezeichnet diese Öffnung als variabel, da sie nicht an allen Schädeln vorkommt.

Abbildung 2213 (rechts) Verschiedene Formen des menschlichen Schädels, nach Vesal. Anatomische Bildtafel aus der zweiten Ausgabe des Werkes De humani corporis fabrica..., *1555. (Paris, Bibliothek der Alten Med. Fakultät) Vesal kennt zwar die rassischen Unterschiede, versucht jedoch, einen normalen Schädeltypus zu bestimmen (Abbildung I, links oben). Davon ausgehend, beschreibt er vier Varianten, die er für anormal hält, greift also die Schädellehre von Galen wieder auf.*

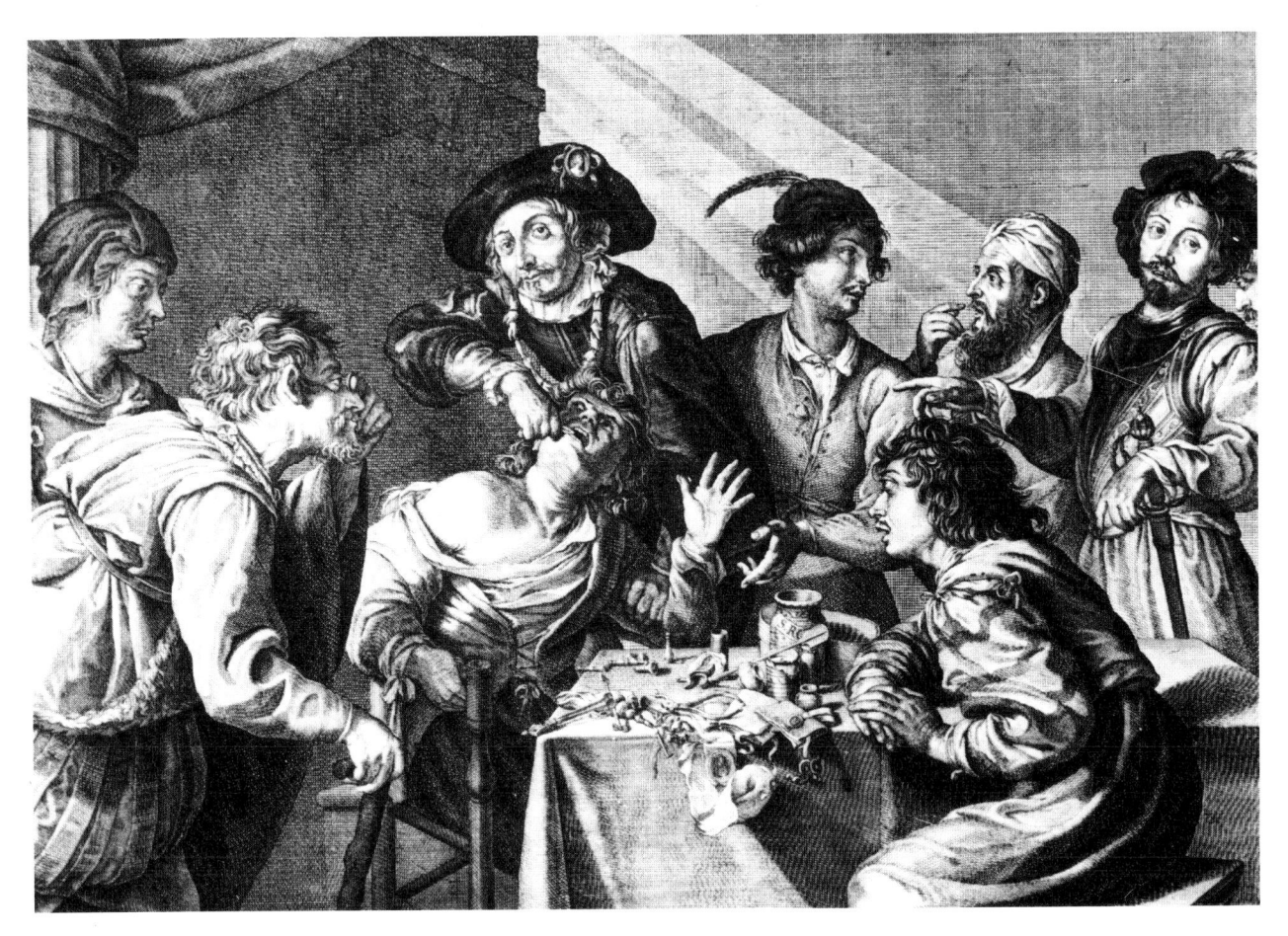

zenspitze umschließt: es ist weiß und glatt und ähnelt dem Marmor; das zweite ist im Inneren verborgen und von dem ersten umgeben; es ist ein wenig dunkler, uneben und weniger dicht.« Eustachi entdeckte die physiologische Funktion der Pulpahöhle. Da es auch die geschickteste Autopsie ihm nicht gestattete, Nerven und Gefäßen in ihrem gesamten Verlauf zu folgen, schloß er durch theoretische Überlegungen auf ihre Existenz in den feinsten Zahnwurzelkanälen, »wissend, daß man eine Sache nicht sehen muß, damit sie existiert«. Eustachi hat die Zahnwurzeln und die Wechselzähne nicht als erster beschrieben. Als Vorläufer unserer Parodontologen unterschied er als erster die Karies von der Parodontose, für die er eine chirurgische Behandlung vorschlug. Eustachi empfahl, das Zahnfleisch an mehreren Stellen einzuschneiden, bevor man versucht, es mit Hilfe von Medikamenten wieder zu festigen, »andernfalls wäre das Bemühen ebenso vergeblich, als wolle man zwei Finger vereinigen«. Er bestritt, daß eine werdende Mutter bei jeder Geburt einen Zahn verliert, »denn ein solches Phänomen ließe sich nicht erklären«. Eustachi bewies an Feten totgeborener Kinder und an Tieren, die man bei der Geburt getötet hatte, daß die Verkalkung nicht bei allen Zähnen synchron verläuft. Seine Beschreibung des Follikelsacks umfaßt zwei Seiten; er stellte eine genaue Chronologie des Zahndurchbruchs auf. Eustachi erwähnte an keiner Stelle die Resorption der temporären Zahnwurzeln, zweifellos, weil er dieses Phänomen nicht verstand. Er wies darauf hin, daß die Zähne durch einen Irrtum der Natur unregelmäßig angeordnet seien und daher dem Mund ein »schiefes« Aussehen geben können. Ein solcher Fall läge vor: 1. wenn die Zähne selbst »schief« sind; 2. wenn

Abbildung 2214
Der Zahnzieher. Stich aus dem 17. Jh. nach Theodore Rombouts (1597—1637).
(Paris, Museum der Gesellschaft der zahnmedizinischen Schule von Paris)

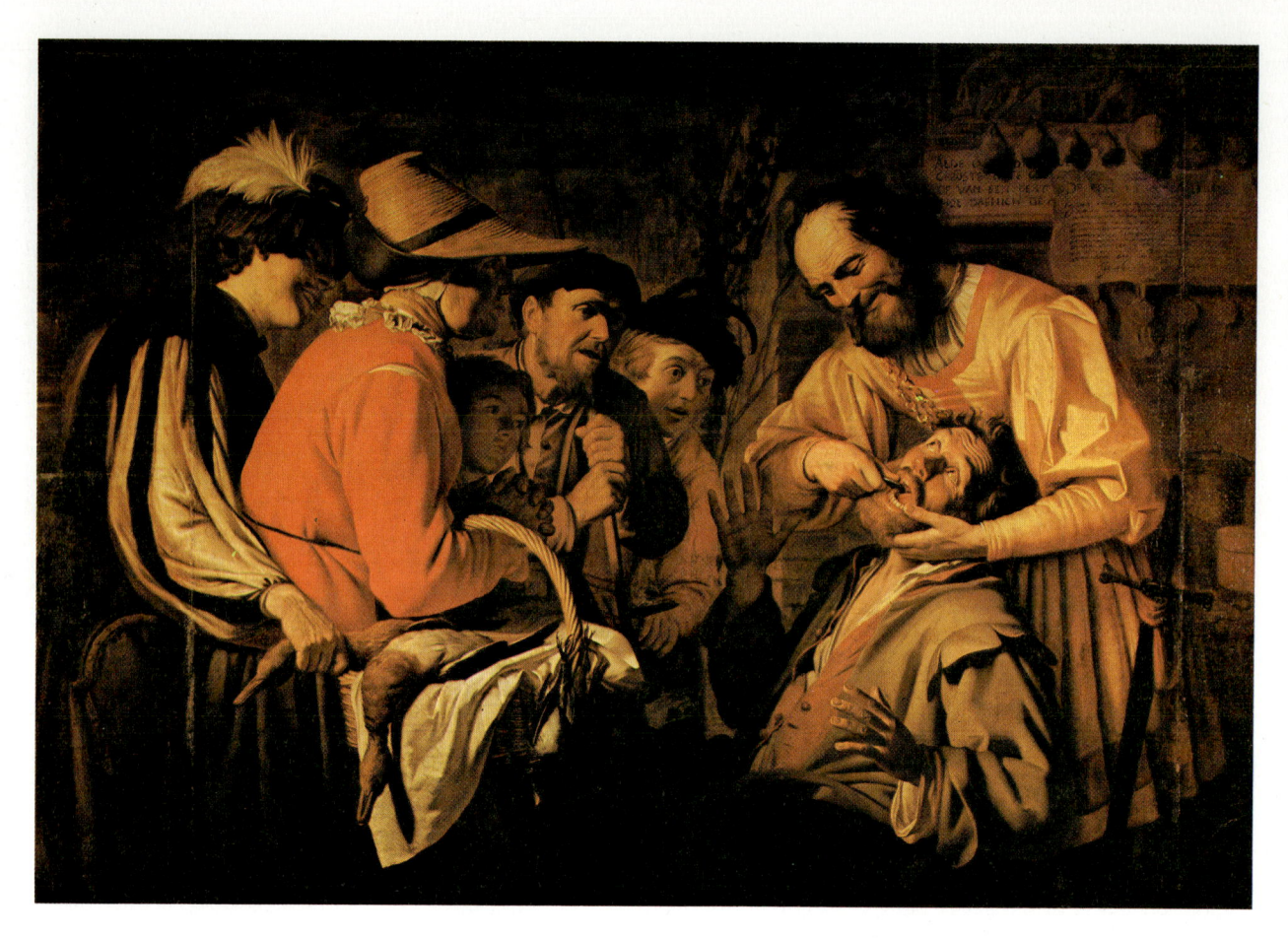

Abbildung 2215
Der Zahnzieher. *Von Gerhard von Honthorst (1590—1656). (Paris, Louvre)*

gerade Zähne durch einen Alveolarknochen stoßen, der nicht gerade ist; 3. wenn ein Kiefer länger ist als der andere oder wenn sein vorderer Teil zu weit vorsteht. Eustachi hat also bereits vor vierhundert Jahren die drei Grundarten von Mißbildungen des Gesichts und der Zähne erkannt.

Der Niederländer Volcher Coiter (1534—1600) war ein Schüler von Falloppio und ein Freund Eustachis. Er verglich in seinem Werk *Externarum et internarum principalium humani corporis partium tabulae* (1572) das Skelett eines Erwachsenen mit dem eines Fötus und dem eines sechsjährigen Kindes. Coiter behauptete in einem sehr kurzen Kapitel über die Zähne, daß die Zahnkrone ihren endgültigen Umfang mit Beginn der Verkalkung erreicht habe; diese schreite ohne Knorpelstadium von der Kaufläche zum Zahnwurzelende fort, woraus hervorgehe, daß es sich beim Zahn nicht um einen Knochen handelt.

Urbain Hémard (1548—1618) hat nicht unwesentlich zur Entwicklung der Zahnmedizin beigetragen. Allerdings entstammen sämtliche Bemerkungen über die Entwicklung des Gebisses den Schriften Eustachis. Leider konnten weder der *Libellus de dentibus* noch die *Untersuchung über die wahre Anatomie der Zähne* Mediziner und Chirurgen davon abhalten, sich an den unvollständigen und irrigen Vorstellungen der *Epitome* von Vesal sowie den unzähligen Fälschungen oder Kommentaren zu orientieren. Es ist also nicht verwunderlich, wenn die Arbeiten von Galen und Aristoteles wieder einen stärkeren Einfluß auf die Entwicklung der Zahnheilkunde nahmen. Davon zeugen die Werke von André de Laurens (1550—1609), Jean Riolan dem Jüngeren (1580 bis 1657) und Caspar Bauhin (1560—1624). Spigelius (1578—1625) erwähnte in seiner Embryologie *(De formato foetu)* vier Schädeldurchmesser: Gesicht, Querschnitt, senkrecht und schräg. Topinard nannte ihn »Vater der Schädelmessung«. Die Embryologen jener Epoche hatten keinerlei Interesse an der Zahnentwicklung. Ysbrand Van Diemerbroeck (1609—1674) beobachtete in seinem Werk *Anatome corporis humani* aus dem Jahre 1672, daß beim Nichterscheinen eines Schneidezahns auf dem Zahnbogen nach einer Verletzung bei der ersten Dentition der für ihn bestimmte Raum ausgefüllt wird, nämlich durch Vergrößerung der angrenzenden Zähne. Da er die mögliche Versprengung eines Zahnkeims mit nachfolgendem Einschluß nicht kannte, meinte er beweisen zu können, daß der bleibende Zahn aus der Wurzel des Wechselzahns hervorginge, dieser würde zu einem bestimmten Zeitpunkt erweichen und — wenn er nicht rechtzeitig ausfalle — sich wieder erhärten und zwei Zahnkronen tragen, die alte und die neue.

Bernardin Martin war der Apotheker und Chemiker des Großfürsten Condé. Er vertrat in seiner *Dissertation sur les dents* (1679) die Meinung, daß

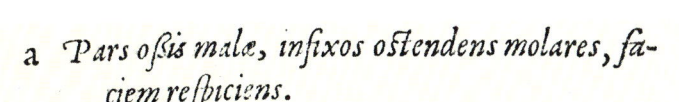

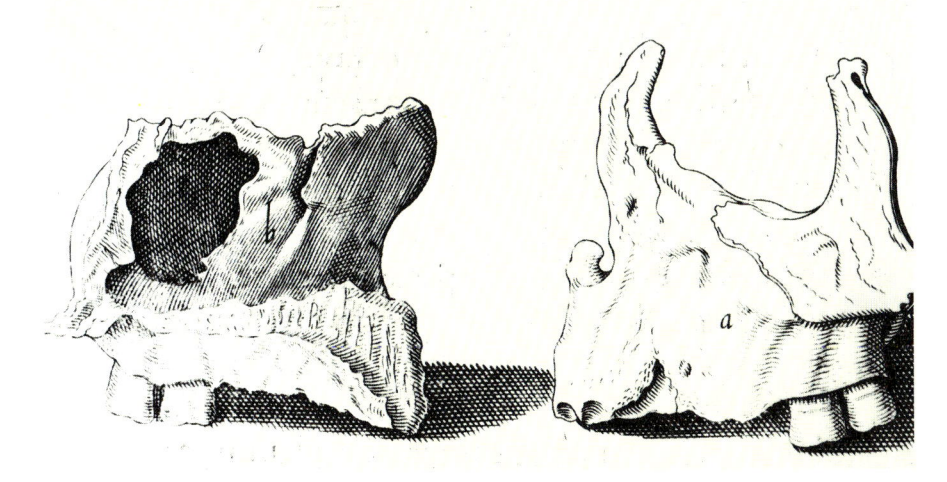

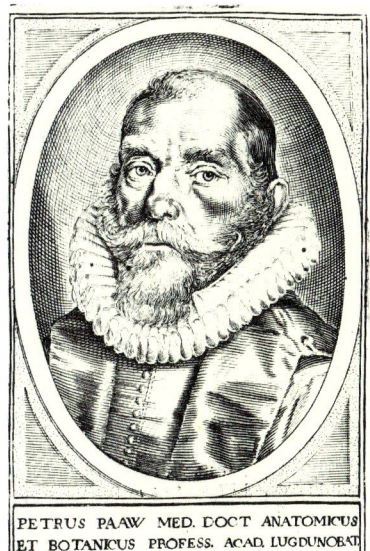

Abbildung 2216
Bildnis des Peter Paaw (1564 bis 1617). Der Stich befindet sich zu Anfang seines Buches Succenturiatus anatomicus. *Leiden, 1616.*
(Paris, Bibliothek der Alten Med. Fakultät)
Man verdankt Peter Paaw den Bau des Hörsaals für Anatomie in Leiden. Paaw erfreute sich einer großartigen Reputation als Anatom und beschrieb zahlreiche interessante Beobachtungen aus der Anatomie.

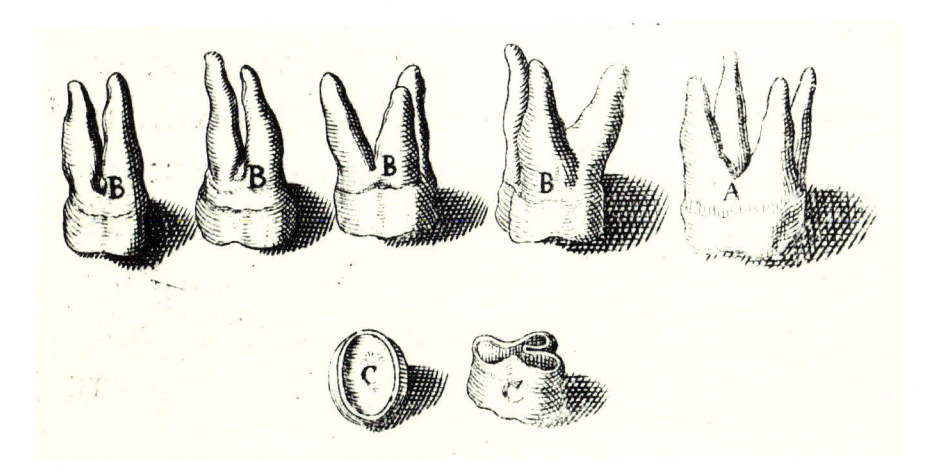

Abbildung 2217 (Mitte, links)
Anatomische Bildtafel aus dem Werk Primiciae anatomicae de humani corporis ossibus *von Peter Paaw, Leiden, 1615. Sie stellt den Oberkieferknochen und die Kieferhöhle dar.*
(Paris, Bibliothek der Alten Med. Fakultät)

Abbildung 2218 (links)
Diese Abbildung stammt aus demselben Werk. Mit A und B sind die endgültigen Zähne, mit C die Zahnwurzeln bezeichnet. Paaw nennt sie »Anhängsel«.

FIG. XL. POUR LES GENCIVES ET LES DENTS.

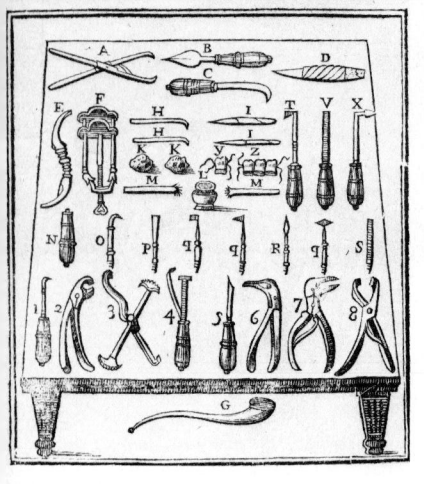

*Abbildung 2219
Diese Bildtafel stammt aus dem Werk* Kurs chirurgischer Operationen, die im Jardin Royal gezeigt wurden, *von Pierre Dionis (Paris, 1707). Sie stellt die Instrumente der Zahnchirurgie des 18. Jh.s dar. Dionis präzisiert, daß diese Instrumente »gewöhnlich aus Stahl bestehen; jene, die man für den König und die Prinzen verwendet, sind aus Gold, und falls es ein noch kostbareres Metall gäbe, würde man es für diese Instrumente benutzen, weil sie es großartig entgelten«.
(Paris, Bibliothek der Alten Med. Fakultät)*

die Milchzähne schon von Natur aus keine Wurzeln haben können. Die Tatsache, daß Nathanael Highmore (1613—1684) in seiner *Corporis humani disquisitio anatomica* eine eindrucksvolle Darstellung der Kieferhöhle gegeben hat, wobei er die Begriffe von Falloppio benutzte, hat zu einem heute noch bestehenden Irrtum geführt. Die Zeitgenossen Highmores schrieben nämlich ihm die Entdeckung der Kieferhöhle zu!

Welches waren die typischen Errungenschaften des großen Jahrhunderts? Die wesentliche Erkenntnis stammt von Fauchard. Er weist darauf hin, daß das Blut, welches den Zahn ernährt, an dem allgemeinen Blutkreislauf teilhat. Fauchard deutet auch eine neuartige Pathologie an: Entzündungen des Knochenmarks oder des Muskelbandes.

Überdies seien erwähnt: die Lokalisierung der Lymphknoten des Gesichts vor allem durch Nuck (1650—1692), die Entdeckung der Ausscheidungskanäle der Speicheldrüsen durch Wharton (1610—1673), Stenon und Caspar Bartholin d. J. (1655—1738), die Erforschung des Oberkiefers durch Ruysch (1694) und der Feinstrukturen der Zunge durch Stenon und Malpighi (1628—1694).

Man konnte die Möglichkeiten, die die Entdeckung des Mikroskops bot, noch nicht nutzen, da die Vergrößerung noch nicht zur Erkennung der Histologie des Zahns ausreichte. Leeuwenhoek (1632—1723) entdeckte den röhrenförmigen Aufbau des Zahnbeins (1683) und Malpighi die Faserstruktur des Zahnschmelzes (1686). Ruysch wies auf eine »dritte Zahnsubstanz« hin, die sich allerdings nicht eindeutig als Zahnzement erkennen läßt.

Die Fortschritte in der Morphologie des Gesichts und der Zähne sind im achtzehnten Jahrhundert sowohl den Praktikern (Ärzten, Chirurgen oder Zahnärzten) als auch den Berufsforschern (Anatomen, Physiologen, Naturforscher) zu verdanken.

Jacques-Benigne Winslow (1669—1760), der Großneffe Stenons, begründete in seiner *Exposition anatomique de la structure du corps humain* die topographische Anatomie; von 1732 bis 1775 erschienen zweiunddreißig Auflagen dieses Werkes. Bernhard Siegfried Albinus (1697—1770) verfaßte die Werke *Tabulae sceleti et musculorum* 1747 (die Kupferstiche stammen von Mandelaar) und *Icones ossium foetus humani* (1737). Wir verdanken ihm sowohl die ausführlichste Knochenlehre und die genaueste deskriptive Muskellehre seiner Zeit, als auch die erste erschöpfende Ikonographie des Gesichts. Albrecht von Haller (1708—1777) untersuchte die Gefäßbildung und sein Schüler Johann-Friedrich Meckel (1724—1774) die Nervenversorgung des Gesichts. Fauchard und Bourdet präzisierten die Morphologie und die Okklusion der Zähne. Antoine Ferrein (1692—1769) beschrieb in seiner Forschungsarbeit über die Bewegungen des Unterkiefers die retrusive Bewegung des Kiefers. Sein Werk stellt einen Klassiker der Gnathologie dar. Das Werk *Bemerkungen über das Kiefergelenk und über seine Bewegung* (1752) von Théophile de Bordeu (1722—1776) darf in diesem Zusammenhang nicht unerwähnt bleiben. Er erläutert darin seine Forschungsergebnisse über den Mechanismus der Speichelabsonderung.

Die Dissertation *De dentibus secunda junicorum* (1738) von Ungenauer und das Werk *Academicarum annotationum liber secundus* (1754) von Albinus enthalten die ersten Abbildungen der gemischten Zahnreihe, ihre Topographie und die Stadien ihrer Wurzelresorption (sie wurden ausdrücklich von Fauchard und Bunon wiedererkannt!).

Das Werk von Albinus weist auch Stiche überzähliger Zähne und den berühmten Fall zweier anastrophischer Eckzähne auf. Albinus täuscht sich allerdings: er vertrat die Ansicht, daß der Zahnschmelz ständig wachsen und die Zahnkrone sich während des Wachstums der Zahnwurzel vergrößern würden. Zwei Jahrhunderte vergingen, bis wieder an dem Punkt angesetzt wurde, an dem Coiter uns gelassen hat! Wir halten die *Natural History of the Human Teeth* (1771) von John Hunter für das Meisterwerk des Jahrhunderts. Hunter vereint in einer didaktischen Synthese mit bewundernswerten Illustrationen alles, was man über die Zähne, die Kiefer und ihre Bewegungen wissen muß, um das Kauen als physiologischen Vorgang zu verstehen. Hunter beschreibt auf bemerkenswerte Weise das Kiefergelenk, die Bewegung des Unterkiefers, die Ruhestellung, die Okklusion und die Von-Speesche-Okklusionskurve. Er legt eine endgültige Nomenklatur der Zähne fest und unterscheidet dabei zwischen Mahl- und Backenzähnen, die er »Zweispitze« (Bicuspidati) nennt. Er

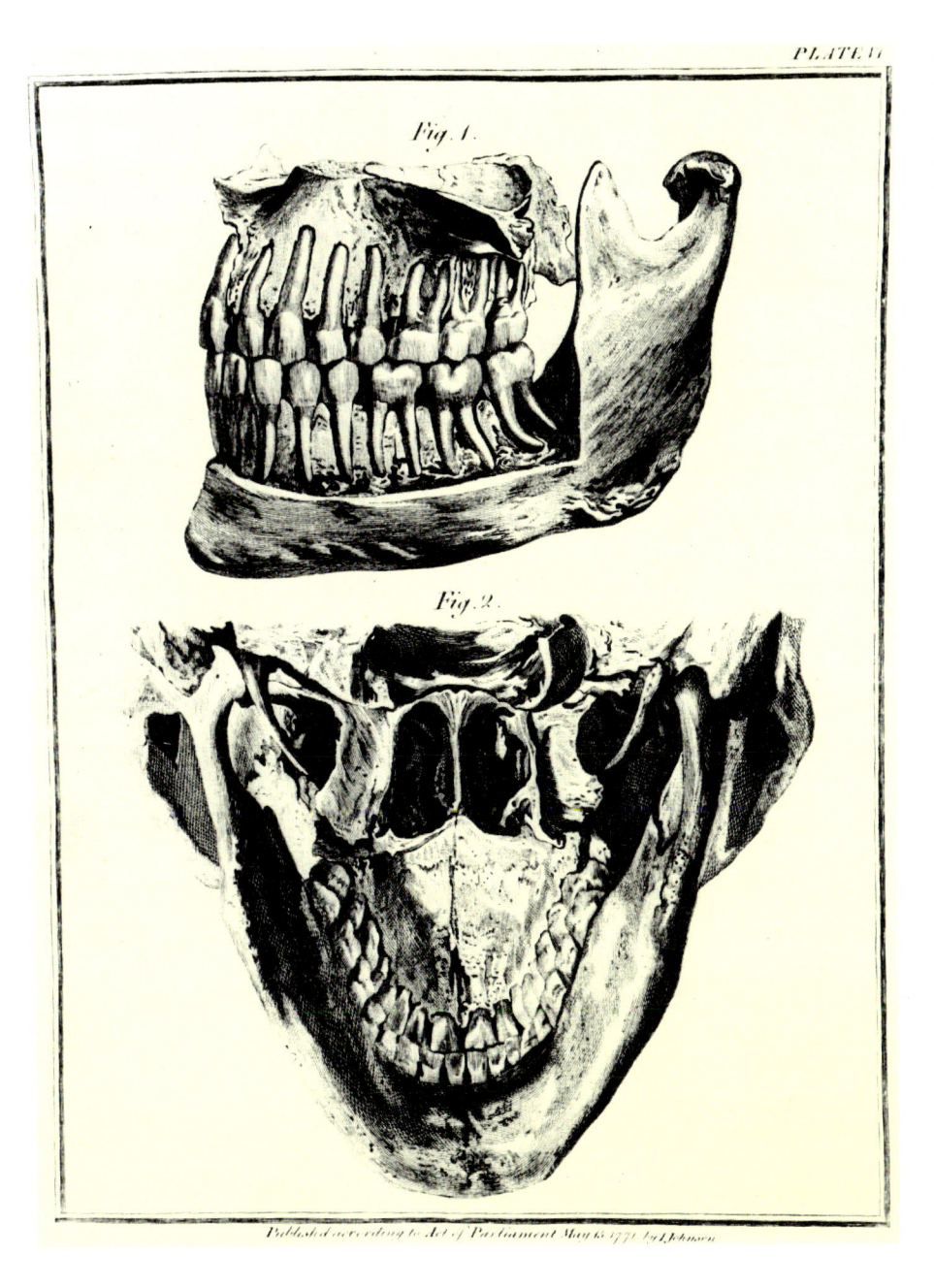

Abbildung 2220
Zähne des Erwachsenen. *Stich aus der* Historia naturalis dentium humanorum *von John Hunter. Dordrecht, 1773. (Paris, Bibliothek der Alten Med. Fakultät)*

*Abbildung 2221
Künstliche Zähne nach Ambroise Paré. Stich aus den Werken von Herrn Ambroise Paré... Paris, 1575. (Paris, Bibliothek der Alten Med. Fakultät)
So, wie Ambroise Paré sie darstellt, können diese künstlichen Zähne — außer einer ästhetischen Funktion — nach seiner Auffassung nur die Aufgabe haben, das Sprechen zu erleichtern. Da sie auf eine unvollkommende Weise am Kiefer angebracht waren, konnte man auf keinen Fall mit ihnen kauen und entfernte sie vor dem Essen.*

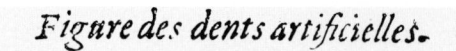

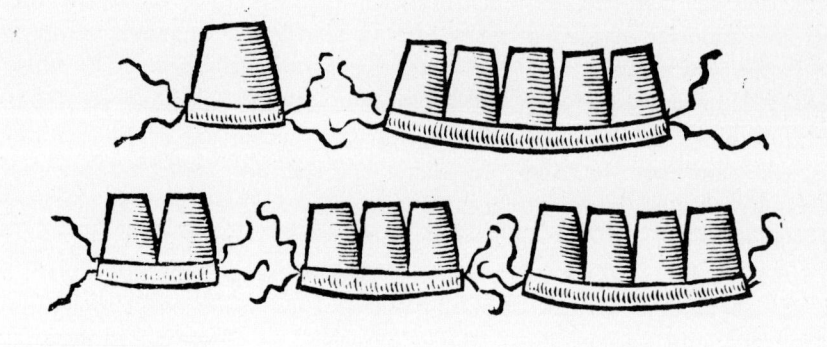

identifiziert das Organ des Zahnschmelzes (das einer Drüse ähnelt) und beweist, daß nur der hintere Kieferteil wächst. Hunter gelang dieser Beweis durch Versuche an Schweinen, deren Knochen und Zahnbein er im Stadium der Bildung mit Hilfe von Krapprot einfärbte. John Hunter hat auch den *Practical Treatise on the Diseases of the Teeth* (1778) verfaßt, welcher Beobachtungen von größter Bedeutung über die Anomalien der Zähne und Kiefer enthält. Hunter wußte, daß der zweite vordere Backenzahn unten von allen Zähnen am häufigsten fehlt.

Campere beschrieb in der *Verhandeling over het natuurlijk verschil der wezenstrekken in menschen van onderscheiden landaart en onderdom* (Utrecht 1791) den Gesichtswinkel (Angulus facialis). Daubenton (1716—1799) stellte den Winkel dar, den die Neigung des Hinterhauptloches mit einer Linie bildet, die vom hinteren Rand dieses Loches bis zur Nasenwurzel verläuft. Beide haben also die Anfänge der Schädelmessung begründet, welche später einen so großen Einfluß auf die Praxis der Zahnregulierung ausgeübt hat.

Die Therapeutik

*Abbildung 2222
Geburtshaus von Ambroise Paré.*

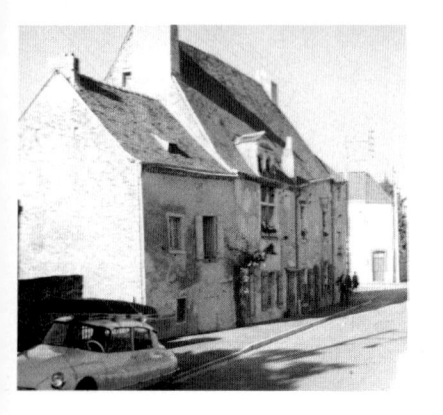

Ambroise Paré (1510—1590) wurde als Sohn eines einfachen Koffermachers in der Rue du Ponceau in Bourg-Hersent bei Laval geboren. Das Geburtshaus existiert noch und trägt eine Platte mit der Inschrift: »Abroise Paré, der berühmte Chirurg, Freund und Wohltäter der verwundeten Soldaten, wurde hier in Bourg-Hersent geboren.«

Als Lehrling des Meisters Violot, dem Barbier des Grafen von Laval, erlernte Paré den Aderlaß und das Verbinden von Geschwüren. Er ging nach Paris, wo er 1533 die Zulassung am Hôtel-Dieu erhielt. Dort studierte er Anatomie und Chirurgie. Im Jahre 1539 eröffnete er den Laden eines chirurgischen Barbiers.

Wir haben bereits an anderer Stelle (der *Geschichte der Medizin*) über das Leben und Werk von Ambroise Paré berichtet; bekanntlich genoß er in Frankreich bereits zu Lebzeiten einen hervorragenden Ruf.

Er hat bereits in seinem Werk *Introduction ou entrée pour parvenir à la vraie connaissance de la chirurgie* (»Einführung oder Zugang, um zur wirklichen Kenntnis der Chirurgie zu gelangen«) die Forderungen für die fünf chirurgischen Eingriffe auf die zahnärztliche Kunst angewandt:

— Überflüssiges entfernen: einen faulen Zahn ziehen;

— wieder einfügen, was fehlt: Vorahnung der Reinplantation;
— Zusammenhängendes trennen; irgendein Häutchen aufschneiden, das den Mund beengt (Durchtrennung des Zungenbändchens); schartige, schwarze und faule Zähne absägen;
— Getrenntes verbinden, gespaltene Lippen zusammenfügen und behandeln oder Hasenscharten vereinigen;
— ergänzen, was durch einen Fehler der Natur oder durch einen Unfall fehlt: »Das Verfahren, künstliche Zähne herzustellen« oder Zähne aus Knochen, Elfenbein oder Zahnbein vom Walroß oder Nilpferd einzupassen; diese Zähne werden mit Gold- oder Silberfäden an den angrenzenden Zähnen befestigt; »die Art und Weise, ein Instrument am Gaumen anzupassen, um das deutliche Sprechen zu erleichtern: eine Gold- oder Silberplatte, um ein Loch im Gaumen zu schließen (Gaumenobturator), Perforationen des Gaumens, die damals häufig vorkamen (Lues III), Hasenscharte«. Welches auch immer das damals benutzte Material war: es wurde von Kunsttischlern bearbeitet, die eine bewundernswerte Geschicklichkeit besaßen. Jene Meisterwerke waren allerdings fal-

Abbildung 2223 (unten links)
Die Gesichtsmuskeln *nach Bartholomeo Eustachi (1520 bis 1574). Anatomische Bildtafel aus den* Tabulae anatomicae. *Rom, 1714.*
(Paris, Bibliothek der Alten Med. Fakultät)
Die Zeichnungen stammen etwa aus dem Jahr 1550.

Abbildung 2224 (unten rechts)
Titelseite eines Exemplars der Abhandlung über die Pest... von Ambroise Paré (Paris, 1568). Sie befand sich im Besitz von Urbain Hémard, der sie mit seinem Exlibris und seiner Signatur versah.

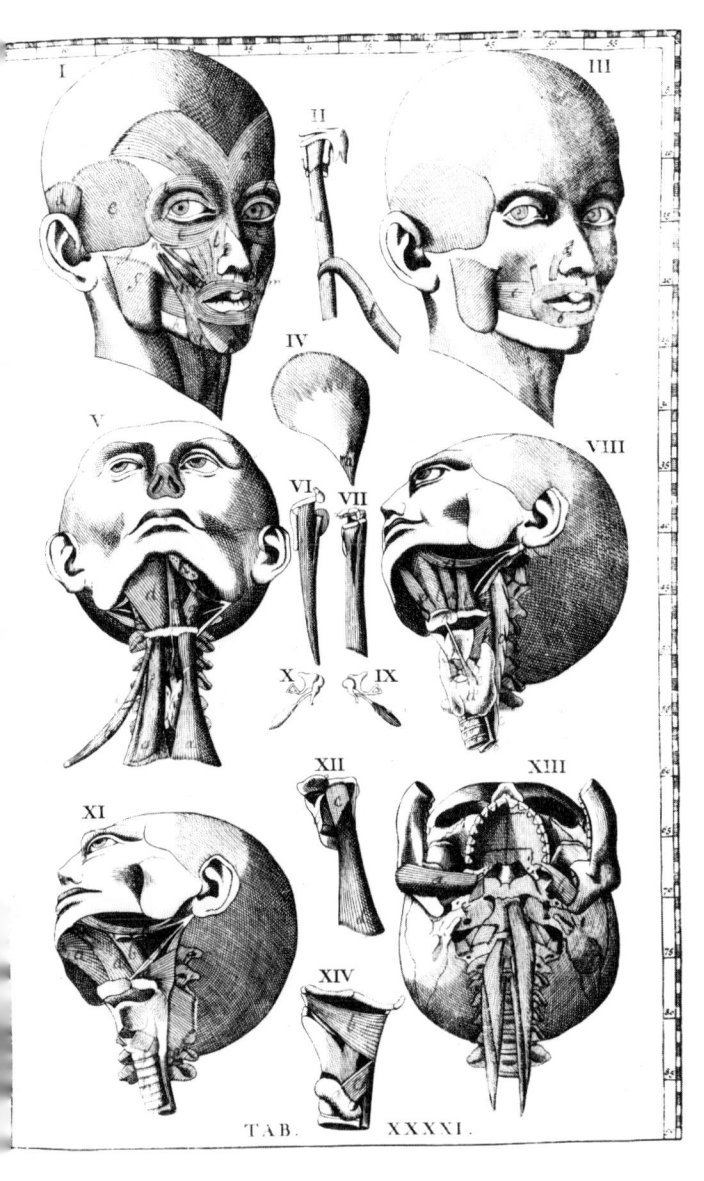

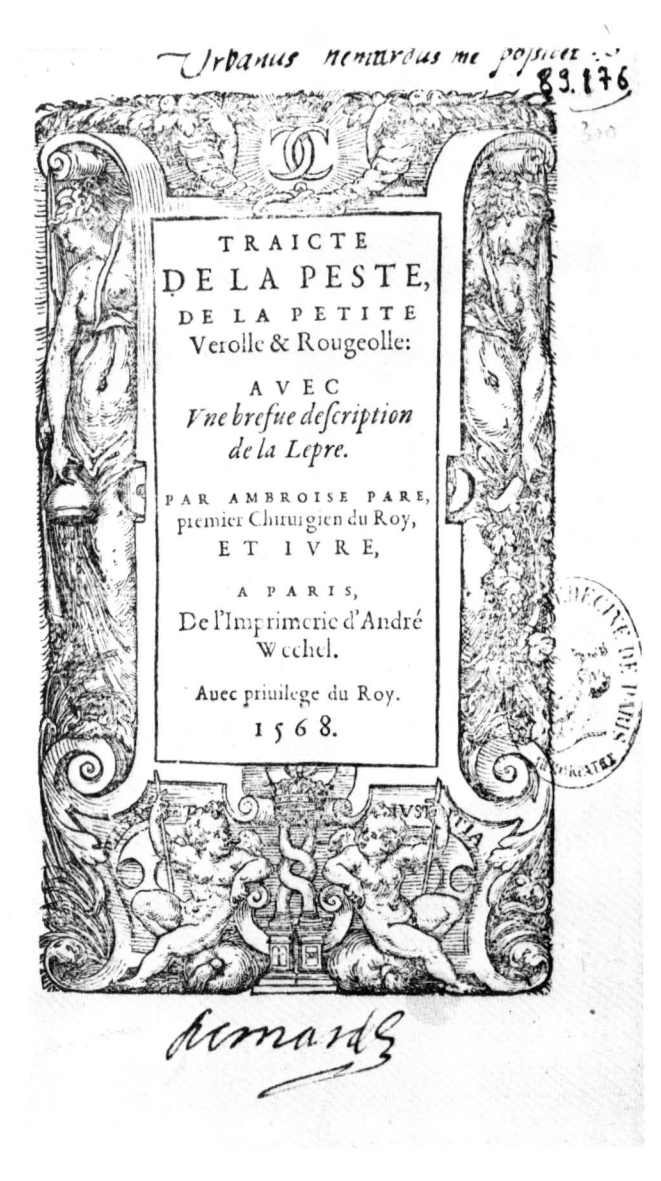

sche Zöpfe, denn »diejenigen, die künstliche Zähne besaßen, legten sie ab, bevor sie sich zu Tisch begaben« (Artus d'Embry, 1605).

Der Zahnarzt benutzte in jener Epoche die operative Ausstattung nach Albucassis. Sie bestand aus »Tiretoirs« (Zahnzieher), Schabern, Stoßeisen, Pelikanen und Zahnzangen. Paré beschreibt ihre Anwendung: »Erstens muß der Kranke, bevor man die Zähne zieht, niedrig sitzen, den Kopf zwischen den Beinen des Zahnbehandlers; alsdann legt dieser die Zähne mit Hilfe von Schabern um die Zahnhälse herum gründlich frei und, wenn er sie gelockert hat und sieht, daß sie nur noch wenig Halt haben, stößt er sie mit einem Stoßeisen und entfernt sie. Überdies, wenn abzusehen ist, daß man den Zahn nicht mit einem Stoßeisen entfernen kann, greife man zu einer Zahnzange, mit der sich der betreffende Zahn abbrechen läßt, oder man nehme auch einen Pelikan der einen oder anderen Form zu Hilfe, je nachdem, wie der Behandler gewohnt ist, Zähne zu ziehen. Man muß nämlich wirklich gut mit Pelikanen umzugehen wissen; wenn man ihre richtige Bedienung nicht kennt, kann es einem passieren, daß man drei Zähne aus dem Mund entfernt und den schlechten und faulen Zahn stehen läßt.«

Man versteht, warum Paré hinzufügt: »Ich rate also jenen, die sich Zähne ziehen lassen wollen, lieber alte als junge Zahnbehandler aufzusuchen.«

Wie stellte man sich in jeder Epoche die Zähne vor? Paré schreibt: »Sie stecken tief in den Kiefern, wie ein Pfahl in der Erde oder eine Türangel im Holz.«

Paré berichtet auch über starke Blutungen und die Schwierigkeiten, sie zu stillen; er gibt die Erklärung dafür: »Die Zähne sind manchmal derart mit den Kiefern verbunden und vereint, daß man oft einen Teil davon mitausreißt, wenn man sie zieht.« Kurz, Paré hält das Zahnziehen für gefährlich. Er wünscht auch, daß man vor dem »Zahnauszieher« den Arzt konsultiere.

Parés erhaltende Zahnorthopädie steckt noch in den Anfängen. Er schreibt lediglich: »Die Löcher hohler Zähne sind mit gut vorbereitetem Kork oder Blei zu füllen.« Seine Therapie ist sehr mittelalterlich. »Legen Sie eine in Asche gegarte Knoblauchzehe so heiß, wie Sie es vertragen, auf den Zahn und eben-

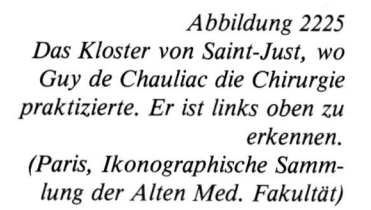

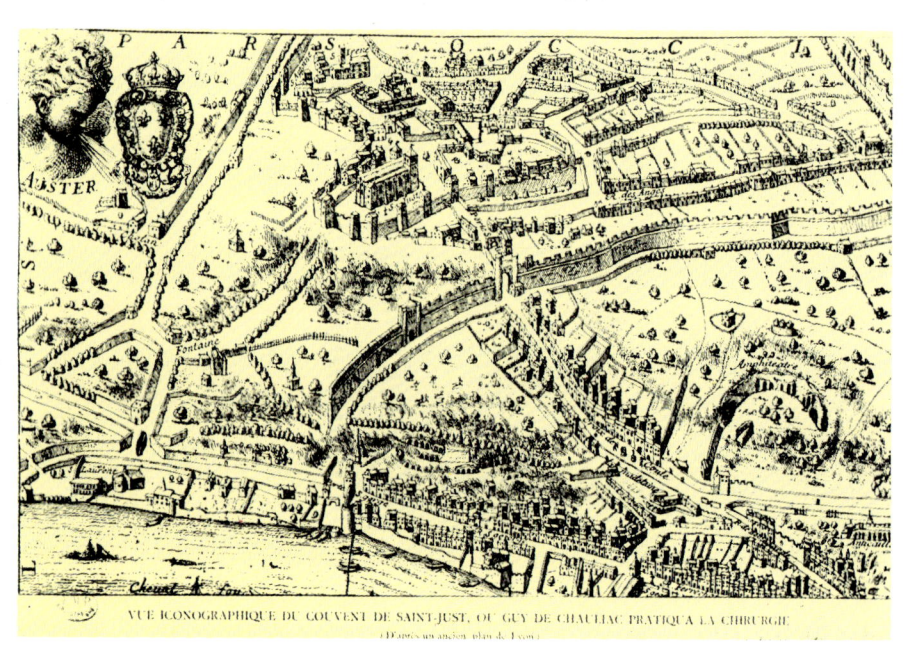

Abbildung 2225
Das Kloster von Saint-Just, wo Guy de Chauliac die Chirurgie praktizierte. Er ist links oben zu erkennen.
(Paris, Ikonographische Sammlung der Alten Med. Fakultät)

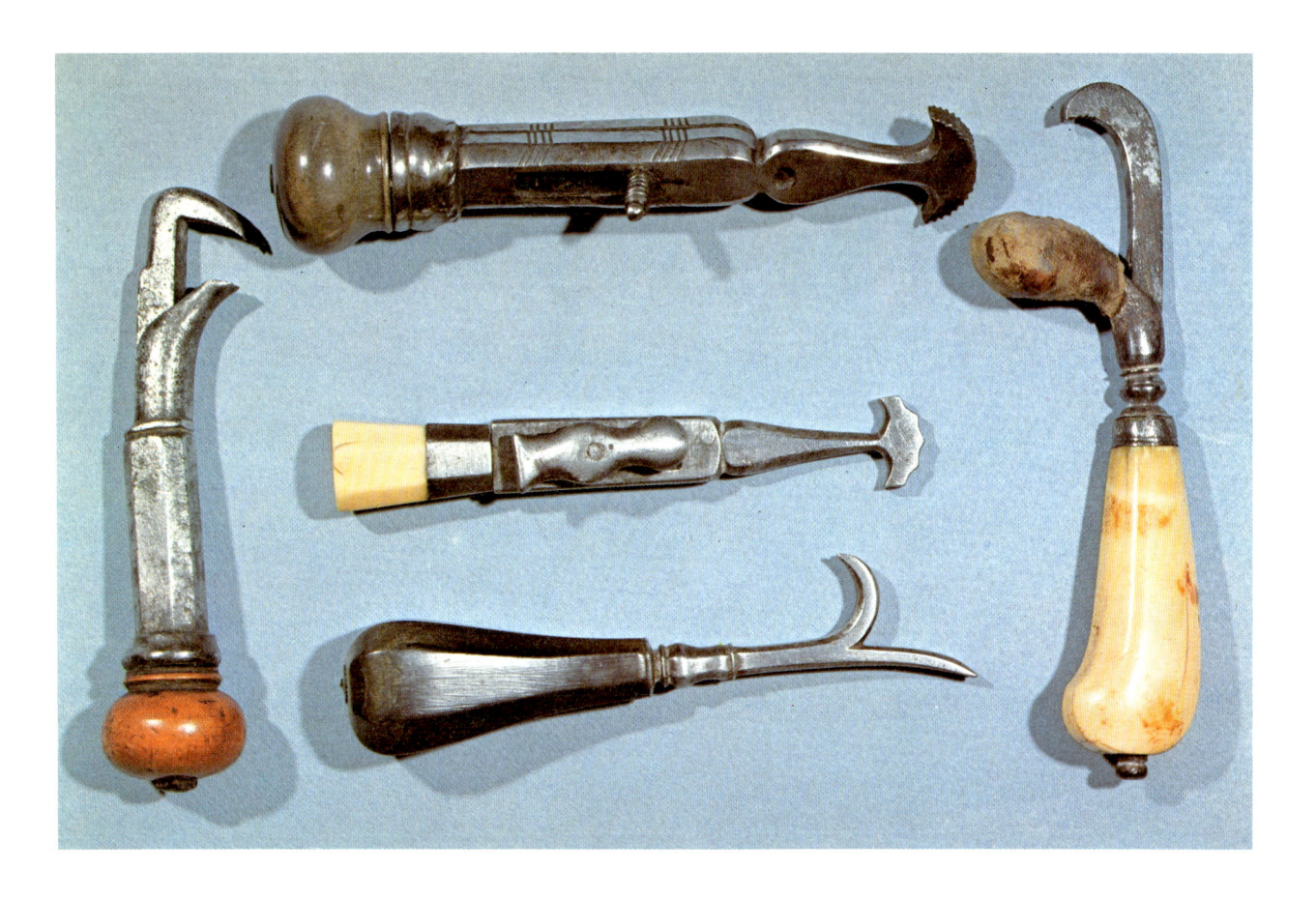

falls ins Ohr.« Er stimmt mit den Medizinern des Altertums überein, wenn er es als vernünftig betrachtet, »aus ganzen Tieren, Teilen von Tieren und Exkrementen derselben« Medikamente zu gewinnen... Urin galt beispielsweise als wirkungsvollstes Heilmittel bei heftigen Zahnschmerzen, und Paré präzisiert: »Nehmen Sie Urin des Patienten und lassen Sie ihn eine Nacht lang in einer Barbierschüssel stehen... Scheuen Sie sich nicht, besagte Heilmittel anzuwenden, auch wenn sie bittere Stoffe enthalten.« Paré erklärte, daß er seinem chirurgischen Werk auf Wunsch seines Freundes Laurent Joubert die Kapitel über Zähne hinzugefügt habe. Joubert war Arzt Heinrichs III. und Herausgeber der Werke von Guy de Chauliac und hatte im Jahre 1579 *Erreurs populaires et propos vulgaires touchant la médecine et le régime de santé* verfaßt. Paré beschrieb als guter Kliniker die Zahnpulpaentzündung, die akute Arthritis und die Zahnabszesse, zog daraus jedoch keine Folgerungen für die Therapie. Er »heilte« kariöse Zähne stets nach den alten Verfahren, ätzte sie also mit glühendem Eisen oder Vitriol und tötete die »Würmer«, die sie zerfressen, mit Zahnfüllungen aus Knoblauch und Zwiebeln oder in Essig aufgeweichtem Pyrethrum. Paré war Armeechirurg und fand neue Lösungen, um Verwundungen der Lippen, Verletzungen der Nase und Verstümmelungen der Zunge zu behandeln. Seine Behandlungsmethode bei Knochenbrüchen und Verrenkungen der Kiefer stammt dagegen von Hippokrates.

Auf alle Fälle präzisierte Paré die Notwendigkeit einer Spezialisierung der zahnärztlichen Kunst; da er in französischer Sprache schrieb, verschaffte er auch den Barbieren Zugang zu seinem Werk. Er verdankte es jedoch nicht seinem zahnmedizinischen Werk, daß sein Name in die Geschichte der Medizin

Abbildung 2226
Zahnärztliche Instrumente aus dem 17. Jh.: Pelikan, Hebel, Geißfuß und Schlüssel.
(Paris, Museum der Gesellschaft der Schule für Zahnmedizin)

Abbildung 2228 (gegenüber) Szene des Zahnziehens im Freien. *Detail aus einem anonymen flämischen Gemälde. Es stellt Christus dar, der die Händler aus dem Tempel jagt, 15. Jh. (Paris, Louvre)*

Abbildung 2227 Barbier zu Beginn des sechzehnten Jahrhunderts. *Stich des 19. Jh.s nach einem kolorierten Stich des 16. Jh.s aus dem Germanischen Museum von Nürnberg. (Paris, Bibliothèque des Arts décoratifs)*

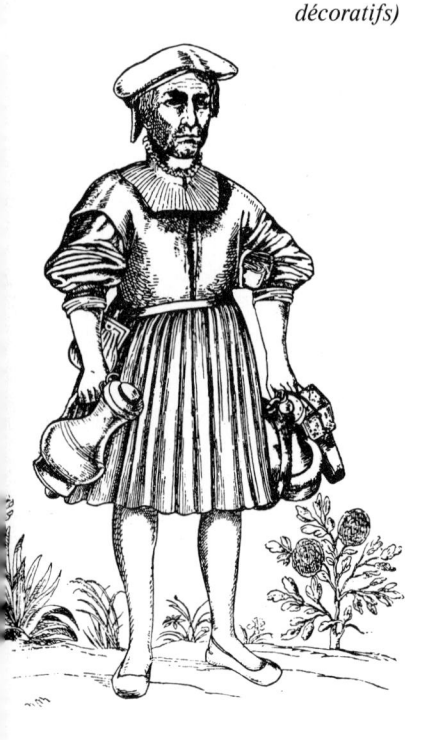

eingegangen ist. Paré wurde am 22. Dezember 1590 in der Kirche Saint-André-des-Arts in Paris beigesetzt. Einige seiner Schüler haben sich einen Namen gemacht. Einer von ihnen war Jacques Guillemeau (1550—1613). Er war ordentlicher Chirurg des Königs und beschäftigte sich mit der Zahnheilkunde. Er erwähnte die Alveolarpyorrhoe und schlug Mischungen vor, um künstliche Zähne und Zahnplomben herzustellen: körniges weißes Wachs und Puder aus Mastix, weißer Koralle oder Perlen. Bekanntlich nehmen Zähne tierischen Ursprungs oder aus Knochen geschnitzte Zähne bald einen unangenehmen Geruch an und verfärben sich. Daher mußte man die kostspieligen und nicht funktionellen Prothesen häufig austauschen. Ihre nur ungefähre Anpassung bereitete Schmerzen und führte außerdem zu Zahnfleischentzündungen. Guillemeau beschrieb in seinen *Œuvres de Chirurgie* (1598) außer verschiedenen chirurgischen Instrumenten auch Instrumente der Zahnchirurgie. Sein Handbuch *Der auffrichtige Augen- und Zahn-Artzt* hatte großen Erfolg, es wurde im Jahre 1706 in deutscher Sprache herausgegeben.

Urbain Hémard (1548—1616) wurde in Entraygues geboren und studierte in Montpellier. Ihm gebührt die Bezeichnung »erster zahnmedizinischer Fachautor Frankreichs«. Sein Werk erschien 1582 in Lyon und war die erste Monographie in französischer Sprache über die Zähne: »*Forschungen über die wirkliche Anatomie der Zähne, die Natur und Eigenschaften derselben mit den Krankheiten, die sie befallen,* von Urbain Hémard, Chirurg Seiner Gnaden des hochwürdigen und erlauchtesten Kardinals von Armagnac und Leutnant der Chirurgen in der Senechaussee und Diözese des Rouergue.«

Georges von Armagnac (1501—1585) war von 1540 bis 1545 Botschafter in Rom, von 1547 bis 1551 Kardinal-Erzbischof von Tours und später Kardinal-Erzbischof von Toulouse. Als Bischof von Rodez war er mit den chirurgischen Barbieren der Hauptstadt des Rouergue unzufrieden. Er appellierte an die Geschicklichkeit von Hémard und führte ihn auf den Weg seiner Forschungen, nachdem er von ihm geheilt worden war. Hémard war ein aufmerksamer und logischer Beobachter und suchte seine Meinungen stets auf Aussagen der Schriften aus dem Altertum zu gründen. Wenn er beispielsweise schreibt: »Der gute Zustand und die Weiße der Zähne sind ein Zeichen für die gute Verfassung der Hauptteile des Kopfes und des Magens«, so ruft er einen Abschnitt aus dem Werk *Problemata* von Aristoteles (I, II, Kapitel II, Nummer 34) in Erinnerung: »Die gut angeordneten und gut aneinandergefügten Zähne mittlerer Größe zeugen bei den Menschen von Kraft und einem langen Leben.«

Hémard berief sich auf die Volksweisheit und verschmähte nicht, auf das Sprichwort zurückzugreifen:

Daß das Stück, welches sich lange kaut
Halbgar sei und den Magen nicht verstimme.

Er bleibt ein Realist und glaubte schwerlich an Wunderheilungen: »Die Heilung von Zahnschmerzen, die man auf Berührungen, gewisse Briefchen und in der Hand angewandte Heilmittel zurückführt, geschieht allein vermöge der Einbildungskraft.«

»Bekanntlich kommt es häufig vor, daß jene, die unter starken Zahnschmerzen leiden und sich entschlossen haben, die Zähne ziehen zu lassen und sogleich zum Zahnarzt gehen, solche Angst bekommen, daß sie behaupten, keine Schmerzen mehr zu verspüren...« Hémard erweist sich also als Psychologe, indem er die Autosuggestion beschreibt. Als Hémard 1581 eine Abhandlung

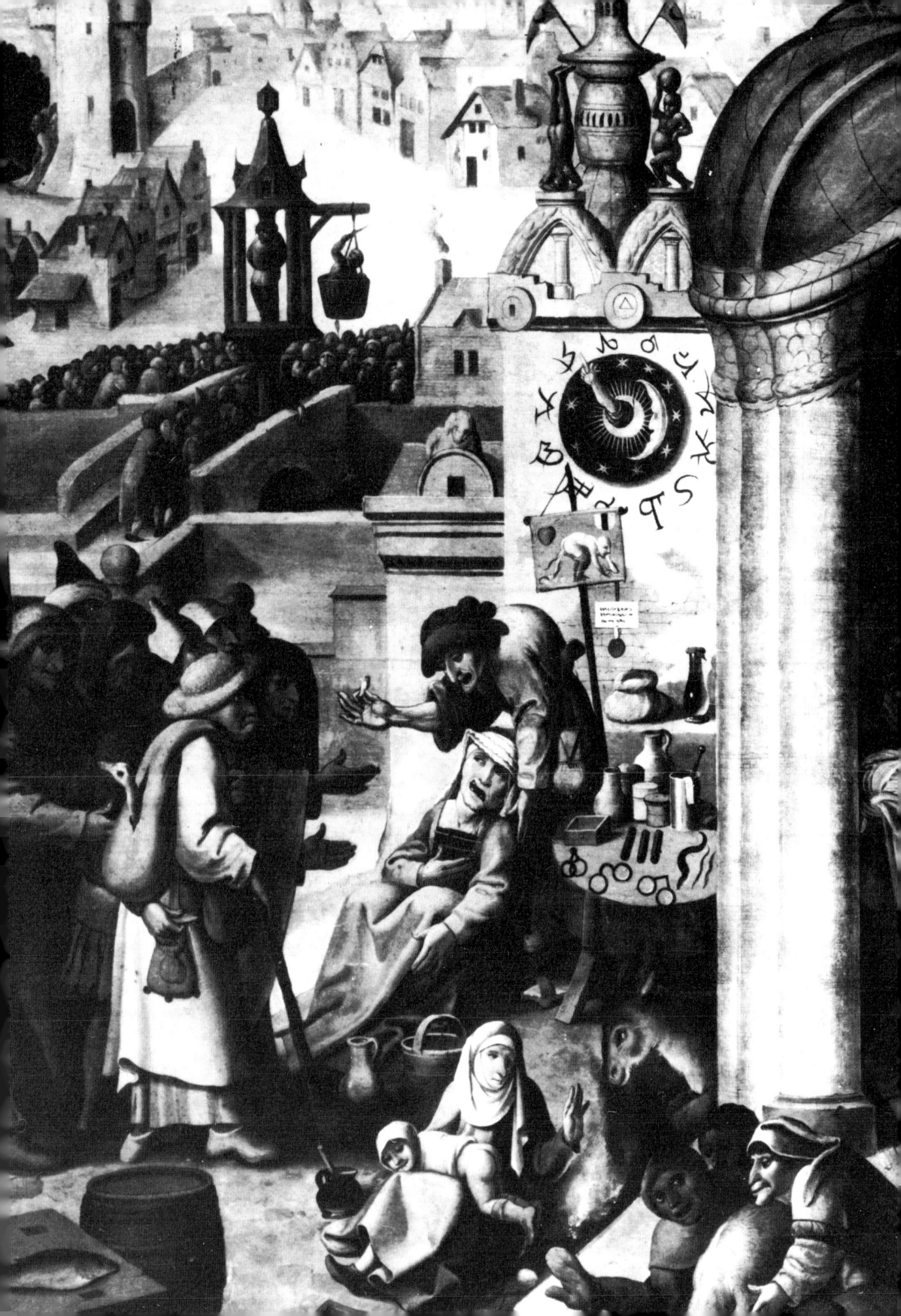

über die Zähne veröffentlichte — also ein Jahr vor seinem Hauptwerk —, wußte er bereits, daß sich zerbrochene Zähne nie wieder festigen können und daß faule Zähne sich nicht mittels einer Verschwielung erneuern. Hémard hat insbesonders das Absterben der Pulpa ohne Karies, die retrograde Pulpagangrän, beschrieben. Er beschrieb, daß er »zahlreiche Abszesse im Zahninneren festgestellt habe ... Die Zähne waren nicht von außen angegriffen; aber als ich den Zahn zerbrochen hatte, fand ich ihn von innen verfault und verdorben, und er strömte einen unerträglichen Geruch aus ...«

Angesichts der Schwierigkeit, die Backenzähne zu erreichen und zu behandeln, beschrieb Hémard seine Methode, nach der man die Zahnkrone entfernt, um »die verdorbene Flüssigkeit herauszulassen, die sich in der Zahnhöhle eingeschlossen findet«.

Hémard erwähnte Maßnahmen zur Vorbeugung und Heilung der Quecksilber-Stomatitis. Er führt sie nicht nur auf die Behandlung der Syphilis zurück, sondern auch auf das Sublimat, das damals sehr häufig in Schminkmitteln enthalten war, sowie auf die professionellen Vergiftungen der Arbeiter in den Zinnoberbergwerken. Hémard empfahl zwei Vorbeugemaßnahmen: Man bedeckt die Zähne mit einer fettigen Substanz oder reibt sie mit Theriak ein, den man in Weißwein aufgeweicht hat. Er riet auch, ein Goldstück im Mund zu halten. Mit den Metalldämpfen werde es ein Amalgam bilden und so das Quecksilber binden. Er präzisierte, daß dieses Verfahren den »sehr feinen Syphilitikern« vorbehalten sei. Hémard wies ebenfalls auf die Unfälle hin, die durch das Erscheinen der »Zähne der Klugheit oder Bescheidenheit« (unsere Weisheitszähne!) verursacht werden. Er war also ein ausgezeichneter Kliniker.

Berufliche Organisation und Ausbildung

Bis zum 12. Jahrhundert konnte jeder Beliebige die Medizin und die Chirurgie ohne Diplom praktizieren.

Die ersten Ansätze zahnärztlicher Kunst wurden im Laden des chirurgischen Barbiers oder durch den Quacksalber ausgeübt. Beide verkauften Arzneien und versuchten, die Zähne zu ziehen. Ganz allmählich machten sich Widerstände gegen diese Praxis bemerkbar. Man strebte eine Unterweisung an, deren Krönung in der Aushändigung der Doktorwürde bestehen sollte.

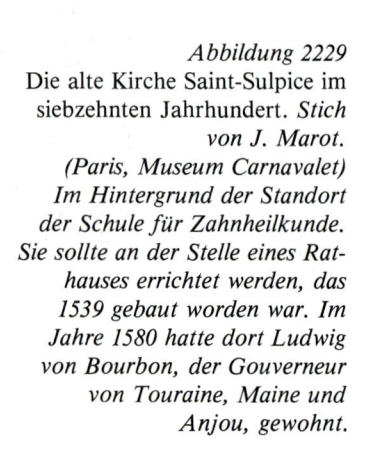

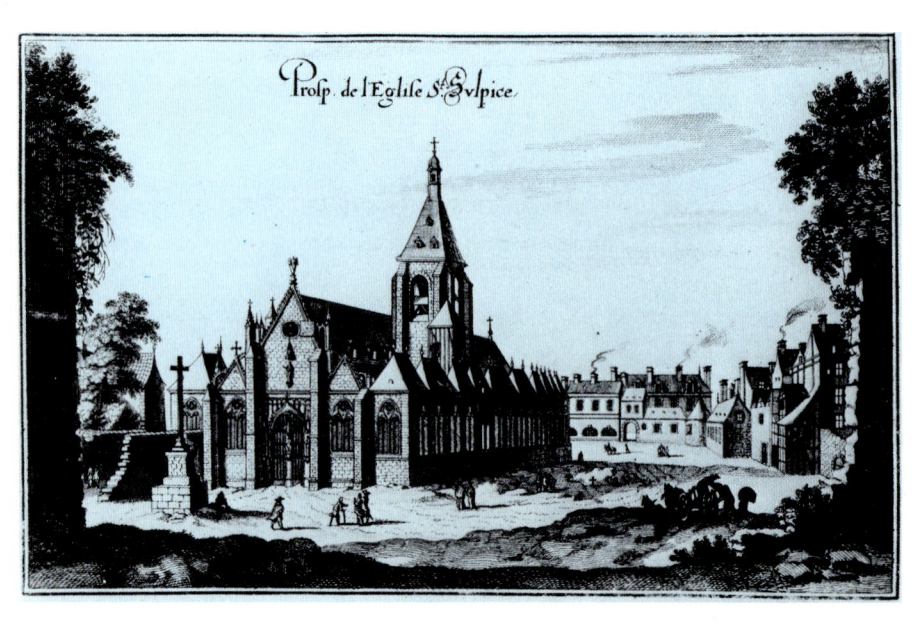

Abbildung 2229
Die alte Kirche Saint-Sulpice im siebzehnten Jahrhundert. *Stich von J. Marot.* (Paris, Museum Carnavalet) Im Hintergrund der Standort der Schule für Zahnheilkunde. Sie sollte an der Stelle eines Rathauses errichtet werden, das 1539 gebaut worden war. Im Jahre 1580 hatte dort Ludwig von Bourbon, der Gouverneur von Touraine, Maine und Anjou, gewohnt.

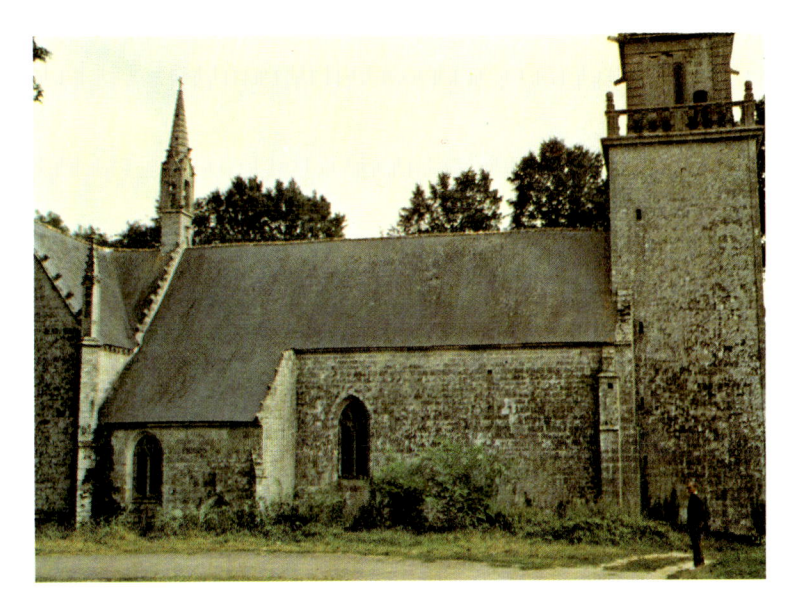

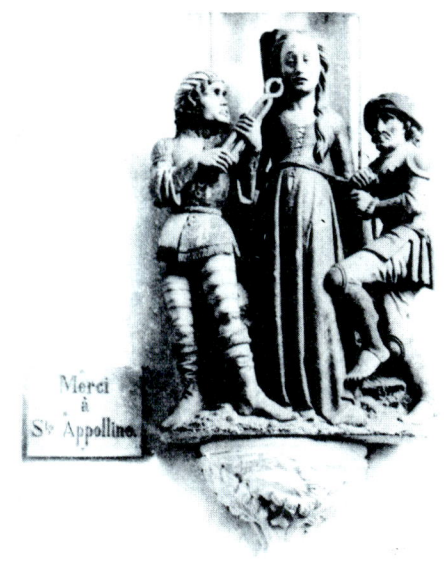

Im Jahre 1216 wurde in Toulouse eine Schule der Medizin gegründet; Montpellier verlieh im Jahre 1220 Titel, 1270 folgte Paris.

Die Schüler trugen eine Tonsur und studierten fünf Jahre lang Medizin. Anschließend praktizierten sie ein Jahr lang unter der Aufsicht berufserfahrener Ärzte (eine Vorandeutung unseres Praktikums ...). Die Chirurgen studierten ein Jahr lang Anatomie. Von jener Epoche an sollte sich die Heilkunst in drei Kategorien aufteilen:

— die Doktoren der medizinischen Fakultät;
— die Chirurgen von Saint-Côme oder der langen Robe;
— die chirurgischen Barbiere der kurzen Robe; man hatte sich darauf geeinigt, ihnen die Verbände, den Aderlaß, den Perückenhandel, die Bartpflege, das Zahnziehen und die Salben zu überlassen.

Der Streit zwischen diesen drei Kategorien sollte sich über mehrere Jahrhunderte hinziehen ... In den Statuten der Chirurgen von Paris waren im Jahre 1699 nach unaufhörlichen Auseinandersetzungen (Guy Patin nahm bekanntlich großen Anteil daran) »Experten für die Zähne« vorgesehen. Im Jahre 1731 entstand die Königliche Akademie der Chirurgie; sie hatte die Zahnchirurgie zu überwachen. Die beharrlichen Forderungen, die Fauchard mit der Erstausgabe seines Werkes *Le chirurgien dentiste, ou traité des dents* (1728) gestellt hatte, waren also erfüllt. Dem Kolleg für Chirurgie von Paris gehörten im Jahre 1755 drei Meister der Chirurgie und dreißig Zahnexperten an.

Der zahnärztliche Beruf sagte sich allmählich von dem unwissenden Empirismus los; er begann gesetzlich geregelt zu werden ... bis zur Abschaffung von Titeln und Diplomen durch den Konvent. In aller Objektivität sei gestattet, die Bemühungen jener Generation von Barbieren zu würdigen, die in der Hierarchie der Heilberufe aufsteigen wollten. Guy de Chauliac schrieb mit Recht: »Ich höre, daß die besten und sehr bewunderten Chirurgen unserer Zeit die lateinische Sprache nicht beherrschen, jedoch sehr gut in Französisch reden und diskutieren ... Und ist es nicht äußerst bedauerlich, daß sie mangels solcher Mittel in dieser Kunst unwissend bleiben mußten und gemeine Empiriker waren? ...«

Abbildung 2230 (links oben)
Die Kapelle Notre-Dame de la Houssaye. Sie befindet sich bei Pontivy, Morbihan, in der Bretagne.

Abbildung 2231 (rechts oben)
Die heilige Apollonia zwischen ihren Henkern. Skulptierte Gruppe aus dem 15. Jh. Kapelle Notre-Dame de la Houssaye.

Heilmittel, Magie und Wunderheiler

Die »Heilerfolge« der Chirurgie waren bis in unsere Epochen hinein in solchem Maße von Zufällen abhängig und schmerzhaft, auch die therapeutischen Erfolge waren so unbeständig, daß die Kranken lieber auf allerhand mehr oder weniger magische Heilmittel zurückgriffen und lieber heilige »Spezialisten« anriefen. Die heilige Apollonia gilt bei Mund- und Zahnkrankheiten als unbestrittene »Schutzheilige« der Kranken und der Praktiker der zahnärztlichen Kunst. Sie wird immer noch verehrt, und zahlreiche Gesellschaften, die sowohl Studenten als auch Praktiker umfassen, sind ihrem Kult treu geblieben.

Apollonia wurde in Alexandria geboren und entstammte einer höheren Beamtenfamilie. Eusebius, der Bischof von Cäsarea, der als »Vater der Kirchengeschichte« gilt, hat in seinen Schriften einen Brief des heiligen Denis, des Bischofs von Alexandria, veröffentlicht, der an Fabien, den Bischof von Antiochia, gerichtet ist und das Martyrium der heiligen Apollonia betrifft. Bischof Eusebius war ein Landsmann von Apollonia und kannte sie daher gut. Die Jungfrau Apollonia war von frühester Jugend an dem Herrn geweiht und galt als Vorbild an Reinheit und — dank eines ungeheuren Vermögens — auch an Barmherzigkeit. Nach einem ersten Blutbad an Christen im Jahre 248 erlebte Alexandria ein Jahr später die siebte Verfolgung. Nachdem die Massaker mehrere Tage gedauert hatten, suchten die Verfolger ein weibliches Opfer höheren Standes und ergriffen Apollonia. Nach einer ersten Darstellung zerbrachen die Henker ihre Zähne und rissen sie dann aus. Nach einer zweiten Version schlug man ihr mit einem Stock ins Gesicht, bis die Kiefer zerbrachen, und zerschmetterte ihr die Zähne, indem man mit Steinen oder einem Hammer

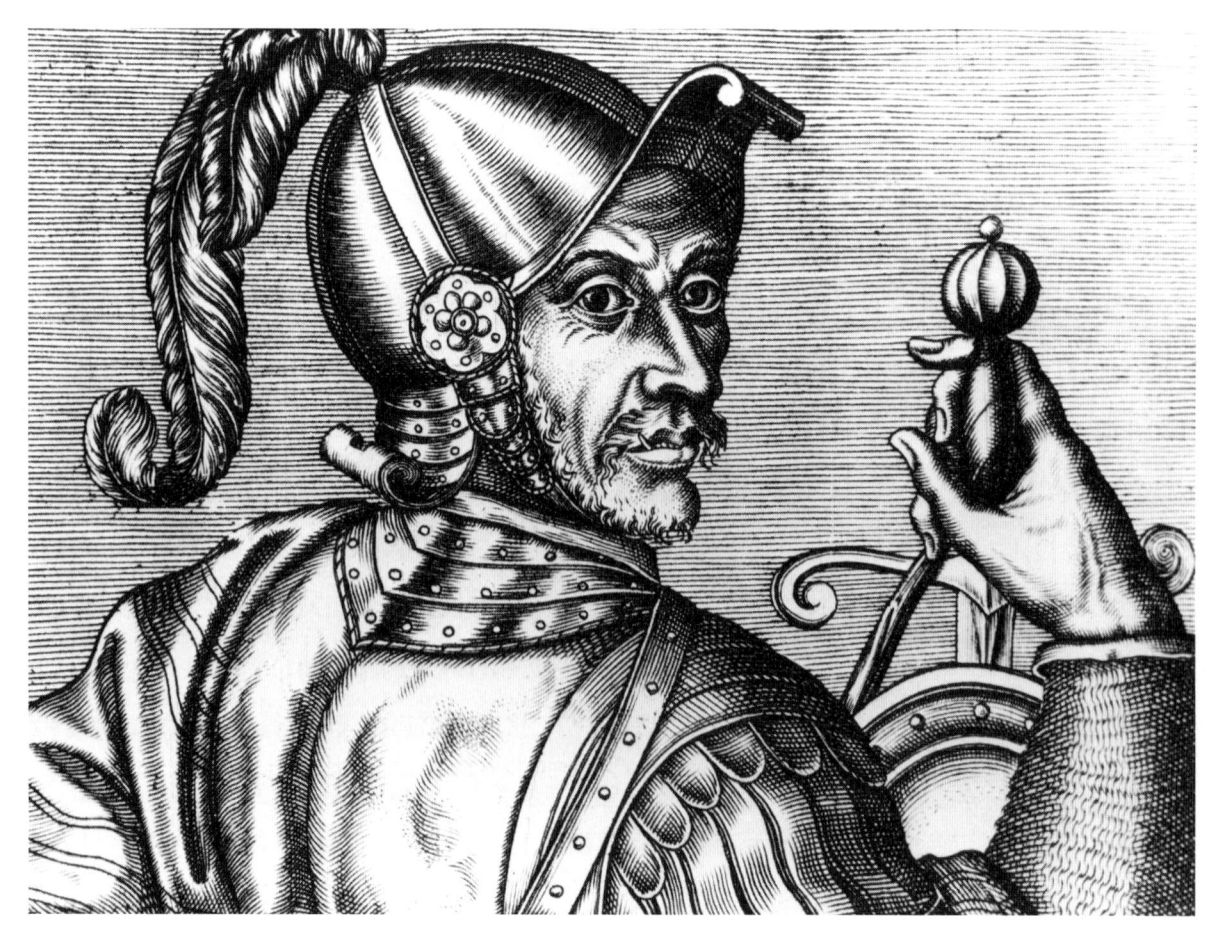

Abbildung 2232
Geoffroy de Lusignan, »genannt der mit dem großen Zahn«. *Stich aus dem Werk* Das wahre Bild und Leben der Menschen... *von André Thévet, Paris, 1584. (Paris, Nationalbibliothek, Kupferstichkabinett)*

auf einen Meißel schlug. Allgemein gilt jedoch die zweite Version des Martyriums als zutreffend. Nachdem man eine Glut entfacht hatte, drohte man Apollonia, sie hineinzuwerfen, wenn sie ihrem Glauben an Jesus Christus nicht abschwöre. Sie erbat sich eine kurze Frist und warf sich dann, vom Heiligen Geist getrieben, ins Feuer. Ihr Körper verbrannte zum Teil; die Christen konnten die Überreste aufsammeln und verteilten sie an mehrere christliche Kirchen. Die Santa-Apollonia-Kirche in Rom bewahrt einen Teil ihres Körpers; der Schädel befindet sich in Trastevere. Die Reliquien sind im Laufe der Jahrhunderte an manche Wallfahrtskirchen und -kapellen aufgeteilt worden.

Das Fest der heiligen Apollonia am 9. Februar war lange Zeit sehr populär. Ihre Verehrung hat zahllose Kunstwerke hervorgebracht. Ein portugiesischer Mediziner besitzt vierhundert Photographien von Gemälden und Statuen. Neben der Märtyrerpalme besteht das Attribut gewöhnlich in einer Zange, die einen Zahn in ihrem Gebiß hält. Die Geschichte der Zahnzange läßt sich also auch anhand der Kirchenmalereien über die Zahnextraktionen an einer jungen Märtyrerin verfolgen ...

Die bekanntesten französischen Dokumente sind die folgenden:

— Das Martyrium der heiligen Apollonia von Jean Fouquet, eine Miniatur aus dem *Stundenbuch* (1450) von Etienne Chevalier. Nachdem ein Henker Apollonia auf einem schrägen Brett festgebunden hat, hält er sie an den Haaren fest, während sein Gehilfe ihr mit einer Zange von ungewöhnlicher Länge die Zähne ausreißt. Ein Narr zeigt zum Spott sein Hinterteil.

— Eine Skulpturengruppe in der Kirche Notre-Dame de la Houssaye (bei Pontivy) stellt die heilige Apollonia zwischen zwei Henkern dar. Einer von ihnen hält eine enorme Zange.

Zahlreiche Kirchen, namentlich in der Bretagne, enthielten Standbilder der Heiligen. In der Kapelle Sainte-Apolline von Kervréach (Pleyber-Christ) befand sich in einer Nische eine Statue, die man bei Zahnschmerzen anbetete. Manche überaus fromme Pilger begnügten sich nicht damit, niederzuknien: nachdem sie ihr Gebet verrichtet hatten, griffen sie zu einem Messer und schnitten von der Eichenstatue Splitter ab, die sie während ihrer Rückreise kauten. Daher ist nur noch der Kopf des Standbildes vorhanden.

In der unteren (niederen) Bretagne kennt man das Bilsenkraut unter dem Namen *louzouen santoz Apollina* (Heilpflanze der heiligen Apollonia). Auch in Deutschland nannte man diese Pflanze *Apolloniakraut*. Sie heißt in lateinischer Sprache *herba hyoscyani, herba aconiti* oder *hyoscyanus Apollinaris*. In Frankreich nennt man sie »Pferdekraut«; sie bildet einen Bestandteil des »beruhigenden Balsams«, den man heute noch in den Apotheken verkauft.

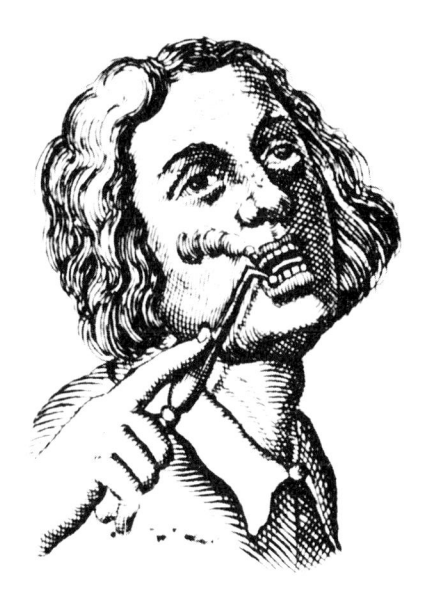

Abbildung 2233
Detail einer Bildtafel aus dem Armamentarium chirurgicum *von Johannes Scultetus (Ulm, 1665). Es stellt die Ätzung eines kariösen Zahns dar, die eine Verschlimmerung der Karies verhindern soll.*

Pflege und Therapien

Seit jeher hat man sich zum Ziel gesetzt, den Schmerz zu lindern, wenn nicht gar zu unterdrücken. Der Stein von Memphis, den bereits die Griechen kannten, wurde lange Zeit benutzt. Man zerkleinerte ihn in Essig, und er entließ ein Gas, das den Patienten betäubte. Die Alraune sollte jahrhundertelang das Allheilmittel bleiben. Das Opium war im frühesten Altertum bekannt und wird immer noch geschätzt. Es findet in verschiedenen Formeln Anwendung und bewirkt Heilerfolge. Eine unbegrenzte Anzahl von Mischungen ließe sich nennen; beispielsweise Eichengallapfel, Myrrhe oder Zypresse.

Boccaccio schreibt in seinem *Decamerone:* »Meister Mazzio befürchtete, daß der Kranke den Operationsschmerz nicht ertragen würde und beschloß, ihn vorher mit einem Wasser einzuschläfern, dessen Rezept er besaß.«

Abbildung 2235 (gegenüber) Das Süßholz. *Miniatur aus einer Handschrift des* Tacuinum sanitatis. *Es wird in der Nationalbibliothek von Wien aufbewahrt, Arzneibuch 2644, nach einem Faksimile aus der Bibliothek der Alten Med. Fakultät. Das Süßholz war im Mittelalter und in der Renaissance Bestandteil von Pasten, die man benutzte, um die Karies zu hemmen. Außerdem ließ man bis Ende des 17. Jh.s Kinder Süßholzstäbchen kauen, um das Wachsen der Zähne zu erleichtern.*

Abbildung 2234 (unten) Plakat aus dem 17. Jh. (Paris, Bibliothek der Alten Med. Fakultät) Die erstaunlichsten Versprechungen des Herrn Dupont zeigen, in welchem Ausmaß die zahnärztliche Kunst im 17. Jh. immer noch eine Disziplin ist, in der sich Wissenschaft und Scharlatanismus überschneiden und vermischen.

Die am längsten angewandte Methode bestand allerdings darin, den Patienten mit Wein oder Weingeist — je nach Epoche und Vorliebe des Operateurs — betrunken zu machen. Man benutzte sie entweder allein oder mischte sie mit Arzneien.

Der Aderlaß bewirkte ebenfalls Erleichterungen. Guy Patin war ebenso berühmt wie reizbar. Er schrieb im Jahre 1661: »Gestern litt ich unter starken Zahnschmerzen, die mich zwangen, mich an derselben Seite zur Ader zu lassen. Der Schmerz ließ plötzlich wie durch eine Art von Zauber nach. Ich habe die ganze Nacht geschlafen. Heute morgen verspürte ich wieder leichte Schmerzen. Ich ließ den anderen Arm stechen und war auf der Stelle frei von Schmerz.«

Brantôme, der am Hofe von Spanien lebte, wurde von schlimmen Zahnschmerzen heimgesucht. Die Königin sandte ihm ihren Apotheker, der ihm »ein so einzigartiges Kraut« gab, »daß, als ich es einen Moment in der Hand hielt, der Schmerz so plötzlich verging, wie er gekommen war«. Wie man aus manchen Schriften entnehmen kann, ließen die Operateure ihre Kranken Dämpfe einatmen, die von einem Schwamm ausgingen. Man hatte ihn vorher mit Substanzen getränkt, deren Zusammensetzung noch immer unbekannt ist.

Man erprobte also die allgemeine oder lokale Anästhesie oder vielmehr Analgesie. Die Schule von Montpellier hatte ein wahrhaftes therapeutisches Arsenal für die Behandlung der Zähne und der Zahnwürmer zusammengestellt, das auf das Altertum zurückging. Man benutzte beispielsweise Rabenmist, den man mit Pyrethrum mischte.

Ein Verfahren, um Kinderzähne schmerzlos durchbrechen zu lassen, bestand darin, einen Hahnenkamm mit der Schere etwas einzuschneiden und das Zahnfleisch des Kindes zweimal täglich mit dem ausgetretenen Blut einzureiben. Man konnte das Zahnfleisch auch mit einem gekochten oder gebratenen Hasenhirn einreiben, welches man mit Butter und Honig vermischt hat. Ein um den Hals des Kindes gehängtes Schlangenhirn galt ebenfalls als wirksam. Die blutstillende Wirkung der Zahnfleischmassage findet allerdings keine Erwähnung! Der englische Chirurg John Gaddesden empfahl in seiner *Rosa Angelica* Schweineexkremente als das beste Mittel gegen Zahnfleischbluten! Um das Zahnziehen zu erleichtern, muß man den Zahn mit Froschfett einreiben. Die Wirksamkeit dieses Lurchs ist so groß, daß ein Ochse sofort sämtliche Zähne verliert, wenn er aus Versehen auf ihn beißt!

Nicolas Lémerys *Traité universel des drogues simples* empfiehlt bei Entzündungen des Mundes und des Halses das *oletum vel stercus humanum:* »Das menschliche Exkrement ist verdauungsfördernd, auflösend, erweichend und lindernd; man muß es trocken und in Pulverform anwenden und einnehmen. Die höchste Dosis beträgt eine Drachme (ein Lot).« Madame Fouquet will in ihrer *Recueil des remèdes faciles et domestiques* (Sammlung natürlicher Hausmittel) ihren Leserinnen den »Stahlbalsam« ersparen! Um Zähne auf schmerzlose Weise zu zerstören: »Man koche Regenwürmer, lasse sie zu Asche zerfallen, fülle den hohlen Zahn mit diesem Puder und verschließe ihn mit Wachs. Er wird ausfallen!« Oder: »Man nehme eine grüne Eidechse, gebe sie in einen Topf und lasse sie im Ofen trocknen. Man pulverisiere sie und reibe das Zahnfleisch und den Zahn, den man entfernen will, mit diesem Puder ein; er läßt sich dann mühelos mit den Fingern zerbrechen.« Wie man die Zahnpulpa betäubt, bleibt auch kein Geheimnis. Ein Jauchetropfen, den man mit Hilfe eines Stäbchens in die Zahnhöhle gab, sollte Wunder wirken; auch ein Knoten aus einem Spinngewebe, mit dieser Flüssigkeit getränkt und in die Zahnhöhle

Liquiritia

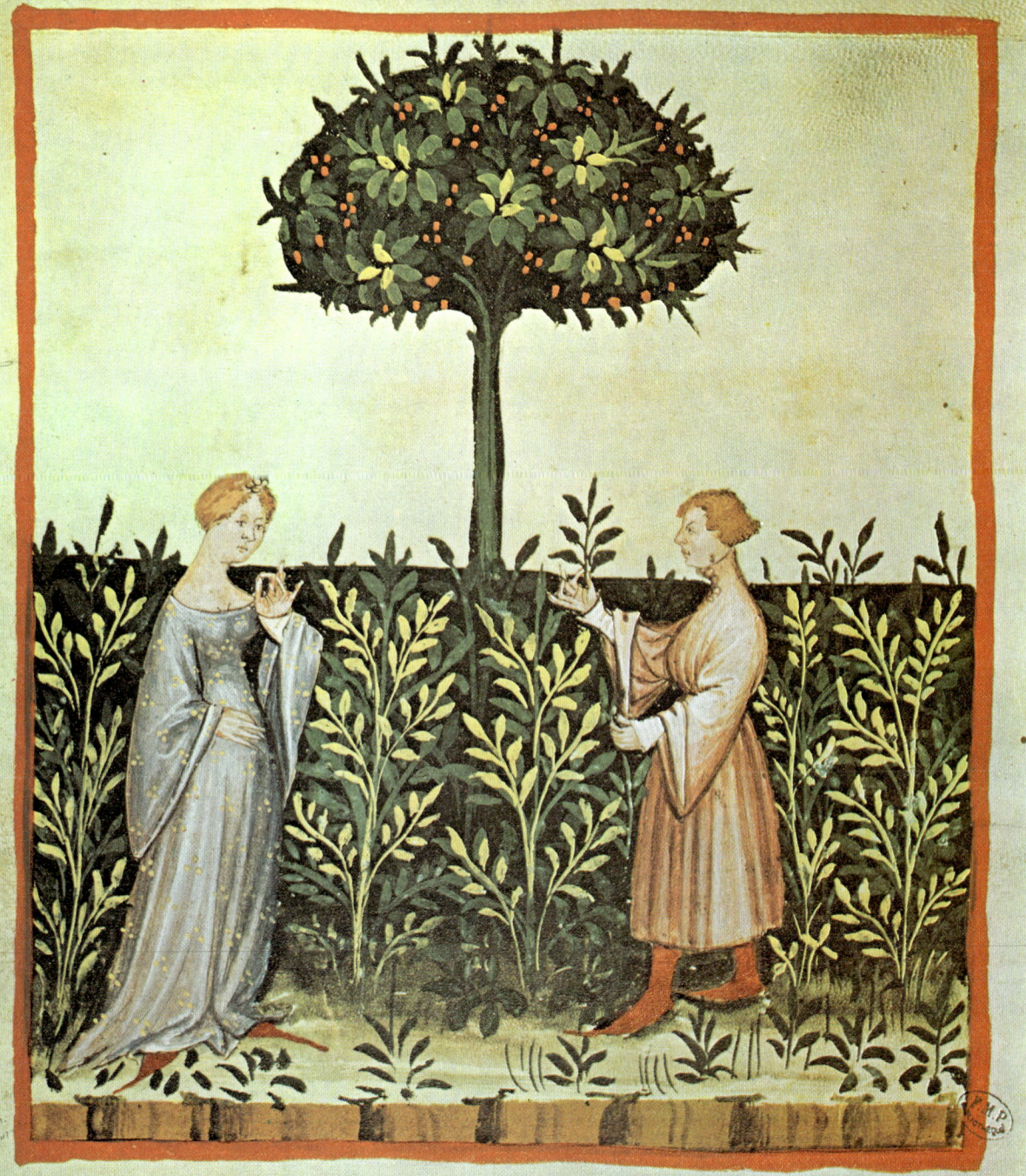

Liquiritia ⁊plo. ca.ī. hu. t̄ pate. Electo recēs cui radix īme ī t grossa ⁊ sb̄tile, lenis. eq̄lis sb̄- suauī. ɔfert raucedi. uocis ⁊ aspitatī gutturis ⁊ prucat urinā. apit opilatioēs nef̄tuor ⁊ renm̄. ſccūm̄. ei ſue facit abomīnatioē ⁊ debilitat appetitī. R̄mo nocī eī passū. Q̄ūd gn̄at bonī sanguinē. ꝯuenit oibꝫ ⁊ ploī mbꝫ oī etatī tp̄ ⁊ regioē.

Abbildung 2236 (links unten)
Dracaena nobilis oder Drachenblut. *Stich aus dem 19. Jh. (Paris, Bibliothek des Arts décoratifs)*

Abbildung 2237 (rechts unten)
Apothekertopf aus dem 17. oder dem beginnenden 18. Jh. *(Paris, Sammlung der Fakultät der pharmazeutischen und biologischen Wissenschaften der Universität René Descartes)*

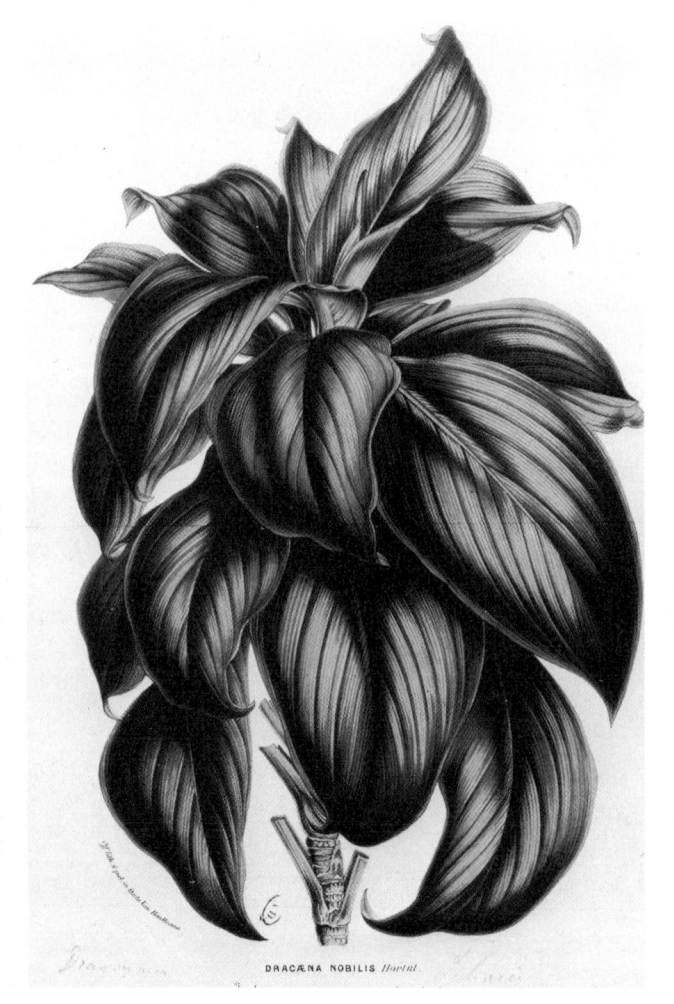

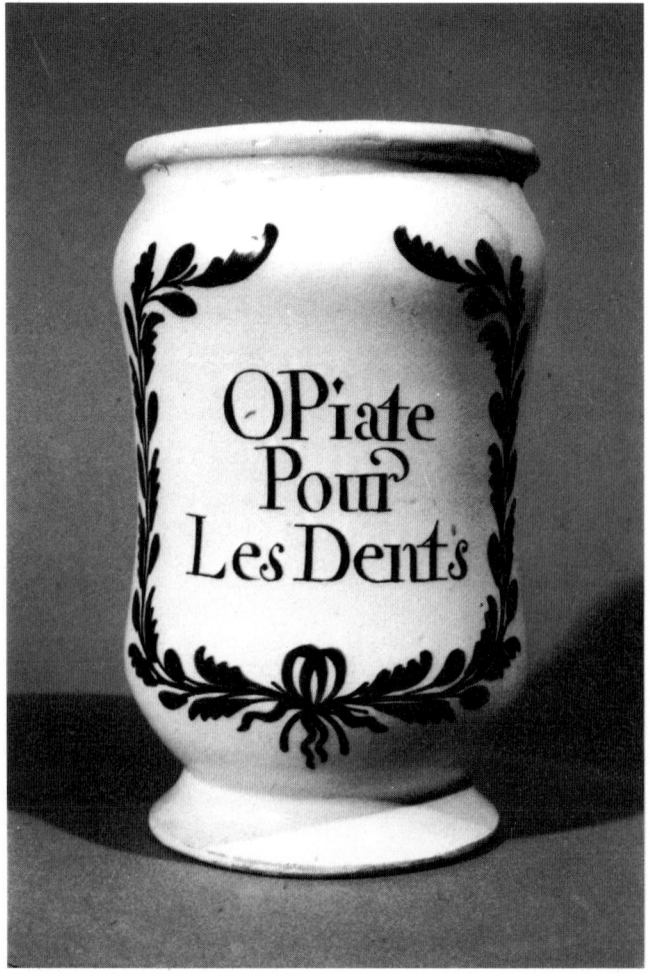

gegeben, galt als wirksam. Man kannte auch vielfältige Anwendungen mit frischem oder abgestandenem Urin und der damals sehr begehrten Asche aus Mäusekot.« Eine gehackte männliche Schnecke (kannte man die Zwiegeschlechtlichkeit nicht?) wurde ins Ohr eingeführt, mitsamt dem »Körnchen, das man in Schneckenhörnern findet und welches den Schmerz lindert, wenn man es in den Zahn gibt.«

Im Zusammenhang mit den wohlriechenden Heilmitteln sei hier ein Zitat aus der Erstausgabe des *Arztes der Armen* wiedergegeben, das folgende vielversprechende Behauptung enthält: »Der Geist von Nikotin oder *petun* ist ein wunderbares Mittel, um Zahnschmerzen zu lindern.« Man benutzte das Nikotinkraut, indem man eine gute Pfeife Brasiltabak rauchte (das gleiche Ergebnis soll mit Salbei erzielt worden sein!), oder man wandte den Brasiltabak lokal an oder kaute ihn.

Eine Vielzahl pflanzlicher Heilmittel fand ebenfalls Verwendung. Das Jahr 1623 sollte ein denkwürdiges Datum in der Geschichte der Zahntherapie sein. Dupré de Fleurimont machte nämlich in seinem Werk *Fleurs des remèdes contre le mal de dents* (Heilblumen gegen den Zahnschmerz) den Leser mit der Anwendung der Gewürznelke bekannt, die Schmerzen lindert und die Zellgewebe desinfiziert. Diese Anwendung fand nicht nur allgemeine Verbreitung, sondern besteht auch heutzutage noch.

2014

Lazare Rivière (1584—1655) benutzte das Kampferöl und wie Heurd (1543 bis 1601) auch das Vitriolöl. Rivière linderte schreckliche Zahnschmerzen, indem er Bittermandelöl in den Gehörgang einführt; das Öl bringt ebenfalls Erleichterung, wenn man es auf einen Tampon gibt und hinter dem Gehörgang aufträgt.

Auch die häufige Verwendung von Wein und die Entdeckung des »Weingeistes« spielten eine große Rolle; Ruland empfiehlt, davon eine mit Lavendel versetzte Unze einzunehmen. Der Weingeist bildete die Grundlage für die Kreation zahlreicher Liköre (jedes Kloster und jede Kartause besaß ihr Elixier). Aus vielfältigen Veröffentlichungen und 27 Dokumenten geht hervor, wie vielseitig sie verwendbar waren und daß sie nach und nach mit dem Theriak und dem Orvietan um Einfluß rangen.

Der Name des Drachenbluts — ein Medikament, das man heutzutage noch anwendet — ist ein gutes Beispiel für die Verbindung von Magie und Wunderbarem mit dem bemerkenswerten Beobachtungsgeist der Mediziner des Altertums. Sie kannten keine chemischen Analysen und schätzten die mehr oder weniger deutliche Wirkung von Naturheilmitteln aufgrund der klinischen Befunde.

Der zweite Band des Werkes *Hortus sanitatis* (1491) von Joh. Cuba enthält ein Kapitel mit dem Titel: *De dracone dragon;* man sollte das Drachenblut in allen Abhandlungen und anderen Arzneibüchern bis heute erwähnen, man findet es sogar noch in dem *Rezeptbuch* von Leclerc (1965). *Sanguis draconis resina* ist ein rotes Harz, das aus verschiedenen Bäumen, insbesondere aus einer Palme mit dem Namen *dracaena (calamus, pterocarpus, draco)* gewonnen wird.

Aus Ostindien importiert man ein rotes Drachenblut in Puderform, das in den Blättern, dem Holz und dem Saft (Mark) der betreffenden Pflanzen enthalten ist. Das Drachenblut bildet seit Jahrhunderten bis heute einen wesentlichen Bestandteil bei der Zusammensetzung von Zahnpudern und Zahnreinigungsmitteln.

Dieses letzte Wort führt uns zur Erwähnung der Mund- und Zahnpflege. Der Zahnstocher (Rabelais nennt ihn *curedens)* wird seit dem 14. Jahrhundert ständig in den Verzeichnissen aufgeführt. Man trug ihn nach der Mode an einem Halsband oder einer langen Halskette und bewahrte die Zahnstocher in Dosen auf, die oft wahrhafte Schmuckstücke waren (Mignons von Heinrich III.). Als Heinrich IV. noch König von Navarra war, gab er monatlich zwanzig Sous für Zahnstocher aus, wie eines seiner Rechnungsbücher belegt; dort hat man auch vermerkt: »Gold für Zahnplomben des Königs, fünfzehn Pfund, fünfzehn Sous.«

Laurent Joubert, Arzt Heinrichs III., hatte zwar nichts gegen Mundspülungen mit Urin einzuwenden, bevorzugte jedoch eine Mischung aus Wein mit etwas Wasser:

»Man darf den Mund nicht vergessen, wenn man die Zähne, das Zahnfleisch und den guten Atem erhalten will, der für die Gesundheit von größter Bedeutung ist. Denn die Luft, die man reichlich durch den Mund ein- und ausatmet, infiziert sich immer mehr, wenn sie mit unsauberen Zähnen und unsauberem Zahnfleisch in Berührung kommt; wenn sie also verdorben ist, greift sie mit ihrer schlechten Qualität die Lunge und das Herz an; manche werden einzig aus diesem Grunde schließlich schwindsüchtig. Diese Mundspülung ist mit dunkelrotem, herbem und sehr kräftigem Wein vorzunehmen.«

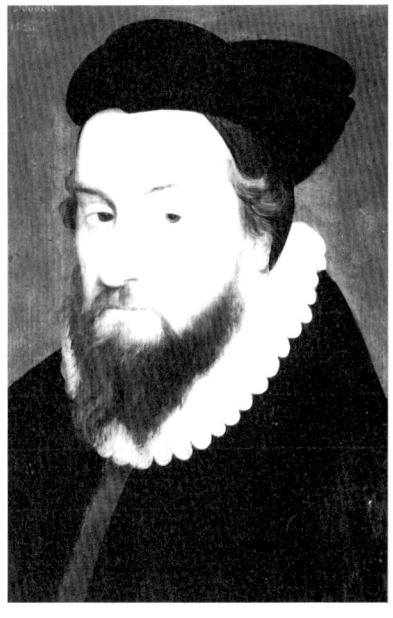

Abbildung 2238
Laurent Joubert (1529—1583). Anonymes Porträt des 16./17. Jh.s.
(Paris, Museum für Medizingeschichte)
Laurent Joubert war Kanzler der medizinischen Fakultät von Montpellier. Er galt als ihre berühmteste Persönlichkeit und war einer der bekanntesten Mediziner seiner Epoche. Sein Buch Häufige Irrtümer der Medizin und gesunde Lebensweise *wurde 1579 veröffentlicht. Der gewagte Stil erinnert manchmal an Rabelais. Das Werk hatte einen enormen Erfolg und erschien in zahlreichen Neuauflagen.*

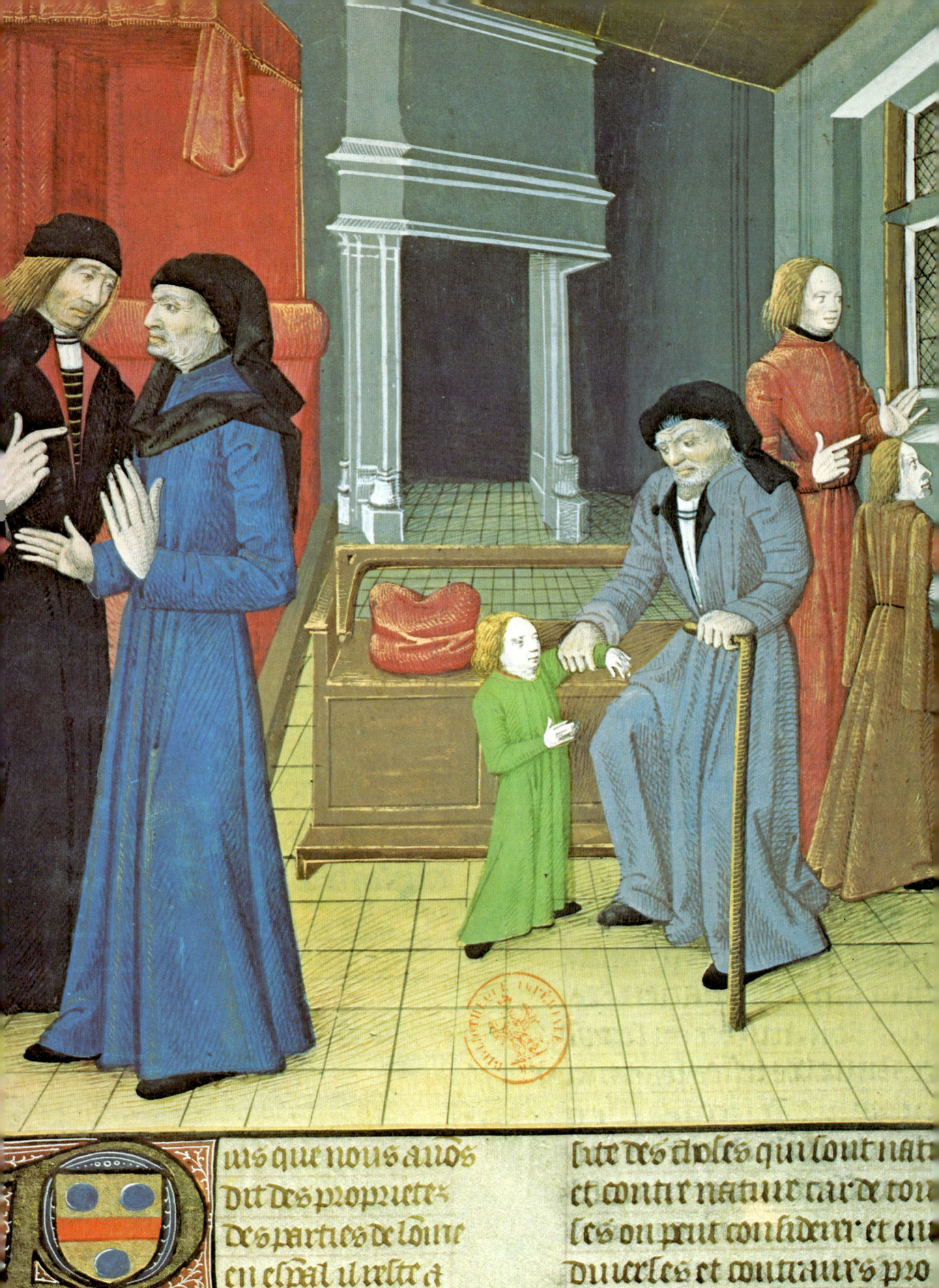

Puis que nous auons dit des propriétés des parties de l'ome en espal il reste a dire de les propriétés en general et en spal selon la variation de l'aage et suite des choses qui sont naturele et contre nature car de toutes on peut considerer et eu diuerses et contraires propriétés de l'ome et de femme. Le p[remier] chapitre parle de l'aage de la...

Geschichte der Pflege und Behandlung des alten Menschen

von François Bourlière

Abbildung 2239 (gegenüber)
Die Altersstufen des Menschen. *Miniatur aus dem* Buch über die Eigenschaften der Dinge *von Bartholomäus dem Engländer, 15. Jh.*
(Paris, Nationalbibliothek, franz. Ms. 9140, Blatt 101, V°)

Seit jeher und allerorten hat das Alter als letzte Station des Lebens den Menschen beunruhigt und gleichzeitig seine Wißbegierde angeregt. Der Verfall der Körper- und Geisteskräfte mit zunehmendem Alter und Verunstaltungen, die allzuoft damit einhergehen, haben den Menschen schon immer mit Furcht erfüllt — selbst in den Gesellschaften, in denen das Alter keinen Verlust des sozialen Status bedeutet. Daher nimmt es also nicht wunder, daß sich Ärzte, Philosophen, Naturwissenschaftler und Apotheker lange vor dem Zeitalter der wissenschaftlichen Medizin bemüht haben, Zusammenhänge aufzudecken und den Alterserscheinungen vorzubeugen. Die Ergebnisse jener vielfältigen Bemühungen waren nahezu enttäuschend, eine keineswegs erstaunliche Tatsache, wenn man bedenkt, daß der Begriff des Alterns erst ab der zweiten Hälfte des 20. Jahrhunderts auf soliden biologischen Grundlagen ruhte. Man war nämlich zu der Erkenntnis gelangt, daß das Altern eine natürliche Folge der wesentlichsten Lebensfunktionen darstellt.

Eine interessante Tatsache besteht darin, daß in der Vergangenheit in allen großen Kulturen bestimmte Hypothesen aufgestellt wurden und erst lange Zeit später Bestätigung fanden. Die Tatsache läßt sich nun einmal nicht leugnen, daß mancher noch so genialen Hypothese jahrhundertelang keine Beachtung geschenkt wurde, weil sich keine Beweise dafür erbringen ließen. Die »Gesundheitsberufe« blieben jedoch in jener Zeit nicht völlig untätig, sondern versuchten gemäß den pathogenetischen Vorstellungen der Zeit und des Ortes dem Dringendsten abzuhelfen und den Anforderungen zu entsprechen, doch hatten die angewandten Methoden nur psychosomatische Wirkung. Da sie keinerlei solide Grundlagen besaßen, seien sie lediglich der Kuriosität halber erwähnt. Die Beharrlichkeit, mit welcher man die ganze Zeit über irrigen Vorstellungen nachging und beispielsweise einen »Jungbrunnen« suchte, erscheint doch einigermaßen absurd und beweist, daß sich der Mensch nicht ohne weiteres von bestimmten Hirngespinsten zu trennen vermag. Allgemein läßt sich sagen, daß sich seltsamerweise eine fast vollständige Trennung zwischen der *Geriatrie,* der Medizin des Alters, und der *Gerontologie,* der Lehre von den Ursachen und Modalitäten des Alterns, bis in die moderne Zeit erhalten hat. Wir können also nicht umhin, jede dieser beiden Disziplinen gesondert ins Auge zu fassen. Glücklicherweise tendieren sie gegenwärtig dazu, einander zu ergänzen.

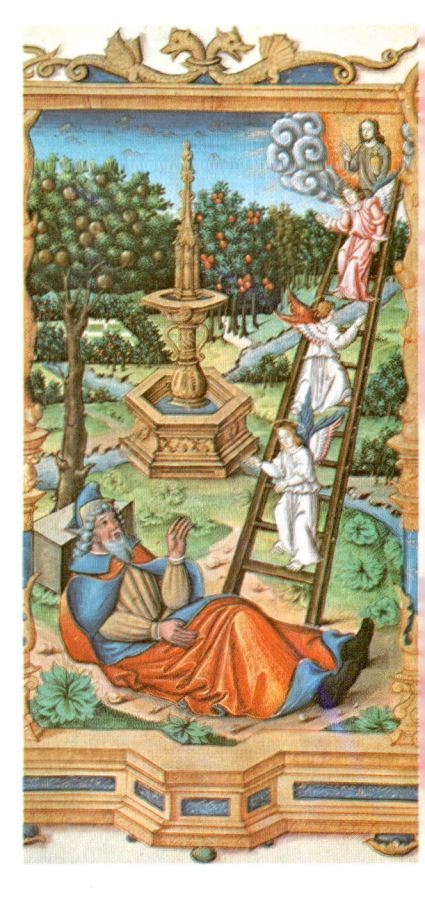

Abbildung 2240
Der Jungbrunnen. *Miniatur aus den* Königlichen Krongesängen am Brunnen zu Rouen über den Traum Jakobs *(Gen. 28, 10—17), 1519—1528.*
(Paris, Nationalbibliothek, franz. Ms. 1537, Blatt 25, V°)

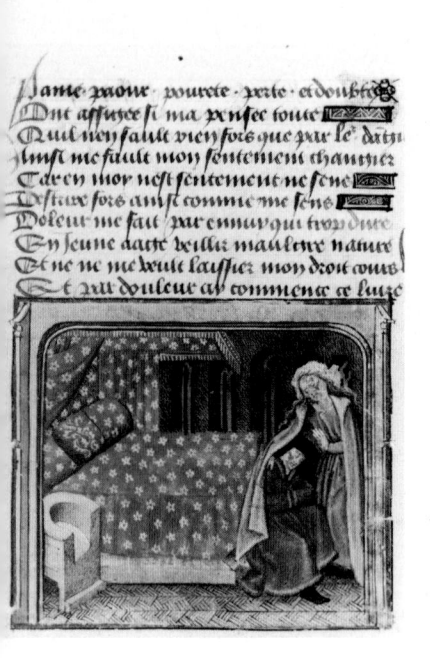

Abbildung 2241
Die Hoffnung oder Tröstung der drei Tugenden, 15. Jh. (Paris, Nationalbibliothek, franz. Ms. 2265, Blatt 2)

Um Wissenschaft und Medizin des Alterns in einen angemessenen Rahmen zu stellen, sei zuerst darauf hingewiesen, daß die in den heutigen Industriegesellschaften so zahlreichen alten Menschen vor kurzem nur einen geringen Teil der Bevölkerung ausgemacht haben. In fast allen »primitiven« Zivilisationen, über die recht zuverlässige Forschungsergebnisse vorliegen, betrug die Lebenserwartung bei der Geburt weniger als 30 Jahre: 20,8 Jahre bei den männlichen Yanomamo in Südvenezuela und 23,4 Jahre bei ihren Frauen; 20,1 Jahre bei den männlichen Caiapo im Süden des Staates Para und 20,4 bei den Frauen; 19,1 Jahre bei den männlichen Juruna am Mato Grosso und 16,2 bei den Frauen; 17,4 bei ihren Nachbarn, den Xavante, und 18,3 bei deren Frauen (Salzano, 1972). Bei den Buschmännern der Kalahariwüste, die Lee und De Vare so gründlich erforscht haben, betrug die mittlere Lebenserwartung der Frauen 32,5 Jahre, die der Männer lag noch niedriger. Simmons (1945) hat die alte ethnographische Literatur sehr sorgfältig verglichen und kam zu dem Ergebnis, daß in den 71 primitiven Zivilisationen, über die er eine zuverlässige Dokumentation besaß, die Anzahl der Personen, die das Alter von 65 Jahren erreichten, sehr gering war und nur selten 3 Prozent überschritt.

Die neolithische Revolution hat möglicherweise in fast allen jenen Kulturen zu einer leichten Erhöhung der durchschnittlichen Lebenserwartung geführt; man begann nämlich, den Überschuß an Nahrungsmitteln zu speichern und konnte auf diese Weise die Folgen saisonbedingter Hungersnöte mildern. Vermutlich geschah dies auch in der Zeit, als die ersten »Stadtstaaten« entstanden; allerdings muß man sich vor Augen halten, daß in jener Epoche bereits beträchtliche Klassenunterschiede bestanden. Angel (1947) nimmt an, daß auf dem Höhepunkt des klassischen Zeitalters in Griechenland vielleicht eine etwas höhere Lebenserwartung zu verzeichnen war. Sicherlich läßt sich dieses Phänomen nicht unbedingt verallgemeinern; Karl Pearson nennt nämlich in seiner Forschungsarbeit über die Mumien des ptolemäischen Ägypten ein mittleres Lebensalter von nur 22 Jahren. Die Lebensbedingungen verbesserten sich in der Folgezeit nur langsam: die Engländer lebten im 13. Jahrhundert durchschnittlich nur 35 Jahre (Harrison und andere, 1977). Der Astronom Halley hat für die Bevölkerung von Breslau Berechnungen aufgestellt; sie hatte zwischen 1687 und 1691 eine mittlere Lebensdauer von 33,5 Jahren, Wigglesworth errechnete 1789 für die Nordamerikaner von Massachusetts und New Hampshire 35,5 Jahre.

Damals wie heute gab es übrigens, je nach den sozialen, ökonomischen und örtlichen bzw. räumlichen Verhältnissen, erhebliche Unterschiede in der mittleren Lebenserwartung. Die Durchsicht der Archive des normannischen Dorfes Crulai durch Gautier und Henry (1958) hat beispielsweise ergeben, daß zwischen 1675 und 1749 die Lebenserwartung für beide Geschlechter bei etwa 32,5 Jahren lag. Im gleichen Zeitraum betrug sie in Paris aufgrund der schlechten sanitären Verhältnisse nur 23,5 Jahre. Die Bürgerfamilien in Genf hatten zwischen 1601 und 1700 eine mittlere Lebensdauer von 31,1 und zwischen 1751 und 1800 von 47,3 Jahren, wohingegen die der Gesamtbevölkerung der Stadt 27,5 und 38 Jahre nicht überschritt. Es sei erwähnt, daß zwischen 1805 und 1807 in Frankreich die Lebenserwartung bei der Geburt bei den Männern noch 35,3, bei Frauen 38 Jahre betrug; erst nach 1900 ging sie über 45 Jahre hinaus.

Die geringe Anzahl der »Alten« in den Gesellschaften früherer Zeiten oder bei »primitiven« Völkern erklärt auch zum Teil ihren zumeist hohen sozialen Status. In manchen antiken Zivilisationen existierten deshalb wirkliche Gerontokratien; doch selbst außerhalb dieser betrachtete man die Alten im allgemeinen als »Weise«, welche die Traditionen und die Ordnungsregeln der Gruppe, ihre lebendige kollektive Erinnerungen verkörperten. Sie wurden daher respektiert und übten auf das Leben der Gruppe Einfluß aus. Der unbrauchbare und rückschrittliche Begriff des »dritten Alters« ist eine zeitgenössische Erfindung unserer Zivilisation.

Bekanntlich wird die Lebenserwartung jedoch vom Ausmaß der Kinder- und Jugendsterblichkeit bestimmt, und in einer Bevölkerung mit einer mittleren Lebensdauer von weniger als 30 Jahren lassen sich durchaus Hundertjährige antreffen. Die höchste Lebensdauer des Menschen bleibt tatsächlich unveränderlich und beträgt etwa 115 Jahre. Weitere demographische Kriterien, beispielsweise die Lebenserwartung der Fünfzig- oder Sechzigjährigen oder die »physiologische Abnutzung«, sind unbedingt ins Auge zu fassen. Für die früheren oder die »primitiven« Gesellschaften bilden diese beiden Arten von Informationen leider eine Ausnahme. Einige indirekte Hinweise existieren jedoch.

Hippokrates (460—377 vor Christus) vertrat beispielsweise die Anschauung, daß die Lebenskräfte des Menschen mit 42 Jahren nachzulassen begannen und das Alter mit 63 Jahren einsetzte. Galen (131—201) gab das Ende der Reife mit 56 und Avicenna (980—1037) mit 40 Jahren an. Im China der Han-Dynastien (202 vor bis 220 nach Christus) mußten alle Männer im Alter von 20 bis 56 Jah-

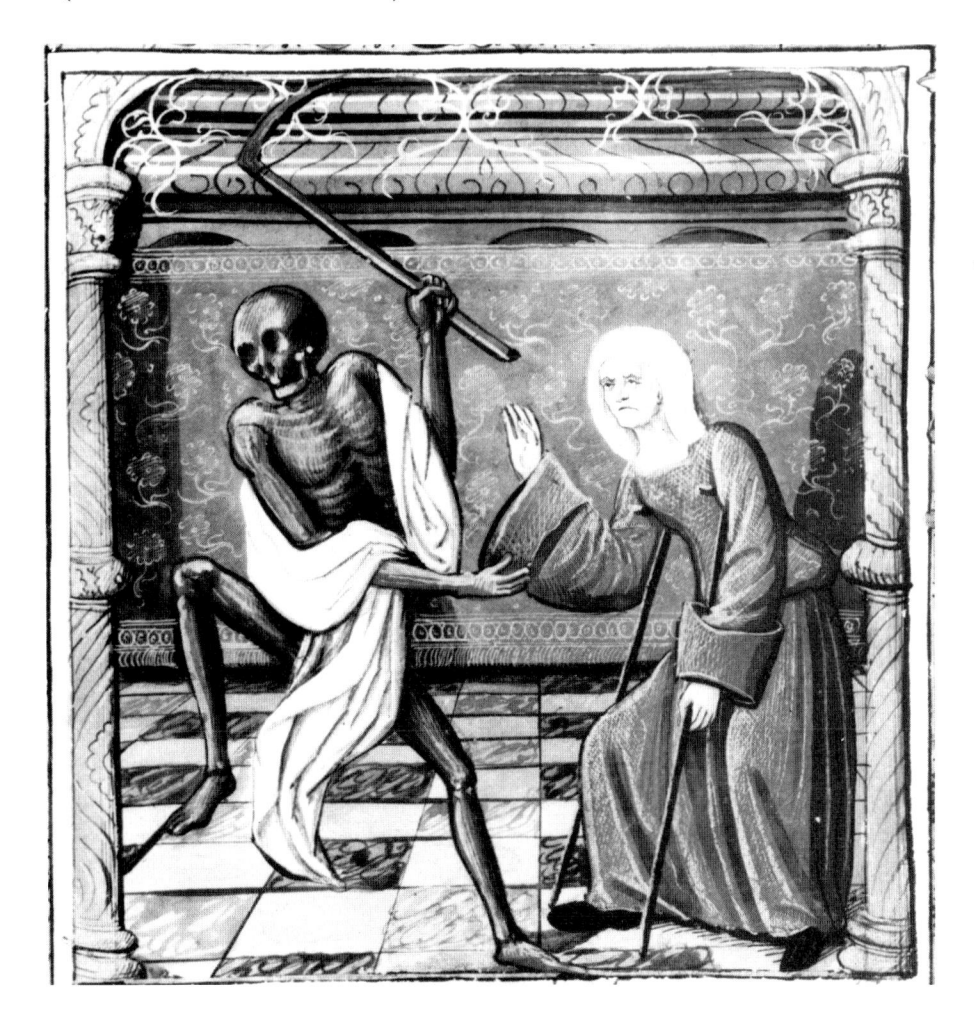

Abbildung 2242
Der Tod führt das Alter mit sich. *Miniatur aus dem* Buch über die Eigenschaften der Dinge *von Bartholomäus dem Engländer, 15. Jh.*
(Paris, Nationalbibliothek, franz. Ms. 995, Blatt 35, V°)

2019

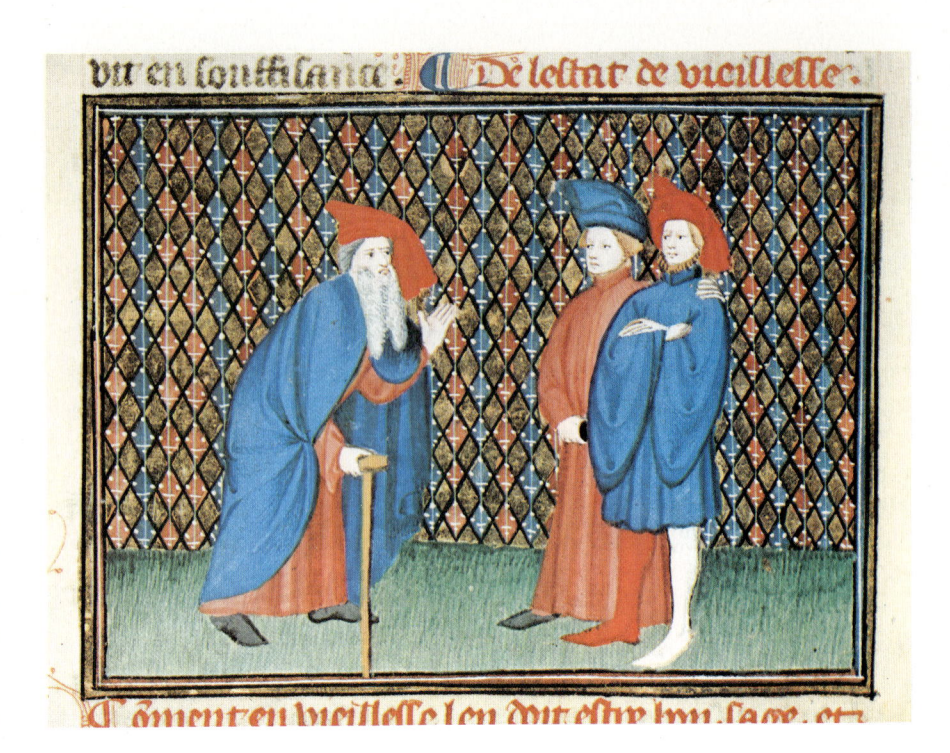

Abbildung 2243
Über den Zustand des Alters. Wie man im Zustand des Alters gut, weise und tugendhaft sein muß. Miniatur aus einer Handschrift des 15. Jh. von Bruder Jacques le Grant mit dem Titel Über die guten Sitten. (Paris, Nationalbibliothek, franz. Ms. 1023, Blatt 57, V°)

ren einen Monat im Jahr für den Staat arbeiten (Needham, 1973), was den Schluß erlaubt, daß das aktive Leben, wie man heute sagen würde, bis Mitte des sechsten Lebensjahrzehnts währte.

Die Lebensbedingungen in den wirtschaftlich schwierigsten Epochen der Geschichte waren vermutlich für die schnellere »Abnutzung« derjenigen Menschen verantwortlich, die der hohen Kindersterblichkeit entgangen waren, somit auch für ein beschleunigtes Altern. Wie ließe sich sonst Dante (1265—1321), der *il mezzo del cammino di nostra vita* mit 35 Jahren angibt, anders verstehen? Roger Bacon (1214—1294) vertrat ebenfalls die Meinung, daß *senectus* mit 35 und das *senium* mit 60 Jahren beginne. Allem Anschein nach lag bei den »primitiven« Völkern der gleiche Sachverhalt vor. Jenks (1905) erwähnt, daß bei den Bontoc Igorot auf den Philippinen eine Frau mit 23 Jahren in der Blüte des Lebens stand, mit 30 Jahren zu altern begann und mit 50 Jahren *von Kopf bis Fuß eine runzelige Masse* war. Den Männern dieses Stammes erging es nicht besser: sie waren im Alter von 55 Jahren hager und gekrümmt; höchstens ein oder zwei Prozent von ihnen erreichten ein Alter von 70 Jahren. Howarth schreibt seinerseits, daß die mongolischen Frauen mit 40 Jahren »alt und runzelig« seien. Nach Borogas (1904) gilt ein Eskimo mit 65 Jahren als uralt.

Der Begriff des Alterns

Die Symptome des Alterns bilden Gegenstand einer bemerkenswerten klinischen Beschreibung um 2600 vor Christus, die im ältesten Buch der Welt mit dem Titel *Lehre des Ptahhotep* enthalten ist. Ptahhotep war oberster Richter und Wesir des Königs Isesi in der 5. Dynastie des alten ägyptischen Kaiserreiches. Der Verfasser des Buches wußte, wovon er sprach, wenn er die Unannehmlichkeiten des hohen Alters beschrieb; soll er doch jene Schrift im Alter von 110 Jahren angefertigt haben:

> Das hohe Alter ist da und das Greisentum ist über mich gekommen;
> Die Mattigkeit ist gekommen, und die Gebrechlichkeit der Kindheit erneuert sich,
> Sie, die das Kind ständig schlafen läßt,
> Die Augen sind schwach, die Ohren sind taub,
> Die Kraft nimmt ab, weil das Herz müde wird;
> Der Mund verstummt und kann nicht mehr sprechen;
> Der Geist ist vergeßlich und kann sich nicht mehr an gestern erinnern,
> Die Knochen sind krank wegen des hohen Alters.
> Das Gute hat sich in Schlechtes verkehrt;
> Aller Geschmack ist dahingegangen.
> Was das Alter dem Menschen antut
> Ist in jeder Beziehung von Übel;
> Die Nase ist verstopft und kann nicht mehr atmen;
> Jede Bewegung bereitet Schmerzen.

Viele Jahrhunderte sollten jedoch noch vergehen, bis man die Ursachen eines solchen körperlichen und geistigen Verfalls verstand. Zahllose Theorien suchten die Natur des Alterns zu erklären, eine keineswegs erstaunliche Tatsache,

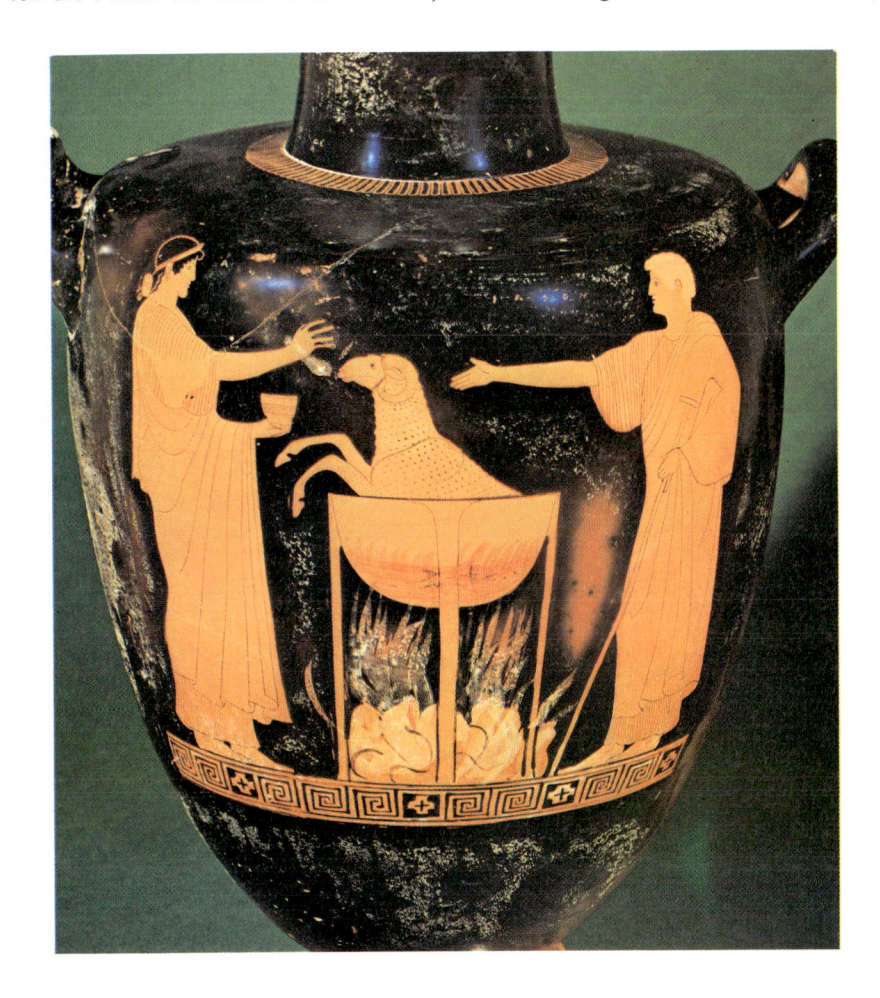

Abbildung 2244
Medea demonstriert den Verjüngungszauber an einem Widder. *Hydria aus Vulci, etwa 480—470 v. Chr. (London, Britisches Museum)*

wenn man bedenkt, daß dieser Prozeß, das Altern, Bestandteil des Daseins, des Lebens selbst ist.

1. Die holistischen Hypothesen.

M. D. Grmek hat in seiner ausgezeichneten Arbeit von 1958 dargestellt, daß Aristoteles in seinem Werk *De juventute et senectute* den ältesten Versuch unternommen hat, das Altern des Organismus zu erklären. Aristoteles führt das fortschreitende Altern des Menschen auf eine Aufzehrung der »inneren Wärme« zurück, die jedes Lebewesen zu Beginn seiner Existenz besitzt. Diese Vorstellung war nicht neu; sie ist sowohl im Werk des Hippokrates als auch in den vorsokratischen Schriften, ja schon im Alten Testament enthalten. Lange vor dem Zeitalter der Bioenergie war also bekannt, daß mit zunehmendem Alter eine fortschreitende Verringerung des Stoffwechsels stattfindet. Galen greift diese Vorstellung später wieder auf, vermutet allerdings eine Wechselbeziehung zwischen der Verringerung der inneren Wärme und dem Wasserentzug im Organismus des Greises; diese Reduzierung beziehen wir heute nicht mehr auf das Wasser, sondern auf das Blut. Daher stammt auch die Analogie zwischen dem Leben und der Flamme: man verglich das Altern des Menschen mit dem Ölvorrat in der Lampe, der ständig abnimmt und die Flamme schließlich erlöschen läßt. Diese Vorstellung wurde lange Zeit beibehalten; man begegnet ihr in den Schriften zahlreicher Mediziner, beispielsweise bei Gabriele Zerbi (1489), bei Aurelio Anselmi (1606) oder in den Werken so berufener Wissenschaftler wie Michael Faraday (1860) oder Max Rübner, der in seinem berühmten Werk von 1908 zum erstenmal fundierte Beweise erbringt, die auf eine Beziehung zwischen der Geschwindigkeit des Alterns, der Intensität des Energieaustausches und der Lebensdauer hindeuten. Mit dieser Denkweise sind auch die Erklärungsversuche der »Vitalisten« — wie Christoph Wilhelm Hufeland (1796) — mit ihrer antimechanistischen Lebensanschauung, die dem organischen Leben eine besondere Lebenskraft zuschreibt, in Verbindung zu bringen. Sie erklärten das Altern mit einer fortschreitenden Abschwächung der *vis*

Abbildung 2245 Zeichnung von Leonardo da Vinci. Sie stellt die Hals- und Schultermuskulatur eines alten Mannes dar. (Windsor, Sammlung der Königin)

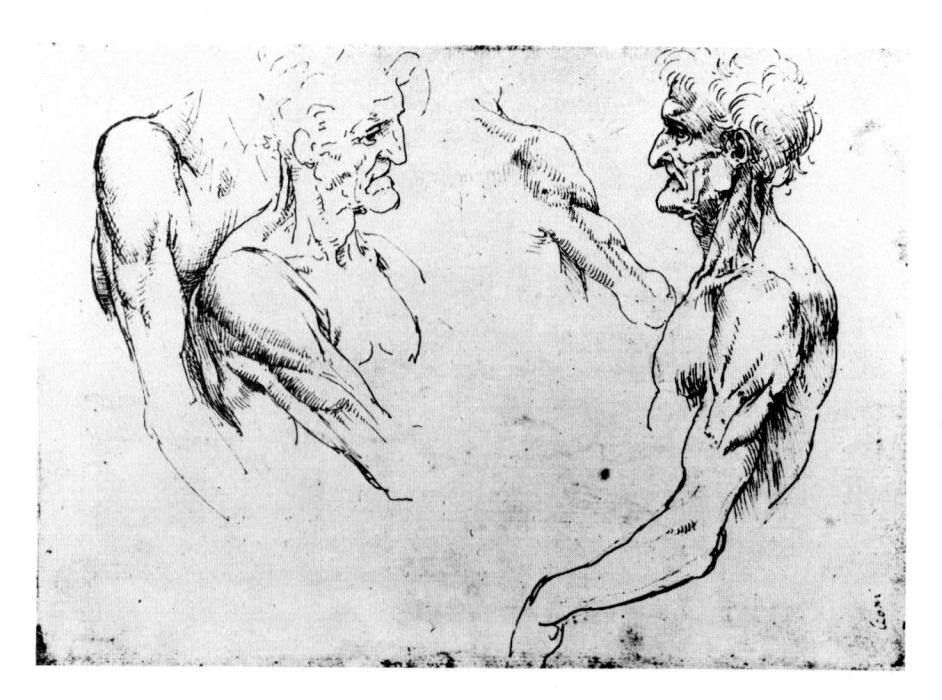

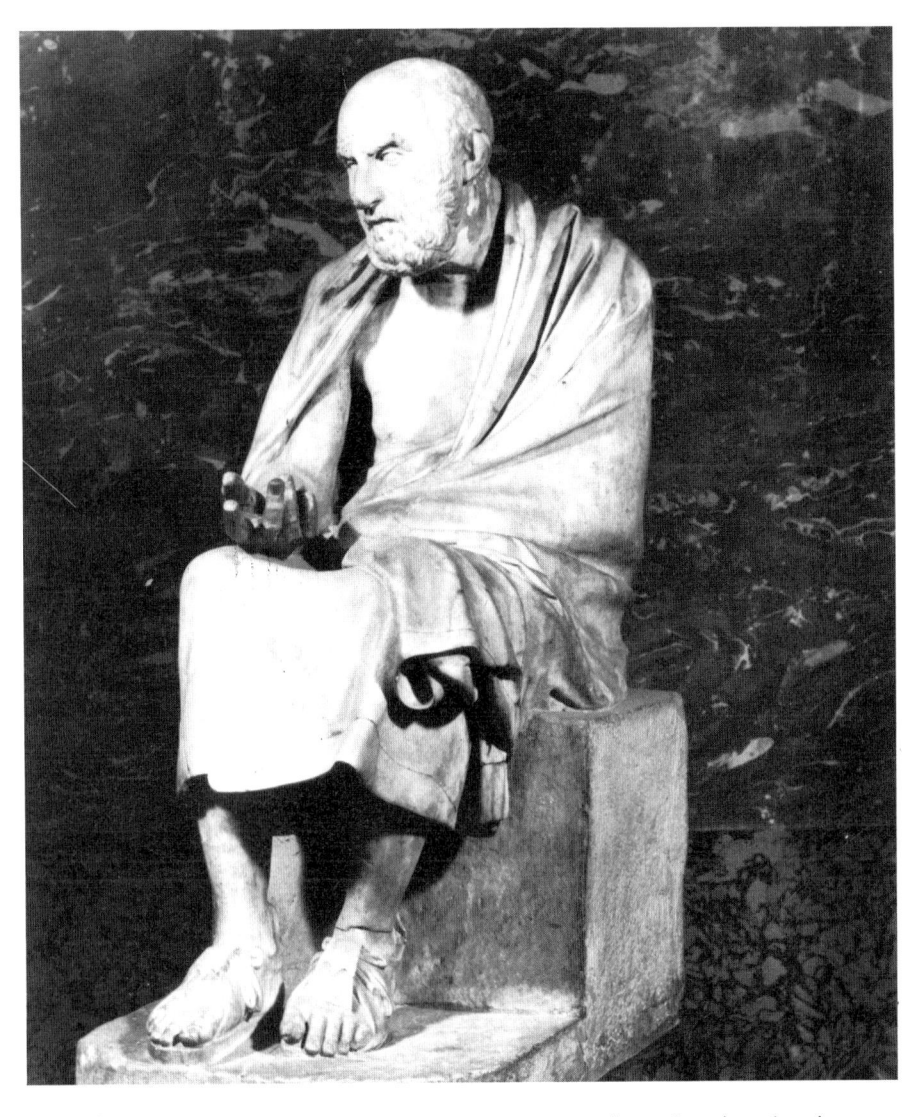

Abbildung 2246
Der stoische Philosoph Chrysippos. *Standbild aus dem 3. Jh. v. Chr. (Paris, Louvre)*
Der Stoizismus entstand in den letzten Jahren des 4. Jh. v. Chr. Chrysippos war mit Kleanthes und Zeno einer der Hauptbegründer.

vitalis, des anfänglichen Bestandes an »Lebensenergie« oder eines bestimmten »Lebensferments« (Otto Bütschli, 1882). Der berühmte Jacques Loeb ging nicht viel weiter darüber hinaus, als er sich noch im Jahre 1908 auf die progressive Verringerung einer chemischen Substanz berief, die im Laufe des Lebens zwangsläufig durch den Stoffwechsel verbraucht wird.

Die Vertreter einer zweiten holistischen Hypothese über den Vorgang des Alterns postulieren hingegen, daß die Anhäufung verschiedener »Abbauprodukte des Stoffwechsels« während des Lebens eine fortschreitende »Vergiftung« des Organismus zur Folge habe. Diese Vorstellung war bereits im 15. Jahrhundert im Werk des Paracelsus enthalten, fand jedoch erst fünfhundert Jahre später eine klare Ausprägung. Elie Metchnikoff vertritt die Auffassung, daß das Altern auf eine langsame chronische Vergiftung durch spezifische »Toxine« zurückzuführen sei, welche von den Darmbakterien produziert werden. M. S. Mühlmann (1900) beruft sich seinerseits auf die Anhäufung des Lipofuszins in den Nervenzellen, eines Ferments, welches störend auf deren Tätigkeit einwirke. In der Folgezeit sollte Alexis Carrel (1912) diese Annahme durch erste Forschungen an Zellkulturen untermauern. Er erbrachte tatsächlich den ersten Beweis, daß sich Fibroblasten eines Hühnerembryos scheinbar

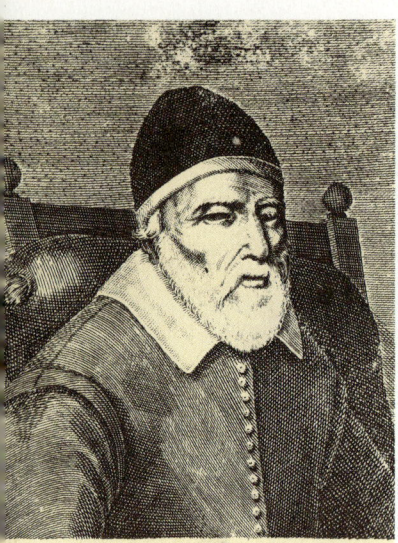

*Abbildung 2247 (oben)
Englischer Stich von 1635. Er stellt einen Greis von 152 Jahren dar und befindet sich am Anfang des Werkes von de Commiers:* Die Allgemeine Medizin oder die Kunst, sich bei guter Gesundheit zu halten und sein Leben zu verlängern. *Paris 1687.
(Paris, Bibl. d. Alten Med. Fakultät)*

*Abbildung 2248 (gegenüber)
Die Heilige Jungfrau, Quelle des Lebens. Ikone aus dem 19. Jh.
(Sofia, Museum)*

endlos reproduzieren können, wenn man sie in einem ständig erneuerten und mit »Embryonenextrakt« angereicherten Milieu hält.

Die dritte holistische Hypothese über die Ursachen des Alterns geht auf den amerikanischen Embryologen Charles Sedgwick Minot zurück. Er brachte in einem Artikel, der 1906 in den *Harvey Lectures* erschien, und in seinem Buch von 1908 zum erstenmal in aller Klarheit die Vorstellung zum Ausdruck, daß das Altern möglicherweise auf eine Verminderung des Wachstums- und des Regenerierungspotentials zurückzuführen sei. Hieraus schließt er auf die Einmaligkeit sämtlicher Entwicklungsprozesse, sowohl des Wachstums als auch seiner Abnahme. Robert Rößle entwickelte in seinem Werk *Wachstum und Altern* (1923) die gleiche Vorstellung. Pierre Lecomte du Noüy brachte in seinem Buch *Die Zeit und das Leben* (1936) Beobachtungen über die langsamere Narbenbildung mit zunehmendem Alter und lieferte somit weitere Argumente für diesen Forschungsansatz. Dem amerikanischen Ernährungswissenschaftler C. M. McCay verdanken wir hingegen die erste und entscheidende experimentelle Darstellung des »Entwicklungsprogramms« im Organismus der Wirbeltiere sowie der gegenseitigen Abhängigkeit von dessen aufeinanderfolgenden Stadien. McCay veröffentlichte 1935 und 1943 zwei Artikel, in denen er zum erstenmal nachwies, daß sich durch die Einschränkung der Nahrungsration zugleich die Wachstumsgeschwindigkeit drosseln, das Auftreten von Degenerationskrankheiten hemmen und die Lebensdauer der Ratte — manchmal sogar um 100 Prozent — erhöhen läßt. Man war bei den kaltblütigen Wirbeltieren und den wirbellosen Tieren bereits zu sehr ähnlichen Forschungsergebnissen gelangt, allerdings noch nicht bei den warmblütigen.

Schon Buffon war im 17. Jahrhundert von der Tatsache beeindruckt, daß die Wachstumsabnahme unverzüglich auf das Ende des Wachstums folgt, sogar bei unserer eigenen Spezies. Er schrieb 1749: »Der Körper des Menschen beginnt zu verfallen, sobald er den Punkt seiner Vollendung erreicht hat: der Verfall beginnt zunächst unmerklich und zieht sich über mehrere Jahre hin, bevor wir eine wesentliche Veränderung wahrnehmen.« Man konnte dieses Phänomen allerdings erst sehr viel später, im Laufe der letzten 30 Jahre, beweisen. Wohl hatten die Anatomen wiederholt festgestellt, daß bestimmte Organe mit zunehmendem Alter ihr Gewicht verringern, insbesondere die quergestreiften Muskeln, die Leber, die Nieren, die Milz und die Geschlechtsdrüsen (R. Boyd, 1861; R. Rößle und F. Roulet, 1932). Diese Erscheinung hatte A. S. Warthin (1929) sogar dazu veranlaßt, das Alter als die *größte Rückbildung des lebenden Organismus* zu bezeichnen. Man erkannte die Allgemeingültigkeit dieses Phänomens allerdings erst 1942 durch die Forschungsarbeit von V. Korenchevsky. Übrigens vollzieht sich mit dem Schwund dieser Organe gleichzeitig eine Verminderung ihrer Leistungsfunktionen, wie zahlreiche Forschungen am gesunden Menschen beweisen konnten, insbesondere die des Physiologen Nathan W. Schock aus Baltimore und seines Forschungsteams. Der Begriff der Wachstumsabnahme blieb aber noch durch Methoden zu bestätigen, mit denen sich die »Magermasse« *in vivo* messen ließ. T. H. Allen, E. C. Anderson und W. H. Langham gelang es 1960 mit ihrer Meßmethode, das gesamte Kalium im Organismus dank der Radioaktivität seines natürlichen Isotops ^{40}K zu bestimmen. Diese Wissenschaftler konnten bei Untersuchungen gesunder Menschen nachweisen, daß die »Magermasse« bei beiden Geschlechtern ab dem dritten Lebensjahrzehnt mit zunehmendem Alter linear abzunehmen beginnt. Die Allgemeingültigkeit dieses Phänomens ist seitdem durch Langzeitstudien bestätigt

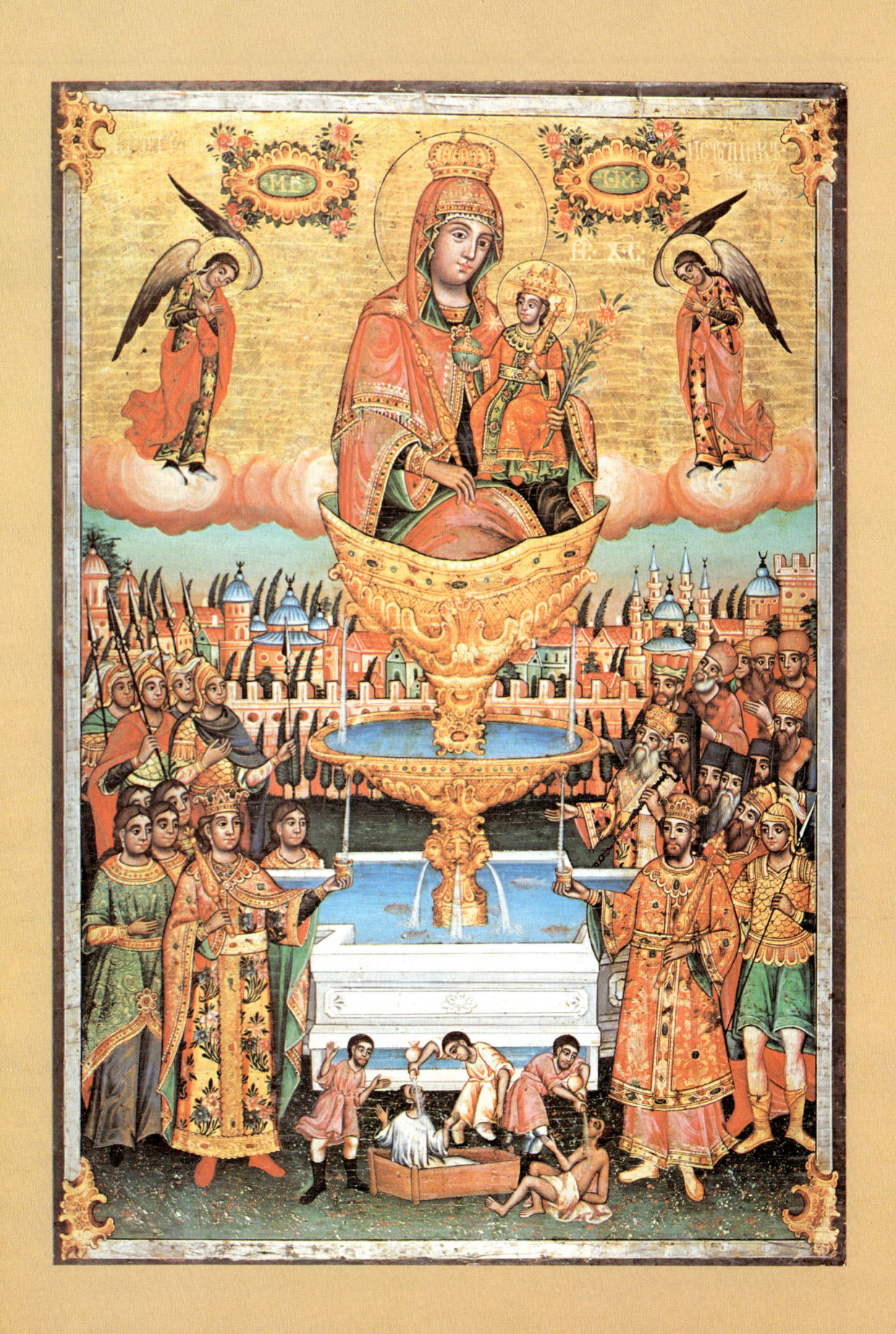

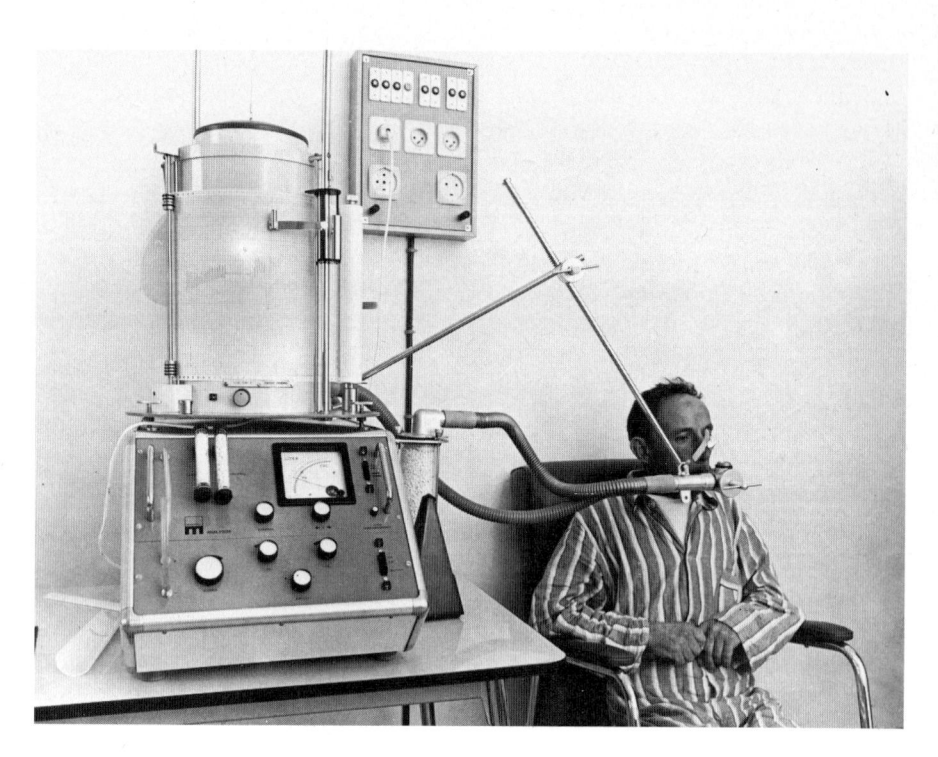

*Abbildung 2249
Messung des Grundumsatzes.
(Aufnahme von Dr. Yves Bruneau, Nantes)*

worden, bei denen zwischen zwei Messungen das Gewicht der Personen konstant blieb oder zunahm. Außerdem entdeckte man bei diesen Personen eine starke Korrelation zwischen dem gesamten Kalium im Körper und dem Grundumsatz; dieser verringert sich ab dem Wachstumsende stetig. Damit lag die Bestätigung für die tatsächliche Abnahme des Stoffwechsels mit zunehmendem Alter vor, jedoch auch der Beweis, daß diese nur die Folge der Abnahme der aktiven metabolischen Masse darstellt.

2. Die Suche nach einem möglichen Kontrollzentrum des Alterns.

Neben diesen Modellen des organischen Alterns dürfen jene nicht unerwähnt bleiben, mit denen bewiesen werden soll, daß das Altern auf die natürliche Rückbildung oder den Defekt eines endokrinen, neuronalen oder immunologischen Kontrollorgans zurückzuführen ist. Die Vorstellungen über die Art solcher »Schrittmacher« haben sich im Laufe der Zeiten verändert. André du Laurens schrieb schon 1957, daß die ägyptischen und griechischen Mediziner der Schule von Alexandria diese Funktion dem Herzen zuschrieben — nach Aristoteles Zentrum der »inneren Wärme«. Man war der Auffassung, das Herz nehme bis zum Alter von 50 Jahren an Gewicht zu, und danach verringere sich sein Gewicht. Charles-Edouard Brown-Séquard (1889) hatte mit wäßrigen Extrakten aus den Hoden von Hund und Kaninchen Verjüngungsexperimente an sich selbst vorgenommen. Die Ergebnisse veranlaßten ihn zu der Annahme, daß die Geschlechtsdrüsen verantwortlich für die Bewahrung der körperlichen und geistigen »Jugendfrische« bei den Erwachsenen seien (Lorand, 1904; Gley, 1922, usw.). Eine Reihe experimenteller Pseudo-Forschungen schloß sich Brown-Séquards Versuchen an. Etliche recht gewissenlose Kliniker, selbst einige »gefallene Engel« aus dem ärztlichen *Establishment,* nutzten die öffentliche Leichtgläubigkeit auf einträgliche Weise aus. Erst 1945 nahm man ernstzunehmende Forschungen über die Modalitäten des endokrinen Alterns vor und kam zu dem Ergebnis, daß die verschiedenen endokrinen Drüsen keineswegs die Alterung des gesamten Organismus vorantreiben, sondern sehr unterschiedlich auf den Zeitablauf reagieren. Während die Funktionsweise der Hypophyse, der Nebennierenrinde und des Inselorgans der Bauchspeicheldrüse nach der Reifezeit bemerkenswert konstant bleibt, zumindest unter normalen Bedingungen, nehmen die Sexualhormone bei Mann und Frau nach dem dritten Lebensjahrzehnt gleichmäßig ab. Bestimmte Veränderungen, die sich bei beiden Geschlechtern mit zunehmendem Alter feststellen lassen, bringen übrigens nur die progressive Anpassung des Organismus und seiner homöostatischen Funktionen an die gleichmäßige Verringerung der aktiven metabolischen Masse nach Ende des Körperwachstums zum Ausdruck. Bei der Frau kommt es außerdem aufgrund der heftigen Unterbrechung der Fortpflanzungsfunktionen nach dem fünfzigsten Lebensjahr zu organischen Reaktionen. Auf die gleiche Weise erklärt man heute die progressive Verringerung der Cortisolproduktion mit zunehmendem Alter und den gleichzeitigen Rückgang der Schilddrüsentätigkeit sowie die erhöhte Produktion von Gonadotropinen des Hypophysenvorderlappens nach der Menopause. Heute denkt niemand mehr daran, in der Tätigkeit der inneren Drüsen allein den Schlüssel für die Probleme zu sehen, die das Altern des gesamten Organismus mit sich bringt.

Das Nervensystem war der zweite Integrierungsmechanismus, dem man seit Ende des letzten Jahrhunderts eine Antriebs-, wenn nicht gar Leitfunktion für das Altern des ganzen Organismus zuzuschreiben suchte (C. F. Hodge, 1894; M. S. Mühlmann, 1900; H. Ribbert, 1908). Die Ansammlung von Lipofuszin in den alternden Nervenzellen hatte, wie oben bereits erwähnt, die Aufmerksamkeit der pathologischen Anatomen auf sich gezogen.

Die Fortschritte in der Neurologie und in der Physiologie lenkten das Augenmerk auf das Gehirn. Allerdings unterschied man damals nur unzureichend zwischen dem Anteil des physiologischen Alterns und dem der zusätzlichen Schädigungen im zerebrovaskulären Bereich. Erst in der zweiten Hälfte des 20. Jahrhunderts ließ sich, dank technischer Fortschritte, die Rolle des zentralen und des autonomen Nervensystems beim Alterungsprozeß erkennen; Ver-

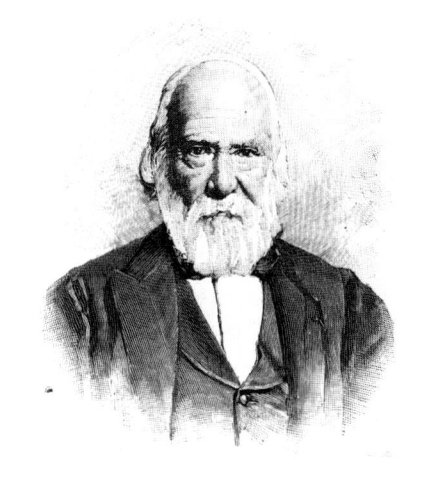

*Abbildung 2250
Charles-Edouard Brown-Sequard (1817—1894). Stich, 19. Jh., nach einem Gemälde von Serendat de Belzim. (Paris, Ikonographische Sammlung der Alten Med. Fakultät) Brown-Sequard lieferte mit seinen verschiedenen Experimenten einen wichtigen Beitrag für die Kenntnis der inneren Ausscheidungen.*

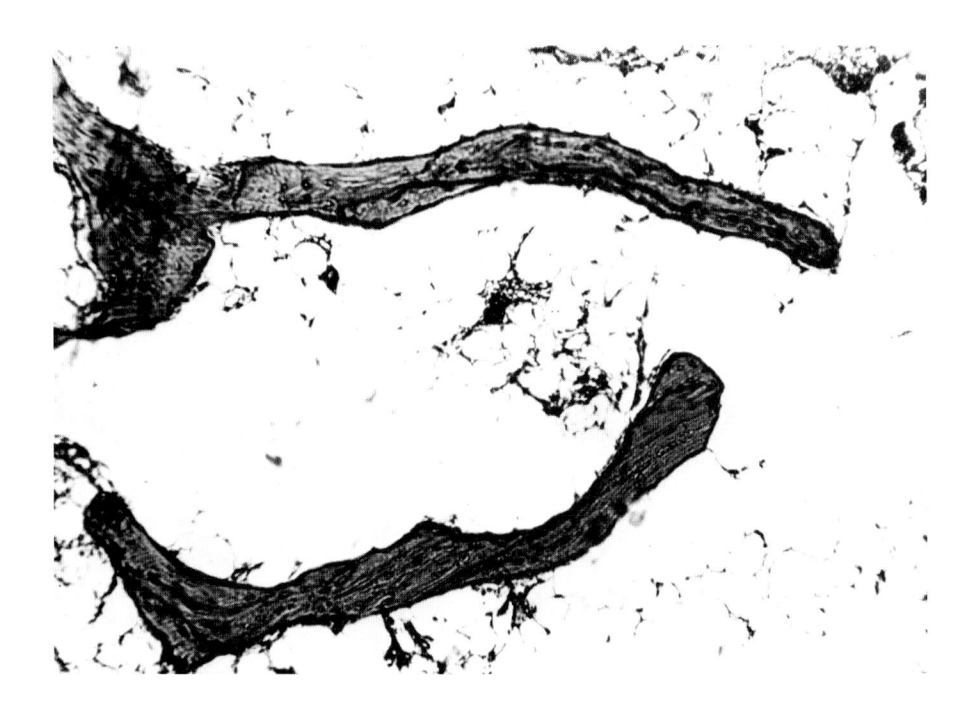

*Abbildung 2251
Osteoporose. Gewebsschnitt. (Aufnahme von Dr. Yves Bruneau, Nantes)*

Abbildung 2252
Zeichnung aus den Sammlungen von Professor Dejerine. Sie stellt die Pigmentierung der Nervenzelle dar. Die Farbsubstanz kommt in Form von Körnchen oder umfangreicheren Teilchen vor (Nissl-Schollen) und verleiht dem Zellkörper sein getigertes Aussehen. Beim Greis tritt diese Substanz oft gehäuft auf.
(Paris, Museum Dupuytren, Professor Abélanet)

ringerung der Neuronenanzahl, insbesondere in bestimmten Bereichen der Hirnrinde, im Kleinhirn und im Zwischenhirn; Modifikation der Morphologie, der Wechselbeziehungen und der chemischen Zusammensetzung der verbleibenden Nervenzellen... Im gesamten Verlauf unseres Erwachsenendaseins vollzieht sich also stillschweigend eine ständige Neugestaltung der Bestandteile unseres Gehirns, die tiefreichende biologische und verhaltensmäßige Implikationen nach sich zieht.

Die Atrophie des Thymus (J. A. Hammar, 1903) und lymphoider Gebilde nach der Jugend hatte seit dem vergangenen Jahrhundert den Forschungsdrang der Anatomen angeregt und im immunitären Abwehrsystem die Ursache für vorzeitiges Altern vermuten lassen. Daher war vorauszusehen, daß die rapiden Fortschritte der Immunologie im Laufe der letzten beiden Jahrzehnte manche Wissenschaftler dazu veranlassen sollten, der Atrophie des Thymus eine Schlüsselfunktion für die Alterserscheinungen zuzuschreiben. Tatsächlich fand diese Annahme Bestätigung, um so mehr, als man nur wenige Zeit später bei vielen alten Menschen Autoantikörper entdeckte. Immunologische Theorien des Alterns erblickten also unverzüglich das Licht der Welt; in erster Linie seien in diesem Zusammenhang Roy L. Walford und der Nobelpreisträger Sir Macfarlane-Burnet erwähnt. Die Mängel des immunitären Systems beim alternden Menschen lassen sich gewiß nicht von der Hand weisen, und ihre Bedeutung darf keineswegs unterschätzt werden. Hierin jedoch das *primum movens* für das Altern der Lebewesen zu sehen, wäre ein allzu gewagter Schritt. Die Theoretiker der Immunologie des Alterns vergessen zu leicht, daß die erworbene Immunität, das »Sich-Erkennen«, gewissermaßen das Privileg der Säugetiere und der Vögel ist. Bei den niederen Wirbeltieren sind diese Fähigkeiten rudimentär und bei den Wirbellosen fast gar nicht ausgebildet. Dennoch altern alle diese Arten von Organismen. Obwohl die Mäuse des Stammvaters »Nude« keinen Thymus besitzen, erreichen sie in steriler Umgebung ein Alter von mehr als zwei Jahren und altern anscheinend wie die anderen.

Wenn sich das Altern der Kontrollorgane des Organismus — seien es neuroendokrine oder immunitäre Systeme — auch nicht für das Altern des Menschen in seiner Gesamtheit verantwortlich machen läßt, so bedeutet das allerdings nicht, daß dieses Phänomen nicht viel wichtiger ist als das Altern der Systeme der Fortbewegung, der Atmung, des Blutkreislaufs, der Ausscheidung oder der Verdauung. Ganz im Gegenteil läßt sich sogar vermuten, daß eine Unregelmäßigkeit im Bereich der Gleichschaltungsmechanismen indirekt zusätzliche periphere Funktionsstörungen nach sich zieht. Auf jeden Fall hat die Feststellung, daß alle unsere Organe altern — ungeachtet ihrer Funktion in der Gesamtheit des Organismus — schon sehr früh Mediziner und Biologen veranlaßt, die inneren Ursachen des Alterns auf den Integrationsebenen unterhalb der des Organs, d. h. auf denen der Zelle, der Interzellulärsubstanzen oder der Moleküle, zu erforschen.

3. *Das Altern der Zellen und der Moleküle.*

Bemerkenswerterweise fußt die erste Hypothese, mit der man das Altern sämtlicher Zelltypen eines höheren Organismus zu erklären suchte, auf dem gleichen Begriff der fortschreitenden »Einschrumpfung«, den Galen bereits formuliert hatte. Sprach Max Rübner nicht noch im Jahre 1908 von der Möglichkeit einer progressiven Entwässerung der geweblichen Kolloide? In der Folgezeit griffen G. Marinesco (1914), A. Lumière (1922—1932), E. Bauer (1924), V. Ruzicka (1924) und viele andere diese Hypothese wieder auf. Aller-

Abbildung 2253
Angiographie. Anatomische Bildtafel aus dem Werk von J. Sarlandière: Die methodische Anatomie oder Beschreibung der menschlichen Organe. *Paris 1829.*
(Paris, Bibl. d. Alten Med. Fakultät)
Das Altern ist eine immer noch geheimnisvolle Erscheinung. Es zieht sämtliche Organe in Mitleidenschaft, ohne daß sich einem einzelnen Organ eine ausschlaggebende Funktion für diesen Prozeß zuschreiben ließe.

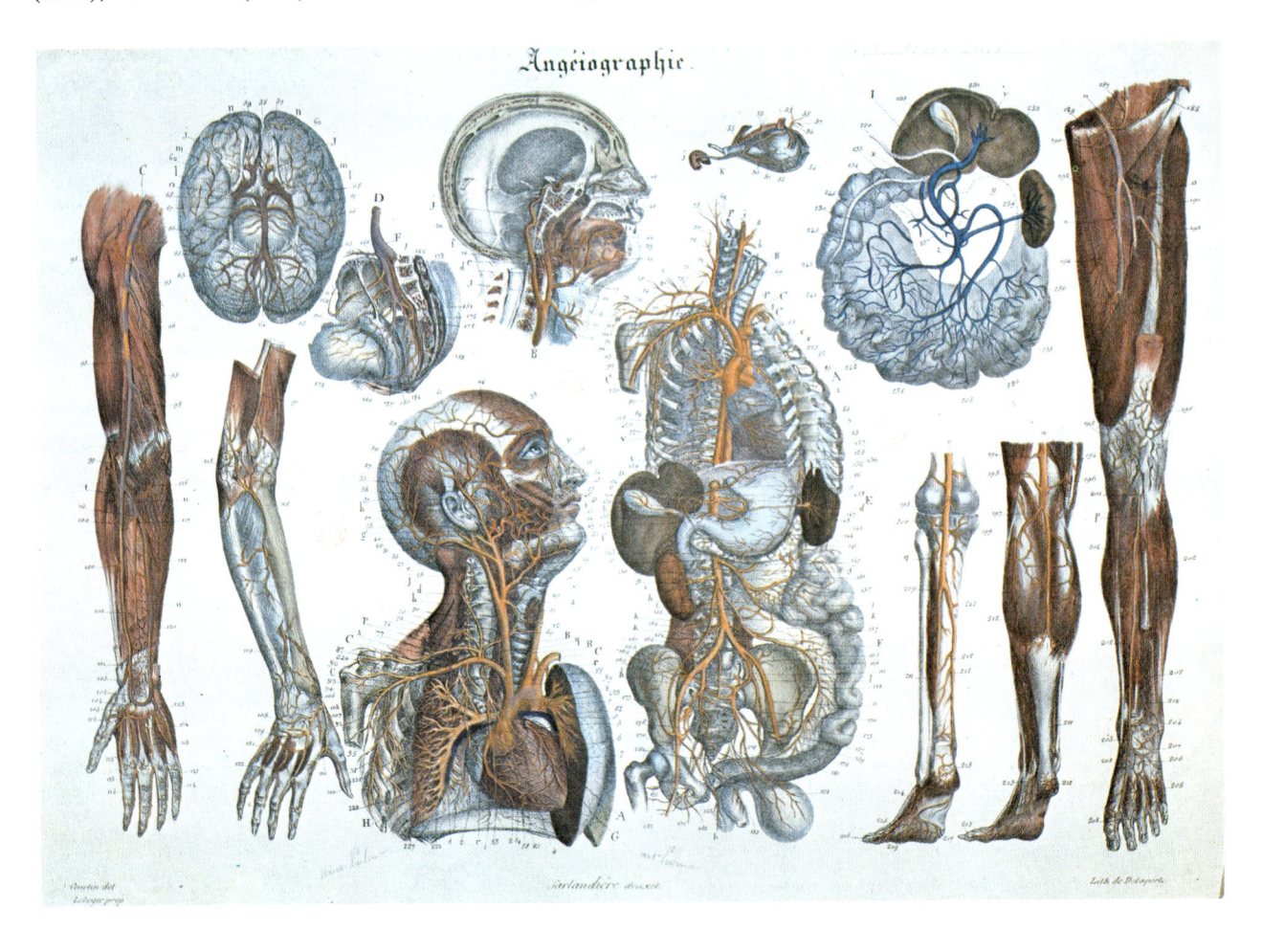

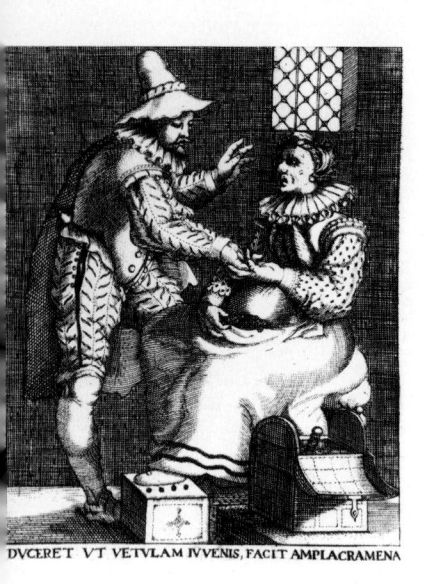

Abbildung 2254
Mann, der einer alten Frau den Hof macht. *Stich aus dem 16. oder Anfang des 17. Jh.s (Paris, Nationalbibliothek, Kupferstichkabinett)*

dings läßt sich erst ab 1960 dank der raschen Entwicklung der Zell- und Molekularbiologie eine Vielzahl von Beobachtungen und Experimenten verzeichnen. Sie haben der experimentellen Gerontologie neue Impulse gegeben.

Wie wir zuvor festgestellt haben, bildet die progressive Verringerung der Anzahl der Zellen in den verschiedenen Geweben nach Abschluß des Körperwachstums den gemeinsamen Nenner sämtlicher Altersphänomene im Organbereich der höheren Wirbeltiere. Diese Verringerung tritt mit einer Modifikation der Tätigkeit zumindest bestimmter verbleibender Zellen als auch der zwischenzelligen Matrix auf. Logischerweise versuchte man also in erster Linie die Hauptursachen für diesen fortschreitenden Zellverlust aufzufinden, und man konnte dabei von den neuen Vorstellungen profitieren, die aus den spektakulären Fortschritten der Genetik, der Strahlenbiologie oder der Entwicklungsbiologie hervorgegangen waren. Man richtete zunächst besonderes Augenmerk auf die somatischen Mutationen (G. Failla, 1957; H. J. Curtis und K. L. Gebhard, 1958; L. Szilard, 1959; H. J. Curtis, 1966) und die Ansammlung von freien Radikalen. Wirkliche Fortschritte ließen sich jedoch erst zu dem Zeitpunkt erzielen, als man Zellen in ausreichend großer Menge *in vitro* altern lassen konnte, bevor sie anschließend mit der ganzen Präzision moderner biochemischer Techniken untersucht wurden. In diesem Zusammenhang sei daran erinnert, daß solche Experimente nur mit den Zellen des menschlichen Organismus möglich sind, die sich normalerweise im Verlauf ihres Daseins teilen. Unter ihnen ist außerdem zwischen den intermittierend proliferierenden, die sich nur nach einem metabolischen Angriff erneuern (beispielsweise die Hepatozyten, die Zellen der Harnröhre oder des Knochengewebes), und den kontinuierlich proliferierenden (kutanes Epithelium und Endothelien des Verdauungskanals und der Atmungswege, Fibroblasten) zu unterscheiden, die sich rasch und während des ganzen Lebens erneuern. Die postmitotischen Zellen (Neuronen und gestreifte Muskelzellen) sind nach der Geburt nicht mehr teilungsfähig; jedes junge Wirbeltier besitzt davon ein bestimmtes Kapital, welches es im Laufe seines Lebens »ausgeben« wird.

Entgegen den damaligen Anschauungen sind die intermitotischen Zellen anscheinend nicht unbeschränkt teilungsfähig. Nur Krebsbildung könnte ihnen eine potentielle Unsterblichkeit verleihen. Selbst unter idealen Kulturbedingungen erschöpft sich das Teilungsvermögen dieser Zellen nach einer gewissen Zeit, und ihre Stämme sterben ab. Man nennt diese Erscheinung die »Grenze von Hayflick« nach dem Zellbiologen, der sie als erster an menschlichen Fibroblasten nachgewiesen hat. Seitdem hat sich dieses Phänomen noch bei den glatten Muskelzellen, den Hepatozyten, den Astrozyten und den Epithelzellen der Augenlinse feststellen lassen. Man konnte es *in vivo* durch serienweise Transplantationen an blutsverwandten Wirten in einem Klon von Immunozyten beobachten. In einer Nachkommenschaft von Stammzellen des Knochenmarks ließ sich nach Behandlung durch gewisse zytotoxische Wirkstoffe ebenfalls eine »Grenze von Hayflick« auffinden; in der Regel überschreitet die Vermehrungskapazität der hämatopoetischen Zellen die Höchstlebensdauer der Art.

Diese Erscheinung kommt gewiß nicht bei allen bisher untersuchten Arten vor. Die Fibroblasten von Ratte oder Maus weisen das »Phänomen von Hayflick« nicht auf und besitzen — im Gegensatz zu den Fibroblasten von Mensch, Rind, Küken und Schildkröte — in der Regel ein unbegrenztes Teilungspotential. Der Grund für einen solchen Unterschied zwischen den Arten hängt vermutlich mit dem unterschiedlichen Vermögen zusammen, ihre DNS zu erneuern. Mit dieser Einschränkung hat die biochemische Untersuchung des Alterns der Fibroblasten mit begrenztem Teilungspotential einen Komplex höchst interessanter Fakten aufgedeckt. Das Altern der Zelle hängt einerseits davon ab, was sich in ihrem Kern abspielt: die Lebensdauer junger oder alter Zellen läßt sich durch zytoplastische Kreuzung nicht modifizieren. Andererseits nimmt die Erneuerungsgeschwindigkeit der DNS nach ultravioletter Bestrahlung oder Gammabestrahlung mit dem Altern der Zellen ab. Außerdem scheint eine positive Korrelation zwischen der Erneuerungsfähigkeit der DNS und der potentiellen Lebensdauer der Säugetiere zu bestehen: die Fibroblasten des Menschen, des Elefanten und des Rindes weisen eine fast fünfmal so große Erneuerungsgeschwindigkeit ihrer DNS wie die der Ratte, der Maus oder der Zwergmaus auf. Die Geschwindigkeit der Replikation der DNS verlangsamt sich ebenfalls bei den alternden Fibroblasten. Schließlich kommen bei den alten Fibroblasten weitaus häufiger metabolische Irrtümer vor als bei der jüngeren

Abbildung 2255
Kopie eines Skizzenblattes des mit Voltaire befreundeten Malers Jean Huber, gen. Huber-Voltaire (1721—1786). *Das Blatt zeigt die mimische Vielfalt und Lebendigkeit des gealterten Voltaire.*
(Paris, Museum Carnavalet)

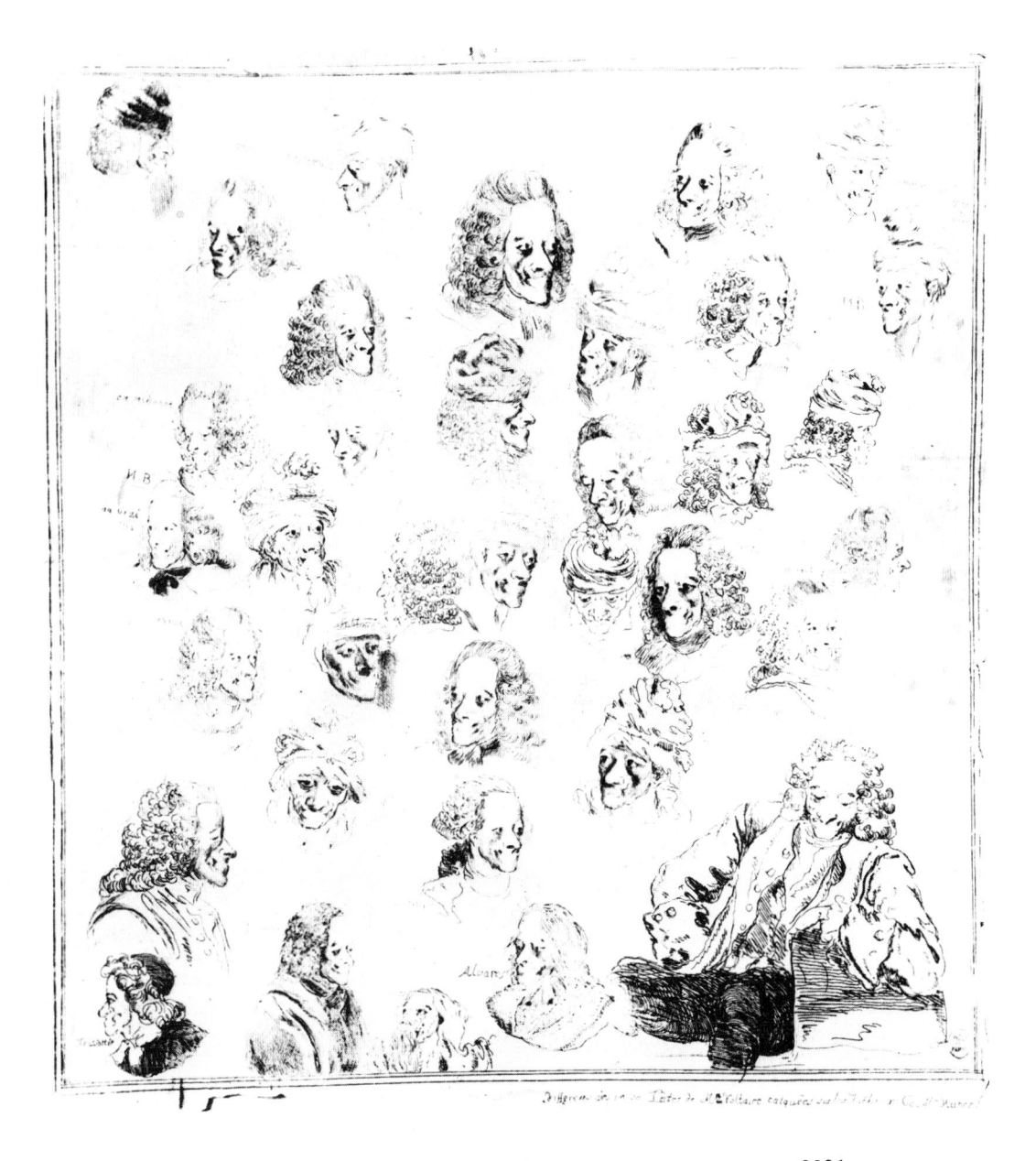

Zelle: die jungen Zellen benutzen für ihre Synthese eine natürliche Aminosäure, das Methionin; sie verwechseln es nur in einem von fünfzig Fällen mit seiner künstlichen Variante, dem Ethionin, welches sich in gleicher Menge in der Kultur befindet. Die gealterten Fibroblasten nehmen dagegen ohne Unterschied die eine wie die andere dieser beiden Säuren auf, die sich hier im Verhältnis 1:1 wieder auffinden lassen. Die Membran der alternden Fibroblasten verändert sich ebenfalls mit zunehmendem Alter.

Die Zelle in der Kultur altert nicht unbedingt mit konstanter Geschwindigkeit; diese läßt sich experimentell verändern. Bei Zugabe von Hydrocortison ins Milieu erhöht sich die Lebensdauer der Fibroblasten. Mehrere Wissenschaftler konnten nachweisen, daß die Glucocorticoide die Synthese der Ribosomen anregen, welche bei den alternden Fibroblasten in der Regel langsamer verläuft. Das Altern eines Stammes läßt sich ebenfalls auf experimentellem Wege verändern.

Die Lagerung bei $-196°$ C hält auf reversible Weise das Altern der Zellpopulation auf. Bringt man diese Population wieder auf eine physiologische Temperatur, »erinnert« sie sich ihres Alters zu dem Zeitpunkt, als man sie in flüssigen Stickstoff gab. Sie beginnt sich zwar wieder zu vermehren, hält jedoch an, wenn sie die Anzahl der Verdoppelungen erreicht hat, die das Alter des Spenders erlaubt, das bezüglich der Höchstzahl möglicher Verdoppelungen einer Population tatsächlich eine große Rolle spielt: Bei den menschlichen Fibroblasten läßt sich eine Verminderung von 0,20 Verdoppelungen pro Lebensjahr zwischen der Geburt und dem Alter von 90 Jahren feststellen. Im Falle von Progerie oder einem Werner-Syndrom, die allgemein als frühzeitige Alterserscheinung betrachtet werden, ist das Teilungspotential übrigens erheblich verringert.

Die Rolle, welche die genetische Programmierung der Entwicklung (Aktivierung und/oder sequentielle Hemmung der Gene, Hypothese von L. Hayflick), stochastische und vor- oder nachtranskriptionelle Irrtümer (Theorie von L.-E. Orgel) bei diesen Phänomenen des zellulären Alterns spielen, bildet noch immer Gegenstand lebhafter Debatten. Übrigens sei erwähnt, daß weder die einen noch die anderen dieser verschiedenen Vorgänge *a priori* auszuschließen sind. Auch soll nicht unerwähnt bleiben, daß viele Zellbiologen häufig dazu neigen, die große Verschiedenartigkeit der Zelltypen zu unterschätzen und so argumentieren, als sei der Organismus nur eine Ansammlung von Milliarden von Fibroblasten.

Vor dem »Zeitalter der Fibroblasten« in den fünfziger Jahren hatte das Kollagen die Aufmerksamkeit der Gerontologen in den Laboratorien fast völlig in Anspruch genommen. Schon lange hatten die fortschreitende Sklerose der Organe mit zunehmendem Alter und die gleichzeitige Entwicklung des Bindegewebes die pathologischen Anatomen und die Kliniker beeindruckt. Ab 1896 hatte P. G. Unna die histologischen Merkmale der Kollagenfasern detailliert beschrieben.

Doch erst mit dem Aufkommen der Elektronenmikroskopie und der Entwicklung bestimmter biochemischer Techniken ließen sich wirkliche Fortschritte erzielen. Die meisten Arbeiten der Grundlagenforschung sind Jerry Gross und seiner Schule in den Vereinigten Staaten (seit 1948) und den Schulen von David A. Hall in England und Fritz Verzàr in der Schweiz (beide seit 1957) zu verdanken. Eine Vielzahl von wissenschaftlichen Teams hat diese Forschungen seitdem weiterentwickelt. Heutzutage liegt klar auf der Hand, daß die vier

Abbildung 2256
Normale Gesichtshaut unter dem Rasterelektronenmikroskop, 10.000fache Vergrößerung.
(Aufnahme von Dr. Yves Bruneau, Nantes)

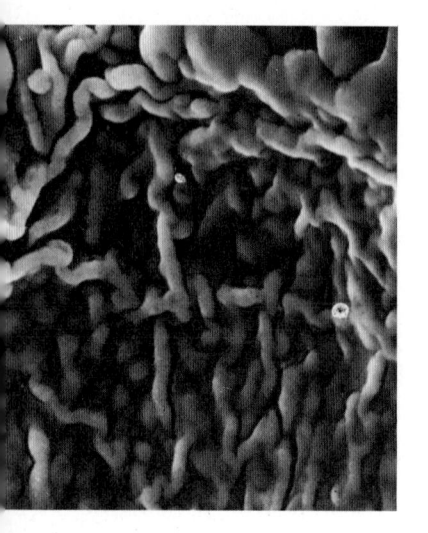

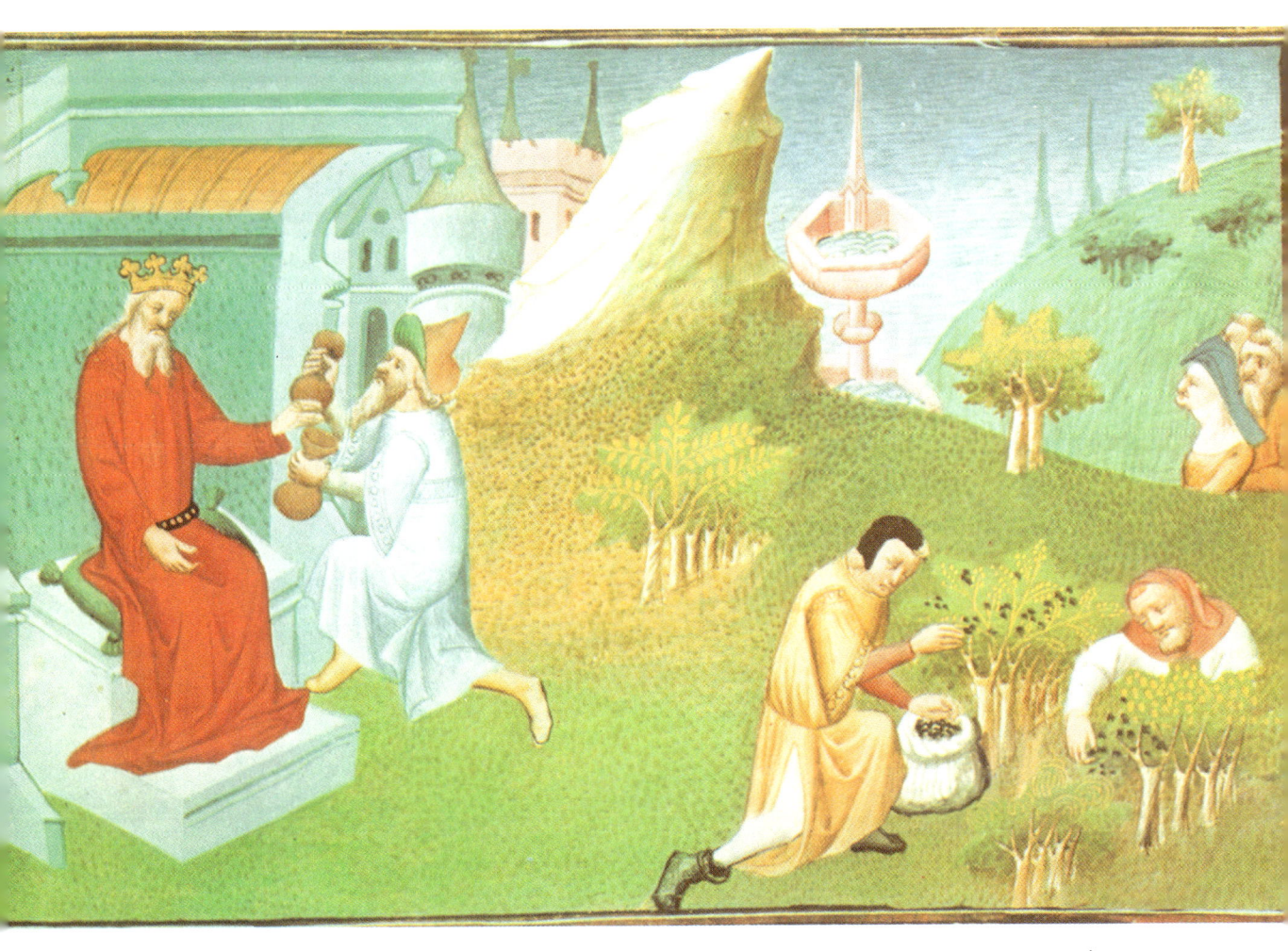

Typen von Makromolekülen, aus denen sich die zwischenzellige Matrix zusammensetzt (Kollagen, Elastin, Proteoglykane und Struktur-Glykoproteine), ihre Synthesegeschwindigkeit und ihre gegenseitigen Beziehungen im Laufe des Lebens ständig verändern. Diese Modifikationen vollziehen sich zwar zu Beginn der Ontogenese viel schneller, nehmen aber während der ganzen langen Periode unserer »Wachstumsabnahme« ihren Fortgang. Das endgültige Nachlassen der Synthesetätigkeit des Mesenchyms beginnt in verschiedenen zeitlich aufeinanderfolgenden Altersstufen und schreitet mit unterschiedlicher Geschwindigkeit, je nach den anatomischen Lokalisierungen, fort. Das gleiche gilt sogar für Gewebe gleichartiger Zusammensetzung und Morphologie, wie beispielsweise die Knorpel. Hier liegt einer der seltenen Fälle vor, in denen sich die alte Hypothese des Alterns durch Abnutzung des Organismus rechtfertigen läßt, eine Hypothese, die A. Weismann (1882) in seiner *Abnutzungstheorie* und R. Pearl in der *wear and tear hypothesis* aufgestellt haben.

Das Makromolekül des Kollagens war übrigens das erste, bei dem sich strukturelle Modifikationen mit zunehmendem Alter und insbesondere »Vernetzungen« nachweisen ließen.

4. *Weitere Grundlagenforschung über die Modalitäten des Alterns.*

Neben den oben erwähnten Arbeiten, die mehr oder weniger das Ziel verfolgten, die inneren Ursachen des Alterns zu entdecken, dürfen zwei andere

Abbildung 2257
Koloriertes Bild aus einer Handschrift des 15. Jh.s mit dem Titel Buch der Wunder des Marco Polo. *Oben rechts erkennt man einen Jungbrunnen. Dieses Thema hat die Menschen im Mittelalter sehr beeindruckt; es soll der Geschichte nach der Nymphe Juventa entstammen: der Gott Jupiter liebte sie und verwandelte sie in einen Brunnen. Jeder, der darin badete, erlangte seine Jugend zurück.*
(Paris, Nationalbibliothek, franz. Ms. 2810, Blatt 106)

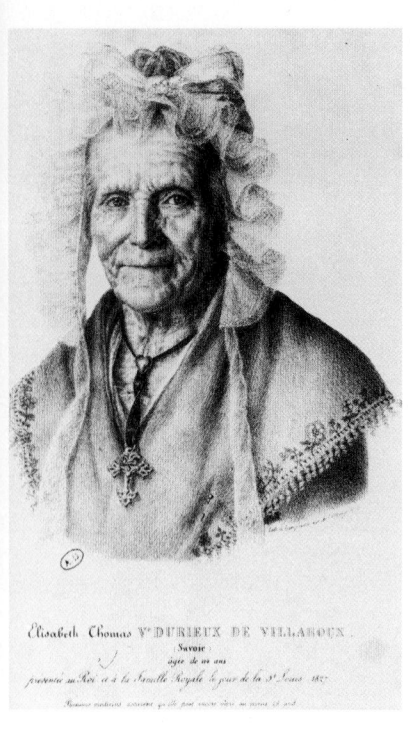

Abbildung 2258
»*Elisabeth Thomas, verwitwete Durieux, aus Villaroux, Savoyen, im Alter von 114 Jahren. Sie ist am Tage des heiligen Ludwig 1827 dem König und der königlichen Familie vorgestellt worden. Mehrere Ärzte versichern, daß sie noch mindestens 25 Jahre leben kann.*«
(Paris, Bibl. des Arts décoratifs)

Forschungsrichtungen von etwas unterschiedlicher Art nicht unberücksichtigt bleiben. Ihr Interesse richtet sich nämlich eher auf die Modalitäten des Alterns als auf dessen Kausalität. Außerdem beziehen beide Richtungen das Verhalten mit ein und befassen sich mit der Frage des jeweiligen Einflusses von Vererbung und Umwelt auf die vornehmbare Kontrolle der Geschwindigkeit des Alterns.

Die Verhaltensänderungen des Menschen mit zunehmendem Alter haben die Vorstellungskraft der Denker seit dem frühesten Altertum aufs stärkste angeregt. Ptahhotep erwähnt bereits im dritten Jahrtausend vor unserem Zeitalter die Gedächtnisstörungen. Cicero weist in seinem Werk *Cato major sive de senectute* im Jahr 44 vor Christus nachdrücklich auf die geistige Überlegenheit des Greises hin: die Verminderung der »Leidenschaften« und die Möglichkeit, aus dem im Laufe des Lebens angesammelten Erfahrungsschatz Nutzen zu ziehen. Allerdings teilte nicht jedermann diese optimistische Auffassung; die berühmten Worte Luthers: *Senectus sepulchrum* oder Shakespeares: *And so from hour to hour we ripe and ripe, And then from hour to hour we rot and rot* legen Zeugnis davon ab. Der Respekt vor der Weisheit des Greises findet sich hingegen sowohl in den mediterranen Zivilisationen als auch bei Konfuzius oder Laotse und in vielen frühen Kulturen.

Doch erst der nordamerikanische Psychologe Walter R. Miles eröffnete das Zeitalter objektiver Forschungen über das Altern geistiger Fähigkeiten. Er hatte während des Ersten Weltkrieges und in den folgenden Jahren Gelegenheit, die Fähigkeiten einer Vielzahl Erwachsener unterschiedlichen Alters zu testen. Seine Tests erbrachten den Beweis für das frühere Eintreten, die Regelmäßigkeit und die Allgemeingültigkeit der Verminderung einiger dieser Fähigkeiten — insbesondere Gedächtnis und Lernfähigkeit. Obschon man die Anwendung von ursprünglich für Jugendliche konzipierten Versuchen an Erwachsenen und alten Menschen sehr bald angefochten hatte, entwickelten sich im Laufe der folgenden Jahrzehnte psychometrische Forschungen. Vor allem die Forschungen von A. T. Welford in England, von James E. Birren in den Vereinigten Staaten und von S. Pacaud in Frankreich waren für diese Richtung maßgeblich. Im allgemeinen konnten die Langzeitstudien die Ergebnisse der Befragungen bestätigen. Sie betonten dabei die äußerst vielfältige Ausprägung der Psychologie des Alterns bei ein- und derselben Person: während sich der Ablauf der Zeit bei bestimmten Fähigkeiten sehr bald bemerkbar macht, »halten sich« andere, insbesondere jene, denen die erworbenen Erfahrungen zugrunde liegen, bis ins hohe Alter bemerkenswert gut — allerdings unter der Voraussetzung, daß keine weiteren Krankheiten auftreten. Andererseits weisen alle Alterspsychologen schnell auf den anderen Aspekt des unterschiedlichen Verlaufs des Alterungsprozesses hin. Das Leistungsniveau und die Geschwindigkeit der Entwicklung von Fähigkeiten variieren von einem Individuum zum andern mit zunehmendem Alter erheblich, je nach dem sozialen Milieu und dem Bildungsgrad des Menschen. Die Wissenschaftler legten hierbei den Akzent auf ein sehr allgemeines Phänomen, welches sowohl für den biologischen Bereich als auch den des Verhaltens gilt. Wenn auch alle Menschen das gleiche Entwicklungsprogramm mit den aufeinanderfolgenden Phasen des Wachstums und der Wachstumsabnahme haben, so variieren die Modalitäten seines Verlaufs doch beträchtlich. Selbst im Rahmen einer bestimmten Kultur, in einer bestimmten Epoche und in einem bestimmten Lebensraum kann sich die Geschwindigkeit des Alterns von einem Individuum zum andern wesentlich unterscheiden. Mit anderen Worten: das Gesamtprogramm ist zwar genetisch determiniert, doch beeinflußt das Milieu Geschwindigkeit und Modalitäten der Realisierung seiner anfänglichen Möglichkeiten. Die Identifizierung der wichtigsten ökologischen Parameter — physische, chemische, biologische oder sozialpsychologische — hat natürlich beträchtlichen praktischen Wert, da ihre eventuelle Kontrolle die Ausschaltung aller Risikofaktoren und die optimale Verwirklichung des anfänglichen Programms ermöglichen könnte. Dieses Arbeitsgebiet ist im wesentlichen die Aufgabe von Physiologen und Epidemiologen (Bourlière, 1969) und steht noch an seinem Anfang. Es wird durch die Tatsache begünstigt, daß die ausgewählten morphologischen, physiologischen und biochemischen Kriterien wirklich objektiv sind, *culture free,* wie die englischsprachigen Wissenschaftler sagen. Sie gestatten also den Vergleich sehr unterschiedlicher Völker und Zivilisationen.

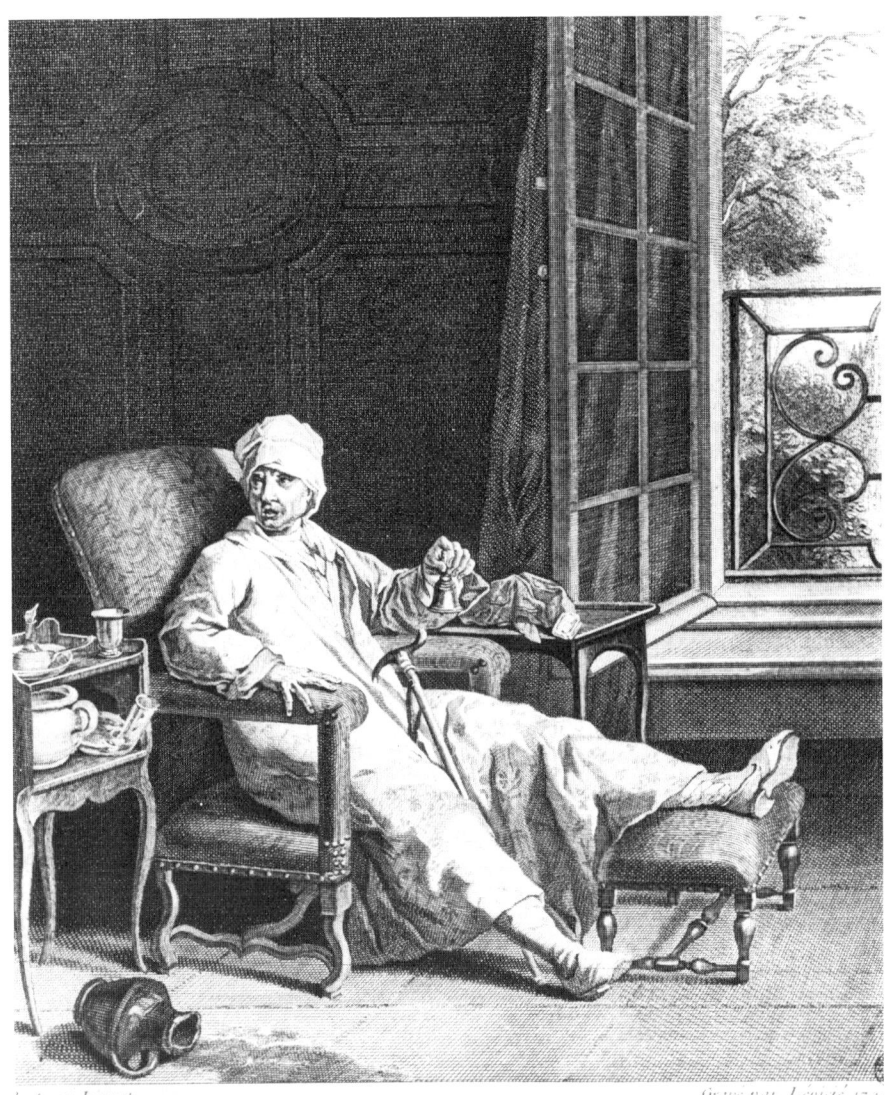

Abbildung 2259
Das Alter. Stich von Lépicié, 1743, nach dem Gemälde von Jeaurat.
(Paris, Nationale Vereinigung der Pharmazeuten, Sammlung Bouvet)

Abbildung 2261 (gegenüber)
Kopf eines Greises mit rasiertem Schädel. Ägypten, ptolemäische Epoche.
(Paris, Museum Jacquemart-André)

Abbildung 2260
Der Stich vom Beginn des 19. Jh.s stellt die berühmte Episode der Lucia dar, die ihren Vater an ihrer Brust nährt. Dieser war vom Römischen Senat zum Hungertod im Gefängnis verurteil worden, weil ihm der Feind eine Kolonne genommen hatte.
(Paris, Nationalbibliothek, Kupferstichkabinett)

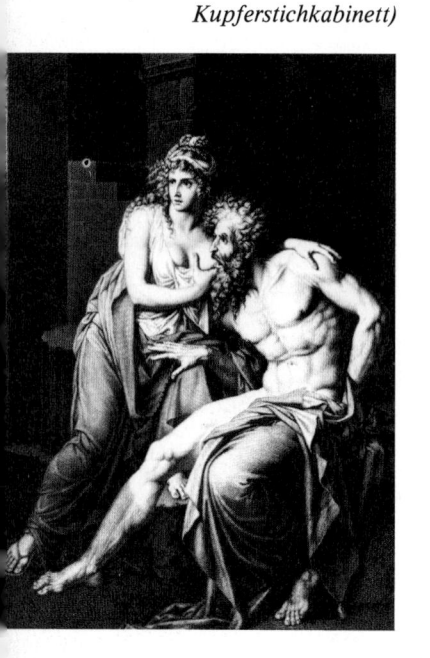

Die klinische Gerontologie oder die Geriatrie

Die obigen Bemerkungen über die Entwicklung der Vorstellungen vom Prozeß des Alterns werfen ein Licht auf die unterschiedlichen Positionen der Mediziner dem Alter und seinen Unbilden gegenüber. Es lassen sich zwei Epochen unterscheiden; der Wendepunkt liegt am Anfang des 19. Jahrhunderts, als sich die klinisch-anatomische Methode durchzusetzen begann.

1. *Das Zeitalter der Spekulation.*

In der langen Periode vom frühesten Altertum bis zum Beginn des letzten Jahrhunderts wurden die Medizin und die Wissenschaften, die wir heute Biowissenschaften nennen, weitaus mehr von philosophischen und religiösen Vorstellungen, wenn nicht gar durch Magie und Hexerei, als durch Beobachtung und Experiment geleitet. Die Therapien mit geriatrischen Zielen konnten sich natürlich ebensowenig solchen Einflüssen entziehen. Man sollte sich in diesem Zusammenhang die wahrhaft verblüffende Tatsache vor Augen halten, daß die große geistige Revolution der Renaissance nur sehr bescheidene Niederschläge auf unser Interessengebiet hatte. In allen Zivilisationen galten Jahrtausende hindurch die gleichen Anschauungen über die Altenheilkunde, unter ihnen lassen sich zwei Hauptrichtungen unterscheiden.

Die erste verfolgte ganz entschieden Heilabsichten und faßte sogar die Verjüngung des alten Menschen ins Auge. Diese Zielsetzung kommt in dem über viertausend Jahre alten Papyrus Smith deutlich zum Ausdruck. Dort empfiehlt man eine recht harmlose ölhaltige Salbe auf Basis der Samen des Bockshornklees, *Trigonella foenum-graecum,* welche Haarausfall, Altersflecken und andere unschöne Altersmerkmale der Haut beseitigen soll. Der Papyrus V von Leyden, das älteste schriftliche Zeugnis in der Geschichte der abendländischen Alchimie, rühmt seinerseits die Wirkungskräfte des Goldes. Die sonderbare Tatsache soll nicht unerwähnt bleiben, daß dieses Metall, zusammen mit Menschenblut, der Haut von Mumien und dem Fleisch von Giftschlangen, bis zum 12. Jahrhundert (Roger Bacon) die am häufigsten verschriebenen Ingredienzien zum Zwecke der Verjüngung waren. Man vertrat tatsächlich die Auffassung, das Gold erhalte die »Lebenswärme«, weil man es in der Astrologie mit der Sonne als dem Ursprung aller Wärme in Verbindung brachte. Im alten Indien schätzte man dieses Metall ebenfalls als Lebenselixier und Aphrodisiakum.

Der »Sunamitismus«, benannt nach Abisag von Sunem (1. Kön. 1, 3), ist eine andere, ebenso alte Therapie. Er verbindet sich logischerweise mit der Vorstellung, daß das Alter auf den Verlust der »inneren Wärme« zurückzuführen sei. Man pries den Atem junger Mädchen als Wunderheilmittel. Diese Therapie kannte man bereits in biblischen Zeiten. König David griff nämlich in seinen alten Tagen auf diese Behandlungsweise zurück. So beschreibt Roger Bacon (1214—1294) die »wissenschaftlichen« Grundlagen der Methode: *There is a breath emanating from people and animals. Those who are healthy and strong, especially if they are young, refresh and rejuvenate old people by their very presence, and with their breath, their healthy pleasant exhalation in particular.* Johann Heinrich Cohausen (1665—1750) veröffentlichte 1699 eine Zusammenfassung sämtlicher Behandlungsverfahren zur Verlängerung des Lebens und zur Verjüngung der Alten, und er schrieb der Atemtherapie eine ganz besondere Bedeutung zu. Allerdings konnte er nicht leugnen, daß die Sultane trotz ihrer Harems voll junger schöner Frauen wie alle anderen Menschen alter-

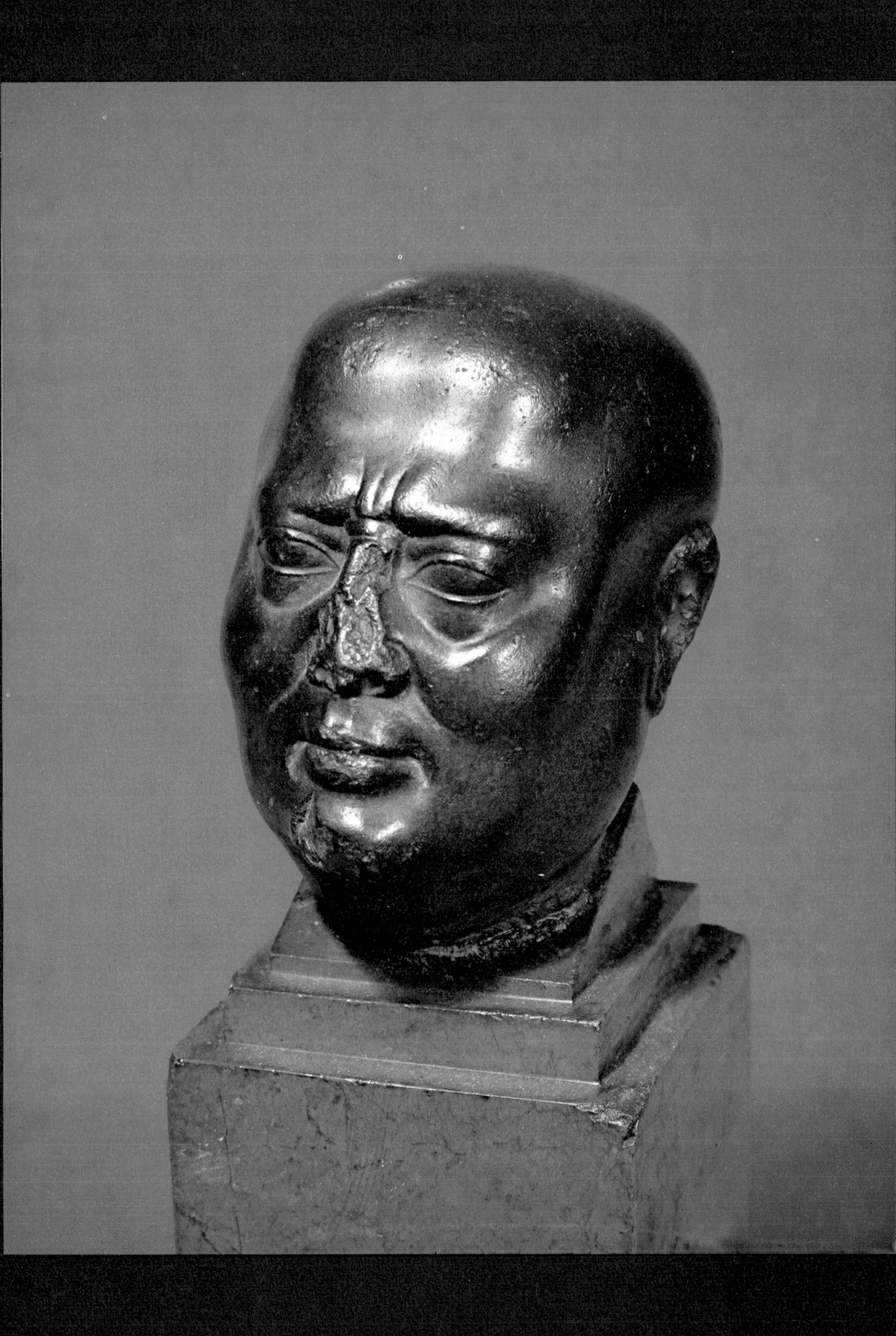

ten ... Etwa zur gleichen Zeit empfahl Hermann Boerhaave (1668—1739) einem betagten Bürgermeister von Amsterdam, zwischen zwei jungen und tugendhaften Frauen zu schlafen, wobei der Kranke dadurch nach seinen Angaben tatsächlich Kraft und Frische wiedergewonnen haben soll.

Wenn aber *pneuma*, der Atem, die »Lebenswärme« weiterleitete, so sah man das Blut noch weitaus häufiger als Träger dieser »inneren Wärme« an. Angeblich sollen sich im alten Rom die Alten beiderlei Geschlechts in die Arena gestürzt und von dem Blut der sterbenden Gladiatoren getrunken haben, um sich zu verjüngen. Das gleiche Ziel verfolgte im Mittelalter der Vampirismus: Das Blut junger Leute zu trinken. G. A. Lindeboom (1954) berichtet in seiner Geschichte über Papst Innozenz VIII. (1432—1492), daß ihn böse Zungen beschuldigten, das Blut dreier Kinder getrunken zu haben, um seine Jugend wiederzufinden. Übrigens empfahl Marsilio Ficino (1433—1499) im Jahre 1498 in gar hochgelehrter Weise, das Blut junger Menschen mit einer oder zwei Unzen Zucker zu mischen. Diese schreckliche Praxis war übrigens nie sehr populär, lebte aber sehr lange im Bewußtsein der Bevölkerung fort. F. Gundrum (1907) berichtet beispielsweise, wie die Gräfin Bathory im Blut eines ihrer slowakischen Sklaven ein Bad nahm.

Die Anwendung von Muttermilch sollte ebenfalls der Verjüngung dienen. Marsilio Ficino erinnerte daran, daß der »Baum des Körpers« mit zunehmendem Alter immer mehr austrocknete und empfahl, Flüssigkeiten junger Menschen zu sich zu nehmen, um den Wasserentzug des Gewebes zu vermindern. Anschließend schreibt Ficino, daß es das Beste sei, ein junges, fröhliches und schönes Mädchen mit ausgezeichneter Gesundheit zu finden und bei Vollmond an seiner Brust zu saugen.

Die chinesische Medizin hat derartig sinnliche Therapien nicht empfohlen. Ihre Alchimie beschritt jedoch die gleichen Wege wie das Abendland. Im ersten Jahrhundert unserer Zeitrechnung weist Wei Po-yang auf das Rezept einer Goldpille hin, die mit Sicherheit Unsterblichkeit verleihe. Wenig später verschreibt Pao-p'u-tzu (281—340) mit dem gleichen Ziel Pflanzenpräparate auf Basis von *Atractylis ovata, Acorus calamus, Rehmannia glutinosa* und *Asparagus lucidus*. In diesen Präparaten soll man Gold, Quecksilber, Jade, Schwefel, Zinnober, Auripigment, Quarz und Blei »auflösen«. All das verhilft angeblich zu Verjüngung, Geisteskraft, Kälteunempfindlichkeit, Nachtsichtigkeit, Körperkraft und zu einer Lebensdauer von mehr als hundert Jahren (Huard und Wong, 1959). Van Gulik (1961) erwähnt andere Mischungen aus der späteren Periode der Tang und der Song. Sie verjüngen den Menschen angeblich und steigern seine Kraft: man setzt Stiele der *Rehmannia lutea* in einem alkoholischen Getränk an und fügt Zimt, *Glycyrrhiza glabra, Atractylis ovata* und trockenen Lack hinzu. Merkwürdigerweise scheint man den Ginseng, *Panax ginseng*, erst in der Folgezeit zur Verjüngung verschrieben zu haben (Fulder, 1976).

Diese verschiedenartigen Heilmittel wurden allerdings nicht überall gebilligt. Der byzantinische Arzt Alexander von Tralles (525—605) schrieb bereits im 6. Jahrhundert, daß es gegen hohes Alter kein Heilmittel gibt. De Buffon griff diese Anschauung mehr als ein Jahrtausend später, im Jahre 1749, wieder auf. Er schrieb im Kapitel »Über das Alter und den Tod« in seiner *Naturgeschichte*: »Der Tod läßt sich nicht vermeiden; es ist uns ebenso unmöglich, das Wort fatal nicht damit in Zusammenhang zu bringen, wie die Naturgesetze zu ändern. Die Vorstellungen einiger Visionäre, das Leben mit Heilmitteln verlängern zu können, hätten mit ihnen zugrundegehen sollen ... Das Allheilmittel, wie auch immer seine Zusammensetzung sei, die Bluttransfusion und die anderen Mittel, die man vorschlug, den Menschen zu verjüngen oder den Körper unsterblich zu machen, sind zumindest ebenso aus der Luft gegriffen wie der Jungbrunnen ein Produkt der Phantasie ist.« Lästermäuler behaupten jedoch, daß der Autor selbst an seinem Lebensabend Zuflucht zum »Sunamitismus« gesucht habe.

Die zweite Richtung, die sich in der vorwissenschaftlichen Ära der Medizin wiederholt durchsetzte, hatte entschieden prophylaktische Ziele. Eine Vielzahl von Werken enthält Regeln, nach denen sich die Jugendfrische erhalten und die Altersschwäche von Körper und Geist vermeiden lassen sollen.

In der abendländischen Welt formulierte Hippokrates wohl als erster die Prinzipien zur Vorbeugung vorzeitigen Alterns. Seine goldene Regel scheint die Mäßigung in allen Dingen zu sein: der alte Mensch soll seinen normalen Tätigkeiten so lange nachgehen wie er will und seine Arbeitsgewohnheiten nicht abrupt unterbrechen. Im zweiten Jahrhundert unserer Zeitrechnung schrieb Galen der Pflege der alten Menschen besondere Bedeutung zu. Er empfahl, tätig zu bleiben, damit die »Flamme« des Lebens nicht erlösche, heiße Bäder, Massagen und Körpersalbungen mit Öl und Essig zur Erhöhung der »inneren Wärme« und der »Lebensspannung«, und er legte besonderes Gewicht auf Diät. Die Tagesration sollte nicht zu reichlich sein, vielmehr aus leichtverdaulicher Nahrung mit hohem Nährwert bestehen. Er riet zu Fisch und magerem Fleisch und empfahl Wein. Frische Feigen und Pflaumen, wenn nicht etwas Olivenöl, vor den Hauptmahlzeiten zu sich genommen, halfen gegen Verstopfung. Mit Honig, Sellerie und leichtem Wein ließ sich die Harnabsonderung erhöhen. Sexuelle Beziehungen waren verpönt, weil sie die »Lebenskraft« der alten Menschen verminderten, ebenso Aderlässe. Diese Empfehlungen waren bald weit verbreitet, und man findet sie über ein Jahrtausend hindurch mehr oder weniger verändert in den Schriften all jener wieder, die sich für die aufkommende Geriatrie interessierten. Avicenna empfiehlt beispielsweise heiße Bäder, Massagen mit Öl, mäßige Leibesübungen, Diät aus Milch- und Pflanzenprodukten (die Milch der Ziege und der Eselin hält er für die beste), abgelagerten Rotwein, Abführmittel und ein ruhiges und ausgeglichenes Leben. Roger Bacon greift die Ratschläge Avicennas wieder auf; zusätzlich hält er ein Plädoyer für Brillen mit konvexen Gläsern, die sich ab dem vierzehnten Jahrhundert in Italien allmählich durchzusetzen begannen. Arnaldus de Villanova (1511) fügt dem seinerseits keine wesentlichen Erkenntnisse hinzu, weist jedoch als erster nachdrücklich darauf hin, daß der Greis auf bestimmte Arzneien empfindlicher reagiert als der junge Mensch. Gabriele Zerbi prägt 1489 einen neuen Begriff, *gerontocomia,* womit er die Kunst bezeichnet, den Prozeß des Alterns aufzuhalten, fügt jedoch den üblichen Ratschlägen von Galen und Avicenna kaum neue Erkenntnisse hinzu: die Wichtigkeit, ein gemäßigtes Klima zu wählen, die Notwendigkeit, sich im Winter gut zuzudecken und im Sommer jedes Schwitzen zu vermeiden, den Genuß von Muttermilch vor Ziegen- und Eselsmilch, mäßige Bewegung nach den Mahlzeiten, die Wichtigkeit von genügend Schlaf, die unbedingte Notwendigkeit, Einsamkeit zu vermeiden und — die Vorzüge von Hühnerbouillon für geschwächte Greise. Wenn sich sexuelle Beziehungen auch schlecht untersagen lassen, so sollten Aphrodisiaka doch vermieden werden. Schließlich finden die guten alten Heilmittel der Magie (Destillate von menschlichem Blut, Puder von wertvollen Steinen, »Lösungen«

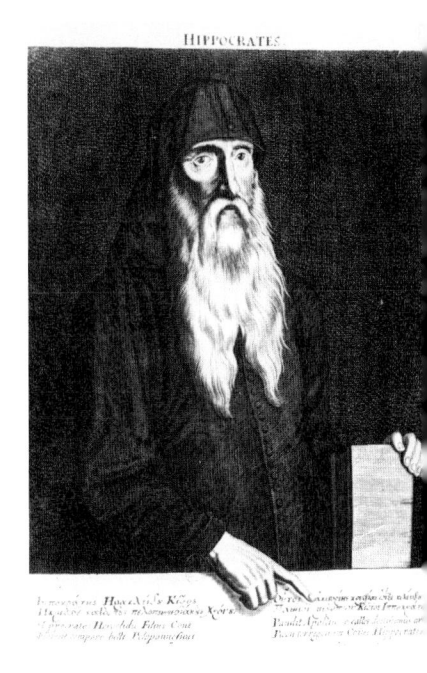

Abbildung 2264
Hippokrates, dargestellt mit den Zügen eines edlen Greises. Stich aus dem 17. Jh.
(Paris, Nationalbibliothek, Kupferstichkabinett)

Abbildung 2262
(gegenüber, oben)
Der Autor des Buches, dessen Titelseite hier abgebildet ist, empfiehlt, für ein langes Leben »das feuchte Element und die natürliche Wärme in vollkommener Einheit zu halten, mäßig Wein zu trinken und ein wahrhaftes Zölibat zu befolgen«.
(Paris, Bibl. d. Alten Med. Fakultät)

Abbildung 2263
(gegenüber, unten)
Titelseite eines englischen Werkes von E. Maynwaringe aus dem Jahr 1669. Der Autor stellt dar, daß durch Jahrhunderte die Lebensdauer keineswegs von medizinischen Verschreibungen abhing, sondern allein von hygienischen Regeln und von der Lebensweise.
(Paris, Bibl. d. Alten Med. Fakultät)

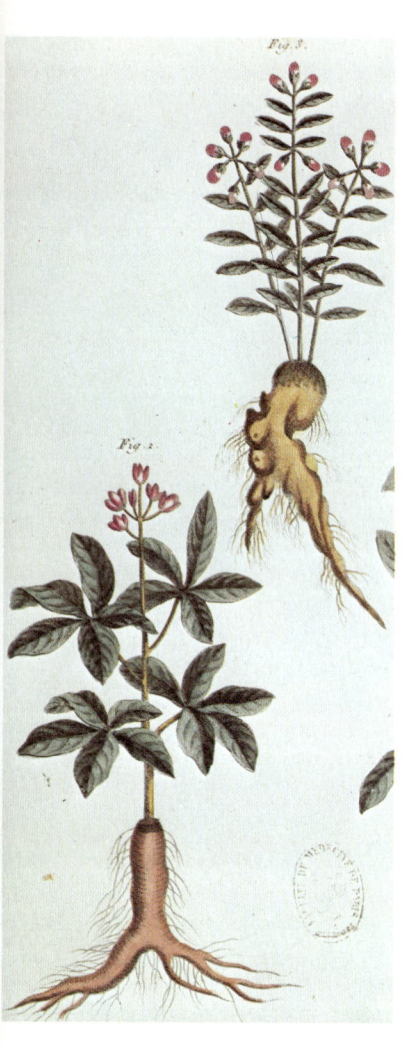

Abbildung 2265
Der Ginseng. Detail aus einer kolorierten Bildtafel aus dem Werk von P. J. Buchoz: Pflanzenbeschreibung oder Sammlung medizinischer Pflanzen aus China nach einer unikaten gemalten Handschrift, welche sich in der Bibliothek des Kaisers von China befindet... *Paris 1781. (Paris, Bibl. d. Alten Med. Fakultät)*

aus Gold, Castoreum oder Bibergeil) zwar noch Erwähnung; der Autor schreibt ihnen aber offenbar keine besondere Bedeutung mehr zu. Luigi Cornaro (1558—1604) nennt als Ursachen für vorzeitiges Altern ganz klar das, was wir heute als »Streß« bezeichnen: plötzliche starke Temperaturschwankungen, Müdigkeit, Kummer und sämtliche Ursachen gefühlsmäßiger Spannungen. Noch im Jahr 1796 bringt Christoph Wilhelm Hufeland, der Vater der Makrobiotik oder der Kunst, das Leben des Menschen zu verlängern, keine wesentlichen neuen Errungenschaften. Manche Autoren erwiesen sich selbstverständlich weniger streng als andere; Sigismund Albicus legt danach besonderen Wert auf die Erhaltung der Lebensfreude: *Non est potus nisi vinum, non est cibus nisi caro, non est gaudium nisi mulier!*

Im Kulturraum China hat der Einfluß des Taoismus oft zur Empfehlung einer gewissen Askese geführt, insbesondere für die alten Tage. Da lediglich die Unsterblichkeit des Körpers angestrebt werden konnte, versuchte man, diesem seine Leistungsfähigkeit voll zu erhalten, indem man vermied, seine »Lebensenergie« durch heftige Leidenschaften, Sinnenfreuden und Ejakulation zu verschwenden: »Wenn der Weise seine natürlichen Öffnungen geschlossen hält, ermattet er nicht«, schrieb Pao-p'u-tzu. Daher stammt das in der chinesischen Kunst unaufhörlich wiederholte Thema des Gelehrten, der sich weit in die Berge zurückzieht, seine wahre Natur in abgelegenen Tälern nährt und »zum Ursprung zurückkehrt«. Der gute Gebrauch des sorgsam gehüteten Spermas soll zur Unsterblichkeit führen, wie das Sprichwort sagt: Ein einziger Koitus verringert das Leben um ein Jahr.

2. *Das klinisch-anatomische Zeitalter*

Erst am Ende des 15. Jahrhunderts versuchte man, Beziehungen zwischen den Alterserscheinungen und bestimmten anatomischen Veränderungen im Organismus herzustellen. Leonardo da Vinci (1452—1519) nahm die erste Sektion am Körper eines Greises vor, der ohne sichtliche Anzeichen einer Krankheit im Hospital Santa Maria Nuova in Florenz eines friedlichen Todes gestorben war. Da Vinci war von den Veränderungen des Kreislaufsystems sehr beeindruckt. Er hat uns in dem Werk *Dell' anatomia* (fogli B) einen sehr lehrreichen Vergleich der senilen Arterien mit denen eines jungen Menschen hinterlassen. Im 17. Jahrhundert sezierte auch William Harvey einen Greis, den hundertjährigen Thomas Parr. Doch erst Giovanni Battista Morgagni (1682 bis 1771) und Gerhard van Swieten (1700—1772) versuchten, klinische Beobachtungen und anatomische Befunde systematisch miteinander zu vergleichen. Morgagni gibt beispielsweise eine sehr gute Beschreibung von Alterskrankheiten wie Star, Adenom der Prostata, Arteriosklerose, Verkalkung der Aorta, Thrombosen, Emphysem, Bronchial-, Magen- und Darmkrebs. Er beschreibt als erster das Syndrom der Angina pectoris und bestätigt, daß der Schlaganfall infolge einer Gehirnblutung eintritt. Van Swieten beschreibt mit Präzision die Abflachung der Bandscheiben mit zunehmendem Alter.

Die anatomisch-klinische Methode findet allerdings erst in der Mitte des 19. Jahrhunderts Eingang in die Medizin des Alters. Dies war wesentlich das Werk der Mediziner des Hospitals Salpêtrière in Paris. Die Hauptvertreter dieser Schule sind Léon Rostand (1790—1860), Jean Cruveilhier (1791—1874), Clovis-René Prus (1793—1850) und Maxime Durand-Fardel (1816—1899), und sie erreichte ihren Höhepunkt mit Jean-Martin Charcot (1825—1893). Auch die Arbeit von Prus 1840 ist interessant, bildet sie doch einen — sehr frühen —

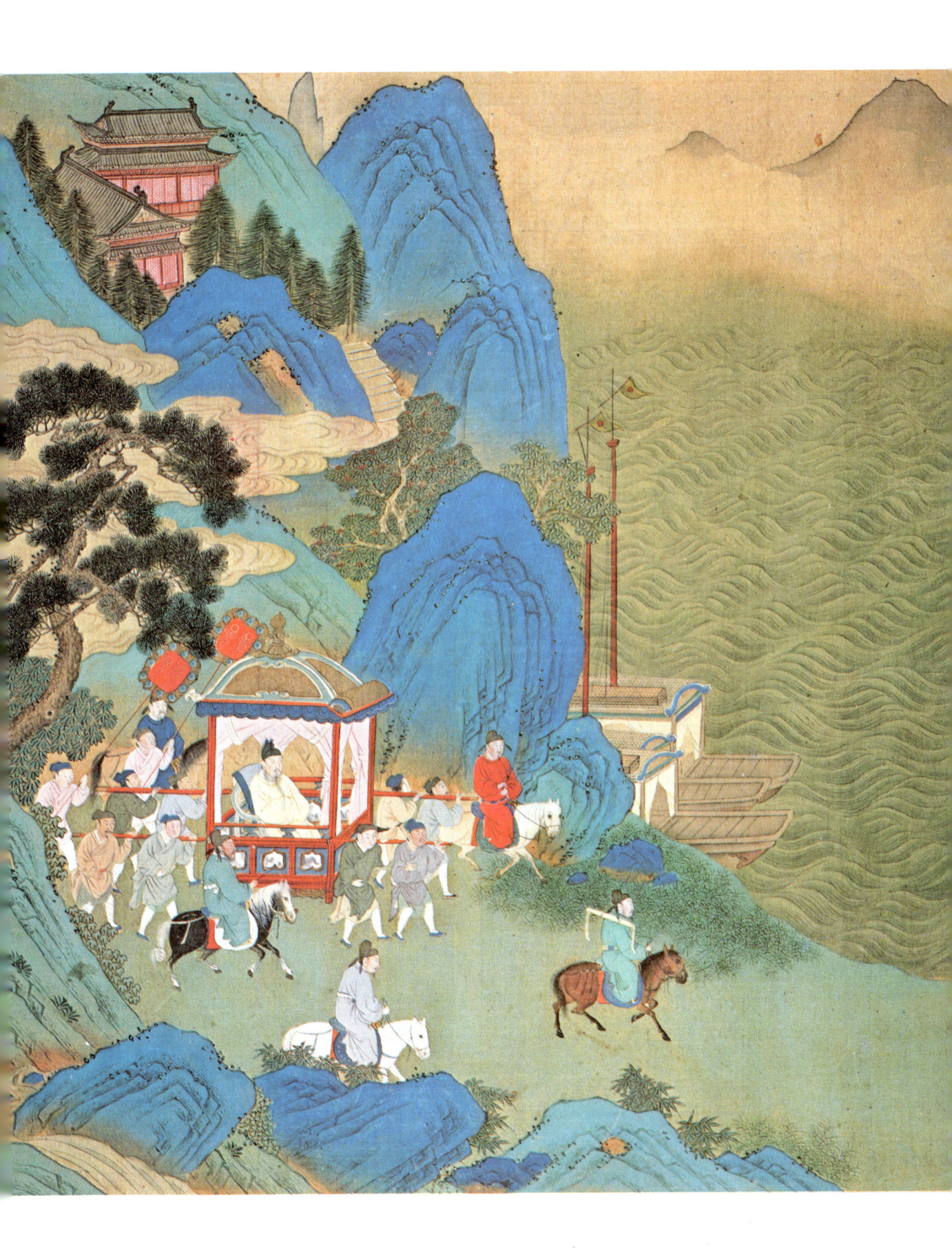

*Abbildung 2266
(vorangehende Seite)
Chinesisches Gemälde aus dem 17. Jh. Man übernahm es im 18. Jh. in eine Sammlung über das Leben des Kaisers von China.
(Paris, Nationalbibliothek, Kupferstichkabinett)
Dieses Gemälde stellt den Kaiser Quin Shi Huang di aus dem 3. Jh. v. Chr. dar, den Begründer des Reichs des Himmels. Er ließ die Große Mauer errichten und träumte von Unsterblichkeit. In seiner Enttäuschung, sterben zu müssen, ohne dem Geheimnis auf die Spur gekommen zu sein, ließ er seinen Nachfolgern schriftlich mitteilen, daß die Unsterblichkeit nur ein Märchen sei.*

*Abbildung 2267
Titelseite des Buches von J. M. Charcot über die Greisenkrankheiten. Paris 1868.
(Paris, Bibl. d. Alten Med. Fakultät)*

LEÇONS
SUR LES
MALADIES DES VIEILLARDS
ET LES
MALADIES CHRONIQUES

PAR

J.-M. CHARCOT

Agrégé à la Faculté de médecine de Paris, Médecin de l'hospice de la Salpêtrière

RECUEILLIES ET PUBLIÉES PAR

B. BALL

Agrégé à la Faculté de médecine de Paris

CARACTÈRES GÉNÉRAUX DE LA PATHOLOGIE SÉNILE.
DE L'ÉTAT FÉBRILE CHEZ LES VIEILLARDS.
GOUTTE ET RHUMATISME ARTICULAIRE CHRONIQUE.

Avec 14 figures et 5 planches

PARIS
ADRIEN DELAHAYE, LIBRAIRE-ÉDITEUR
PLACE DE L'ÉCOLE-DE-MÉDECINE
1868
Tous droits réservés

ersten Versuch einer statistischen Untersuchung der Pathologie des Greises im Altenheim. Die Arbeit basiert auf 390 Autopsien und beweist die damalige Bedeutung der tödlichen Lungenkomplikationen. Die *Abhandlung* von Durand-Fardel (1854) war in ganz Europa lange ein Standardwerk und wurde ins Deutsche und Spanische übersetzt. Sie besteht vornehmlich in einer Untersuchung der Alterskrankheiten, getrennt nach jedem einzelnen Organ. Die Vorlesungen von Charcot hatten einen weitaus größeren Erfolg und wurden 1881 ins Englische übersetzt. Charcot versuchte, dem Dilemma zu entkommen: ist das Alter eine Krankheit an sich *(senectus ipsa morbus* von Terenz) oder — im Gegenteil — ein Normalzustand, wie schon Galen vermutet hatte? Charcot unterschied drei Arten von Krankheiten alter Menschen. Als erste die Krankheiten des organischen Verfalls: den senilen Kräfteverfall (Kachexie), die Osteomalazie, die zerebrale Atrophie, die Arterienverkalkung usw. Charcot weist bei dieser Gelegenheit deutlich darauf hin, daß sich mit zunehmendem Alter des Menschen eine klare Trennungslinie zwischen Physiologie und Pathologie immer schwerer ziehen läßt. Die zweite Kategorie beinhaltet die Krankheiten, die man in allen Altersstufen antrifft, die jedoch beim alten Menschen eine unterschiedliche Entwicklung und Prognose haben, beispielsweise die Lungenentzündung. Als dritte Kategorie schließlich die Krankheiten, denen die alten Menschen besser widerstehen als die jungen. Charcot nennt als Beispiel den Typhus und die Tuberkulose.

In den deutschsprachigen Ländern verfolgte Lorenz Geist (1807—1867) den gleichen Weg. Sein Werk *Klinik der Greisenkrankheiten* stützte sich auf die Autopsie von fünfhundert Personen. Geist schlug als erster physiologische Tests vor und nahm durch Spirometrie Untersuchungen der Ventilation alter Menschen vor. Er hatte auch die Absicht, mit Carl von Mettenheimer (1824 bis 1898) eine Zeitschrift speziell über Physiologie und Pathologie des Alterns herauszugeben, der Tod hinderte ihn jedoch daran. In England lag der Schwerpunkt der Forschung lange Zeit auf den Herzkrankheiten des Greises. Allan Burns (1781—1813) bewies zum erstenmal, daß die Angina pectoris auf eine Verengung der Koronararterien zurückzuführen ist. Thomas Lauder Brunton (1844—1916) schlug 1867 vor, bei der Behandlung der Angina pectoris das Amylnitrit anzuwenden. Daniel MacLachlan (1807—1870) veröffentlichte erst im Jahre 1863 ein Gesamtwerk über die Greisenkrankheiten. Der Begriff *geriatrics* selbst wurde erst viel später (1909) von Ignaz L. Nascher (1863—1944) vorgeschlagen, der 1914 das erste amerikanische Werk zu diesem Thema veröffentlichte.

Die Zeit zwischen den beiden Weltkriegen war keine besonders ergiebige Epoche für die Gerontologie. Die lärmende Werbung für Verjüngungsversuche wie die Transplantation der Hoden von Menschenaffen (S. A. Voronoff), die Albugineotomie, Schnitt oder Ligatur des *Ductus deferens* (E. Steinach), Einpflanzung von Plazentateilen (V. P. Filatov), Injektionen von Embryozellen von Rindern (P. Niehans) oder von antireticulo-endothelio-zytotoxischem Serum (A. A. Bogomoletz) — alle Methoden beruhten auf zumindest zweifelhaften experimentellen Grundlagen und trugen nicht wenig dazu bei, Biologen und Kliniker von ernsthaften Forschungen über das Altern abzuhalten. Nach diesen düsteren Jahren erlangte die Gerontologie bei einer kleinen Anzahl von Klinikern mit wissenschaftlicher Neigung erneut Interesse. Genannt seien Edmund Vincent Cowdry (1888—1975) in den Vereinigten Staaten, Léon Binet (1891 bis 1971) in Frankreich und Max Bürger (1885—1966) in Deutschland, durch die

die Gerontologie wieder eine beachtete Disziplin wurde, wenn sie auch noch ein Randgebiet blieb.

Als die Geriatrie wieder zu Ansehen gekommen war, gründete Vladimir Korenchevsky (1880—1959) mit moralischer und finanzieller Unterstützung des Grafen Nuffield, eines Autodidakten und Magnaten der Automobilindustrie, die erste Gerontological Research Unit in Oxford. Korenchevsky war ein russischer Endokrinologe, der nach Großbritannien ausgewandert war, wo er von 1920 bis 1945 am Lister Institut für Präventivmedizin arbeitete. Zur gleichen Zeit unternahm er mit bemerkenswerter linguistischer Fähigkeit einen Kreuzzug gegen das medizinisch-wissenschaftliche *Establishment*. Seine Anstrengungen führten 1950 zur Gründung der International Association of Gerontology, die seitdem alle nationalen Vereinigungen umfaßt. Ihre regelmäßigen Kongresse haben viel zur Fortentwicklung dieser neuen Disziplin beigetragen.

Gleichzeitig entstanden überall fachliche Periodika: Max Bürger und Emil Abderhalden gaben 1938 die *Zeitschrift für Altersforschung* heraus, 1946 entstand das *Journal of Gerontology* und die Zeitschrift *Geriatrics* in den Vereinigten Staaten, 1951 das *Journal of the American Geriatrics Society* und die *Rivista italiana de gerontologia,* Fritz Verzàr schuf 1957 die *Gerontologia* (seitdem verbunden mit *Gerontology)* und Alex Comfort 1964 die *Experimental Gerontology*. In der Folgezeit haben sich die Initiativen vervielfacht, eine rasche Veröffentlichung der ständig wachsenden Zahl von Arbeiten über das Altern zu ermöglichen. *Age and Ageing* und *Mechanisms of Ageing and Development* (1972), *Experimental Ageing Research* (1975) usw. Die enorme Bibliographie über das Thema ist von Nathan W. Shock von 1951 bis 1961 zusammengestellt und laufend im *Journal of Gerontology* herausgegeben worden. Die *Excerpta medica* veröffentlichen ihrerseits eine zwanzigste Sektion, die allmonatlich eine Übersicht über die Arbeiten zur Gerontologie und Geriatrie gibt.

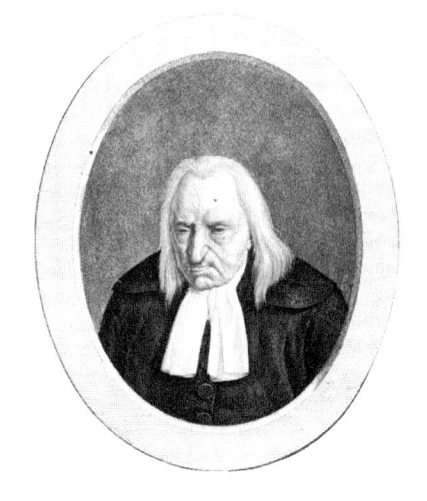

Abbildung 2268 (oben) Titelseite des Buches von Durand-Fardel, Paris 1854. (Paris, Bibl. d. Alten Med. Fakultät)

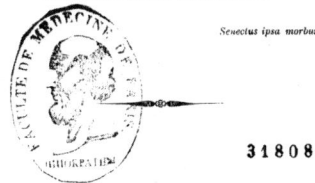

Abbildung 2269 (links) »Porträt von Jean Jacob im Alter von 120 Jahren, geboren am 10. November 1669 in Sarsie im Jura-Gebirge. Er hatte die Ehre, am 2. Oktober 1789 dem König und der königlichen Familie und am 23. Oktober 1789 der Nationalversammlung vorgestellt zu werden.« (Paris, Museum Carnavalet)

FIG. III.   Tab.

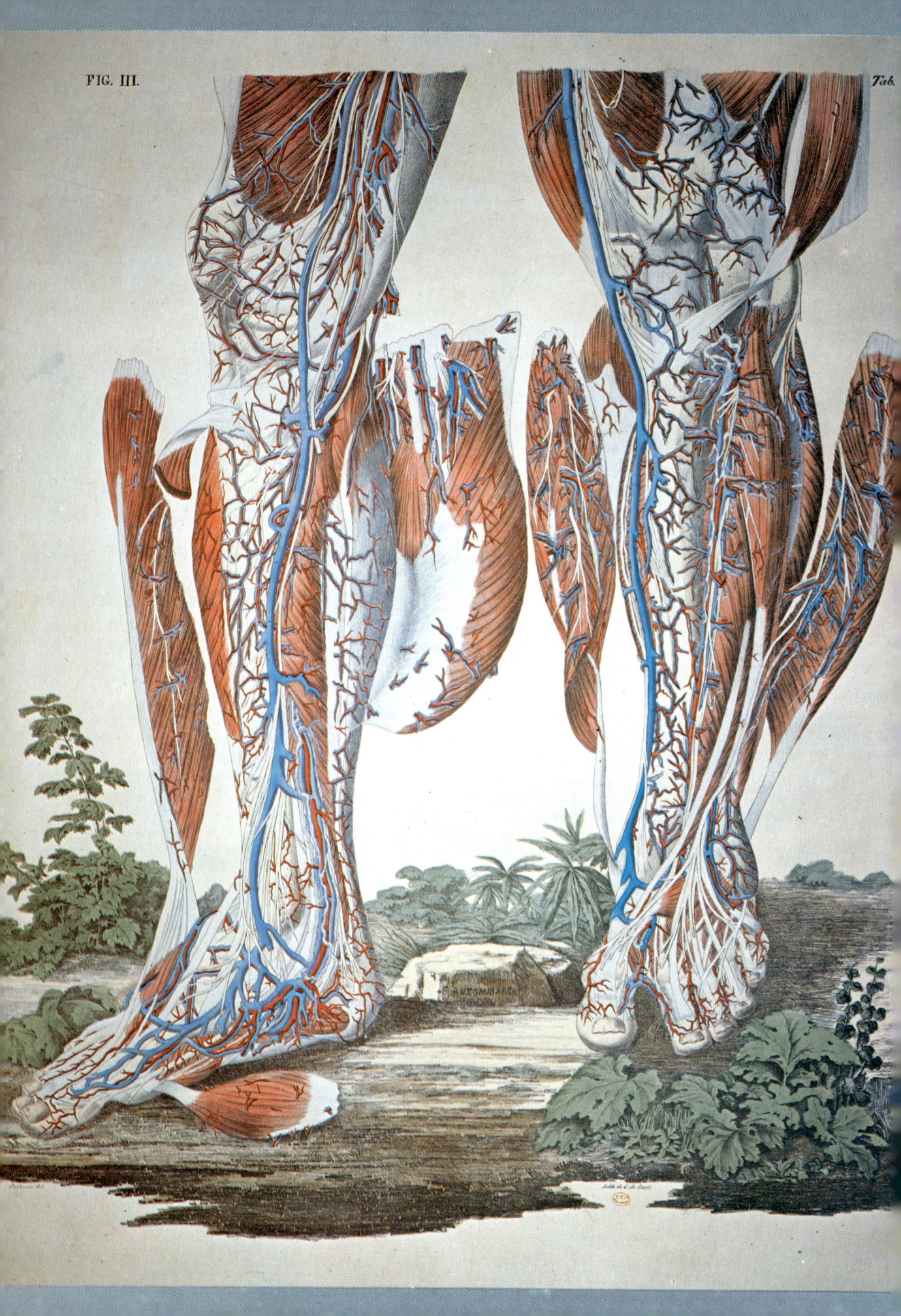

Die pathologische Anatomie

von Pierre Dustin

*Abbildung 2270 (gegenüber)
»Dieses Bild zeigt die zweite Muskelschicht (die erste ist entfernt) der unteren Gliedmaßen mit den sich darin verteilenden Nerven, Blut- und Lymphgefäßen.« Illustration aus dem Werk F. Antommarchis Planches anatomiques du corps humain exécutées d'après les dimensions naturelles... Paris 1823—1827.
(Paris, Bibl. der Alten Medizinischen Fakultät)*

Einführung

Die Geschichte der pathologischen Anatomie ist die Geschichte der Entdeckungen, die es ermöglichten, Veränderungen in der Form der Organe, Gewebe und Zellen mit den von der Erkrankung hervorgerufenen funktionellen Störungen in Beziehung zu setzen; sie ist untrennbar mit der Geschichte der Medizin und der Pathologie im weiteren Sinne verbunden.

Indes bezeugt die historische Entwicklung der Medizin, die seit der Antike von den humoralpathologischen Doktrinen beherrscht war — sie übten in einer moderneren Form noch im frühen 19. Jahrhundert einen maßgeblichen Einfluß aus —, wieviel Geduld und Mühen es bedurfte, um endlich eine Korrelation zwischen Form und Funktion herzustellen. Obwohl man durch Beobachtung der kranken Organe mit dem bloßen Auge wohl in den meisten Fällen die Schäden infolge bestimmter Krankheiten erkennen konnte, besaß diese Untersuchungsart vor Pasteurs Epoche keinerlei solide Grundlage, da man über die Ursachen der meisten Krankheiten nichts wußte. Um zu präzisen Erkenntnissen zu gelangen, ohne sich in sterilen Querelen um Doktrinen und Theorien zu verlieren, hätte es nämlich des Mikroskops bedurft oder vielmehr des Wissens um den zellulären Aufbau des Lebendigen.

Techniken und Instrumente waren für die pathologische Anatomie ebenso wichtig wie für alle anderen Wissenschaften, aber besonders eigenartig erscheint der zeitliche Abstand zwischen der Entdeckung des Mikroskops und seiner praktischen Anwendung. Schließlich revolutionierte das Teleskop in der Hand Galileis, der mit ihm die Jupitermonde beobachtete, die damalige Weltanschauung innerhalb weniger Jahre völlig. Dagegen blieb das Mikroskop, mit dem man seit Mitte des 17. Jahrhunderts Zellen beobachten, die Kapillargefäße entdecken und den Befruchtungsvorgang in seinen Grundzügen erahnen konnte, fast zweihundertfünfzig Jahre eher ein Spielzeug als ein Hilfsmittel für die Forschung. Sicherlich lag dies zum einen an der schlechten Qualität der vor 1830, also bis zur Entwicklung des Kondensors und der achromatischen Objektive, benutzten Optik, doch können wir heute nur staunen, daß man sich nicht näher mit der Perfektionierung dieses Instruments befaßte und selbst bedeutende Pathologen wie Rokitansky zu Beginn des 19. Jahrhunderts es nicht für nötig hielten, mit dem Mikroskop zu arbeiten. Um die Einführung des Elektronenmikroskops vor ungefähr vierzig Jahren gab es weniger Unstimmigkeiten, und obwohl auch sie bei einigen weniger unternehmerischen Gemütern auf Unverständnis stieß, setzte sie sich innerhalb von zwanzig Jahren in Biologie und Pathologie durch.

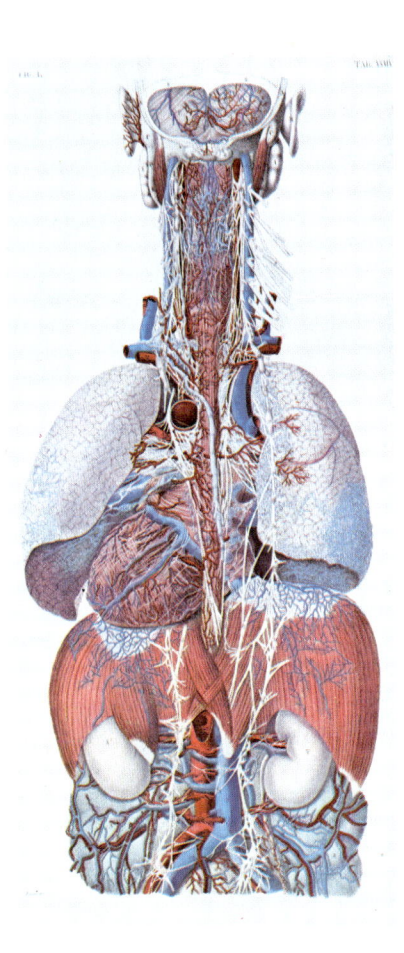

*Abbildung 2271
Tafel aus demselben Werk. Diese Tafeln lassen eine perfekte Kenntnis der normalen makroskopischen Anatomie erkennen; sie war die Basis für den Aufschwung der pathologischen Anatomie im 19. Jh.*

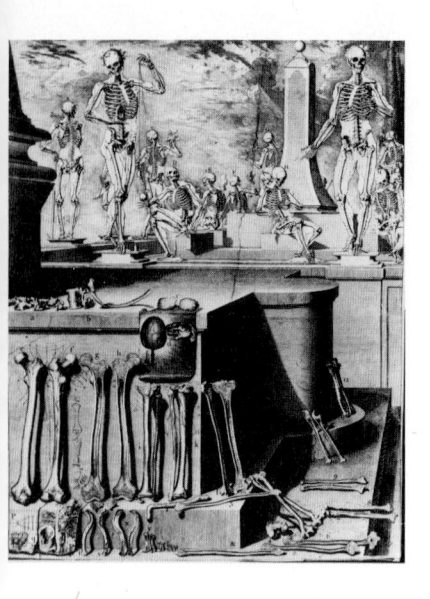

Abbildung 2272
Anatomischer Stich des 18. Jh.s.
(Paris, Sammlung der Medizinischen Fakultät)

Abbildung 2273/74 (gegenüber) Tuschzeichnung von Jan Stephan van Calcar. Es handelt sich um eine Studie für das Titelblatt des berühmtesten Anatomiebuches der Renaissance: De humani corporis fabrica *von Andreas Vesal, gedruckt 1543 in Basel. Vesal hat nicht eine Anatomielektion darstellen wollen, wie sie sich in Wirklichkeit abspielte, sondern auf eine Weise, daß sie für die Nachwelt verewigt werde. Er wollte selbst als Professor abgebildet sein, der vor einem Palastdekor inmitten einer Menge agiert, in der die berühmten Gelehrten sich unter die neugierigen Reichen mischen; das Ganze war zur Glorifizierung der Wissenschaft gedacht.*
(Paris, Bibl. de l'Académie nationale de médecine)

Während man die Erfahrungen verfolgt, welche die pathologische Anatomie im Laufe der Jahrhunderte sammelte, müßte man diese natürlich unter verschiedenen Gesichtspunkten betrachten; diese ergänzen sich gewiß, doch können nicht alle im Rahmen der vorliegenden Studie berücksichtigt werden. Die humoralen Theorien Galens, die den Alten unterlaufenen anatomischen Irrtümer, die uns beinahe lächerlich vorkommen (wie konnte man glauben, in den Arterien befinde sich Luft, da doch so viele Menschen das Blut aus den Adern von Opfertieren oder stichverletzten Kriegern quellen gesehen haben mußten?), diese Fehler werden verständlich im Lichte der unterschiedlichen philosophischen Konzepte, die das Universum — grundsätzlich verschieden von dem unseren — bevölkert von unsichtbaren Entitäten und gelenkt von Mächten, die je nach ihrer Laune handelten, betrachteten. Man könnte die Geschichte sehr gut als Brücke zwischen der Philosophie einer jeden Epoche und dem Fortschritt der wissenschaftlichen Kenntnisse ansehen; auf dem Gebiet der pathologischen Anatomie könnte man zeigen, wie sehr die Einstellung zum Tod und zum toten Körper, welcher der Seele vor ihrem Abflug in ferne Gebiete als Träger gedient hat, die Beobachtungen und ihre Interpretation beeinflußt hat. So haben die altägyptischen Einbalsamierer bestimmt unzählige pathologische Läsionen zu sehen bekommen, jedoch war ihre Denkweise weder auf Klassifikation und Einordnung dieser Fakten gerichtet noch auf die Idee, daß sie die Medizin ihrer Zeit hätten bereichern können.

Verfolgten wir diese Gedanken weiter, so ließen sich Parallelen aufzeigen zwischen dem Einfluß der Reformation und der Entwicklung der pathologischen Anatomie: Nicht zufällig hat der Protestantismus für die wissenschaftliche Untersuchung der Leiche und ihrer Läsionen ein günstiges Terrain geschaffen. Aber diese Gegenüberstellungen sollen dennoch nicht dazu veranlassen, den anderen wichtigen Aspekt jeder Geschichtsschreibung außer acht zu lassen, nämlich die Rolle des Menschen und der großen Persönlichkeiten, die der Wissenschaft die entscheidenden Anregungen in eine bestimmte Richtung hin gegeben haben. Das Beispiel Virchows im letzten Jahrhundert ist besonders beeindruckend, denn dieser »Vater der Zellularpathologie« hat durch seine Ausstrahlung die gesamte Pathologie umgestaltet und Deutschland auf diesem Gebiet einen entscheidenden Vorsprung verschafft. Um seinen Einfluß verstehen zu können, muß man wissen, daß sich zu Zeiten Virchows in seinem Land gerade auch die Farbstoffindustrie entfaltete und daß sich dort das geniale Wirken Ehrlichs, des Begründers der modernen Färbemethoden und eines der geistigen Väter der Immunologie, geltend machte. Noch in dieser Epoche wurde es durch die Techniken der industriellen Optik und Abbes Theorie des zusammengesetzten Mikroskops endlich möglich, fast perfekte Instrumente zu bauen. Erwähnenswert erscheint in diesem Zusammenhang auch die Entwicklung der modernen Mikrotome, die auf Jung zurückgeht.

So ist in jeder Epoche die Geschichte der Menschen und ihres Denkens mit jener der Techniken und ihrer Auswirkungen eng verknüpft. Bei unserer Darstellung der Entwicklung des Zweigs der Medizin, der uns hier beschäftigt, werden wir uns bemühen, diese Wechselbeziehungen spürbar zu machen. Erleben wir nicht auch heute tagtäglich, sei es im Laboratorium oder in der Klinik, wie zum Beispiel als Nebenprodukte der Raumfahrt die Mikrocomputer für die Mikroskopie, die medizinische Labortechnik und die medizinische Dokumentation Fortschritte bringen, die noch vor kaum einem Vierteljahrhundert unvorstellbar gewesen wären?

Auch Geschichte und Geographie hängen eng zusammen; es wird hier deshalb dargelegt werden müssen, daß der Schwerpunkt der pathologischen Anatomie zunächst in Italien lag, sich anschließend aber nach Frankreich, Großbritannien und später dann nach Deutschland und den Vereinigten Staaten verlagerte. Obwohl die Wissenschaft universell wird, darf man die geopolitischen Faktoren nicht unterschätzen; noch heute prägen sie die Evolution der pathologischen Anatomie in den Ländern der dritten Welt, wo der Kontakt mit uns fremd erscheinenden religiösen Bräuchen und noch stark verwurzelten antiken medizinischen Traditionen besteht.

Von der Urgeschichte bis zum 15. Jahrhundert

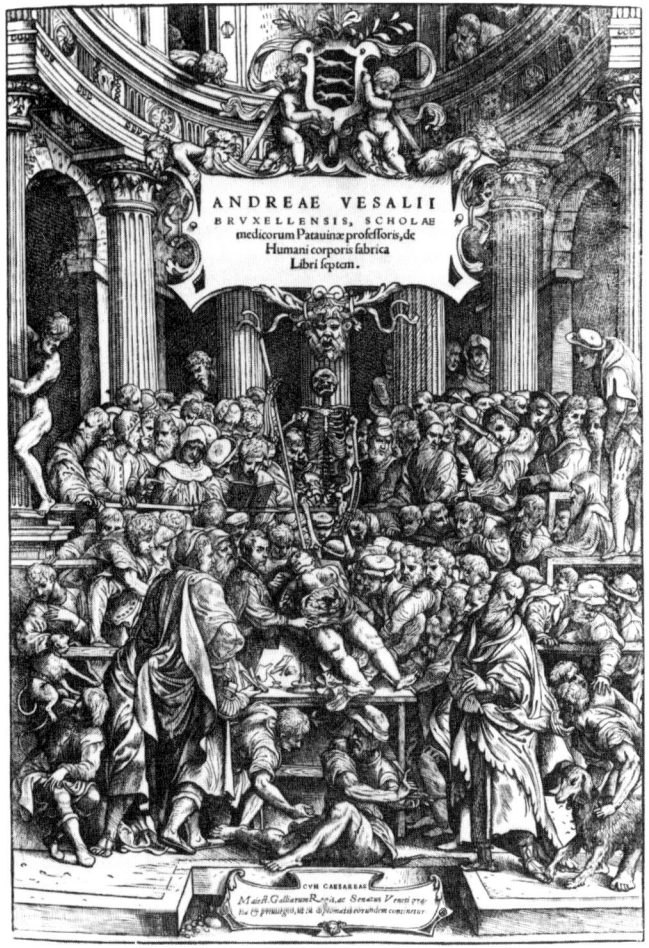

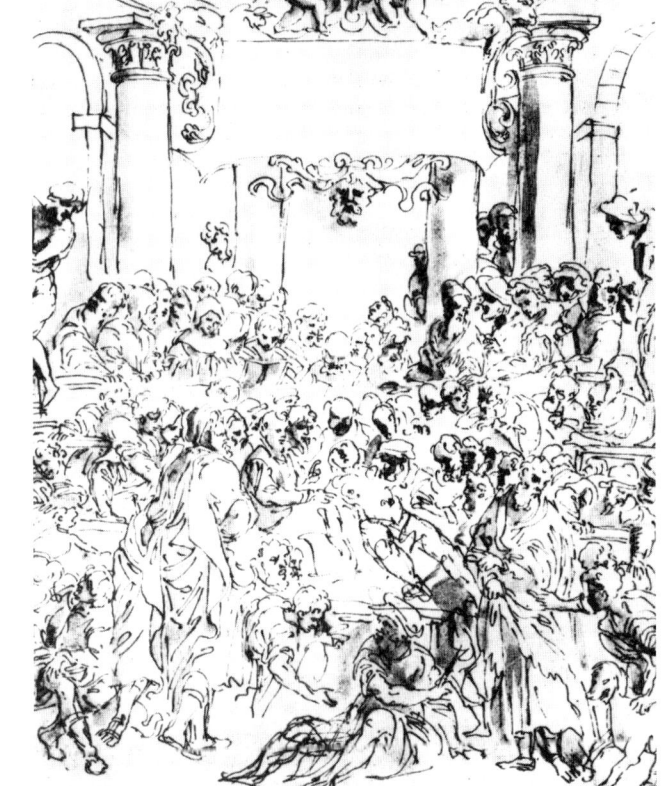

Es liegt auf der Hand, daß der Mensch seit den frühesten Epochen der Urgeschichte mit Krankheiten konfrontiert wurde, die, wie der Brustkrebs der Frau, sichtbare, sehr beeindruckend wirkende Läsionen hervorriefen. Primitive Statuetten belegen es. In Zivilisationen, die Totenkult betrieben und ihre Toten für die letzte Reise in eine andere Welt zu konservieren pflegten, mußten die spezialisierten Einbalsamierer ganz bestimmt diverse Läsionen bemerkt haben; die ägyptischen Bildwerke sowie die Autopsie einbalsamierter Leichen beweisen, daß Entwicklungsstörungen (z. B. erblicher Zwergwuchs) oder andere Fehlbildungen, die auf heute bekannten Erkrankungen beruhen (z. B. Knochentuberkulose und Arterienentzündung), durchaus gesehen worden

*Abbildung 2275
Kopf der Mumie Sethis' I., Sohn Ramses' I., der von 1312 bis 1298 v. Chr. regierte. Sein Grab im Tal der Könige ist berühmt für die Schönheit der polychromen Reliefs, welche unter anderem die unterirdische Reise der Sonne während der Nacht abbilden. Im 9. Jh. v. Chr. entfernte man seinen Körper aus dem Grab, um ihn in Deir-el-Bahari vor Plünderern in Sicherheit zu bringen. (Ägypten, Kairoer Museum)*

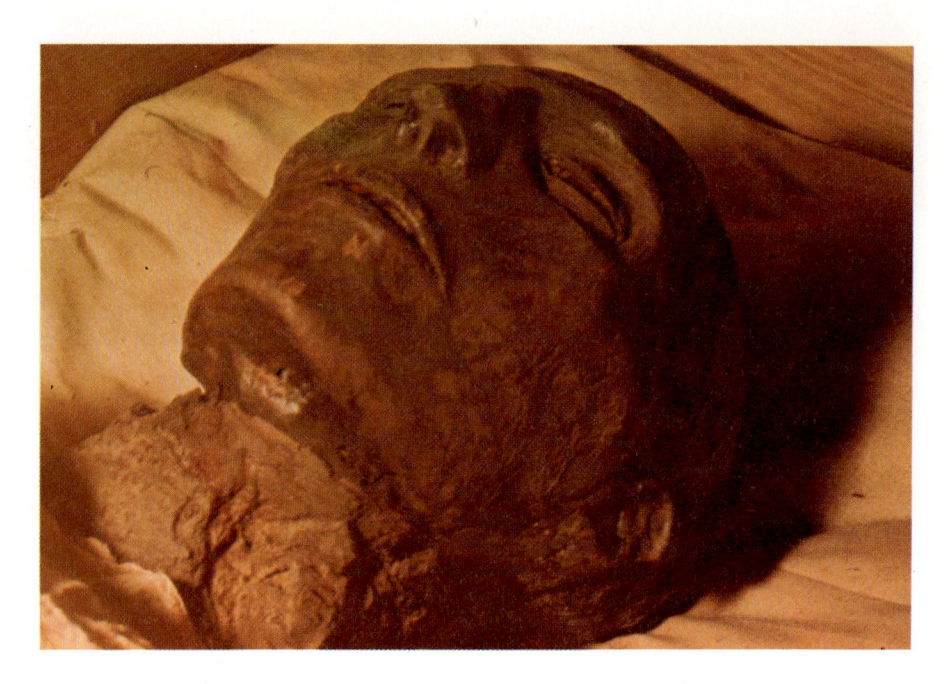

sind. Aber in Ägypten entstand keinerlei medizinische Doktrin, und trotz der zahlreichen therapeutischen Entdeckungen, von denen wir durch den Papyrus Ebers und den Papyrus Edwin Smith wissen, scheint dort kein Versuch gemacht worden zu sein, die Krankheitsursachen mit den Läsionen in Zusammenhang zu bringen.

Die hippokratischen Schriften, die wir in Band I des vorliegenden Werks kennengelernt haben, führten der Medizin die humoralen Doktrinen zu, die bis zum 19. Jahrhundert ein Hindernis für die anatomischen Methoden darstellten. Diese Einteilung von Physiologie und Pathologie nach den vier Elementen Feuer, Wasser, Luft und Erde war ein Versuch, in einer brillanten, aber gewollten Synthese die Körpersäfte in ein System von Eigenschaften einzuordnen, nämlich: Blut — warm und feucht; Schleim — kalt und feucht; gelbe Galle — warm und trocken; schwarze Galle — kalt und trocken; diese ordnete man wiederum den Organen zu, d. h. Blut dem Herzen, Schleim dem Gehirn, gelbe Galle der Leber sowie schwarze Galle der Milz. Viele populäre Ausdrücke unserer Tage zeugen noch vom außergewöhnlichen Erfolg, den diese Klassifikation fand.*

Gesundheit sah man als Resultat einer ausgewogenen Kombination dieser Prinzipien — genannt *Eukrasie* — an, während Krankheit, d. h. *Dyskrasie,* auf einer Störung dieses Gleichgewichts beruhte. Die schwarze Galle *(atra bilis)* hielt man bis zur Renaissance für eine der gefährlichsten Krankheitsursachen. Aber nicht nur mit diesem theoretischen Gebäude bereicherte die hippokratische Schule das Wissen, sondern auch mit durchaus befriedigenden Beschreibungen diverser entzündlicher Läsionen und verschiedener Krebsarten. Die Termini καρκίνοσ und σκιρρόσ, welche oberflächliche, geschwürige Tumoren und Neubildungen von harter Konsistenz bezeichnen, benutzen wir noch heute. Ein anderes Konzept, jenes der φύματα (davon leitet sich der Ausdruck Phymatose her, der noch bis vor kurzem für die Tuberkulose galt), wurde uns ebenfalls aus dieser Periode überliefert; man übersetzte dieses Wort ins Lateinische, und so kennen wir es heute als »Tuberkel«.

Die Griechen äscherten ihre Toten ein, aber das Sezieren von Tieren lieferte Universalgelehrten wie Aristoteles (384—322 v. Chr.) grundlegende anatomi-

* Können wir nicht, in aller Bescheidenheit, eine ähnliche Konstruktion in den neuesten physikalischen Theorien sehen, nach denen die Eigenschaften der Elementarteilchen auf der Kombination von vier Varianten von »Quarks« beruhen?

sche Erkenntnisse. Aristoteles war Tutor Alexanders des Großen; dessen Nachfolger Ptolemäus gründete im ägyptischen Alexandria das Museum, das sich bis zu seiner Brandschatzung durch Julius Cäsar im Jahre 48 zu einem intellektuellen Zentrum entwickelte. Trotz der Zerstörung der meisten Texte aus Alexandria ist bekannt, daß es in dieser Periode zu einer starken Entfaltung der Medizin und zu den ersten pathologisch-anatomischen Versuchen kam. Zitieren wir als Beispiel Erasistratos (um 330—250 v. Chr.), der die Rolle der »Plethora« aufzeigte; wir verdanken ihm die erste Beschreibung von »einer mit Flüssigkeit gefüllten Bauchhöhle, verbunden mit einer anormal harten Leber«: Es handelt sich um Aszites bei Zirrhose. Als einer der ersten zeigt er hier Interesse am Leichensezieren mit dem Ziel, die Krankheitsursachen oder -mechanismen zu verstehen.

Die medizinischen Kenntnisse, die sich in der alexandrinischen Schule angesammelt hatten, sind uns zu einem großen Teil durch einen Nichtmediziner, einen römischen Praktiker aus der Epoche Augustus' und Tiberius', übermittelt worden; sein Name ist allen Ärzten geläufig: Cornelius Celsus (um 30 v. bis 38 n. Chr.). Sein großer Traktat *De re medicina* enthält eine Menge medizinischer Angaben. Leider war es seinerzeit kaum bekannt, und erst 1443 entdeckte der spätere Papst Nikolaus V. das Manuskript in der Sankt-Ambrosius-Kirche zu Mailand. Dieser Text sollte die mittelalterliche Medizin nachhaltig beeinflussen. Celsus kennen wir vor allem wegen seiner heute klassischen Beschreibung der vier Kardinalzeichen für die Entzündung (d. h. *rubor, calor, tumor, dolor)*. Seine acht Bücher enthalten zahlreiche Hinweise auf organische Schäden in Verbindung mit bestimmten Krankheiten (z. B. Milzvergrößerung, Lungenent-

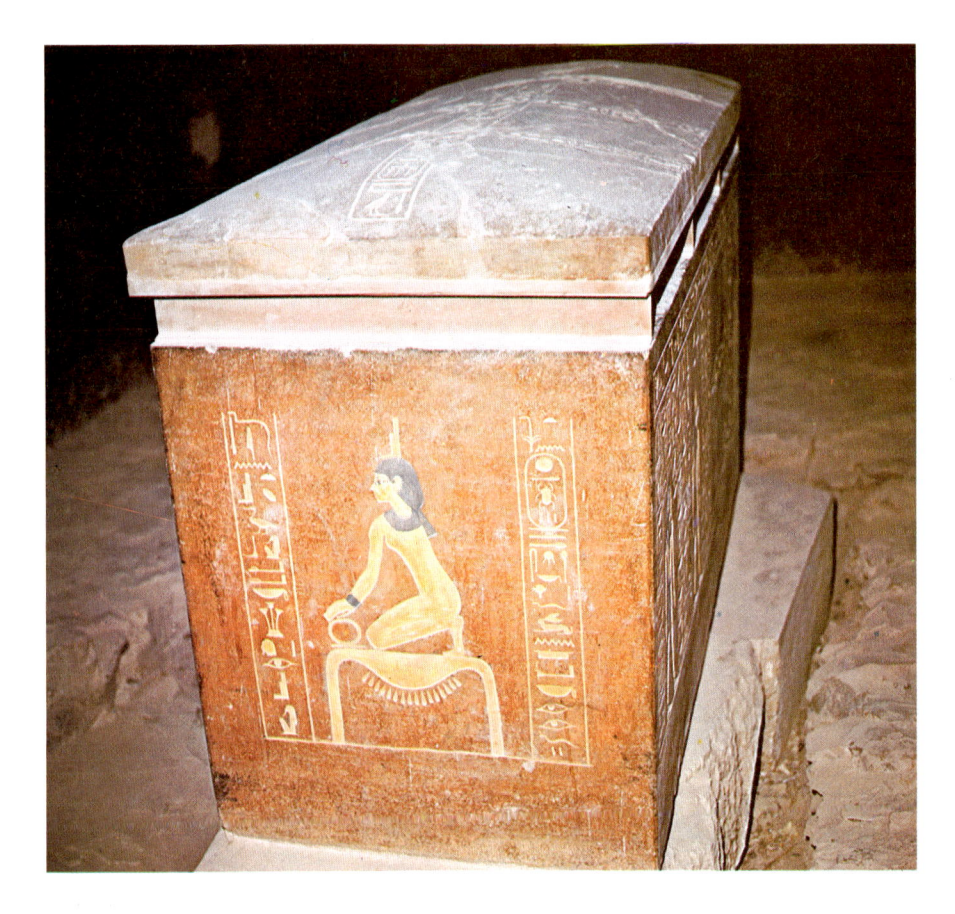

Abbildung 2276
Sarkophag Ramses' III. (um 1198 bis 1166 v. Chr.). Ägypten, Westtheben, Tal der Könige.

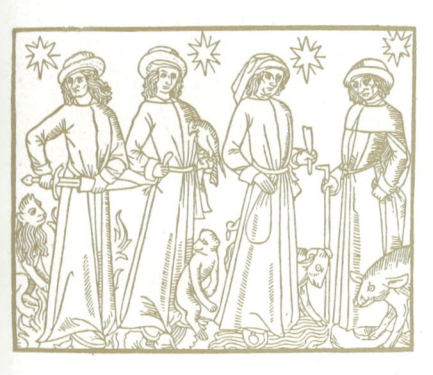

Abbildung 2277
Die vier Temperamente. *Holzschnitt des 15. Jh.s aus dem Werk* Calendrier des Bergers *von Guyot Marchand, 1491. (Paris, Bibl. des Arts Décoratifs)*
Die Doktrin, daß sich vier Temperamente (sanguinisch, phlegmatisch, cholerisch und melancholisch) von vier Körpersäften und diese wiederum von vier Elementen herleiten, bildete bis zum 18. Jh. die Grundlage der Pathologie.

zündung, Eiterung, geschwürige Tumoren und Skrofeln). Mit Recht ist er daher als erster Verfasser eines Pathologietraktats angesehen worden, in dem die Leiden nach anatomischen Gesichtspunkten klassifiziert sind. Festhalten sollten wir, daß er eine »Erkrankung im Bereich des Zäkums mit heftiger Entzündung und starken Schmerzen, insbesondere rechts« erwähnt; er nimmt hiermit die moderne Beschreibung der Blinddarmentzündung vorweg, die erst im 19. Jahrhundert von Reginald Heber Fitz (1843—1913) genau definiert wurde.

Aber das römische Sezierverbot behinderte und erschwerte den Fortschritt der pathologischen Anatomie sehr; so hat auch Galen (129—199), zweifelsohne die größte Gestalt der antiken Medizin, während seines Aufenthaltes in Alexandria anscheinend nur zwei oder drei Sektionen durchgeführt. Galen wurde in Pergamon geboren, hatte Rom, Alexandria und Thrakien bereist und wurde schließlich in Rom Leibarzt Kaiser Marc Aurels. Seine Doktrinen, die auf den humoralen Theorien basierten, dienten nicht dem Fortschritt der Wissenschaft, aber seine Traktate übten einen bedeutenden Einfluß aus. Er erforschte die Entzündungsstadien, aber seine Überzeugung, daß die Eiterung oder »Coctio« ein nützlicher Vorgang sei, führte dazu, daß seine Nachfolger die Wundeiterung förderten, anstatt sie zu verhindern; desgleichen entstand die Idee vom »lobenswerten Eiter«. Bis nach der Renaissance war noch seine folgende Einteilung der Geschwülste in drei große Gruppen gültig: Tumoren *secundum naturam* — jede physiologische Schwellung —; z. B. jene der weiblichen Brüste in der Schwangerschaft; Tumoren *supra naturam,* z. B. die Bildung einer Knochenschwiele; und Tumoren *praeter naturam,* zu denen er außer den malignen Tumoren diverse infektiös bedingte Läsionen rechnete. Galen übernahm außerdem den hippokratischen Vergleich der Krebs-Krankheit mit dem Krebstier, das seine Beine von sich streckt, jedoch ohne den Mechanismus der Geschwulstausbreitung in den Lymph- und Blutgefäßen zu verstehen.

Die antike Medizin wurde dem Abendland durch die arabische Wissenschaft vermittelt, die aber wenig Eigenes beitrug. Der Kanon des Avicenna (980 bis 1037), eine Kompilation, die sich auf die Werke Aristoteles' und Galens stützt, stellte bis zum 15. Jahrhundert einen der bedeutendsten Medizintraktate dar. Avenzoar (1070–1162), der berühmte jüdische Arzt aus Córdoba, entdeckte nicht nur den Urheber der Krätze, sondern hinterließ brauchbare Beschreibungen vom Magen- und Speiseröhrenkrebs; diese Erkrankungen behandelte er durch künstliche Ernährung über Sonden aus Silber. Aber da nach dem koranischen Gesetz das Sezieren streng verboten war, leistete die arabische Wissenschaft keinen Beitrag zur Erforschung der anatomischen Läsionen.

Nach den Kreuzzügen verlagerte sich der Schwerpunkt der abendländischen Medizin nach Italien und Frankreich. Schon 1260 bildeten in Bologna Sektionen einen wichtigen Bestandteil des medizinischen Unterrichts. Raimondino dei Liuzzi (um 1275—1326) veröffentlichte dort 1316 ein Anatomiehandbuch; wir verdanken ihm wahrscheinlich die erste Beschreibung der Nierensteine, während Gentilis de Foligno 1341 in Padua Gallensteine schilderte. Es scheint indes, daß Sektionen vielmehr hauptsächlich zur Feststellung der Todesursache von Verbrechensopfern als zur Untersuchung gesunder Organe dienten, denn diese wähnte man hinlänglich von Galen und Avicenna beschrieben.

Gleichwohl stieß die Leicheneröffnung lange Zeit auf Widerstand durch religiöse Verbote, namentlich die Bulle *De sepulturis* von Papst Bonifazius VIII. (1300.). Eigentlich scheint es jedoch so, daß diese Bulle vor allem gegen die Gewohnheit gerichtet war, das Skelett der im Orient gestorbenen Kreuzfahrer

Abbildung 2278 (gegenüber)
Theatrum anatomicum *von Peter Paaw. Stich aus dem Werk* Succenturiatus anatomicus, *Leiden 1616. (Paris, Musée d'Histoire de la médecine)*
Peter Paaw, der den Bau des Anatomiesaals, des Stolzes der Stadt Leiden, veranlaßt hatte, ist hier als Vesal beim Sezieren dargestellt. Die Menge von Eleganten, die sich um ihn drängt, erinnert daran, daß solche anatomischen Vorführungen ebenso ein modisches Schauspiel wie ein Gelehrtentreffen waren.

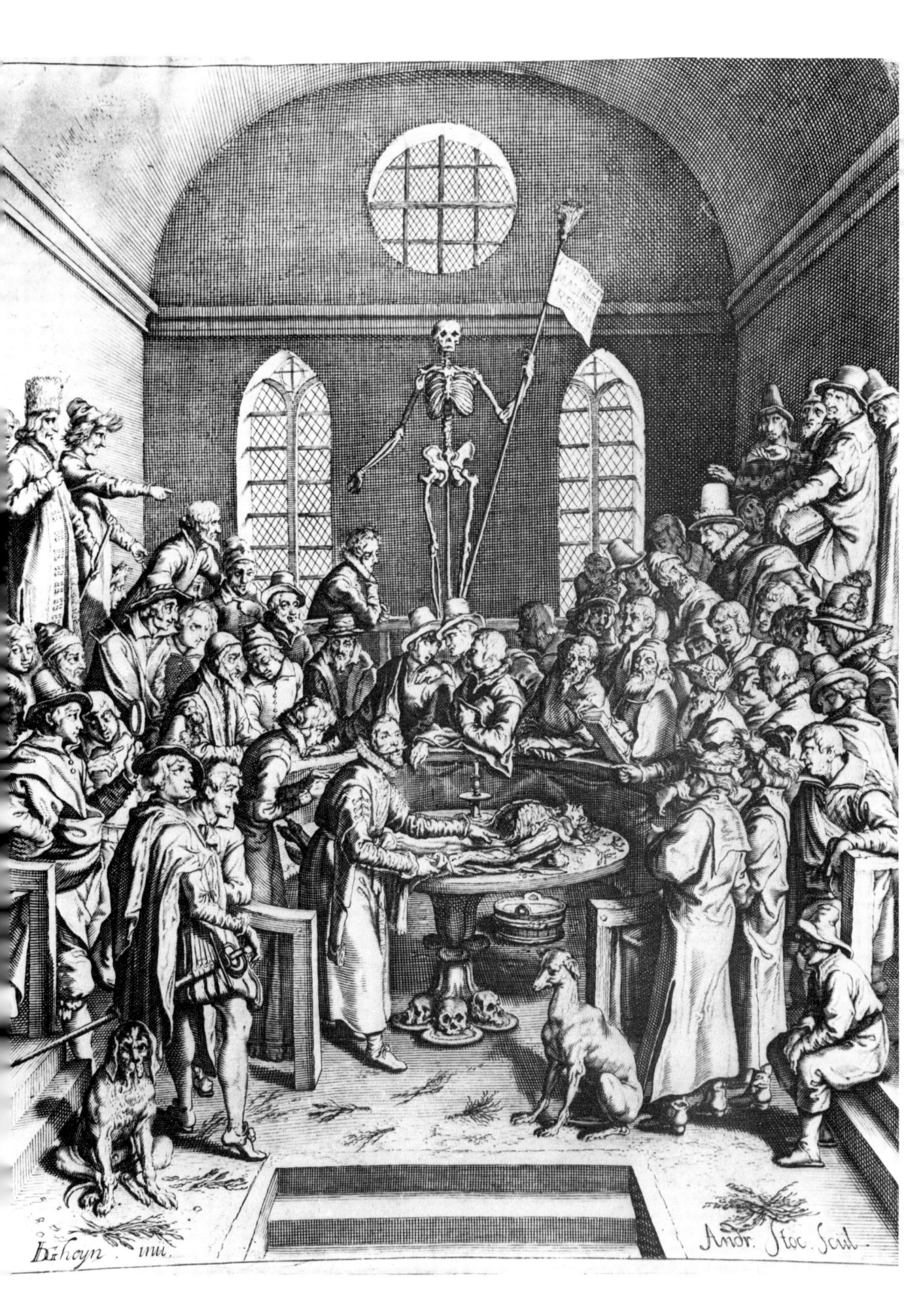

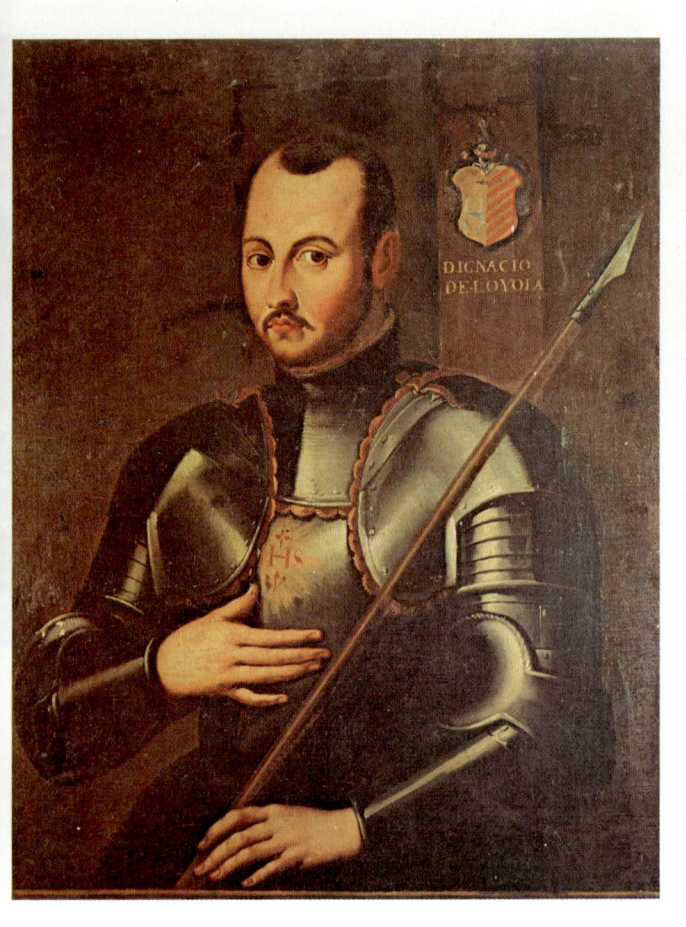

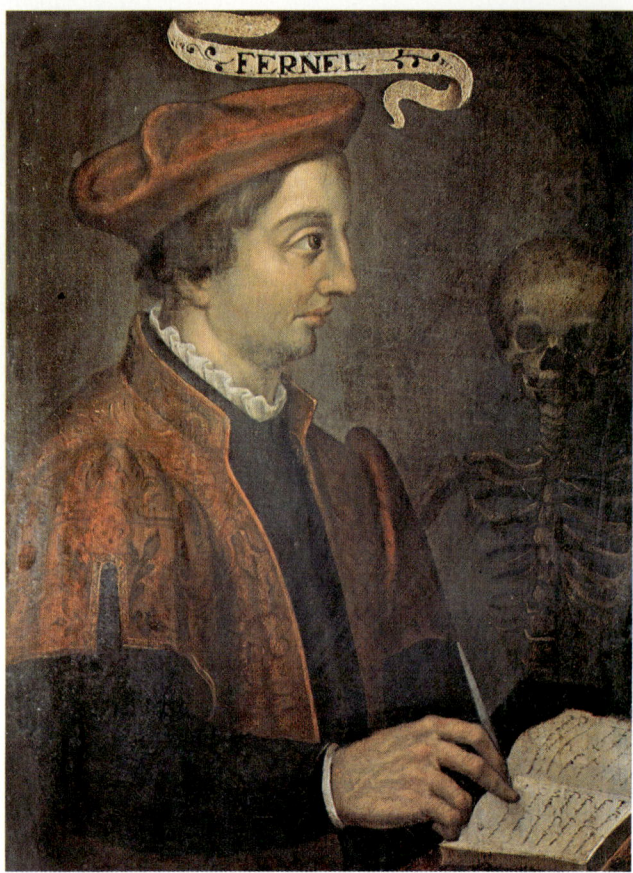

*Abbildung 2279 (oben links)
Ignatius von Loyola (1491? bis 1556), nach einem anonymen Gemälde aus dem 17. Jh.
(Frankreich, Museum von Versailles)*

*Abbildung 2280 (oben rechts)
Jean Fernel (1497—1558).
Anonymes zeitgenössisches Gemälde.
(Paris, Sammlung der Alten Medizinischen Fakultät)*

nach Abkochung der Leiche nach Europa zu überführen. Später änderte sich die Einstellung der Kirche: Papst Alexander V. wurde 1410 seziert, und Papst Sixtus IV. (1471—1484) erlaubte den Studenten von Bologna und Padua, menschliche Leichen zu untersuchen; Clemens VII. (1523—1534) bestätigte dieses. Ignatius von Loyola wurde 1556 seziert, und man entdeckte bei ihm Steine in Nieren, Harnblase und Gallenblase. Die theologische Fakultät der Universität Salamanca sollte noch im selben Jahr deklarieren, daß »die Eröffnung menschlicher Leichen nützlich und daher den Christen erlaubt« sei.

Anatomie und Chirurgie entwickelten sich auch in Montpellier rapide (mit Heinrich von Mondeville, 1260—1320). Guy de Chauliac (1300—1370), Autor der *Chirurgia magna*, behalf sich noch mit den galenischen Theorien des »lobenswerten Eifers«. Er unterschied zwischen heißen und kalten Abszessen; zu den letzteren zählte er auch Skrofeln und Krebs.

Die Renaissance

Die Entwicklung des Buchdrucks, die Erneuerung der anatomischen Forschung und der Wissensdurst immer unabhängiger denkender Persönlichkeiten sollten schließlich zur Geburt der pathologischen Anatomie als Spezialfach innerhalb der medizinischen Wissenschaften führen. Eines der ersten diesbezüglichen Werke war das Buch des Antonio Benivieni aus Florenz (um 1443 bis 1502), das sein Bruder nach seinem Tode unter dem Titel *De abditis nonnullis ac mirandis morborum et sanationum causis* veröffentlichte. Die darin beschriebenen Sektionen — es sind etwa zwanzig — wurden in der Absicht durchgeführt, den Sitz der Krankheiten zu entdecken oder ihre Symptome zu erklären; es ist dies bereits ein völlig moderner Schritt. Den Einfluß dieses Werks können wir daran ermessen, daß einer seiner Irrtümer, nämlich die Beschreibung der sogenannten »Herzpolypen«, bei denen es sich um nichts anderes handelt, als die nach dem Tode in den Herzhöhlen gebildeten Blutgerinnsel, bis zum Ende des 17. Jahrhunderts in den Büchern anderer Autoren verbreitet wurde, darunter bei so berühmten wie Marcello Malpighi. Den ersten Nachweis, daß es sich um eine Alteration des Blutes nach dem Tode handelt, schreiben wir dem Amsterdamer Theodor Kerckring (1640—1693) zu; er war Autor des Werkes *Spicilegium anatomicum*. Ebenfalls in Italien bereicherte Alessandro Benedetti (um 1460—1525), der vornehmlich als Anatom wirkte, das Wissen durch Beobachtung verschiedener Mißbildungen des Herzens. Auch Vesal (1514—1564) begegnete bei seinen Sektionen zahlreichen anatomischen Anomalien, namentlich Aortenaneurysmen. Mehrere hundert Jahre lang sollten übrigens die verschiedenen Formen der Schlagadererweiterung, deren Häufigkeit aufgrund der Ausbreitung der syphilitischen Endemie anschließend zunahm, die Aufmerksamkeit der Pathologen auf sich ziehen.

Eine der wichtigsten Persönlichkeiten dieser Epoche ist Jean Fernel (1497? bis 1558) aus Amiens, Arzt am Hofe Diane de Poitiers. Sein monumentales

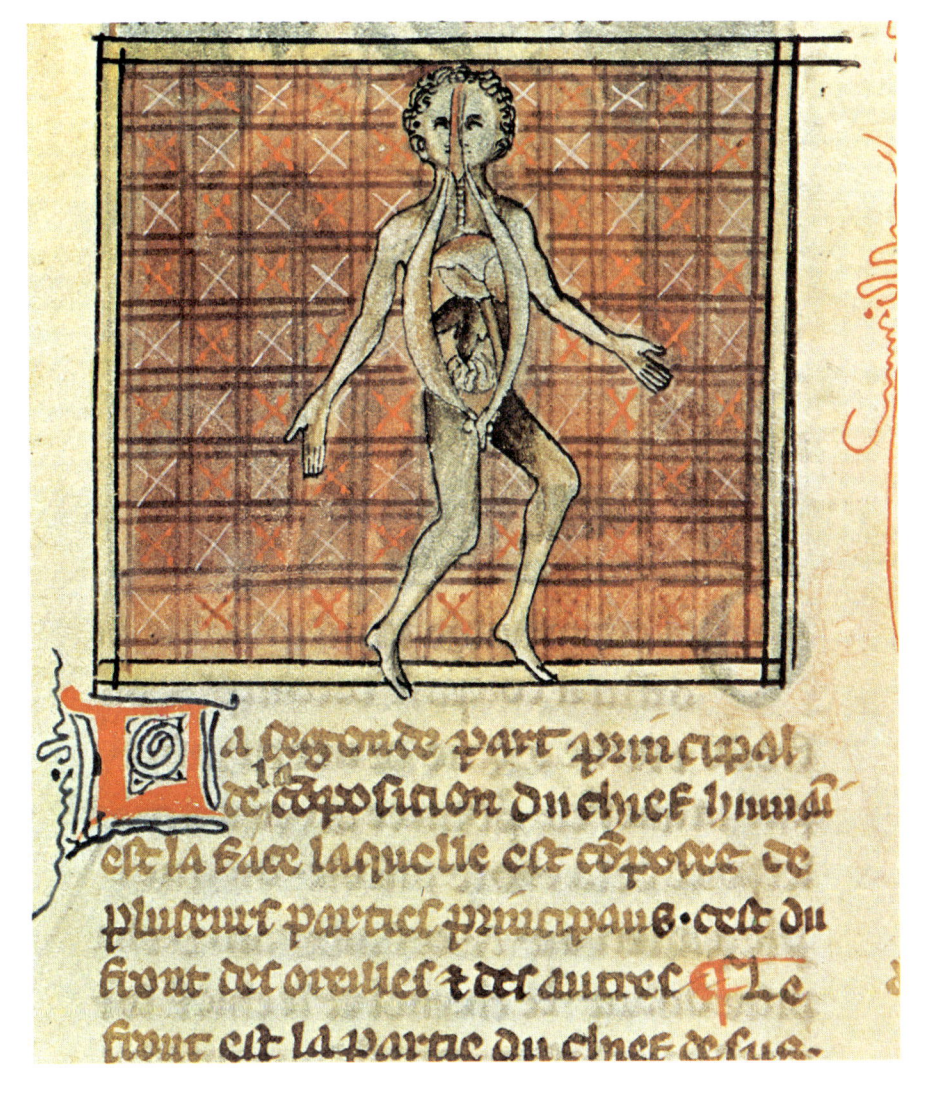

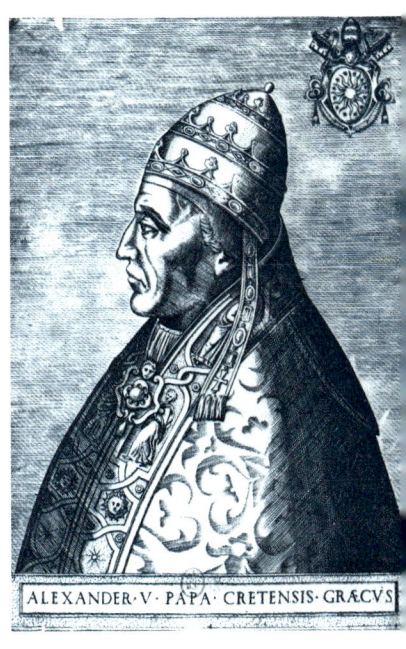

Abbildung 2281 (oben)
Papst Alexander V. (1340 bis 1410), der erste autopsierte Papst.
(Paris, Nationalbibliothek, Cab. des Estampes)

Abbildung 2282 (links)
Anatomische Zeichnung in einem Manuskript der Magna chirurgia *von Heinrich von Mondeville, Beginn des 14. Jh.s.*
(Paris, Nationalbibliothek, Ms. fr. 2030, fol. 17)

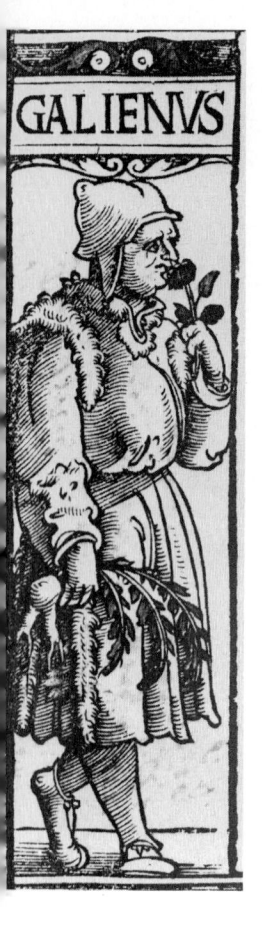

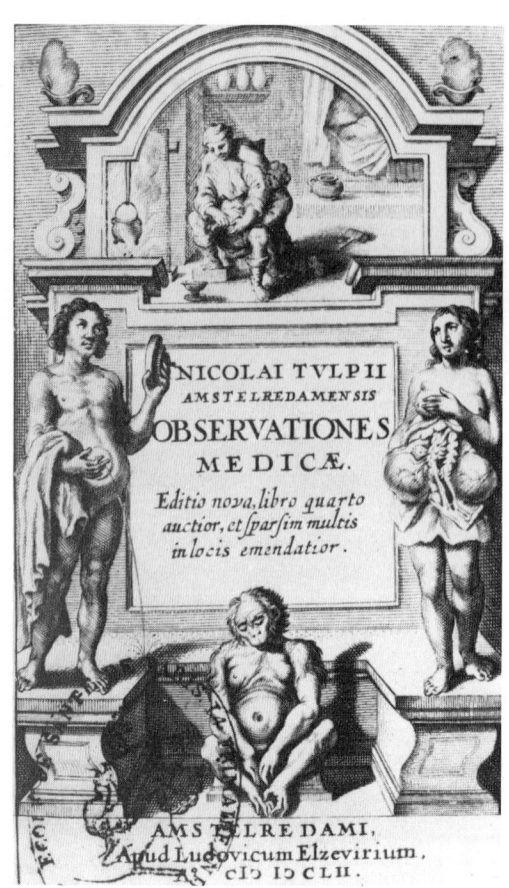

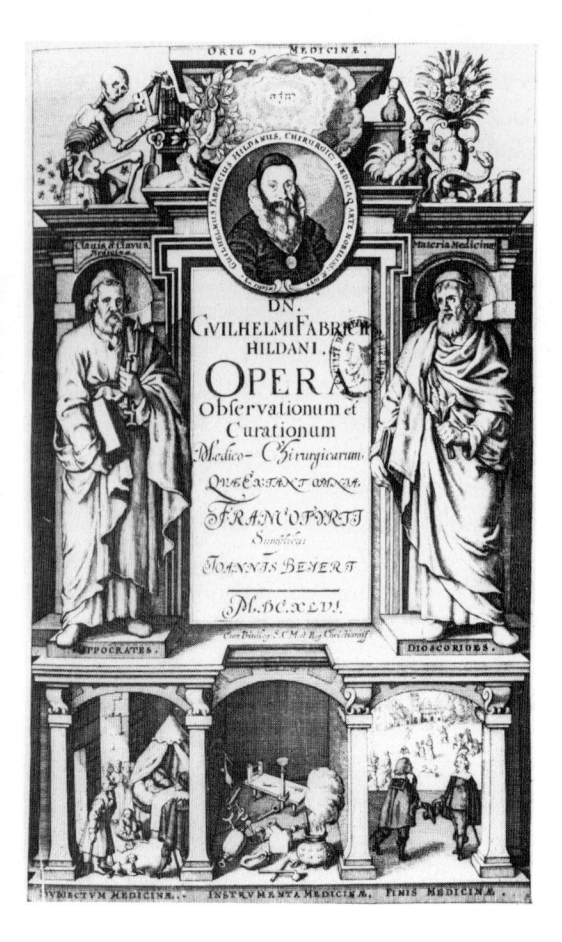

Abbildung 2283 (oben links) Galen schnuppert an einer Rose. Detail vom Frontispiz des Spiegel der Artzney, *Straßburg 1529.*

Abbildung 2284 (oben Mitte) Titelblatt des Werks Observationes medicae *von Nicolaas Tulp (1593—1674), Amsterdam 1652. Der Schimpanse vorn auf dem Bild erinnert daran, daß Nicolaas Tulp als erster eine anatomische Beschreibung dieses Tieres anfertigte. Rembrandt hat diesen Arzt auf seinem Gemälde* Die Anatomie des Dr. Tulp *verewigt.*

Abbildung 2285 (oben rechts) Titelblatt des Werks Opera observationum et curationum medico-chirurgicarum *von Fabrizius von Hilden, Frankfurt 1646. (Paris, Bibl. der Alten Medizinischen Fakultät)*

Werk *Universa medicina* stellt das wichtigste Dokument über die medizinischen Kenntnisse seit Galen dar. Fernel, der Mathematik studiert hatte, bevor er sich der Medizin zuwandte, teilte sein Werk in drei Abschnitte ein: Physiologie, Pathologie und Therapeutik. Er brachte einige Ordnung in die Klassifikation der Krankheiten, und sein Einfluß war beträchtlich. 1554, das Jahr der Veröffentlichung seines Bandes *Pathologiae, Libri VII,* ist ein wichtiges Datum, denn es handelte sich dabei um das erste medizinische Werk dieser Art. Der Autor verstand unter »Pathologie« die Gesamtheit aller Veränderungen, welche der menschliche Körper erleiden kann, und entsprechend lautete der Titel: *Tractatio affectuum, causarum et signorum insalubrium omnium denique, quae praeter naturam in humanum corpus incidunt.*

Das 16. Jahrhundert erlebte die Veröffentlichung zahlreicher weiterer Bücher über Pathologie und Sektionen.

In Basel macht Felix Plater (1536—1614) in fünfzig Jahren dreihundert Sektionen; er beobachtet unter anderem Zerebraltumore und beschreibt die Thymusdrüsenhypertrophie. In Mantua tritt Marcello Donato in seinem Werk *De medicina historia mirabili* (1586) für die Leicheneröffnung ein, bleibt selbst aber ein Kompilator.

Auch der große Botaniker Rembert Dodoens (oder Dodonaeus, 1518—1585) befaßt sich mit pathologischen Problemen und gibt in seinem Werk *Observationum medicinalium exempla rara* einige Beschreibungen erfolgter Autopsien, bei denen Lungenentzündung, Magengeschwüre, Schlagadererweiterungen und Harnstauungsnieren untersucht wurden. Zunehmend erscheinen nun Bücher, in denen seltsame oder interessante Beobachtungen mitgeteilt werden; oft sind es aber vielmehr Kompilationen als persönliche Schöpfungen. Eines der Traktate, das am meisten Widerhall fand und mehrfach aufgelegt wurde, ist das Werk *Observationum medicarum rararum* des Johann Schenk von Grafenberg aus Tübingen (1530—1598). Es diente bis Ende des 17. Jahrhunderts als nützliche Informationsquelle und enthält gute Beschreibungen von Darmparasiten sowie anatomische Angaben zur alten Literatur seit Hippokrates.

Der große Anatom Ambroise Paré (1510—1590) sorgte für die weite Verbreitung von Vesals Werk und der neueren Erkenntnisse über die menschliche Anatomie. Da er nur ein Barbier-Chirurg war, konnte er keine lateinisch abgefaßte Dissertation vorlegen, um im Kollegium Saint-Côme Aufnahme zu finden. Er veröffentlichte seine Werke daher als erster in französischer Sprache. Bösartige Geschwülste nannte er »tumeurs contre nature« (widernatürliche Tumoren), wie es bereits Galen in seiner Klassifikation getan hatte. Wie andere interessierte er sich für Aneurysmen, und anscheinend lieferte er als einer der ersten eine Beschreibung von der Metastasierung des Brustkrebses in der Achsel. In Deutschland sollte sich Fabrizius von Hilden (1560—1634) zu einer Art deutschen Ambroise Paré entwickeln. Außer seinem als Anatom erarbeiteten Werk hinterließ er interessante Sammlungen, an welchen man die diversen Heilungsstadien der Frakturen erkennen kann, sowie einen Traktat über Verbrennungen. Sein Hauptwerk, nämlich eine Abhandlung über trockene und feuchte Gangrän von 1593, erfuhr elf Auflagen. Er verteidigte noch die Vorstellung, Eiterung sei ein günstiger Vorgang, den man durch Auflegen diverser Reizmit-

Abbildung 2286
Ambroise Paré macht nach einer Amputation eine Ligatur und weist das Glüheisen zurück, das man damals gewöhnlich zur Blutstillung benutzte. Freske von Louis Matout (1811—1888). Sie wurde 1864 für das große Amphitheater der medizinischen Fakultät von Paris angefertigt und 1889 bei einem Brand zerstört. Diese Freske wurde durch eine Komposition von Urbain Bourgeois ersetzt, die sich noch heute an ihrem Platz befindet. (Paris, Sammlung der Alten Medizinischen Fakultät)

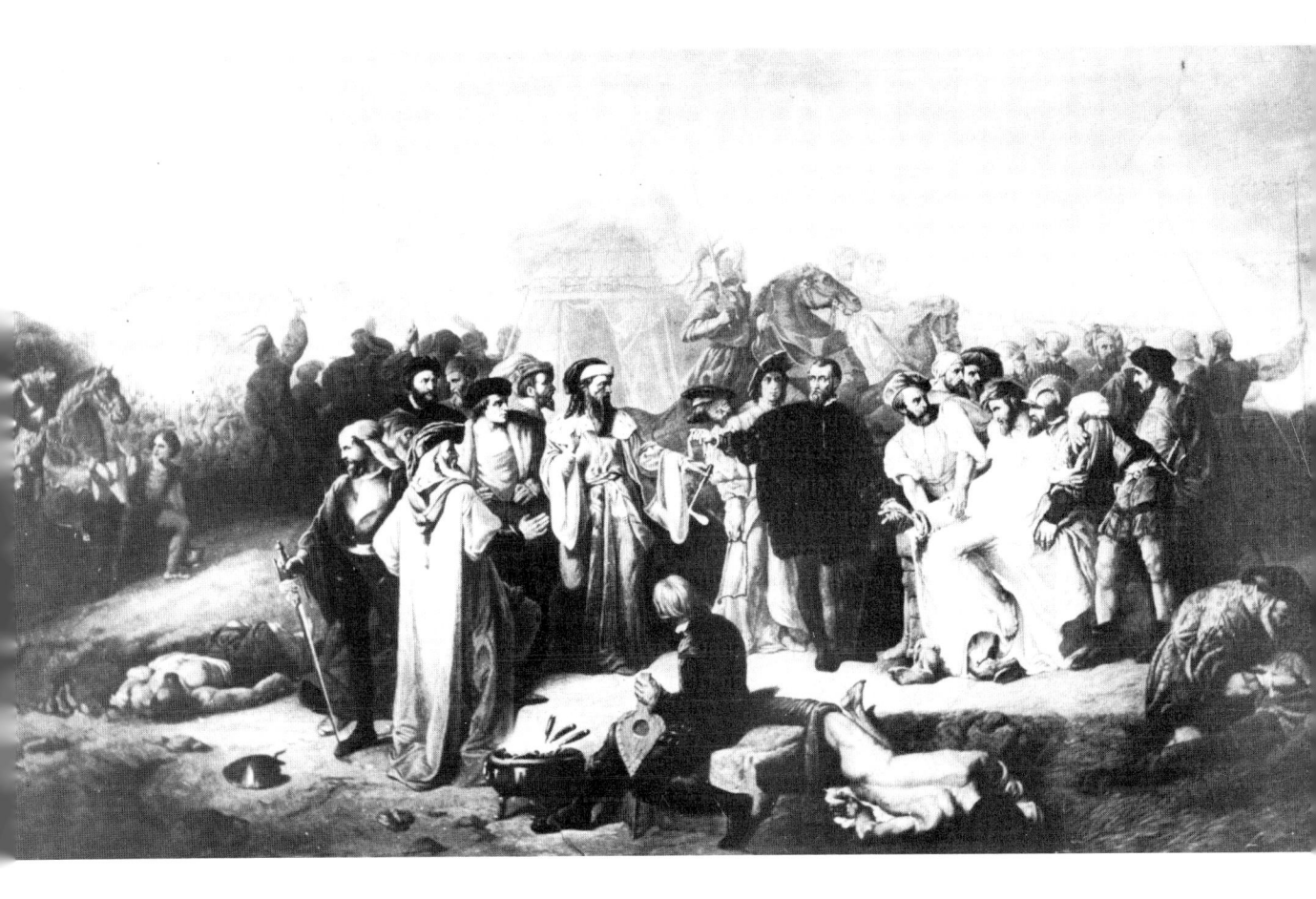

Abbildung 2287 (unten) Leeuwenhoeks Mikroskop (1632 bis 1723). So bescheiden es aussieht — dieses erste, direkt vom Fadenzähler der Tuchmacher abgeleitete und noch sehr rudimentäre Mikroskop ist dennoch eine bemerkenswerte Erfindung. Vorher wurde das Vergrößerungsvermögen auch der besten Lupen dadurch zunichte, daß die sie haltende Hand niemals völlig bewegungslos bleiben konnte. Leeuwenhoeks geniale Idee war es, sowohl die Lupe als auch das zu untersuchende Objekt zu fixieren, so daß man ein scharfes Bild erhielt. Illustration aus dem Buch Les Microbes *von P.-G. Charpentier, Paris 1909. (Paris, Privatsammlung)*

tel auf die Wunden oder Brandverletzungen erleichtern solle. Es dauerte noch bis zum 19. Jahrhundert, bevor man die genaue Bedeutung der Eiterung begriff: Da es die Mikroskopie noch nicht gab, konnte man die Beschaffenheit des Eiters nicht verstehen, und das Gedankengut war noch den humoralen Theorien verhaftet.

Das eigenartige, bisweilen mysteriöse Werk der merkwürdigen Persönlichkeit, die Theophrastus Bombastus von Hohenheim, genannt Paracelsus (1493 bis 1541), darstellte, verdient aus zwei Gründen Beachtung. Obwohl seine alchimistisch und mystizistisch durchflochtenen Theorien nur noch sekundäre Bedeutung besitzen, müssen wir die Tatsache, daß er 1527 in Basel gewagt hatte, öffentlich die Werke Galens und Avicennas zu verbrennen, als Zeichen für den Anbruch einer neuen Zeit werten. Die Theorien des Paracelsus sind noch mittelalterlich, aber seine Tat beweist die Unabhängigkeit seines Geistes gegenüber einer erstarrten medizinischen Lehre und nimmt die folgenden Umwälzungen vorweg. Zum zweiten schreiben wir Paracelsus den ersten Bericht über die Zusammenhänge zwischen Kropf und endemischem Kretinismus zu. In gewisser Hinsicht ist er auch der Begründer der biologischen Chemie. Nach ihm fand sich in van Helmont (1577—1644) ein weiterer geschworener Gegner Galens und Aristoteles. Dennoch gehören auch seine persönlichen Doktrinen der Vergangenheit an, und obwohl er ein Zeitgenosse Harveys war, ließ er sich durch dessen Entdeckungen keineswegs beeinflussen.

So kommt es, daß Ende des 16. Jahrhunderts Galens Doktrinen und die den humoralen Theorien entstammenden Begriffe trotz der revolutionären Tat eines Paracelsus immer noch die Grundlage der Medizin als Gesamtheit bilden. Nichtsdestoweniger legt Francis Bacon (1561—1626) in seinem 1623 publizierten Werk *De dignitate et augmentis scientarum* den Akzent auf die Bedeutung der anatomischen Beobachtungen im Zusammenhang mit den diversen Krankheiten; er erweist sich hiermit als Wegbereiter.

Das 17. Jahrhundert

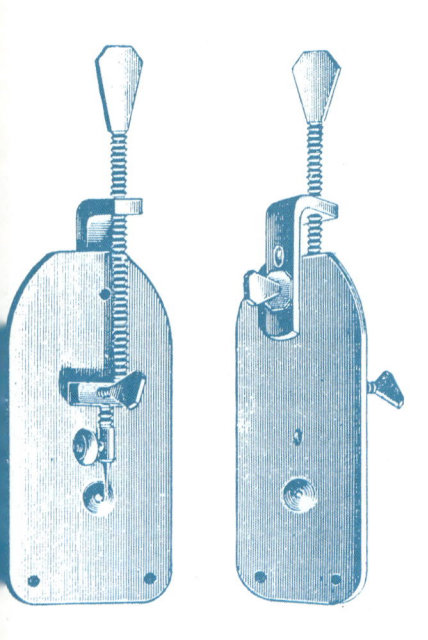

Obwohl in dieser Periode mehrere Entdeckungen gemacht werden, die für den Fortschritt des Wissens wesentlich sind, nämlich die Beobachtung des Blutkreislaufs und der Blutkapillaren sowie die Erfindung des Mikroskops, wirken sie sich erst hundert Jahre später auf die Pathologie aus. Das Mikroskop wird man sich erst zweihundert Jahre nach den Beobachtungen van Leeuwenhoeks (1632—1723), Jan Swammerdams in Amsterdam (1637—1680) und Robert Hookes in London (1635—1703) als Instrument nutzbar machen.

Jedoch perfektioniert man in dieser Epoche den Buchdruck, und es erscheinen die ersten illustrierten Abhandlungen, z. B. jene des Marco Aurelio Severino (1580—1656), der sich in Salerno und Neapel für »Abszesse« interessiert (dieser Begriff wird eine Zeitlang synonym für Schwellung und Geschwulst gebraucht); dieser Autor veröffentlicht des weiteren den ersten bebilderten chirurgisch-pathologischen Traktat mit dem Titel *De recondita abcessum natura* (1632). Das Sezieren wird jetzt Brauch, wie wir am Beispiel von Rembrandts *Anatomie des Dr. Tulp* sehen können. Das Gemälde zeigt Nicolaas Tulp (1593 bis 1674) aus Amsterdam mit seinen Schülern. Tulp bekommt bei seinen Sektionen Gelegenheit, verschiedene Krebstypen zu beschreiben (Harnblasen- und Brustkrebs sowie die Blasenmole); er veröffentlicht sie 1641 in seinen *Observationes medicae*. In diesem Buch, das mit wundervollen Holzschnitten ausgestattet ist, finden wir auch noch den berühmten »Herzpolypen« abgebildet; die sehr getreue Zeichnung des Künstlers läßt keinen Zweifel an der Beschaf-

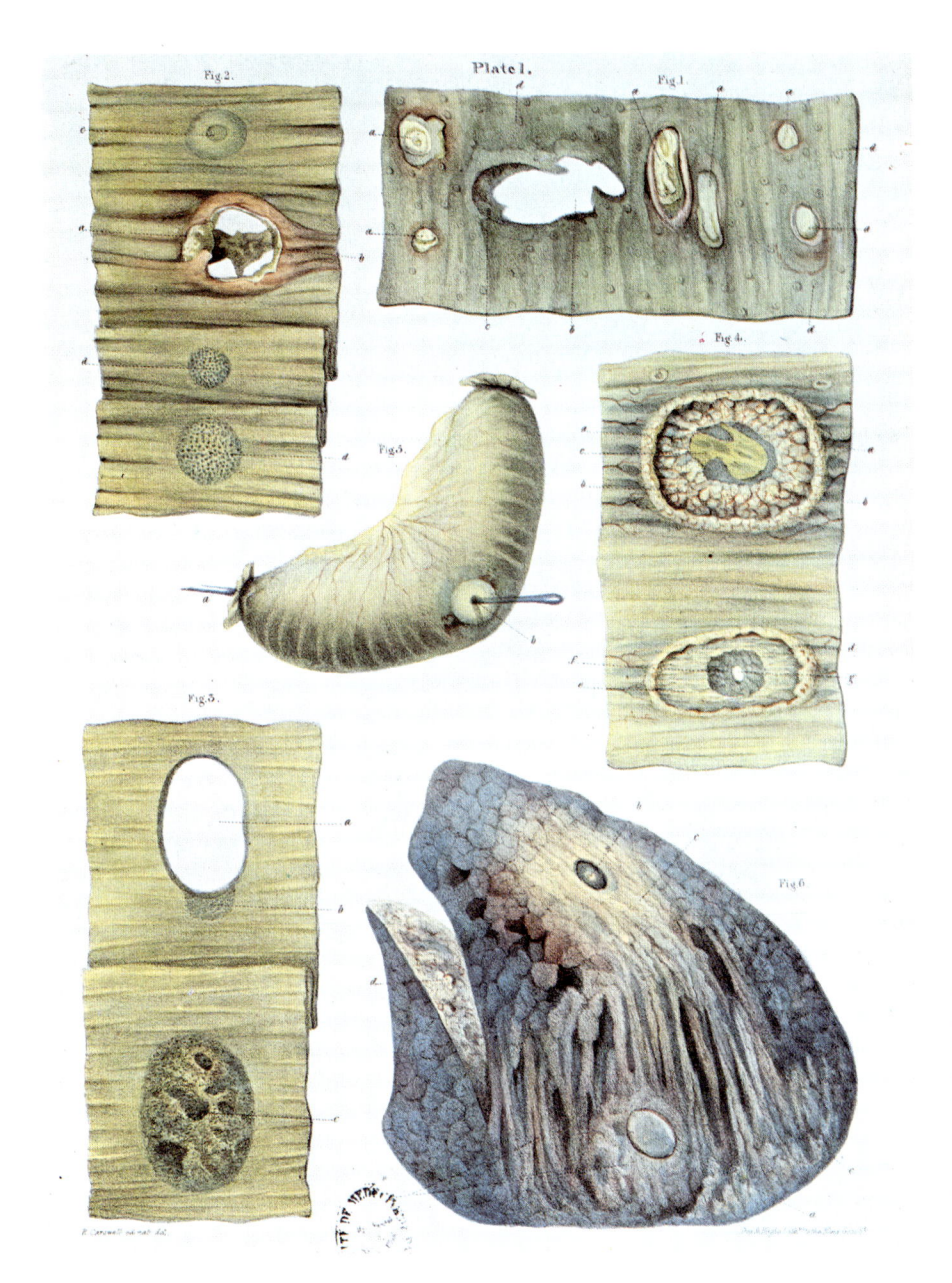

Abbildung 2288
Anatomische Tafel aus Robert Carswells Atlas Illustrations of the Elementary Forms of Disease, *London 1838.*
(Paris, Bibl. der Alten Medizinischen Fakultät)
Diese Tafel zeigt Perforationen des Darms (Fig. 1—2) und des Brustfells (Fig. 6) in verschiedenen Fällen von akuter oder chronischer Entzündung.

fenheit dieser Läsion, und bei der Betrachtung dieses Bildes, auf dem das Gerinnsel die halbmondförmigen Aortenklappen umgreift, müssen wir uns fragen, wieso der Autor die Struktur nicht als eine solche verstanden hat, die bei Lebzeiten des Patienten nicht vorhanden sein kann. Sein Landsmann Steven Blankaart, Amsterdam, veröffentlicht 1688 sein Werk *Anatomia practica rationalis,* in der er mehr als zweihundert Autopsien beschreibt.

Nachdem sich der Anatom Thomas Bartholin (1616—1680), Kopenhagen, von der Lehrtätigkeit zurückgezogen hat, gibt er ab 1673 bis zu seinem Tode die *Acta medica philosophica* heraus; er stellt darin eine große Zahl richtiger und frei erfundener Beobachtungen dar, z. B. Sirenen. Es handelt sich um eines der ersten medizinischen Periodika.

Das Interesse, das man nunmehr der Autopsie entgegenbringt, äußert sich darin, daß die Anatomen ihre eigenen Leichen für Unterrichtszwecke zum

Abbildung 2289 (unten links) Rückentumor. *Stich aus dem Werk* Spicilegum anatomicum *von Theodor Kerckring. (Paris, Bibl. der Alten Medizinischen Fakultät)*

Abbildung 2290 (unten rechts) Harnblase und Harnblasensteine des Menschen. *Tafel im* Thesaurus anatomicus secundus *von Frederik Ruysch, Leiden 1737. (Paris, Bibl. der Alten Medizinischen Fakultät) Frederik Ruysch hatte für seine mit Recht berühmten anatomischen Präparate ein Injektionssystem erdacht, mit dem er bis in die feinsten Kapillaren vordrang und in erstaunlicher Weise Flexibilität und Färbung der Stücke bewahrte.*

Eröffnen zur Verfügung stellen: So behalten wir unter anderem den Schaffhausener Johann Jakob Wepfer (1620—1695), Autor von Beschreibungen von Gehirnblutungen und ihren Zusammenhängen mit Schlagaderaneurysmen, aufgrund der Abbildung seiner Aorta in Erinnerung, die 1727 in den *Memoria Wepferiana* erschien. Letztere wurden von seinen Schülern als Geleitwort zu einer Neuauflage seines Buches über Krankheiten des Kopfes veröffentlicht. Seine Obduktion fand am 28. Januar 1695 statt, nach einer Erkrankung, die sich durch Herz- und Atembeschwerden auszeichnete. Man fand, wie wir auf einem schönen Stich dargestellt sehen, eine erweiterte Aorta mit zahlreichen, schon älteren fibrösen Atheromflecken. Dies ist das typische Bild einer senilen Aorta, wie wir sie noch heute trotz veränderter Lebensbedingungen antreffen.

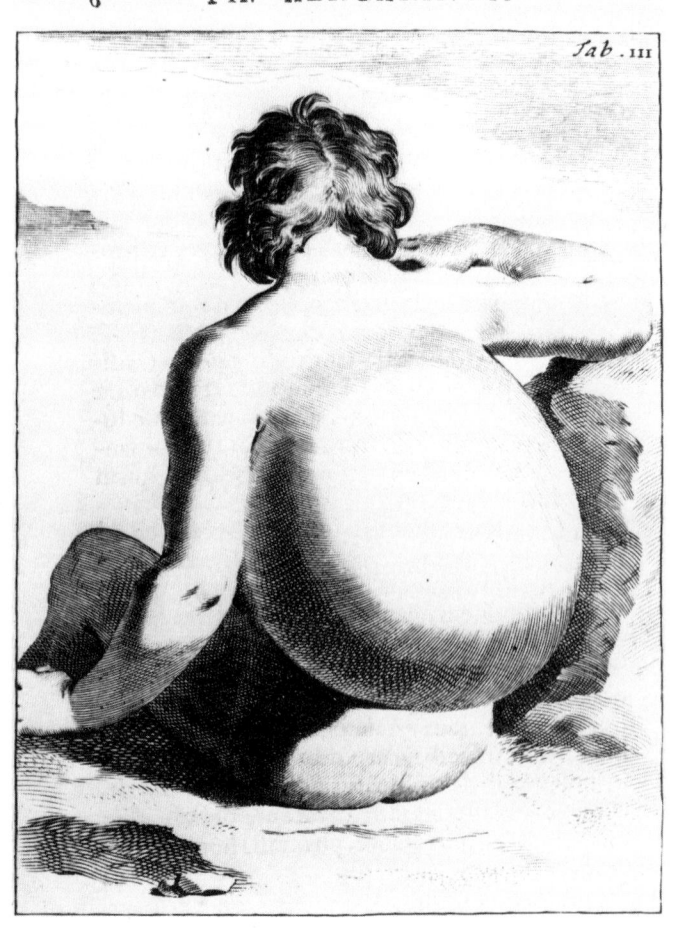

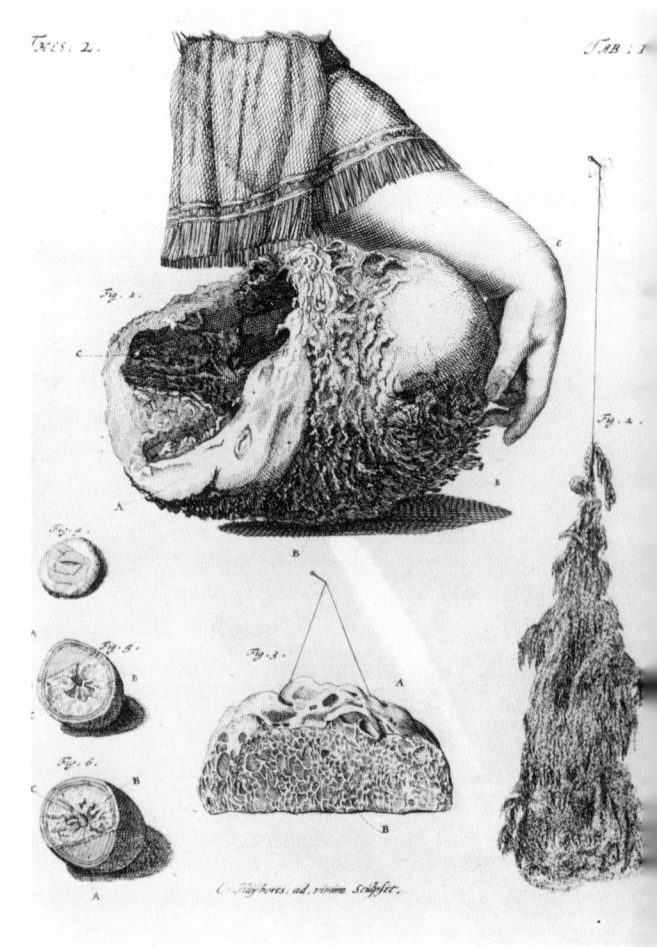

Eine der Krankheiten, die man in dieser Epoche besser zu verstehen beginnt, ist die Tuberkulose. Franz de la Boe (auch: Franciscus Sylvius) (1614—1672), der in Hannover und Leiden arbeitet, führt eine große Zahl von Sektionen durch und scheint als erster die Zusammenhänge zwischen dem Tuberkel und größeren tuberkulösen Schäden zu erfassen. In London bildet die Lungenschwindsucht den Forschungsgegenstand des Thomas Willis (1622—1675); sein Name lebt in der Nachwelt aufgrund seiner Beschreibung des nach ihm benannten Gefäßkranzes (Circulus arteriosus Willisii) an der Hirnbasis fort, der von den Interkranialarterien gebildet wird. Obwohl auch er noch Humoralist ist und sich für die iatrochemischen Doktrinen interessiert, hat er uns wichtige Beschreibungen von Gehirnschäden und den nichtkavernenbildenden Tuberkuloseformen hinterlassen. Richard Morton (1635—1698), Großbritannien, betätigt sich als Autor eines umfangreichen Traktats über Tuberkulose (der Titel lautet: *Phthisiologia,* 1689); in diesem Werk hat er die Kenntnisse der Epoche über die in Lungen und Nieren lokalisierten Tuberkuloseformen zusammengetragen.

Auch in Italien entfaltet man in dieser Zeit eine rege medizinische Tätigkeit: Giovanni Riva (1627—1677), Arzt Papst Clemens' IX., ruft eine Gesellschaft mit dem Ziel des Austausches anatomisch-pathologischer Beobachtungen ins Leben und gründet ein Pathologiemuseum; zudem interessiert er sich wie viele andere für Aortenaneurysmen. Wir werden im folgenden noch erfahren, wie wichtig die Schaffung von Sammlungen in speziellen Museen für die Evolution der pathologischen Anatomie gewesen ist. In Bologna und Pisa benutzt Marcello Malpighi (1628—1694), einer der Begründer der Histologie, als erster das Mikroskop zur Untersuchung der Struktur lebender Gewebe von Tieren und Pflanzen und weist das Kapillarnetz nach. Das zusammengesetzte Mikroskop, dessen Erfindung wir den Brüdern Hans und Zacharias Janssen aus Middelburg in Holland zuschreiben, hält nun seinen Einzug in die Biologie, obwohl die Entdeckungen des Antoni van Leeuwenhoek (1632—1723) aus Delft noch mit einem einfachen Mikroskop zustande kommen. Dieser bestätigt auch, abgesehen von seinen sonstigen Beobachtungen, das Vorhandensein der Blutkapillaren. Jedoch wird trotz des Widerhalls, den diese Entdeckungen finden, die Verwendung des Mikroskops in der Pathologie mangels technischer Perfektionierungen und auch wegen der Einfallslosigkeit der Pathologen und Mediziner nicht vor dem frühen 19. Jahrhundert üblich; dann aber wird sie die pathologische Anatomie von Grund auf umgestalten. Das ausgehende 17. Jahrhundert erlebt die Veröffentlichung mehrerer Pathologietraktate. Theodor Kerckring (1640—1693) aus Amsterdam zeigt nun endlich in seinem Werk *Spicilegium anatomicum,* in dem er einige wenige Sektionen aus erster Hand beschreibt, daß der »Herzpolyp« (dem leider sogar noch Malpighi eine Abhandlung gewidmet hat) sich nach dem Tode bildet. Dagegen handelt es sich bei dem monumentalen Buch des in Genf geborenen und in Bologna graduierten Theophile Bonet (1620—1689) um eine breit angelegte Zusammenfassung allen möglichen medizinischen Materials der früheren Jahrhunderte. Nachdem er sich um 1675 wegen zunehmender Taubheit dazu gezwungen sieht, die Ausübung der Medizin aufzugeben, bearbeitet er in seiner 1679 erschienenen Schrift *Sepulchretum sive anatomia practica* ungefähr dreitausend Autopsieprotokolle, die er leider ziemlich kritiklos kommentiert. Zwar ist sein Werk als Dokumentationsquelle interessant, doch mangelt es an System und trägt nicht viel Neues bei. Die umfangreiche Kompilation stellt kaum einen Fortschritt gegenüber dem Buch des Schenk von Grafenberg dar, und so bleibt im ausgehenden 17. Jahrhundert trotz des Fortschritts der Wissenschaften immer noch Fernels Traktat, der nunmehr über hundert Jahre alt ist, eines der wertvollsten pathologischen Anatomiebücher. Das Wissen über die pathologische Anatomie macht also nur langsame Fortschritte, aber in den folgenden Jahrhunderten wird sich dieser Vorgang beschleunigen.

Obwohl für unsere Begriffe das Meisterwerk Morgagnis dieses Jahrhundert beherrschte — diesen Autor dürfen wir als Begründer der modernen anatomisch-klinischen Methode betrachten —, sollte sich sein Einfluß erst im folgen-

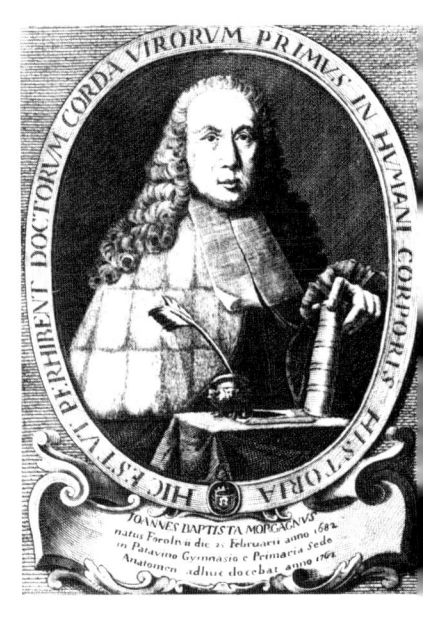

Abbildung 2291
Giovanni Battista Morgagni (1682—1762), Begründer der modernen pathologischen Anatomie. Stich des 18. Jh.s. (Paris, Musée d'Histoire de la médecine)

Das 18. Jahrhundert: Morgagni

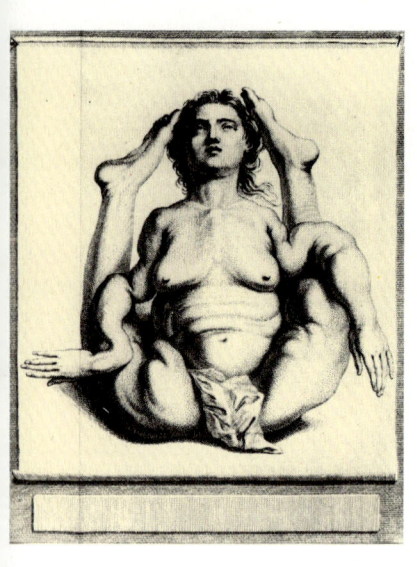

Abbildung 2292 (oben)
Dieser akute Fall von »Knochenerweichung« hat die Wissenschaftler der Epoche sehr beschäftigt. Er bildete 1753 den Gegenstand eines Vortrages von S.-F. Morand (1697–1773) vor der »Académie des sciences« und ergab dieses anatomische Präparat, das man nach dem Tode der Frau anfertigte. Der in den Mitteilungen der »Académie des sciences« von 1753, Seite 552, veröffentlichte Stich zeigt, in welch erbärmlichem Zustand die Bedauernswerte war.

Abbildung 2293 (gegenüber, oben) Skelett der an akuter Knochenerweichung erkrankten Anne-Elisabeth Supiot. (Paris, Musée Dupuytren, Prof. Abélanet)

Abbildung 2294 (gegenüber, unten) Tafel VII des Treatise on the Blood, Inflammation, and Gunshot Wounds *von John Hunter (London 1794). Sie zeigt eine Ansammlung koagulierter Lymphe, ausgehustet von einem 32jährigen Mann, der, wie John Hunter berichtet, nach einer drastischen Quecksilberbehandlung von einem starken Husten gepackt worden war. (Paris, Bibl. d. Alten Med. Fak.)*

den Jahrhundert geltend machen, da sein Buch erst 1761 publiziert wurde, als Morgagni neunundsiebzig Jahre alt war. Die Forschungsmethoden vervollkommneten sich nun allmählich, und der Buchillustration kam der Kupferstich zugute, wie das Werk Frederik Ruyschs (1638–1731), Amsterdam, belegt; dieser gründete ein Museum für pathologische Anatomie und erfand die Wachsabgüsse. Die Montpellisser Schule brillierte durch drei berühmte Anatomen: Bei seinen Studien über die Anatomie des Herzens gelangte Raymond de Vieussens (1641–1716) dazu, bestimmte Anomalien wie Mitralstenose und Aorteninsuffizienz zu beschreiben.

Jean Astruc (1684–1766), ein Graduierter von Montpellier, als Professor in Paris und Leibarzt der Könige von Frankreich und Polen tätig, veröffentlichte außer anderen medizinischen Werken ein Buch mit dem Titel *Tractus pathologicus,* in dem er sorgfältig die Tumoren klassifizierte und ihre Beziehungen zum lymphatischen System erörterte, ein Thema, das zu mehreren Theorien über den Zusammenhang zwischen Krebs und einer »Gerinnung« der Lymphe führen wird. Der Chirurg Jean-Louis Petit (1674–1750) vertritt zum Beispiel die Ansicht, daß die Vergrößerung der Lymphknoten ein Zeichen dafür sei, daß die Lymphe mit dem Krebs zu tun habe. Astruc kennen wir vor allem wegen seiner Forschungen über Geschlechtskrankheiten und seiner Beschreibung von Geschichte, Übertragbarkeit und Formen der Syphilis (1740). In Paris betätigt sich Jean-Baptiste de Sénac (1693–1770), Leibarzt Ludwigs XV., als Autor eines wichtigen Buches über Struktur, Tätigkeit und Erkrankungen des Herzens (1749).

Ebenfalls in Paris veröffentlicht Joseph Lieutaud (1703–1780), ein ehemaliger Montpellisser Schüler, 1767 sein Werk *Historia anatomica medica,* in dem er wie Bonet im *Sepulchretum* eine umfangreiche Sammlung von Beschreibungen früherer Sektionen zusammenstellt. Dieses Werk, eine gute Informationsquelle über die Kenntnisse seiner Zeit, war schon bei seinem Erscheinen insofern überholt, als Morgagnis Werk bereits erschienen war.

Giovanni Battista Morgagni (1682–1771), Schüler des Anatomen Valsalva (1666–1723), dessen Werke er herausbringt, und des Klinikers Albertini (1662 bis 1746), wird mit Recht als Vater der pathologischen Anatomie bezeichnet, und sein Werk verdient ganz besondere Aufmerksamkeit. Er wurde in Forli geboren, in Bologna graduiert und wirkte anschließend in Parma und Padua; er hatte in letzterer Stadt den Lehrstuhl für Anatomie inne, und sein unermüdliches Schaffen währte über fünfzig Jahre. Sein Hauptwerk mit dem Titel *De sedibus et causis morborum per anatomen indagatis, Libri V* erscheint nun 1761. Das voluminöse Buch liefert sehr ausführliches Informationsmaterial, dessen Originalität zum einen darin besteht, daß es sich ausschließlich um eigenhändig vom Autor durchgeführte Sektionen handelt, zum anderen darin, daß er die anatomischen Befunde mit den klinischen Zeichen in Beziehung setzt. Auf diese Weise begründet Morgagni die anatomisch-klinische Methode; er betont die Möglichkeit, die Krankheitsmechanismen an der Leiche zu erforschen und so eine objektive Aussage über anatomische Schäden zu gewinnen, ohne sich durch ältere Theorien belasten zu lassen. *De sedibus et causis morborum per anatomen indagatis, Libri V,* ein in Latein abgefaßtes Werk ohne jede Bebilderung, bleibt noch heute dank der Sorgfalt, mit welcher der Verlauf der Krankheiten dargestellt wird, eine durchaus lesbare Informationsquelle.

Über siebenhundert Autopsien hat der Autor geschildert und je nach dem Ort der Hauptläsion klassifiziert. Morgagni beschreibt akribisch die Schlagadererweiterungen und konstatiert, ohne um die Rolle der Syphilis zu wissen, daß die Alten solche Läsionen anscheinend nicht gekannt haben und diese vor allem ab dem 16. Jahrhundert aufgetreten sind. Seine Schilderung der klinischen Evolution der lobären Pneumonie und ihres »leberähnlichen« Aussehens (die sogenannte Hepatisation des Lungenparenchyms) ist klassisch geworden. Morgagni hat die Pathologie nicht revolutioniert, wie später etwa Virchow im 19. Jahrhundert, aber die Qualität seines Werks und seiner gewissenhaften Beschreibungen sowie seine wissenschaftliche Objektivität waren ein Vorbild für alle jene, die nach ihm Sektionen praktizierten.

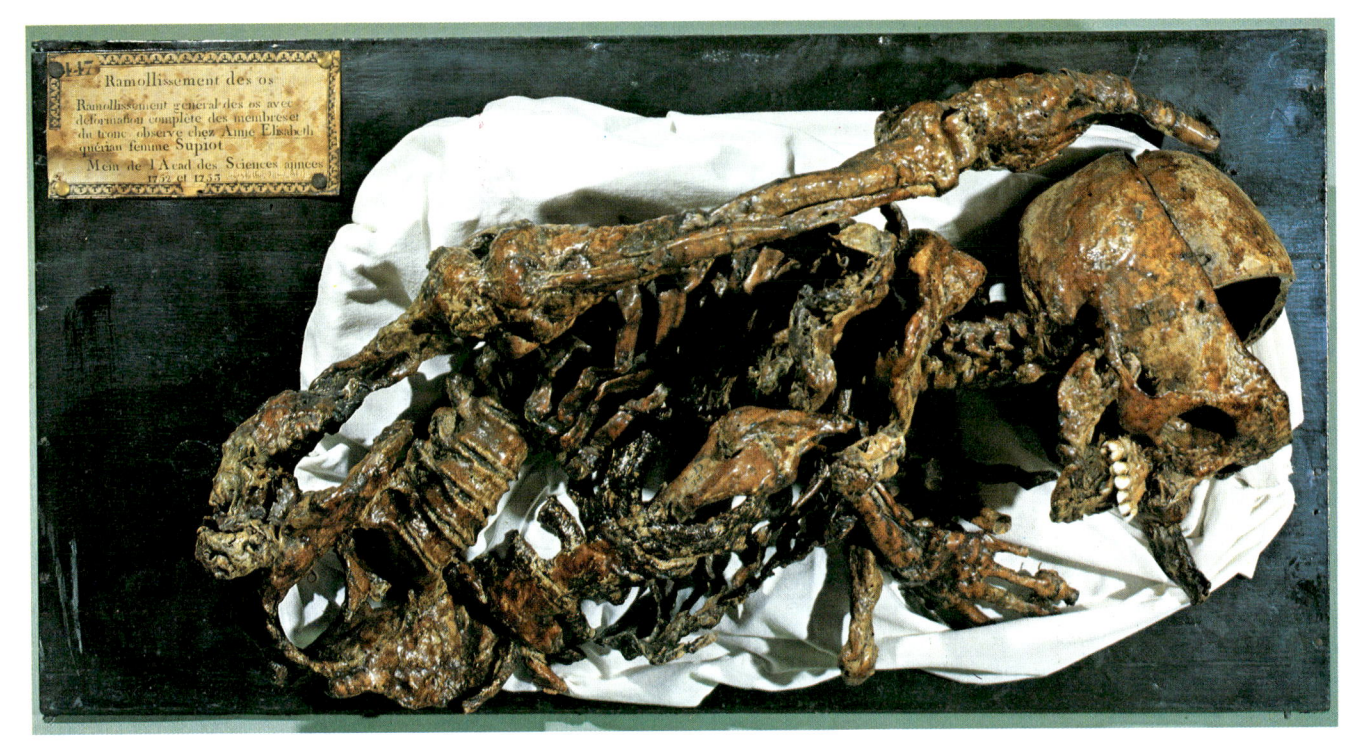

In den Niederlanden, speziell in Leiden, erwarben sich im ausgehenden 18. Jahrhundert mehrere Persönlichkeiten Ruhm und Ehren. Eduard Sandifort (1742—1814) bereicherte das Museum für pathologische Anatomie dieser Stadt und veröffentlichte das Werk *Observationes anatomo-pathologicae,* dessen Illustrationen schon Cruveilhier bewunderte; dieser nannte ihn »père de l'iconographie en pathologie« — Vater der pathologischen Ikonographie.

Der große Internist Hermann Boerhaave (1668—1738), welcher die chemische Affinität definierte und Lehrmeister vieler Ärzte aus ganz Europa war, namentlich Hallers und der Pathologen der ersten Wiener Pathologieschule, hinterließ Beschreibungen von zwei forensischen Autopsien, die er im Auftrage der Familien zweier auf mysteriöse Weise ums Leben gekommener Adliger vornahm: Im einen Fall lag eine Ösophagusruptur vor, im anderen eine Kompression durch eine Mittelfellgeschwulst (oder war es ein Lungentumor?). Boerhaaves Nachfolger in Leiden war Hieronymus-David Gaub (1704—1780), dessen Werk *Institutiones pathologicae medicinalis* sehr intensiv von den Medizinstudenten benutzt und ebenso eifrig gelesen wurde wie das Morgagnis. Erwähnen wir des weiteren Paul s'Graeuwens Buch, das 1771 in Groningen unter dem vielsagenden Titel *De anatomiae pathologicae utilitate et necessitate* erschien. Der Schweizer Albrecht von Haller (1708—1777), der uns vor allem als Physio-

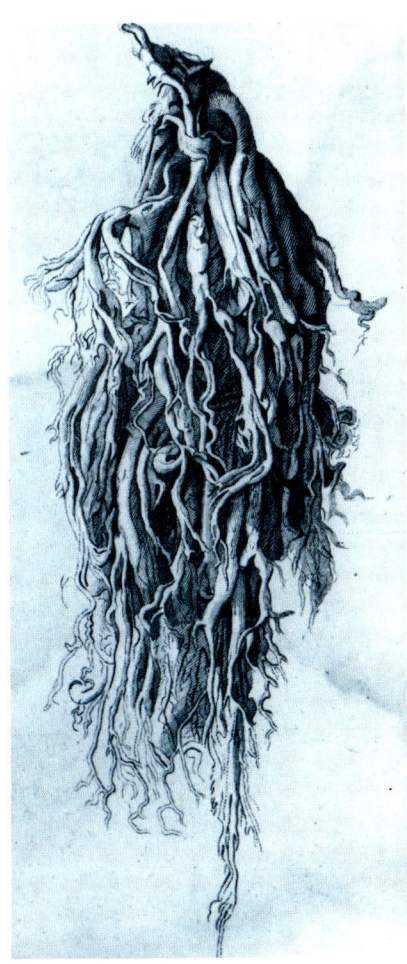

*Abbildung 2295 (unten links)
Stich aus dem Werk* Museum anatomicum academiae Lugduno-Batavae descriptum *von Eduard Sandifort (Leiden 1793, Bd. II); dem Autor zufolge zeigt er ein »sehr schönes kleines Mädchen* (puella pulcherrima), *dessen rechter Kopf ein wenig kleiner als der linke ist...«.
(Paris, Bibl. der Alten Medizinischen Fakultät)*

Das 19. Jahrhundert

*Abbildung 2296 (unten rechts)
Aneurysmatischer Tumor des linken Ventrikels. Wachsabguß des anatomischen Präparats, nach einem Befund Corvisarts im Jahre 1799.
(Paris, Musée Dupuytren)
Seit ihrer Gründung im Dezember 1794 arbeitete für die »Ecole de santé« ein Modellierer namens Pinson, dem es oblag, für Unterrichtszwecke die interessantesten pathologischen Fälle in Wachs zu gießen.*

loge bekannt ist, wirkte in Göttingen; er betätigte sich als Autor eines Buches über Mißbildungen *(De monstris)* und schilderte einige seiner Autopsien in der Schrift *Opuscula pathologica.*

Das 18. Jahrhundert, eine Übergangsperiode, lieferte uns vor allem Morgagnis Werk, das der pathologischen Anatomie eine solide Grundlage verschaffte, ohne praktisch neue Techniken oder schöpferische Ideen einzuführen. Die humoralen Doktrinen vergaß man nach und nach, und die Arbeiten enthielten nun mehr persönliche Erkenntnisse als die Kompilationen der Vergangenheit. Die Entstehung der Museen spielte eine wichtige Rolle, wie im Abschnitt über ihren Einfluß in England auf Betreiben der Hunters und auch in Frankreich (nämlich in Straßburg) ersichtlich werden wird.

Wir haben das allmähliche Werden der pathologischen Anatomie von der Antike bis Morgagni, von Griechenland nach ganz Europa verfolgen können, ohne uns bisher um politische Grenzen zu kümmern. Da man eine gemeinsame Sprache, nämlich das Lateinische, benutzte und trotz der unbequemen Transportmittel viel reiste — dazu kam noch die Ausbreitung des Buchdrucks —, blieb das Abendland als eine echte Einheit erhalten. Der Islam wirkte sich nur als Übertragungsmedium für die griechische und lateinische Wissenschaft in Richtung auf Europa aus; der Ferne Osten, in dem sich noch heute eine eher metaphysische als wissenschaftliche Medizin forterhält, beeinflußte die Entwicklung der pathologischen Anatomie offenbar nicht, obwohl der europäischen Wissenschaft durch Karawanenverkehr und Handel die wichtigsten Entdeckungen Chinas vermittelt wurden.

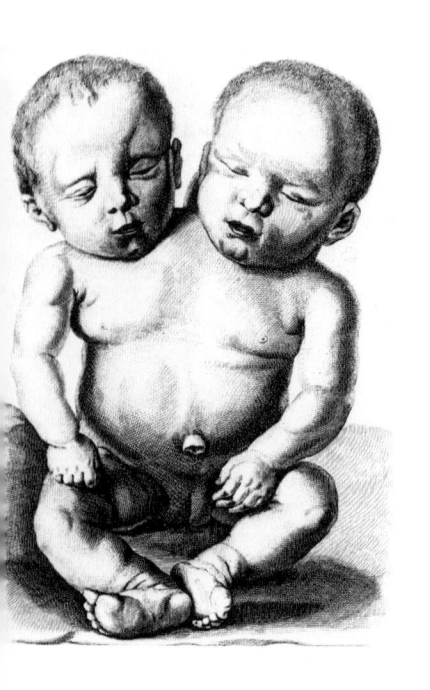

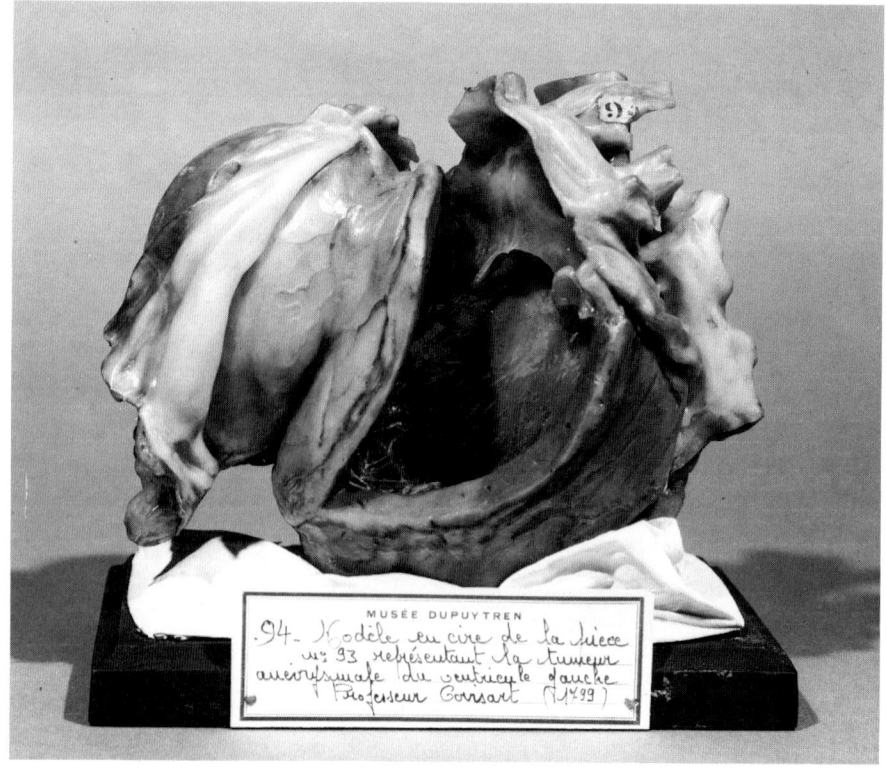

Die Gegensätze zwischen den einzelnen Ländern akzentuieren sich im 19. Jahrhundert mit dem Aufkommen des Nationalismus. Er ist das Resultat politischer Ereignisse und verschiedener Umstände, die auf dem Fortschritt der Technik oder dem Einfluß einiger großer Männer beruhen. Die Revolution hat zur Erneuerung der französischen Medizin geführt und den Aufstieg der pathologischen Anatomie in diesem Land zu einem großen Teil mitbestimmt. In Deutschland aber schaffen Virchows Ausstrahlung und die Konsequenzen der Industrialisierung Voraussetzungen, die für die Entstehung der modernen pathologischen Anatomie eine gewichtige Rolle spielen werden. Aus ähnlichen Gründen wird sich im 20. Jahrhundert der Schwerpunkt der pathologischen Anatomie nach der Neuen Welt verlagern.

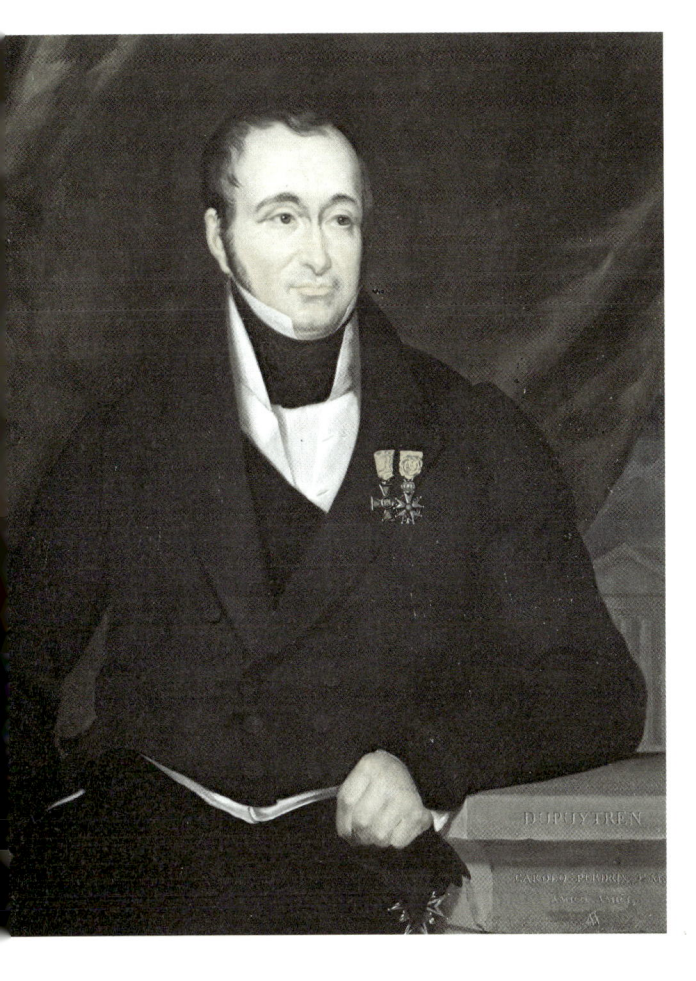

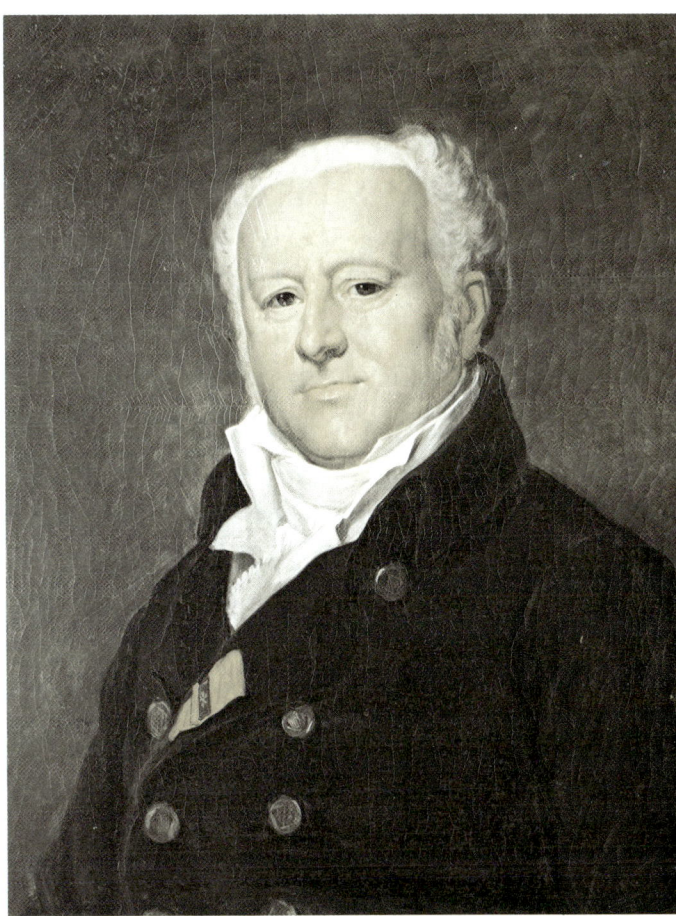

Im folgenden sind die großen Länder daher getrennt behandelt; auch sollen bei gegebenem Anlaß die Faktoren hervorgehoben werden, die den geistigen Austausch, aber auch jenen eminenter Persönlichkeiten von Land zu Land bewirkten.

Abbildung 2297 (oben links) Baron Guillaume Dupuytren (1777—1835), Chefchirurg des Hôtel-Dieu, von Charles Perdrix.
(Paris, Musée d'Histoire de la médecine).

Abbildung 2298 (oben rechts) Baron Jean-Nicolas Corvisart des Marets (1755—1821), Erster Arzt Napoleons I., nach einer anonymen Kopie von Gérards Gemälde.
(Paris, Académie nationale de médecine)

1. Frankreich und Paris

Als die Revolution die alten Medizinschulen beseitigte und neue Gelehrtengesellschaften hervorbrachte, gab sie Frankreichs Medizin in Paris wie in der Provinz (namentlich Straßburg) einen neuen Anstoß, der in Cruveilhiers großem Traktat *Anatomie pathologique du corps humain* (1829—1842) gipfelte und die Grundlagen für die Histologie schuf.

Eine der markantesten Gestalten dieser Epoche war Marie-François-Xavier Bichat (1771—1802), der mit einunddreißig Jahren an tuberkulöser Hirnhaut-

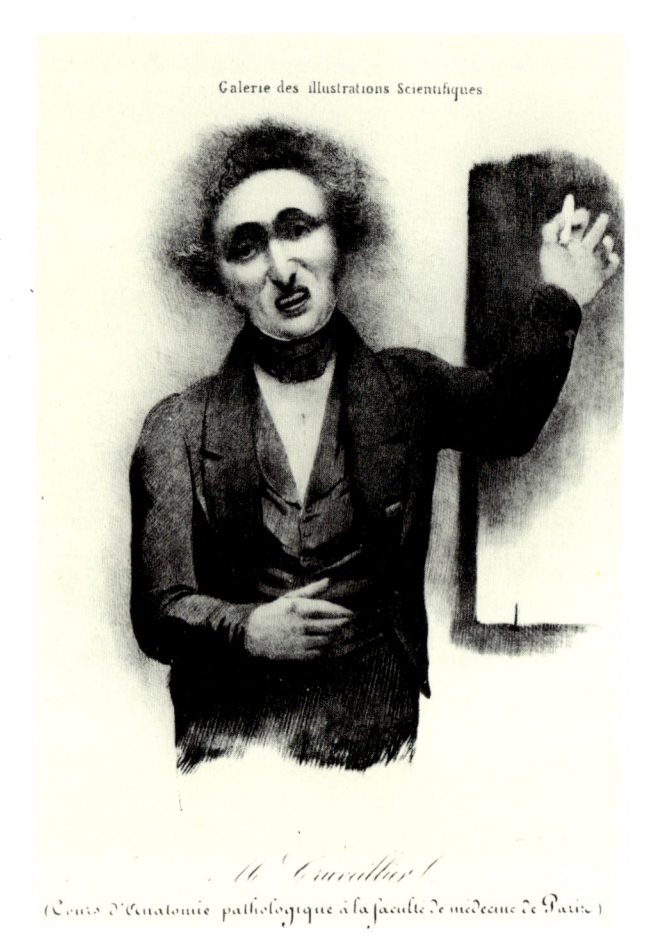

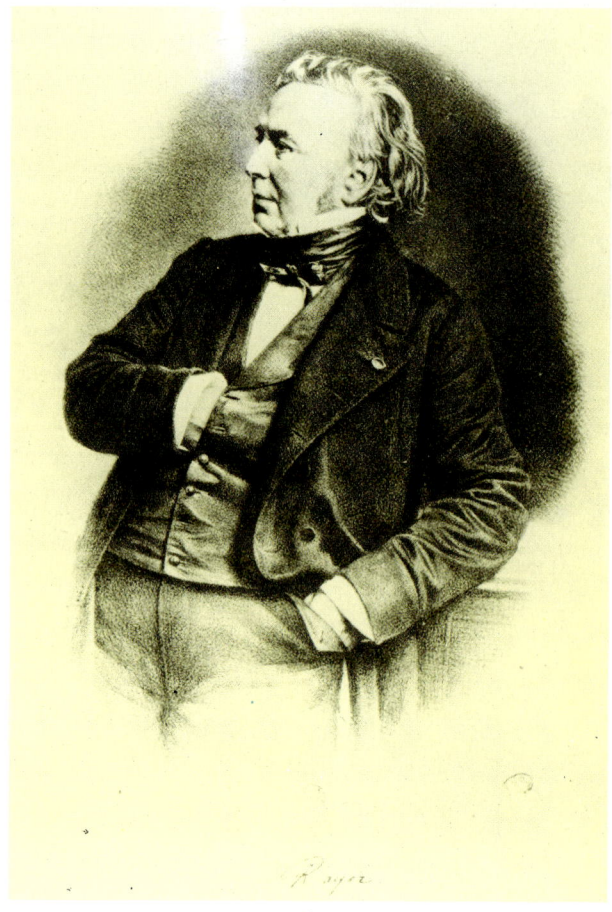

Abbildung 2299 (oben links) Jean Cruveilhier (1791—1874). Er war Professor für pathologische Anatomie an der Pariser medizinischen Fakultät und Autor des größten pathologisch-anatomischen Traktats des 19. Jh.s. Nach einer Karikatur im Charivari *(1839). (Paris, Musée d'Histoire de la médecine)*

Abbildung 2300 (oben rechts) Pierre François Rayer (1793 bis 1867). (Paris, Sammlung der Alten Medizinischen Fakultät)

entzündung starb, nicht ohne ein Chef d'œuvre zu hinterlassen. Nachdem er die Armee 1793 verlassen mußte, kam er nach Paris, wo er Mitarbeiter von Pierre-Joseph Desault (1744—1795) wurde, dessen chirurgische Abhandlungen er posthum veröffentlichte.

Bichat wurde in Thoirette geboren und hatte vor seinem kurzen Aufenthalt bei den Revolutionsarmeen in Lyon Medizin studiert. Nach dem Ableben seines Lehrmeisters Desault widmete er sich der Abfassung der drei großangelegten Werke *Traité des membranes* (1799—1800), *Anatomie générale* (1801 bis 1802) und *Anatomie descriptive,* das posthum erschien. Er veröffentlichte außerdem 1800 ein Buch, in dem er sich mit Tod und Leben auseinandersetzte. Seine Gewebetheorie erklärt er in dem Werk *Anatomie générale:* Er zeigt, daß der Organismus aus einem Komplex von Organen zusammengesetzt ist, diese aber ihrerseits aus einem Gefüge von *Geweben.* Er unterscheidet einundzwanzig Gewebearten, die er (gänzlich ohne sich des Mikroskops bedient zu haben, obwohl dieses schon seit über einhundertfünfzig Jahren erfunden ist) mittels Sektionen und der Anwendung diverser physikalischer oder chemischer Methoden identifiziert hat; bei diesen Methoden handelt es sich um Erhitzen, Abkochen, Behandlung mit Säuren oder Laugen, Mazeration, Verwesung usw. Er hat jedem Gewebe eine besondere Vitalfunktion zugeordnet, und wir verdanken ihm den berühmten Aphorismus: »Leben ist die Gesamtheit der vitalen Eigenschaften, die den physikalischen Eigenschaften widerstehen, oder die Gesamtheit der Funktionen, die dem Tod widerstehen.«

In der Einführung zu seinem Anatomietraktat hebt er die Bedeutung der Autopsie für die Medizin hervor; er unterstreicht die Rolle der Sektionen in der Anatomie, des Experimentierens in der Physiologie und der Krankenbeobachtung. Seine letzten Lektionen, die seine Schüler nach seinem Tod veröffentlichten, beziehen sich auf pathologische Anatomie. Bichat wird wegen seiner Individualisierung der Gewebe mit Recht als geistiger Vater der Histologie (von ἱστόσ, Gewebe) betrachtet; er schuf so auch eine der Grundlagen für die moderne pathologische Anatomie.

Unter den Zeitgenossen Bichats verdient zunächst Philippe Pinel (1755 bis 1826) unsere Anerkennung wegen seiner Klassifikation der Entzündungen nach ihrem Sitz (Haut, Schleimhäute, Bindegewebe und Muskeln); sie erschien in dem Werk *Nosographie philosophique,* das einen Vorgriff auf Bichat darstellt. Erwähnung finden soll des weiteren Jean-Nicolas Corvisart (1755—1821), Autor eines wichtigen Buches über Herz- und Gefäßkrankheiten (1806).

Die Erforschung der Tuberkulose, die in jener Epoche so viele Menschen heimsuchte, prägt das Lebenswerk zweier berühmter Ärzte, die beide an Schwindsucht erkranken sollten, nämlich Bayle und Laennec. Gaspard-Laurent Bayle (1774—1816) gab in seinem Werk *Recherches sur la phtisie pulmonaire* (1810) eine gute pathologisch-anatomische Klassifikation der Läsionen, die er einer spezifischen »tuberkulösen Diathese« zuschrieb; verstehen sollte man diesen Begriff dann erst in Pasteurs Ära. René Théophile Hyacinthe Laennec (1781—1826), der Erfinder der Auskultation, zeigte in seinem Buch *Traité des maladies du thorax* die nosologische Einheit der Tuberkulose und lieferte klare anatomische Beschreibungen von den Läsionen an der Lunge. Er erkannte auch bereits die hauptsächlichen Lungengeschwulstarten. Sein Werk fand starke Beachtung.

Noch andere mikrobielle Erkrankungen erregten das Interesse der Kliniker; die mit ihnen einhergehenden anatomischen Läsionen machten sie (noch vor der Entdeckung der Mikroben) identifizierbar. Pierre Bretonneau (1778 bis 1862) — er war wie Laennec ein Schüler Corvisarts und einer der namhaftesten Kliniker der Epoche — arbeitete das Krankheitsbild der Diphtherie aus, der er auch ihren Namen gab. Ihm fiel insbesondere das Mißverhältnis zwischen der Ausbreitung der Schädigungen und dem Ausmaß ihrer toxischen Zeichen auf: Ohne Mikroskop konnte man natürlich nicht die Natur der Myokarditis verstehen, die oft die tödlich ausgehenden Formen des Croup begleitet. Bretonneau beschrieb außerdem die spezifischen Läsionen bei Bauchtyphus (den er noch »Dothienenteritis« nannte), nämlich der Peyerschen Plaques, und zeigte so eine der Ursachen für die tödlichen Komplikationen dieser Krankheit auf. Mit Bauchtyphus, der in dieser Epoche wegen der schlechten Hygiene so viele Opfer forderte, beschäftigte sich auch Pierre-Charles Louis (1787—1872), dessen Schüler W. W. Gerhard in Philadelphia 1836/37 den Unterschied zwischen Bauch- und Flecktyphus herausstellte.

Am Anfang des Jahrhunderts (1819 nämlich) wurde der erste Lehrstuhl für pathologische Anatomie errichtet, und zwar in Straßburg. Wir werden später darauf zurückkommen. Paris bekam seinen Lehrstuhl erst 1836 dank einem Legat des Chefchirurgen vom Hôtel-Dieu, des pathologischen Anatomen Guillaume Dupuytren (1777—1835). Übernommen wurde der Lehrstuhl von Jean Cruveilhier (1791—1874), der seinen Doktortitel mit einer Dissertation über pathologische Anatomie erwarb. Dieser war bei seiner ersten Autopsie von solchem Abscheu übermannt worden, daß er seine Medizinstudien abgebrochen

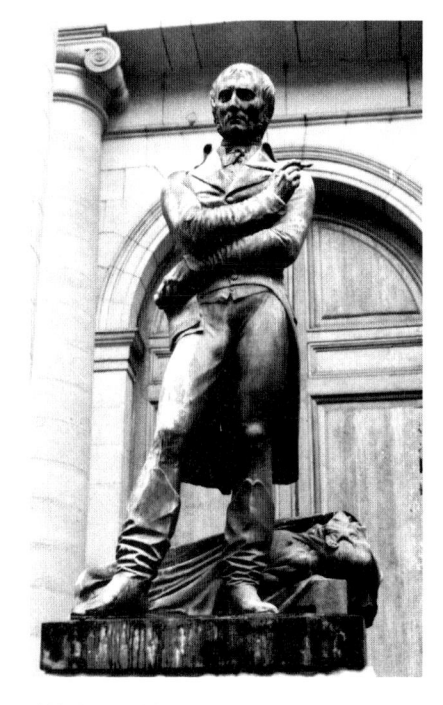

Abbildung 2301
Standbild Bichats von Pierre-Jean David d'Angers (1788 bis 1856).

Abbildung 2302
Notizen zur pathologischen Anatomie aus der Feder François-Xavier Bichats. (Paris, Bibl. der Alten Medizinischen Fakultät, Ms. 5140)

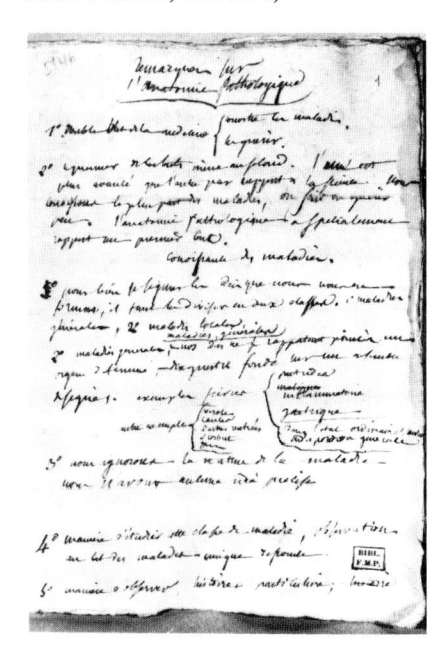

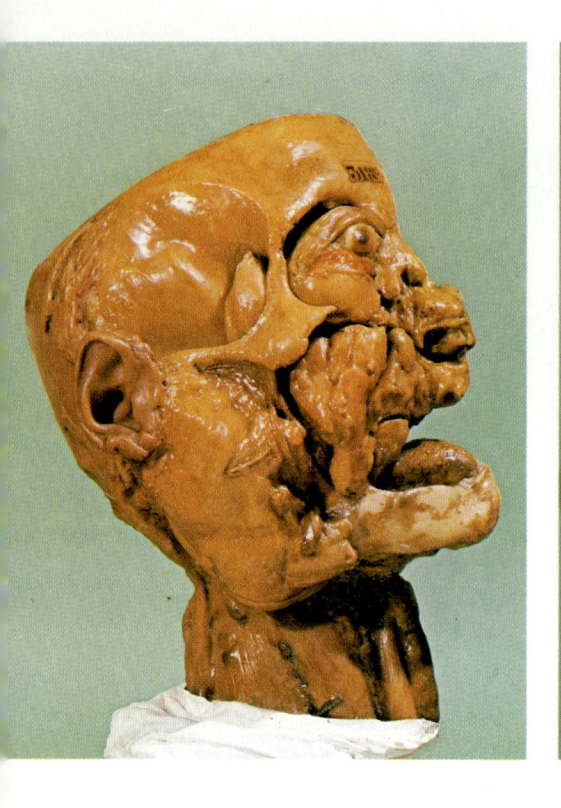

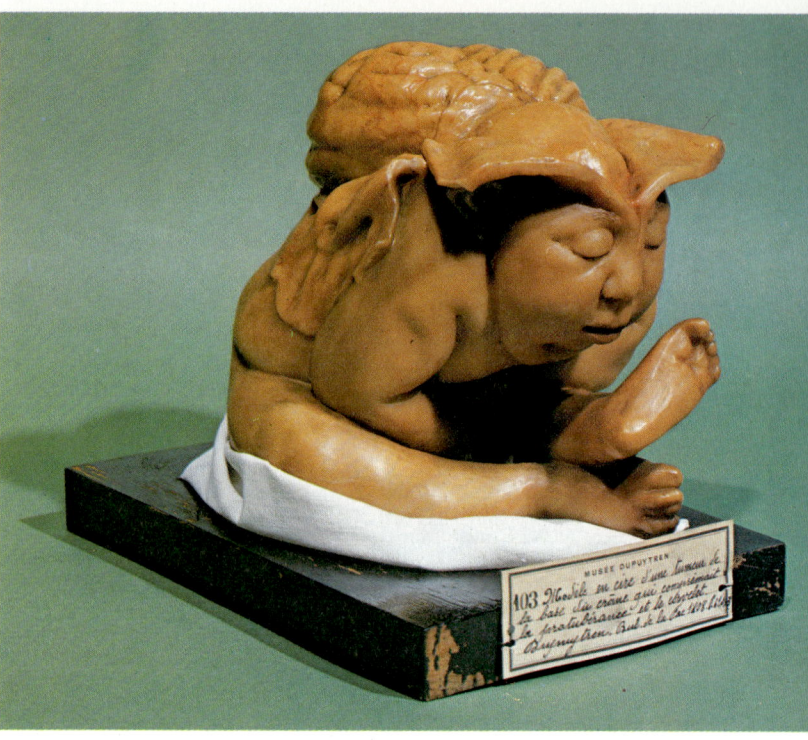

Abbildung 2303 (oben links) Wachsabguß vom »Kopf einer alten Frau, deren rechte Kieferhöhle zwecks Demonstration des darin entwickelten Polypen eröffnet ist.« Anatomisches Präparat von Prof. Jean Cruveilhier (1834). (Paris, Musée Dupuytren, Prof. Abélanet)

Abbildung 2304 (oben rechts) »Schädelbasisgeschwulst, die das Mittel- und Kleinhirn komprimierte«, nach einem Befund von Prof. Dupuytren. Wachsabguß des entsprechenden anatomischen Präparats (1808). (Paris, Musée Dupuytren, Prof. Abélanet)

hatte, um in ein theologisches Seminar einzutreten; er wollte sich dort der Kirche weihen. 1825 wurde er trotz allem Anatomieprofessor, und von 1829 bis 1842 veröffentlichte er einen Atlas mit Lithographien von Chazal; sie haben noch heute nicht an Wert eingebüßt. Sein Meisterwerk trägt den Titel *Traité d'anatomie pathologique générale* (1849—1864); es umfaßt fünf Bände. Leider ließ er sich durch seinen Systematisierungseifer dazu verleiten, nun alles auf Entzündung und eine übermäßige Sekretion aus dem Kapillarnetz zurückzuführen. Er versichert in seinem Werk, daß »die Phlebitis in gewissem Sinne die ganze Pathologie dominiert«. Seine Vorstellungen vom Vorhandensein eines »Krebssaftes« wurden natürlich einige Jahre später durch die aufkommende Zellularpathologie und die Mikroskopie ungültig.

Zur französischen Schule gehören im 19. Jahrhundert außerdem Männer wie Pierre-Françoise Rayer (1793—1867), Autor eines dermatologischen Atlanten, einer Abhandlung über die Rotzkrankheit und eines dreibändigen Traktats über Nierenkrankheiten. Seine 1815 vorgelegte Dissertation trägt den Titel *Histoire de la pathologie;* sie ist zweifelsohne die erste ihrer Art. Jean-Baptiste Bouillaud (1796—1881), dessen Name mit der rheumatischen Myokarditis verbunden bleibt, veröffentlichte ein klinisches Traktat über akuten Gelenkrheumatismus; wir verdanken ihm die erste Mitteilung über die Vergesellschaftung dieses Leidens mit Herzinnenhautentzündung. Anerkennen müssen wir außerdem das Verdienst des gebürtigen Amerikaners Philippe Ricord (1800 bis 1889), der endlich Tripper und Syphilis unterschied, zwei Erkrankungen, die man seit der Renaissance miteinander verwechselt hatte; ferner beschrieb er das Krankheitsbild der drei evolutiven Syphilisstadien.

Im folgenden werden wir noch einige andere Aspekte der französischen Pathologie des 19. Jahrhunderts ansprechen. Der Elan, mit dem die Ärzte nach der Revolution neue Wege beschritten hatten, ließ wieder nach, und Frankreich

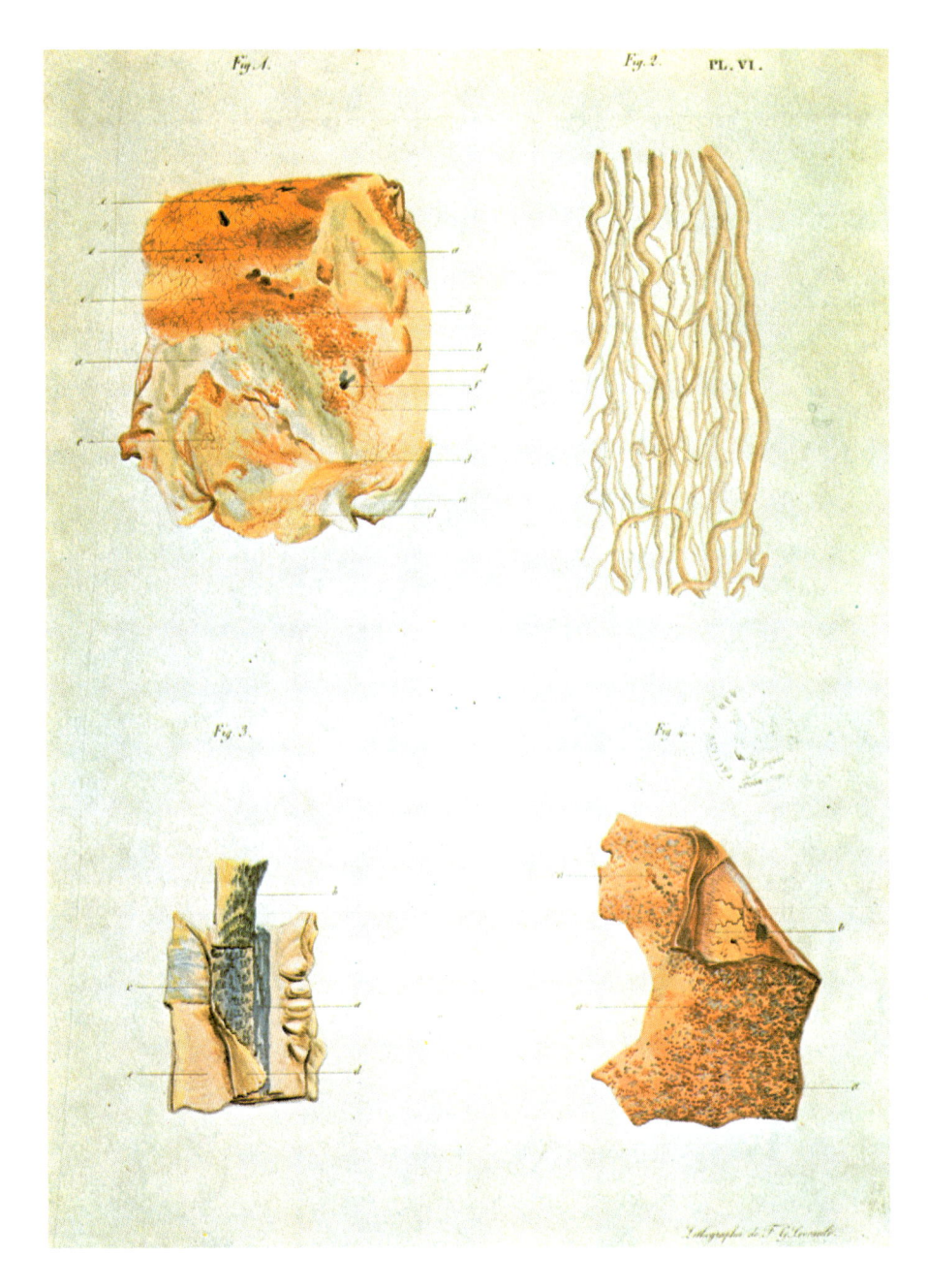

Abbildung 2305
Tafel aus dem Werk Traité d'anatomie pathologique *von J. F. Lobstein, Paris 1829—1833.*
(Paris, Bibl. der Alten Medizinischen Fakultät)
Dargestellt sind, als Fig. 1 und 4, »ein Stück entzündetes Brustfell...«, als Fig. 2 »neugebildete Gefäße in einer falschen serösen Membran im Rektovaginalbereich«. Fig. 3 zeigt die »Außenansicht eines aufgeschnittenen Kolonabschnitts«.

sollte fortan die pathologische Anatomie hauptsächlich auf dem neuropathologischen Gebiet prägen.

2. Die Schaffung eines Lehrstuhls für pathologische Anatomie in Straßburg

Daß nun zum ersten Mal auf der Welt ein spezieller Lehrstuhl für pathologische Anatomie geschaffen wurde, war ein Ergebnis von so weitreichender Bedeutung, daß es durchaus einige eingehendere Ausführungen verdient, um so mehr, als die französischen Pathologen erst kürzlich den Zweihundertjahrestag der Geburt des ersten Lehrstuhlinhabers, nämlich Jean-Frédéric Lobsteins (1777—1835), gefeiert haben.

Unter dem Ancien Régime im 18. Jahrhundert wurde an der alten Straßburger Universität ein Anatomiemuseum eingerichtet. Dieses Museum besaß auch

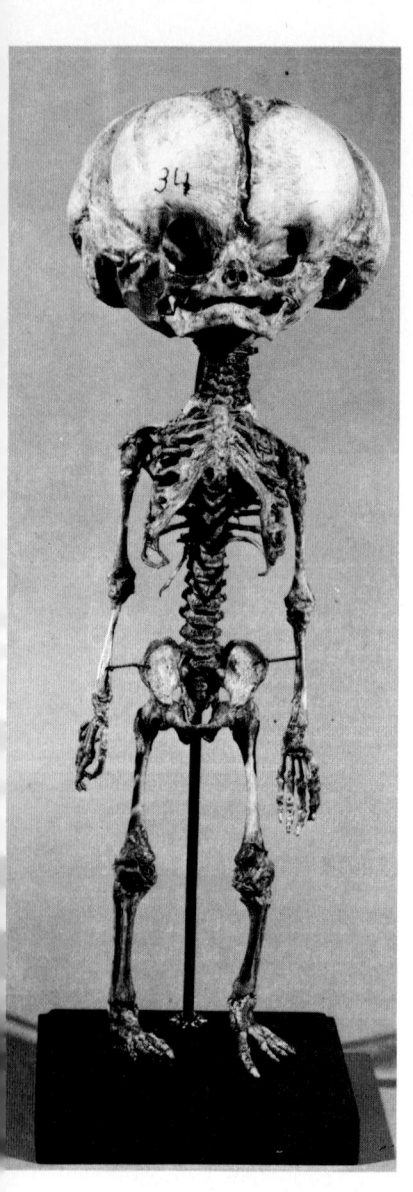

Abbildung 2306
»Skelett eines reifen Fötus mit hochgradigem Wasserkopf«, *datiert von 1796. Schule des Honoré Fragonard (1737 bis 1799). (Paris, Musée Dupuytren, Prof. Abélanet)*

einige pathologische Präparate; man öffnete es ebenfalls für das Publikum, das sich in dieser Zeit für Anatomie sehr interessierte. Die Stadt Straßburg beteiligte sich an der Vergrößerung dieser Sammlung, indem sie teure und seltene Stücke ankaufte. Bei der Neugestaltung der medizinischen Fakultäten Frankreichs, unter anderem unter Mitwirkung von Dr. Guillotin, dem Vorsitzenden des 1790 gegründeten Comité de salubrité, mußte man den Partikularismus der Straßburger Protestanten berücksichtigen.

Nach der Aufhebung aller Akademien, Fakultäten und Kollegien durch den Konvent im August 1792 gründete man in Straßburg eine medizinische Schule (Ecole de Santé), und nach zweijährigem Hin und Her richtete man dort 1808 eine medizinische Fakultät ein. Der Name Lobstein erscheint zum ersten Mal öffentlich im Zusammenhang mit – teils sehr scharfen – Kontroversen, die beinahe der Existenz der Straßburger Medizinschule ein Ende bereiten: Noch als Medizinstudent, im Jahre 1795, verteidigt Lobstein seinen Lehrer Jean Herrmann (1738—1800) gegen die Angriffe derjenigen, welche die Verlegung der Fakultät nach Nancy fordern. Glücklicherweise wird die Anatomie mit ihrem Museum aber bald wieder ihren alten Platz einnehmen und der Schaffung eines neuen Lehrstuhls den Weg ebnen.

Jean-Frédéric Lobstein wurde am 7. Mai 1777 in einer protestantischen Familie geboren, aus der mehrere Ärzte hervorgingen. Sein Großvater war Chirurg in Lampertheim bei Straßburg gewesen, und sein Vater Jean-Michel Lobstein (1740—1794) war Professor für protestantische Theologie und Pastor am Temple Neuf. Er starb im Juni 1794, einige Wochen nach dem Sturz Robespierres, nachdem man ihn ins Gefängnis gebracht hatte. Ein Onkel Lobsteins, nämlich Jean-Daniel (1744—1809), wirkte als Chirurg in Straßburg. Nach bestandenem »docteur en médecine« am 1. Juli 1802 legt Lobstein seine Dissertation über die Ernährung des Fötus vor und wird nun Arzt und Geburtshelfer; die Geburtshilfe wird er künftig noch dreißig Jahre lang lehren. Nachdem er 1803 den Lehrstuhl für Chirurgie und Obstetrik in Marburg abgelehnt hat, ernennt man ihn 1804 zum Leiter der anatomischen Arbeiten.

Anatomie wurde in dieser Zeit von Thomas Lauth gelehrt, den man ab 1795 auch mit der externen Pathologie betraute. Lauth interessierte sich lebhaft für Museumskunde und nahm als Arzt am zivilen Krankenhaus die Sektionen an den dort gestorbenen Patienten vor. 1811 schenkte er dem Fakultätsmuseum über zweihundert Demonstrationsobjekte; bei zwei Dritteln handelte es sich um pathologische. Er hatte in Straßburg 1815 eine *Geschichte der Anatomie* publiziert, für deren zweiten Band, der nicht veröffentlicht wurde, er ein Exposé über pathologische Anatomie vorgesehen hatte. Im folgenden nun ein Auszug aus diesem Text, der klarmacht, wie er über seine Tätigkeit dachte: »Mehrere Gelehrte verstehen jetzt unter diesem Begriff jene Veränderungen, welche die Organe in ihrer Struktur und ihren Geweben durch den Einfluß der Erkrankung erfahren ... Um sich das theoretische Wissen zu verschaffen, muß man über ein Kabinett für pathologische Anatomie verfügen können, in dem jede Degenerationsart der diversen Gewebe vertreten ist.«

Zwei Männer sollten noch eine entscheidende Rolle bei der Schaffung eines Lehrstuhls für pathologische Anatomie spielen: Dupuytren, seines Zeichens »inspecteur général pour la Commission de l'Instruction publique«, wird 1817 damit beauftragt, die Straßburger Fakultät zu besuchen, und er unterstützt daraufhin die Organisation des pathologischen Anatomiemuseums; Georges Cuvier, der große Naturforscher und Mitglied des Conseil d'Etat, veranlaßt dann die endgültige Beschlußfassung, wie Lobstein in seinem *Traité d'anatomie pathologique* als Widmung für Cuvier schreibt: »Nachdem Sie unser reich ausgestattetes Museum besichtigten, bewirkten Sie die Schaffung eines Lehrstuhls für pathologische Anatomie an der Straßburger Fakultät; Ihrer ehrenwerten Intervention verdanke ich es, daß man mir dieses neue Lehrfach anvertraute.« Am 21. Mai 1819 wird Lobstein, der nun das Anatomiemuseum leitet, mit der Abhaltung des Unterrichts in pathologischer Anatomie betraut.

Lobstein setzte sich künftig mit aller Energie dafür ein, daß die Sammlungen des Museums für Anatomie und pathologische Anatomie anwuchsen; 1820 befanden sich darin 3286 Stücke, darunter 1309 pathologische. Das Museum war gut eingerichtet und war einmal wöchentlich der Öffentlichkeit zugänglich. »Mehrere hundert Personen« besuchten es. Am Beispiel Englands werden wir erkennen, wie wichtig in dieser Epoche die Sammlungen der Museen für den Fortschritt der Kenntnisse waren. Lobsteins wissenschaftliches Werk reflektiert sehr getreu den Stand der zeitgenössischen Medizin: Als Autor eines Buches über das sympathische Nervensystem des Menschen (es wurde 1823 in Latein veröffentlicht) suchte er im Nervensystem die Ursache für anatomische Läsionen und ging dabei so weit, Herzerweiterungen auf seelisches Leid infolge der Revolution zurückzuführen. 1835 erschien seine Abhandlung *Essai d'une nouvelle théorie des maladies fondée sur les anomalies de l'innervation*. In dieser letzten Schrift des ersten pathologischen Anatomieprofessors sehen wir die Vorliebe für Systeme fortdauern, der wir in einer anderen Form schon bei Cru-

Abbildung 2307
La Galerie d'anatomie comparée de l'Ecole de médecine de Paris.
Stich aus: Tableaux de Paris *von A. Texier, Paris, 1852 bis 1853.*
(Paris, Bibl. des Arts Décoratifs)

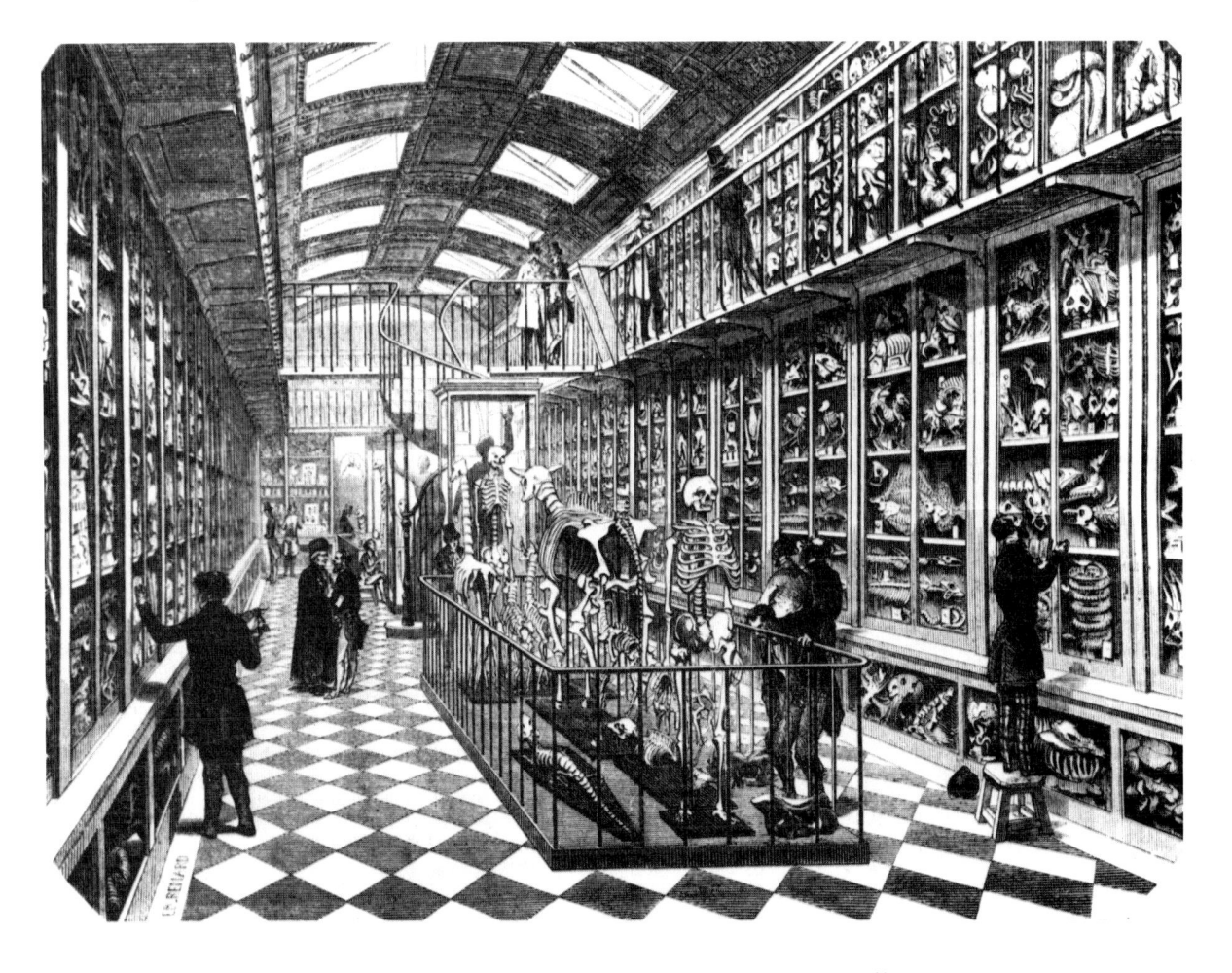

2069

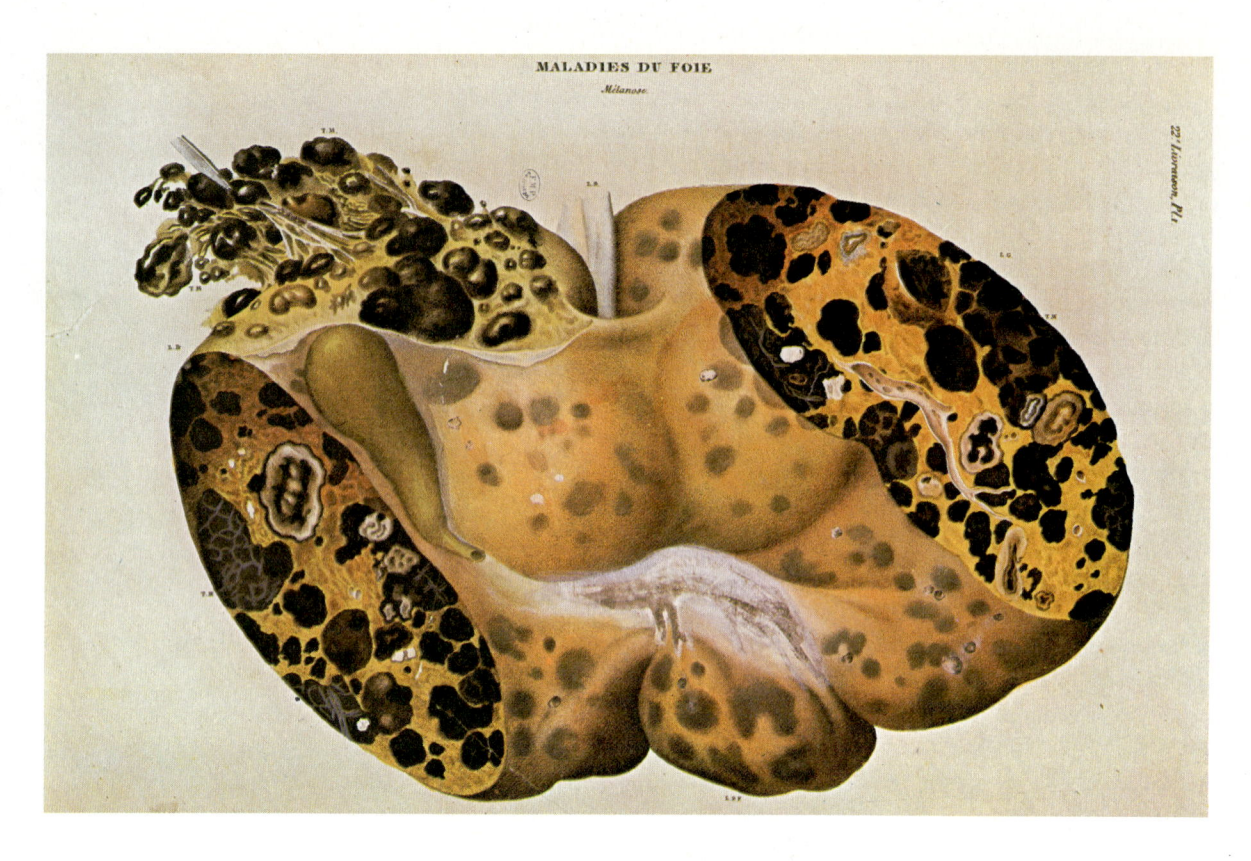

Abbildung 2308
»Melanotischer Leberkrebs«,
Abbildung aus dem Werk
Anatomie pathologique du
corps humain... *von Jean
Cruveilhier, Paris 1828—1842.
(Paris, Bibl. der Alten Medizinischen Fakultät)*

veilhier in Paris begegnet sind; auch bei Rokitansky in Wien wird sie sich später wieder zeigen. Nur die Zellulartheorie und anschließend auch Pasteurs Entdeckungen sollten der pathologischen Anatomie eine wissenschaftliche Form verleihen und die theoretischen Doktrinen verbannen, die doch auf einer zu zerbrechlichen Basis aufgebaut waren. Selbst im 20. Jahrhundert wird allerdings eine Systematisierungstendenz wiedererstehen.

3. Großbritannien: die Hunters und das Guy's Hospital

London erlebte nicht die Erschütterungen der Revolution, und so sollte die Evolution der pathologischen Anatomie im 18. und 19. Jahrhundert dort durch keinen Einschnitt gekennzeichnet sein. Um noch einmal die Rolle der Museen ins Gedächtnis zu rufen — und der Wißbegier, die sie sowohl beim Publikum als auch bei der Ärzteschaft hervorriefen —, müssen wir ein wenig zurückgehen. William Hunter (1718—1783) arbeitete als Chirurg und dann als Geburtshelfer in London. Er ließ aus Lancashire bei Glasgow, wo er beheimatet war, seinen Bruder John (1728—1793) kommen, damit er ihm bei der Einrichtung eines Museums helfe; dieses hat seitdem Berühmtheit erlangt. John Hunters Hauptwerk *Blood and Inflammation* erscheint 1794: Er vertritt darin die Meinung, die Entzündung sei ein Abwehrprozeß, und folgert, der Eiter werde von den Kapillaren »abgesondert«. Diese beiden Vorstellungen sind, bis auf geringe Abweichungen, heute noch richtig. Die Idee einer »Sekretion« aus den Kapillaren griff später Cruveilhier wieder auf. John Hunter ließ sich durch seine wissenschaftliche Wißbegier so weit treiben, daß er sich selbst mit dem Eiter eines Tripperkranken infizierte: Er erkrankte daraufhin sowohl am Tripper als auch an Syphilis, so daß sich dadurch leider bis Ricord der Glaube an die Unität dieser beiden Geschlechtskrankheiten aufrechterhielt.

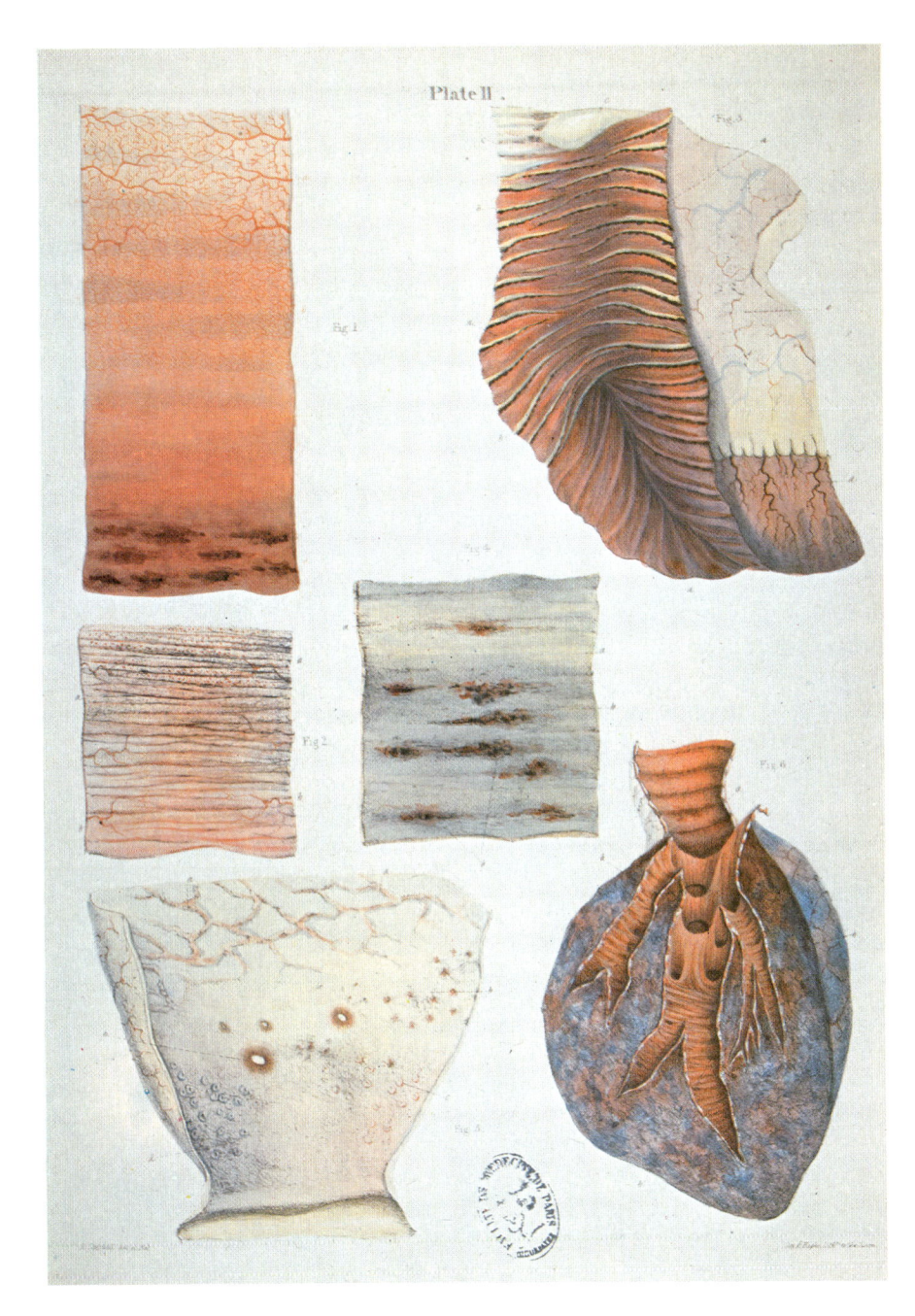

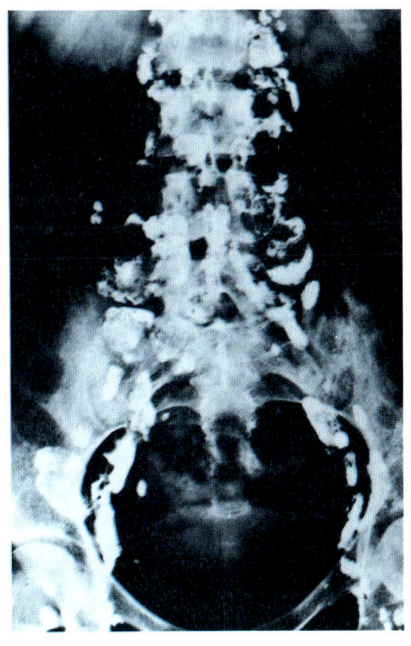

Abbildung 2309 (oben)
Lymphadenographie von einer, wie das Bild zeigt, sehr fortgeschrittenen Hodgkinschen Krankheit. Abbildung aus dem Atlas de lymphographie *von T. de Roo, Paris und Leiden 1975. (Paris, ibd.)*

Abbildung 2310 (links)
»Entzündung der verdauenden Schleimhaut an verschiedenen Stellen des Magen-Darm-Trakts«: Fig. 1: Dünndarm; Fig. 3: Krummdarm; Fig. 4: Dickdarm; Fig. 5: Magen; usw. Bildtafel aus dem Werk Illustrations of the Elementary Forms of Disease *von R. Carswell, London 1838. (Paris, Bibl. der Alten Medizinischen Fakultät)*

Sein Neffe Matthew Baillie (1761—1823) benutzte das Museum der Hunters für die Veröffentlichung eines pathologisch-anatomischen Traktats, in dem er die Läsionen in ein System brachte. Ein Atlas begleitete das aus dem Jahr 1793 stammende Werk *(The Morbid Anatomy of some of the most Important Parts of the Human Body);* es erschienen noch mehrere Auflagen — ein Zeichen für seinen großen Erfolg. Es handelt sich dabei um ein vor allem deskriptives Werk, in dem kaum auf die damals noch sehr wenig bekannte Ätiologie eingegangen wird.

Ein Vierteljahrhundert später veröffentlichte Robert Carswell (1793 bis 1857) — er war aus Schottland gekommen, um 1837 den Lehrstuhl für Pathologie am University College zu übernehmen — ein monumentales Werk, das als

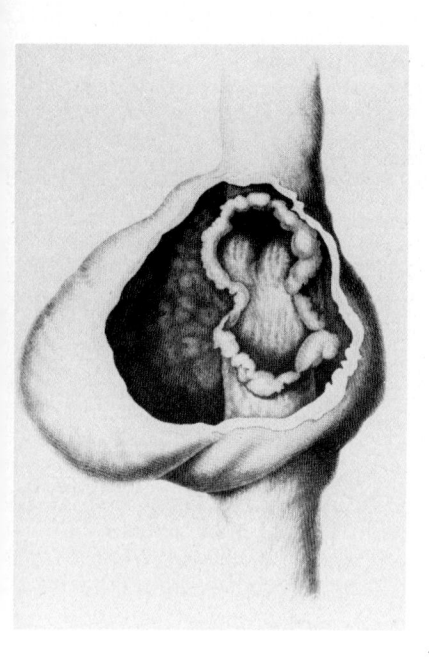

*Abbildung 2311
Mit der Brustaorta kommunizierendes Aneurysma. Stich aus dem Werk* Engravings Intended to Illustrate some of the Diseases of Arteries *von Joseph Hodgson, London 1815.*

*Abbildung 2312
Aortenaneurysma an einem stark erweiterten Aortenbogen mit zahlreichen Atheromflecken. Illustration aus Carl Rokitanskys Werk* Über einige der wichtigsten Krankheiten der Arterien, *Wien 1852.
(Paris, Bibl. der Alten Medizinischen Fakultät)*

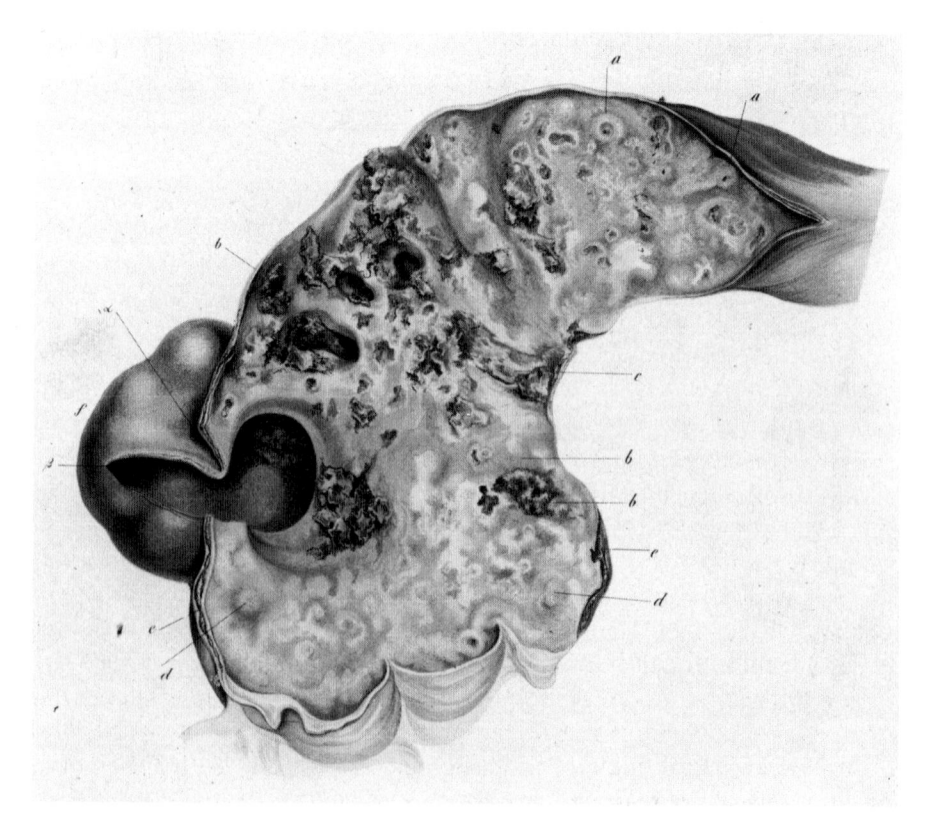

erstes mit Farblithographien illustriert war (es trug den Titel *Illustrations of the Elementary Forms of Disease*).

Am Beginn des 19. Jahrhunderts sollten dann die medizinischen Wissenschaften im allgemeinen und die pathologische Anatomie im besonderen ihre höchste Blüte im Guy's Hospital erleben, das 1725 aufgrund einer Stiftung des Buchhändlers Thomas Guy gegründet wurde und später in eine medizinische Akademie überging. Das Sezieren wurde dort zur Routine. Richard Bright (1789—1858) ist wegen seiner Beschreibung der Nierensklerose und ihres Einhergehens mit Wassersucht und Eiweißausscheidung im Harn bekannt. Er veröffentlichte außerdem ein Buch über Unterleibsgeschwülste. Der Name Thomas Addisons (1793—1860), eines Graduierten aus Edinburg, ist uns noch heute vertraut aufgrund seiner Schilderungen von Nebenniereninsuffizienz und perniziöser Anämie. Thomas Hodgkin (1798—1866), der Hospitalpathologe und Museumskonservator, schrieb ein Traktat über die pathologische Anatomie der serösen Häute und Schleimhäute, aber bekannter ist er heute wegen seiner Arbeiten über Krankheiten der Milz; aufgrund dieser hat man seinen Namen der bösartigen Lymphogranulomatose beigelegt, die auch dieses Organ betreffen kann. Seinen Nachfolger Samuel Wilks (1824—1911) kennen wir wegen seiner Studien über die syphilitischen Gummiknoten; er war einer der Organisatoren der Schule des Guy's Hospital. Seine sehr populären Lehrveranstaltungen basierten auf persönlichen Beobachtungen an zwei- bis dreitausend Sektionen. Dennoch ist der beste pathologische Anatomietext der Epoche in englischer Sprache jener des Amerikaners Samuel D. Gross (1805 bis 1884) aus Philadelphia; sein Buch wurde zweimal aufgelegt und von Virchow empfohlen. Dieses Werk und der *Treatise on Pathological Anatomy* von William Edmonds Horner (1793—1853), ebenfalls Philadelphia, bilden die einzi-

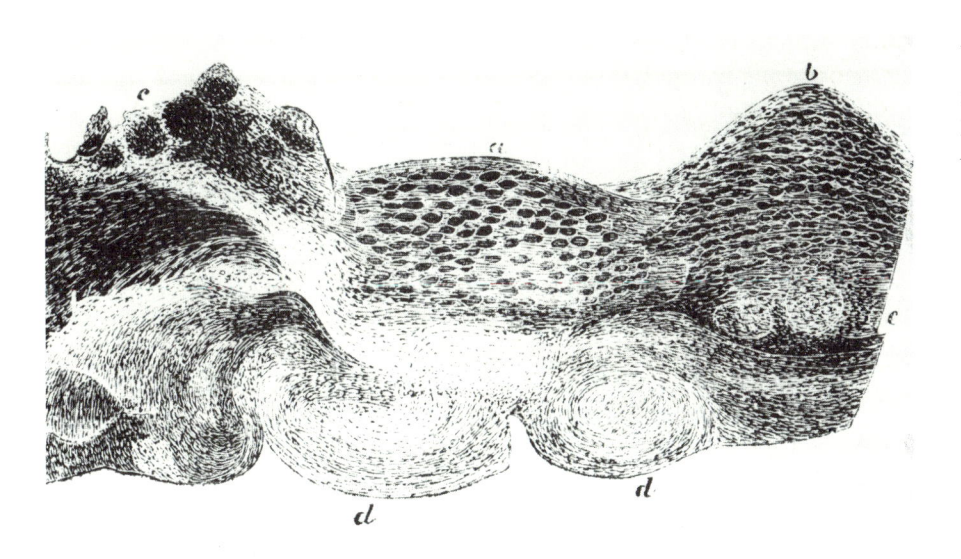

Abbildung 2313 (links)
»Ulceröse Endocarditis mitralis«. *Stich aus der* Cellularpathologie *von Virchow, Berlin, Hirschwald 1871.*

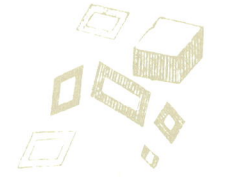

gen amerikanischen Publikationen einer Epoche, in der man sich speziell über den Atlantik begab, um in Europa Pathologie zu studieren.

4. Die Wiener Schule mit Carl Rokitansky

In Wien begann die Entwicklung der pathologischen Anatomie unter Maria Theresia von Österreich, zu deren Hofarzt 1745 Gerard van Swieten (1700 bis 1772) ernannt wurde. Wie Anton de Haen (1704—1776) stammte er aus den Niederlanden, und wie dieser war er ein ehemaliger Schüler Boerhaaves gewesen. So kam es, daß die im 18. Jahrhundert in Holland erzielten Fortschritte auch der österreichischen Medizin Anregungen verliehen. Man verbesserte die Einrichtung der Krankenhäuser und entwickelte die pathologische Anatomie. De Haen führte die ersten Sektionen durch.

1784 gründet man das Allgemeine Krankenhaus; 1796 entsteht ein Seziersaal neben der Leichenhalle. Die Entwicklung der neuen Abteilung für pathologische Anatomie geht an diesem Jahrhundertbeginn allerdings nicht ohne Schwierigkeiten vor sich: Der erste ordentliche Professor, Alois Rudolf Vetter (1765—1806), versteht sich nicht mit van Swieten und seinem Nachfolger. Er bereichert jedoch das Museum und veröffentlicht treffende Beschreibungen in seinem Buch *Aphorismen aus der pathologischen Anatomie* (1803). Wenig später jedoch reist Vetter, der nur unzureichend entlohnt wird und dessen Buch nicht recht Anklang gefunden hat, nach Krakau ab; bald darauf schon kehrt er nach Wien zurück, wo er stirbt.

Nach seinem Tod richtete man eine außerordentliche Professur in pathologischer Anatomie ein, aber die Beziehungen mit den Krankenhausärzten besserten sich kaum: Lorenz Biermayer, der die Aufgaben eines Prosektors versehen hatte, war so enttäuscht über die schlechte Aufnahme, daß er zu trinken begann. Dann starb vorzeitig Johannes Wagner (1800—1833), der einige interessante Beobachtungen bezüglich Cholera und verschiedener Hernien gemacht hatte.

Sein Nachfolger und ehemaliger Assistent Carl Rokitansky (1804—1878) sollte dagegen der Wiener pathologischen Anatomie den entscheidenden Anstoß geben und eine Schule gründen, die fast fünfzig Jahre lang die klassische pathologische Anatomie beherrschte; allerdings kannte sie nicht die Benutzung des Mikroskops, eines Instruments, dessen er sich nicht bediente.

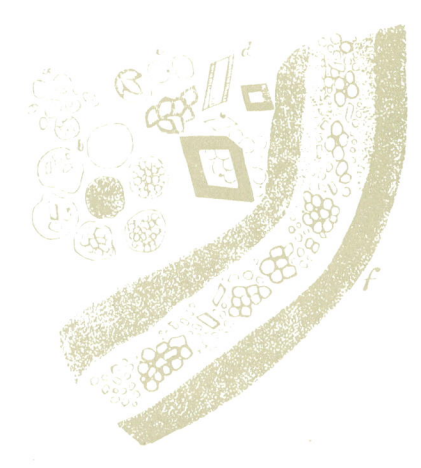

Abbildung 2314 (oben)
Oben auf dem Bild sind »Hämatoidin-Krystalle in verschiedenen Formen, Vergr. 300« *zu sehen.*
Unten: »Pigment aus einer apoplektischen Narbe des Gehirns. Vergr. 300«. *Abbildungen aus dem obigen Werk. (Berlin, ibd.)*
Die Arbeiten Rudolf Virchows, den wir als einen der Hauptbegründer der modernen Histopathologie ansehen, bilden den Ausgangspunkt für alle Begriffe, die sich auf krankhafte Veränderungen der Gewebe oder die Histologie des Krebses beziehen.

Dieser Fehler sollte ihn, wie wir noch erfahren werden, zu recht brüchigen pathologischen Theorien verleiten, die dann unter der Überprüfung Virchows zusammenbrachen. Der in Böhmen geborene Rokitansky hatte in Prag und Wien Medizin studiert. In seiner Jugend ließ er sich sowohl von den vergleichend-anatomischen Werken von Johann-Friedrich Meckel (1781—1833) als auch von jenen Lobsteins inspirieren. Rokitanskys Aktivität hat Berühmtheit erlangt: Jährlich führte er eintausendfünfhundert bis eintausendachthundert Sektionen durch, und dem Hörensagen nach schrieb er von 1827 bis 1866 eigenhändig nicht weniger als dreißigtausend Autopsieprotokolle nieder. Seine Seziertechnik wird noch heute an manch einer Universität angewandt.

Die Zusammenarbeit zwischen pathologischer Anatomie und Klinik entwickelte sich nun positiv, und der Medizin kam dies bezüglich ihrer Qualität durchaus zugute. Der ebenfalls aus Böhmen gebürtige Josef Skoda (1805 bis

*Abbildung 2315
Revolvermikroskop von Zeiss
für lichtundurchlässige und
transparente Objekte; es ist ausgestattet mit vier Okularen, fünf
Objektiven, Beleuchtungsapparat für monochromatisches
Licht, Zeichengerät nach Abbe
und Zubehör (1895).
(Paris, Museum des Centre
national des Arts et Métiers)*

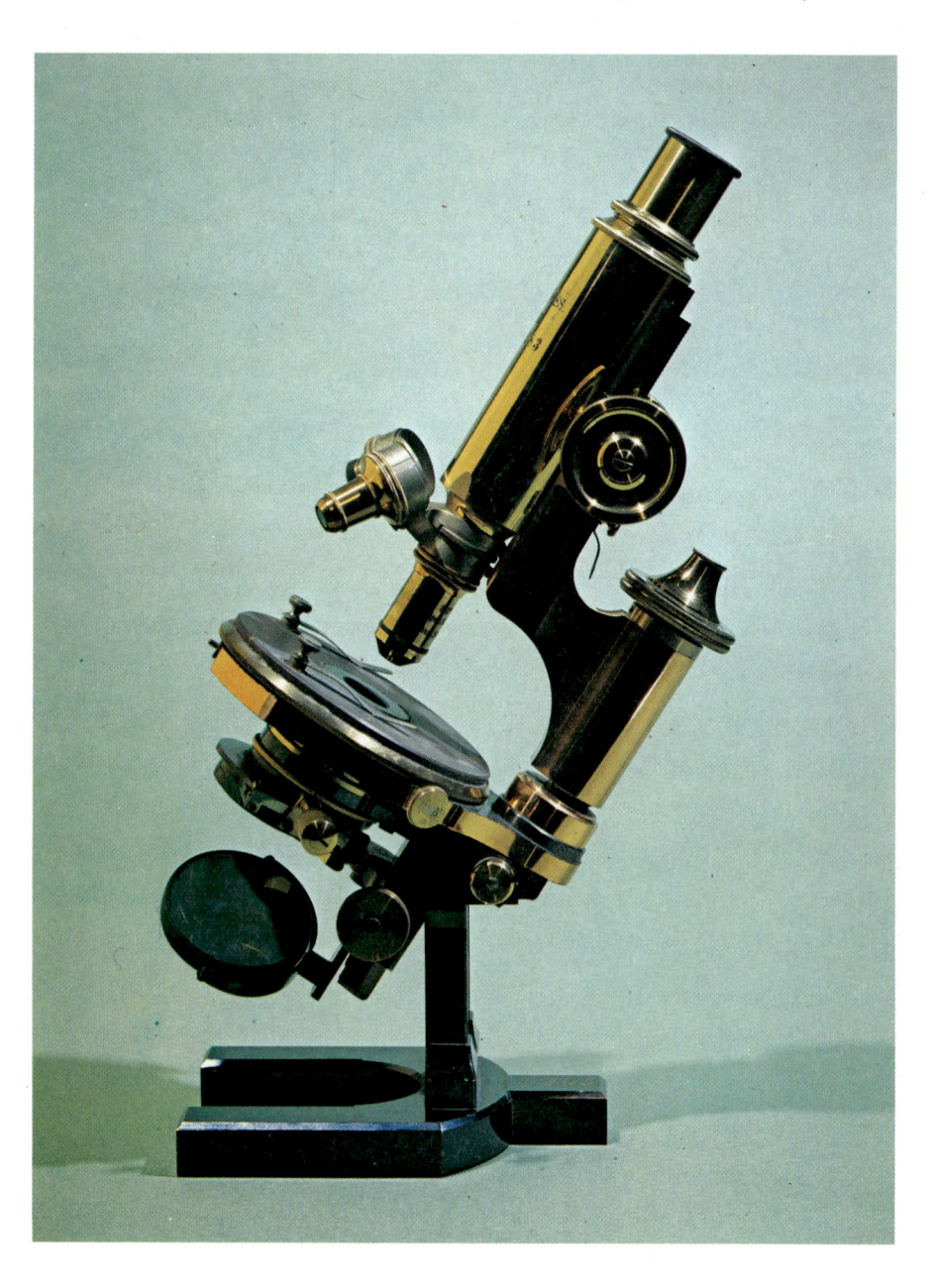

1881) maß der Gegenüberstellung klinischer Daten mit den Autopsiebefunden große Bedeutung bei.

Rokitanskys Lebenswerk, das sich von der Periode vor der Zellulartheorie bis zu jener Zeit hinzieht, in der das Mikroskop endlich seinen Sinn erfüllte, wies allerdings den Mangel auf, daß er nicht immer zeitgemäß dachte. In seinem *Handbuch der pathologischen Anatomie* (1842—1846) vertrat er noch die Ansicht, die Gewebe seien von einem »Blastem« gebildet, und er meinte, daß man die Pathologie vor allem humoral aufzufassen habe — dies erinnert noch an Galen. Für Rokitansky konnte man nämlich alle Erkrankungen auf ein Ungleichgewicht in der Blutzusammensetzung zurückführen. Da aber Virchow geschrieben hatte, diese Idee sei ein »ungeheuerlicher Anachronismus«, fühlte sich Rokitansky dazu veranlaßt, sein Buch noch einmal zu überarbeiten. Obwohl die theoretischen Konstruktionen des Wiener Pathologen keine Aktualität mehr besitzen, hat der Impuls, den er der Sektion gab, sich nachhaltig ausgewirkt; die Wiener Schule bildet den Ursprung der anatomisch-klinischen Gegenüberstellung, die noch in unserer Zeit einen so wichtigen Teil der medizinischen Ausbildung darstellt. Rokitansky veröffentlichte zahlreiche Betrachtungen und zeichnete als Autor einer bedeutenden Monographie über Herzwandanomalien. Als Dekan der Medizinischen Fakultät, später auch als Universitätsrektor, war Rokitansky eine angesehene Wiener Persönlichkeit, und 1874 feierte man seine Emeritierung mit großem Pomp.

Die Nachfolger Rokitanskys waren: Richard Heschl (1824—1881), der die Amyloidsubstanz untersuchte; Hans Kundrat (1845—1893), welcher das nach ihm benannte Lymphosarkom beschrieb; und Richard Paltauf (1858—1924), den wir wegen seiner Studien über die bösartige Lymphogranulomatose kennen. In Prag pflegte Rokitanskys Schüler Hans Chiari (1851—1916) diese Tradition weiter.

Einer der berühmtesten Schüler Skodas und Rokitanskys war Ignaz Philipp Semmelweis (1818—1865), der die Übertragbarkeit des Kindbettfiebers entdeckte. Maßgebender Wiener Chirurg der Epoche war Theodor Billroth (1829 bis 1894), einer der Begründer der Zellularpathologie; er betonte ausdrücklich, wie wichtig die pathologische Anatomie in der Chirurgie sei.

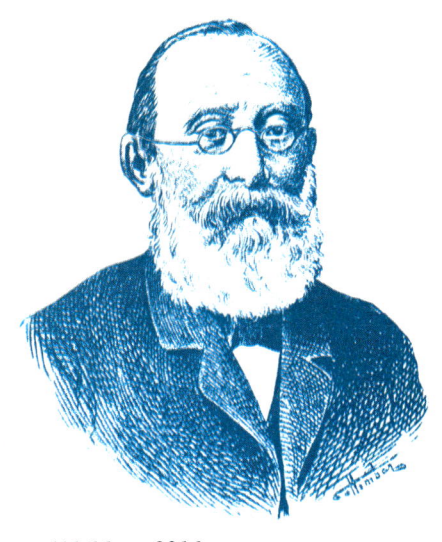

Abbildung 2316
Rudolf Virchow (1821—1902), nach einem Stich des ausgehenden 19. Jh.s.
(Paris, Musée d'Histoire de la médecine)

5. Virchow und die Zellularpathologie

Die Entdeckung des zellulären Aufbaus der Gewebe revolutionierte im frühen 19. Jahrhundert Biologie und Pathologie. Den Ausdruck »Zelle« gebrauchte Matthias Jakob Schleiden (1804—1881) für pflanzliche Bauelemente; er verglich sie nämlich mit den Zellen des Bienenstocks, da ihm die Anordnung der Zellulosewände aufgefallen war. Theodor Schwann (1810—1882), der davon erfuhr, wandte diese Bezeichnung nun auch auf tierische Gewebe an. Er behielt dennoch die Vorstellung von einem »Blastem« bei, denn er glaubte, die Zellen gingen aus einer lebenden amorphen Masse hervor (1838/39); sein Einfluß auf das theoretische Werk Rokitanskys ist bereits erwähnt worden.

Sehr bald begriff man den zellulären Aufbau der normalen und kranken Gewebe: Johannes Müller (1801—1858), in Bonn und Berlin Lehrmeister von Schwann, Henle und Virchow, zeigte die zelluläre Struktur der bösartigen Gewebsneubildungen in seiner Abhandlung *Über den feineren Bau und die Formen der krankhaften Geschwülste,* die er 1838 in Berlin publizierte. Auf seinen Schüler Jacob Henle (1809—1885) geht die moderne Klassifikation der Gewebe zurück. Dieser war nacheinander Anatomieprofessor in Zürich, Heidelberg und Göttingen und sollte noch starken Einfluß auf Virchow nehmen. Außerdem betätigte er sich als Autor eines *Handbuches der rationellen Pathologie* (1846—1853). In den Jahren, die auf Schwanns Entdeckungen folgten, entstanden zwei illustrierte Abhandlungen über pathologische Anatomie; eine von Julius Vogel (1814—1880), Göttingen, und eine andere von Hermann Lebert (1813—1878), der aus Breslau stammte, aber in Paris ansässig war. Der Titel letzteren Werkes begann: *Physiologie pathologique, ou recherches cliniques, expérimentales et microscopiques*...

Rudolf Virchow (1821—1902) blieb es jedoch vorbehalten, zu demonstrieren, wie sehr die Zellulartheorie die pathologische Anatomie bereichern konnte und daß sie geeignet war, zahlreiche Irrtümer der Vergangenheit zu beseitigen.

Virchow wurde in Schivelbein, einem kleinen Dorf in Pommern, geboren. Er absolvierte seine Studien in Berlin und bestand sein Medizinerexamen mit einer Dissertation über den Entzündungsprozeß (1843). Wenig später trat er als Assistent des Prosektors in die noch kaum entwickelte pathologisch-anatomische Abteilung der Berliner Charité ein. 1846 wird er zum Prosektor ernannt. Im folgenden Jahr schließt er sich mit einem jungen Pathologen zusammen, um das *Archiv für pathologische Anatomie und Physiologie und für klinische Medizin* zu begründen. Diese periodisch erscheinende Zeitschrift, in der er seine meisten anatomisch-pathologischen Arbeiten publiziert hat, wurde später als *Virchows Archiv* bekannt, und 1977 erschien bereits der dreihundertzweiundsiebzigste Band.

1848 beauftragt man Virchow mit einer Erhebung über eine Typhusepidemie in Schlesien; in seiner entsprechenden Veröffentlichung stellt er seine Fähigkeiten als Beobachter nicht nur medizinischer Fragen, sondern auch sozialer Probleme seines Landes unter Beweis. Virchow sollte im übrigen zeit seines Lebens eine wichtige Figur in der liberalen Politik Deutschlands werden, aber daß er in einem medizinisch-politischen Journal *(Die medizinische Reform, 1848/49)* seine Sympathie mit den revolutionären Bewegungen von 1848 ausdrückt, zieht ihm die Feindschaft der Staatsgewalt zu, so daß er seinen Platz in Berlin verliert. Man bietet ihm daraufhin aber sogleich den Lehrstuhl für

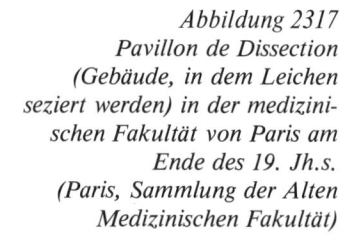

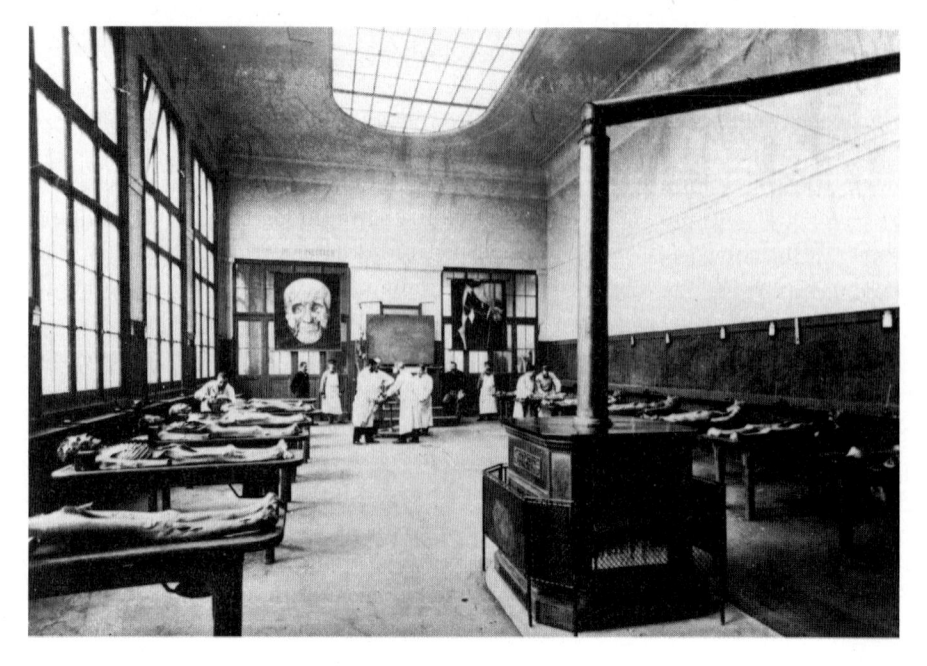

Abbildung 2317
Pavillon de Dissection
(Gebäude, in dem Leichen seziert werden) in der medizinischen Fakultät von Paris am Ende des 19. Jh.s.
(Paris, Sammlung der Alten Medizinischen Fakultät)

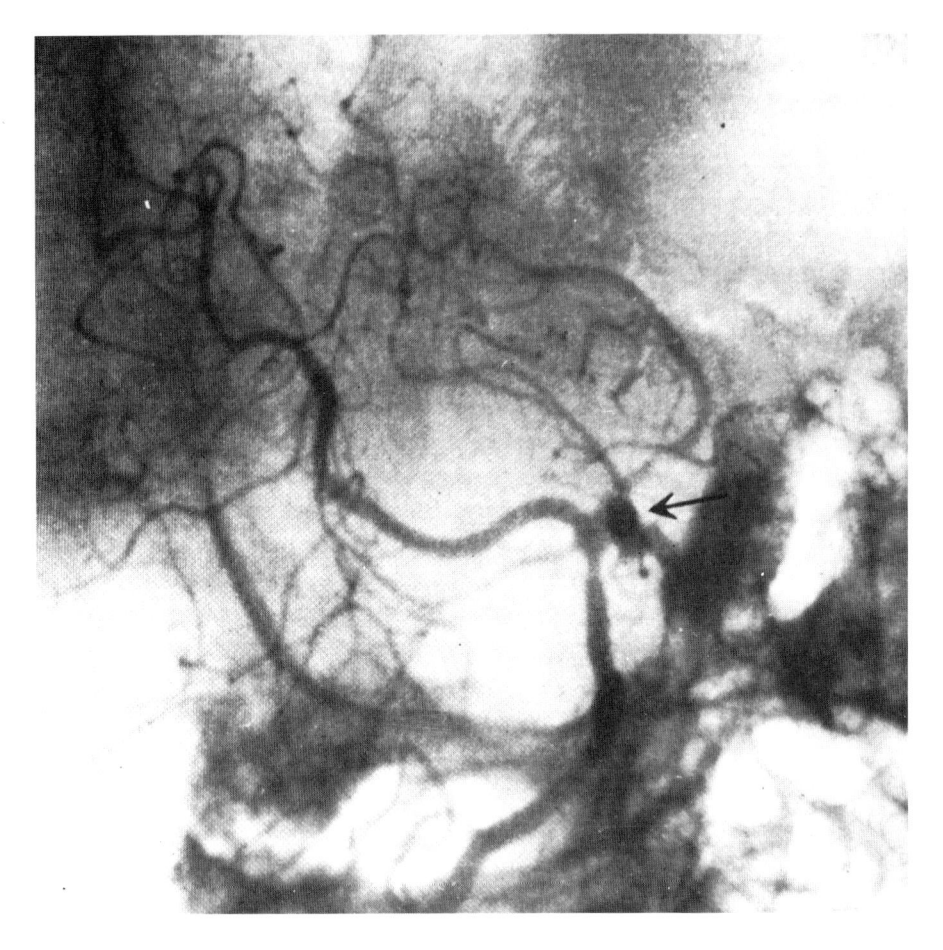

Abbildung 2318
Arteriographie von einem Aneurysma der oberen Kleinhirnarterie, gekennzeichnet durch einen Pfeil. *Illustration aus dem Werk* Artériographie vertébrale *von Jacques Bories. Paris 1958. (Paris, Bibl. der Alten Medizinischen Fakultät)*
Die Leichenzergliederung (siehe auch vorige Seite) war lange das einzige Mittel zum Kennenlernen der pathologischen Anatomie, bevor ihr dann in der zweiten Hälfte des 20. Jh.s funktionelle Explorationsmethoden am lebenden Menschen folgten; sie gestalteten diese Disziplin von Grund auf um. Fortan wird also eine tief im Körperinneren verborgene krankhafte Veränderung am lebenden Organismus erkennbar und in ihrer Entwicklung verfolgbar.

pathologische Anatomie in Würzburg an, während Reinhardt den Betrieb in Berlin aufrechterhält. Virchow wird glücklicherweise bald nach Berlin zurückgerufen, wo er seinem Institut und dem Museum neue Anregungen gibt; im März und April 1858 macht er die Ärzte mit den neuen Erwerbungen der Pathologie bekannt, nämlich in Form von zwanzig Lehrgängen, die er im selben Jahr unter dem Titel *Cellularpathologie* veröffentlicht. Dieses Buch hat, wie die fortlaufende Reihe von Neuauflagen anzeigt, einen immensen Widerhall gefunden. Eine französische Übersetzung mit einem Vorwort von Paul Picard, der an den Pariser Hospitälern tätig war und Virchow in Würzburg kennengelernt hatte — er war dort auch graduiert worden —, erscheint 1861.

Dieses Buch Virchows, das heute in der pathologischen Anatomie ebenso wie Morgagnis Werk *(De sedibus morborum)* in einem Glanze erstrahlt, den die Jahre kaum zu trüben vermochten, liefert auf der Grundlage der Zellulartheorie eine neue, wahrhaft wissenschaftliche Anschauung von den meisten in der Pathologie zu beobachtenden Fakten; er betrachtet sie unter einem allgemeineren und objektiveren Gesichtspunkt, ohne jegliche Neigung zum Systematisieren. Die moderne Epoche der pathologischen Anatomie beginnt mit diesen zwanzig Lehrgängen, und die Zweifel, die der Autor zum Beispiel über das Wesen der Krebsmetastasen äußert, legen Zeugnis ab von seiner tiefen Aufrichtigkeit und seiner Sorge, sich niemals vom objektiven Beobachten zu entfernen. Das Mikroskop wird daher auch in diesen Lehrgängen zum unentbehrlichen Hilfsmittel, und die meisten Holzschnitte, die als Illustrationen verwendet sind, beruhen auf Material, das unter dem Mikroskop beobachtet wurde.

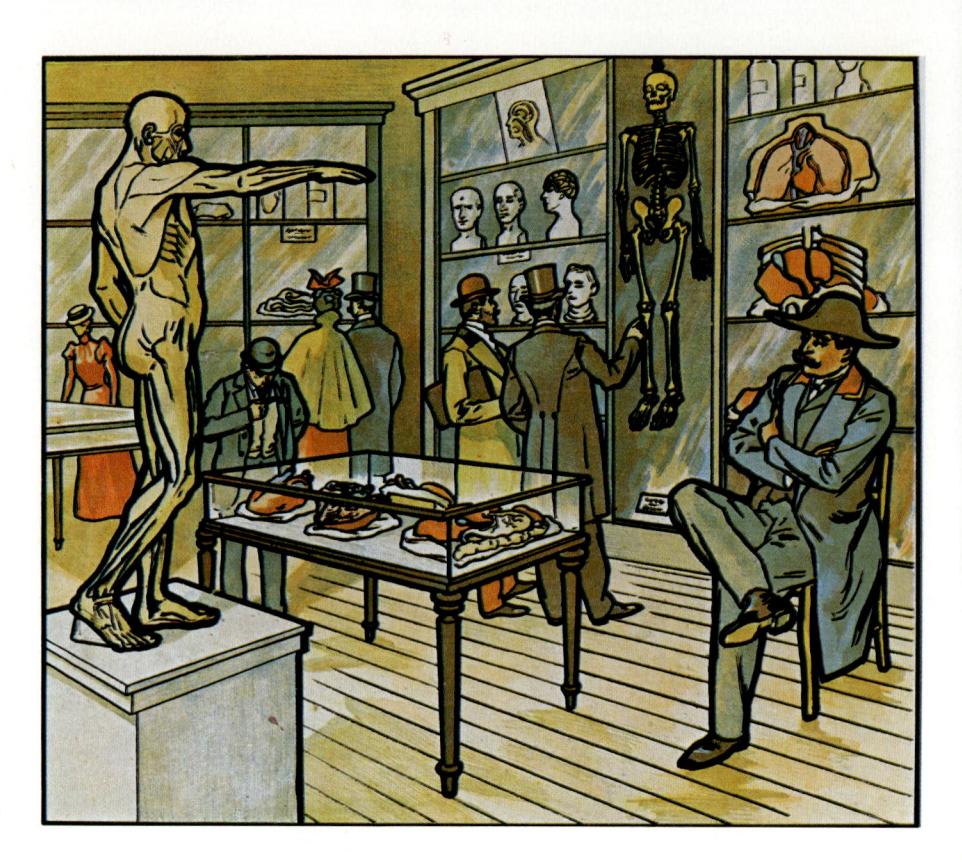

Abbildung 2319
Ein Anatomiemuseum im ausgehenden 19. Jh.
(Paris, Historische Sammlung des »Institut nationale de la Recherche pédagogique«)

Bevor Virchow sein Wissen in diesem kleinen, an Ideen so reichen Bändchen zusammenfaßte, hatte er in Würzburg und Berlin eine rege Aktivität entfaltet. Als erster interpretierte er die Begriffe Thrombose und Embolie richtig und klärte außerdem den Begriff Septikämie (man nannte diese damals noch »Pyokämie«). Er war ebenfalls einer der ersten, der die starke Leukozytenvermehrung in gewissen Fällen von Leukämie (sogenannter »Weißblütigkeit«) beobachtete und die Rolle der Lymphknoten oder der Milz dabei erkannte. Er untersuchte die mikroskopischen Aspekte der durch Entzündung entstandenen Schäden und erfaßte die Entstehung tuberkulöser Läsionen. Obwohl er mit primitiven Mikroskopen arbeitete, ohne spezifische Färbemittel, und die Gewebe nach rudimentären Methoden präparierte, machte er zahlreiche Entdeckungen, die heute noch berühmt sind. So auch seine Untersuchungen über die Zellen im Stützgewebe des Zentralnervensystems, dem er die Benennung Neuroglia verlieh, ferner seine Arbeiten über die Rolle der Lymphknoten bei der Ausbreitung des Krebses und die Bedeutung der Interzellularsubstanz des Bindegewebes. Abgesehen von seinen sehr zahlreichen eigenen Arbeiten war Virchow auch an der Veröffentlichung des *Handbuches der speziellen Pathologie und Therapie* (1854—1865) beteiligt. Als Anthropologe interessierte er sich überdies für die Probleme der Schädelentwicklung (1857).

Virchows Zellularpathologie basiert auf der Zellulartheorie, die er durch den Sinnspruch *Omnis cellula a cellula* in eine Formel gebracht hat; sie widerspricht der Theorie, daß es ein »Blastem« gebe oder Zellen ohne Ursprungszelle entstehen könnten. Seine Vorstellung, auf welcher die gesamte Biologie gründet, erscheint uns heute gleichsam banal, da wir die Bedeutung der Zelle und des genetischen Codes kennen. Vor über hundert Jahren aber, bevor man noch das Vorhandensein und den Sinn der Mitose entdeckte, ließ sich der Begriff einer kontinuierlichen Bildung von Zellen aus Zellen nur durch sehr aufmerksame mikroskopische Beobachtungen nachweisen; aus diesen ersah man, daß es kein lebendes Gewebe ohne Zellen gab und daß die an ihnen zu beobachtenden Veränderungen geeignet waren, die Pathologie auf neue Grundlagen zu stellen.

Um Virchows Lebenswerk angemessen würdigen zu können, möge hier wiederholt sein, was Professor Picard 1861 im Vorwort zur französischen Übersetzung der »Zellularpathologie« schrieb: »Die Humoralpathologie sieht überall Blut, Gefäße und Exsudate — und sie sieht nichts als das.« (Hier handelt es sich noch einmal um ein Echo auf die Veröffentlichungen Cruveilhiers oder Rokitanskys.) »Die Praxis tendiert dahin«, fährt Picard fort, »krankhafte Zustände durch Hypothesen über die Nerventätigkeit zu erklären.« (Das war die Doktrin, die Lobstein in Straßburg lehrte.) Und Picard folgert: »Hieraus ergeben sich die Widersprüche, von denen die Wissenschaft voll ist, und die Unklarheit, die einen exakt und positiv denkenden Menschen entmutigt.« Aber er schließt: »Zwanzig Jahre beharrlicher Arbeit, gewissenhafter Forschungen und unermüdlichen Fleißes haben es (Virchow) ermöglicht, die Zellularpathologie zu schaffen.«

Wir sehen also, in welch wenig wissenschaftlicher Atmosphäre sich die Pathologie noch bewegte und welch eine Revolution die Zellulartheorie auslöste; mit diesen Umwälzungen bleibt Virchows Name auf immer verbunden. Die Klarheit seines Denkens und die Einfachheit seiner Darlegungsart müssen

Abbildung 2320 (unten links) Tafel XI aus dem Werk Traité d'anatomie pathologique *von J. F. Lobstein, Paris 1829—1933; Fig. I zeigt »eine voluminösere Milz als üblich, mit speckartig degenerierter Substanz« und Fig. 2 »dieselbe Milz, der Länge nach aufgeschnitten«. (Paris, Bibl. der Alten Medizinischen Fakultät)*

Abbildung 2321 (unten rechts) Läsionen bei multipler Sklerose (Fig. 1, 2 und 4) und Degeneration der hinteren Rückenmarkstränge bei syphilitischer Tabes (Fig. 3). Cruveilhier beschreibt hier die anatomischen Schäden bei multipler Sklerose. Da wir selbst heute noch nicht die Ätiologie dieser Erkrankung erfaßt haben, definieren wir sie ausschließlich entsprechend ihren anatomischen Läsionen.

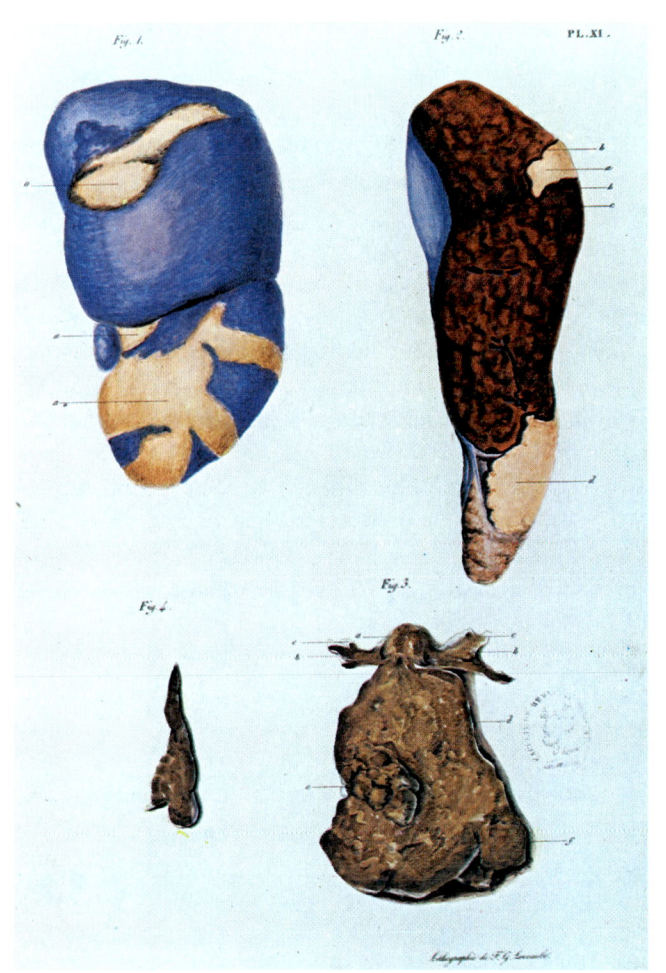

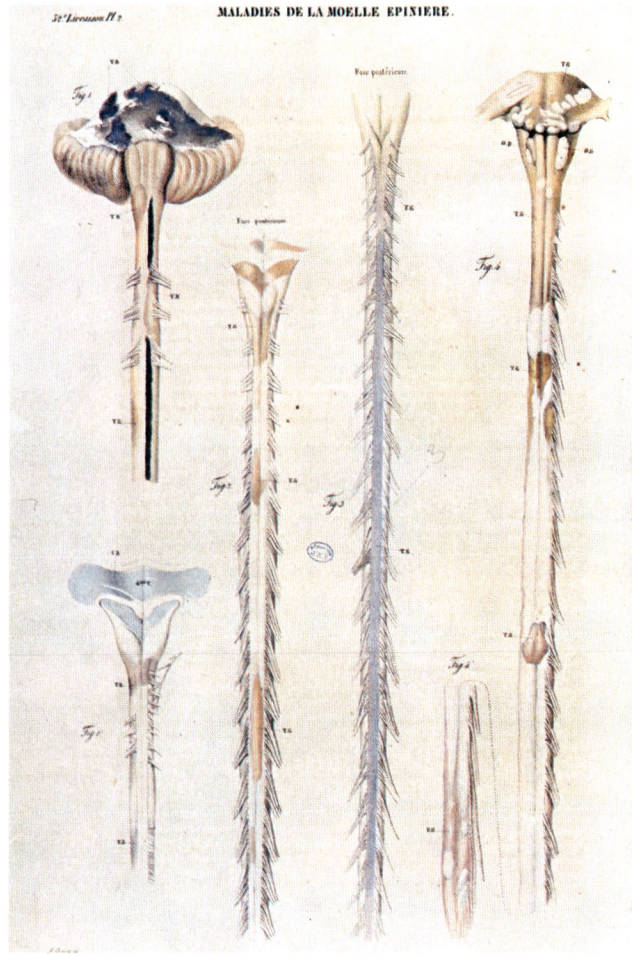

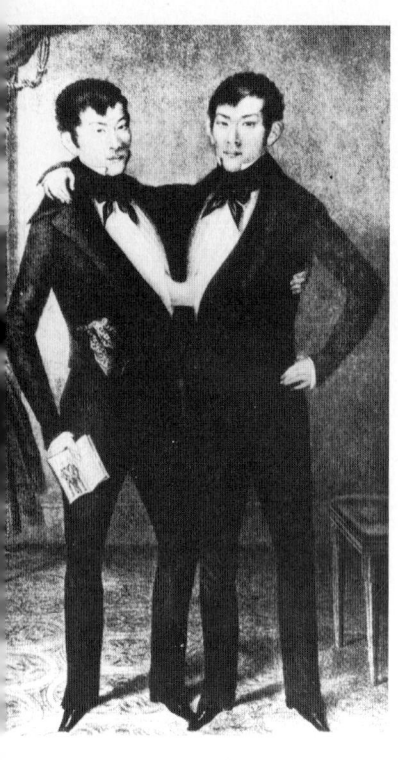

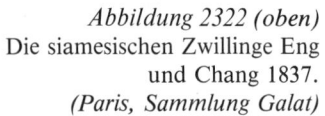

Abbildung 2322 (oben)
Die siamesischen Zwillinge Eng und Chang 1837.
(Paris, Sammlung Galat)

Abbildung 2323 (rechts)
Unterricht am Krankenbett 1868.
(Paris, Sammlung der Alten Medizinischen Fakultät)

Abbildung 2324–26 (gegenüber)
Arteriographie; sie zeigt eine atheromatöse und sinuöse Kopfschlagader mit mehreren Stenosestellen. Sie wurde dem Werk Arteriographie *von David Sutton, London und Edinburg 1962, entnommen.*
(Paris, Bibl. der Alten Medizinischen Fakultät)

Die Pathologie nach Virchow im ausgehenden 19. Jahrhundert

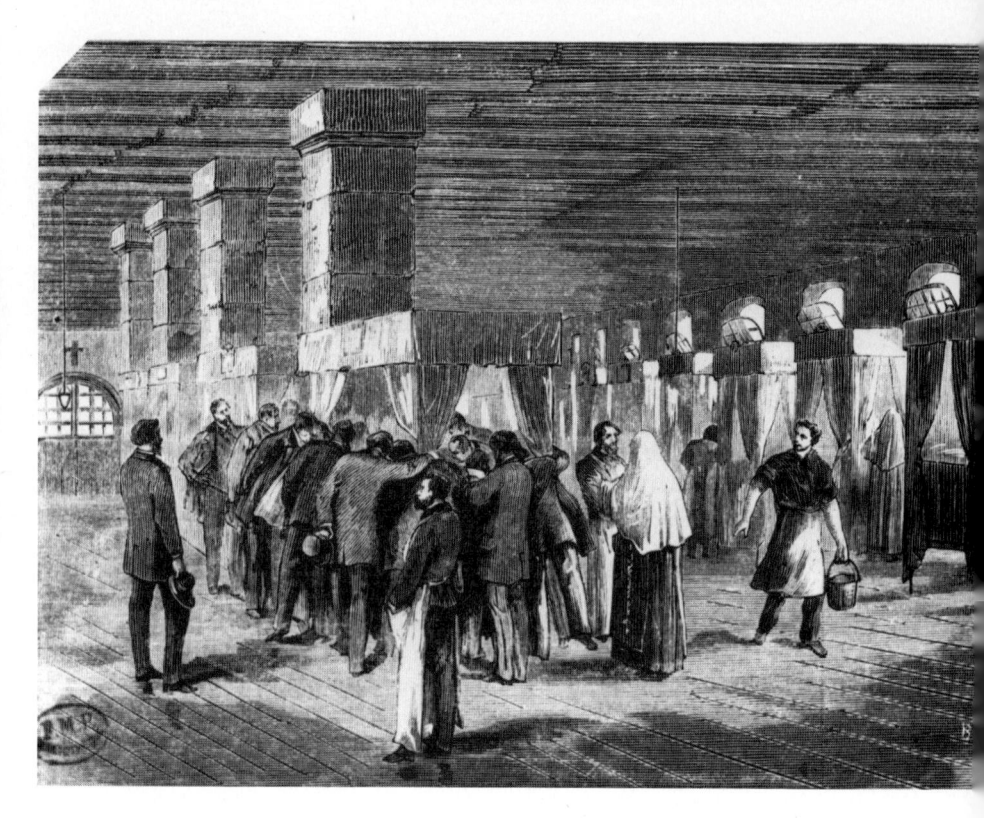

die damaligen Zuhörer seiner zwanzig Vorträge, welche die moderne pathologische Anatomie begründeten, zutiefst beeindruckt haben. Obzwar es zutrifft, daß die Kritik zeitweilig Virchow vorwirft, er, der große Anhänger der Zellulartheorie, habe nicht begriffen, daß Krebsmetastasen das Resultat einer Zellwanderung seien, und er spräche überdies noch von einer »Krebssubstanz«, einer krebsigen Umwandlung des Bindegewebes auf Distanz (er verwechselte damals noch die Carcinome mit den Sarkomen), stimmt es nicht, daß er diese Probleme nur oberflächlich überdacht hat. Er äußerte nämlich, er könne die Idee nicht von sich weisen, daß sich die Krankheit (der Krebs) durch Zellen generalisiere, die aus den Geschwülsten stammen und mit dem Blut fortgetragen würden. Der Nachweis der wirklichen Beschaffenheit der Epithelialgeschwülste und der Tatsache, daß diese nicht auf einer Metaplasie (d. h. Umwandlung einer Gewebeart in die andere) des Bindegewebes beruhen, wie Virchow es nahegelegt hatte, sollte bald Robert Remak, Berlin (1815—1865), gelingen; Wilhelm Waldeyer (1836—1921) zeigte den embolischen Charakter der Metastasen und die Rolle der Lymphgefäße beim Transport der Krebszellen.

Sieht es nicht so aus, als ob der Fortschritt der medizinischen Wissenschaften seit dem vorhergehenden Jahrhundert einer fortwährenden Beschleunigung unterworfen war und die Medizin als Gesamtheit durch die Weiterentwicklung aller Wissensbereiche hinzugewann?

Indes bewirkten der Einfluß bestimmter Persönlichkeiten wie Virchow, ferner die in den verschiedenen Ländern herrschenden Umstände sowie die verschiedene Entwicklung der Techniken in Europas Regionen, daß die Evolution der pathologischen Anatomie ungleich verlief; um die Jahrhundertwende pflegte man diese vor allem in den deutschsprachigen Ländern, bevor sie sich dann im 20. Jahrhundert nach den englischsprachigen verlagerte.

Mehrere Faktoren erklären diese Unterschiede. Auf den Einfluß Virchows und seiner Schule ist es zurückzuführen, daß die Leichenhallen der deutschen Krankenhäuser fast überall in pathologische Institute umgewandelt wurden — diese Entwicklung setzte sich in Frankreich oder England nicht durch, da die pathologische Anatomie dort Sache der Kliniker blieb. Frankreich verlor zudem nach der Niederlage von 1870 Straßburg mit seiner Schule, deren Einfluß am Jahrhundertbeginn wir bereits angesprochen haben.

Mehrere für den Fortschritt der Mikroskopie unerläßliche Techniken entwickelte man nun insbesondere in Deutschland weiter. Zuvor hatte man sich mit Mikroskopen begnügt, deren Aberration nur recht unscharfe Bilder bei einer hohen Vergrößerung zuließ; ferner färbte man die Präparate mit wenigen einfachen Farbstoffen wie Karmin an und stellte sie nach vergleichsweise rudimentären Schnittmethoden her. Nun aber gelang es Joseph Lister in Großbritannien, moderne zusammengesetzte Mikroskope ohne erhebliche Aberration zu entwickeln. In Deutschland baute Ernst Abbe den Kondensor, der einen entscheidenden Fortschritt darstellte; er formulierte seine mathematische Theorie über die Entstehung des mikroskopischen Bildes — sie bildete die Grundlage für eine Verbesserung des Instrumentariums. Ebenfalls in Deutschland kam nun rasch die Farbstoffindustrie auf. Paul Ehrlich (1854—1915), der geniale Pionier der Immunologie und Chemotherapie, führte die Anilinfarbstoffe in die Mikroskopie ein. Schließlich brachte Edwin Klebs (1869) die Paraffineinbettung auf, so daß man nun viel feinere (nämlich einige Tausendstel Millimeter dicke) Schnitte anfertigen konnte, während in Frankreich der Histologe Mathias Duval (1844—1915) die Einbettung in Zelloidin erfand; diese sollte noch sehr große Dienste bei der Untersuchung der Schädigungen des Nervensystems leisten, da die Schnitte dadurch ausreichend fein, aber auch großformatig sein konnten (z. B. über eine ganze Hirnhemisphäre greifend).

Bedeutend verbessert wurden auch die Fixierungsmethoden, so daß die Feinstrukturen erhalten blieben. Walther Flemming (1843—1905) erfand ein Fixiergemisch aus Osmiumtetroxyd, Bichromat und Essigsäure. Als erster formulierte er den Satz vom Fortbestand der Kernstrukturen: *Omnis nucleus a nucleo*. Erst 1893 führte F. Blum, Frankfurt, das Formalin ein, welches künftig als Standardfixiermittel in allen Laboratorien vorhanden sein sollte. Die rapide Entwicklung der Untersuchungshilfsmittel führte schließlich dazu, daß das optische Mikroskop gegen Ende des Jahrhunderts die theoretische Grenze seines Auflösungsvermögens erreichte. Sie liegt ungefähr bei 0,0002 Millimeter, einer Dimension, die mit der Wellenlänge des benutzten Lichts zusammenhängt. Diese Hürde (mehr als fünfzig Jahre lang sollte sie die Morphologie daran hindern, den Anschluß an die Makromolekularchemie zu gewinnen) konnte man erst mit dem Aufkommen des Elektronenmikroskops überwinden.

In dieser Periode, welche die am Jahrhundertbeginn angekündigte Umgestaltung der Medizin bestätigte, sah man gleichzeitig die Entstehung von Mikrobiologie und Immunologie unter dem entscheidenden Anstoß von Louis Pasteur. Währenddessen kamen auch die Kenntnisse über die Chemie des Lebendigen schnell voran, und die Physiologie wurde von Jahr zu Jahr wissenschaftlicher und präziser. Claude Bernards Werk *Introduction à l'étude de la médecine expérimentale* (1865) legt in einer lichtvollen Sprache Zeugnis ab vom Geist der neuen wissenschaftlichen Medizin. In diesen auf wissenschaftlichem Gebiet besonders ereignisreichen Jahren schloß sich die pathologische Anatomie mehr und mehr an die anderen Techniken der biologischen Forschung an.

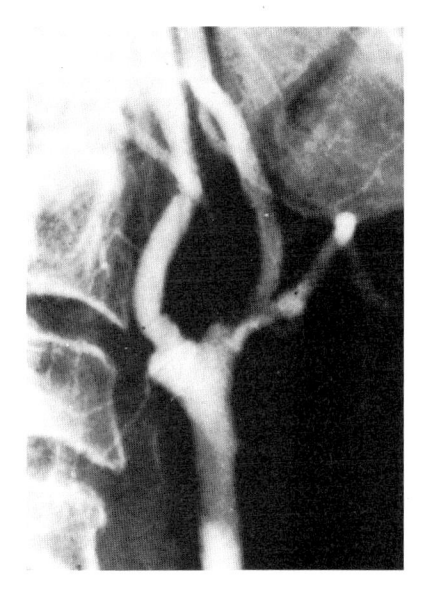

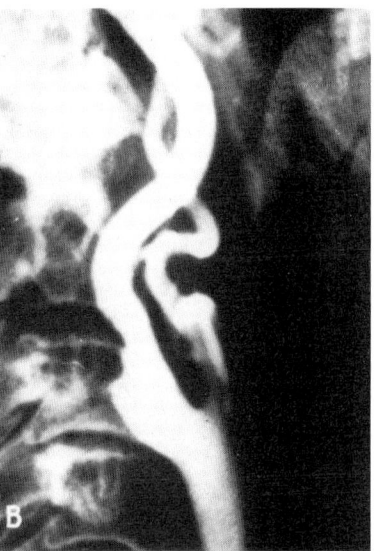

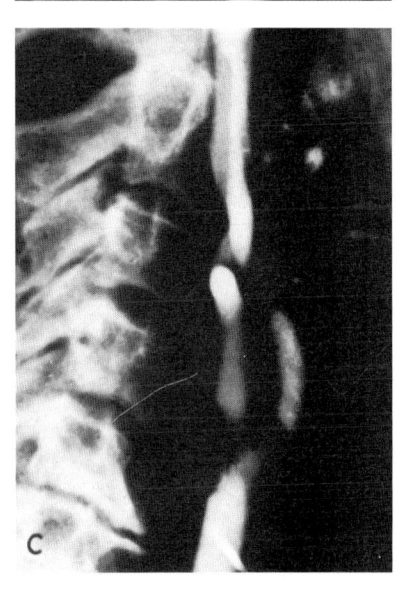

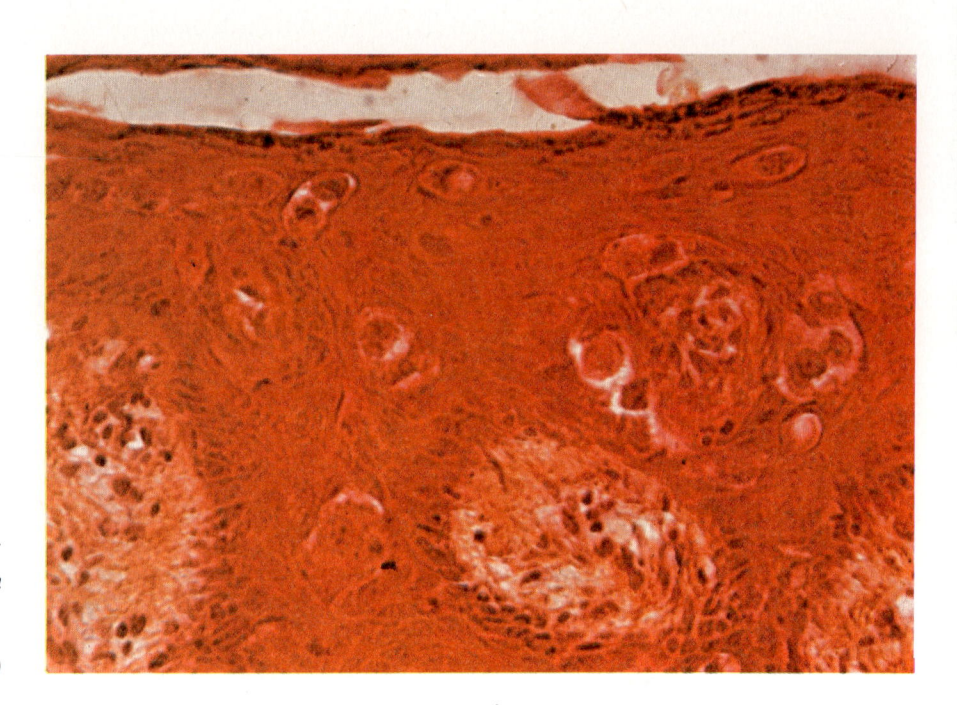

Abbildung 2327
Paget-Krankheit der weiblichen Brust.
(Photo: Dr. Yves Bruneau, Nantes)

Bisweilen zeigte sie Neigung, ihre Individualität zu verlieren. Diese beruht nicht nur auf der Benutzung eines bestimmten Instruments, nämlich des Mikroskops, sondern vor allem auch auf der Autopsie, d. h. der Nachprüfung der Diagnose *post mortem*.

Wir können hier aus einer Epoche, in der die Entdeckungen immer schneller aufeinanderfolgten, natürlich nur einige wichtige Namen berücksichtigen: In Deutschland veröffentlicht Eduard Rindfleisch (1836—1908) 1871 eine Abhandlung über pathologische Anatomie. Der in Bonn ansässige Schüler Virchows spricht im Vorwort zu seinem Buch aus, was die zeitgenössischen Forscher empfinden; er beklagt sich nämlich über die Schwierigkeit, mit den Entdeckungen Schritt zu halten, und weist Leser künftiger Zeiten darauf hin, daß seine Schriften lediglich den Stand der Kenntnisse von 1870 widerspiegeln. Man ruft mehrere neue Periodika ins Leben. Edwin Klebs (1834—1913), den wir vor allem wegen seiner bakteriologischen Arbeiten kennen, gründet 1872 das *Archiv für experimentelle Pathologie und Pharmakologie;* es stellt noch heute eines der wichtigsten Periodika für experimentelle Therapeutik dar. Ernst Ziegler (1849—1905) begründet die *Beiträge für Pathologie,* die man später als *Zieglers Beiträge* kennt; gegenwärtig handelt es sich um eine der wichtigsten anatomisch-pathologischen Zeitschriften des europäischen Kontinents.* Wichtig sind auch Julius Cohnheims (1839—1884) klassische Beschreibungen der Leukozytendiapedese und der Eiterbildung. Er begründete die Theorie über den embryonalen Ursprung des Krebses und schrieb eines der ersten Bücher über allgemeine pathologische Anatomie (mit dem Titel: *Vorlesungen über allgemeine Pathologie,* 1877).

In Frankreich wird die pathologische Anatomie, die nach der Revolution einen rapiden Aufschwung genommen hat, allmählich eine klinische Disziplin; der Beruf des Pathologen genießt dort nicht dasselbe Prestige wie rechts des Rheins. Die französische Schule brilliert vor allem in der Neuropathologie; ihre Hauptvertreter sind Jean-Marie Charcot (1825—1893), der die Läsionen bei multipler Sklerose und Kinderlähmung beschreibt, sowie sein Nachfolger Jules

* Heute bekannt unter dem Titel *Pathology, Research and Practice* (1978)

Déjerine (1849—1917). Letzterer legt auf der Basis anatomischer Befunde die Prinzipien für die Lokalisation der Hirnfunktionen fest. Innerhalb dieses Kreises sei noch genannt Pierre Marie (1853—1940), der außer seinen neurologischen Arbeiten noch bestimmte Hypophysentumoren mit einer Art von Gigantismus in Zusammenhang brachte, dem er die Bezeichnung Akromegalie verlieh.

In Großbritannien sollte die pathologische Anatomie im 19. Jahrhundert trotz des Einflusses der Hunters weniger Ansehen genießen als in Deutschland, denn dieses Fach war dort (wie in Frankreich) Sache der Chirurgen und Internisten, die ihm nur einen geringen Teil ihrer Zeit widmen konnten. Es gab nur zwei Lehrstühle: einen in Edinburgh (er wäre beinahe abgeschafft worden) und einen am Guy's Hospital. Wie in Frankreich sah diese Epoche in Großbritannien die Neuropathologie aufkommen, und zwar unter der Führung von Sir William Gull (1816—1890), Professor am Guy's Hospital; er arbeitete das Krankheitsbild der Tabes heraus und publizierte in Zusammenarbeit mit Henry G. Sutton wichtige Schriften über chronische Nierenentzündungen (1872). Sir James Paget (1814—1899) kennt die Nachwelt, weil er die nach ihm benannte Knochenerkrankung (1877), ferner die Pagetsche Krankheit der weiblichen Brust — eine Krebsvariante — (1874) und mehrere andere Syndrome entdeckte; 1853 gab er am Saint Bartholomew Hospital das große Werk *Surgical Pathology* heraus; hierunter verstand er die Anwendung der pathologischen Anatomie auf die Untersuchung von Material, das chirurgisch oder aus Biopsien gewonnen wurde; das neue Gebiet entwickelte sich in der Folge so stark, daß es selbst die Autopsie ausstach und schließlich eine eigene Unterdisziplin bildete.

In den Vereinigten Staaten holte die Medizin dieser Epoche bald zu jener des europäischen Kontinents auf, um dann nach und nach einen Vorsprung zu gewinnen, der sich bis heute ständig vergrößert hat. William Pepper (1843 bis 1898), Philadelphia, veröffentlichte eine medizinische Abhandlung, in der zum erstenmal die Knochenmarkschädigungen bei perniziöser Anämie beschrieben sind; die Heilung dieser Krankheit sollte 1934 den drei Amerikanern G. H. Whipple, G. R. Minot und W. P. Murphy den Nobelpreis eintragen. Das erste große amerikanische Traktat über pathologische Anatomie, das man noch viele Male neu auflegen sollte, verfaßte Francis Delafield (1841—1915) von der

Abbildung 2328 (unten) Mikrotom. *Da die Mikroskopie die Herstellung von Schnitten erforderte, entwickelte man in den Jahren 1866 bis 1886 neue Geräte, nämlich die Mikrotome, mit denen sich Schnitte der zu untersuchenden Objekte mechanisch anfertigen ließen. Das erste Mikrotom wurde gegen 1866 von W. His konstruiert. Illustration aus dem Werk* Les Microbes *von P. G. Charpentier, Paris 1909. (Privatsammlung)*

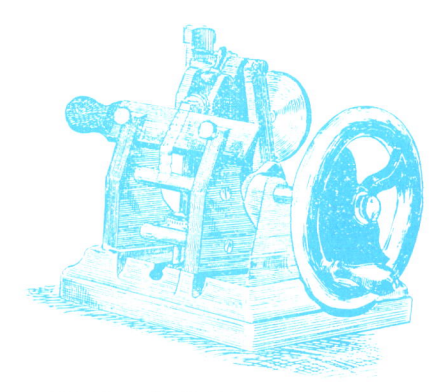

Abbildung 2329/30 Farbszintigramm von der Leber. *Rechts: eine normale Leber; links: eine zirrhotische Leber, vermutlich mit Geschwulst am rechten Leberlappen. Abbildung aus* Introduction à la scintigraphie clinique *von B. Delaloye, Paris 1966. (Paris, Bibl. der Alten Medizinischen Fakultät)*

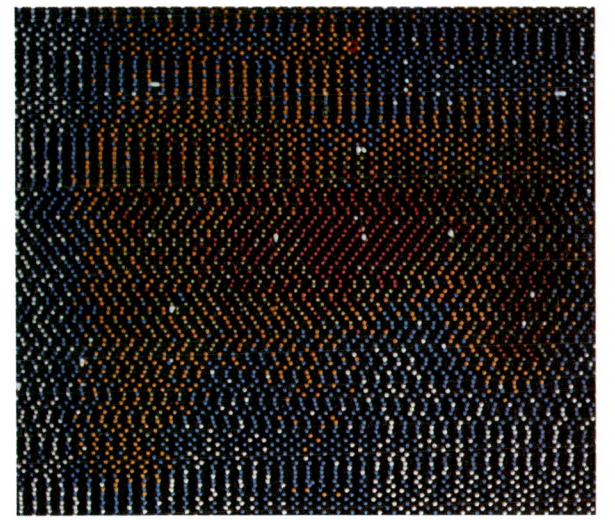

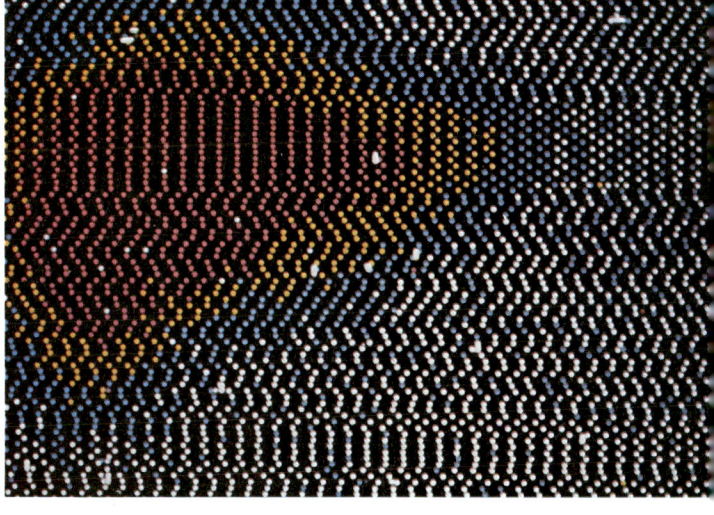

Columbia-Universität. Die dominierende Persönlichkeit in der Pathologie des ausgehenden Jahrhunderts war William Henry Welch (1850—1934), der in Deutschland als Schüler Cohnheims das akute Lungenödem untersuchte und dessen Mechanismus erklärte; nachdem er alle großen europäischen Zentren besucht hatte, trat er als Pathologe in die John Hopkins University, Baltimore, ein. Seine Forschungen konzentrierte er seitdem mehr auf Mikrobiologie und die Pathologie der Infektion. Sein gewichtiger Einfluß begünstigte die Organisation vollgültiger pathologischer Departements in den Vereinigten Staaten. Flexner (1925) äußerte sich über ihn folgendermaßen: „Die unerläßliche Vereinigung der Ämter des lehrenden Pathologieprofessors und des Krankenhauspathologen in einer Person wurde in den Vereinigten Staaten von ... William H. Welch eingeführt. Die experimentelle Ausrichtung der Pathologie befruchtete auf diese Weise die sterile Leichenhallenpathologie." Erwähnung verdienen des weiteren Reginald Heber Fitz (1843—1913), der als erster die »Blinddarmentzündung« (d. h. als Perforating Inflammation of the Vermiform Appendix) definierte; Charles McBurney (1845—1913), der diese Diagnose präzisierte; John Blair Deaver (1855—1931), der 1896 die erste Monographie über dieses Leiden veröffentlichte, mit der Einschränkung allerdings, daß schon Celsus es zu Beginn unserer Zeitrechnung annähernd beschrieben hatte.

Die pathologische Anatomie im 20. Jahrhundert

Auch die Evolution der pathologischen Anatomie im vergangenen Dreivierteljahrhundert ist bereits ein Teil Historie geworden, aber sie kann hier nur sehr oberflächlich behandelt werden. In der Biologie, ihrer tragenden Säule, kam es zu einer Umwälzung, die sich nur mit jener des letzten Jahrhunderts vergleichen läßt, als die Zellulartheorie es endlich ermöglichte, das Substrat der organischen Veränderungen zu sehen, welche schon die Alten beschrieben

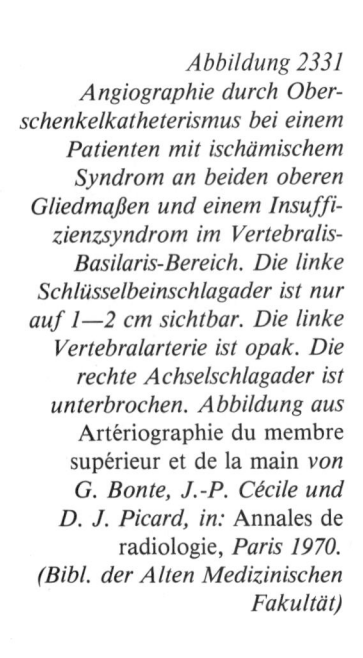

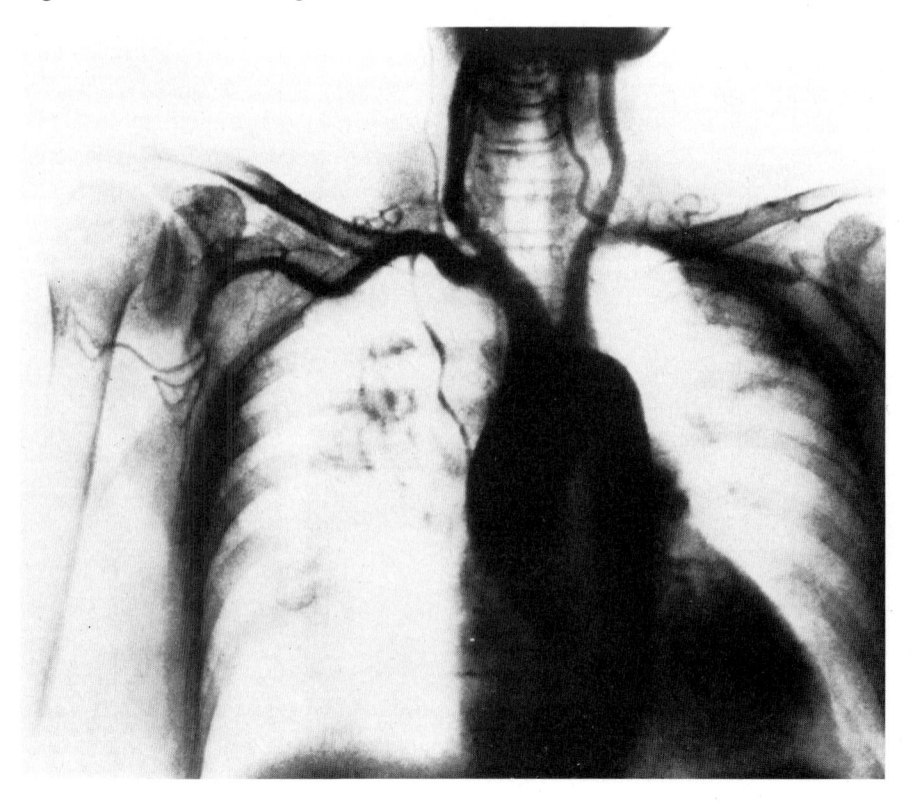

Abbildung 2331
Angiographie durch Oberschenkelkatheterismus bei einem Patienten mit ischämischem Syndrom an beiden oberen Gliedmaßen und einem Insuffizienzsyndrom im Vertebralis-Basilaris-Bereich. Die linke Schlüsselbeinschlagader ist nur auf 1—2 cm sichtbar. Die linke Vertebralarterie ist opak. Die rechte Achselschlagader ist unterbrochen. Abbildung aus Artériographie du membre supérieur et de la main *von G. Bonte, J.-P. Cécile und D. J. Picard, in:* Annales de radiologie, *Paris 1970. (Bibl. der Alten Medizinischen Fakultät)*

hatten. Die Wellenlänge des Lichts beschränkte das optische Mikroskop auf die Beobachtung von Objekten, die größer als ein Zehntausendstel Millimeter waren.

Das Elektronenmikroskop dagegen besitzt ein theoretisches Auflösungsvermögen, das bis zum Molekül reicht und sogar bis zum Atom, wenn dieses ausreichend schwer ist. Vor fünfzig Jahren betrachtete man die Zelle als fundamentale Entität mit einer Ausstattung an chemischen Substanzen, deren Komplexität man sich wohl bewußt war; ferner war bekannt, daß sie sich vermehren konnte, indem sie die genetischen Merkmale der Arten in den Chromosomen verankert weitergab (man wußte nur nicht, auf welche Weise). Zwischen den doch so feinen Strukturen, welche die Mikroskopisten beschrieben, und der Welt der Biochemiker, die Entdeckungen auf Entdeckungen häuften, tat sich ein Zwischenraum auf, der von vagen Entitäten, wie z. B. Kolloiden, Mizellen, Gelen, Koazervaten, Makromolekülen usw., bevölkert war.

Die fast simultan erfolgenden Beiträge der neuen Mikroskopie und des fraktionierten Zentrifugierens sowie die Entwicklung der Isotopentechniken, der Chromatographie und der Elektrophorese sollten dann endlich die Einheit der lebenden Materie zeigen, zur Entdeckung der Nukleinsäure als Substrat der Vererbung führen, die Lokalisation der Zellfunktionen präzisieren und es ermöglichen, eine allgemeine Biologie zu konstruieren, die eine der glanzvollsten Errungenschaften des 20. Jahrhunderts blieb. Der Zytologie wurde nach dem Zweiten Weltkrieg eine rasche Entwicklung zuteil, während die Molekularbiologie, die aus der Entdeckung des genetischen Codes und der Mechanismen seiner Transkription entstanden war, sich nach und nach in einen neuen Zweig der Biologie und Chemie verwandelte.

Und dennoch hatte die Periode, die wir hier schildern, noch nie dagewesene politische und soziale Umstürze erlebt; zwei mörderische Kriege waren über sie hinweggegangen. Sie sollte die Vereinheitlichung der Ausübung der pathologischen Anatomie sehen (außer in den Ländern, die sich aufgrund religiöser Tabus der Autopsie entgegenstellten); währenddessen nahmen in der Neuen Welt, die von Kriegen weitgehend verschont geblieben war, die biologischen und medizinischen Wissenschaften einen großen Aufschwung. An dieser Stelle erscheint die Erwähnung des nachhaltigen Einflusses angemessen, den Flexners berühmte Studie mit dem Titel *Medical Education* ausübte. In der 1925 erschienenen Schrift riet dieser Autor den Universitäten der Vereinigten Staaten zu einer Reihe von Maßnahmen, die auch wirklich breite Anwendung fanden und ihnen dazu verhalfen, recht bald die Stellung einzunehmen, die uns bekannt ist.

Insbesondere bildeten in diesem Werk der Unterricht in pathologischer Anatomie und die Stellung dieser Disziplin im *Curriculum* (d. h. dem Lehrplanablauf) den Gegenstand präziser Ratschläge. Die Lehrstühle sollten von vollgültigen Titularen besetzt werden; außerdem legte der Autor dar, welche Bedeutung der Untersuchung *post mortem* und der experimentellen Pathologie in der klinischen Medizin zukam. Die Nachwirkungen dieses Werks waren beachtlich; die Veränderungen, welche es in den Medizinakademien nach dem Ersten Weltkrieg nach sich zog, bewirkten in Europa ein wachsendes Interesse für die Einrichtung von Lehrstühlen für pathologische Anatomie sowie ein besseres Verständnis der Rolle des Pathologen innerhalb der gesamten medizinischen Wissenschaften. Während dieser Zeit war die klassische Mikroskopie nicht stehengeblieben, und man erzielte darin noch beträchtliche Fortschritte, bevor die Ultramikroskopie aufkam. Zitieren wir namentlich verschiedene Ver-

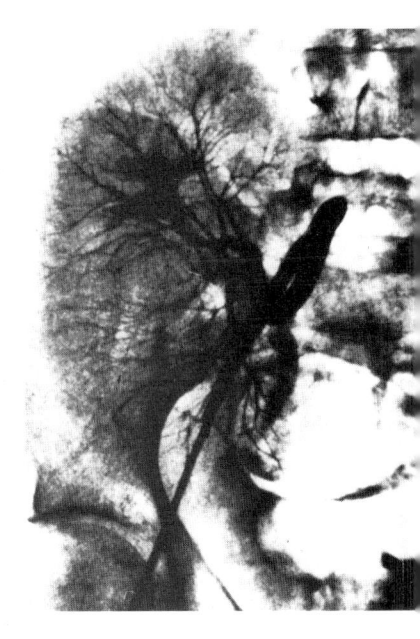

Abbildung 2332
Arteriographie einer transplantierten Niere; zu sehen sind beträchtliche Unregelmäßigkeiten im Kaliber der Zwischenlappenarterien; sie zeigen eine akute Abstoßungsreaktion im Bereich der Gefäße an.
Die Abbildung wurde dem Werk Arteriographie rénale *von J. Tongio, J.-C. Masson und Kollegen, Paris 1975, entnommen.*
(Paris, Bibl. der Alten Medizinischen Fakultät)

*Abbildung 2333
Anatomisches Demonstrationsobjekt aus Holz; es stellt einen gehirnlosen Fötus mit verschiedenen Mißbildungen dar. Dieses Stück gehörte bis zum 18. Jh. zum Bestand des Kabinetts der 1731 gegründeten Académie royale de chirurgie; anhand des Inventars, das im Nationalarchiv aufbewahrt wird, erhalten wir einen Eindruck von der Bedeutung dieser Sammlung. (Paris, Musée Dupuytren, Prof. Abélanet)*

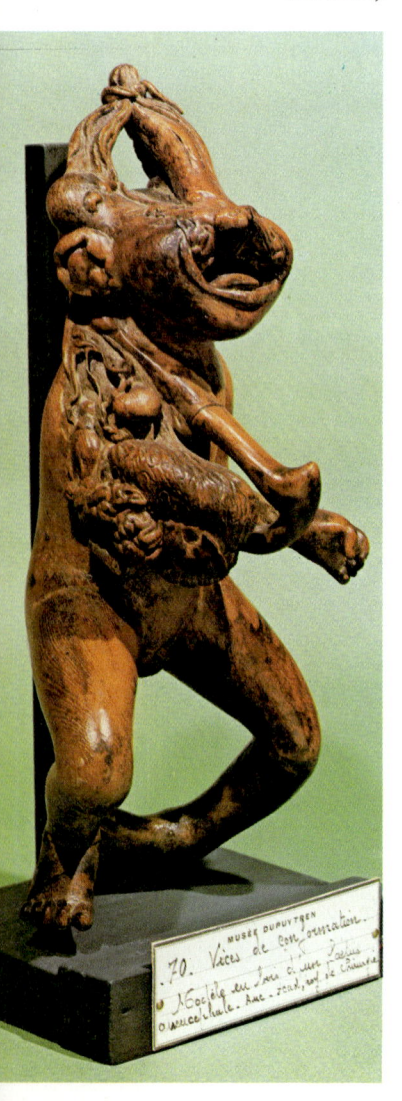

besserungen, die das Mikroskop selbst betrafen, z. B. Phasenkontrastmikroskopie, Interferenzmikroskopie, Fluoreszenzmikroskopie, Anwendung von polarisiertem Licht und Mikrokinematographie. Diese Entwicklungen und die ständige Verbesserung der Qualität von Instrumenten und Zubehör (wie Beleuchtung und Mikrophotographie), ferner der Umhüllungs- (Automatisierung) und Schneidetechniken (neue Einbettungsmittel) brachten es mit sich, daß das Photonenmikroskop (d. h. das Lichtmikroskop) immer noch genauso nützlich ist und das Basisinstrument des pathologischen Anatomen bleibt.

Auch die Techniken der Elektronenmikroskopie haben ihm neue Fixierungsmittel erschlossen (dabei besann man sich wieder auf die Osmiumsäure, die seit dem letzten Jahrhundert in Vergessenheit geraten war); dazu kommt die Möglichkeit, durch Einschluß in die härteren Harze sogenannte halbfeine (d. h. einen Mikrometer dicke) Schnitte anzufertigen, so daß eine detailliertere Analyse der Zellstrukturen möglich wurde. Umgekehrt verschaffte der Fortschritt der immunologischen Techniken der Mikroskopie neue Auffindungsmethoden; es handelt sich um die Bindung spezifischer Antikörper an Färbemittel, die im ultravioletten Licht fluoreszieren (Immunofluoreszenz), oder um ihre Koppelung mit histochemisch nachweisbaren Enzymen (Immunohistochemie).

Diese Methoden stehen erst am Anfang ihrer routinemäßigen Nutzbarkeit, und ihre künftige Entwicklung sieht recht vielversprechend aus, da durch sie die Anordnung diverser Proteine in den Geweben präzise identifiziert werden kann. Die Mikroskopie zeigt außerdem Tendenz, immer quantitativer zu werden; mit den neueren Geräten kann man die Veränderungen in den Geweben und Zellen zahlenmäßig taxieren. Die Histochemie stellte als erste die Verbindung zwischen Morphologie und Chemie her; sie umfaßte zunächst jene chemischen Techniken, die mit besonderen Farbreagenzien arbeiteten, unter anderem zur Identifizierung des Sitzes der diversen Moleküle. Später sollte man diese Methoden noch durch Anwendung radioaktiver Isotope verfeinern. Die Veröffentlichung des Werks *Histochimie animale* von L. Lison im Jahre 1936 kodifizierte zum ersten Mal jenen Wissenszweig, der sich seitdem beträchtlich erweitert hat.

Ein anderer Vorgang, der zur Entstehung einer neuen Unterdisziplin der pathologischen Anatomie führte, zeichnet sich durch die Rückkehr zu einer bereits ein wenig in Vergessenheit geratenen Technik aus, nämlich der Untersuchung isolierter Zellen. Diese war zunächst durch die Entwicklung der Schneide- und Färbemethoden im ausgehenden 19. Jahrhundert verdrängt worden; nur die Endokrinologen wandten sie noch zur Erforschung des Genitalzyklus der Nager an, nach dem Vorbild der Scheidenzellenkeratinisation. Einem dieser Forscher, nämlich Papanicolaou (1883—1962) aus New York, gebührt das Verdienst, die sogenannte »zytologische« Methode in die menschliche Pathologie wiedereingeführt zu haben, zunächst für endokrinologische Studien, dann auch zur Krebserkennung. Genauer handelt es sich dabei um die sogenannte »Exfoliativzytologie«, d. h. die Untersuchung von Zellen, die man von den Epithelien abhebt.

Mit den relativ einfachen zytologischen Techniken kann man die Diagnose gewisser Tumoren (namentlich an den weiblichen Geschlechtsorganen) in einem frühen Entwicklungsstadium stellen; man hat sie auf die verschiedensten Organe angewandt, und sie bildeten den Ausgangspunkt für die Entstehung einer wichtigen Unterdisziplin der pathologischen Anatomie. Vergessen wir dennoch nicht, daß die Hämatologen seit langem die Bedeutung der Erforschung einzelner Zellen, die man aus den Geweben löste und auf Objektträger aufbrachte, erkannt hatten: Neu war an Papanicolaous Methoden ihre Anwendung auf die Epithelgewebe sowie die Entwicklung noch nicht bekannter Färbetechniken.

Routinemäßig anwendbar wurde die Elektronenmikroskopie in der pathologischen Anatomie erst seit höchstens einem Vierteljahrhundert; dies geschah im Zuge der Verbesserung der Fixierungs-, Schneide- und Umhüllungsmethoden sowie durch die ständige Perfektionierung der Instrumente selbst. Es gibt kaum noch eine Krankheit, in deren Erforschung diese neuen Techniken nicht Eingang gefunden hätten. Weder Zeitschriften noch andere pathologisch-anatomische Abhandlungen können wir uns heute ohne elektronenmikroskopische Illustrationen vorstellen. Schon erschienen Traktate über eine sogenannte »ultrastrukturelle« pathologische Anatomie. Seit ungefähr einem Jahrzehnt gestatten die Rasterelektronenmikroskope eine gründliche Erforschung der Zelloberflächen; sie liefern den Pathologen neue Informationen, während eine heiklere Technik, nämlich die Gefrierätzung, die geringsten Veränderungen an den Zelloberflächen und ihren molekularen Bestandteilen erkennen läßt.

Die Molekularbiologie revolutionierte das wissenschaftliche Denken der zweiten Hälfte des 20. Jahrhunderts, indem sie ein ganz allgemeines Konzept über die Vorgänge in der lebenden Materie lieferte. Auf die konventionelle pathologische Anatomie hat sie sich noch nicht ausgewirkt, abgesehen von genetischen Problemen oder der experimentellen Krebsforschung; eine Ausnahme bilden einige Leiden wie Anämie aufgrund von anormalem Hämoglobin oder enzymatische Störungen bei bestimmten Stoffwechselkrankheiten. Die Morphologie dagegen wurde, als die Zytogenetik entstand, im Bereich der Genetik um ein weiteres Hilfsmittel und einen neuen Wissenszweig bereichert.

Halten wir fest, daß der Mensch des 20. Jahrhunderts die genaue Zahl seiner Chromosomen (es sind 46) erst 1956 im Anschluß an die Arbeiten der beiden schwedischen Botaniker Levan und Jo Hin Tjio zu wissen bekam. Ein neues Gebiet der Humangenetik entwickelte sich, sobald man auf Nährböden Kulturen von Lymphozyten anzulegen verstand, die man mit einem pflanzlichen Lektin, nämlich dem (aus Bohnen gewonnenen) Phaseolin, zur Teilung anregte; die Pathologie erwarb dadurch viele neue Erkenntnisse über Chomosomenanomalien, die mit verschiedenen angeborenen Krankheiten (z. B. Mongolismus und Turner-Syndrom) oder erworbenen (wie Leukämie) zusammenhängen. Auch hier ermöglicht die Erfindung neuer Techniken eine immer eingehendere Erforschung der sehr komplexen und noch unzureichend verstandenen Chromosomenstruktur mit ihren Schädigungen; letztere kommen durch diverse krankmachende Faktoren wie krebserzeugende Stoffe zustande.

Charakteristischerweise neigt der Fortschritt der biologischen und medizinischen Wissenschaften dazu, die Grenzen zwischen den verschiedenen Disziplinen aufzuheben: In der Zukunft wird der Pathologe bei seinen Forschungen oft mit rein biochemischen Techniken konfrontiert werden, oder er wird sich mit Problemen der Molekularbiologie auseinandersetzen müssen. Die auf dem Gebiet der Mikrobiologie oder Virologie erzielten Fortschritte bewegen sich ebenfalls in Richtung auf eine immer engere Integration von Form und Funktion hin; die gesamte Immunologie kann als Beispiel der molekularen Grundlagen für einen der wichtigsten Vorgänge in der Medizin dienen.

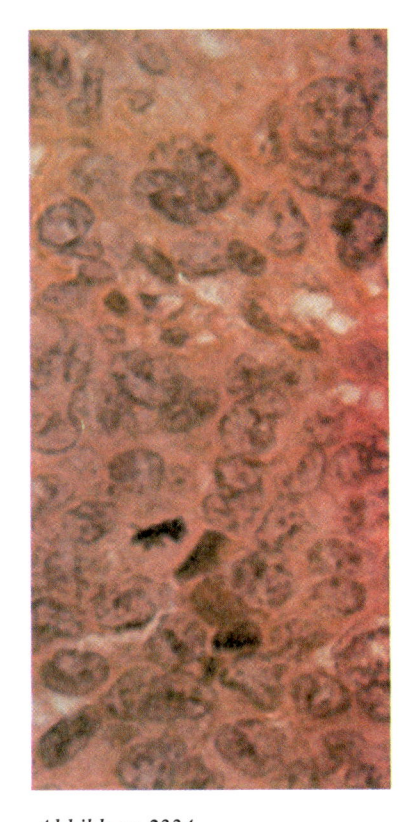

Abbildung 2334
Krebsgewebe.
Zwischen dem Geschmack am Spektakulären und Bizarren, verkörpert durch den mißgestalteten Fötus aus der Sammlung der Académie royale de chirurgie, und diesem histologischen Ausschnitt liegt eine Kluft, an der sich ermessen läßt, welch einen langen Weg die pathologische Anatomie in zwei Jahrhunderten zurückgelegt hat. Die Kenntnis der Krankheit post mortem, *verbunden mit dem Geschmack am seltenen oder außergewöhnlichen Fall, ist ersetzt worden durch eine globale Vorstellung über die Krankheit.*

Die pathologische Anatomie von morgen

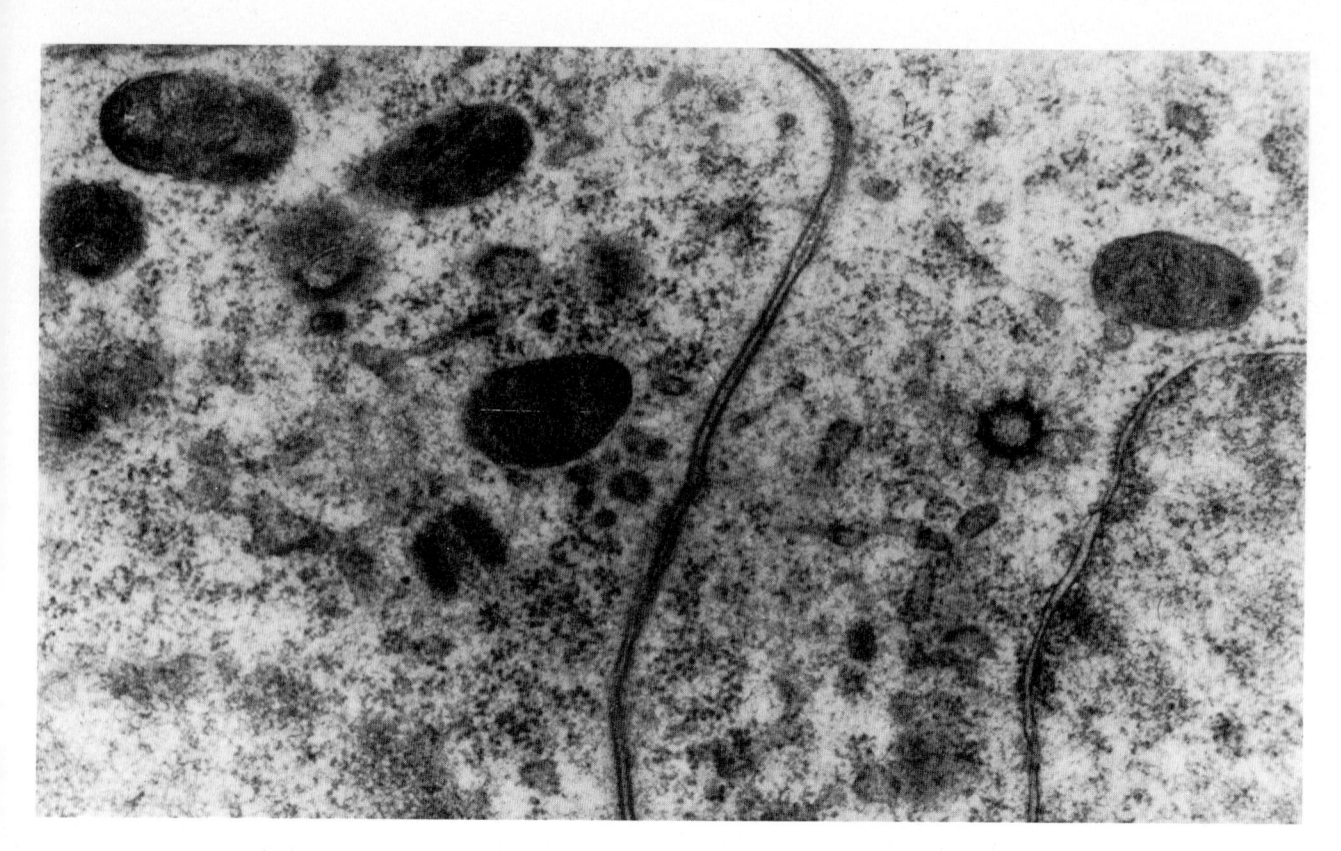

Abbildung 2335
Elektronenmikroskopische Aufnahme einer Zellstruktur.

So wird denn auch der Sinn der pathologischen Anatomie, der sogenannten *dead house pathology,* wie Abraham Flexner sie 1925 nannte, zuweilen angezweifelt. Es soll hier, bevor wir fortfahren, jedoch betont werden, wie falsch die Vorstellung ist, daß die Untersuchung von Material aus Sektionen (trotz aller technischen Hilfsmittel von heute) nur eine Art nebensächliche, vielleicht gar oft nutzlose Wissenschaft darstellt. Zum einen trifft dies nicht zu, weil die Pathologie mit dem Voranschreiten der Medizin fluktuieren muß; neue Krankheiten, die auf dem Altern oder den wechselnden Lebensumständen beruhen, treten an die Stelle derjenigen, die man inzwischen mit Antibiotika heilen kann. Morgen wird vielleicht auch der Krebs heilbar sein — hoffen wir es. Zum anderen geben Krankheiten der menschlichen Beobachtung Modelle, die sich nicht im Laboratorium reproduzieren lassen; die seit einigen Jahren angesammelten Daten in bezug auf Stoffwechselkrankheiten haben es den Biochemikern ermöglicht, die Funktion der gesunden Organe noch besser zu klären.

Mit Recht schreibt Victor A. McKusick im Vorwort zu seinem klassischen Werk über die erblichen Bindegewebserkrankungen: »Eines meiner Ziele bestand darin, zu prüfen, inwiefern eine meiner Ideen ... vertretbar sei, nämlich daß die klinische Untersuchung pathologischer Zustände eine ebenso legitime Methode für biologische Forschungen darstellt wie jede andere«; und der amerikanische Autor zitiert des weiteren einen Brief von William Harvey aus dem Jahre 1657, in dem es heißt: »Die Natur enthüllt niemals offener ihre Geheimnisse als dann, wenn sie die ausgetretenen Pfade verläßt; und es gibt keine bessere Art, die Medizin voranzubringen, als unser Denken durch aufmerksames Erforschen der selteneren Krankheitsformen auf das Erkennen der Naturgesetze zu lenken.« Manche Forscher fragen dennoch nach der Berechtigung, auch heute noch Sektionsprotokolle zu sammeln — sei es im Speicher eines Computers; manche fragen auch, ob die Sektion überhaupt noch interessant sei. Wie wir bereits erfahren haben, bildeten die Museen für pathologische Anatomie zu Beginn des 19. Jahrhunderts den Ausgangspunkt für die Schaffung mehrerer Lehrstühle und Abhandlungen; sicher ist aber auch, daß die Museologie heutzutage, in einer Epoche der Diapositive und der reichillustrierten Bücher, nur noch eine untergeordnete Rolle spielt.

Dennoch bleibt das Sezieren — und dies *muß* auch künftig gelten — der Mittelpunkt der pathologischen Anatomie. Man perfektioniert die Sektion vor allem durch Erfindung neuer Techniken wie Elektronenmikroskopie, Immunohistochemie usw. Täglich stellt sie den Anatomen vor neue Probleme, und für seine Ausbildung ist sie als Werkzeug unvergleichlich. Trifft es zu, daß die chirurgische Pathologie, d. h. Biopsien und Abstriche, den aktivsten Bereich vieler Stationen ausmacht, so bildet der Seziersaal den Ort, an dem der komplexe Dialog des Forschers mit dem Tod stattfindet. Und gerade hier manifestiert sich eines der am wenigsten begriffenen Merkmale unseres Zweigs der Medizin, den einige zu Unrecht ein »Spezialgebiet« nennen: Der Pathologe muß nämlich täglich neue Probleme lösen und allen Fortschritten der Medizin gerecht werden, ohne jemals seiner Wachsamkeit das seltene Leiden oder die ungewöhnliche Läsion entgehen zu lassen. Hier im Seziersaal — und dann vor dem Mikroskop bei der Untersuchung der entnommenen Gewebe — bildet sich heute der Fachmann in pathologischer Anatomie heran — ganz wie zu Zeiten Morgagnis; die anatomisch-klinische Methode hat nichts an Effizienz eingebüßt.

Erinnern wir uns, wie Flexner in seinem Buch den nicht sehr brillanten Zustand der pathologischen Anatomie in verschiedenen Ländern um die letzte Jahrhundertwende beschrieb; er war die Folge der Trennung der pathologischen Anatomie von der klinischen Medizin. Flexner betonte nachdrücklich, wie unerläßlich die Verbindung zwischen täglicher Routine, Lehre und Forschung sei: »Die pathologische Anatomie kann nicht optimal gelehrt werden... wenn diese gleichermaßen beschreibende, vergleichende und experimentelle ... Disziplin nicht als integrierender Bestandteil des Krankenhauses ... in einem Institut unter der Leitung eines Professors zusammengefaßt wird, der *ex officio* pathologischer Anatom des Krankenhauses ist.«

In einem 1977 veröffentlichten Artikel mit dem Titel »Die wiedererstehende Rolle der Pathologie in der modernen Medizin« zog John R. Carter, Cleveland (Ohio), folgende Schlüsse: »... Die Pathologen und die pathologischen Departements müssen darauf gefaßt sein, noch größere Verantwortung zu übernehmen als in der Vergangenheit. Die pathologische Anatomie verspricht noch sehr viel — und zwar als Bindeglied, einigende Tätigkeit und intellektuelle Disziplin.«

Wie Lester S. King und Marjorie C. Meehan in ihrer *Geschichte der Autopsie* (1973) schreiben, werden die Fortschritte aber nicht von der Zahl der durchgeführten Sektionen abhängen, sondern von den Männern, die sie praktizieren, und diese müssen »Originalität, Einfallsreichtum, Standhaftigkeit, geistige Beweglichkeit, eine gründliche Ausbildung und den unerläßlichen ›bereiten Geist‹ mitbringen, ohne den jede Beobachtung steril bleibt«. Trotz der Triumphe der Technik bleibt die Rolle des Beobachters ebenso wichtig wie am Beginn der pathologischen Anatomie, als es den ersten wißbegierigen Naturen einfiel, in das Getriebe der toten menschlichen Maschine zu schauen, um zu entdecken, warum die Lebensflamme erloschen war.

Abbildung 2336
Anatomische Darstellung aus dem 18. Jh. Sie stellt »das Skelett eines sehr robusten Mannes« dar. Abbildung aus William Cheseldens Werk Anatomy of the Bones, *London 1733, Tafel XXXVI.*
(Paris, Bibl. der Alten Medizinischen Fakultät)
Dieses Werk ist eines der schönsten Anatomiebücher des 18. Jh.s. Die darin enthaltenen prachtvollen Kupferstiche wurden nach Platten angefertigt, die man aus Gründen der Präzision und Schnelligkeit mit Hilfe einer Camera obscura gezeichnet hatte.

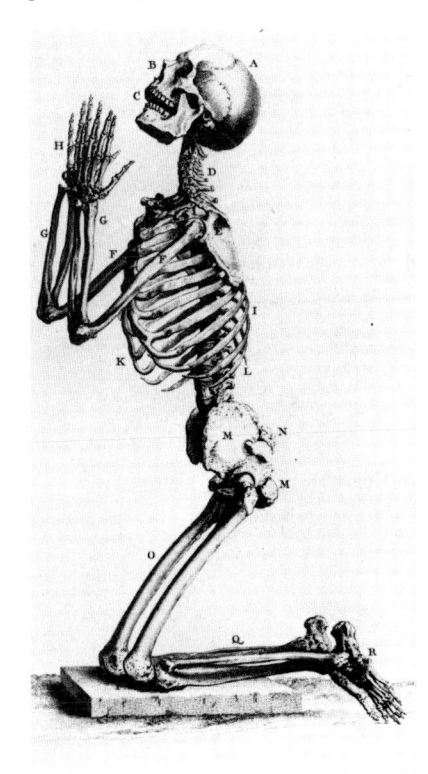

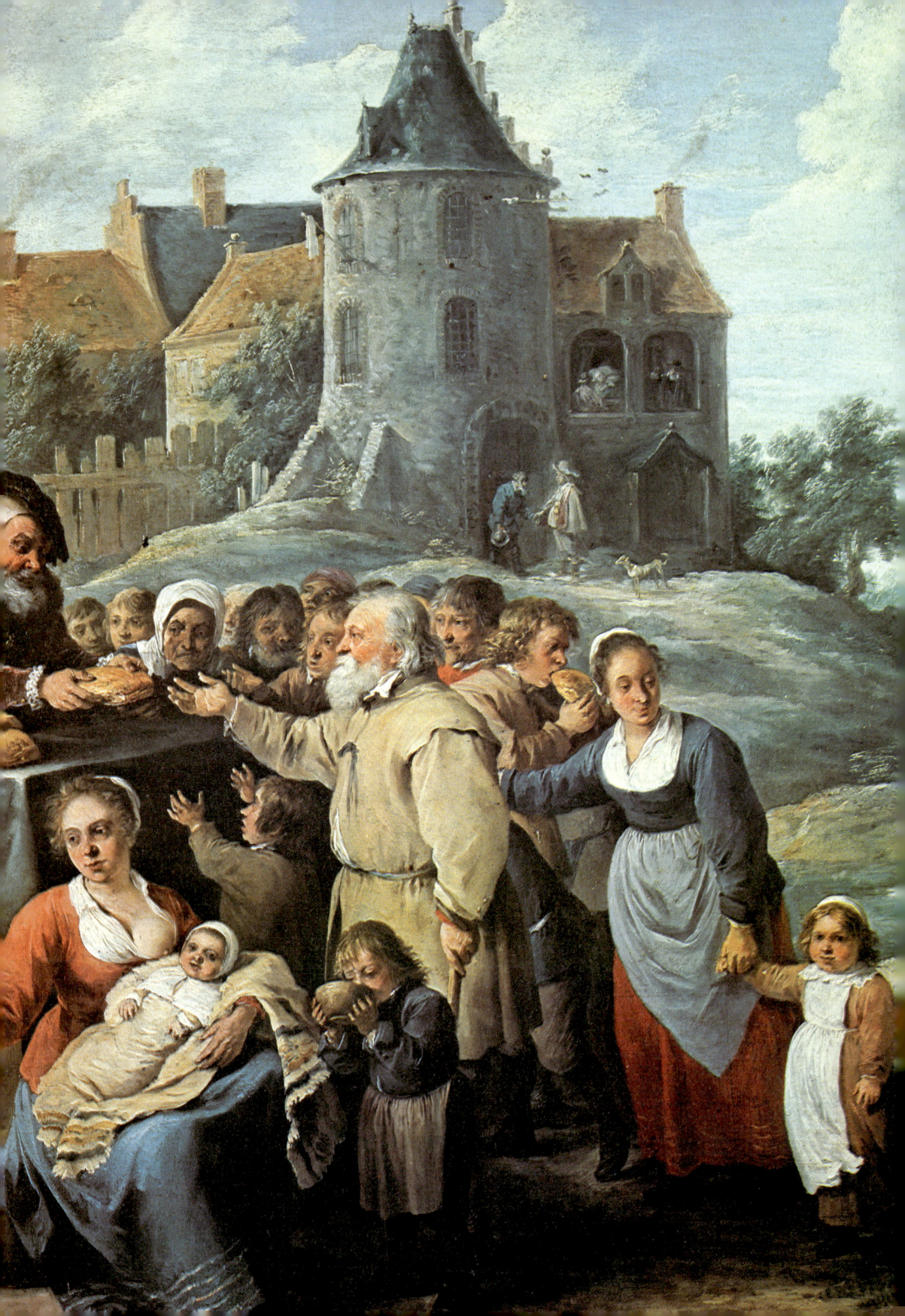

Die Sozialmedizin

von Jean-Charles Sournia

Der Ausdruck »médecine sociale« wurde zum ersten Mal von Jules Guérin im Leitartikel der *Gazette médicale de Paris* vom 11. März 1848 verwendet. Seither hat es immer wieder Diskussionen um die Definition des Begriffes »Sozialmedizin« gegeben. Als Beispiel sei nur einmal die Situation in den letzten Jahrzehnten geschildert: In den Vereinigten Staaten fördern manche Kreise die Verwechslung der Begriffe *social medicine* und *socialized medicine;* in Frankreich leugnen einige schlichtweg die Existenz einer Sozialmedizin, weil sie sie nicht zu definieren vermögen, andere beschränken sie auf die Krankheiten einer größeren Personengruppe oder verstehen darunter jene Krankheiten, deren Ursachen sie den gesellschaftlichen Verhältnissen zuschreiben. Das heißt also, daß die fünfzig Definitionen der Sozialmedizin, die R. Sand 1948 zusammenstellte — dazu noch etliche aus jüngster Vergangenheit — nicht frei von ideologischem und politischem Gedankengut sind.

Es ist nicht unser Ziel, hier zusätzliche Definitionen anzubieten; das Thema Sozialmedizin soll nur in dem Rahmen, der den heutigen Vorstellungen entspricht, behandelt werden.

Die Sozialmedizin erstreckt sich sehr weitläufig auf alle Wechselbeziehungen zwischen der Gesellschaft (vertreten durch die sie bildenden Gruppen, Hierarchien und Verwaltungen mit ihrem Verhalten und ihren Entscheidungen) und der Medizin (die als Tätigkeit, aber auch als ausübende soziale Körperschaft betrachtet wird). Diagnostische und therapeutische Techniken sowie die Beziehungen zwischen Arzt und Patient als Einzelpersonen fallen nicht unter diesen Begriff.

Einzubeziehen wäre jedoch auch die Organisation der Seuchenbekämpfung, also Epidemiologie und Präventivmedizin, öffentliche Hygiene, Sanitätswesen, Arbeitsmedizin, Gerichtsmedizin (der Beitrag der Medizin zur Rechtspflege), Aufbau der Krankenpflege eines Landes mit seinen Kliniken und Pflegeberufen. Dies sind Abbilder des Ranges, den eine Gesellschaft ihrer Medizin zuweist. Sie selbst reflektiert wiederum die Einstellung einer Kultur gegenüber dem menschlichen Körper. Nun geht dies natürlich weit über die Interpretation hinaus, die Gladstone von der Sozialmedizin gab: Anwendung des medizinischen Wissens auf die Gesellschaft.

Die Sozialmedizin besitzt zwei besondere Merkmale, die wir allerdings zum Teil auch in anderen Disziplinen vorfinden.

Zum einen handelt es sich um ihre Internationalität. Eine Entwicklung der Sozialmedizin in einem isolierten Land ist kaum möglich — besonders gilt dies für die westeuropäischen Nationen. Humanitäre, philosophische und sanitäre Ideen und Ideale haben die Grenzen, die sich überdies verschoben, ebenso frei passiert wie die Keime mörderischer Epidemien. Der geistige Austausch auf

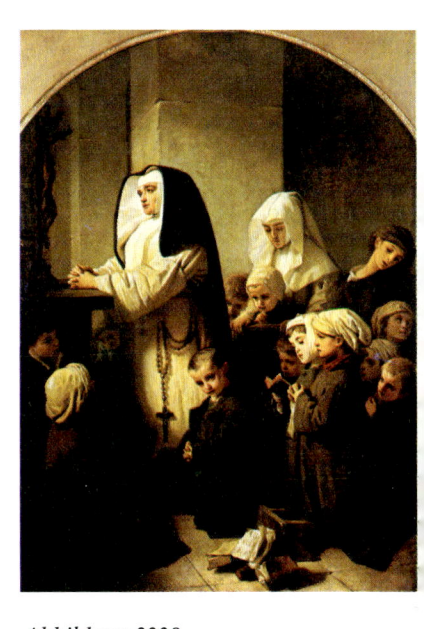

Abbildung 2338
La Prière des enfants teigneux *(Das Gebet der grindigen Kinder) von Isodore Pils (1858). (Paris, Musée de l'Assistance publique)*

*Abbildung 2337 (gegenüber)
Ausschnitt aus dem Gemälde* Die sieben Werke der Barmherzigkeit *von David Teniers dem Jüngeren (1610—1690). (Paris, Louvre)*

sozialmedizinischem Gebiet fand zwischen Frankreich, Deutschland und England ständig statt, eine Zeitlang auch mit Italien und später mit den Vereinigten Staaten.

Ein zweiter Wesenszug der Sozialmedizin ist das Fehlen eines deutlichen chronologischen Einschnitts. Nationen und Regenten trafen bereits vor viertausend Jahren aus einer vagen Intuition heraus hygienische Maßnahmen, die für die Gemeinschaft nützlich waren und heute noch gültig sind. Bestimmte polizeiliche Vorschriften, die man im Mittelalter aufgrund einer plötzlichen Notlage erließ, erfuhren im 20. Jahrhundert ihre rationale bakteriologische Rechtfertigung.

Wenn also die vorliegende Geschichte der Sozialmedizin in drei Teile eingeteilt wurde, so geschah dies weniger in Anlehnung an die chronologische Abfolge, als im Interesse der Klarheit. Im ersten Teil wird die Entstehung dessen, was wir heute als Sozialmedizin bezeichnen, bis zu dem Zeitpunkt verfolgt, in dem der Mensch aus einer Bemühung um rationales Denken die Grundlagen der Wissenschaft schuf. Der zweite Teil zeigt den Einfluß der wissenschaftlichen Geisteshaltung auf die Gesundheitspolitik, welche die Regierungen bis in unsere Zeit zum Wohle ihrer Völker betrieben. Im dritten Teil wird erläutert, wie die Gemeinschaft allmählich den einzelnen zur Sicherung seiner Gesundheit zwang. Die vorliegende Geschichte der Sozialmedizin geht also nicht so sehr auf Fakten, sondern vielmehr auf die Entwicklung der Ideen ein.

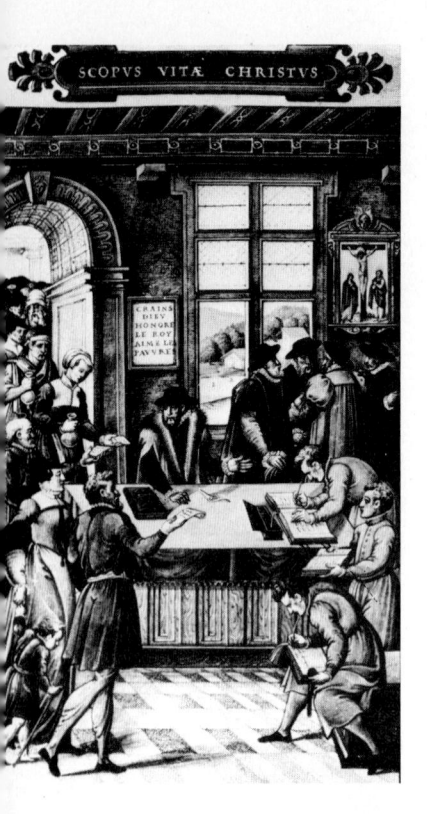

Abbildung 2339
Das Büro der Wohltäter.
Miniatur aus einer Handschrift des Hauses christlicher Barmherzigkeit, das im 16. Jh. von Nicolas Hoüel gegründet wurde. (Polen, Krakau, Museum des Prinzen Czartoryski)

Mit empirischen Methoden gegen die großen Seuchen

Wörter wie »Medizin« und »sozial« haben nicht immer denselben Sinn gehabt; bevor man sie prägte, waren sicher die Bedürfnisse, denen sie entsprachen, schon vorhanden, nur drückte man sie zunächst anders aus.

Die ältesten Völker, von deren Geschichte wir ein wenig wissen, nämlich Sumerer und Akkader, kannten keine obrigkeitlichen Anordnungen zur Wahrung der Gesundheit noch hatten sie eine Auffassung von Gesundheit der Gruppe: Ernährung und Hygiene waren dort dem einzelnen überlassen. Genauso verhielt es sich in Ägypten; die Erziehungsregeln für die Kinder waren Sache des Familienrats und nicht unbedingt vom Wunsch des Regenten bestimmt, mehr Arbeiter oder Soldaten zu bekommen. Jedenfalls handelte es sich bei den für Reinhaltung von Häusern und Kleidung getroffenen Vorschriften, die wir in den verfügbaren Texten erwähnt finden, um kulturelle Bräuche und nicht um prophylaktische Maßnahmen. Selbst jene Regeln, welche in dieser Zivilisation mit ziemlich freien Sitten, in der Geschlechtskrankheiten häufig waren, sexuelle Beziehungen betrafen, hatten vielmehr Moral und Schicklichkeit im Sinn.

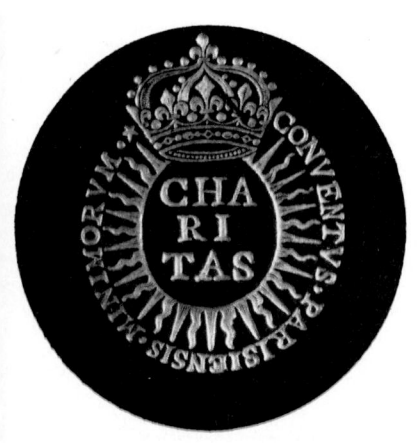

Abbildung 2340
Zentralmotiv eines Bucheinbands des 18. Jh.s.
(Paris, Bibl. der Alten Medizinischen Fakultät)

1. Ebenso beruhte das *Bestattungsritual* in Ägypten nicht etwa auf einer Reglementierung, die man aus Furcht vor Leichen oder den durch sie hervorgerufenen Epidemien geschaffen hatte (diese Furcht tritt historisch relativ spät auf). Vielmehr hatte dieses Ritual seinen Ursprung in ebenso magischen wie religiösen Überzeugungen, die mit der Medizin, d. h. der Gesunderhaltung des Menschen, nichts zu tun hatten. Trotzdem finden wir gerade in Ägypten die

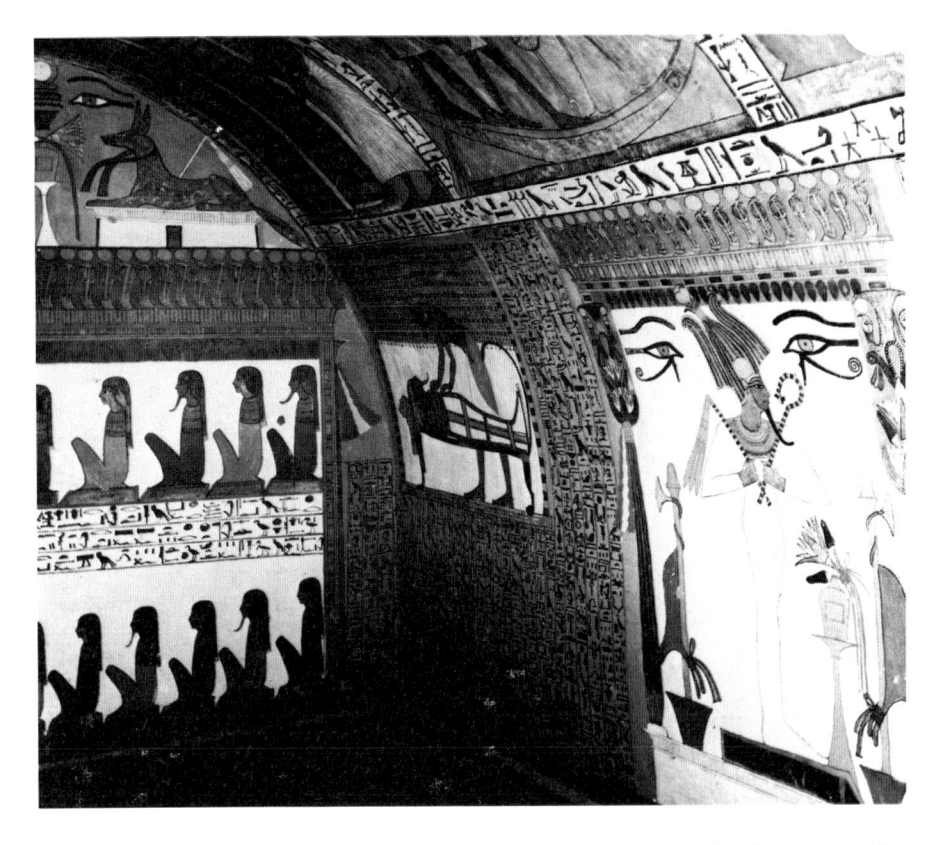

Abbildung 2341
Grabmal des Sennedjem, *19. Dynastie, Theben, Deir el medineh. Rechts an der Nordmauer erkennt man Osiris in Weiß, die Hände und das Gesicht grün bemalt, in einem weißen Naos (Raum im Tempel, in dem das Götterbild stand). Links richtet Anubis eine Mumie zu.*

älteste Spur eines Gemeinschaftsbegriffs in der Medizin; die Ärzte bezahlte man dort nämlich nicht für Einzelleistungen, sondern der Herrscher stellte sie als Beamte ein, um das Volk zu behandeln. Hier erleben wir also den ersten Eingriff einer Staatsgewalt in die Krankenpflege.

2. Seit alters bildet die *Hygiene der Ernährung* den Gegenstand von Bräuchen, Riten und Vorschriften. Doch obwohl der Mensch schon immer eine Verbindung zwischen seinem gesundheitlichen Wohlergehen und einer guten Ernährung sah, entdeckte er erst vor sehr kurzer Zeit einen kausalen Zusammenhang zwischen bestimmten Krankheiten und dem Zustand von rohen oder gekochten, sogenannten »naturreinen«, kontaminierten oder verdorbenen Nahrungsmitteln. Zu Unrecht würde man daher gewisse Verbote als ein wundersames Vorherwissen dessen betrachten, was die Wissenschaft erst später erkennen sollte.

Als deutlichstes Beispiel für eine solche zweifelhafte Erklärung mag die Interpretation dienen, die man vom Verbot des Schweinefleischverzehrs bei den Juden gegeben hat. Es ist unerfindlich, wie die Juden mit bloßem Auge die Trichine entdeckt und sie mit bestimmten gesundheitlichen Störungen beim Menschen in Verbindung gebracht haben sollen. Darüber hinaus wäre bedauerlich, daß sie als Wegbereiter nicht denselben Scharfsinn im Falle des Hundebandwurms bewiesen hätten. Dieser richtete (und richtet) mehr Schaden unter Schaf- und Rindfleischverbrauchern an, als die Trichine es jemals unter den Schweinefleischverbrauchern vermochte. Bei den letzteren konnte es sich um Semiten oder Nichtsemiten, auf jeden Fall aber nicht um Anhänger des jüdischen oder islamischen Glaubens handeln. Sehen wir also in diesem talmudischen Verbot, das später auch der Koran übernahm, nicht eine intuitive vorwissenschaftliche Anschauung, sondern einfach das Fortbestehen eines ver-

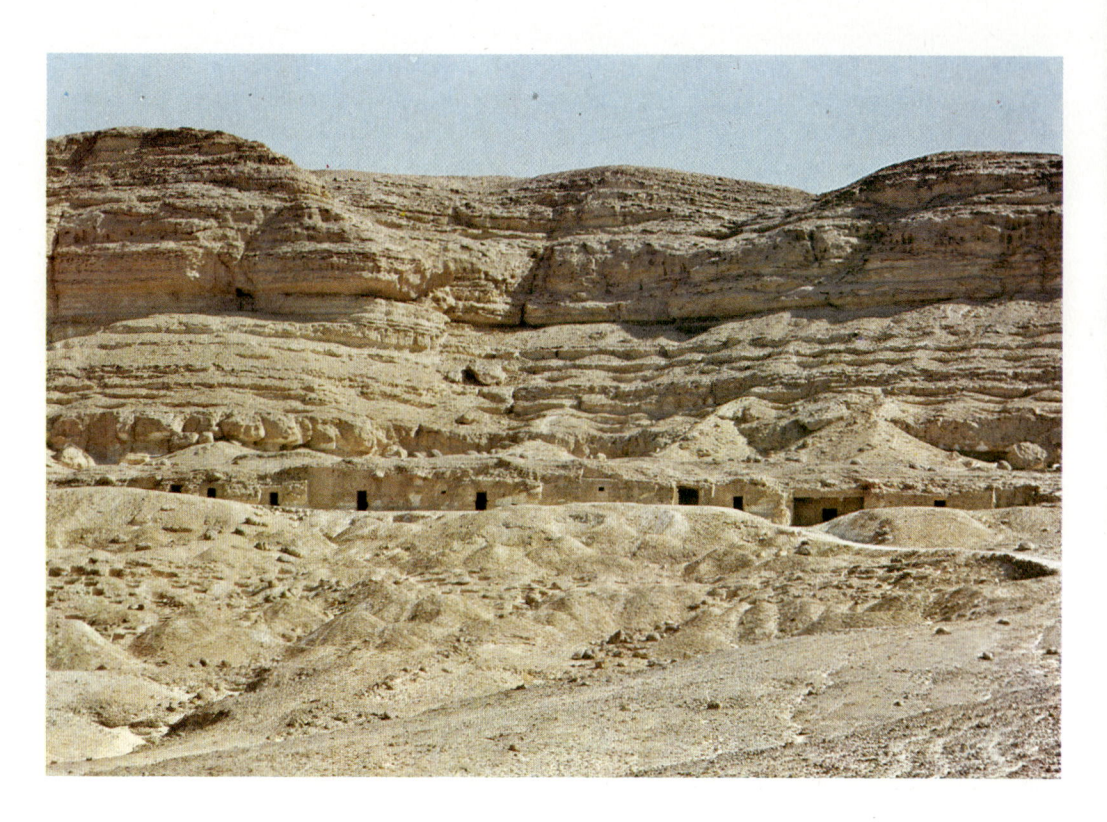

*Abbildung 2342
Gräber der Könige der 11. und
12. Dynastie in Beni Hassan
(Unterägypten).*

mutlichen Stammestabus. Dasselbe mag für jene primitiven Völker gelten, die kein Hasenfleisch aßen. Später geschah es dann aus religiösen Gründen, daß die Kirche den Verzehr von Pferdefleisch, eines Leibgerichts der Germanen, verbot.

3. Auch die Geschichte des *Gesundheitsschutzes der Stadtbevölkerung* müssen wir mit Vorsicht untersuchen.

Sobald die Städte im Vergleich zur Landbevölkerung eine gewisse Größe erlangt hatten – zuerst also in Griechenland, einem Konglomerat kleiner Volksstämme, in dem jede Stadt ein Staat war –, erwies sich eine Verwaltung als notwendig, sei es auch nur eine Polizei, die zur Aufrechterhaltung der Ordnung diente.

Der griechische Stadtstaat unterhielt Ärzte, die von ihm bezahlt wurden, um Sklaven, Arme und Durchreisende zu versorgen. Dieser Brauch hat sich über die Jahrhunderte hinweg im Abendland und in der muselmanischen Welt erhalten. Je nach Epoche und Land war der Beruf des Arztes entweder mit einem geringen Einkommen verknüpft oder im Gegenteil eine Quelle von Reichtum und Ehren; als Beispiel seien die französischen Hospitalärzte genannt.

Für die Sauberkeit der Straßen hatte die Stadtverwaltung zu sorgen; daß man Personal für Müllabfuhr und Abfallbeseitigung bezahlte, geschah jedoch weniger aus Sorge um die Gesundheit der Bürger, als aus einem visuellen, olfaktorischen und instinktiven Abscheu vor Abfall im allgemeinen. In den etruskischen Städten und in Rom waren ansehnliche Abflußkanäle entstanden, wenn auch nur in einigen Vierteln. Diese Kanäle imitierte man dann in allen römischen Städten; man baute öffentliche Latrinen von Konstantinopel bis Volubilis. Doch die Kanäle mündeten in den Tiber, dessen Wasser man trank. Das Verhalten der Städte gegenüber den Abfällen resultierte aber nicht aus einem wissenschaftlich begründeten Willen zu einer echten Gesundheitspolitik.

4. Für die *Trinkwasserversorgung* der großen städtischen Ballungsräume gelten dieselben Feststellungen. Mit Recht bewundern wir die Wasserzuleitungen, die man schon Jahrhunderte vor unserer Zeitrechnung vom Apennin bis Rom und Ostia, von der syrischen Wüste bis Palmyra und Antiochia anlegte. In den Städten errichteten Antoniner und Abbasidenkalifen, Päpste und Bourbonen öffentliche Fontänen. Diese Bauten entsprangen verschiedenen Besorgnissen: Einmal bildeten sie für den lebenswichtigen Stoff Wasser einen Versorgungsmodus, der aushelfen konnte, wenn der Brunnen oder der Fluß, an dem die meisten Städte lagen, austrocknete. Der Bau eines Aquädukts oder einer Fontäne bekam aber auch politisches Gewicht. Reiche Grundbesitzer der hellenistischen oder römischen Städte kamen nun dieser »Liturgie« nach, weil es ihnen ihr Rang auferlegte; man nannte sie »Evergeten«, d. h. Wohltäter, und stellte eine Gedenktafel oder ihre Statue auf dem Forum auf, damit man ihrer und ihrer Familie gedenke. Dieselben Gründe veranlaßten auch orientalische Sultane und später abendländische Herrscher zum Handeln. »Sanitäre« Besorgnisse kannten sie nicht — man nahm das Wasser von dort, wo man es fand; die Leitungen besaßen keine antibakterielle Filterung und wurden nur zum Entkalken ausgeräumt.

Freigebige Bürger ließen auch Thermen und Bäder bauen, bevor diese dann im frühesten Mittelalter Europas zu gewöhnlichen Läden wurden. Ihre Benutzung beruhte jedoch mehr auf einem Bedürfnis nach Wohlbefinden und Sauberkeit, als nach medizinischer Hygiene. Und als man sie aus Gründen der

Abbildung 2343
Korinth. Innenansicht der Bäder, Peirene-Quelle.

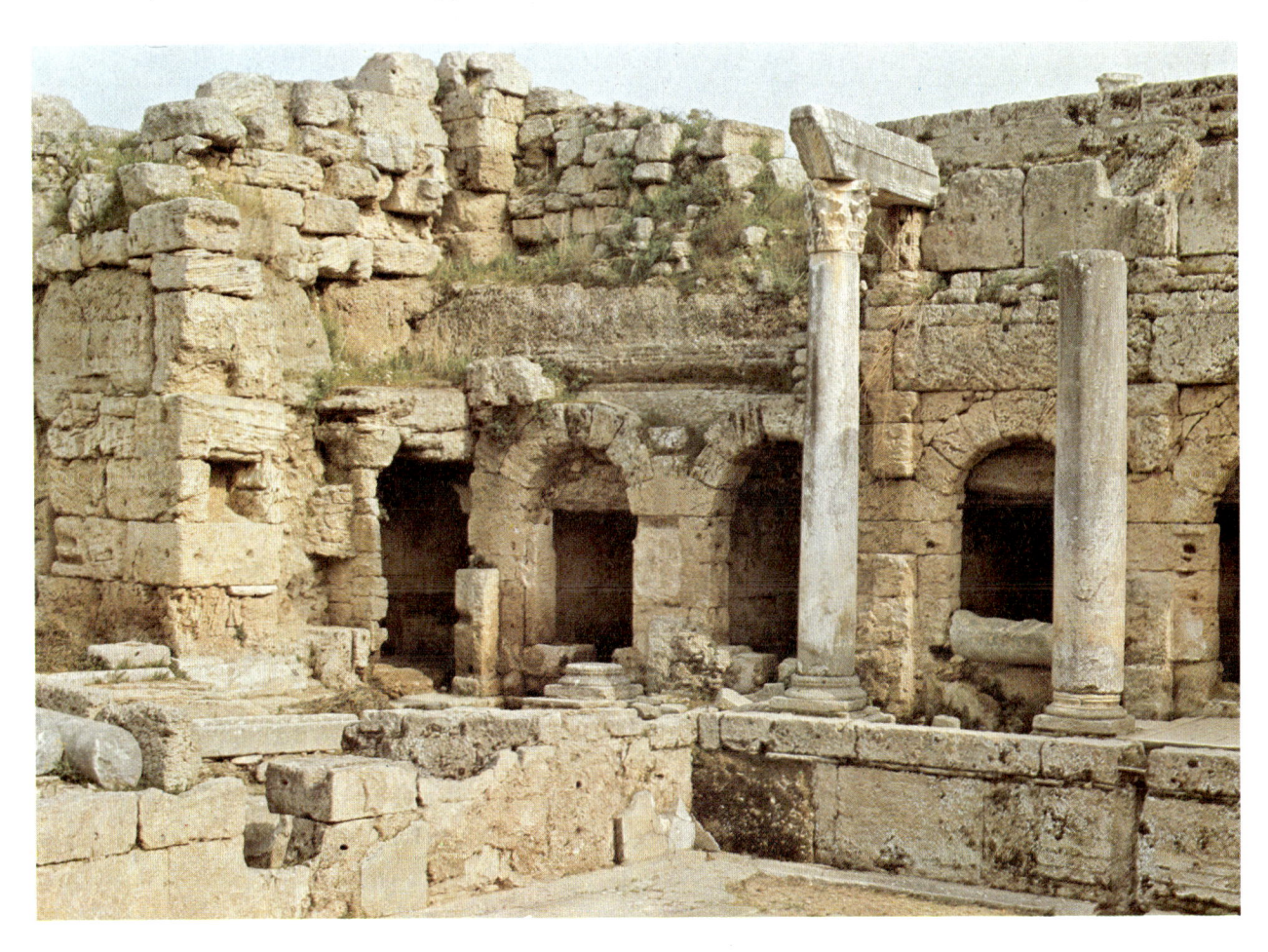

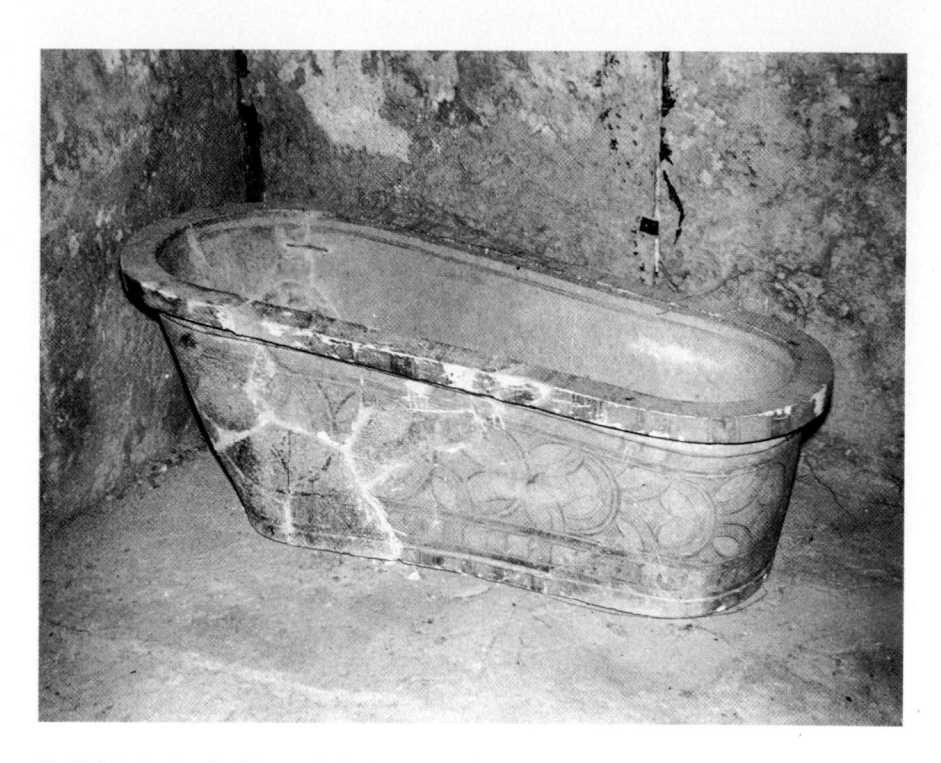

Abbildung 2344
Kreta, Palast von Knossos.
Labyrinth, Kinderbadewanne.

Sittlichkeit abschaffte, erhob dagegen niemand Einwand im Namen der Volksgesundheit.

5. Auch das *Krankenhauswesen* hat Anlaß zu Mißverständnissen und falschen Interpretationen gegeben. Die ersten Einrichtungen, in denen man Kranke unterbrachte, waren die *Asklepieia* des antiken Griechenland. Die Konsultierenden verbrachten darin die Nacht, um ihre Träume von Priestern deuten zu lassen. Pflege im eigentlichen Sinn wurde jedoch nicht erteilt. Die römischen Armeen hatten Feldsanitätsdienste und sogenannte *valetudinaria* für invalide Veteranen; es handelte sich allerdings nicht um Krankenhäuser. Vielleicht aus polizeilichen Gründen oder unter dem Einfluß des Christentums schufen in Byzanz Regenten und mächtige Edelmänner, später auch die abendländischen Klöster, in den großen Städten Unterkünfte für Pilger, Bedürftige, Waisen und die Armen vom Land, die in der Stadt Zuflucht oder Arbeit suchten. Kranke wurden nur aufgenommen, soweit sie zu diesen Kategorien gehörten. Die *xenodochia* (ξένος : Gast oder Fremder) hatten dieselbe Aufgabe wie die primitiven Hospitäler *(hospes* bedeutet ebenfalls Gast oder Fremder). Diese Art von Beherbergung einzelner Personen ging nach und nach über in eine Absonderung störender Bettler, dann auch der Geistesgestörten und der Zurückgebliebenen; daraus wurde nun der Hauptzweck des »Hospitalwesens«. Diese Lage begann sich erst in der Renaissance mit dem Aufkommen einer neuen Mentalität zu ändern, aber noch die Reform Ludwigs XIV. erfolgte mehr aus Gründen der »Verwahrung« als aus therapeutischen Motiven.

Immer schon war die Grenze zwischen dem Medizinischen und dem Sozialen verschwommen. Jedenfalls war der Auftrag des Hospitals lange Zeit sozialer Natur, ganz gleich ob nun König, Kirche, Stadt oder Staat über es zu befehlen hatten.

6. Zum ersten Mal in der Menschheitsgeschichte griff die Staatsgewalt wegen *Infektionskrankheiten* mit den daraus resultierenden Epidemien effektiv in das Gesundheitswesen ein.

Einen Sonderfall stellt die Lepra dar. Ihre Ansteckungsfähigkeit hat man bestimmt übertrieben, obwohl auch ihre Interpretation sich mit den Zeiten änderte. Die Aussätzigenheime schuf man sicher ebenso aus Gründen der öffentlichen Ordnung oder des physischen Abscheus vor dem schrecklichen Anblick der verstümmelten Hände und Gesichter, wie um Vorsorge für die Gemeinschaft zu treffen. Das große medizinische Drama, das die abendländische Welt viele Jahrhunderte hindurch erlebte, ein Drama, das sich ständig wiederholte und alle sozialen Schichten und Generationen bedrohte, waren die Epidemien, die man später auf französisch »mortalités« nannte (»das Große Sterben«). Hinzu kam, daß regelmäßig begrenzte Infektionskrankheiten wie Tuberkulose und Malaria grassierten. Aufgrund der Schilderungen, die uns überkamen, können wir oftmals nur unpräzise Diagnosen stellen. Echte Ansteckungskrankheiten alternierten nämlich mit kollektiven Intoxikationen, z. B. Mutterkornvergiftung oder auch mit Vitaminmangelkrankheiten.

Wir können nicht immer genau erkennen, ob es sich nun um Pocken, Typhoid, Bauchtyphus, Cholera, Gelbfieber, Diphtherie oder Ruhr gehandelt haben mag. An Ruhr kamen, angefangen von den Griechen vor Troja bis hin zu Karl V. beim Einmarsch in die Provence, ganze Armeen mit blutigem Durchfall ums Leben. Es scheint jedoch so, daß die Pest, vor allem die

Abbildung 2345
Die Barmherzigkeit. *Stich von Pieter Bruegel dem Älteren (um 1530—1569), datiert mit 1559; Teil der Serie über die Sieben Tugenden. Die Barmherzigkeit in der Mitte hält ein flammendes Herz in der Hand und trägt auf dem Kopf einen Pelikan. Sie schart die Kinder der Armen um sich, während sich auf dem Dorfplatz die sieben Werke der Barmherzigkeit abspielen.*
(Paris, Musée d'Histoire de la médecine)

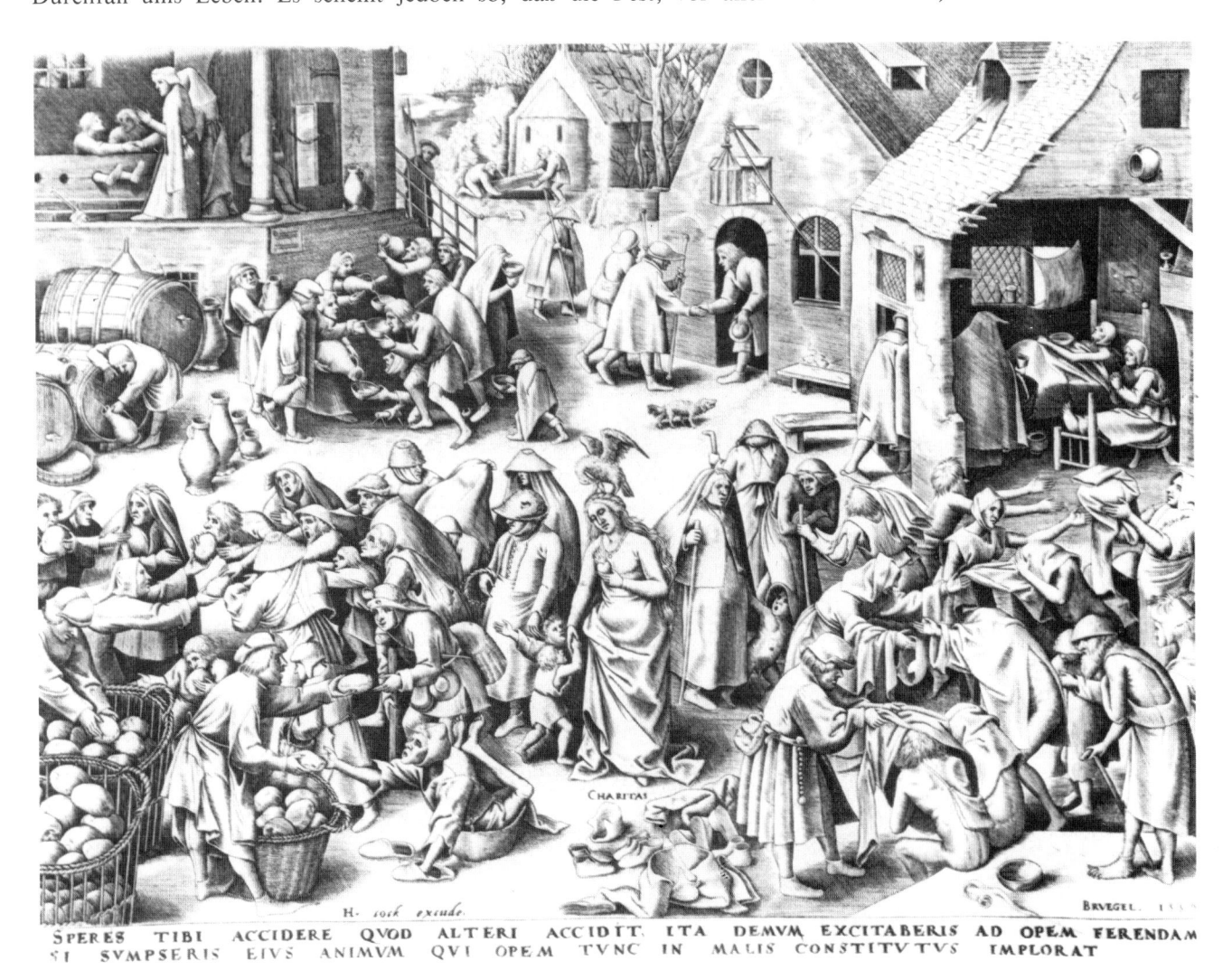

SPERES TIBI ACCIDERE QVOD ALTERI ACCIDIT. ITA DEMVM EXCITABERIS AD OPEM FERENDAM SI SVMPSERIS EIVS ANIMVM QVI OPEM TVNC IN MALIS CONSTITVTVS IMPLORAT

Bubonenpest, am mörderischsten war. Die Beschreibungen, welche Thukydides in Athen im 5. Jahrhundert v. Chr. und folgende Autoren bis zu Daniel Defoe 1665 in London von der Pest gaben, sind alle gleich finster. Die Staatsgewalten hatten grundsätzlich keine Vorstellung von einer Ansteckung. Vage mußten sie sie dennoch erahnen, denn dies legen die ersten sanitären Vorschriften nahe, die man in Italien des 14. Jahrhunderts erließ: Man beschränkte dort nämlich den Reiseverkehr und verbot Fremden, die aus infizierten Gegenden kamen, die Einreise in die Stadt; die bei Pest angeordnete Krankenisolierung führte schließlich zu Quarantänevorschriften für Personen und Güter (Venedig und Reggio 1374; Ragusa 1377).

Stadt- und Staatsregierungen organisierten Gesundheitsämter, rekrutierten Ärzte und Pestkrankenträger und legten Lebens- und Arzneimittelvorräte an. Bald ließ man auch die Kleidung durch Kochen desinfizieren und die ersten Sterblichkeitsstatistiken aufstellen. Am Stadtstaat oder der Nation gemessen, enthüllten die Epidemien auch die ersten Folgen krankhafter Erscheinungen auf die Wirtschaft. Während der großen Epidemien verringerte sich die Zahl der Steuerpflichtigen; die Geschäfte kamen zum Erliegen, und die Armen konnten oder wollten ihre Steuern nicht mehr entrichten. Die öffentlichen Mittel schrumpften gerade dann, wenn die Ausgaben anstiegen, weil neu angestelltes Personal entlohnt oder Quarantänestationen gebaut werden mußten.

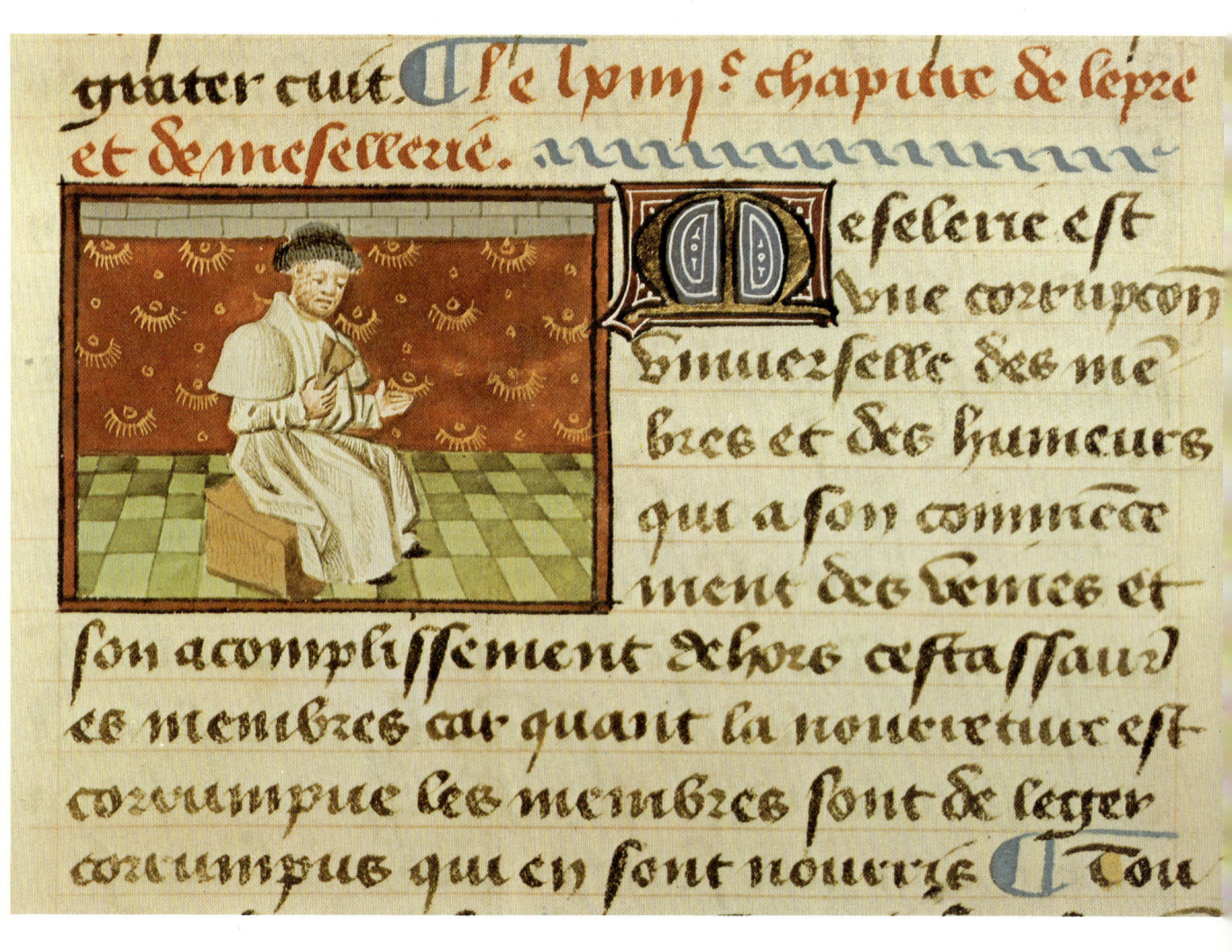

Abbildung 2346
Im Kapitel über Lepra und Leproserie in einer Handschrift von Bartholomäus dem Engländer aus dem 15. Jh. ist wie in der folgenden Abbildung ein Lepröser mit seiner Rassel abgebildet.
(Paris, Nat. Bibl., Ms. fr. 22532, fol. 118)

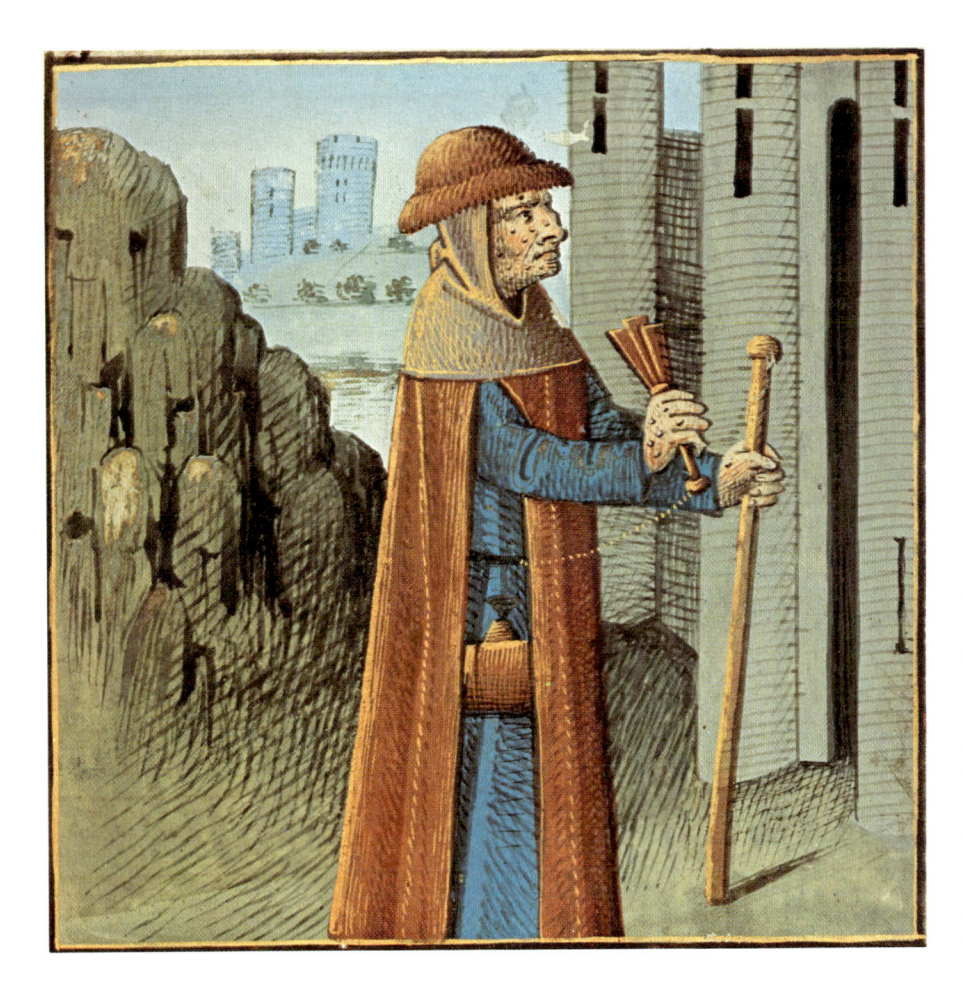

Abbildung 2347
Der Lepröse. *Miniatur aus einer Handschrift des Buches von den Eigenschaften der Dinge von Bartholomäus dem Engländer. (Paris, Nat. Bibl., Ms. fr. 9140, fol. 151 verso)*
Hier sehen wir, wie der Lepröse, dem man den Zugang zu den öffentlichen Gebäuden verbot, seine Rassel (eine Art Schnarre aus Holz) schwingt, damit die Passanten sein Kommen hören und sich entfernen können.

Staat und Wissenschaft wachen über die Volksgesundheit

Während im 16. Jahrhundert die Stadtverwaltungen von der Kirche die Verwaltung der Hospitäler übernommen und aus ihrem eigenen Säckel Pestkrankenhäuser finanziert hatten, wurden sich Regierungen und Stadtstaaten ab dem 17. Jahrhundert ihrer Pflichten in Sachen der Gesundheit der Bevölkerung bewußt; die öffentliche Gesundheitspflege wurde allmählich ein Begriff.

Unter dem Einfluß von Politik und Wissenschaft entwickelten sich Doktrinen, die bis in unsere Zeit fortdauern sollten.

1. *Autorität und Vernunft* setzten sich nun sowohl in Belangen der Gesundheit als auch im ganzen Leben der Nation durch. In den westlichen Ländern ermöglichte die erstarkte Macht der königlichen oder städtischen Beamten zugleich den Erlaß neuer Vorschriften und die Kontrolle ihrer Einhaltung. Andererseits drangen allmählich auch Fracastoros Ideen über die Ansteckung durch und ermunterten die Behörden zu disziplinarischen Maßnahmen. Währenddessen verbreiteten die wissenschaftlichen Entdeckungen und der Empirismus Lockes die Idee, Vernunft könne problemlos alles lenken, und der moderne Mensch besäße eine definitive Überlegenheit gegenüber den alten.

Die geistigen Bewegungen

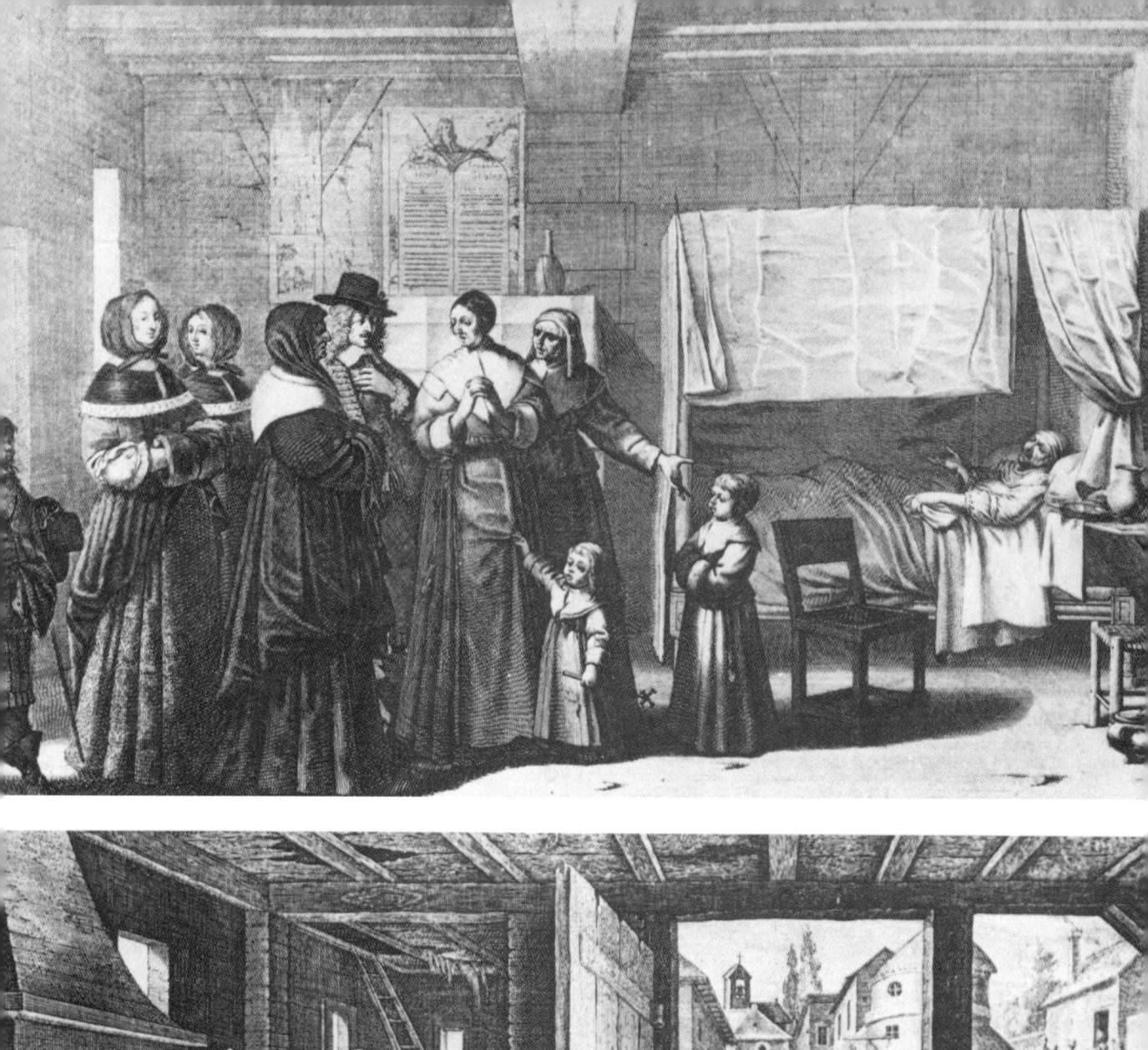

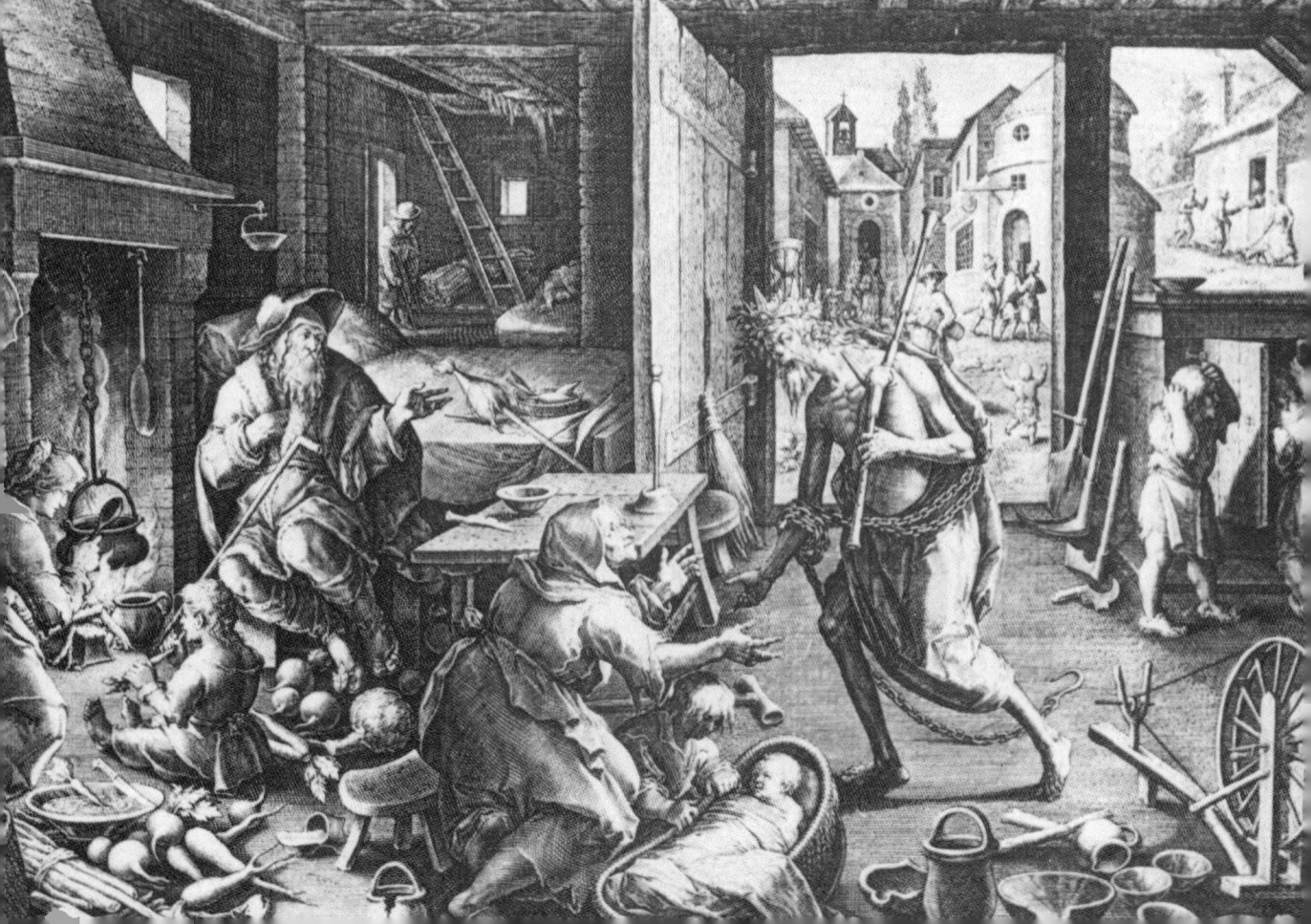

Erst jetzt zog man Avicenna und Galen in Zweifel; nur einige Nachzügler wollten immer noch nicht Harveys Blutkreislauf anerkennen.

Gelehrte und Philosophen des Zeitalters der Aufklärung ließen die Vorstellung der Volksgesundheit in die Bereiche der Physik und der beobachtenden Wissenschaften Eingang finden, so daß man diese nun nicht mehr aus Vernunft, sondern aus einer naturalistischen Einstellung respektierte. Durch das naive Konzept des »guten Wilden« und der *natura medicatrix* gewann man einen neuen Blick für die sozialen Strukturen (an deren Vortrefflichkeit man nun zu zweifeln begann) und für die verhängnisvolle Wirkung bestimmter menschlicher Tätigkeiten auf die Gesundheit. Die Physiokraten zielten mit ihren landwirtschaftlichen Konzepten weniger auf die Verbesserung der Produktivität als auf jene der Ernährung ab.

So kam es merkwürdigerweise, daß sich die Effekte zweier Anschauungen, die das Leben im ausgehenden 18. Jahrhundert bestimmten, nicht konfrontierten, sondern miteinander verbanden. Einerseits nahm der »aufgeklärte Absolutismus« seine Untertanen in Schutz, und der Herrscher bzw. der Staat hatte die Pflicht, die Bevölkerung bei guter Gesundheit zu halten. Dies hatte aus denselben Gründen zu geschehen, wie er dafür sorgen sollte, durch angemessene Verteilung des Korns Nahrung für alle zu beschaffen und mittels der Hospitäler Unterkunft für Arme und Gebrechliche zu sichern. Solchem Patriarchalismus begegnen wir hundert Jahre später wieder in Form der zahlreichen Wohlfahrtseinrichtungen, die im 19. Jahrhundert von Reichen für Bedürftige gestiftet wurden. Andererseits sollte die Idee von der Gleichheit aller Menschen jedem dieselben Chancen zusichern, und bald begannen die Menschenrechte die europäischen Regierungen zu beschäftigen. Ramazzini interessierte sich seit 1700 für die Arbeitsbedingungen einfacher, manuell tätiger Berufe, wie zum Beispiel Schmiede, Glasbläser und Weber, und begründete so eine geistige Haltung, aus der sich später die Arbeitsmedizin entwickeln sollte. Die Autoren der *Enzyklopädie* debattierten über die Hygiene in den Werkstätten; am Vorabend der Revolution setzten sich Fourcroy und Raynal für die Sklaven und die farbigen Völker ein. Ein Prozeß, den wir in der Geschichte des Gesundheitswesens oft beobachten, besteht darin, daß wertvolle und uneigennützige Ideen trotz ihrer zeitweisen Beliebtheit nicht zu konkreten Realisationen führen. Erst nach den Napoleonischen Kriegen erinnerte man sich zum Beispiel wieder der Ideologen, Physiokraten und Philanthropen, und erst dann besann man sich auf Tenons Pläne, um das Krankenhauswesen zu erneuern. Das Zweite Kaiserreich wiederum setzte die medizinischen Konzepte der Restauration und der Julimonarchie in die Tat um.

Im zweiten Viertel des 19. Jahrhunderts bewirkte die Industrialisierung der großen westlichen Länder wirtschaftliche und soziale Erschütterungen, die Regierende, Ärzte und Gelehrte vor neue Probleme stellte. Die Entwicklung der Manufakturen und die intensive Ausbeutung der Erz- und Kohlenbergwerke verschafften den Armen wieder einen Platz in der Gesellschaft; der Ausdruck »Pauperismus« (von lat. pauper — arm) wurde in dieser Epoche in England geprägt.

Den Führungsschichten wurde bald bewußt, daß die Industrialisierung Konsequenzen für die soziale und sittliche, aber auch für die sanitäre Ordnung haben würde. Die Vorstellung, daß Elend und Krankheit zusammenhängen, gewann an Boden, und schließlich wurde man mit der Idee vertraut, daß öffentliche Ordnung und soziale Ruhe aufrechterhalten werden konnten,

Abbildung 2348 (gegenüber, oben)
Die Kranken besuchen. *Stich von Abraham Bosse (1602 bis 1676); Teil einer Bildserie über die Werke der Barmherzigkeit. (Paris, Ordre national des pharmaciens, Sammlg. Bouvet)*

Abbildung 2349 (gegenüber, unten)
Der Tod beim Armen. *Stich des 16. Jh.s von Jan Stradan. (Paris, Nat. Bibl., Cab. des Estampes)*
Der als gekrönter Greis dargestellte Tod wird von den Bedürftigen mit offenen Armen empfangen, denn, so besagt der lateinische Begleittext, der Tod ist »dem Notleidenden willkommen«.

*Abbildung 2350
Kinderarbeit in den Kohlebergwerken Englands, Mitte des 19. Jh.s. Holzstich aus:* Le Magasin pittoresque *von 1843. (Paris, Bibl. des Arts décoratifs)
Weil manche Bergwerksstollen so niedrig und eng waren, daß nur Kinder sich darin bewegen konnten, fand man es natürlich, sie dort arbeiten zu lassen; dies wird dem 19. Jh. immer als Schandfleck anhängen.*

*Abbildung 2351 (unten)
Titelblatt der französischen Übersetzung von Ramazzinis berühmtem Werk, übertragen von Fourcroy:* Essai sur les maladies des artisans, Paris 1777.
Mit diesem grundlegenden Werk (Originalausgabe: 1700) erweist sich Ramazzini (1633—1714) als Wegbereiter der Arbeitsmedizin. Sein Traktat, in dem er sich mit über fünfzig Berufen befaßt, stellt die erste systematische Studie über Berufskrankheiten dar.

indem man die Lebensbedingungen der Notleidenden verbesserte. Diese vereinfachende medizinische Überlegung sollte sich viele Jahrzehnte günstig auf den Gesundheitszustand der europäischen Völker auswirken. Ein so wenig demokratischer Mann, wie Bismarck es war, ließ sich durch sie inspirieren, die erste Sozialversicherung zu gründen.

2. Zwei Aspekte der wissenschaftlichen Revolution, die das 18. und 19. Jahrhundert kennzeichnete, sollen hier angesprochen werden, da sie die Medizin der Gemeinschaft beeinflußten.

Der erste, nämlich die Einführung der *numerischen Methode* in die Heilkunst, ist auch heute bei den Ärzten wenig bekannt und stößt noch im ausgehenden 20. Jahrhundert auf ebenso große Ablehnung wie am Beginn des 19. Jahrhunderts.

Die Idee, krankhafte Erscheinungen in Zahlen auszudrücken, können wir bis zum 17. Jahrhundert zurückverfolgen, als Colbert ab 1670 beschloß, monatliche Verzeichnisse von Geburten, Vermählungen und Sterbefällen aufstellen zu lassen; die englischen Städte ließen in dieser Zeit regelmäßig Listen der Epidemietoten anfertigen. Petty und anschließend Graunt betätigten sich in England als wahre Pioniere auf dem Gebiet der medizinischen Statistik. Auf Halley (1693) geht der Begriff »Lebenserwartung« zurück, auf dem später die versicherungsmathematischen Berechnungen der Lebensversicherungen gründeten.

Das Wort »Statistik« wurde zum ersten Mal 1749 in Deutschland von Achenwall in einer Abhandlung über »die beschreibende Analyse der politischen, wirtschaftlichen und sozialen Organisation der Staaten« gebraucht. In diesem Werk bildete die numerische Untersuchung der Merkmale eines Landes die Basis der Politik. Es war der Österreicher J. P. Frank, der aus derselben politischen, philanthropischen und mathematischen Eingebung zum wahren Initiator einer medizinischen Studie über den gesundheitlichen Zustand der Bevölkerung wurde; er konnte dies aufgrund eines über vierzig Jahre, nämlich bis 1816, verfolgten Lebenswerks. Diese erste zusammenhängende Arbeit über eine Doktrin, die sich auf die Volksgesundheit bezog, fand in Frankreich besonders bereitwilliges Gehör. Um die Schaffenskraft der französischen Autoren der Restauration und der Julimonarchie zu zeigen, sollen hier nur einige Beispiele genannt werden: Fodérés Abhandlung *Essai sur la pauvreté* (1825); Villermés bedeutendes Werk, darunter ein Bericht über die körperliche und geistige Verfassung der Arbeiter in den Manufakturen *(Tableau sur l'état physique et moral des ouvriers employés dans les manufactures,* 1840); Frégiers Studie über die »gefährlichen Bevölkerungsschichten in den Großstädten und die Mittel, diese zu bessern« *(Classes dangereuses de la population dans les grandes villes, et moyens de les rendre meilleures,* 1840); Benoiston de Châteauneufs Studie »Die Lebensdauer der Reichen und Armen, Gelehrten und Literaten« *(La Durée de la vie chez les riches et chez les pauvres, chez les savants et gens de lettres);* Villeneuve-Bargemont präzisierte die Verpflichtung der Regierung, Arme und Schwache unter ihren Schutz zu stellen, in seinem Werk *Economie politique chrétienne* (1834). Die soziale Rolle des Arztes erörterte Letourneur in seiner Dissertation *Rapports du médecin avec la société en général* (Paris 1821), wie auch Ménessier in seiner Schrift *Mission du médecin dans la société* (Montpellier 1850). Unter anderem aus diesen Arbeiten erwuchs eine Tradition sozialmedizinischer Studien, die in Europa das 19. Jahrhundert hindurch fortbestand, während sie speziell in Frankreich praktisch erlosch. Dies gilt auch für die Arbeiten von Thouvenin, Buret, Guérin und Blanqui, ferner für die in Paris oder der französischen Provinz zustande gekommenen Schriften über Krankheiten, die in besonderen Departements, Städten, Stadtteilen und sozialen

Abbildung 2352
»Diese Ansicht zeigt die Bergleute von Beaujonc, die am 4. März 1812, nach einem fünftägigen Aufenthalt unter Tage ohne Nahrung und Licht, wieder ins Leben treten.« *Die naive Illustration dieses nahe Lüttich geschehenen Bergwerkunglücks gibt uns nebenher einen Eindruck von den oberirdischen Anlagen dieser Kohlengrube. (Paris, Musée Carnavalet)*

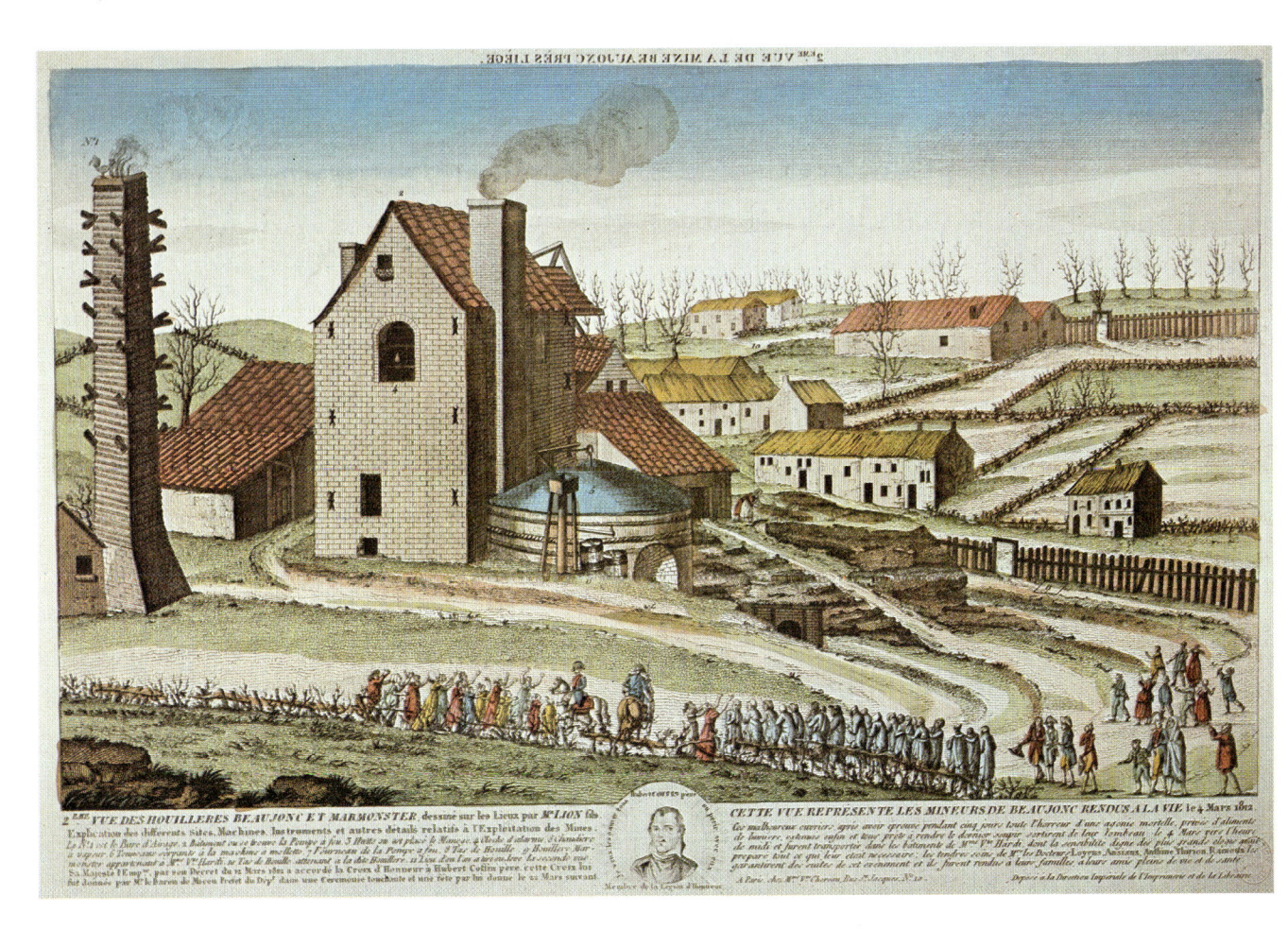

Abbildungen 2353/54 Titelblatt und Statistik aus einem Werk von 1766. Unter dem Druck sowohl der Physiokraten, welche die Landwirtschaft und somit die bäuerliche Tätigkeit als größten Reichtum der Nation ausriefen, als auch der Philanthropen, die das harte Dasein der Bauern rührte, entstanden zahlreiche wissenschaftlich gestaltete Enqueten und Studien; sie analysierten die Morbiditäts- und Mortalitätsursachen mit dem Ziel, Mißstände rationell zu beheben. Die in diesem Werk angestellten Überlegungen, u. a. daß Sterblichkeit und Krankheiten mit einem minimalen Lebensunterhalt zusammenhängen, sind erstaunlich modern.

Milieus festgestellt wurden, und über die Qualen, die Arbeiter bestimmter Regionen oder Berufe zu erdulden hatten, ferner für die Beiträge von Ivernois in Genf, Quetelet in Belgien und Virchow in Preußen sowie jene, an denen man im Piémont und in England arbeitete. Ab dem Zweiten Kaiserreich kamen die großen geistigen Anregungen auf dem Gebiet des öffentlichen Gesundheitswesens aus England, u. a. von Chadwick, der sowohl Staatsmann als auch ein großer Begründer war.

Jenseits von Demographie und Epidemiologie (wie das 19. Jahrhundert sie verstand), bemühte sich Louis, die numerische Methode in die Ermittlung klinischer Daten sowie diagnostischer oder therapeutischer Methoden einzuführen. Er stieß jedoch bei seinen Kollegen von der Académie de médecine auf Unverständnis, selbst bei besonnenen Menschen wie Claude Bernard und Pasteur. Solche Verzögerungen hinderten die quantitative Medizin jedoch nicht daran, schrittweise voranzukommen: Louis maß in dieser Epoche als erster den Puls mit der Uhr in der Hand; außerdem kamen das medizinische Thermometer und die graduierten Spritzen für Injektionen unter die Haut auf.

Obwohl die *Bakteriologie* das bisherige Gebäude der Krankheitslehre umstieß, brachte ihre Entstehung in der zweiten Hälfte des 19. Jahrhunderts seltsamerweise weniger Veränderungen für die öffentliche Gesundheit, als es

RECHERCHES
SUR
LA POPULATION
DES GÉNÉRALITÉS
D'AUVERGNE, DE LYON, DE ROUEN,
ET
DE QUELQUES PROVINCES ET VILLES
DU ROYAUME,
AVEC
DES RÉFLEXIONS SUR LA VALEUR DU BLED
tant en FRANCE qu'en ANGLETERRE,
depuis 1674 jusqu'en 1764.

Par M. MESSANCE, Receveur des Tailles de l'Election de Saint-Etienne.

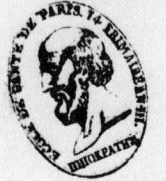

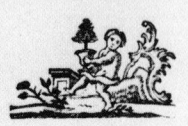

A PARIS,
Chez DURAND, Libraire, rue Saint-Jacques,
à la Sagesse.

M. DCC. LXVI.
AVEC APPROBATION ET PRIVILEGE DU ROI.

SUR LE PRIX DU BLED.

XI.me TABLE. I.re PARTIE.

COMPARAISON du nombre des malades & de la mortalité de l'Hôtel-Dieu de Paris avec le prix des grains.

On a mis dans la première colonne des années celles où il y a eu le plus de malades; & dans la seconde, celles où il y en a eu le moins.

Le nombre des malades & des morts a été pris sur les Registres tenus dans cet Hôpital.

Années.	Nombre des Malades.	Nombre des Morts.	Prix du septier, mesure de Paris.			Années.	Nombre des Malades	Nombre des Morts	Prix du sept. mesure de Paris
			liv.	f.	d.				liv. f.
1725	21315	4662	34	4		1724	20391	5317	24 4
1726	23414	5253	29		6	1727	20898	4666	19 1
1729	22703	5150	16	12		1728	19015	3928	13 6
1731	22511	5006	19	10		1730	19574	3933	16 1
1732	23148	4311	14	6	3	1733	19228	3716	11 17
1736	21015	4221	14	3		1734	16849	3148	12 2
1739	25926	5837	20	7	6	1735	18521	3767	12 10
1740	27088	7894	25	12	6	1737	20791	4843	14 16
1741	27361	7191	37			1738	20284	5158	17 16
1742	23944	5893	12	16	3	1743	17335	4064	12 16
TOTAL des 10 années.	238425	55418	223	12		TOTAL des 10 années.	192896	42540	155 11
Année comm.	23842	5542	22	7	2	Année comm.	19289	4254	15 11

R r ij

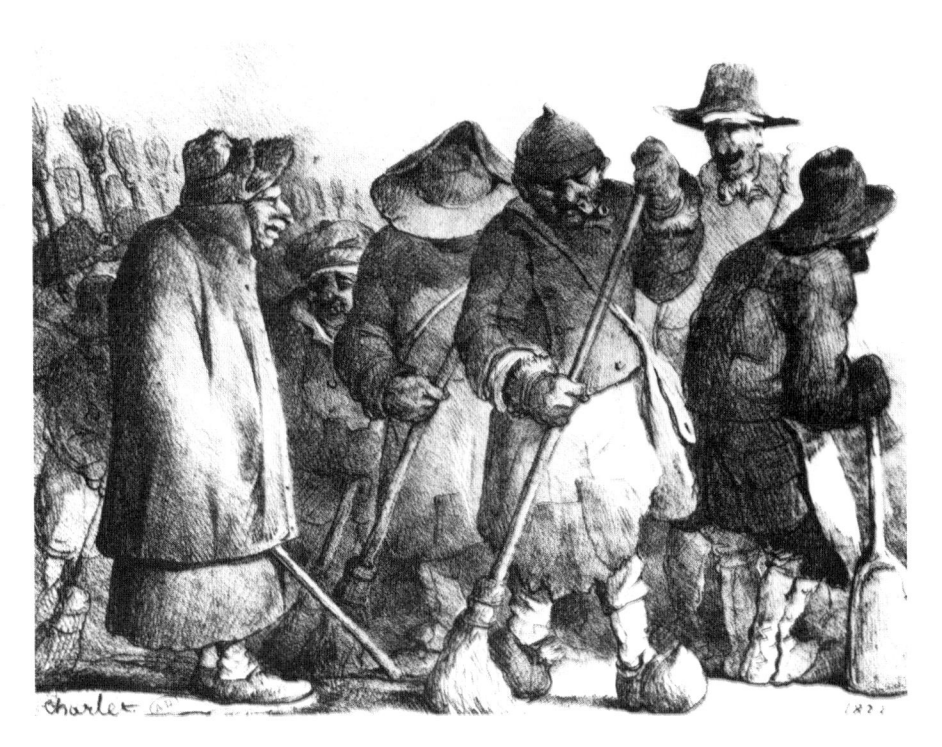

Abbildung 2355
In diesen Straßenfegern auf der Lithographie von Charlet von 1822 erkennen wir unschwer die Überreste der Großen Armee, angetan mit mehr oder weniger zerrissenen Uniformstücken. (Paris, Bibl. des Arts décoratifs)

Abbildung 2356 (unten)
Aufschrei der Menschheit an die Generalstände, die Bürger gegen Krankheiten zu schützen, die sie bedrohen, oder sie davon zu heilen; dieser von Savarin verfaßte Aufruf kündigt 1789 das Menschenrecht auf Gesundheit an, das 1790—1791 vor der Constituante debattiert und proklamiert wurde.
(Paris, Ordre national des pharmaciens, Sammlung Bouvet)

die statistische Morbiditätsermittlung tat. Auf die praktischen Auswirkungen der bakteriologischen Entdeckungen auf die Volksgesundheit werden wir an anderer Stelle der vorliegenden Abhandlung eingehen. Dadurch, daß man in der Vorstellung den Umgang mit der großen Zahl auf Nationenebene und die Annahme einer reellen Ansteckungsfähigkeit durch spezifische Erreger in Verbindung zu bringen vermochte, sollte es zur Begründung des modernen Gesundheitswesens kommen.

3. Aus den vielen humanitären, politischen oder wissenschaftlichen Ideen resultierten *Verwaltungen*.

Jene Einrichtungen, die der Revolution ihre Entstehung verdankten, waren vielleicht nicht die wirksamsten, aber ihre Tätigkeit prägte die Menschen noch viele Jahrzehnte weiter, auch als der Geist von 1789 bereits erloschen war. Inspiriert von Tenons Arbeiten über das Massenelend und den erbärmlichen Zustand der Krankenhäuser, angeregt ferner von unzähligen Philosophen der früheren Jahrzehnte, erarbeiteten das Comité de mendicité der Constituante unter Vorsitz des Herzogs von La Rochefoucauld-Liancourt und das Comité de salubrité unter Vorsitz Dr. Guillotins besondere Pläne und Projekte. Sie führten dazu, daß Dubois, Präfekt von Paris, 1802 den Conseil de salubrité gründete; 1851 erneuerte man ihn noch einmal unter der Bezeichnung Conseil d'hygiène publique et de salubrité. Die Gründung der Académie de médecine 1820 geschah aus derselben Haltung heraus, und die *Annales d'hygiène publique et de médecine légale* übten noch während des gesamten Jahrhunderts auf Ärzte und Verwaltung einen gleich starken Einfluß aus. Die Schaffung von Gesundheitspflegekomitees in den Departements und eines über ganz Frankreich gleichmäßig verteilten Verwaltungsapparats war jedoch nicht einfach.

Nie haben alle Kreise den Nutzen genereller sanitärer Maßnahmen anerkannt; zum Beispiel bauten Politiker die Pestbarrieren, die man auf Betreiben der Ärzte verstärkt hatte, wieder ab, weil sie den Handel beeinträchtigten. Die an der Grenze der Ost-Pyrenäen eingerichtete Kontrolle gegen eine Epidemie,

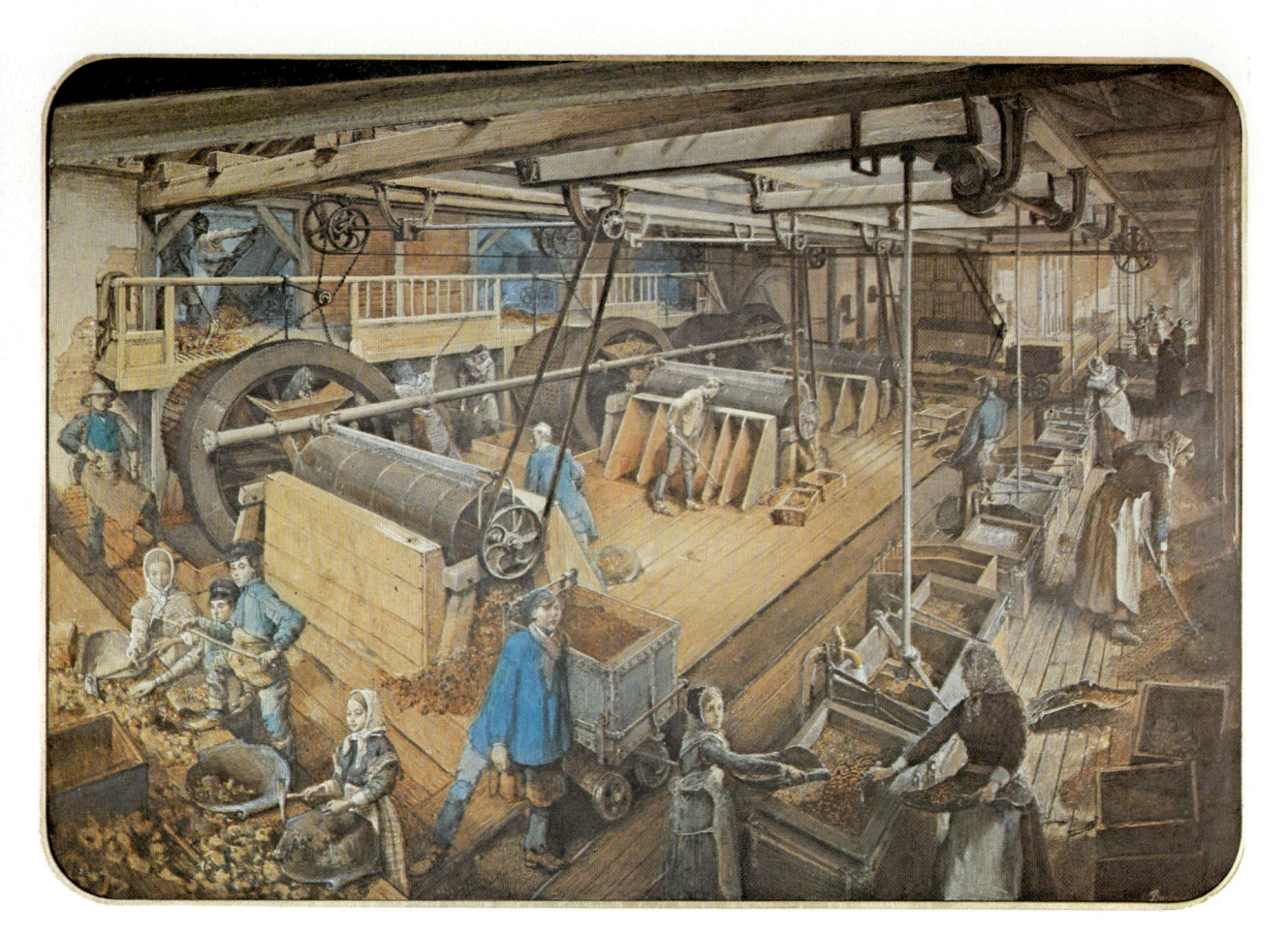

*Abbildung 2357
Kohlenlesehalle der Minen von Blanzy im Departement Saône-et-Loire gegen 1866. Gouache von François Bonhommé (1809—1881).
(Paris, Musée du Conservatoire national des Arts et Métiers)*

die gerade in Barcelona wütete, legten Gegner Karls X. als Mittel aus, die Invasion liberaler Ideen von Spanien nach Frankreich zu verhindern. Im Kampf zwischen Kontagionismus und Antikontagionismus argumentierte man pseudowissenschaftlich, irrational und politisch. Alle im 19. Jahrhundert aus Sorge um die Volksgesundheit getroffenen Maßnahmen, z. B. Aushebung von Abflußkanälen, Schaffung gesunder Wohnverhältnisse, Gesetze über Impfungen und Arbeitsmedizin, stießen auf ähnliche Einwände — auf mehr oder weniger hervortretende Interessengruppen. Man führte Ausdrücke im Munde wie Freiheit des Individuums, Recht des einzelnen auf Gesundheit, Verpflichtung des Staates zum Schutz der Notleidenden, Liberalismus, Dirigismus und selbst Sozialismus, Allgemeinwohl und heiliges Recht auf Eigentum, Verantwortung des Arbeitgebers und Initiativrecht des Arbeitnehmers usw. Solche Art von Widerständen gegen eine Sozialmedizin hat sich bis heute nicht völlig erschöpft.

Jedenfalls war in Westeuropa eine irreversible geistige Bewegung entstanden. Nachdem sie im 18. Jahrhundert aufgekeimt und in der ersten Hälfte des 19. Jahrhunderts herangereift war, setzte man sie im Zweiten Kaiserreich teilweise in Taten um.

Die praktischen Auswirkungen

Ideale und philanthropische Ambitionen wirken sich nur dann auf die Volksgesundheit aus, wenn die Staatsmänner wirklich die geforderten Reformen wollen, wenn sie die Mittel zu ihrer Realisierung besitzen und über Männer verfügen, die sie durchzusetzen fähig sind. Diese Konstellation war im Zeitalter der Aufklärung ebenso Bedingung wie heute; und wenn sie nicht perfekt zusammentrifft, folgen den Wünschen aufgeklärter Denker nicht die Taten.

Die älteste und nachhaltigste Aktion betraf das Krankenhauswesen. Wegen der finanziellen Schwierigkeiten der städtischen Haushalte ließ die Durchführung der Krankenhausreform Ludwigs XIV. bis Mitte des 18. Jahrhunderts auf sich warten; Tenons Enquete, die in den Jahren um 1780 erstellt worden war und in der der miserable Zustand der Krankenhäuser zutage trat, sollte die revolutionären Versammlungen jedoch nicht davon abhalten, diese noch weiter zu ruinieren. Erst das Erste Kaiserreich, gefolgt von der Restauration, verschaffte den Hospitälern wieder bessere Grundlagen. In Paris legten die Errichtung des Hôpital Lariboisière und die Verbesserungen am Hôtel-Dieu Zeugnis ab von der Erneuerung im Krankenhausbau, die sich ebenfalls in der Provinz zutrug. Eine parallele Entwicklung war in verschiedenen europäischen Ländern zu beobachten, angefangen von Polen, das 1775 eine Krankenhauskommission für das Königreich mit dem Großherzogtum Litauen einberief, bis hin nach England, das in Plymouth ein Hospital nach dem Pavillonsystem baute. Dieses löste in Frankreich architekturkritische Kontroversen aus, die sich zwei Jahrhunderte später noch nicht völlig beruhigt hatten.

Auf Anregung von Vicq d'Azyr nahm die Société royale de médecine ein Projekt in Angriff, das wir heute eine permanente Enquete nennen würden. Sie ließ nämlich alle Ärzte Frankreichs Fragebögen über die Krankheiten ausfüllen, die sie in ihrem Praxisbereich im Zusammenhang mit Klima, Niederschlägen, Temperatur, Ernten und Demographie feststellten. Die allgemeinhygieni-

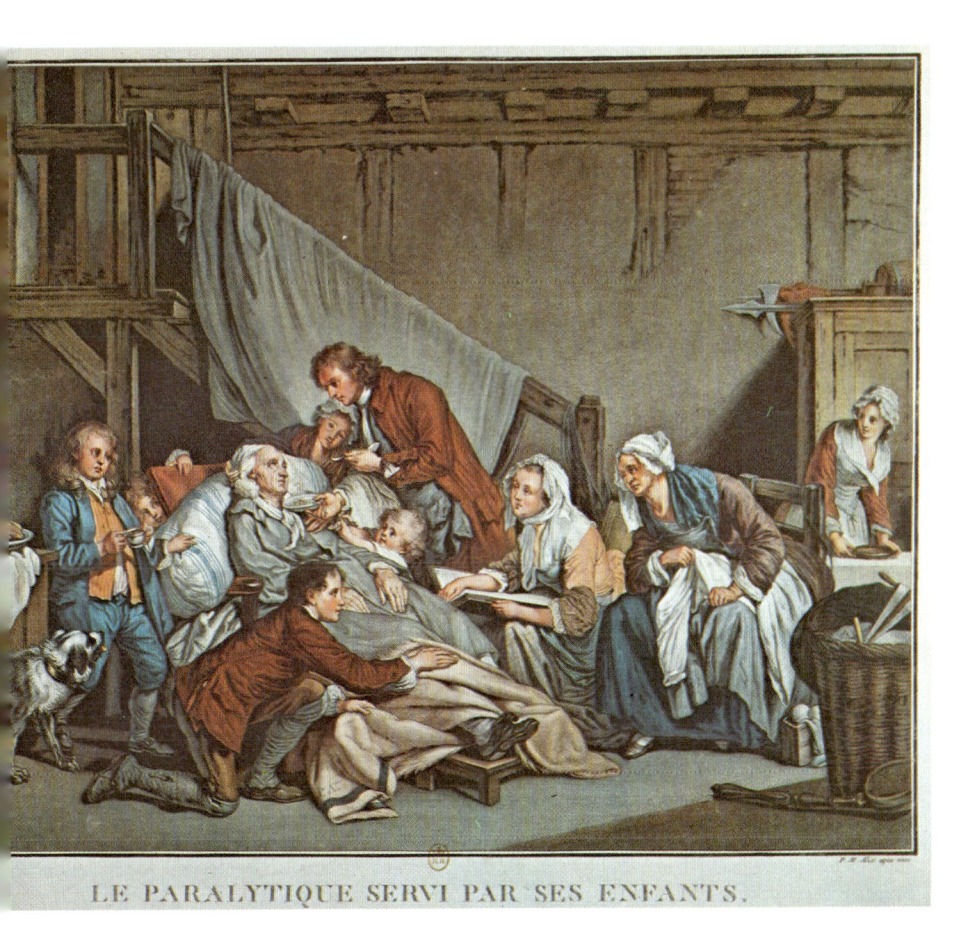

Abbildung 2358
François-Alexandre Frédéric Herzog von La Rochefoucauld-Liancourt (1747—1827).
Der Herzog von La Rochefoucauld-Liancourt, Archetypus der philanthropischen Aristokratie, Präsident des Comité de mendicité, das 1790 von der Constituante mit dem Ziel der Beseitigung des Massenelends gegründet wurde; er interessierte sich für alle großen sozialen Fragen, angefangen von der Krankenhausreform bis zur Berufsausbildung.

Abbildung 2359 (links)
Le Paralytique servi par ses enfants *(Der Gelähmte wird von seinen Kindern bedient). Kolorierter Stich von Alix, frühes 19. Jh., nach dem Gemälde von Greuze.*
Im Rahmen der großen Veränderungen im Krankenhauswesen, die im ausgehenden 18. Jh. die Gemüter erregte, verfochten viele Revolutionäre, z. B. Dupont de Nemours, enthusiastisch die Pflege der Kranken im Hause, umgeben von der Zuneigung ihrer Familie. Greuze stellt dies in völliger Übereinstimmung mit der Empfindsamkeit der Epoche als ein wahres Idyll dar.

schen Maßnahmen erwiesen sich im zivilen Leben des 19. Jahrhunderts als wirksam gegen Pest und Cholera, die nach und nach aus Mitteleuropa verschwanden. Desgleichen begann die endemische Tuberkulose in Frankreich um 1880 zurückzugehen; Typhus, Typhoid und Ruhr dagegen richteten in allen Kriegen dieses Jahrhunderts — in Valmy wie an den Ufern der Moskwa oder der Chesapeakebay, auf der Krim wie in Transvaal — schreckliche Verheerungen an. Aus Furcht vor Epidemien entwickelte sich erst die echte Medizin der Gemeinschaft; doch der Zwist um den Kontagionismus in der ersten Hälfte des 19. Jahrhunderts verzögerte die gesundheitspolitischen Entscheidungen der europäischen Regierungen um mehrere Jahrzehnte. Pasteurs Werk beseitigte dann alle Widerstände gegen eine Regelung auf diesem Gebiet.

Die ärztliche Betreuung Schwangerer reicht in Frankreich bis zum Beginn des 18. Jahrhunderts zurück; es folgte dann England nach. Chirurgen und Ärzte befanden dort, daß die Geburtshilfe ihrer Erfahrung und auch jener von besser ausgebildeten Hebammen bedurfte. Nach und nach organisierte man Unterricht für Hebammen; man richtete Entbindungsheime ein, in denen allerdings entsetzliche Epidemien wüteten, bis Semmelweis aufgrund empirischer Erkenntnisse und später die Bakteriologie für eine relative Sicherheit der Krankenhausgeburt sorgten — jedenfalls im Vergleich zu den schmutzigen Behausungen. Aber die Voreingenommenheit der Ärzte gegenüber der Geburtshilfe, die sie als zweitrangige Tätigkeit betrachteten, sollte sich nicht vermindern, ebenso wenig wie die Geringschätzung der wohlhabenden Schichten gegenüber Frauen, die nicht in ihrem eigenen Heim niederkommen konnten. Zum Beispiel konnte man in einer Provinzhauptstadt wie Rennes im Stadtkrankenhaus erst dann eine Entbindungsstation einrichten, nachdem die Nonnen es verlassen hatten, denn sie betrachteten diese Tätigkeit »als ihrem Stande unwürdig«.

Was nun die Fürsorge für Neugeborene und Kinder betrifft, so dürfen wir über der besonderen Vorliebe des 18. Jahrhunderts für Erziehungsdoktrinen — der *Emile* ist nur ein Beispiel unter Hunderten — nicht vergessen, wie sehr

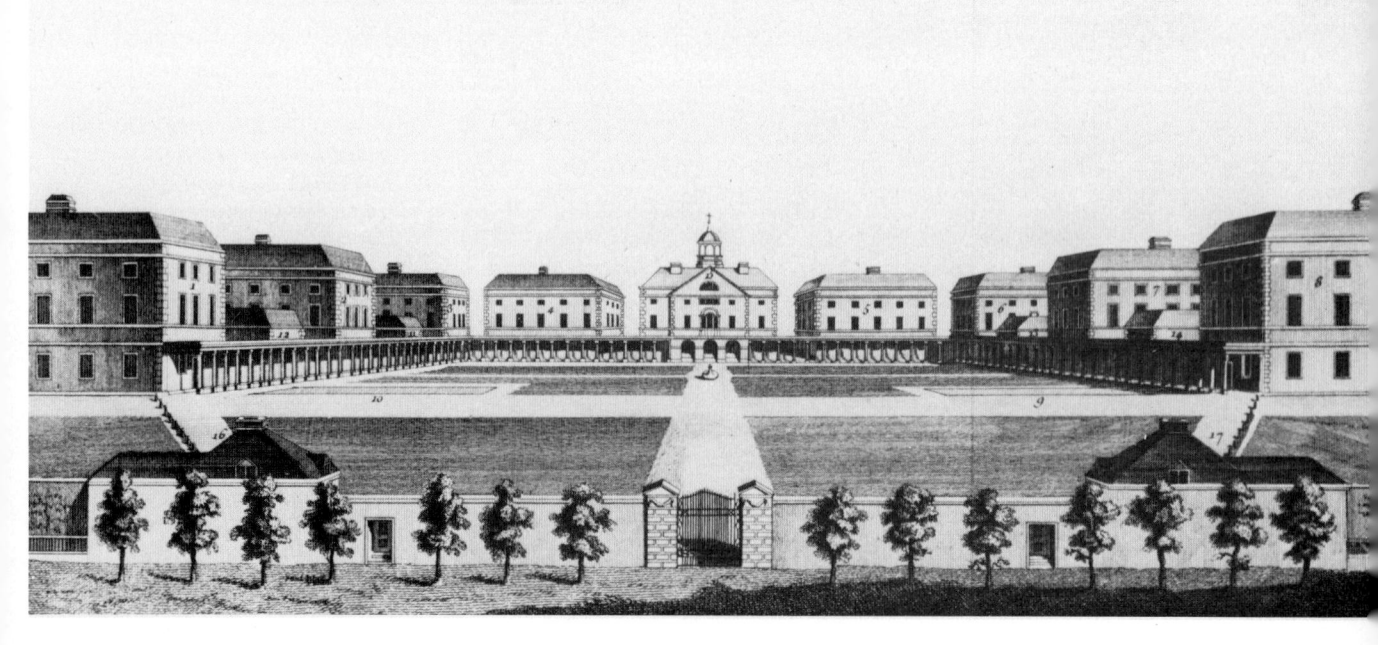

Abbildung 2360
Das königliche Hospital von Plymouth. Südwestansicht. Stich aus Band II des Werks Die Lage in den Gefängnissen, Hospitälern und Zuchthäusern *von John Howard, Paris 1788. (Paris, Bibl. der Alten Medizinischen Fakultät)*
Das Hospital von Plymouth, das für die Epoche sehr fortschrittlich war, hatte man bereits als Pavillonbau aufgeführt, damit, wie es heißt, »die Luft leichter zirkulieren kann und um die Patienten so nach ihren Krankheiten zu verteilen, daß diese nicht weiterverbreitet werden«.

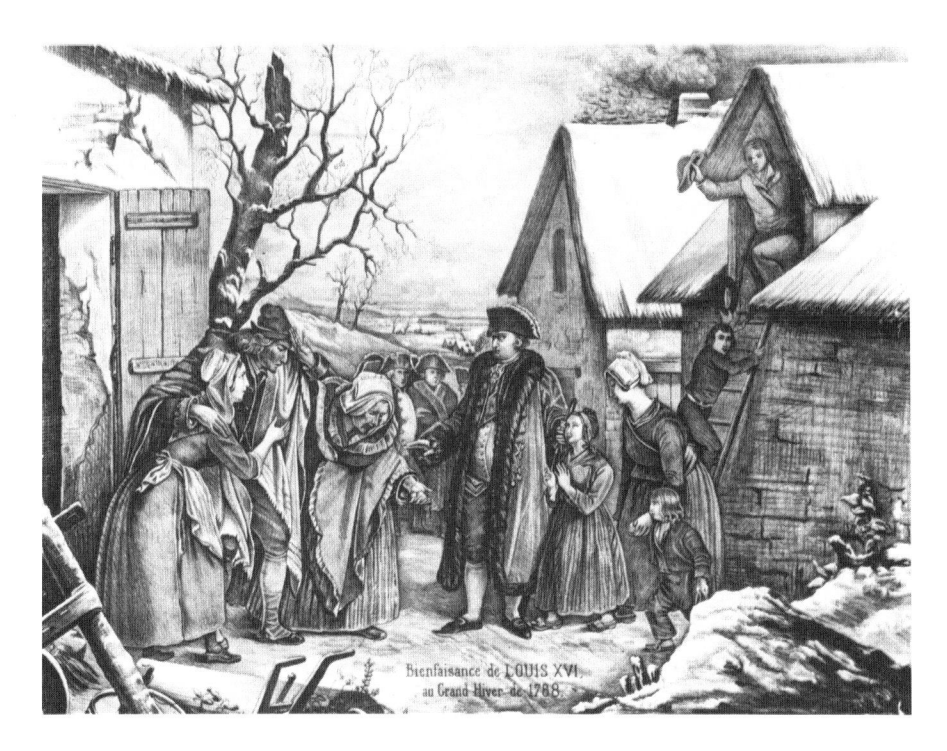

Abbildung 2361
Ludwig XVI. besucht die Armen im großen Winter von 1788. *Stich des 19. Jh.s. (Paris, Nat. Bibl., Cab. des Estampes)*

Krankheit und Tod gerade in dieser Altersklasse wüteten. Außerdem nahm die Kindesaussetzung Ausmaße an, die für uns kaum vorstellbar sind. Von den Drehschränken, die ab dem 17. Jahrhundert am Eingang der Klöster angebracht waren (man setzte dort die Kinder hinein), bis zu den Waisenheimen der Hospitäler des 20. Jahrhunderts hörte die Staatsgewalt niemals auf, sich für die unerwünschten Früchte heimlicher Liebschaften mit Dienstmägden, Frühreifen oder Armen zu interessieren. Doch auch die »öffentliche Fürsorge« verhinderte leider nicht den Tod vieler dieser Kinder, ob man sie nun in einem Heim unterbrachte oder zu einer Amme aufs Land schickte.

Als Schutzmaßnahme der Gemeinschaft für die Blinden war bereits eine spektakuläre Geste erfolgt: Ludwig der Heilige hatte im Jahre 1260 die Blindenanstalt Quinze-Vingts in Paris gegründet. Aktiver und nutzbringender wurde die Blindenfürsorge durch die Verdienste Valentin Haüys (1745—1822) und anschließend Brailles: Die Blinden konnten nun lesen und arbeiten; sie fanden wieder einen Platz in der Gesellschaft. Abbé de l'Epée (1712—1789) eröffnete eine Anstalt, in der er Taubstumme rehabilitierte. Zahlreiche Länder übernahmen seine Prinzipien. Haüy reiste persönlich nach Rußland, und auch in ganz Westeuropa gründete man Blinden- und Taubstummenschulen, die heute noch bestehen.

Geisteskranke haben alle Gesellschaften vor viele Fragen gestellt; speziell für sie eingerichtete Häuser gibt es schon seit dem Mittelalter: Schwarmgeister erachtete man damals als unheilbar und gefährlich. Im Zeitalter der Aufklärung begann man, sie als gewöhnliche Kranke zu betrachten; das erste europäische Gesetz, das für den Schutz der Geisteskranken sorgte, nahm man 1774 in England an. In Frankreich folgten auf Pinels Aktion (die Befreiung Geistesgestörter von ihren Ketten) erst 1838 legislative Maßnahmen; das neue Gesetz hatte unter anderem den Effekt, daß man in Frankreich in den Departements Irrenanstalten einrichtete, die für die Epoche ziemlich geräumig waren. Mehrere Anordnungen sind heute noch in Kraft.

Abbildung 2362 (unten)
Titelblatt der berühmten Enquete Louis-René Villermés (1782—1863): Tableau de l'état physique et moral des ouvriers, *Erscheinungsjahr 1840. (Paris, Bibl. der Alten Medizinischen Fakultät)*
Diese von Grund auf korrekte Erhebung ohne jede Selbstgefälligkeit bleibt eine fundamentale Quelle über die Situation der Arbeiterschaft unter Louis-Philippe.

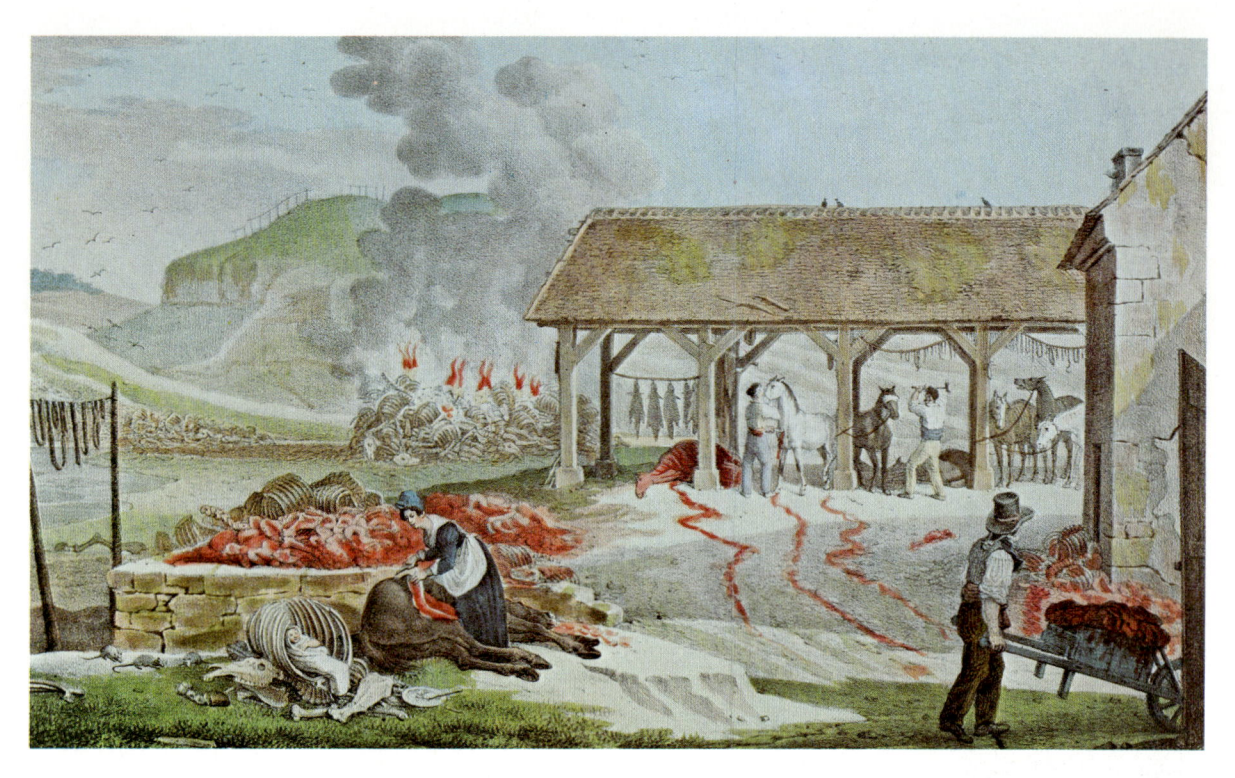

Abbildung 2363 (oben)
Pferdeabdeckerei auf den Buttes-Chaumont in Paris um 1820—1840.
Die Farblithographie zeigt die verschiedenen Vorgänge: Töten des Pferdes mit verbundenen Augen, Zerlegen und Verbrennen der Gerippe. Ein Gerippe wird als Wiege für den Säugling benutzt.

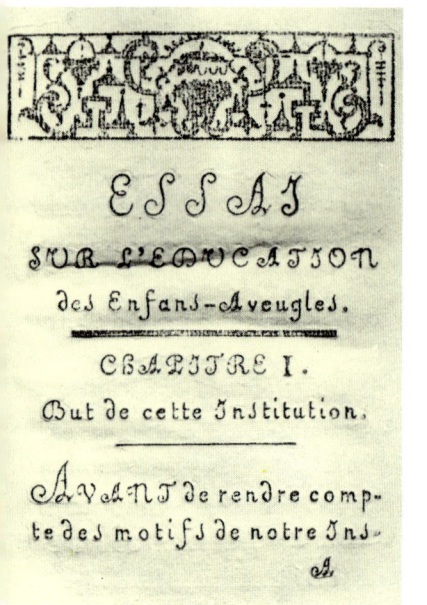

Daß man sich für die Gefängnishygiene zu interessieren begann, geschah ebenso aus humanitären Erwägungen wie aufgrund der Epidemien, die unter den Gefangenen grassierten und auch die nahen Städte bedrohten. Diesbezügliche Dokumentarberichte, die u. a. in England J. Howard 1777 und in Frankreich die 1819 gegründete *Société royale pour l'hygiène des prisons* veröffentlicht hatten, sollten erst im 20. Jahrhundert zu konkreten Maßnahmen führen. Um die Sicherheit der manuellen Tätigkeit begann man sich zur Zeit der Enzyklopädisten zu sorgen. Mit größter Wahrscheinlichkeit ging die erste Tendenz zur Reglementierung der Kinderarbeit von England aus. In Frankreich dauerte es noch bis 1841, bevor man das erste Gesetz verabschiedete, das für Kinder unter acht Jahren die Arbeit in Bergwerken und Manufakturen verbot. Die Kontrollmaßnahmen galten jedoch nur für Unternehmen mit mehr als zwanzig Beschäftigten und mit Dampfmaschinenbetrieb. Bis zur Mitte des 20. Jahrhunderts sollte nämlich die Einstellung überdauern, daß nur die Industrie eine staatliche Intervention rechtfertige, während manuelle Arbeit — in der Werkstatt oder auf dem Feld — nicht geregelt werden sollte.

Auch in bezug auf die Berufskrankheiten machte sich Tenon als Wegbereiter verdient, indem er die Gelehrten auf bestimmte Krankheiten der Beschäftigten in der Häuteverarbeitung hinwies. Im Anschluß daran erschienen ähnliche Studien über alle Innungen; Villermés (1782—1863) Arbeiten hatten besonders nachhaltige Wirkung.

Schließlich erkannte man so deutlich die Verstädterung als Ursache für Armut und Krankheit (die auch in gegenseitiger Abhängigkeit stehen), daß die Staatsgewalt auf mehreren Gebieten eingriff, die man als gesundheitsgefährdend für die Gemeinschaft erachtete. Einige gefährliche oder ungesunde Tätigkeiten, die mit der industriellen Entwicklung verknüpft waren, gaben Anlaß zu präfekturalen Verordnungen. Schon La Reynie, der Pariser Präfekt unter Ludwig XIV., hatte Hygienevorschriften für die Märkte erlassen, und die Märkte-

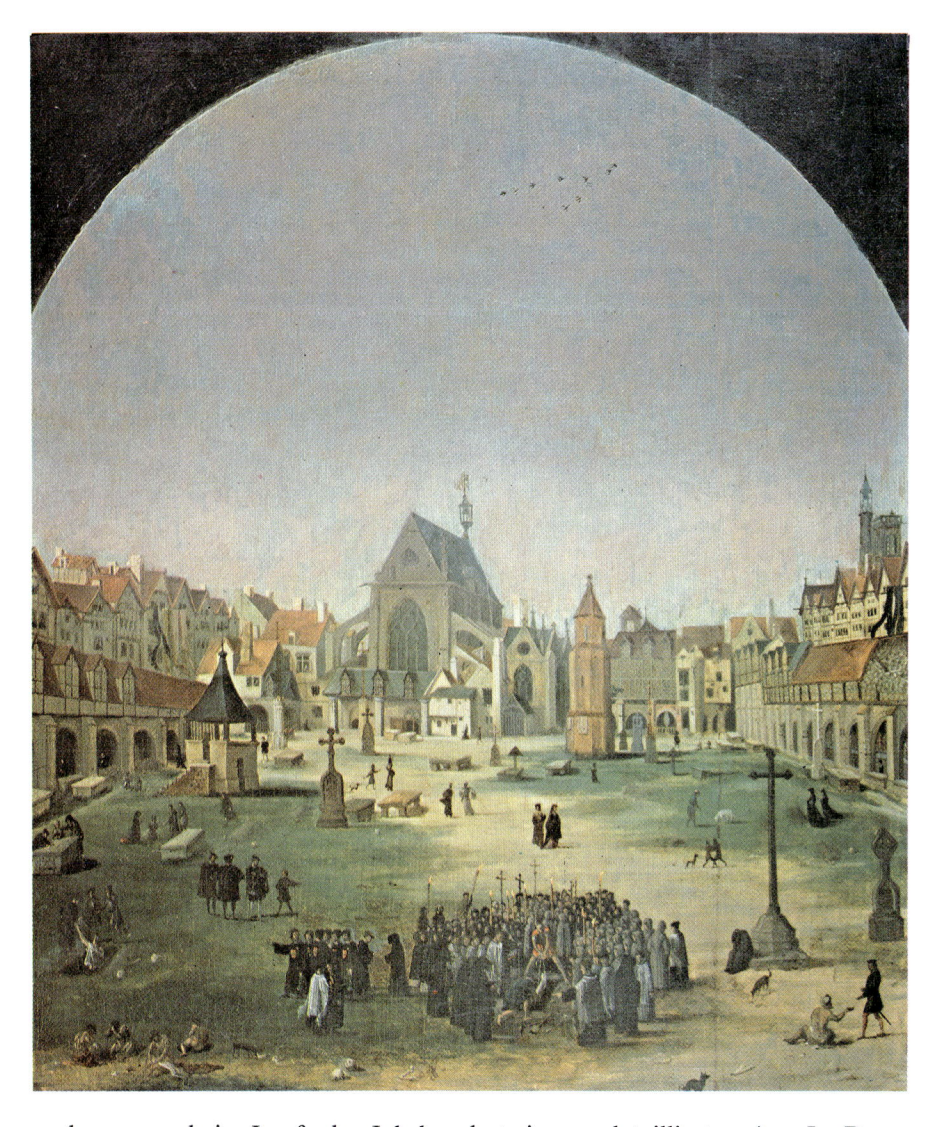

Abbildung 2365
Le Cimetière des Innocents. *Flämisches Gemälde eines anonymen Meisters aus dem 16. Jh.*
(Paris, Musée Carnavalet)
Wie wir auf diesem Gemälde sehen, bestand der Friedhof vom Mittelalter bis zum Zeitalter der Aufklärung einfach aus einem rechteckigen Hofplatz, der auf einer Seite von der Kirchenmauer, auf den drei anderen von Arkaden oder Beinhäusern begrenzt war. Die Beinhäuser befanden sich (wie rechts auf dem Bild) über den Galerien; man lagerte dort mehr oder weniger kunstreich die Schädel und Gebeine aus den sogenannten »Armengräbern« des Innenhofs. Diese schloß man, wenn sie voll waren, und trug die trockenen Knochen in die Beinhäuser. Die Reichen wurden unter der Kirchenpflasterung begraben, bis sie ihren Platz anderen überlassen mußten und ihrerseits den Weg zu den Beinhäusern antraten.

ordnung wurde im Laufe der Jahrhunderte immer detaillierter. Ann La Berge notierte zum Beispiel für die Jahre 1829 bis 1845 Erlässe des Präfekten des Departements Seine über gefärbte Zuckerwaren, Benutzung von Kupferzeug, Salzherstellung usw. Über die Frage, ob industrielle Düngemittel für den Gemüseanbau benutzt werden durften, war man geteilter Meinung: die einen verschrieben sich dem Kult der Natur, der ihre Anwendung verbot (dieser Mythos besteht heute noch), die anderen dem Respekt vor der Privatinitiative mit dem Ziel, die chemische Industrie zu entwickeln und die Bodenerträge zu verbessern.

Die Präfekten der Großstädte reglementierten außerdem aus Sorge um die Reinlichkeit und aus Furcht vor Ansteckung die Abfuhr und Lagerung des Mülls, die Ausräumung der Brunnen, die öffentlichen Bedürfnisanstalten, den Verbleib »verdorbener« oder ansteckender Tiere, die Seziersäle der medizinischen Fakultäten sowie Schlachtereien, Schlachthäuser und Abdeckereien.

Die Wasserversorgung verbesserte man erst, als schon seit langem ein ungeheurer Bevölkerungszuwachs zu beobachten gewesen war. Mitte des 19. Jahrhunderts ließen die Gerbereien am Ufer der Bièvre, die durch Paris floß, ihre Abwässer in den Fluß, aus dem die Anlieger ihr Trinkwasser holten; seit dem

Abbildung 2364
(gegenüber, unten)
Titelseite aus dem Werk Essai sur l'éducation des aveugles *von Valentin Haüy, Paris 1786.*
(Paris, Bibl. der Alten Medizinischen Fakultät)
Dieses, wie Valentin Haüy erklärt, für »blinde Kinder« gedruckte Buch verwendet »eine speziell für ihren Gebrauch erfundene Letter; sie können sie ablesen, vorausgesetzt, daß die Markierung nicht ausgelöscht ist«. Diese leicht im Relief erscheinenden fetten Lettern stellten einen der erste Versuche einer Blindenschrift dar, noch vor Brailles Erfindung.

antiken Rom hatte man sich also noch nicht sehr fortentwickelt. Im beginnenden 20. Jahrhundert besaßen unzählige französische Haushalte in den größeren Städten weder Fließwasser noch eine Toilette mit Wasserspülung; trotz ständiger Bemühungen haben auch heute noch nicht alle Städte Frankreichs ihre Kanalisation. Die Friedhöfe, das letzte Stadium der Fürsorge des Staates für seine Bürger, interessierten erst, als ihre Überfüllung lästig fiel. In Frankreich geschah dies zuerst in Paris. Um 1770 war der mitten in Paris gelegene Cimetière des Saints-Innocents so überbelegt, daß die Leichen der Armen, die man ohne Sarg nur unter einigen Zentimetern Erde begrub, innerhalb einiger Tage das Stadtviertel verpesteten. Man verbot die Bestattung in den Kirchen, schloß die überfüllten Friedhöfe oder leerte sie sogar (davon stammen die sogenannten »Katakomben« von Paris). Die Stadtverwaltungen wurden veranlaßt, neue Friedhöfe außerhalb der Städte anzulegen.

Das moderne Gesundheitswesen

Diese schematische und unvollständige Aufzählung veranschaulicht zumindest die Vielzahl der Sektoren menschlicher Aktivitäten, in die die Vorstellung von einer Volksgesundheit eindrang und für die man nach und nach die staatliche Intervention forderte oder immerhin akzeptierte. Daß der Fortschritt sich nicht unterbrechen ließ (und auch heute ist dies der Fall), erscheint normal, doch dürfen wir uns fragen, warum er so zögernd verlief.

1. Für die *langsame Entwicklung* des öffentlichen Gesundheitswesens gibt es viele Gründe, unter denen unweigerlich auch die Verflechtung von Wirtschaft und Politik eine Rolle spielt. An anderer Stelle erwähnten wir bereits, daß Gegensätze bestanden zwischen Kreisen, die wir »Dirigisten« nennen wollen (sie forderten Reglementierungen aufgrund wissenschaftlicher und humanitärer Erkenntnisse), und Liberalen, die jede Einschränkung der Handlungsfreiheit des Unternehmens und des Unternehmers sowie jede Reduzierung des Eigentumsrechts ablehnten.

Abbildung 2366
Der Drehschrank des Hôpital Saint-Vincent *in Paris. Holzstich aus dem frühen 19. Jh. (Paris, Musée Carnavalet) Die auf Erlaß vom 19. Januar 1811 eingerichteten Drehschränke waren bis 1860 in allen französischen Departements in Betrieb. Natürlich erleichterten sie auch die Anonymität, so daß man sie anschließend für die erhöhten Kindesaussetzungen, die von 84 000 im Jahre 1815 auf 127 507 im Jahre 1833 anstiegen, verantwortlich machte. Alle Regierungen bemühten sich deshalb eifrig, diese Einrichtung wieder unter Kontrolle zu bringen oder abzuschaffen.*

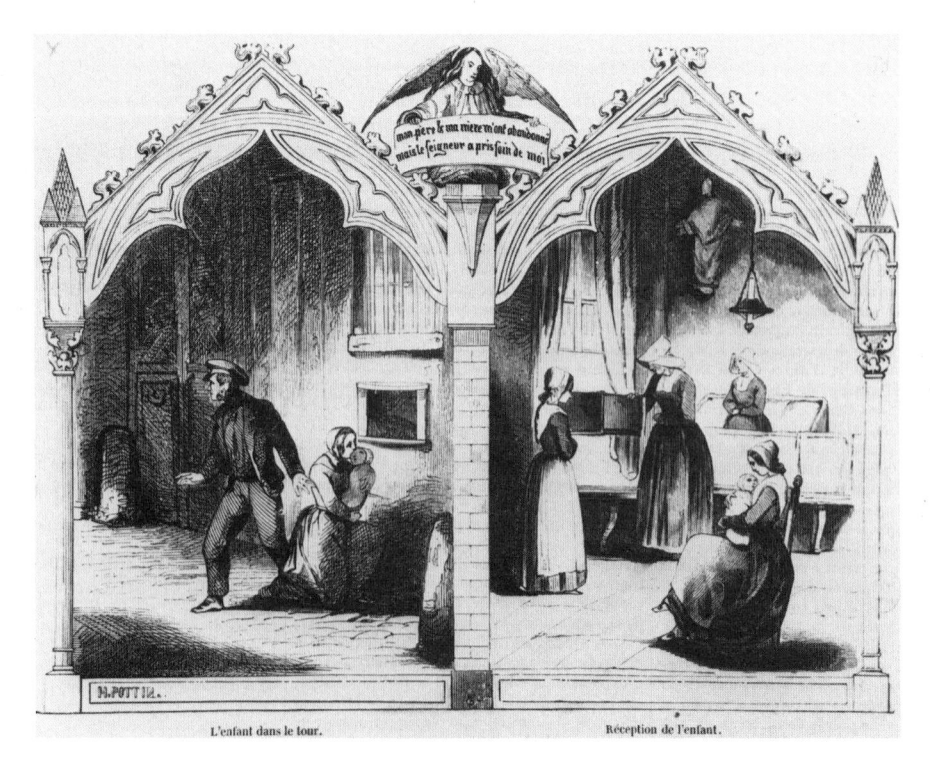

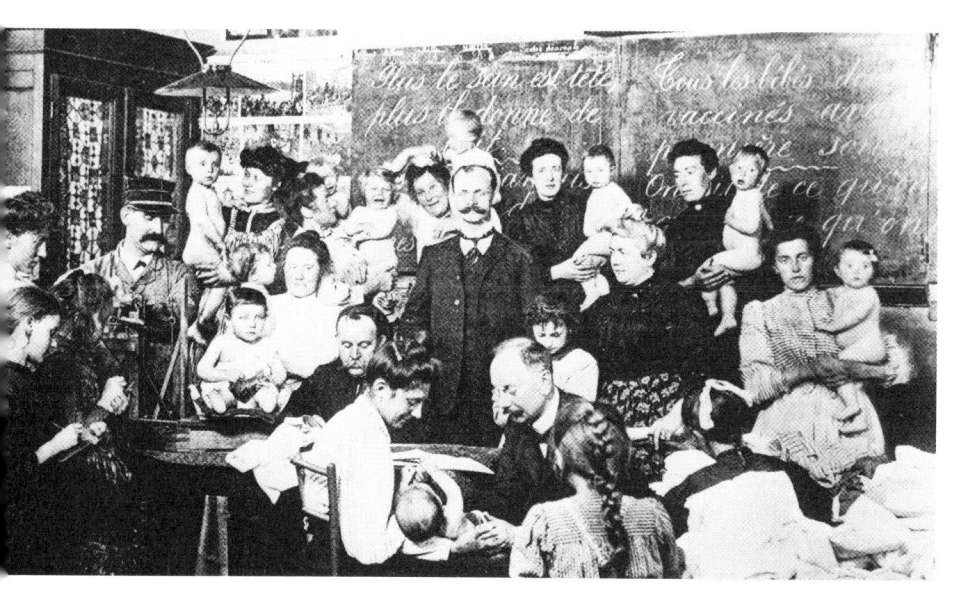

Abbildung 2367
Mütterberatung im Departement du Nord. *Postkarte vom Beginn des 20. Jh.s.*
(Paris, Privatsammlung)
Trotz der Anstrengungen, die man im Departement du Nord zur Bekämpfung der Kindersterblichkeit machte, war sie gerade dort am höchsten.

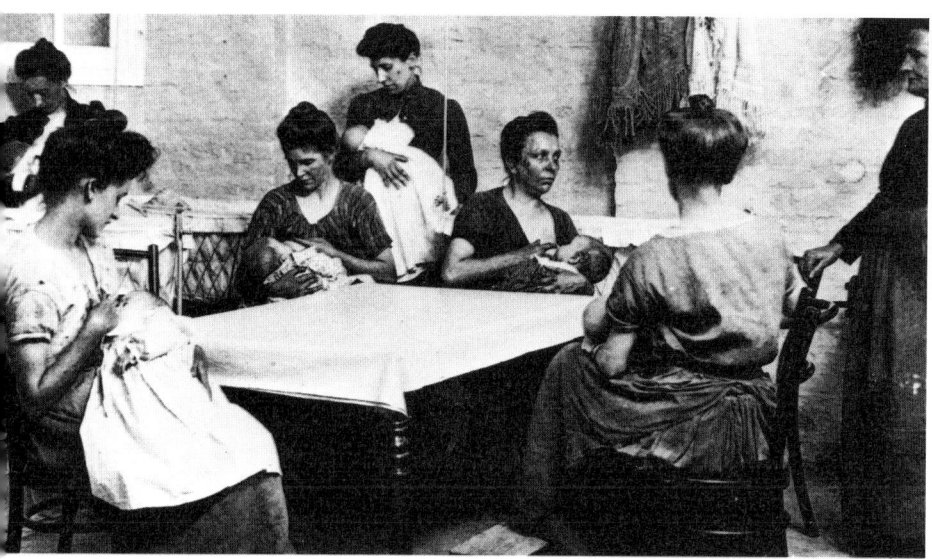

Abbildung 2368
Es ist Zeit für die Brust im Stillraum von Guillemaud, Seclin. *Postkarte vom Beginn des 20. Jh.s.*
(Paris, Privatsammlung)

Dem zweifellos unvermeidlichen Zurückbleiben der Behörden stand im Gegenteil eine Dynamik von Industrie und Wohnungsbau gegenüber, welche nicht erst die sanitären Fortschritte abwartete. Obwohl heute die meisten dieser Probleme gelöst sind, verursacht die Phantasie unserer Architekten immer noch sanitäre Probleme, die man erst nachträglich bemerkt. Zum Beispiel sind die gemeinschaftlichen Müllschluckerschächte in den Großsiedlungen für die Hausbewohner bestimmt bequem, aber wie wir jetzt erfahren, können sie auch Krankheiten von Etage zu Etage übertragen. Paradoxerweise spielte die Ärzteschaft eher eine bremsende als eine beschleunigende Rolle. Shryock hat dies eindrucksvoll gezeigt. Die Ärzte blickten immer scheel auf die Eingriffe des Staates in das, was sie als ihr Territorium betrachteten; unter den Reformern des 19. Jahrhunderts bildeten Ärzte eine Minderheit.

2. *Die vom Staat angewandten Mittel* waren sehr unterschiedlich. Zunächst handelte es sich um Gesetze und Verordnungen. Die aufeinanderfolgenden Parlamente nahmen allmählich die Gewohnheit an, Gesetze auf Gebieten zu

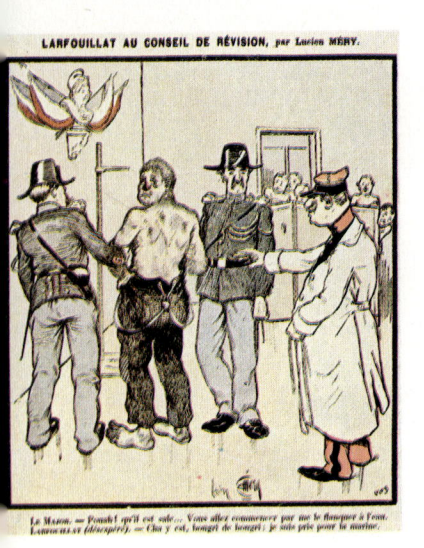

Abbildung 2369
Lafouillat vor der Musterungskommission. *Karikatur von L. Méry für Pêle-Mêle, 1901. (Paris, Privatsammlung)*

Abbildung 2370 (unten)
Gründungsurkunde des Hôpital général, mit Datum vom 27. April 1656. Die Bezeichnung »Hôpital général« für die Salpêtrière läßt erkennen, daß ihre medizinischen Aufgaben im 17. Jh. noch als nebensächlich betrachtet wurden. Das »Allgemeine Hospital« sollte nämlich zunächst »Betteln und Müßiggang ... verhindern, die Bettler in Verwahrung nehmen, um sie bei Bau-, Erd- oder Manufakturarbeiten etc. einzusetzen«.

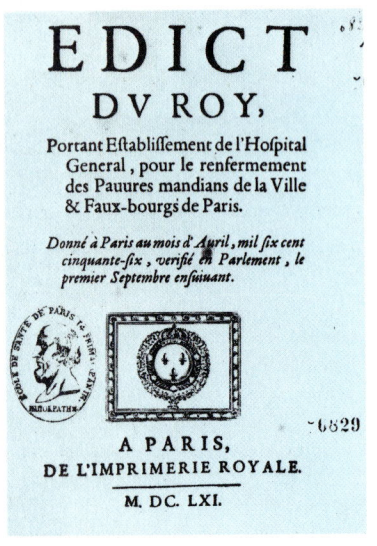

erlassen, die ihnen lange fremd gewesen waren. Der Bürger gewöhnte sich seinerseits daran, daß die Präfekten Erlasse und die Polizeikommissare Verfügungen herausgaben, die der Gesundheit dienten. Er protestierte nicht mehr, weil der Staat in sein privates Tun und Treiben eingriff. Natürlich wird die gesetzgeberische Tätigkeit auf diesem Gebiet niemals beendet sein, denn Medizin und Bräuche ändern sich. Seit dem französischen Abtreibungsverbot von 1920 bis zu den Gesetzen von 1974, welche die Kontrazeption und den Schwangerschaftsabbruch erlauben, hat sich die Mentalität bedeutend gewandelt.

Die Ausarbeitung der technischen Gesetzestexte und deren Durchführung überlastete das Innenministerium so sehr, daß man 1920 in Frankreich ein Gesundheitsministerium schuf, nach dem Beispiel Großbritanniens, in dem ein Jahr zuvor das erste entstanden war.

Dieses Ministerium bekam bald ein Aufsichts- und Vollstreckungsorgan in Form der »médecins de santé publique« (sie entsprechen den deutschen Amtsärzten). Schon das Erste Kaiserreich hatte sogenannte »Epidemieärzte« einberufen, die damit beauftragt waren, den Staat zu unterrichten und die Sterbefälle durch Infektionskrankheiten zu zählen; ihr Auftrag war jedoch sporadischer Natur, und sie lebten ansonsten wie ihre Kollegen. Mit den neuen, über alle Regionen und Departements verteilten Amtsärzten, die ausschließlich für den Staat arbeiteten, verfügte das Ministerium nun über Informanten und Exekutoren; sie überwachten den Betrieb der medizinischen Einrichtungen, Gesundheitszustand und Hygiene der Bevölkerung, und sie berieten die Präfekten, wenn sanitäre Notmaßnahmen erforderlich wurden.

Schon immer befaßte sich der Staat mit den Krankenhäusern. Seit dem Gesetz von 1838, das die Unterbringung der Geistesgestörten den Departements zuwies, dem Gesetz von 1958, das den Krankenhausärzten eine ganztägige Ausübung ihrer Tätigkeit vorschrieb, bis zum Gesetz von 1970, das die Anstalten Bezirken zuteilte, die man mit Hilfe einer Sanitärkarte abgrenzte, verbesserte der Staat ständig Zahl und Qualität der Häuser, ihre technische Ausrüstung und die ärztliche Versorgung. Er förderte ferner die Präzision der Verwaltung, indem er auch dort die Betriebsbuchführung einführte. Nebenher überwachte er die Zunahme der privaten Einrichtungen seit Beginn des 20. Jahrhunderts. Die Gründung von »dispensaires« (nämlich kostenlosen Kliniken für Unbemittelte) ab 1880 ungefähr, geschah einerseits aus Hilfsbereitschaft gegenüber den Armen, die sich eine ärztliche Behandlung nicht leisten konnten (wir werden später darauf zurückkommen), andererseits aus Gründen der medizinischen Vorsorge. Die staatliche Intervention traf dabei auf die private Wohltätigkeit; beide hatten dieselben Ziele und schufen ähnliche Einrichtungen. So erklärt sich die Gründung von »dispensaires« für die Bekämpfung von Tuberkulose und Geschlechtskrankheiten, für Geisteskrankheiten usw. Die »dispensaires« erscheinen uns heute altmodisch, aber sie bestehen noch in anderer Form; einmal mehr sehen wir hier ein Beispiel für die Langsamkeit, mit der sich die Institutionen dem wissenschaftlichen Fortschritt und neuen Denkweisen anpassen.

Ihre wissenschaftlichen Grundlagen und ihre Anerkennung durch die Öffentlichkeit bekam die medizinische Vorsorge, als die Bakteriologie ihre Folgerichtigkeit bewiesen hatte. So umgab also die Verwaltung den einzelnen mit einer wachsenden Menge sanitärer Kontrollen, die ihn sein ganzes aktives Leben hindurch begleiten. Die Mutterschutzdienste behüten die Schwangere und das Kleinkind. Die Schul- und Universitätsgesundheitspflege sorgt für Schüler und Studenten. Der Auftrag der noch vom Konsulat stammenden Conseils de révision (d. h. Musterungsausschüsse) besteht natürlich vor allem darin, die Tauglichkeit des jungen Staatsbürgers für den Militärdienst zu prüfen, doch beurteilen sie auch seinen Gesundheitszustand im allgemeinen. Was die Arbeitsmedizin betrifft, so darf sich kein Arbeitnehmer den regelmäßigen Untersuchungen entziehen. Zu diesem systematischen Überwachungsnetz kommen in Frankreich noch andere obligatorische Untersuchungen, z. B. bei der Vermählung. Alle diese Kontrollen, denen sich der Bürger unterziehen muß, geschehen sowohl in seinem Interesse als auch zur Wahrung von Sicherheit und Hygiene der Gemeinschaft. Invaliden aller Art — seien es nun Kriegsversehrte oder durch Arbeitsunfall Körperbehinderte (auf diesem Gebiet hatten sich als Wegbereiter Colbert in bezug auf die Flotte und Louvois in bezug auf das Heer hervorgetan), Seh- oder Hörbehinderte — standen künftig unter dem Schutz der Gemeinschaft. Das Wort »Behinderung« bedeutet, daß ein körperlicher oder geistiger Schaden vorhanden ist, der die betroffene Person beim Verdienst ihres Unterhalts »behindert«. Dieser Begriff wird der Gesellschaft allmählich immer vertrauter; zum Beispiel hat das als »Richtlinie für den Behindertenschutz« definierte Gesetz von 1975 ein sehr breites Anwendungsgebiet.

Das dem Kranken gebotene medizinische Versorgungssystem — von ihm hängen ab: Zahl der Ärzte und Ort ihrer Berufsausübung, Verteilung der

Abbildung 2371
Vue de la Salpêtrière, près du boulevard. *Kolorierter Kupferstich aus dem 18. Jh. (Paris, Ordre national des pharmaciens, Sammlung Bouvet)*
Als Entsprechung der Männeranstalt Bicêtre brachte die Salpêtrière im 18. Jh. ungefähr 5000 Frauen unter, nämlich Bettlerinnen, Geistesgestörte, Kranke und Verbrecherinnen. »1783 lebten dort 820 Frauen, die ihre Verwandten dort eingesperrt hatten«, berichtet J. Howard nach einem Besuch.

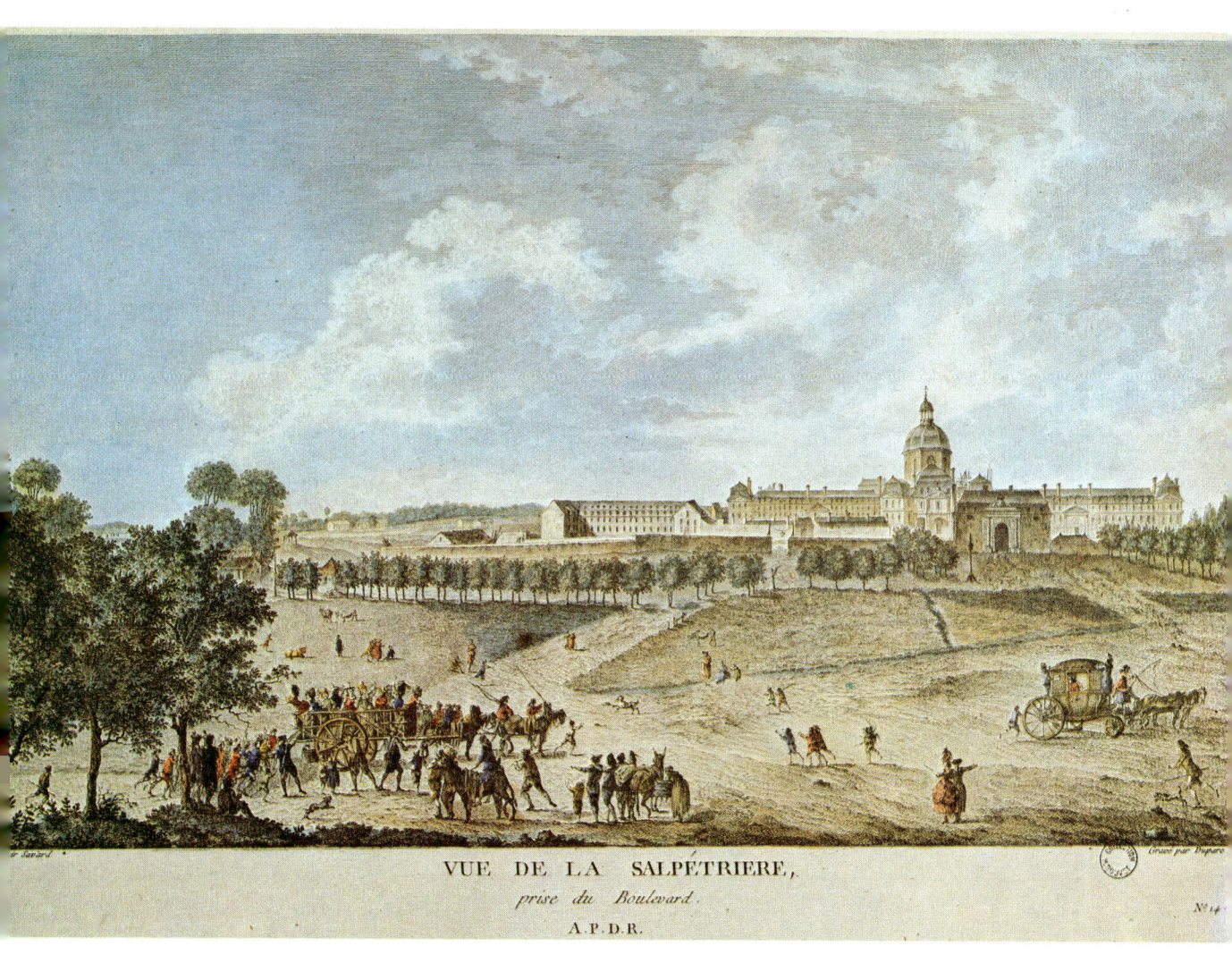

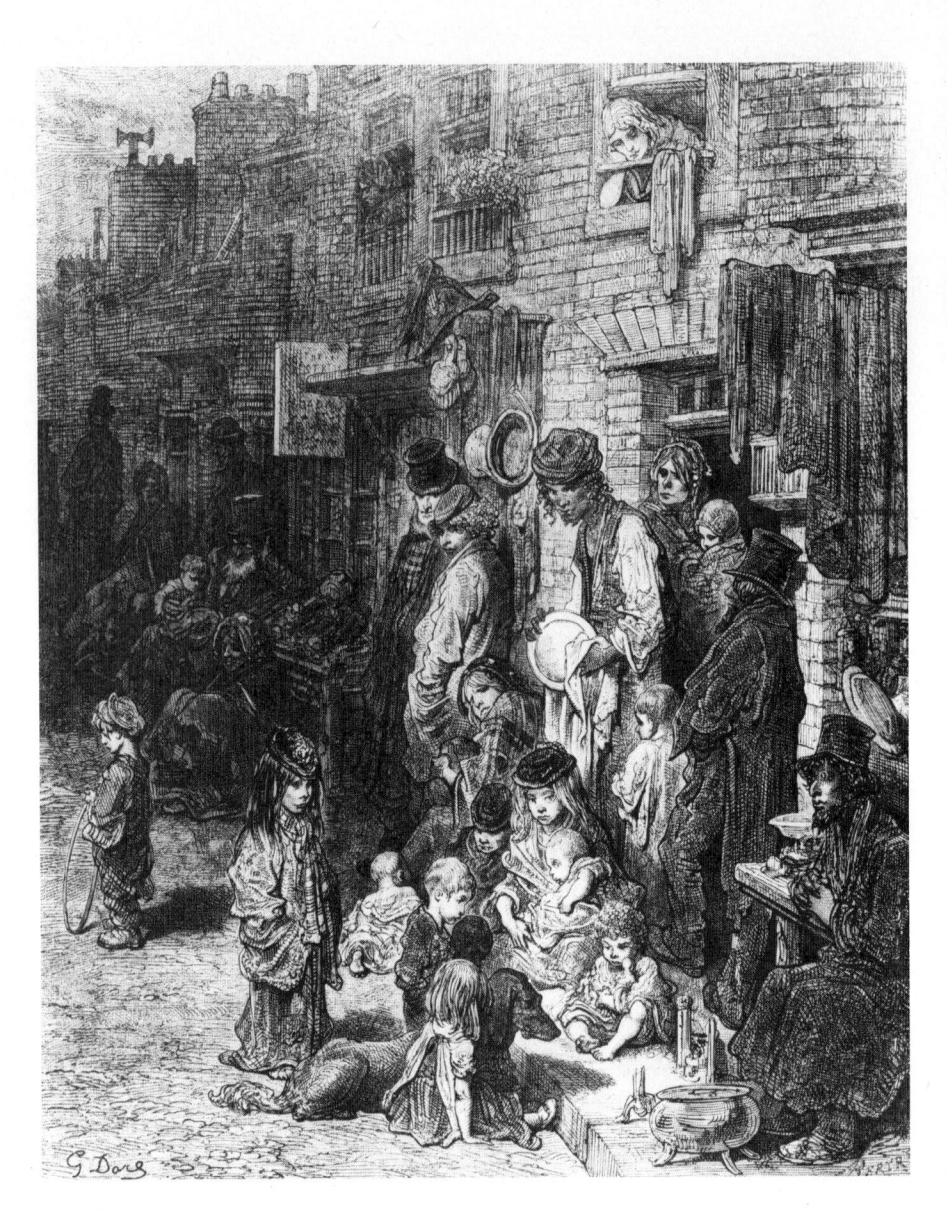

Abbildung 2372
Eine Straße in White Chapel. Holzstich von Gustave Doré (1833—1883) aus dem Jahr 1876; sie war als Illustration für Louis Enaults Buch Londres, *Paris 1876, gedacht.*

Praxen über das Land, Verbindungen zwischen Ärzten und privaten Einrichtungen, Entwicklung der medizinischen Spezialgebiete, ihre Zahl und personelle Besetzung — hat merkwürdigerweise die Regierung wenig zum Eingreifen motiviert; abgesehen von der Vergabe von Titeln und Approbationen änderte man kaum etwas am liberalen Status dieses Berufs. Unter dem Druck der wechselnden Verhältnisse wird aber auch der Staat vielleicht an diesem Fin-de-siècle seine Haltung modifizieren. Schließlich gibt es noch ein Gebiet, das in allen Ländern der Welt umstritten ist, nämlich die Aufteilung der administrativen und finanziellen Verantwortung für das Gesundheitswesen zwischen staatlichen und regionalen oder lokalen Ämtern. Hierüber bestehen seit Jahrhunderten Meinungsverschiedenheiten. Schon Ludwig XIV. verpflichtete die Städte zum Unterhalt der sogenannten »Allgemeinen Krankenhäuser«, die zu errichten er ihnen jeweils befahl. Der Zar gebot seinen Marktflecken 1867 die Semstwo-Medizin. Die 1974er Reform des britischen National Health Service sah vor, daß die Ausgaben für das Gesundheitswesen zwischen Staat und Regionen aufgeteilt würden. Schweden und Italien führten zur selben Zeit ähnliche Reformen durch; Frankreich besorgte dies teilweise durch sein Krankenhausgesetz von 1970, das darüber bestimmt, welche medizinischen Anlagen die regionalen und nationalen »Commissions d'hospitalisation« beschließen dürfen. Auch die Vereinigten Staaten beschäftigen sich zur Zeit mit diesem für sie neuen Problem. Das Ringen zwischen Zentralisations- und Dezentralisationsbestrebungen ist also weit davon entfernt, ein Ende zu nehmen.

3. Die *Epidemiologie,* von der es zwei verschiedene Auffassungen gibt, hat in der Entwicklung des öffentlichen Gesundheitswesens eine entscheidende Rolle gespielt. Das Wort »Epidemiologie« müssen wir zunächst einmal in seiner traditionellen Bedeutung, d. h. als Lehre von den Epidemien und ihrer Bekämpfung, verstehen. Von diesem Standpunkt aus betrachtet, erscheinen die Erfolge des öffentlichen Gesundheitswesens im 19. und 20. Jahrhundert spektakulär: Typhoid, Ruhr, Bauchtyphus, Cholera, Pest, Diphtherie, Pocken, Kinderlähmung, Malaria und Gelbfieber bedrohen die westlichen Länder nicht mehr.

Die verschiedensten Mittel führten zu diesen Erfolgen. Das erste war die Impfung. In dem Maße ihrer Entwicklung machten die Regierungen sie entgegen den Bedenken der Öffentlichkeit und mancher Ärzte zur Pflicht — dies gilt auch für die Einwände, die man heute noch erhebt. Ein anderes Bekämpfungsmittel zielte auf die Krankheitsüberträger, und die getroffenen Vorschriften waren daher ebenso mannigfaltig wie diese selbst. Man begann mit dem Wasser, so daß heute alle größeren Städte Laboratorien besitzen, in denen man das Wasser der öffentlichen Wasserversorgung und auch der öffentlichen oder privaten Schwimmbäder analysiert. Abfälle und Exkremente dürfen nicht mehr an einem beliebigen Ort deponiert werden. Die gemauerten Senkgruben und Klärbecken der Landhäuser sind genauso präzise reglementiert wie die sanitären Anlagen der neuen Wohnsiedlungen.

Man kontrolliert minutiös den Werdegang der Nahrungsmittel, angefangen von der Aufzucht des zum Verzehr bestimmten Viehs bis hin zu Schlachthäusern, Schlachtereien und Fleischverpackung. Die Produkte der Nahrungs-

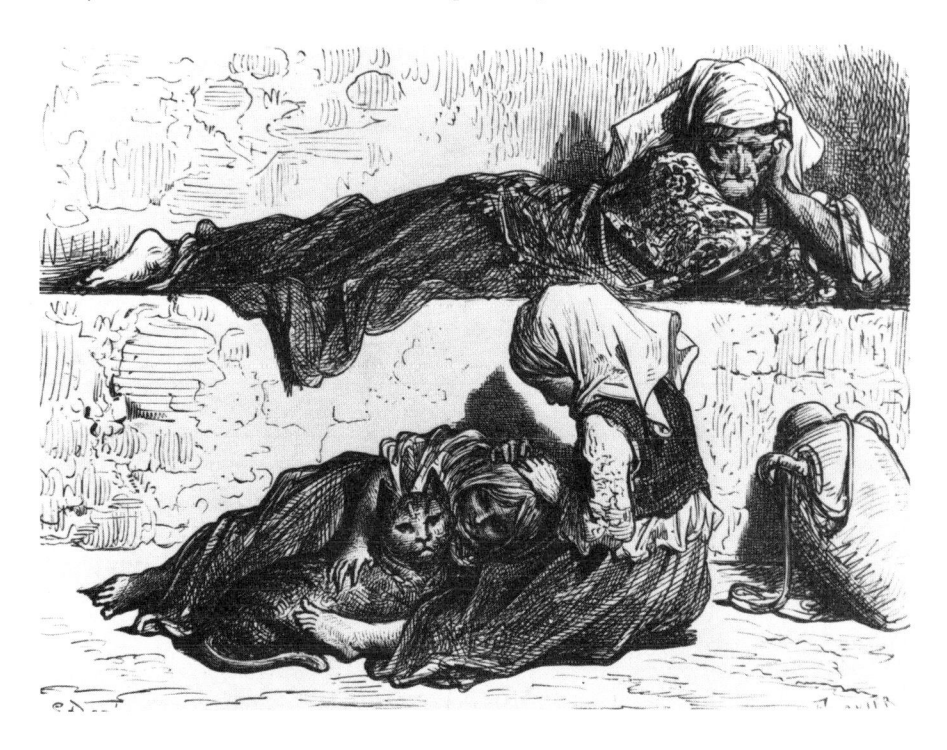

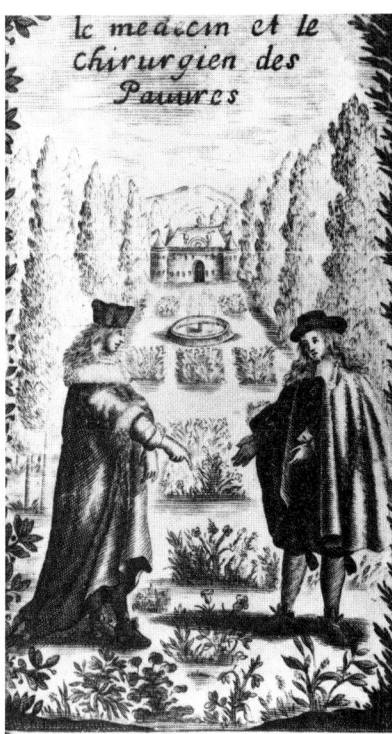

Abbildung 2373
Titelblatt von Paul Dubés Werk
Le Médecin des pauvres qui enseigne les moyens de guérir les maladies par des remèdes faciles à trouver dans le païs ... Le chirurgien des pauvres ... par un docteur en médecine *(abgekürzter deutscher Titel etwa: Der Arzt und der Chirurg der Armen), Paris 1669.*
(Paris, Ordre national des pharmaciens, Sammlung Bouvet)

Abbildung 2374
Eine Zigeunerin beim Entlausen ihrer Tochter in Spanien. *Holzstich von Gustave Doré, 19. Jh.*
(Paris, Bibl. des Arts décoratifs)

2117

*Abbildung 2375 (gegenüber)
Die Hygiene in Bildern. Bilderbogen von Epinal, um 1880. Sie lehren in kurzen effektvollen Szenen die Anfangsgründe dessen, was die Epoche unter Hygiene verstand.
(Paris, Ordre national des pharmaciens, Sammlung Bouvet)*

mittelindustrie, ob Sardinen- oder Erbsenbüchse oder Keks, bilden den Gegenstand gesundheitspolizeilicher Verordnungen. Die allgemeine Hygiene sowie die Verbesserung der Wohnverhältnisse und des Lebensstandards haben die Parasitosen aus den Haushalten verschwinden lassen.

Heißt dies nun, daß das Problem der Infektionskrankheiten in unserem Land endgültig gelöst ist? Offensichtlich nicht! Faktisch trifft dies jedenfalls nicht zu. In der Gesellschaft genügt eine Mußvorschrift nicht, um über eine Krankheit Herr zu werden. Den Beweis liefert uns der Starrkrampf, der trotz der obligatorischen Impfung immer noch sein Unwesen in Frankreich treibt. Und die menschliche Erfindungsgabe schützt nicht gegen die Launen der Natur; zum Beispiel werden wir niemals vollständig mit der Demographie von Zecken und Mücken oder den Mutationen von Bakterien und Viren fertigwerden.

Auch die modernen Gesellschaften kennen noch die Furcht vor Epidemien. Die vergleichsweise harmlose Pedikulose an Frankreichs Schulen in den Jahren 1976/1977 hat in den Familien dieselben irrationalen Ängste und Schamgefühle erweckt wie einige Jahrzehnte früher die Tuberkulose; und die Begeisterung für die Grippeschutzimpfung, deren Wirksamkeit gegen einen kaum bekannten Virus diskutabel ist, erklärt sich nur durch die Erinnerung an die mörderische Spanische Grippe von 1918.

Das Wort »Epidemiologie« hat jedoch in der letzten Zeit eine Sinnerweiterung erfahren, die es nicht mehr auf die epidemischen Krankheiten beschränkt. Der Dictionnaire Manuila bietet folgende Definition an: »Disziplin, welche den Einfluß diverser Faktoren, z. B. der Umwelt und des sozialen Milieus, der Lebensweise, der biologisch-anthropologischen Konstitution und anderer individueller Gegebenheiten auf Krankheiten, ihre Häufigkeit, ihr Vorkommen und ihre Entstehung sowie auf biologische oder soziale Phänomene untersucht.« Als Beispiel wird die Epidemiologie der Unfälle, Scheidungen und Selbstmorde zitiert, bei denen es sich nicht um epidemische »Krankheiten« im eigentlichen Sinn handelt.

Heute, hundertfünfzig Jahre nach der Einführung der numerischen Methode in die Medizin, stellt die Informatik den Ärzten Forschungsmethoden und Korrelationen zur Verfügung, die ihnen mangels passender mathematischer Mittel bis jetzt entgangen waren. Die Interpretation der Zahlen in der Pathologie oder aber in der Biologie des gesunden Menschen ist für die Medizin erreichbar geworden. Damit hat man einen weiteren entscheidenden Schritt auf dem Weg zur Kenntnis der Krankheitsursachen, einer ständigen Ambition der Menschheit, getan.

Eine Schlußfolgerung kann aus diesem knappen Abriß der Geschichte des öffentlichen Gesundheitswesens nicht gezogen werden, da es erst seit zwei Jahrhunderten besteht. In unseren westlichen Ländern hat die Gemeinschaft mittels diverser sozialer, wissenschaftlicher und verwaltungstechnischer Mechanismen, zu denen die deutschen soziologischen Überlegungen, die englische Industrialisierung und der französische Liberalismus ihren Beitrag leisteten, den einzelnen in ein komplexes Gesundheitspflegesystem eingegliedert, das die Gruppe schützt. Es besteht weder für die Gesellschaft noch für den einzelnen Grund, dies zu beklagen.

In unseren Ländern hat sich außerdem eine der grundlegenden Ideen der Hygieniker des frühen 19. Jahrhunderts bestätigt, nämlich, daß Reichtum und Gesundheit Hand in Hand gehen. Wir haben die Gesundheit unserer Völker

L'HYGIÈNE EN IMAGES.

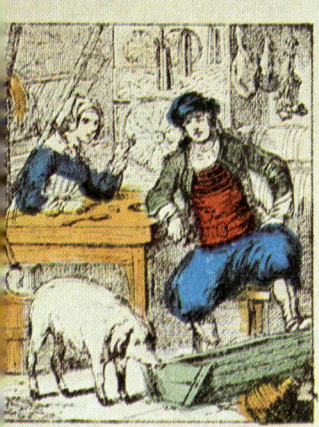

800

La première chose qu'il importe de ne pas oublier, c'est que si l'air est le premier com [...] le plus indispensable besoin de l'existence, [...] devient aussi un poison permanent par son [...] salubrité.

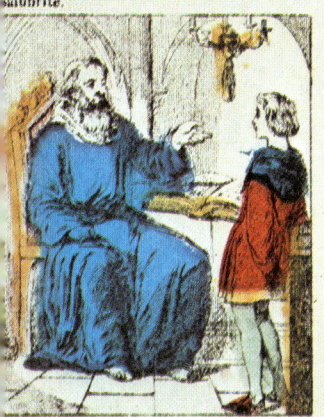

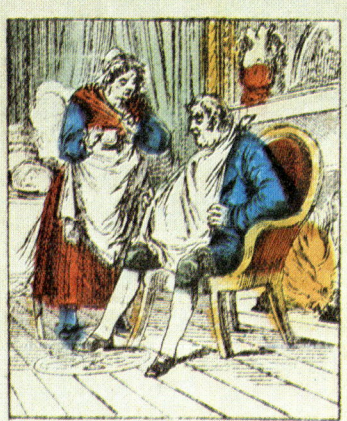

Compter avec les besoins de son estomac afin de ne pas accabler d'un fardeau inutile en se persuadant bien que ce n'est pas ce que l'on mange qui profite, mais seulement ce que l'on digère.

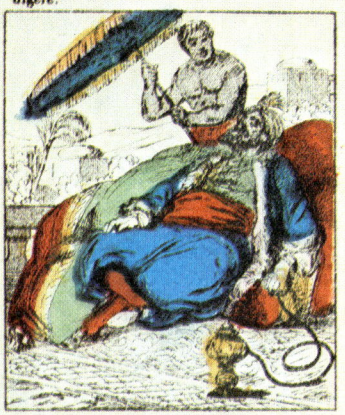

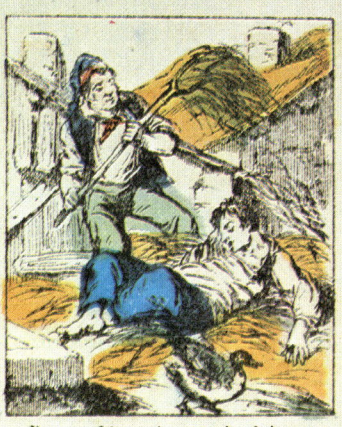

Ne pas se faire un jeu non plus de beaucoup boire, ne serait-ce que parceque c'est un des moyens de ne pas boire longtemps.

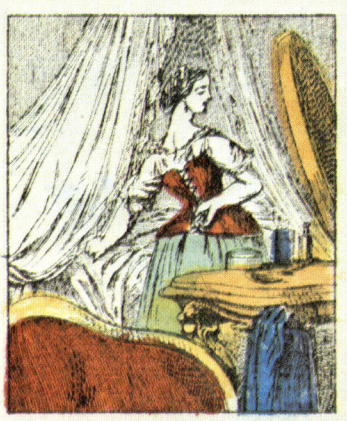

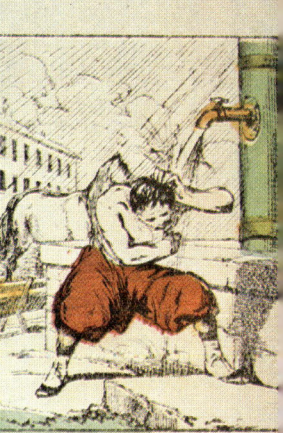

Par contre multiplier l'emploi de l'eau moyen d'éviter une foule de maladies q[ui] [ré]sultent le plus souvent de ce qu'on en us[e] trop de parcimonie.

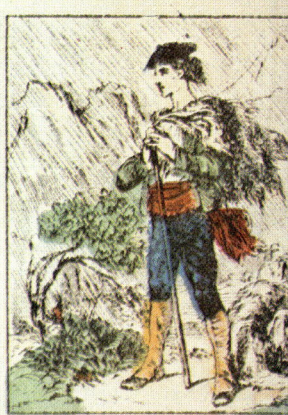

[...] métier des vices capitaux que la religion [...] à sept, afin de tenir son âme et son [...] dans un parfait équilibre de santé, atten[...] ce qui est salutaire à l'un n'est jamais [...]traire à l'autre.

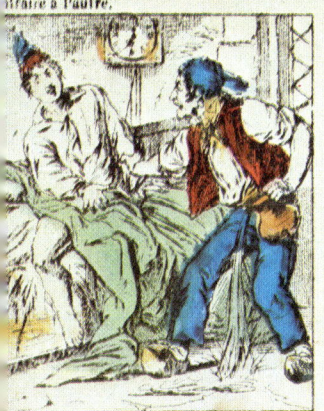

Une machine privée de mouvement souffre; mais c'est encore la machine humaine dont l'inaction est le plus contraire à son entretien et à sa conservation qui souffre le plus.

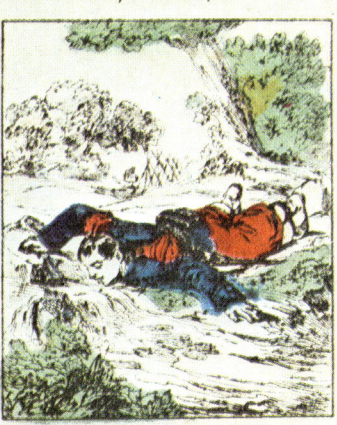

Ne pas pactiser avec le despotisme de la mode en obéissant trop passivement à ses exigences, car la mode se rencontre rarement avec la sagesse et la raison qui sont les conditions essentielles de la santé.

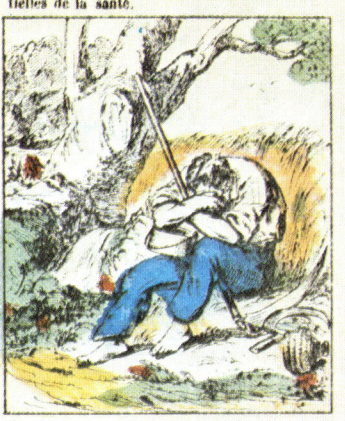

S'accoutumer de bonne heure à engraduellement son corps aux intempéri[es] l'air et des saisons.

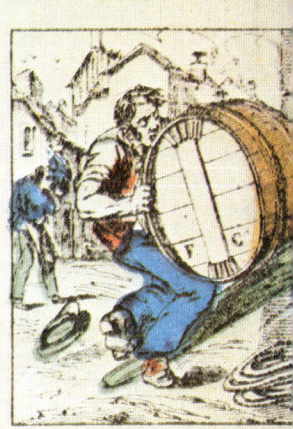

[...] rendre le repos salutaire en proportionnant [...]urée du sommeil suivant l'âge, le sexe et les [...]oins de sa condition.

Ne pas satisfaire la soif provenant de l'excès de la fatigue ou de la chaleur, en buvant immodérément de l'eau froide pendant la transpiration.

Eviter de même la suppression de la transpiration en conservant le mouvement même pendant les instants de repos, redouter en un mot le passage subit du chaud au froid.

Faire par ostentation des épreuves i[...] de ses forces, est une folie propre seule à augmenter les infirmités qui accablent espèce.

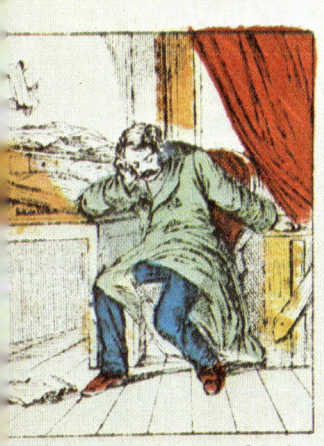

[Ev]iter les méditations chagrines, enfin toutes influences désorganisatrices qui en affectant [le] moral sont souvent les seules sources de bien [...]maladies.

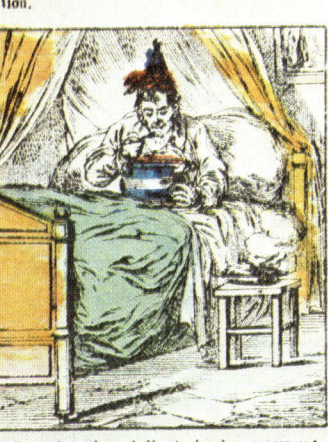

Dans l'état de maladie tenir rigoureusement compte des prescriptions du médecin, s'il a jugé à propos de vous brouiller avec les comestibles.

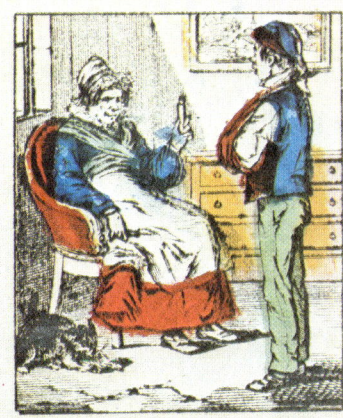

Plutôt ne rien faire du tout que de recourir aux remèdes qui sont du domaine de l'ignorance ou du charlatanisme.

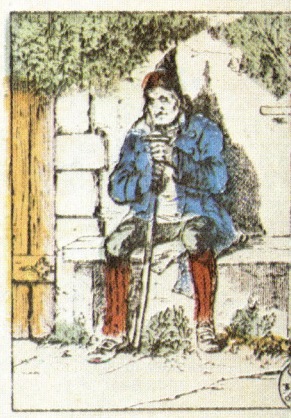

Enfin en favorisant en soi les éléme[nts] vitalité et en combattant les causes de[...] tion l'homme doué d'une bonne const[itu]native pourra par une belle vieillesse [...]

Abbildung 2376 (unten)
Arbeit der kriminellen Frauen.
Illustration aus Band I des Werks Etat des prisons, des hôpitaux, et des maisons de force, *Paris 1788.*
(Paris, Bibl. der Alten Medizinischen Fakultät)
Wie man auf diesem Stich sieht, wurden die weiblichen Häftlinge »zum Reinigen und Besprengen der Straße eingesetzt...« Sie sind »erkennbar an einem eisernen Halsring mit einem Haken, der über ihren Kopf herausragt. Sein Gewicht beträgt ungefähr 5 Pfund.«

verbessert, indem wir die Armut beseitigten. Dieses Prinzip gilt jedoch auch auf planetarer Ebene. Die Volksgesundheit der Entwicklungsländer hängt nämlich von ihrer Wirtschaftspolitik ab, und umgekehrt wissen wir nicht, ob eines Tages die Gesundheitsprobleme in den armen Ländern nicht Auswirkungen auf die Wohlstandsländer haben werden.

Die Gemeinschaft kommt für die Gesundheit aller auf

Neben den staatlichen Maßnahmen zum gesundheitlichen Schutz der Bevölkerung traten seit dem frühen 19. Jahrhundert andere Tendenzen auf: die Berufsverbände sahen die Notwendigkeit, ihre Mitglieder gegen Arbeitsunfälle, Alter und Arbeitslosigkeit zu schützen. Solche Schutzeinrichtungen entstanden also zuerst in der Arbeitswelt, und obwohl sie heute in eine Krankenversicherung für die gesamte Bevölkerung übergegangen sind, bleibt ihr Ursprung unvergessen, denn sie hinterließen viele Spuren.

Krankheitsschutz

1. Bis 1945 bildeten die *Garantie der Arbeit* und die *wirtschaftliche Sicherheit* die vorrangigen Ziele des Schutzes des einzelnen; die Garantie der ärztlichen Versorgung wurde noch nicht als vordringlich erachtet. Darüber hinaus bekümmerte man sich lange Zeit nur um den Fabrikarbeiter, als ob der Arbeitnehmer auf dem Land kein Risiko eingehe.

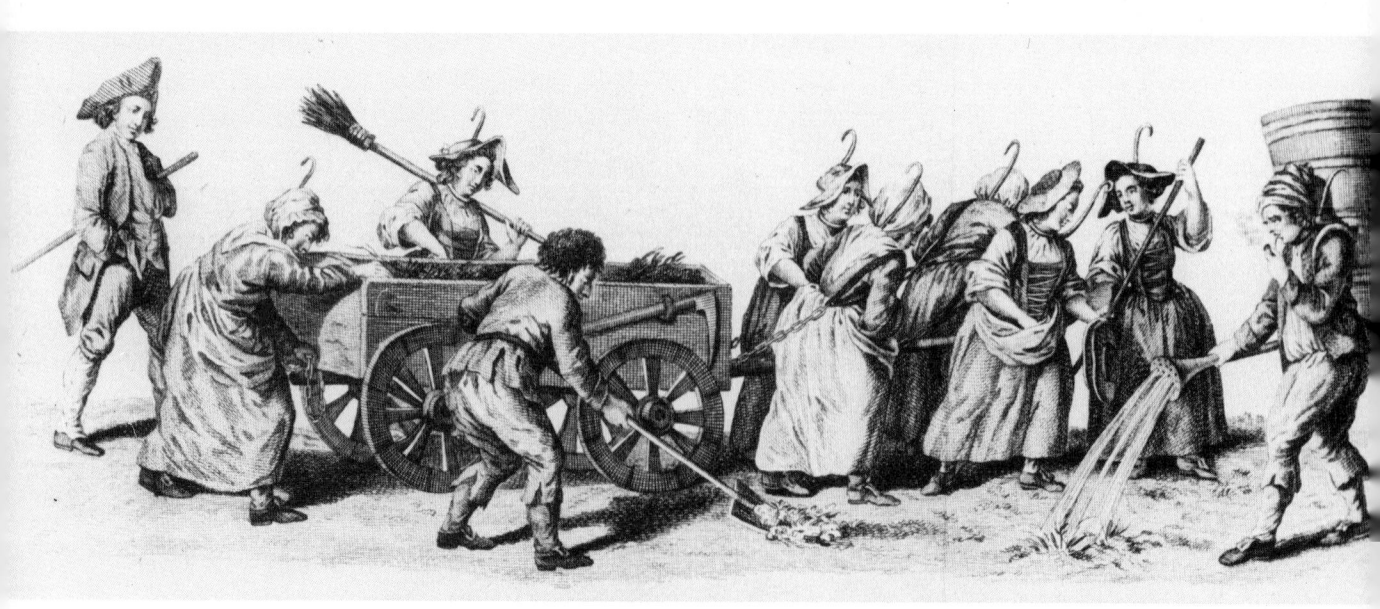

In den Jahren um 1830 gründeten Arbeitgeber der Textilindustrie und des Bergbaus, und zwar zuerst in Nordfrankreich, sogenannte »Hilfskassen« (caisses de secours), aus denen kranke Arbeiter oder im Todesfalle ihre Familien Unterstützung beziehen sollten, unter Umständen auch eine Rente. Diese Kassen entsprangen einer lobenswerten humanitären Gesinnung, und nicht zufällig entstand in dieser Epoche im Norden ebenfalls das soziale Christentum, das noch eine lange Geschichte haben sollte; andere Motive spielten aber auch eine Rolle. In der Industrie waren Arbeitskräfte sehr unregelmäßig greifbar; man verließ den Arbeitsplatz unversehens, sei es aus einer Laune gegenüber einem

rement fatales au développement de leur corps et de leur intelligence. Victimes de la pauvreté ou de la cupidité de leurs parents, ils sont enfermés dans les mines dès l'âge le plus tendre. Il n'est pas rare d'y rencontrer des enfants de quatre ou cinq ans ; mais le plus grand nombre des *trappers* a de six à sept ans.

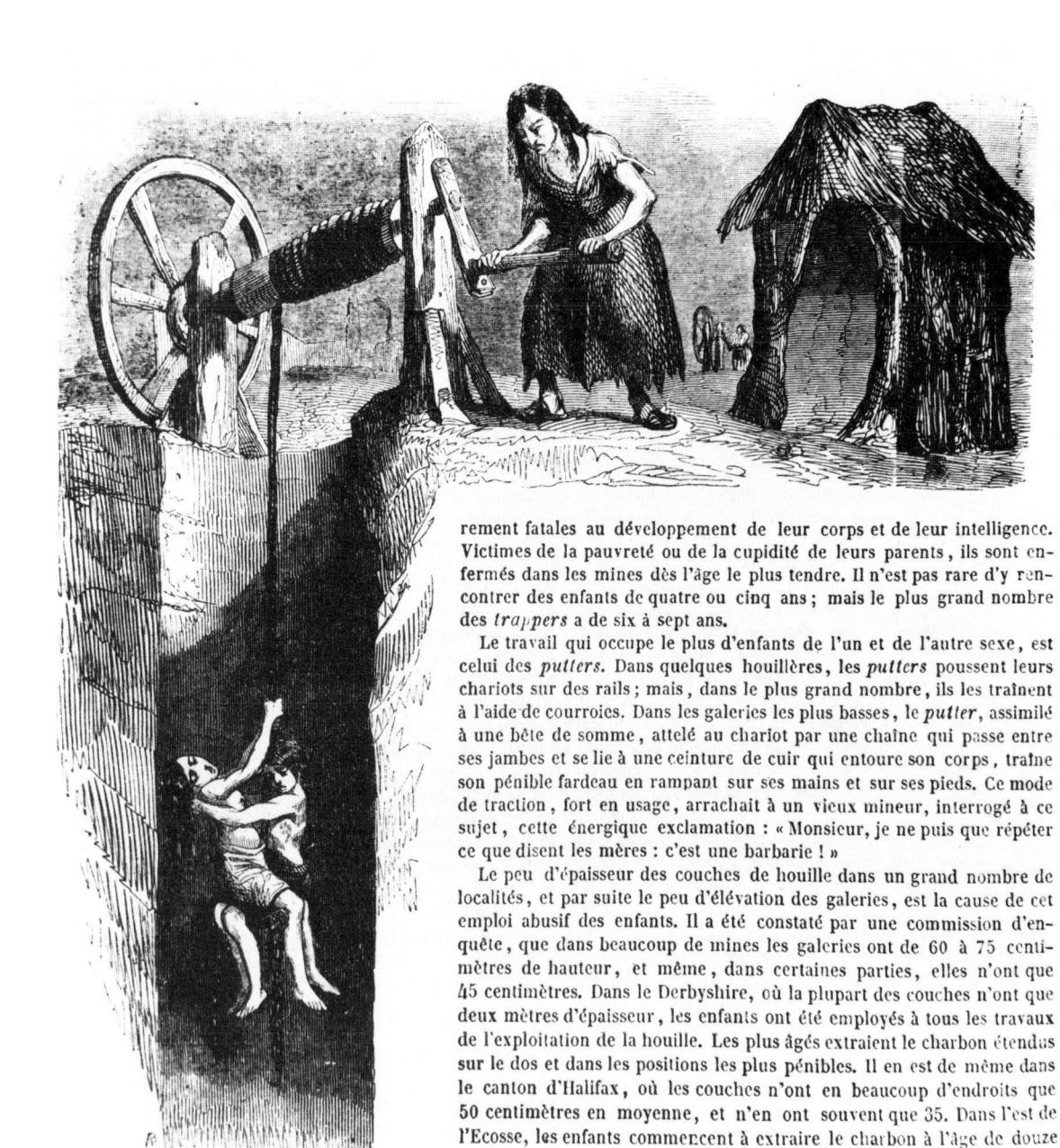

Le travail qui occupe le plus d'enfants de l'un et de l'autre sexe, est celui des *putters*. Dans quelques houillères, les *putters* poussent leurs chariots sur des rails ; mais, dans le plus grand nombre, ils les traînent à l'aide de courroies. Dans les galeries les plus basses, le *putter*, assimilé à une bête de somme, attelé au chariot par une chaîne qui passe entre ses jambes et se lie à une ceinture de cuir qui entoure son corps, traîne son pénible fardeau en rampant sur ses mains et sur ses pieds. Ce mode de traction, fort en usage, arrachait à un vieux mineur, interrogé à ce sujet, cette énergique exclamation : « Monsieur, je ne puis que répéter ce que disent les mères : c'est une barbarie ! »

Le peu d'épaisseur des couches de houille dans un grand nombre de localités, et par suite le peu d'élévation des galeries, est la cause de cet emploi abusif des enfants. Il a été constaté par une commission d'enquête, que dans beaucoup de mines les galeries ont de 60 à 75 centimètres de hauteur, et même, dans certaines parties, elles n'ont que 45 centimètres. Dans le Derbyshire, où la plupart des couches n'ont que deux mètres d'épaisseur, les enfants ont été employés à tous les travaux de l'exploitation de la houille. Les plus âgés extraient le charbon étendus sur le dos et dans les positions les plus pénibles. Il en est de même dans le canton d'Halifax, où les couches n'ont en beaucoup d'endroits que 50 centimètres en moyenne, et n'en ont souvent que 35. Dans l'est de l'Ecosse, les enfants commencent à extraire le charbon à l'âge de douze ans, et dans la principauté de Galles à sept. Et encore, dans beaucoup de

Vorgesetzten, sei es aufgrund des fluktuierenden Arbeitsangebots oder weil die Konkurrenz Abwerbung betrieb. Das Bestehen einer Betriebskasse erschien dem Arbeiter attraktiv. Die Kasse war aber auch ein Druckmittel. Sie bewegte zu »Wohlverhalten« und einer guten Arbeitsleistung, denn die Entlassungen erfolgten nach Ermessen des Arbeitgebers, zum Beispiel wegen eines falschen Worts, Krankheit oder Alter. Die vom Lohn abgezogenen Beiträge wurden in einem solchen Fall nicht erstattet, obwohl sie als einzige die Kasse speisten. Selbst Entlassungen am Vortag der Versetzung in den Ruhestand kamen vor.

Der Betrieb verwaltete die Kasse allein. Das Eigentum der Kasse wurde ständig mit jenem des Unternehmers durcheinandergebracht; der Arbeitgeber legte womöglich die Kassenbestände in Anteilscheinen von Aktiengesellschaften an,

Abbildung 2377
Die Einfahrt der Kinder in die Bergwerke in England. Holzstich aus dem Magasin pittoresque, *1843.*
In den oft nur 60 bis 75 cm hohen Stollen mußten die Kinder die Wagen voranschieben, auf Händen und Füßen kriechend. Wie Villermé uns berichtet, arbeiteten in Frankreich Kinder ab 5 Jahren in dieser Zeit bis zu 15 Stunden am Tag.

mit deren Prinzip die Arbeiter nicht einverstanden waren, und wenn in dieser Epoche, in der Konkurse ebenso häufig wie spektakuläre Erfolge vorkamen, ein Unternehmen zusammenbrach, riß es die Betriebskasse mit in den Ruin. Ein Jahrhundert lang sollten daher die Arbeiter auf zwei Forderungen bestehen, nämlich, daß auch der Arbeitgeber seinen Teil in die Kasse zahlt und daß Arbeitgeber und Arbeiter sie gemeinsam verwalten.

Manche Kreise schlugen eine Beteiligung des Staates vor; er sollte sowohl in Schwierigkeiten geratene Betriebe unterstützen als auch die Beitragszahler gegen unvorsichtige Kassenverwaltung schützen. Lange schwankten die Regierungen, und selbst unter den Arbeitgebern bestand keine einhellige Übereinstimmung in bezug auf das dornige »Beteiligungsproblem«. Die Gegner vertraten die Ansicht, die Schaffung einer Kasse müsse fakultativ bleiben, und der Staat dürfe im Namen des Liberalismus und des Eigentumsrechts nicht in die Unternehmensführung eingreifen. Auf der anderen Seite war die Arbeiterschaft weder einmütiger noch immer vernünftig. Nachdem die Revolution die zu gegenseitiger Unterstützung gegründeten Gildenkassen, die es innerhalb be-

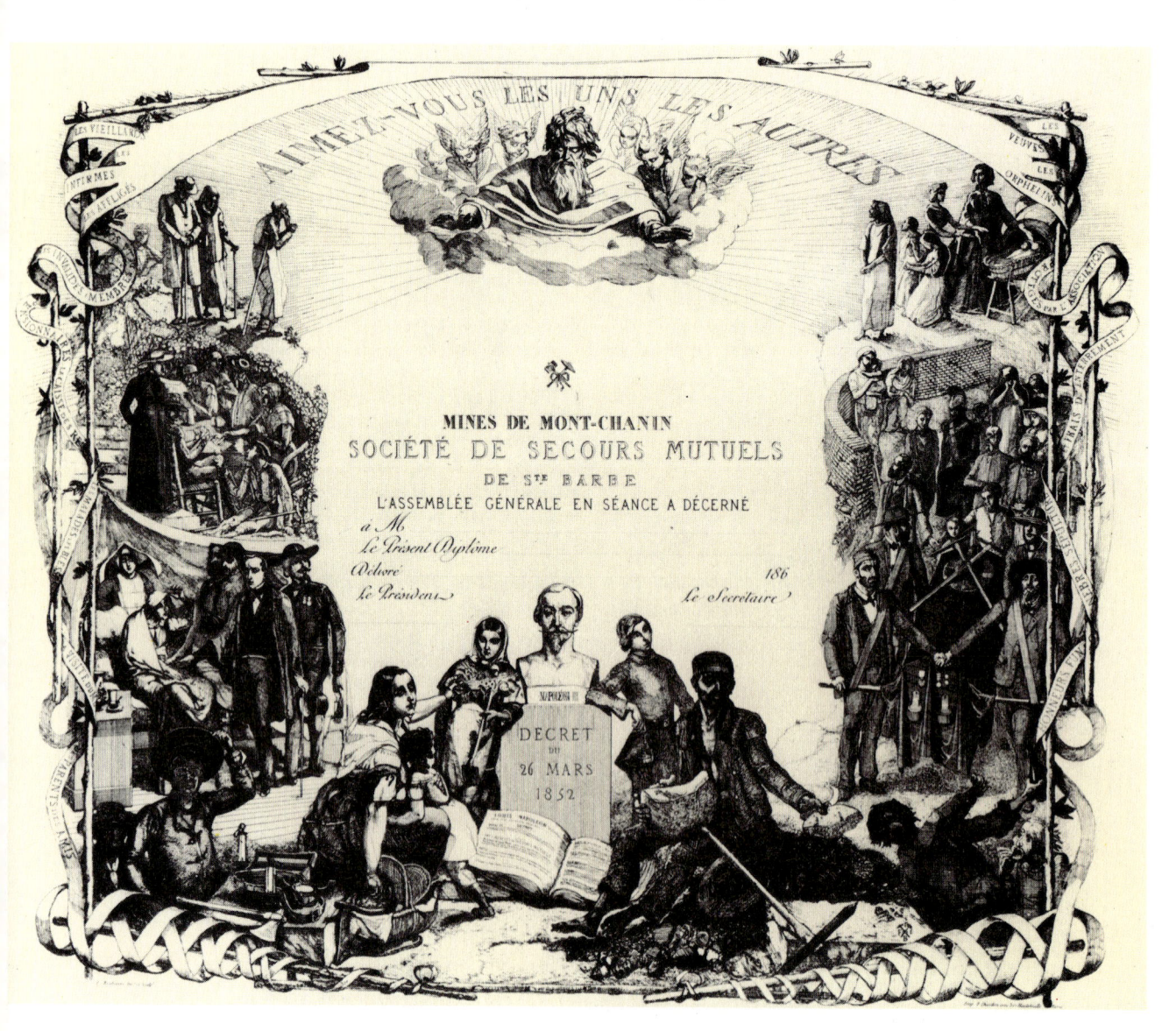

Abbildung 2378
Urkunde der Société de secours mutuels (einer Hilfskasse für Bergleute) der Minen von Mont-Chanin in den Jahren 1860 bis 1870.
(Paris, Nat. Bibl., Cab. des Estampes)

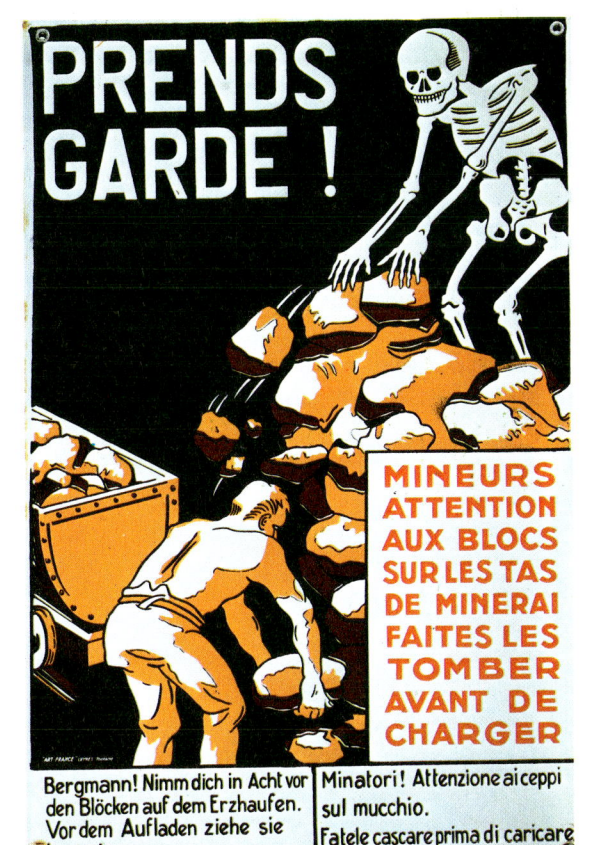

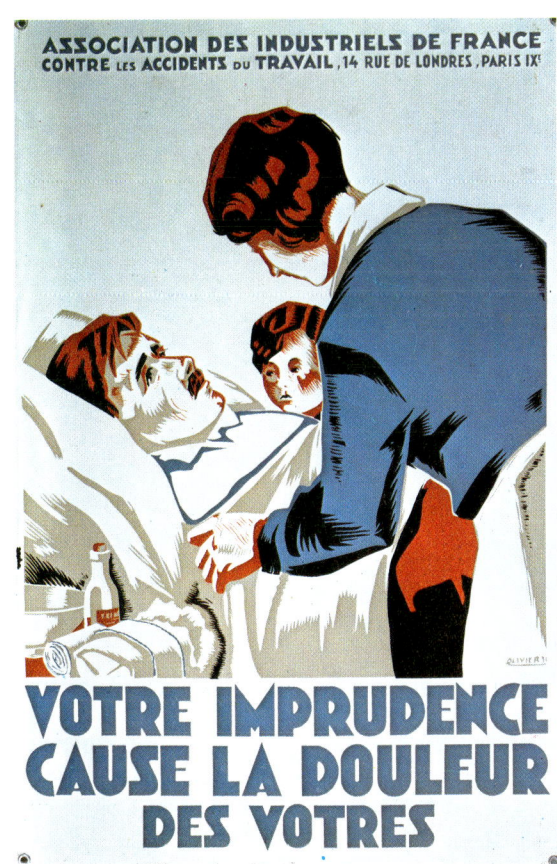

stimmter Gesellenbruderschaften gab, aufgelöst hatte, sah man diese im Laufe des 19. Jahrhunderts in Form von Hilfskassen auf Gegenseitigkeit (den »mutuelles«) wiedererstehen. Aber die ersten Erfahrungen mit ihnen waren enttäuschend, und erst 1898, als sich die Mentalität weiterentwickelt hatte und die Arbeiter gereift waren, schuf man (im »code de la mutualité«) die gesetzlichen Grundlagen für diese Kassen; sie bekamen dadurch eine große Popularität im Land. Bedenken wir außerdem, daß die höhere Lebenserwartung den Menschen des 19. Jahrhunderts nicht bewußt war. Der Arbeiter begriff nicht die Notwendigkeit, seinen Lohn zu vermindern, um für eine Rente Beitrag zu leisten, von der er dachte, daß sie ihm nicht zugute kommen würde. Auch der Analphabetismus bildete natürlich ein Hindernis, wenn es zum Beispiel auf Gewerkschaftsversammlungen darum ging, zwischen Repartition und Kapitalisation zu wählen.

Gab es schon keine Übereinstimmung in Industriellenkreisen und Arbeiterschaft, so bestand diese ebensowenig innerhalb der Regimes, Regierungen, Parlamente und politischen Parteien, die einander ablösten. Zum Ausgleich herrschte eine schöne Einmütigkeit gegen jedes soziale Schutzprogramm in der Mittelschicht, d. h. bei den kleinen Grundbesitzern in der Stadt oder auf dem Land, bei Kaufleuten und Handwerkern sowie bei den freien Berufen, mit den Ärzten an erster Stelle. Die Gesetze erlegten ihnen nämlich Lasten auf, ohne ihnen irgendeinen Vorteil zu verschaffen; sie stellten eine Verletzung des Liberalismus sowie der individuellen Verantwortung und Initiative dar.

Und dennoch, trotz des Zögerns und aller Widerstände mündeten die Privatinitiativen in eine stetige gesetzgeberische Tätigkeit, welche das Verhältnis zwi-

Abbildung 2379 (oben links) Warnung auf französisch, deutsch und italienisch gegen Arbeitsunfälle. Emailleschild. (Paris, Privatsammlung)

Abbildung 2380 (oben rechts) Plakat von Olivier zum Thema Arbeitsunfälle, 1931. (Paris, Privatsammlung)

2123

schen Kapital und Arbeit von Grund auf verändern sollte. 1850 wurde die Caisse nationale de retraite pour la vieillesse (die französische Rentenversicherung) geschaffen; 1885 besaßen nur sechs der siebenundfünfzig Bergwerke des Departements Loire eine Betriebsrentenkasse. 1868 kam die Caisse nationale d'assurance contre les accidents du travail (Arbeitsunfallversicherung) an die Reihe. Gesetze von 1890, 1894 und 1895 verpflichteten die Arbeitgeber, Beiträge für die Arbeiter in die staatlich anerkannten Kassen zu zahlen. 1893 wurde die kostenlose ärztliche Versorgung eingeführt, 1898 die »mutualité« (eine Hilfskasse auf Gegenseitigkeit). Dann erfolgten: 1898 ein neues Gesetz über Arbeitsunfälle in der Industrie, 1899 ein entsprechendes Gesetz für die Landwirtschaft, 1910 ein Gesetz über die Rentenversorgung von Arbeitern und Bauern, 1928 und 1930 die Verabschiedung der Sozialversicherungsordnung, 1932 die Reglementierung und Ausdehnung des Kindergelds und 1935 die Schaffung der Krankenversicherung für Arbeitnehmer auf dem Land. So war es schließlich der Staat, der mit der Zeit jedem seiner Bürger minimalen Schutz bei gerechter Verteilung der Lasten garantierte. In Frankreichs Nachbarländern Belgien, Italien und Großbritannien war die Gesetzgebung mit einigen

Abbildung 2381
Die ersten Ferienlager, beobachtet vom Petit Journal, *August 1903.*
(Paris, Nationalbibliothek)

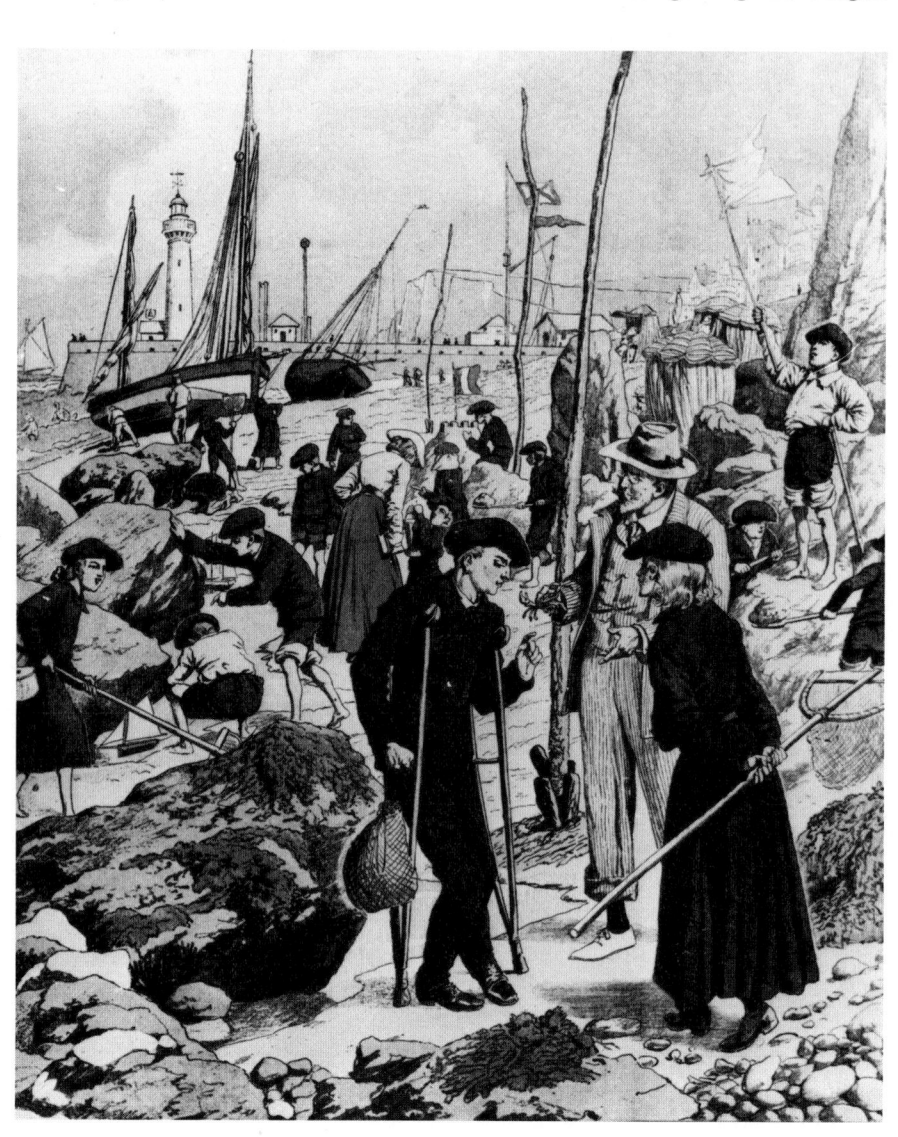

zeitlichen Verschiebungen in fast demselben Rhythmus fortgeschritten, und jedes Land beeinflußte den Anrainerstaat. Bismarcks 1883 begonnene Politik, die, wie wir bereits erwähnten, eher politisch als sozial motiviert war, übte starken Einfluß auf den Fortschritt der französischen Gesetzgebung aus, denn sie bewies, daß eine sozial ausgerichtete Politik den Arbeitern durchaus gefahrlos Vorteile verschaffen konnte. Am Vorabend des Zweiten Weltkrieges waren unter staatlicher Garantie das Mindestalter und die Zahl der Arbeitsstunden reglementiert worden; es wurde ein Arbeitslosengeld gezahlt, und nach Arbeitsunfall oder bei Berufskrankheit leistete eine Versicherung Ersatz; darüber hinaus kamen viele Berufsverbände in den Genuß einer Krankenversicherung und von Zuschüssen für Sozialausgaben.

2. Die *Wohltätigkeitseinrichtungen,* die auf Privatinitiative beruhten, entwickelten sich um so leichter, als die staatlichen Institutionen nur langsam auf den Plan traten. Immer wenn in der Geschichte unseres Gesundheitswesens die Staatsgewalt offenbar unfähig war, gegen Armut und Krankheit des kleinen Mannes Abhilfe zu schaffen, sah man tatkräftige und uneigennützige Personen auftreten, die um Ausgleich dieser Mängel besorgt waren. Beschränken wir uns hier auf die Erwähnung einiger Stiftungen, die sich in dieser oder jener Form forterhalten haben: Da das 1874 verabschiedete Gesetz zum Schutz des Kindes (die Loi Roussel) zu unzulänglich war, gründeten Budin und Strauss die Ligue contre la mortalité infantile (Liga gegen Kindersterblichkeit). Im frühen 20. Jahrhundert richtete man in Frankreichs Großstädten die sogenannten »gouttes de lait« (kostenlose Säuglingsernährung) ein. Der Wunsch, die Kinder wenigstens einige Wochen ihren Elendsquartieren zu entziehen, löste die Schaffung von Ferienlagern aus, darunter die französischen Hilfswerke Œuvre des Trois Semaines, Œuvre de la Chaussée du Maine, Œuvre des enfants à la montagne etc. Die Anfänge von Säuglings- und Kleinkinderpflege, des Berufs der Säuglings- und Kinderschwester und der entsprechenden Schulen gründen in der privaten Freigebigkeit.

Da die Armen nicht die Mittel besaßen, einen Arzt zu zahlen, und auch nicht immer im Krankenhaus Aufnahme fanden, gründete man für sie im Anschluß an die Pflegesäle der Religionsgemeinschaften, die unter dem Ancien Régime bestanden hatten, im industrialisierten Frankreich, also hauptsächlich in den Städten, kostenlose Pfarrei- oder Stadtviertelpflegestationen, die sogenannten »dispensaires«.

Ebenfalls zugunsten der Kinder gründete Grancher 1903 seine Stiftung Œuvre de préservation contre la tuberculose, und das erste Sanatorium Frankreichs, das 1903 seine Pforten öffnete, war in Privatbesitz; ihm folgten andere Heilstätten und Kindererholungsheime, dann die »dispensaires« für Tbc-Kranke; der Staat fügte später die seinigen hinzu und dehnte sie auch auf andere Krankheiten aus.

Heutzutage vergessen wir außerdem zu oft, daß wir privater Wohltätigkeit zwei Berufe verdanken, derer sich die Medizin heute ständig bedient. Es handelt sich zum ersten um die Krankenschwestern. Weltliche, speziell ausgebildete Krankenpflegerinnen standen zunächst den Ordensschwestern zur Seite, bevor sie diese in Krankenhäusern, »dispensaires« und in der Stadt ersetzten. Auf Florence Nightingales Anregung gingen sie in die ganze Welt, um Leidenden zu helfen. Die erste Schwesternschule Frankreichs wurde in Bordeaux gegründet; die Pariser Wohlfahrtspflege bekam erst 1907 die ihrige. Neuen Zulauf erhielt dieser Beruf durch die Entkonfessionalisierung gewisser Orden

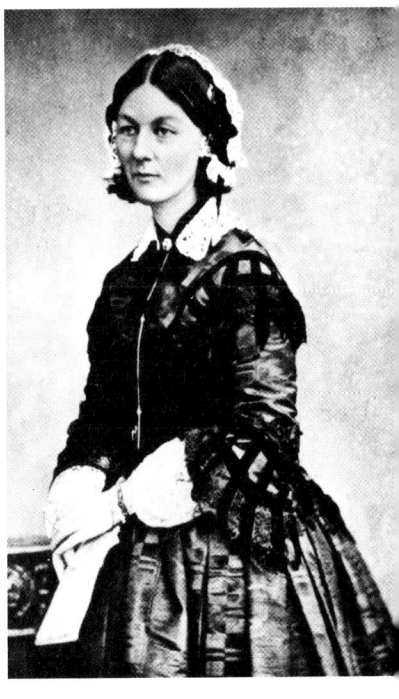

Abbildung 2382
Florence Nightingale (1820 bis 1910), nach einer Postkarte vom Beginn des 20. Jh.s.
(Paris, Museum für Geschichte der Medizin)

Abbildung 2383
Verfügung vom 28. April 1871 der Pariser Kommune über die Nachtarbeit in den Bäckereien.
(Bibl. hist. de la Ville de Paris)

aufgrund der Gesetze von 1904 bis 1905. Einige Religionsgemeinschaften, die sich eigentlich der Lehre verschrieben hatten, zogen es daraufhin vor, ihren Status und ihre Unabhängigkeit dadurch zu bewahren, daß sie sich nunmehr mit Krankenpflege befaßten. Dann kam es durch den Ersten Weltkrieg von 1914 bis 1918 zu unzähligen Berufungen, ebenso im Rahmen des Roten Kreuzes wie in den Organisationen, deren Schaffung sich aus den Umständen ergab, z. B. die Société de secours aux blessés militaires, die bis 1940 bestand. Der Aufwand, den einige Damen der vornehmen Gesellschaft trieben, soll nicht ihre Opferbereitschaft und ihre Tatkraft mindern, die sie sowohl an der französischen Front als auch in unzähligen Lazaretten auf den Kriegsschauplätzen der Zeit zwischen den beiden Weltkriegen bewiesen. Der heute reglementierte, organisierte und besoldete Beruf des Krankenpflegers oder der Krankenschwester ging aus diesen naiven und oft unkundigen Anfängen hervor.

Der zweite Beruf, der sich aus der ehrenamtlichen Tätigkeit am Beginn unseres Jahrhunderts herleitet, ist jener der Fürsorgerin. 1913 gründete Pastor Doumergue die erste Fürsorgerinnenschule in Frankreich. Heute erhalten die Fürsorger eine Ausbildung, die ebenfalls reglementiert ist; sie unterstützen die Bevölkerung auf einem Gebiet, das nicht direkt auf Krankheitsbekämpfung abzielt, mit ihr aber eng verbunden ist.

Schließlich dürfen wir die Beiträge religiöser und später auch weltlicher Stiftungen nicht vergessen, die bis Mitte des 20. Jahrhunderts die staatlichen Bemühungen ergänzten, um Notleidenden zu helfen. Viele konfessionelle Träger unterhielten Waisenhäuser, die weniger gefängnisähnlich waren als die öffentlichen; sie nahmen sich der Geistesgestörten an, welche die Kommunen und öffentlichen Hospitäler vernachlässigten. Unzählige Alte fanden Unterkunft in Nebengebäuden der Klöster, bevor die öffentlichen Hospize oder Altenheime ihre Tore öffneten und die sogenannte »Sozialgerontologie« mit ihrem neuen Ableger, der Geriatrie, entstand. Über dem Werk, das in den letzten Jahrzehnten die Gemeinschaft und die staatlichen Einrichtungen vollbrachten, dürfen wir die anderen bewundernswerten und nützlichen Aktionen, deren Motive unterschiedlicher Natur waren, nicht vergessen.

3. Nach 1945 fanden sich Gesundheit und soziale Sicherheit des einzelnen für die Zukunft verbunden, und die Regierungen der Libération von 1945 bis 1950 leisteten ein beträchtliches gesetzgeberisches Werk. Der Beveridge-Plan, den man in Großbritannien in den Kriegsjahren aufgestellt hatte, inspirierte unmittelbar die französischen Gesetzgeber; er vereinigte in einem einzigen Versicherungssystem die Abdeckung verschiedener Risiken (nämlich Arbeitslosigkeit, Krankheit, Mutterschaft, Unfall und Alter) der Bürger aller Stände. Dem französischen Geist scheint allerdings diese Unität und Universalität nicht angemessen gewesen zu sein, wie wir sofort erfahren werden.

Da nämlich viele Innungen, Berufsverbände, industrielle und landwirtschaftliche Verbände im Laufe des vorhergehenden Jahrhunderts ein unvollkommenes, aber immerhin ihnen eigenes Kassenwesen aufgebaut hatten, lehnten sie es ab, plötzlich in einer einheitlichen Gruppierung aufzugehen. Viele Organisationen wollten sich nicht an jene der Angestellten des Handels und der Industrie anschließen; die einen (z. B. die Bergwerke und Eisenbahnen) wünschten nämlich das ihnen seit langem vertraute System, das oft Gegenseitigkeitscharakter hatte, beizubehalten, während den anderen die Höhe der Beiträge mißfiel.

So kam es neben der sogenannten »allgemeinen« Angestelltenversicherung (régime général) zur Entstehung von Versicherungen, die ihr nur in bestimmten

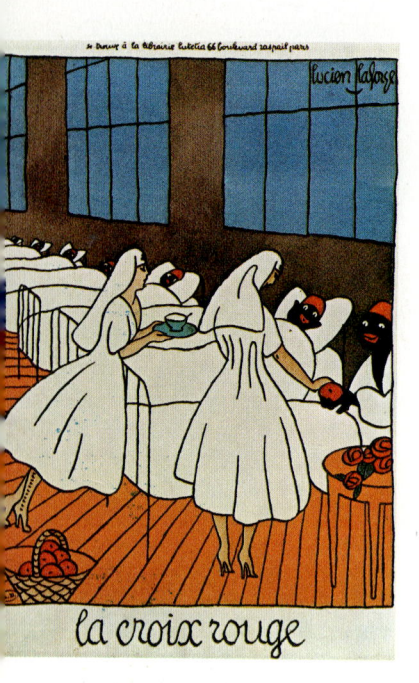

Abbildung 2384
La Croix-Rouge (Das Rote Kreuz). Plakat von Lucien Laforge, 1915.
(Paris, Bibl. des Arts décoratifs)

Abbildung 2385
Plakat der Sécurité Sociale, 1964.
(Paris, Bibl. Forney)

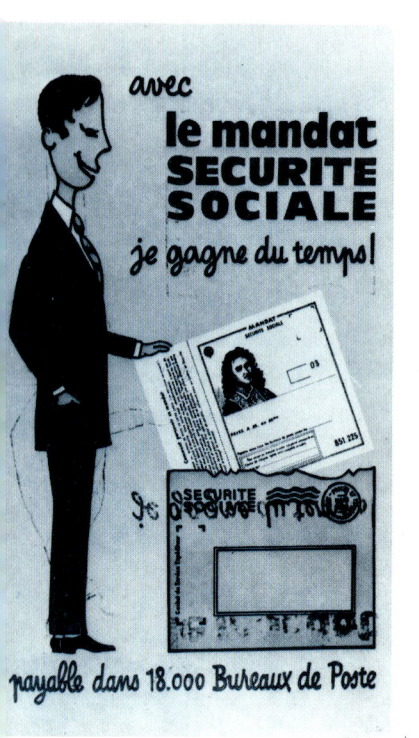

Punkten angegliedert waren (régimes particuliers, z. B. das der Beamten), ferner von völlig autonomen Versicherungen (régimes spéciaux). In Frankreich zählt zum Beispiel die Versicherung der Kanzleiangestellten (die Notare betreffend) einige zehntausend Mitglieder; die Versicherung der Eierprüfer ist erst vor kurzem aufgelöst worden. Die französische Sozialversicherung der Streitkräfte (Sécurité sociale militaire) schützt alle Bediensteten der Truppe mit ihren Familien. Sie stammt von den sozialen Einrichtungen her, die man zu Beginn des Jahres 1940 noch im Feld gründete (André Peckers Beitrag ist das typischste Beispiel dafür).

Obzwar die Arbeitnehmer auf dem Land schon seit 1935 eine Krankenversicherung besaßen, dauerte es noch bis 1960, bevor die Landwirte ihrerseits eine ähnliche Garantie annahmen. Kaufleute, Handwerker und freie Berufe billigten erst 1966 eine Sozialversicherung, die zudem ständig von ihnen abgeändert wird. Schließlich sah der Gesetzgeber 1978 vor, daß alle französischen Staatsbürger einer Sozialversicherung anzugehören hätten. In Frankreich sollte es zu diesem Zeitpunkt etwa zwanzig verschiedene Versicherungssysteme geben, darunter als die drei wichtigsten: Die Angestelltenversicherung (vierzig Millionen Mitglieder), die Versicherung für Landwirte und Arbeitnehmer auf dem Land sowie die Versicherung für Nichtangestellte, außer den in der Landwirtschaft tätigen Personen.

Das Prinzip einer einzigen Versicherung gegen alle Risiken ist allerdings auch nicht eingehalten worden, denn seit den Jahren 1967/68 ist die Verwaltung der

Abbildung 2386
Ehrenurkunde der Mutualité vom 14. Juli 1913 für Henry Dubreuil, Vizepräsident der Société des employés de la papeterie à Paris.
(Paris, Privatsammlung)

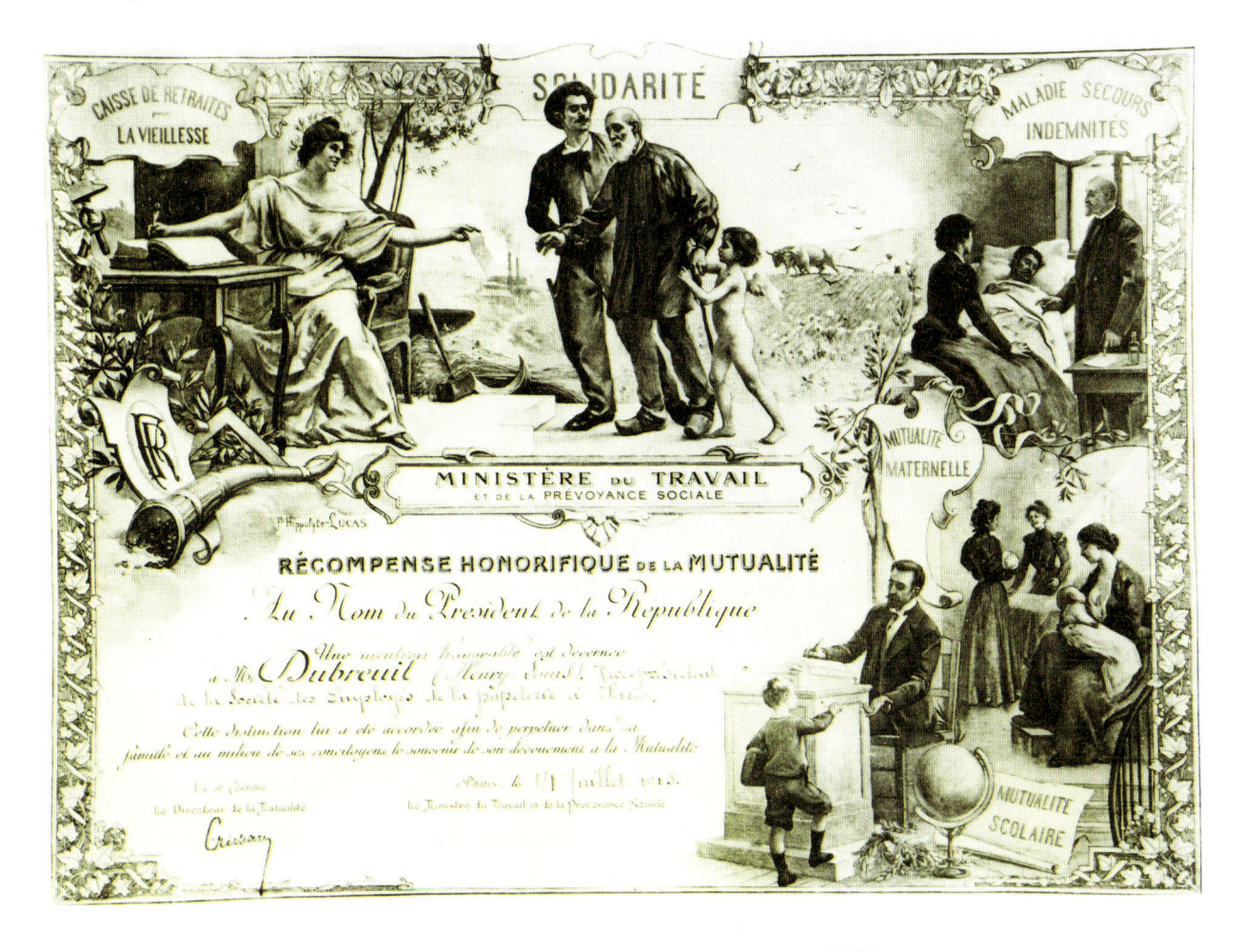

*Abbildung 2387
Plakat vom Mai 1968.
(Paris, Nationalbibl.)*

Sécurité sociale (der französischen Sozialversicherung) in drei große Zweige aufgeteilt: erstens die Krankenversicherung, zu der die Mutterschaftsversicherung und die Versicherung gegen Arbeitsunfälle und Berufskrankheiten zählt, zweitens die Rentenversicherung und drittens die Familienbeihilfen (»allocations familiales«). Diese drei Zweige haben verschiedene Finanzierungsquellen und Verwaltungsorgane. Gemäß den Prinzipien der französischen Krankenversicherung (die einzige, die wir hier erörtern wollen) erstatten dezentralisierte Departementkassen, die von den Beiträgen der Arbeitnehmer, der Arbeitgeber oder des Staates finanziert werden, dem Mitglied den größten Teil seiner Ausgaben für ärztliche Behandlung (d. h. für Konsultationen, Medikamente, Krankenhausaufenthalte und Geräte), abzüglich einer gewissen Summe, die er selbst aufbringen muß; anders verhält es sich, wenn der Patient an einer besonders langwierigen oder kostenaufwendigen Krankheit leidet. Zu diesen »Naturalleistungen« kommen zahlreiche »Geldleistungen«, als wichtigste ein Krankengeld, dessen Höhe vom Einkommen abhängt.

Die französischen Krankenversicherungen werden heute von Gremien verwaltet, in denen alle betroffenen Berufe vertreten sind. Sie stellen im Vergleich zu dem, was vor einem Jahrhundert bestand, eine erhebliche Vereinfachung dar, denn sie sind das Resultat der Fusion unzähliger privater und lokaler Versicherungen sowie der 1946 erfolgten Nationalisierung der großen privaten Versicherungsgesellschaften.

Abschließend noch einige ergänzende Bemerkungen zum Krankheitsschutz: Sowohl Unternehmer als auch Ärzte machen sich Gedanken über die Grenzen dieses Schutzes; zum Beispiel bewegt sich die Unterstützung der motorisch und sensorisch Behinderten offensichtlich in Richtung auf die geistig und psychisch Kranken hin. Bald wird die Gemeinschaft auch für die Behandlung »mangelnder sozialer Anpassung« aufkommen, eines Phänomens, dessen verschwommene Bezeichnung bereits Delore vor zwanzig Jahren anprangerte. Da außerdem Konzepte über Gesundheit und Krankheit wesentlich personenbezogen sind, muß ein gewisser Unterricht erfolgen, und es ist nicht zu sehen, wie die

*Abbildung 2388
Reklame des ausgehenden
19. Jh.s für »3-8-Seife« (8 Stunden Arbeit, 8 Stunden Schlaf, 8 Stunden Freizeit).
(Paris, Musée Carnavalet)*

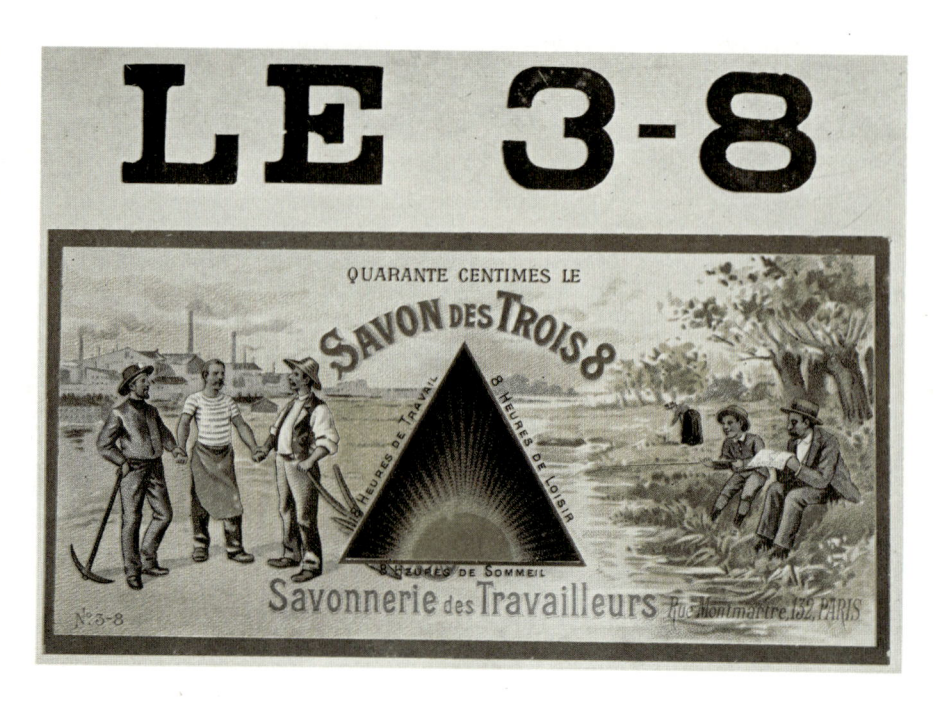

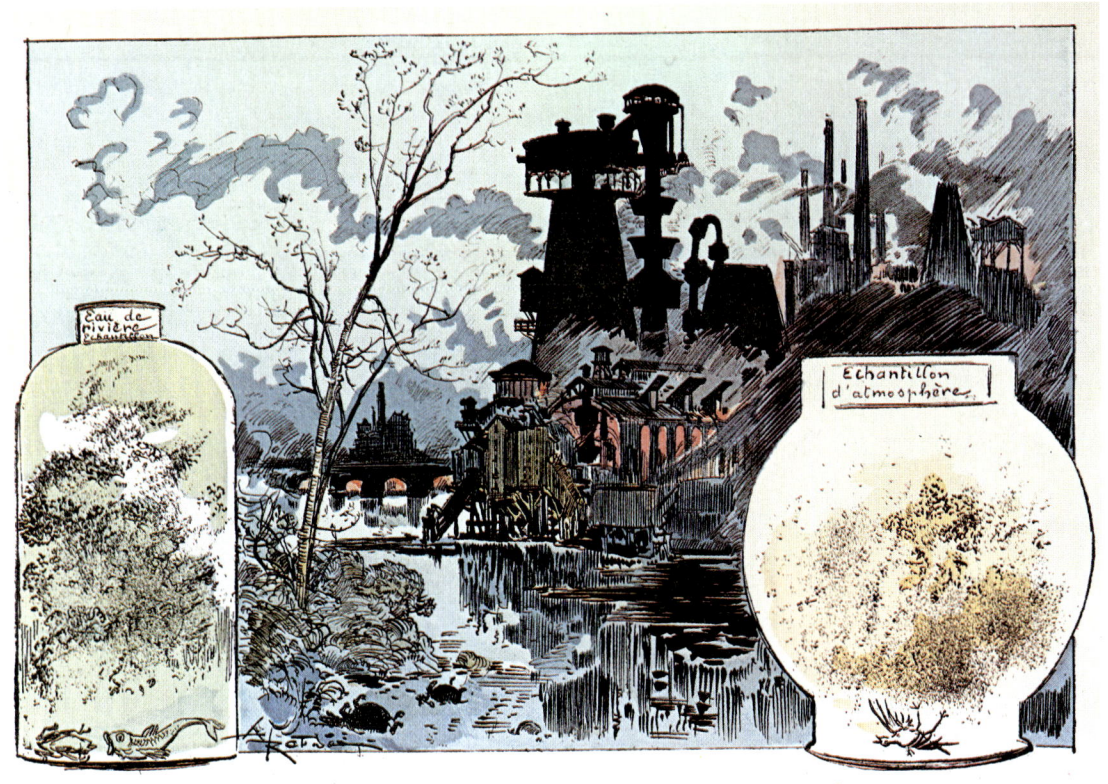

NOS FLEUVES ET NOTRE ATMOSPHÈRE. — MULTIPLICATION DES FERMENTS PATHOGÈNES, DES DIFFÉRENTS MICROBES ET BACILLES

Abbildung 2389
Umweltverschmutzung, beobachtet von Albert Robida, Ende des 19. Jh.s.
(Paris, Bibl. des Arts décoratifs)
Diese Illustration wurde für sein futuristisches Buch Le XXᵉ siècle, la vie électrique *angefertigt (Paris 1895).*

Krankenversicherung vermeiden könnte, selbst für die sanitäre und soziale Erziehung ihrer Schutzempfohlenen zu sorgen. Ihre Aufgaben und Zuständigkeiten sind also in einer gefährlichen Erweiterung begriffen, während ihre Ressourcen nur begrenzt sind.

Bevor das Land den einzelnen wie heute schützen konnte, ging die Entwicklung nur langsam vonstatten: von der Wohltätigkeit ging man über zur Hilfeleistung und kam dann zur Versicherung; die soziale Sicherheit ist nicht mehr wie früher an Reichtum und Eigentum gebunden — sie ist ein Bürgerrecht geworden.

Als der einzelne noch selbst für die Wiederherstellung seiner Gesundheit aufkommen mußte, als die Krankenhäuser noch billige Arzneimittel abgaben, waren die Ausgaben Teil des Familienbudgets oder des Haushalts der Kommunen, und die aufgebotenen Summen bewegten sich in maßvollen Grenzen. Heute aber finanziert die Gemeinschaft die Krankenbehandlung, so daß die Gelder auf nationaler Ebene beachtliche Höhen erreichen. Frankreich hat 1976 mehr als einhundert Milliarden Franc für ärztliche Versorgung ausgegeben, doppelt soviel wie für Bildung oder Verteidigung.

1. Wir verstehen also, daß die *Gesundheitsökonomie* in den beiden letzten Jahrzehnten eine neue Disziplin geworden ist. Die Finanzierung der ärztlichen Versorgung bereitet den Regierungen Kopfzerbrechen, denn der Umgang mit solchen Summen erlegt der Verwaltung und den Pflegeberufen gleichermaßen neue Pflichten auf. Alle Länder sehen sich gezwungen, eine Gesundheitspolitik zu betreiben und sie angemessen zu orientieren, denn neben der Medizin des

Wirtschaft und Gesundheit

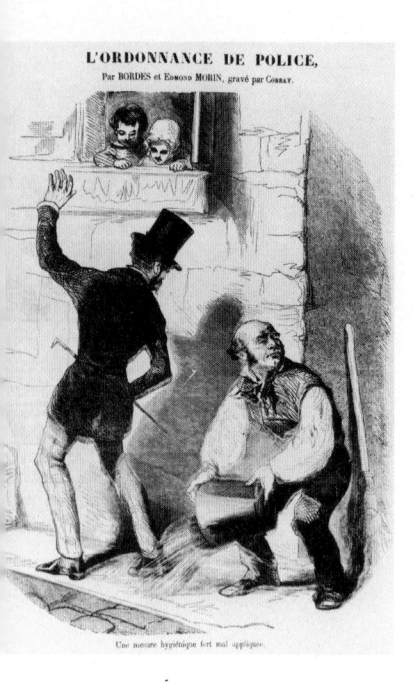

Abbildung 2390
Eine sehr schlecht angewandte Hygienemaßnahme. *Karikatur um 1860.*
(Paris, Nat. Bibl., Cab. des Estampes

einzelnen besteht ab jetzt eine Massenmedizin. Und in demselben Maße, wie man sich um Vorsorge bemüht, ist die Planung auch in die Vorstellungswelt der Ärzte und in das Gesundheitswesen eingedrungen — ein vor kurzem noch undenkbarer Vorgang. Eine andere ökonomische Erscheinung, die direkt mit der medizinischen Entwicklung zusammenhängt, ist die Entstehung der medizinischen Industrie. Auch sie geht in unserem Industriezeitalter mit beträchtlichen Geldsummen um; sie muß ihre Investitionen und Amortisationen berechnen sowie kurz- und langfristig vorkalkulieren. Der älteste Zweig dieser Industrie ist die Arzneimittelindustrie; die moderne Pharmakopöe stellt den Ärzten sehr wirksame Mittel zur Verfügung, deren Herstellung aber um so teurer wird, je länger und risikoreicher ihre Entwicklung ist. Bau und Ausstattung der öffentlichen und privaten Pflegeanstalten bedürfen so großer Mittel, daß die Krankenhausindustrie neue Aspekte bekommt. Erwähnt sei ferner die radiologische Industrie, deren Untersuchungs- und Behandlungsmöglichkeiten jedem Kranken zur Verfügung stehen sollten. Es entstand außerdem eine labortechnische Industrie. Zum Beispiel kann man jetzt mit automatischen Analysiergeräten Dutzende von biochemischen Untersuchungen, für die früher etliche Laborantinnen benötigt wurden, in einigen Minuten durchführen.

Kam die Gesundheitsökonomie aufgrund des Volumens der eingesetzten Gelder zustande, so konnte sich ihre Entwicklung nur durch Anpassung neuer Techniken an die Medizin vollziehen. Zur medizinischen Statistik, von der wir bereits sprachen, gesellte sich die Informatik, ein künftig unverzichtbares Hilfsmittel — bedenken wir nur, daß 53 Millionen französische Staatsbürger Mitglied in einer Krankenversicherung sind. Das Ziel besteht aus der Ausarbeitung einer kohärenten Gesundheitspolitik und einer Planung, Vorbedingung ist jedoch eine Aufstellung der Ressourcen und Bedürfnisse eines Landes. Als Resultat soll gemäß einem Vordringlichkeitsplan ein Fundus an Menschen, Geräten, Geldmitteln, Verwaltung und Haushaltsführung vorgeschlagen werden können, der diesen Bedürfnissen gerecht wird.

Die Gesundheitsökonomie öffnet der Medizin, die bisher hinter ihren eigenen Techniken verschanzt blieb, den Blick für die unermeßlichen Probleme, welche das Leben der modernen Gesellschaften stellt. Denn man darf sie nicht als eine Ansammlung von Schulaufgaben betrachten, in denen es darum geht, die Kosten der Gegenwart zu kalkulieren und wie zum Spiel Zukunftshypothesen zu formulieren. Aus diesen Kalkulationen erwachsen nämlich praktische Entscheidungen, von denen das Schicksal der Kranken abhängt. Man darf sicher sein, daß die Gesundheitsökonomie in einigen Jahren soviel Bedeutung erlangt haben wird, daß ihr Einfluß auf Bestehen, Techniken und Ausübungskriterien der Medizin sowie auf das gesundheitliche Schicksal der Nationen ständig wachsen wird.

2. Die Interessen von Wirtschaftspolitik und Medizinökonomie überschneiden sich künftig aufgrund der benötigten Geldmittel — dabei war die Medizin bis vor kurzem noch eine relativ marginale Dienstleistungstätigkeit, auf nationaler Ebene gesehen.

Die soziale Sicherung leitet sich aus den Bestrebungen des Arbeiters des letzten Jahrhunderts her, hat aber ihrerseits dazu beigetragen, sein tägliches Leben zu verändern. Die Arbeitsbedingungen des manuell Tätigen haben sich geändert, das Recht auf Arbeit ist eine der Grundlagen unserer modernen Industriegesellschaft geworden. Kapital und Arbeit sind durch gemeinsame Verwaltungsprobleme solidarisiert und nicht mehr durch die Knechtschaft von einst getrennt; ihre Beziehungen sind nicht jene, die Marx und Proudhon beschrieben. Darüber hinaus hatte die soziale Sicherung, indem sie die ärztliche Versorgung und ein Krankengeld garantierte, wirtschaftliche Effekte. Da sie den Gesundheitszustand des einzelnen verbesserte und sein Leben verlängerte, förderte sie auch die Produktion von sanitären Pflegemitteln und trug zur Bereicherung der Gemeinschaft auf allen Gebieten bei. Die Therapeutik dürfen wir nicht einseitig als eine Ausgabe ansehen, denn sie ist eine Art Kräfteverhältnis, das sich allerdings nur schwer in Zahlen ausdrücken läßt. Verständlich erscheint jedoch, daß die Regierungen nicht ohne Beunruhigung mit ansehen, wie die Ausgaben für das Gesundheitswesen schneller anwachsen als das Bruttosozialprodukt.

Die Sozialmedizin hat in den Industrieländern ihre bedeutende Entwicklung eben durch die Industrialisierung und die wirtschaftlichen Veränderungen erhalten; ihr Erfolg war so groß, daß die Entwicklungsländer sich sogleich nach Erwerbung ihrer Unabhängigkeit bemühten, sie auch bei sich einzuführen. Allgemein zeichnen sich die Gesundheitsschutzsysteme, die man in Lateinamerika, Afrika oder Asien annahm, durch ihre besonderen Ambitionen aus, welches politische oder ökonomische System sie auch übernommen haben mögen. In den Entwicklungsländern mit sozialistischer Staatsform zwingt die Unentgeltlichkeit für jedermann zu einer rigiden sanitären Planung und einer Bürokratisierung der Medizin, die eine weitere Entwicklung verhindern. In den liberalen

Abbildung 2391
Das Hôpital Cochin in Paris, *1977. Vorn: Die Ophthalmologie, die in einem der Pavillons aus dem 19. Jh. untergebracht ist; dahinter: das vor kurzem fertiggestellte Gebäude für Anatomie und pathologische Zytologie.*
(Paris, Photothek der Assistance Publique)

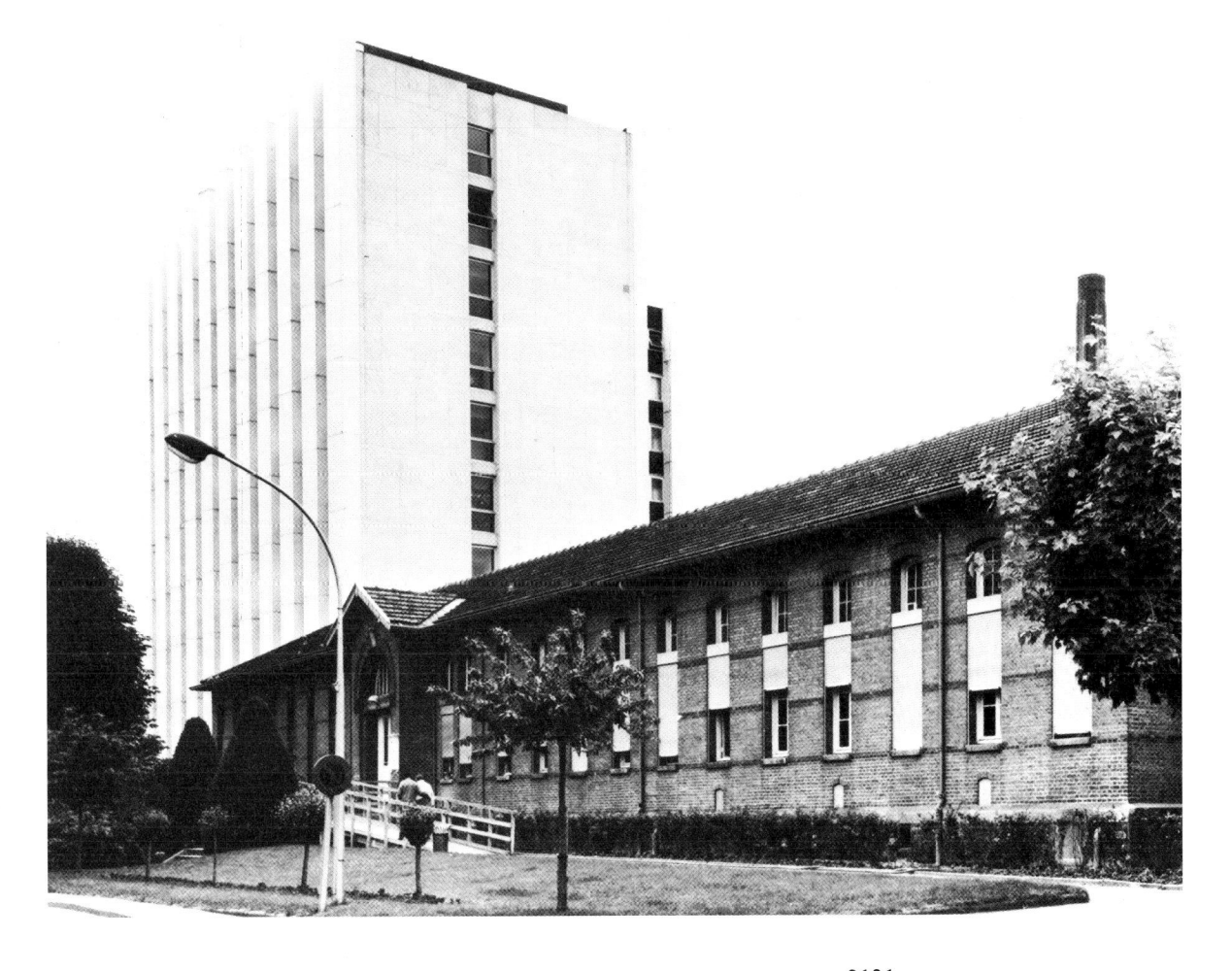

Ländern stehen aufwendige Krankenhausbauten vom westlichen Typ einer Vernachlässigung der Landbevölkerung gegenüber, deren große Zahl gerade für die präindustriellen Staaten charakteristisch ist. Sie behalten deshalb ihre Kindersterblichkeit, ihre Infektionen, ihre Parasitosen und ihre mäßige Lebenserwartung bei.

Die Zusammenhänge zwischen Wirtschaftsniveau und Gesundheitswesen entdeckte man in den westlichen Ländern gegen 1830 aufgrund der sozialen Klassenunterschiede auf nationaler Ebene. Dieselbe Feststellung gilt heute für die Kluft zwischen armen und reichen Nationen. Aber es bereitet Schwierigkeiten, in der dritten Welt in einigen Jahrzehnten das aufzubauen, wozu es in Europa mehrerer Jahrhunderte bedurfte. Im sanitären wie im ökonomischen Bereich wächst daher der Abstand zwischen den reichen und den armen Ländern.

Das medizinische Versorgungssystem

Mit dem Ausdruck »Gesundheitswesen« bezeichnet man heute die Gesamtheit von Personal, Einrichtungen, Verwaltungen, Anstalten und Anlagen in öffentlicher oder privater Hand, die der Vorsorge, Krankenpflege und Gesundheit eines Landes dienen. Infolge der Entwicklung der Krankenversicherung in ganz Westeuropa hat das Gesundheitswesen dort in allen Ländern im Laufe des letzten Jahrhunderts tiefgreifende Veränderungen erfahren; diese variierten je nach Geschichte und Traditionen der Länder sowie entsprechend den soziologischen, politischen und ökonomischen Wechselfällen.

Während gut einer Hälfte des 20. Jahrhunderts fühlte sich die französische Ärzteschaft von der Entwicklung des Schutzes, den das Kollektiv dem einzelnen im Krankheitsfall bot, nicht betroffen. In der Mehrzahl blieb sie der liberalen Auffassung ihres Berufes verbunden; sie verstand darunter die freie Arztwahl seitens des Patienten, die Rezepterteilung nach Ermessen des Arztes, ferner Niederlassungsfreiheit, Respektierung des Berufsgeheimnisses und die freie Festsetzung des Honorars, das der Patient dem Arzt direkt für jede medizinische Handlung (z. B. Konsultation, Hausbesuch oder chirurgische Eingriffe) bezahlte. Die medizinischen Berufsverbände, d. h. ab 1941 die französische Ärztekammer, bestanden seit ihrer Gründung auf diesen Prinzipien. Sie akzeptierten die Einmischung des Staates oder einer Kasse in das Verhältnis zwischen Arzt und Patient nicht.

Dennoch hatten sich einige Gesetze, z. B. das Gesetz über Arbeitsunfälle, jenes über kostenlose medizinische Behandlung und jenes von 1919, das die Kriegsinvaliden betraf, über diese Dogmen hinweggesetzt. Sie legten nämlich schon für bestimmte Patientenkreise die Höhe der Honorare fest, welche dann ein Amt an die Ärzte überwies. Dies waren allerdings Randerscheinungen.

Das Problem wurde beträchtlich ernster, als sich die Kassen mit dem Ansteigen der Mitgliederzahl anschickten, das System der Kostenübernahme durch sie selbst zu entwickeln; dies schloß ein, daß sie die Honorare, die von ihnen zu drei Vierteln erstattet wurden, eigenhändig festsetzten und die Ärzte durch sogenannte »Konventionen« an sich banden. Die Jahre 1950 und 1960 standen daher unter dem Zeichen von Gegensätzen zwischen Kassen und Ärzten, die ihrerseits in Konventionsbefürworter und -gegner gespalten waren.

Endlich verband 1971 eine unter Staatsgarantie unterzeichnete »Convention nationale« die drei wichtigsten französischen Krankenkassen mit den beiden medizinischen Berufsverbänden und bestimmte die Höhe der Honorare; fast die gesamte Ärzteschaft trat nun dieser Konvention bei (nämlich 98,2%).

Abbildung 2392
Plakat vom Mai 1968 gegen die Wasserstoffbombe.
(Paris, Nat. Bibl.)

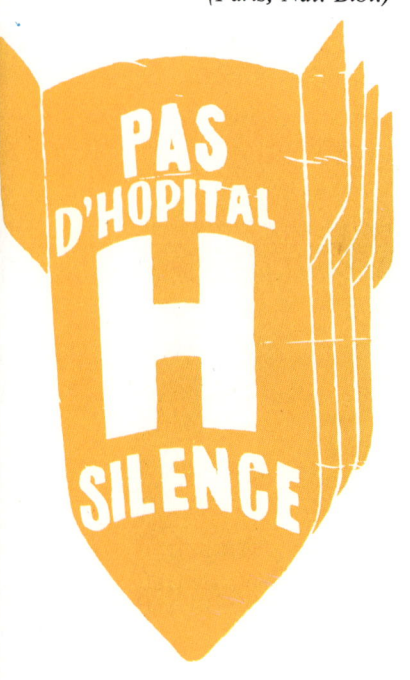

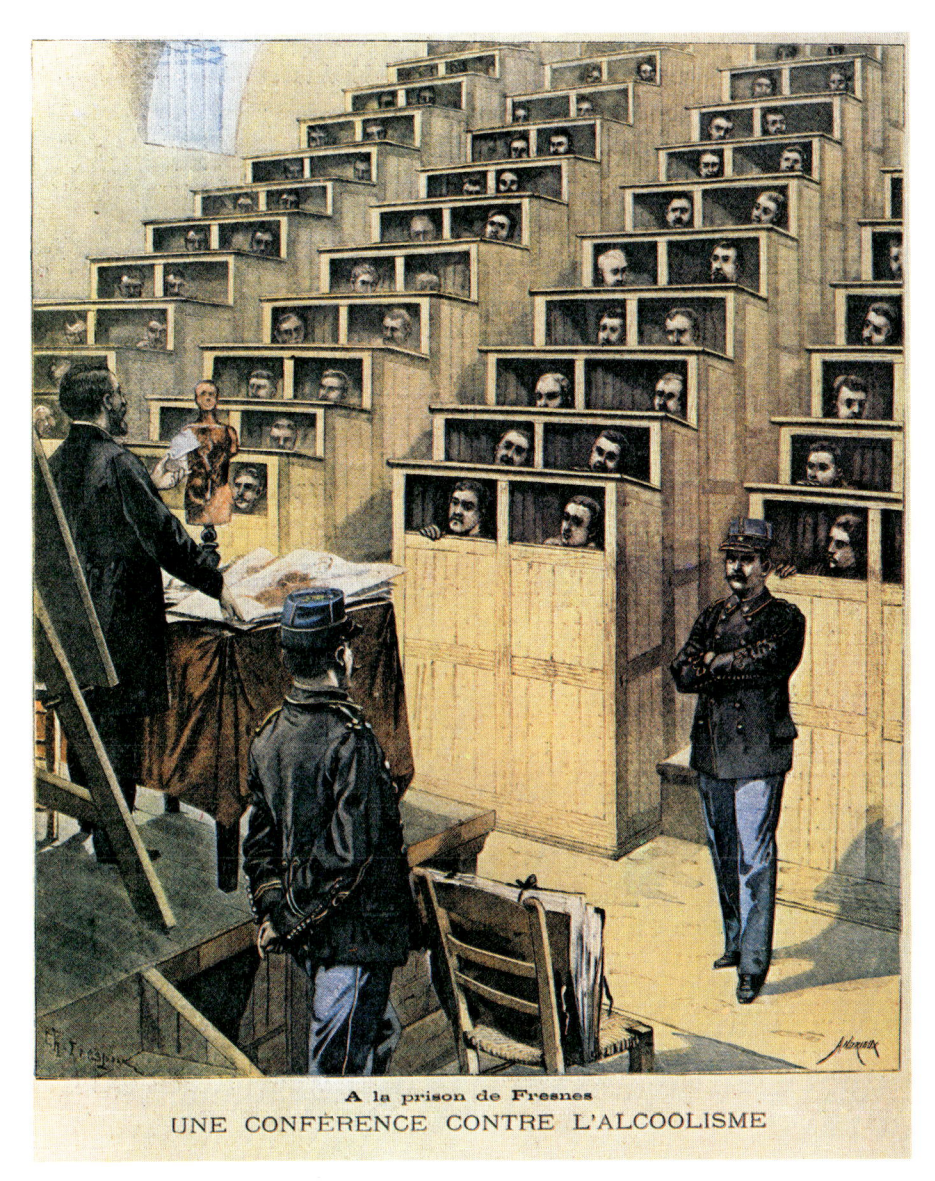

A la prison de Fresnes
UNE CONFÉRENCE CONTRE L'ALCOOLISME

Abbildung 2393
Ein Vortrag gegen Alkoholismus im Gefängnis von Fresnes um 1903.
(Paris, Privatsammlung)

Andere Heil- und Pflegeberufe, wie Zahnärzte, Krankenschwestern, Hebammen und Heilgymnastiker, trafen mit den Kassen ähnliche Vereinbarungen.

Andererseits gewann die monatliche Besoldung bei den Ärzten an Boden. Betroffen sind von diesem System laut Gesetz von 1958 alle voll an öffentlichen Krankenhäusern beschäftigten Mediziner, ferner Bergwerksärzte und Ärzte, die für verschiedene Organe der Vorsorgemedizin, z. B. in der Schul- und Arbeitsmedizin oder für die Sozialversicherung tätig sind. Die Ärzteschaft akzeptiert nun auch das Angestelltenverhältnis, sei es als Teilbeschäftigung. Nicht nur wird ihr mit der Zeit bewußt, daß jede ihrer diagnostischen oder therapeutischen Handlungen ökonomische Auswirkungen hat, sondern sie entdeckt auch die soziale Tragweite aller medizinischen Disziplinen.

Die vollständige Integration der Medizin in das soziale Sicherungssystem geschieht vielleicht nicht ohne Gefahren, und in dem nie endenden Kampf, den der einzelne gegen die Gruppe führt, um sich zu behaupten, sollte die Medizin nicht Partei ergreifen. Das Problem als solches besteht jedenfalls. Aus entsprechenden Bedenken heraus kam — vor allem seit 1968 — der Gedanke auf, daß

*Abbildung 2394
Karte der Prostitution in Frankreich für die Jahre 1816—1831; sie wurde von A. J. B. Parent Duchalet für sein Buch* De la prostitution dans la ville de Paris, *Paris 1836, erstellt. (Paris, Bibl. der Alten Medizinischen Fakultät)
Diese Karte veranschaulicht einen Zustand, der sich bis heute nicht geändert hat, nämlich daß die Zunahme der Prostitution eng mit der industriellen Entwicklung und der Verstädterung zusammenhängt.*

die Gesellschaft grundsätzlich dem Menschen schadet, daß sie die Ursache der meisten seiner körperlichen oder seelischen Leiden ist. Die Medizin sei daher, soweit sie durch Techniken und Gewinnstreben zum Helfershelfer einer krankmachenden Gesellschaft wurde, durch eine »natürliche« Antimedizin ohne Wissenschaft und Geldbindungen zu ersetzen. Solche utopischen Bewegungen, die anarchistische Tendenz zeigen, sind dazu bestimmt, ständig zu scheitern und wiederaufzuleben. Beim französischen Gesundheitswesen handelt es sich also um ein Krankenversorgungssystem vom liberalen Typ, das von gemeinschaftlich orientierten Kassen verwaltet wird. Es garantiert dem Staatsbürger die Möglichkeit, jedes beliebige Leiden bei freier Arztwahl und tragbaren Kosten behandeln zu lassen, und es verschafft dem Arzt eine ausreichende Honorierung. Die französische Medizin ist untrennbar mit dem System der Sozialversicherung verbunden.

Die meisten europäischen Länder nahmen innerhalb der letzten hundert Jahre vergleichbare Systeme an; vielmehr können wir sagen, daß sie sich ähnlich entwickelten. Die deutschen Ärzte sind zum Beispiel seit Bismarck an die Krankenkassen gebunden, und auch in der Bundesrepublik beobachten wir periodische Übereinkünfte und Zerwürfnisse. Die Beneluxländer, Italien und

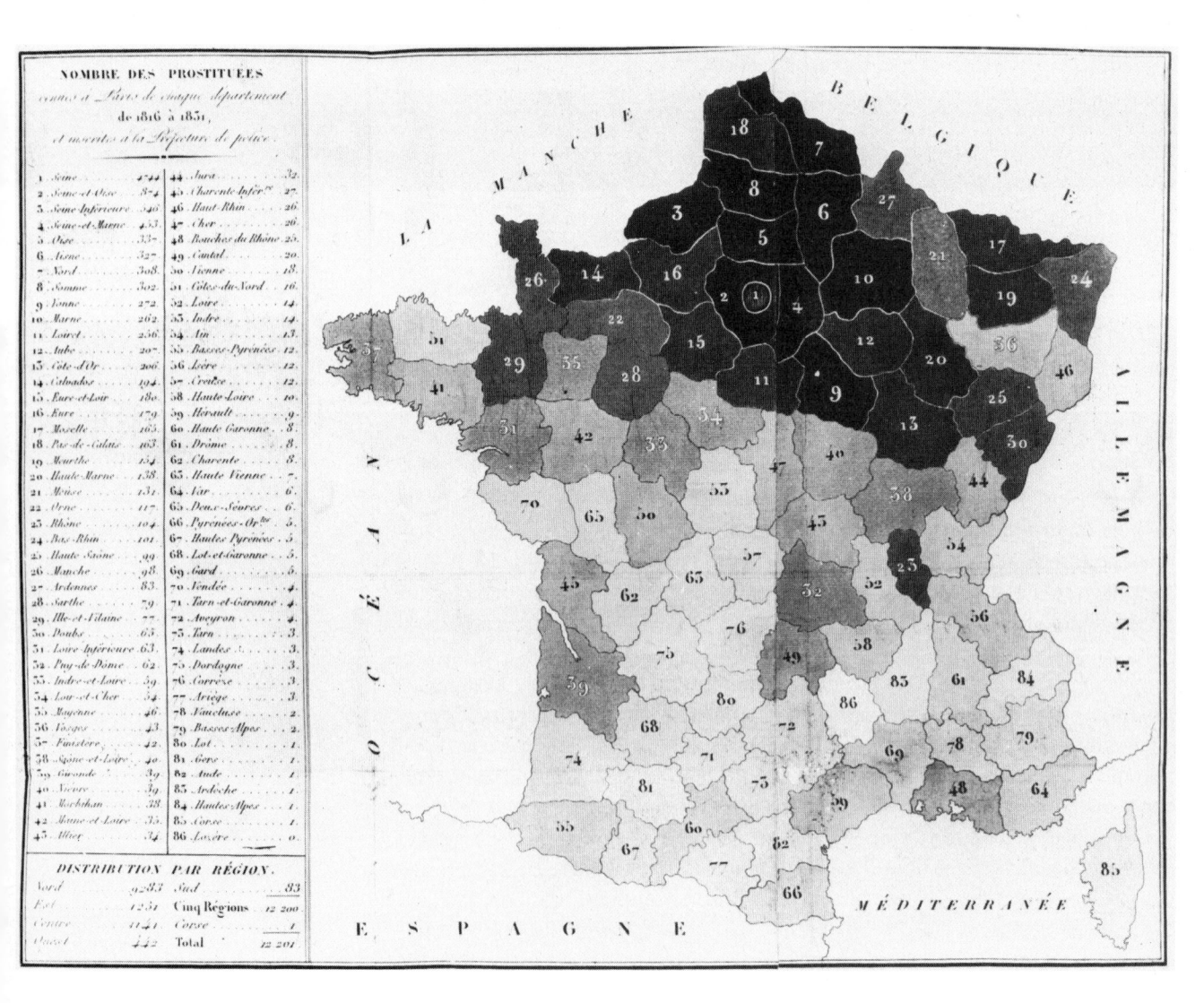

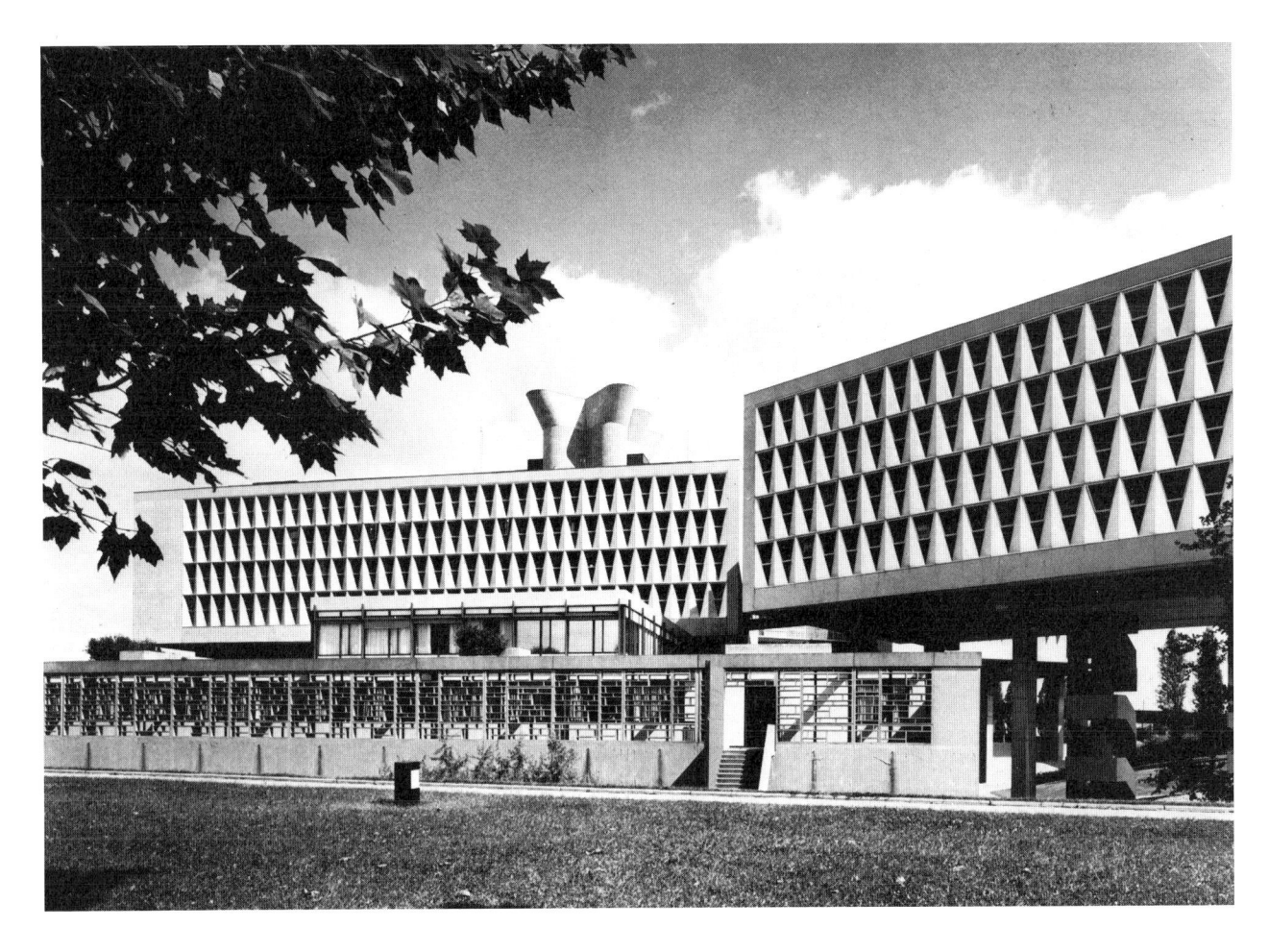

Spanien haben ebenfalls ihre Sozialversicherung, mit der die Ärzteschaft zusammenarbeitet, und auch sie bemühen sich wie Frankreich, die Exzesse des Liberalismus durch einen vorsichtigen Dirigismus auszugleichen.

Großbritannien und die skandinavischen Länder sind mit einer praktischen Verstaatlichung ihres Gesundheitswesens noch einen Schritt weitergegangen: Fast alle Ärzte stehen dort im Angestelltenverhältnis, der Patient kann seinen Arzt nicht völlig frei wählen, und die Krankenpflege ist hauptsächlich auf das Krankenhaus konzentriert. Das sozialistische Europa hingegen hat die zentralistischen Prinzipien der marxistischen Wirtschaft auch auf die Medizin angewandt, und alles unterliegt dort der staatlichen Planung.

Insgesamt gesehen geben die modernen Einrichtungen den Nationen des liberalen Europa Grund zur Zufriedenheit. Die Bevölkerung ist bei guter Gesundheit, im Krankheitsfall wird sie gut behandelt, die Ärzte verdienen einen korrekten Lebensunterhalt, und die benötigten technischen Mittel werden ihnen mühelos bewilligt. Wird diese glückliche Situation aber von Dauer sein? Es scheint nicht so. Mancherlei Besorgnisse werden wach, vor allem im Zusammenhang mit den wachsenden Kosten für das Gesundheitswesen. Alle Industrieländer stehen vor diesem Problem. Die Sozialmedizin ist für unsere Zivilisation eine Notwendigkeit geworden; sie kann nicht mehr rückgängig gemacht werden, aber sie kann auch nicht auf Stabilität Anspruch erheben — zu schnell entwickelt sich unsere Gesellschaft und unsere Mentalität, zu schnell schreiten unsere medizinischen Techniken fort.

Abbildung 2395
Das Hôpital Antoine-Béclère in Clamart.
(Paris, Photothek der Assistance publique)
Das Hôpital Antoine-Béclère ist eine der neuesten Schöpfungen der Pariser Assistance publique. Es wurde 1971 erbaut. Die Infrastruktur des Gebäudes plante man speziell für die Bedürfnisse des Krankenhauses. Ein Landeplatz für Hubschrauber ist vorhanden. Ein Computer bearbeitet Probleme der medizinischen und administrativen Organisation.

4 1 1 1 2 1 1 1 − 1 Δ 1 + 1 1 1 2 1 1 1 4

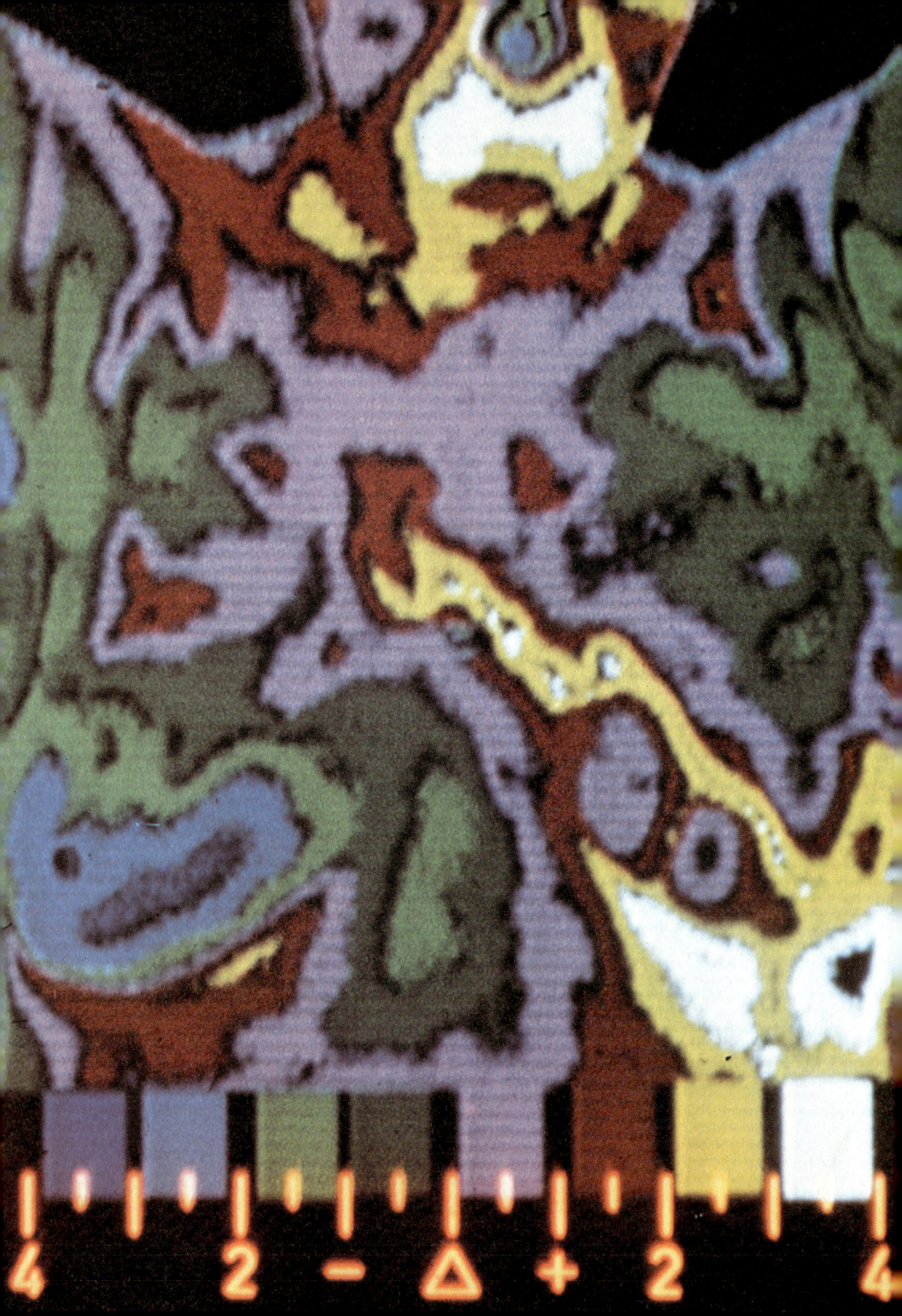

Geschichte der Radiodiagnostik

von Claude Lalanne und Alain Coussement

Röntgens Entdeckung

Gegen Ende des letzten Jahrhunderts arbeitete in einer kleinen deutschen Universität ein Physiker namens Wilhelm Conrad Röntgen. An einem Abend im November 1895 hatte ihm seine Frau Bertha gerade einige besonders leckere Speisen aufgetischt, aber Wilhelm schenkte ihnen kaum Beachtung. Auf Berthas Vorwürfe hin führte er sie in sein Laboratorium und sagte: »Ich habe etwas entdeckt, das die Leute zu sagen veranlassen wird: ›Röntgen ist verrückt geworden.‹« Dann, so behauptet die Legende, machte er die erste Röntgenaufnahme, nämlich von der Hand seiner Gattin.

Wie viele andere Physiker beschäftigte sich Röntgen damals mit den Kathodenstrahlen. Man erzeugte diese durch elektrische Entladungen, die mit Hilfe eines Ruhmkorffschen Funkeninduktors oder anderweitiger Elektrisiermaschinen im Inneren hoch luftleer gepumpter Röhren hervorgerufen wurden. Bei diesen Experimenten stellten viele Forscher fest, daß bestimmte photographische Emulsionen, die man in Schränken nahe bei den Röhren aufbewahrt hatte, unbrauchbar geworden waren. Obwohl verschiedene Wissenschaftler (nämlich Crookes, Goodspeed und Lenard) Zeugen dieser Veränderungen wurden, beachtete sie niemand wirklich, noch sah man einen Zusammenhang mit den Vorgängen in den Vakuumröhren. Es verhält sich nämlich so, daß bei elektrischen Entladungen durch den Beschuß der positiven Elektrode mit Elektronen *X-Strahlen* frei werden.

Diese große Entdeckung ist gleichermaßen einem Zufall wie dem Genie zu verdanken. Zufall war, daß jemand einmal eine Hittorfsche Röhre, die in der Nähe eines Fluoreszenzschirms stand, mit einem Stück Pappe abdeckte — während der elektrischen Entladung leuchtete dann der Schirm auf. Genie war jedoch nötig, um diese Erscheinung als solche zu akzeptieren, ihre wahre Bedeutung zu erkennen und außerhalb alles Bekannten nach einer Erklärung zu suchen.

Die erste offizielle Mitteilung über X-Strahlen erschien am 28. Dezember 1895 bei der Physikalisch-medizinischen Gesellschaft in Würzburg, d. h., sie wurde nicht verlesen, sondern lediglich im Rahmen der Berichte der Gesellschaft mitveröffentlicht. Ihr Titel lautete: *Eine neue Art von Strahlen.* Diese Arbeit war so außergewöhnlich, daß sie an sich schon eines der großen Momente in der Geschichte der Radiologie darstellt.

Sie besteht aus siebzehn Kapiteln. Im folgenden einige Auszüge:

*Abbildung 2396 (gegenüber) Thermographie zur Früherkennung von Brustkrebs. Die Thermographie beruht auf der Tatsache, daß der menschliche Körper natürliche Infrarotstrahlung aussendet. Eine Körperstelle strahlt um so stärker, je höher ihre Temperatur ist. Auf diese Weise erkennt man die Gebiete mit erhöhter (bei Neubildungen) oder erniedrigter Temperatur (bei Arterienentzündung). Die weibliche Brust ist eine Körperregion, die im Falle von Krebs auf diese Technik besonders gut anspricht.
(Photo: Dr. Yves Bruneau, Nantes)*

*Abbildung 2397 Karikatur von René Vincent, um 1925. Sie zeigt Hippokrates' Staunen über die moderne Medizin. Hier macht er gerade mit den Röntgenstrahlen Bekanntschaft.
(Paris, Privatsammlung)*

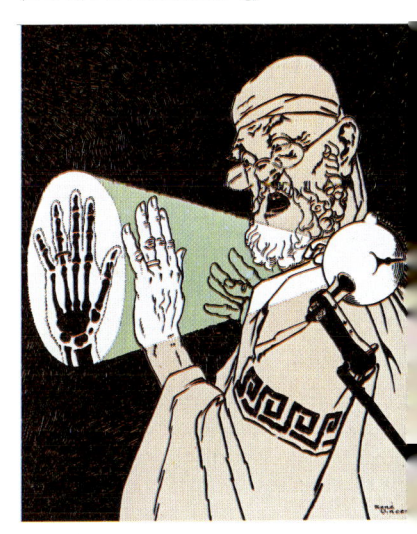

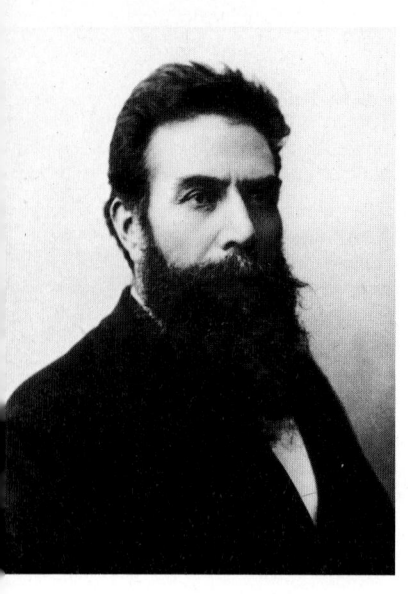

Abbildung 2398
Wilhelm Conrad Röntgen
(1845—1923). Nobelpreis für
Physik 1901.
(Paris, ibd.)

Abbildung 2399
Titelblatt von Röntgens berühmter Mitteilung, die am 28. Dezember 1895 bei der Physikalisch-medizinischen Gesellschaft von Würzburg erschien.
(Paris, Musée du centre Antoine Béclère)

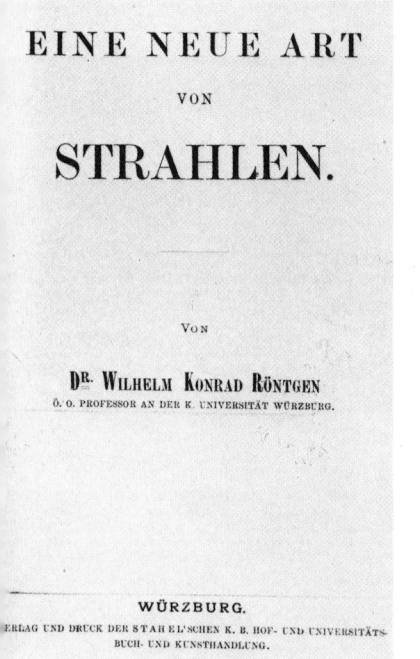

1. »Läßt man durch eine *Hittorf'sche* Vacuumröhre, oder einen genügend evacuirten *Lenard'schen, Crookes'schen* oder ähnlichen Apparat die Entladungen eines größeren *Ruhmkorff's* gehen und bedeckt die Röhre mit einem ziemlich eng anliegenden Mantel aus dünnem, schwarzen Carton, so sieht man in dem vollständig verdunkelten Zimmer einen in die Nähe des Apparats gebrachten, mit Bariumplatincyanür angestrichenen Papierschirm bei jeder Entladung hell aufleuchten, fluoresciren, gleichgültig ob die angestrichene oder die andere Seite des Schirmes dem Entladungsapparat zugewendet ist. Die Fluorescenz ist noch in 2 m Entfernung vom Apparat bemerkbar. Man überzeugt sich leicht, daß die Ursache der Fluorescenz vom Entladungsapparat und von keiner anderen Stelle der Leitung ausgeht.« Und Röntgen merkt an: »Der Kürze halber möchte ich den Ausdruck ›Strahlen‹ und zwar zur Unterscheidung von den anderen den Namen ›X-Strahlen‹ gebrauchen.«

2. »Man findet bald, daß alle Körper für dasselbe durchlässig sind, aber in sehr verschiedenem Grade... Papier ist sehr durchlässig: hinter einem eingebundenen Buch von ca. 1000 Seiten sah ich den Fluorescenzschirm noch deutlich leuchten... Ebenso zeigte sich Fluorescenz hinter einem doppelten Whistspiel... Auch ein einfaches Blatt Stanniol ist kaum wahrzunehmen; erst nachdem mehrere Lagen über einander gelegt sind, sieht man ihren Schatten deutlich auf dem Schirm... Eine ca. 15 mm dicke Aluminiumschicht schwächte die Wirkung recht beträchtlich... Platin von 0,2 mm Dicke ist noch durchlässig; die Silber- und Kupferplatten können schon stärker sein. Blei in 1,5 mm Dicke ist so gut wie undurchlässig...«

3. »Die angeführten Versuchsergebnisse und andere führen zu der Folgerung, daß die Durchlässigkeit der verschiedenen Substanzen, gleiche Schichtendicke vorausgesetzt, wesentlich bedingt ist durch ihre Dichte... Daß aber die Dichte doch nicht ganz allein maßgebend ist, das beweisen folgende Versuche. Ich untersuchte auf ihre Durchlässigkeit nahezu gleichdicke Platten aus Glas, Aluminium, Kalkspath und Quarz; die Dichte dieser Substanzen stellte sich als ungefähr gleich heraus, und doch zeigte sich ganz evident, daß der Kalkspath beträchtlich weniger durchlässig ist als die übrigen Körper...«

14. »Die Berechtigung, für das von der Wand des Entladungsapparates ausgehende Agens den Namen ›Strahlen‹ zu verwenden, leite ich zum Theil von der ganz regelmäßigen Schattenbildung her... So besitze ich z. B. Photographien von den Schatten der Profile einer Thüre...; von den Schatten der Handknochen; von dem Schatten eines auf einer Holzspule versteckt aufgewickelten Drahtes; eines in einem Kästchen eingeschlossenen Gewichtssatzes; einer Bussole, bei welcher die Magnetnadel ganz von Metall eingeschlossen ist; eines Metallstückes, dessen Inhomogenität durch die X-Strahlen bemerkbar wird; etc.«

17. »Legt man sich die Frage vor, was denn die X-Strahlen, — die keine Kathodenstrahlen sein können — eigentlich sind, so wird man vielleicht im ersten Augenblick... an ultraviolettes Licht denken. Indessen stößt man doch sofort auf schwerwiegende Bedenken.« Röntgen führt hier die besonderen Refraktions-, Reflexions-, Polarisations- und Absorptionseigenschaften seiner X-Strahlen auf und folgert: »Das heißt, man müßte annehmen, daß sich diese ultravioletten Strahlen ganz anders verhalten, als die bisher bekannten ultrarothen, sichtbaren und ultravioletten Strahlen. Dazu habe ich mich nicht entschließen können und nach einer anderen Erklärung gesucht.... Sollten nun die neuen Strahlen nicht longitudinalen Schwingungen im Aether zuzuschrei-

ben sein? Ich muß bekennen, daß ich mich im Laufe der Untersuchung immer mehr mit diesem Gedanken vertraut gemacht habe und gestatte mir dann auch, diese Vermuthung hier auszusprechen, wiewohl ich mir sehr wohl bewußt bin, daß die gegebene Erklärung einer weiteren Begründung noch bedarf.«

Diese wissenschaftliche Denkschrift ist einzig in ihrer Art. Zunächst einmal steht darin beschrieben, wie die Strahlen erzeugt und sichtbar gemacht werden, so daß auch andere die Experimente nachvollziehen können. Dann wird besprochen, welche speziellen Eigenschaften das neue Licht besitzt (Durchlässigkeit der verschiedenen Körper) und welche Gemeinsamkeiten es mit den anderen Lichtwellen aufweist (hinsichtlich Refraktion, Reflexion und Propagation). Schließlich grenzt Röntgen das unsichtbare Licht von den Kathodenstrahlen ab, wonach er sich endlich den Tatsachen beugen und anerkennen muß, daß die von ihm untersuchten X-Strahlen etwas Neues sind; er unterbreitet seine Theorie, nach der es sich um longitudinale Schwingungen handelt — den experimentellen Möglichkeiten und theoretischen Konzepten der Zeit entsprechend (in: A. Laugier).

Wilhelm Conrad Röntgen war am 27. März 1845 im deutschen Lennep zur Welt gekommen. Er hatte ein angenehmes Wesen, war aber sehr schüchtern. Seine Entdeckung brachte ihm viele Ehren ein, u. a. den ersten Nobelpreis, jedoch lehnte er Patentansprüche wie kommerzielle Angebote strikt ab. Bis zum Ende des Ersten Weltkrieges reichte sein Einkommen als Lehrkraft zur Deckung seiner materiellen Bedürfnisse aus, doch während der Inflationszeit verlor er seine gesamten Ersparnisse; seine letzten Lebensjahre (er starb 1923) wurden ihm nicht nur durch finanzielle Schwierigkeiten, sondern auch durch demütigende Angriffe auf die Urheberschaft an seiner Entdeckung vergällt.

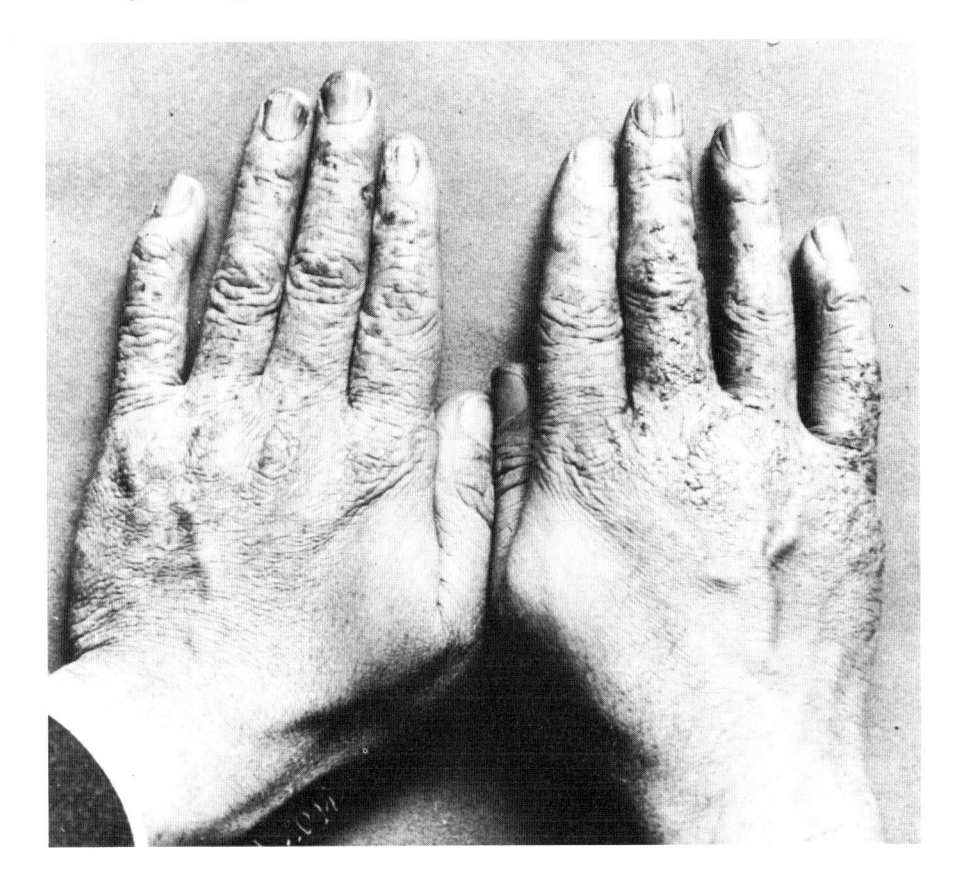

Abbildung 2400
Photographie von den an Radiodermatitis erkrankten Händen Dr. Kassabians, 1903. (Paris, Musée du centre Antoine Béclère)
Wegen des Fehlens wirksamer Schutzmaßnahmen haben die ersten Radiologen die wiederholten unkontrollierten Bestrahlungen teuer bezahlen müssen. Oft war ihr Los eine akut bis chronisch verlaufende Radiodermatitis, die in Gewebszerfall oder Krebs ausarten konnte.

Abbildung 2401 (unten links) Porträt von Sir William Crookes (1832—1919), um 1910. William Crookes entdeckte 1861 mit Hilfe der Spektralanalyse das Thallium und erfand die nach ihm benannten Röhren. Wir verdanken ihm außerdem wichtige Entdeckungen auf dem Gebiet der Molekularphysik.

Abbildung 2402 (unten rechts) Eine Crookessche Röhre. Es handelt sich um eine elektronische Kaltkathodenröhre, welche X-Strahlen abgibt.

Am 1. Januar 1896 übersendet Röntgen Sonderdrucke seines Artikels an die bekanntesten Physiker seiner Epoche. Innerhalb von wenigen Tagen geht die unglaubliche Neuigkeit durch die Presse der ganzen Welt. Am 5. Januar 1896 erscheint sie in der *Neuen Freien Presse* in Österreich, am 7. Januar im *Evening Standard* in Großbritannien sowie in der *Frankfurter Zeitung* in Deutschland, am 9. Januar in der *New York Times* in den Vereinigten Staaten und endlich am 13. Januar in *Le Matin* in Frankreich.

In allen Ländern machen sich sogleich Ingenieure, Physiker und Ärzte ans Werk, und noch in diesem Januar 1896 werden die ersten Röntgenaufnahmen hergestellt. Keine andere Entdeckung hat jemals in der Geschichte der Naturwissenschaften einen so unmittelbaren und spektakulären Widerhall gefunden.

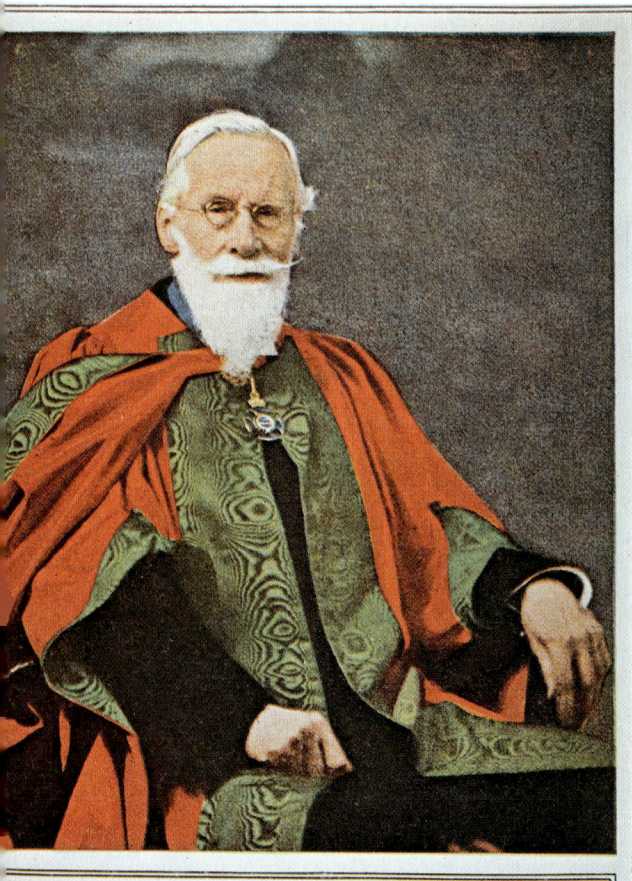

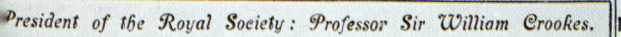

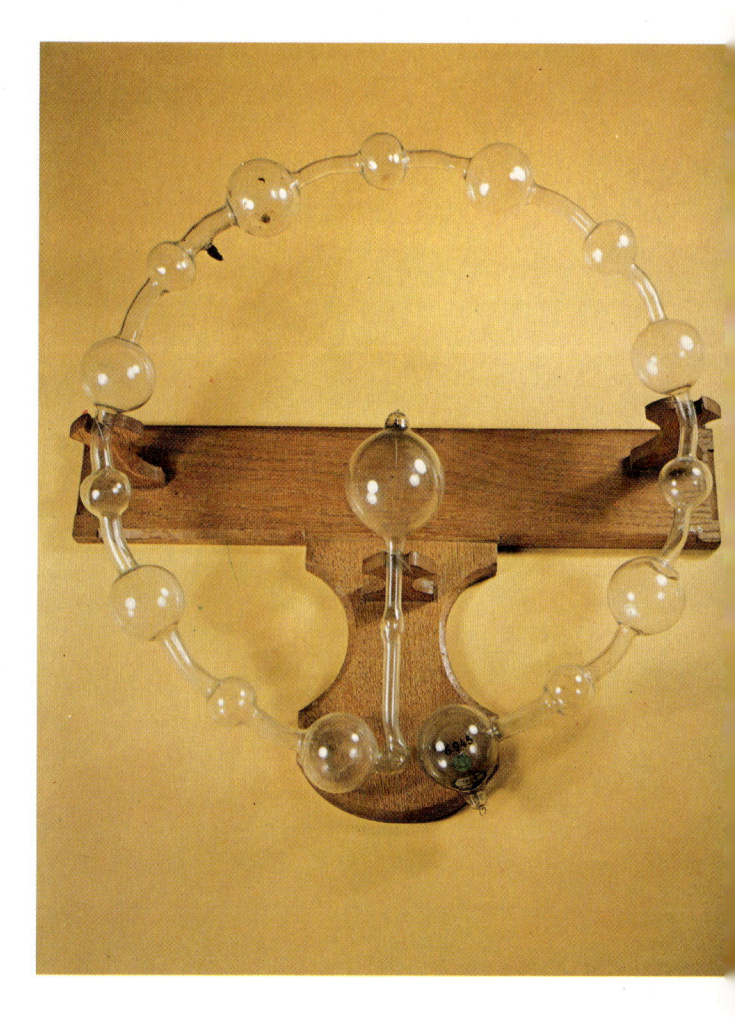

In Frankreich gebührt das Verdienst, Röntgens Experimente als erste nachvollzogen zu haben, Paul Oudin und Toussaint Barthélémy. So kommt es, daß Henri Poincaré, im Namen von Barthélémy und Oudin sprechend, bei der Sitzung der Académie des sciences vom 20. Januar 1896 eine Handknochenphotographie vorführt, die mit Hilfe der Röntgenschen X-Strahlen gemacht worden ist. Professor Fournier zeigt sie am 28. Januar der Académie de médecine. Röntgen selbst hielt am 13. Januar eine Demonstration vor Kaiser Wilhelm II. und am 23. Januar in der Universität Würzburg ab. Auf letzterer Versammlung, bei der er die Hand des Anatomen von Kölliker aufnahm, erklärte jener, er habe seit achtundvierzig Jahren an keiner so wichtigen Sitzung teilgenommen, und er schlug vor, die X-Strahlen nunmehr Röntgenstrahlen zu nennen. Alle folgenden Einladungen lehnte Röntgen ab.

Die Geschichte der Radiologie läßt sich einerseits an der Entwicklung von Geräten und Techniken verfolgen, doch kann man ihr auch anhand der Lebensläufe ihrer Hauptakteure, die sie zu einer medizinischen Sonderdisziplin erhoben haben, nachgehen. Einige dieser Männer haben die Radiologie in einer Weise geprägt, daß man sich fragt, was ohne sie aus ihr geworden wäre; dies betrifft sowohl die Techniken als auch die in den verschiedenen Ländern gängige Ausübung der Radiologie. Leider muß sich diese Abhandlung auf die Erwähnung der wichtigsten Persönlichkeiten beschränken; doch groß ist die Zahl jener, die sich in ihren Heimatländern hervortaten, Schulen begründeten und ihre eigenen Ideen entwickelten.

Hinzu kommt, daß die Pioniere den X-Strahlen hohen Tribut haben zollen müssen. Dies lag nicht etwa an ihrer Unvorsichtigkeit, sondern daran, daß man damals noch nichts von den biologischen Auswirkungen der Strahlen wußte. Sehr häufig kamen daher die von Röntgenstrahlen hervorgerufenen schmerzhaften Hautentzündungen (Radiodermatitis) vor; manche Forscher mußten sich über ein Dutzend aufeinanderfolgenden chirurgischen Eingriffen unterziehen. Andere wiederum starben an Krebs oder Leukämie. Es sind dies Märtyrer der Wissenschaft; ihre Zahl ist so bedeutend, daß nicht alle im einzelnen genannt werden können, jedoch schulden wir ihnen unser Angedenken. Ohne sie, ohne ihre dargebrachten Opfer hätten viele Fortschritte niemals erzielt werden können.

Antoine Béclère (1856—1939), der geistige Vater der französischen Radiologie, war einer der brillantesten Ärzte der Epoche; aufgrund seiner Arbeiten auf dem Gebiet der Virologie und Immunologie gilt er als einer der Begründer dieser Disziplinen. Überragend war er außerdem in seiner aufrechten und einfachen Lebensführung, seiner Selbstlosigkeit, seinem erfinderischen Genie und seinem zähen Arbeitsfleiß. Nach seiner Prüfung als Assistenzarzt, die er 1877 entgegen den Gepflogenheiten der Epoche gleich bei seiner ersten Kandidatur erfolgreich abgelegt hatte, wurde Antoine Béclère 1893 wegen seiner außergewöhnlichen Arbeiten zum Arzt an den Pariser Hospitälern bestellt. Von Anfang an begeisterte er sich für die Röntgenologie, und schon ab 1897 ließ er allen Patienten seiner Station bei ihrer Einlieferung systematisch die Lungen durchleuchten; dies war die erste echte systematische Untersuchung auf Lungentuberkulose.

Lassen wir, um den Begründer der französischen Radiologie zu würdigen, am besten den Schweden Gösta Forssell, eine Weltgröße der Radiologie, hier zu Wort kommen:

»Um die Rolle des Pioniers Antoine Béclère auf dem Gebiet der Röntgenologie wirklich begreifen zu können, muß man Zeuge des Effekts gewesen sein, den Röntgens Entdeckung im ausgehenden letzten Jahrhundert in der medizinischen Welt hervorrief... Innerhalb eines Jahres, vom Tage der Entdeckung durch Röntgen an gerechnet, stellte man überall auf der Welt, selbst in Kellern und Abstellkammern, kleine Röntgenanlagen auf. Die medizinischen Zeitschriften waren überfüllt mit Abhandlungen über die radiologischen Aspekte der verschiedensten pathologischen Zustände und die beobachtete Heilwirkung der neuen Strahlen. Wer persönlich diesen Ereignissen beigewohnt hat, wird niemals das aus Faszination und Unvermögen gemischte Gefühl vergessen, das

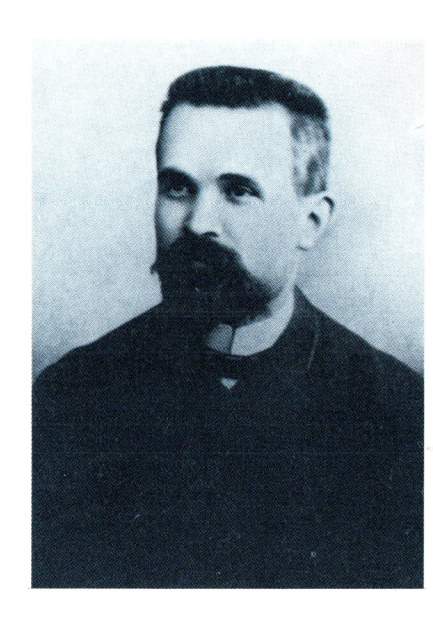

Béclère und die französische Radiologie

Abbildung 2403 (oben)
Dr. Antoine Béclère mit 40 Jahren. »Die X-Strahlen irren nie. Wir sind es, die irren, weil wir ihre Sprache falsch interpretieren oder ihnen mehr abverlangen, als sie uns zu geben vermögen.«
(Paris, Musée du centre Antoine Béclère)

Abbildung 2404 (unten links) Aushang, der die Studenten auf einen Lehrgang in medizinischer Radiologie hinweist. Obwohl das Plakat das Datum 1905 trägt, gab es derartige Seminare schon seit 1897, dem Jahr ihrer Einführung durch Dr. Béclère auf seiner allgemeinmedizinischen Station im Hôpital Tenon.

Abbildung 2405 (unten rechts) Grandeur et Servitude de la radiologie. Handschriftliche Erläuterung Dr. Antoine Béclères für die Leser des Journal de radiologie, im Oktober 1936. (Paris, Musée du centre Antoine Béclère)

der junge Arzt gegenüber diesem Chaos an Neuerungen empfand. Wo hätte er einen Professor finden können, der ein kritisches, systematisches Exposé über die radiologischen Experimente zu verfassen vermocht hätte, wo einen Lehrmeister, der sowohl die Technik als auch die wissenschaftlichen Grundlagen von Grund auf kannte, einen Lotsen durch all diese Klippen? Wer am Jahrhundertbeginn sich in Radiologie bilden wollte, erfuhr sehr schnell, daß es nur einen sehr kleinen Kreis von Personen gab, die ihm auf diesem weiten Feld einen Weg zu weisen vermochten.«

»Antoine Béclère war einer dieser illustren Meister und Pioniere... Der Titel eines ›Meisters‹ gebührt ihm wegen seines systematischen Vorgehens, das von Anfang an seine Tätigkeit als Autor und Professor kennzeichnete. Seine erste Sorge war, eine Serie von Werken herauszugeben, in denen die physikalischen und technischen Grundlagen für die wissenschaftliche Anwendung der Röntgenstrahlen vermittelt wurden. Er erfand mehrere Instrumente, die über ein Vierteljahrhundert lang weltweit zur Anwendung kamen, z. B. die Irisblende, mit der das Gesichtsfeld auf dem Fluoreszenzschirm schnell und präzis eingegrenzt werden kann. Seit 1899 publizierte er seine Arbeiten über das Sehvermögen im Zusammenhang mit radioskopischen Untersuchungen; sie waren von grundlegender Bedeutung für das Verständnis der Dunkeladaptation des

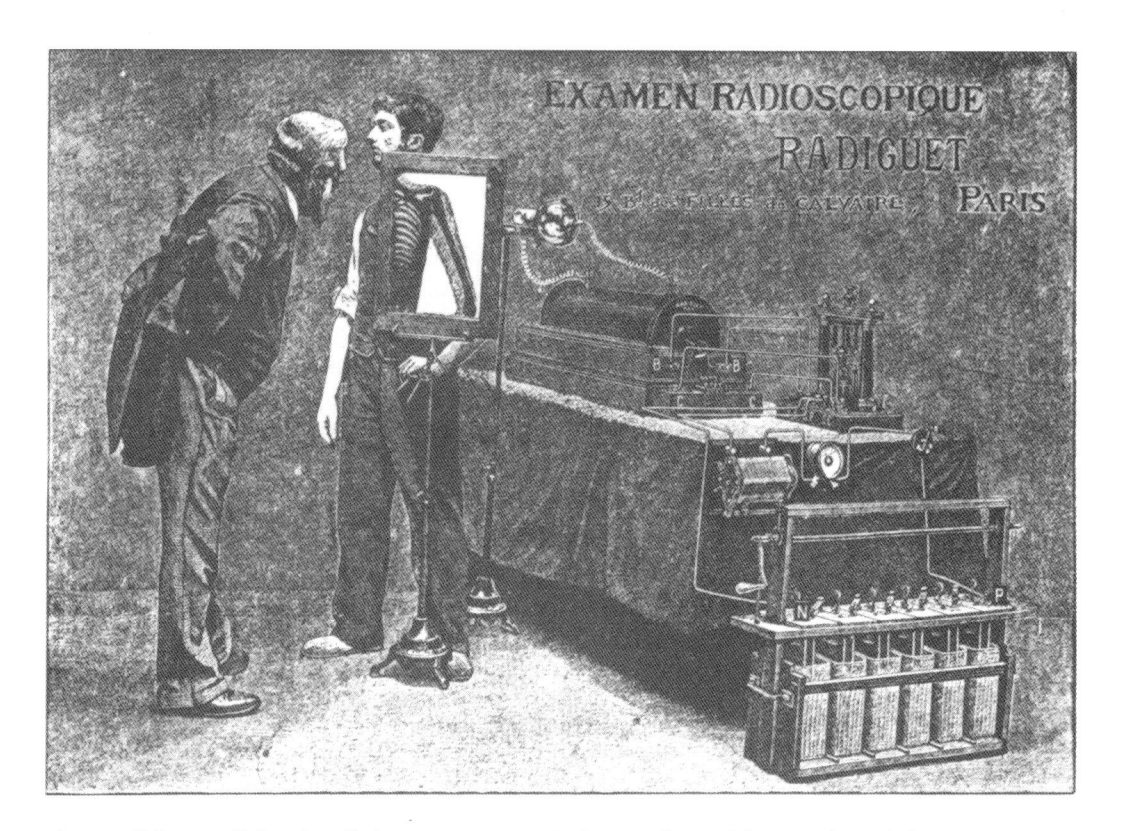

*Abbildung 2406
Röntgengerät nach Radiguet,
1898.
(Paris, Photothèque de
l'Assistance Publique)*

Auges. Wie nützlich seine Beiträge gewesen sind, mag daran klar werden, daß es noch weit bis ins 20. Jahrhundert hinein eminente Kritiker gegeben hat, welche die Beobachtungen mit dem Fluoreszenzschirm als reine Phantasiegebilde abtaten, weil sie die beschriebenen Erscheinungen mit ihren nicht an die Dunkelheit gewöhnten Augen nicht erkennen konnten. 1904 veröffentlichte er ein systematisches Exposé über Röntgenstrahlen und die Diagnose innerer Krankheiten, 1912 einen meisterlichen Bericht über die radiologische Exploration bei chirurgischen Affektionen des Magens und des Darms.«

»1902 hatte er bereits die Verfahren beschrieben, nach denen man Pleuraergüsse röntgenologisch erfassen kann. Er war ebenso fähig als Röntgentherapeut wie als Röntgendiagnostiker, und seine allgemeinmedizinische Abteilung im Hôpital Saint-Antoine kann mit vollem Recht als die ›erste röntgenologische und röntgenotherapeutische Klinik Europas‹ bezeichnet werden.«

»Antoine Béclère ist der erste, der regelmäßige Kurse in medizinischer Radiologie organisierte. Schon 1897 hat er ein Lehrsystem für die Radiodiagnostik geschaffen, und ab 1898 veranstaltete er in den folgenden dreißig Jahren freiwillige Lehrgänge in medizinischer Röntgenologie. Außer solchen Ferienseminaren wurden täglich klinische Demonstrationen in diesem Fach abgehalten. So hatte also viele Jahre, bevor die meisten Länder ihm dies nachmachen konnten, Antoine Béclère einen vollständigen Lehrbetrieb für die neue Wissenschaft aufgestellt...«

»In seinem Land hat Béclère de facto die Aufgaben eines Fakultätsprofessors erfüllt, und der ganzen Welt war er Lehrmeister in medizinischer Radiologie.«

»In dreißig Jahren bildete er Tausende von französischen und ausländischen Studenten aus, und dennoch hat die Medizinische Fakultät von Paris seinem Unterricht niemals die Pforten geöffnet.«

Paradoxerweise war jener, der unter seinesgleichen auf Anhieb als Lehrer »von Weltformat« anerkannt wurde, niemals Professor an einer medizinischen Fakultät in Frankreich. Muß man dies nicht als Zeichen für die Schwäche des Universitätssystems um die Jahrhundertwende betrachten? Béclère hatte sich für den Dienst im Krankenhaus entschieden. Das herrschende System tat das übrige, und so kam jene unglaubliche Situation zustande. Der erste Lehrstuhl für Radiologie wurde in Paris 1947 eingerichtet. In Frankreich hat diese Disziplin bitter darunter gelitten, daß ihr das universitäre Fundament fehlte.

Antoine Béclère war jedoch nicht der einzige fähige französische Arzt, der sich seit Beginn seiner Karriere für die Röntgenologie interessierte. Professor Bouchard wurde sich sehr schnell über die Bedeutung der neuen Explorationsmethode klar und schuf 1898 ein röntgendiagnostisches Laboratorium auf seiner Station für klinische Medizin im Charité-Hospital; die Leitung übertrug man Dr. Guilleminot. Dieser fungierte als Sekretär bei der Erstellung des ersten französischen Röntgendiagnostik-Lehrbuches, das 1904 veröffentlicht wurde. Er konstruierte diverse radiologische Apparaturen, u. a. ein Gestell mit Röhren- und Schirmteil, das Antoine Béclère noch einmal durch Anfügung einer Irisblende und eines Einfallmessers verbesserte. Dem Stab des Dr. Béclère gehörte damals auch noch François Jaugeas an, der eine besondere Würdigung verdient. Er schrieb 1913 einen hervorragenden röntgendiagnostischen Abriß.

*Abbildung 2407
Eine Röntgendurchleuchtung im Jahre 1896.*

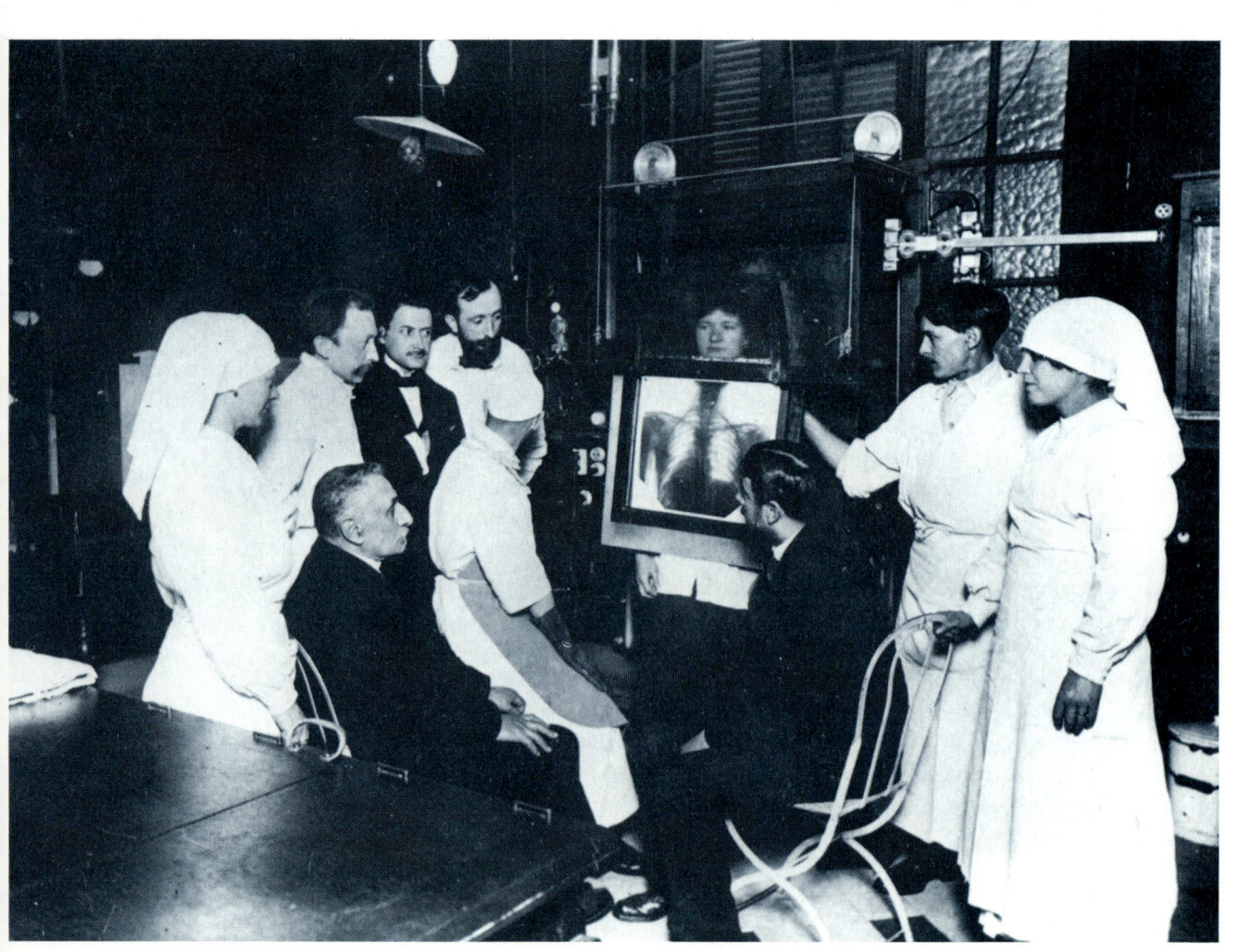

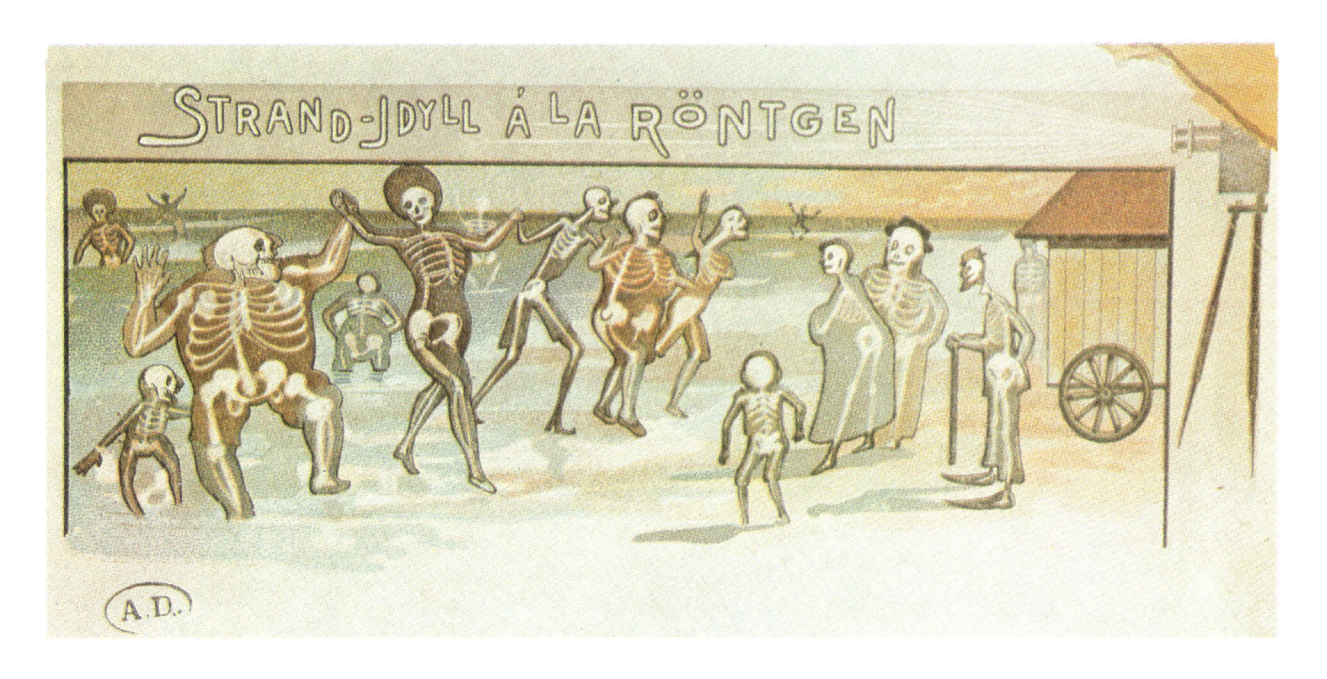

In seiner Eigenschaft als dessen Vorgesetzter hätte Antoine Béclère das Recht gehabt, das Werk selbst zu zeichnen, aber er begnügte sich bescheiden mit der Abfassung des Vorworts. Über Jaugeas sagte er einmal: »Er ist einer meiner ältesten Mitarbeiter; für niemand empfinde ich mehr Achtung, Vertrauen und Zuneigung.« Wenn man Antoine Béclère kennt, geben seine Worte eine gute Vorstellung vom Charakter Jaugeas', der eine ebenso brillante wie anziehende Erscheinung gewesen sein muß. Einen großen Verlust erlitt die Radiologie demnach, als er 1919 durch Unfall, nämlich einen tödlichen elektrischen Schlag an einer Starkstromleitung, ums Leben kam.

Auch Georges Haret, Joseph Belot und René Ledoux-Lebard arbeiteten in diesem Team. Gemeinsam gründeten diese Radiologen der ersten Stunde die Société de radiologie médicale de Paris, die 1913 in die Société de radiologie médicale de France und dann 1947 in die noch heute bestehende Société française d'électro-radiologie médicale überging. Dieselben schufen 1913 das *Journal de radiologie et d'électro-radiologie,* das bis 1953 unter der Leitung von Belot verblieb. 1911 präsentierten Lomon und Comandon den ersten röntgenkinematographischen Film. Der Erste Weltkrieg gab den Anlaß für die Verbesserung der Methoden zur Auffindung und Extraktion von Projektilen. 1920 richtete man einen offiziellen Radiologiekurs ein und gliederte ihn dem Physiklehrstuhl an; 1925 ließ Prof. Strohl, Inhaber des Lehrstuhls für medizinische Physik, die Röntgenologenbelegschaft der Hospitäler an den Radiologieseminaren in der Medizinischen Fakultät von Paris teilnehmen. In dieser Epoche wurde die Société de radiologie von folgenden Männern geprägt: Dariaux, der lange Zeit Präsident war, Haret, Belot, Cottenot, Delherm, Thoyer-Rozat, Routier und Heim de Balsac. Außerdem wirkten dort Paul Gibert, Claude Béclère und Pierre Porcher. Unserer Epoche näher stehen Robert Coliez, François Baclesse, Jacques Lefebvre und Henri Fischgold.

In der Provinz gründete man schon früh Tochtergesellschaften, die sich sehr dynamisch entwickelten. 1929 entstand die Filiale an der Mittelmeerküste, mit Charles Paschetta aus Nizza als Präsident und Paul Lamarque, Montpellier, als Generalsekretär. 1930 war die Filiale von Südwestfrankreich mit Prof.

Abbildung 2408
Strand-Idyll à la Röntgen.
*Humoristische Postkarte,
Beginn des 20. Jh.s.
(Paris, Bibl. des Arts décoratifs)*

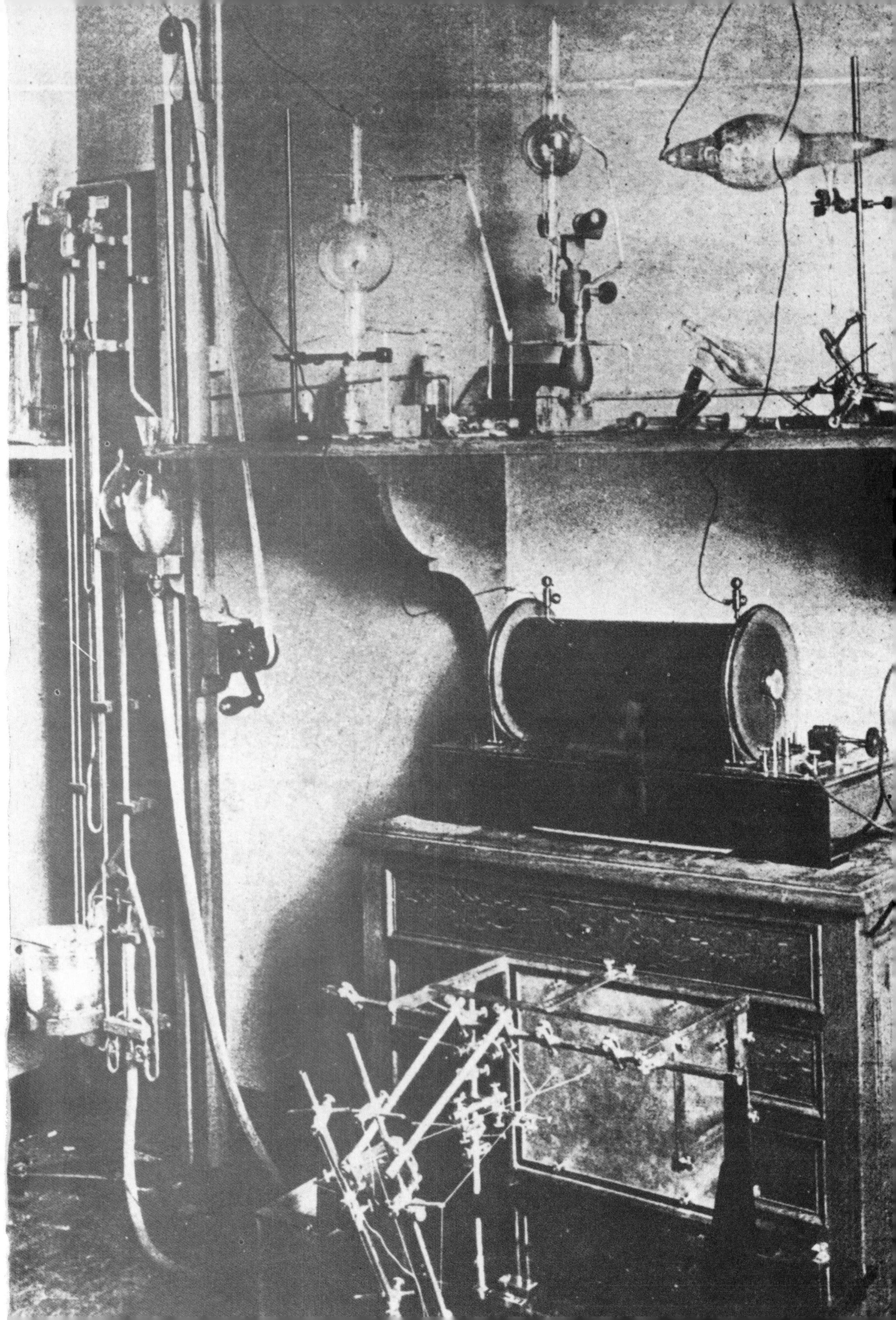

Rechou an der Reihe; 1931 jene von Zentralfrankreich und dem Lyonnais sowie die westfranzösische, gegründet von Gauducheau. In dieser Periode wurden zahlreiche Bücher von hoher Qualität veröffentlicht. Als Beispiele mögen hier dienen: Ein Leitfaden der Röntgentechnik von Porcher und Juquelier, eine Technik der Röntgendiagnostik von René Ledoux-Lebard und Garcia-Calderon; Atlanten zur normalen und pathologischen Anatomie des Skeletts von Belot und Lepennetier, eine Radiologie des Herzens und der großen Blutgefäße von Laubry, Cottenot, Routier und Heim de Balsac, eine Stereoradiographie des Schläfenbeins von Chaussé. Erwähnenswert wären auch noch viele andere Werke, doch können sie hier nicht alle berücksichtigt werden.

Gösta Forssell und die schwedische Radiologie

Forssell (1876—1950) ist eine imposante Gestalt, und seiner Persönlichkeit wie seinem wissenschaftlichen Œuvre verdankt die Radiologie die besondere Stellung, die sie in Schweden und im restlichen Skandinavien im Gegensatz zum romanischen Raum schon immer eingenommen hat.

Als Anatom hatte er sich für die Idee begeistert, daß die X-Strahlen dazu benutzt werden könnten, das anatomische und physiologische Wissen zu bereichern. Auf seine Anregung geht das Krankenhaus des berühmten Karolinska-Instituts zurück, das in den vergangenen fünfzig Jahren so viele europäische und amerikanische Gäste empfangen hat.

Forssell war der Ansicht, daß man sich auf ein enges Gebiet der Röntgendiagnostik konzentrieren und dieses so weit wie möglich ausbauen sollte; seine Schüler folgten ihm auf diesem Weg. Aus Schweden kamen daher bald prachtvolle Monographien über relativ spezielle Themen an die Öffentlichkeit; ihre Autoren hatten ihnen viel Zeit und Anstrengung gewidmet und ermöglichten dadurch die Erzielung echter Fortschritte. Forssell war ein ausgezeichneter Lehrmeister. Zu seinen Schülern, unter denen sich viele große Namen der Weltradiologie befanden, zählten u. a. Akerlund, einer der ersten Radiopädiater, auch der geniale Lysholm, der zahlreiche noch heute verwendete Geräteteile erfand, und Lindgren, der Begründer der Neuroradiologie.

1911 entwarf Forssell die Pläne für die neue Röntgenstation seines Krankenhauses, des *Serafimerlasarettet* in Stockholm; sein Modell wurde in Schweden wie im Ausland vielfach kopiert. Sein System, die gesamte radiologische Ausrüstung auf einer Abteilung zusammenzufassen, fand auch in den angelsächsischen Ländern Anklang. Forssell plädierte für die Trennung der Röntgenologie in Röntgendiagnostik und Röntgentherapie, eine Aufteilung, die in Frankreich erst heute Tatbestand wird und noch gegen viele Widerstände ankämpfen muß. Forssell war es ebenfalls, der auf die Idee kam, morgendliche Besprechungen von Radiologen und Klinikern abzuhalten. Bei diesem Anlaß wird über die Krankengeschichten der am Vorabend vom Radiologen untersuchten Patienten mit allen betroffenen Ärzten diskutiert. Die Röntgenstation wird in diesen Augenblicken zu einem Ort der Begegnung und des Austausches radiologischer, anatomischer und klinischer Informationen. Mit anderen Worten ausgedrückt, Forssell machte aus der radiologischen Abteilung einen Angelpunkt des Klinikums, um den sich alle jene drehten, die ihren Beitrag zur Diagnose einer Krankheit leisteten. Auf diese Weise erlangten die Röntgeninstitute in seinem Land eine bedeutende Ausstrahlung und die Radiologen ein Prestige, das sie mit ihren Kollegen gleichstellte. Eine solche Praktik, die in vielen großen Zentren der Welt gängig ist, namentlich in den Vereinigten Staaten, hat sich in Frankreich leider nicht durchgesetzt.

Abbildung 2409 (gegenüber) Das Röntgenlabor im Hôpital Necker. Links sieht man die Quecksilberluftpumpe mit den gesamten Apparaturen zum Leerpumpen der Crookesschen Röhren, auf dem Wandbrett drei Röhren, die mit der Pumpe durch eine Glasrohrleitung verbunden sind, und ganz rechts auf dem Brett, zu Füßen des dritten Röhrenhalters, den Operationszirkel des Geräts zum Aufsuchen von Projektilen im Schädel. Unter dem Brett, auf einem Aktenschrank, steht eine Spule, die zum Röntgen transportunfähiger Patienten deplaziert werden kann. Zu Füßen des Schranks: das Projektilsuchgerät. (Paris, Photothèque de l'Assistance Publique)

Forssell gelang es, als Prinzip durchzusetzen, daß die Röntgenaufnahmen Eigentum des Radiologen bleiben, der andererseits die Verantwortung für ihre Archivierung trägt. Auf diese Weise kann er ein Bild jeweils mit älteren vergleichen und eine Krankheit dynamisch in ihrer zeitlichen Entwicklung verfolgen.

Gösta Forssell hat sehr früh auf seiner Station strenge Maßregeln zum Schutz von Personal und Ärzten ergriffen, dank dieser Vorschriften sind in Schweden offiziell nur zwei X-Strahlen-Opfer unter den ersten Radiologen zu vermelden gewesen, während man diese in anderen Ländern zu Dutzenden zählt. Als Gründer einer der größten Radiologenschulen der Welt verdient Gösta Forssell, als Galionsfigur der medizinischen Radiologie der Welt geehrt zu werden. Er etablierte die Gleichberechtigung der Radiologie gegenüber den anderen medizinischen Bereichen.

Indem er sich ausschließlich mit Röntgenologie befaßte, vollbrachte es Forssell, sie inmitten der anderen Fachgebiete individuell zu gestalten und zu verhindern, daß Kliniker, Rheumatologen, Gastroenterologen, Pneumologen usw. sie zu einem simplen Instrumentarium innerhalb ihrer eigenen Station degradierten.

Die deutsche Radiologie

*Abbildung 2410
Röntgenaufnahme einer Schlange. Illustration aus dem Werk* Recherches sur la photographie aux rayons X *von J. M. Eder und E. Valenta, Wien und Halle 1896.
(Paris, Nat. Bibl.)*

Auch die deutsche Radiologie hat sich mit Albers-Schoenberg, Alban Köhler, Hermann Rieder und vielen anderen ihre Sporen verdient.

Albers-Schoenberg (1864—1921) war Gynäkologe. Schon kurz nach Röntgens Entdeckung begann er sich für die Radiologie zu interessieren, und man betrachtet ihn als ersten deutschen Arzt, der sich voll dem neuen Fach widmete. Albers-Schoenberg starb 1921 nach zahlreichen verstümmelnden operativen Eingriffen als Märtyrer der Röntgenologie.

Alban Köhler (1874—1947) ist vor allem als Verfasser der Schrift *Grenzen des Normalen und Anfänge des Pathologischen im Röntgenbilde* bekannt. Dieses einhundertsiebenundsiebzig Seiten starke Werk, dessen erste Ausgabe 1910 in Hamburg erschien, wurde vielfach neu aufgelegt; die achte Ausgabe, von 1943, umfaßte bereits achthundertneun Seiten.

Hermann Rieder (1858—1932) spezialisierte sich sehr bald auf den Verdauungstrakt. Er war es auch, der die Routineuntersuchung des Magens einführte, und lange nannte man den dafür einzunehmenden Kontrastbrei den Riederschen (1903).

Von den anderen großen deutschen Radiologen seien außerdem genannt: Levi-Dorn, Eberlein, Gocht, Grashey, Baensch etc.

In Österreich entwickelte sich die Röntgenologie sehr rapide. Schon in den ersten Januarwochen des Jahres 1896 präsentierte Exner Röntgenaufnahmen von der Hand und sogar von einem anatomischen Präparat, bei dem die Arterien mit Kontrastmittel sichtbar gemacht worden waren.

Unter den Pionieren, deren Arbeiten schnell überzeugten und die internationales Renommee erwarben, befanden sich z. B. Guido Holzknecht und Robert Kienbock. Die durch eine enge Freundschaft verbundenen Forscher errichteten Stein auf Stein die Fundamente der österreichischen Radiologie. 1901 veröffentlicht Holzknecht das bemerkenswerte Werk *Die röntgenologische Diagnostik der Erkrankungen der Brusteingeweide.* 1903 veröffentlicht er gemeinsam mit Kienbock ein Plädoyer zugunsten der Radiologie als sinnreichem Diagnose- und Behandlungsverfahren, aber auch als neuem Zweig der medizinischen Wissenschaften. 1904 wird er mit Kienbock und Freund zum Privatdozenten im Fach Medizinische Radiologie an der Universität Wien ernannt.

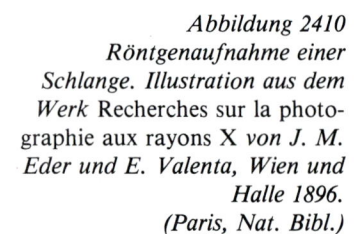

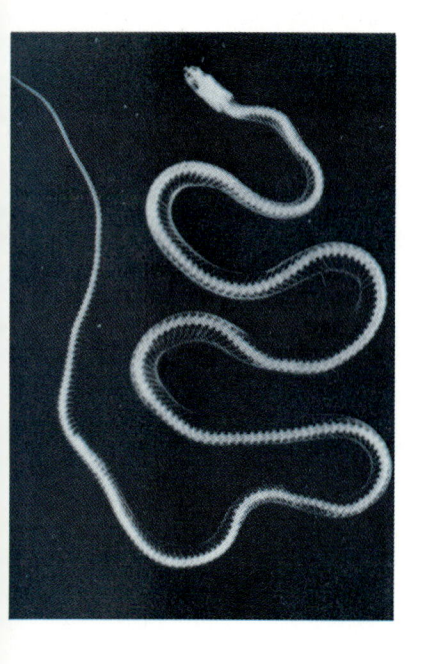

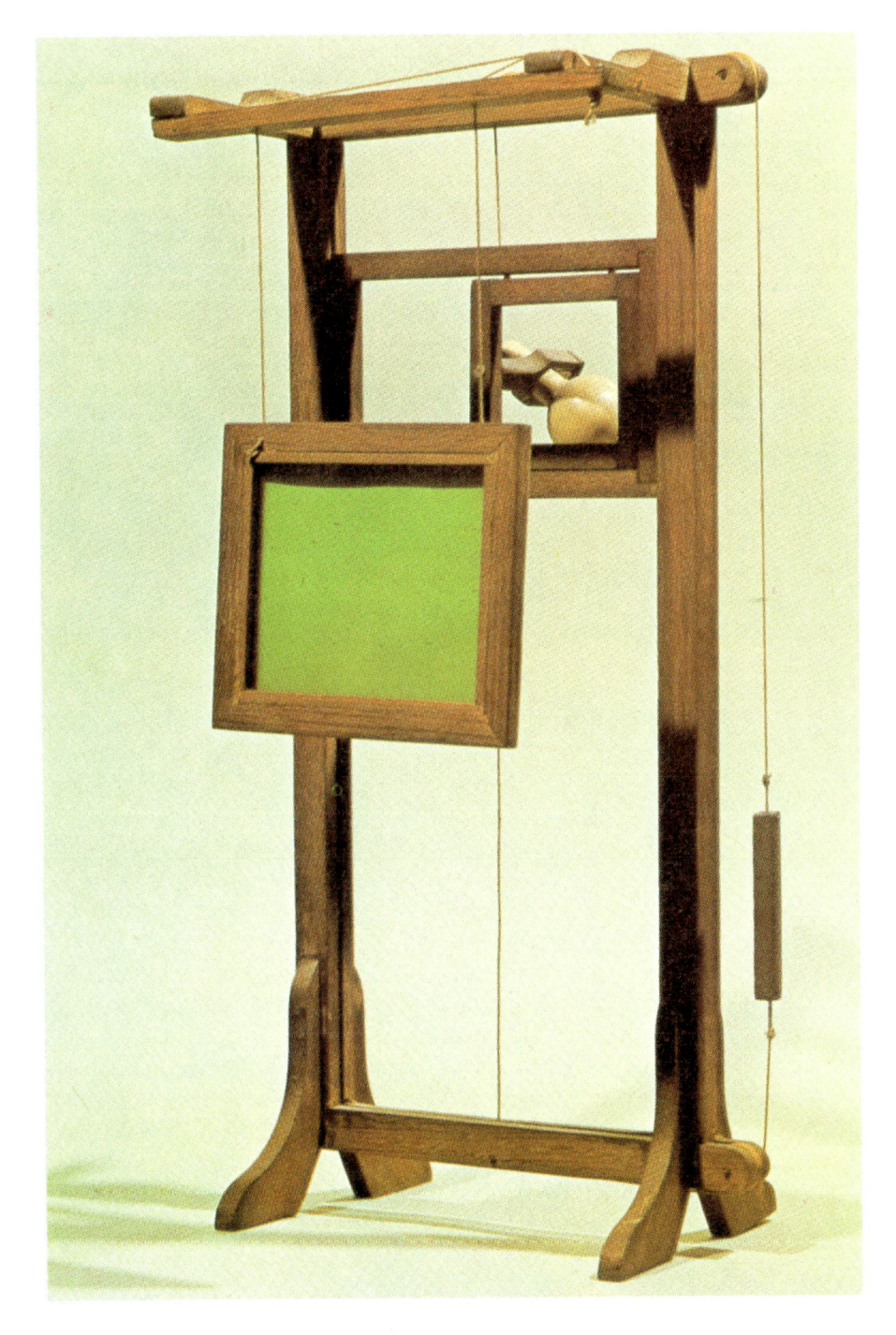

*Abbildung 2411
Röntgenröhren-Ständer nach Guilleminot, Vorläufer desjenigen, den Antoine Béclère zusätzlich mit einer Irisblende und einem Einfallsmesser versah. 1901. Konstruktion: Massiot et Drault.
(Modell im Musée du centre Antoine Béclère)*

Er hat sich stets dafür eingesetzt, daß die Röntgenologie den Platz erhielt, der ihr innerhalb der Medizin zukommt.

Nachdem Kienbock 1910 einen schweren Unfall erlitten hatte, schob sich Holzknechts Röntgeninstitut an die erste Stelle, und diese hervorragende Lehrstätte machte Wien zu einem Weltzentrum der medizinischen Radiologie. Jede Unterdisziplin wurde von einem Spezialisten gelehrt; einige Kurse erlangten sogar internationales Renommee, wie z. B. diejenigen Schüllers auf dem Gebiet der Schädelröntgenologie und auch jene Haudeks, dessen Name für immer mit dem Nachweis des Magengeschwürs, der sogenannten »Haukdekschen

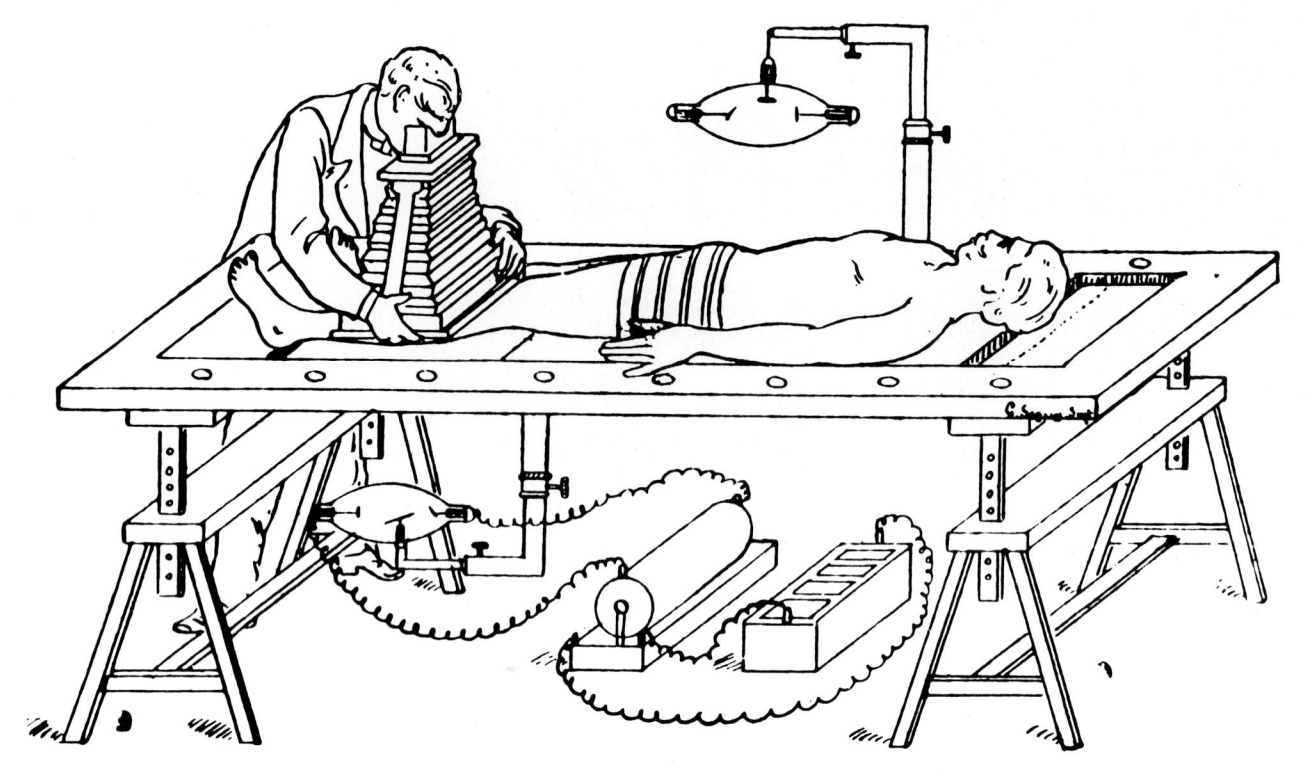

Abbildung 2412
Table d'opérations radiographiques et fluoroscopiques *(Tisch für radiographische und fluoroskopische Eingriffe)* von G. Seguy. Illustration aus J.-L. Bretons Werk Rayons cathodiques et rayons X, *Paris 1897.*
(Paris, Bibl. du centre national des Arts et Métiers)

Nische«, verbunden bleibt. Österreich leistete somit auf allen Gebieten der Radiologie beachtliche Beiträge, und bis zum Beginn des Ersten Weltkrieges stand dieses Land ganz im Vordergrund.

Die amerikanische Radiologie

In den Vereinigten Staaten entwickelte sich die Radiologie schnell unter dem Einfluß von Francis Williams, Boston, dessen Buch The Röntgen's Rays in Medecine and Surgery as an Aid in Diagnosis and as a Therapeutic Agent das erste große klassische Röntgenologie-Traktat darstellt.

Ebenfalls in Boston begann Walter Dodd ab 1896, Patienten zu röntgen. Er war eine Persönlichkeit mit Scharfblick und Begeisterungsfähigkeit. Nachdem er 1879 in die Vereinigten Staaten gekommen war, begann er seine Karriere als Portier bei Arzneimittelherstellern; dann studierte er von 1900 bis 1908 Medizin und wurde ein Jahr später zum Leiter der Röntgenabteilung des Massachusetts General Hospital ernannt. Wenige Männer haben die Stufen der medizinischen Laufbahn so schnell erklommen wie er.

Aus der Menge ruhmreicher Ärzte, die der amerikanischen Radiologie nach dem Ersten Weltkrieg zu größter Bedeutung verhalfen, seien genannt: A. Christie, L. Cole, A. Carman, J. Case, J. Caldwell, G. Pfahler, W. Holmes, M. Sosman, R. Schatzki, Leo Rigler, Ross Golden und, uns bereits näherstehend, John Caffey, Edward Neuhauser, Benjamin Felser und viele andere.

Die Geschichte dieser großen Männer zeigt, wie sehr sie die Technik und praktische Ausübung der Röntgenologie beeinflußt haben. Rein schematisch dargestellt, weist die Entwicklung der Radiologie zwei Linien auf.

In den romanischen Ländern widmeten sich nur wenige Ärzte ausschließlich der Radiologie, als diese noch in den Anfängen stak. Nicht speziell als Radiologen ausgebildete Ärzte bemächtigten sich der Röntgentechnik, um sie in ihrem jeweiligen Fachbereich anzuwenden. Heute sehen wir, daß diese Streuung dem Fortschritt keineswegs dienlich war. Wenige Radiologen konnten sich auf nationaler oder internationaler Ebene durchsetzen.

In den angelsächsischen Ländern dagegen, auch unter dem Einfluß der schwedischen Schule, wurden die Röntgenanlagen auf einer Station zusammengefaßt. Die Ärzte erfaßten sofort, welcher Vorteil darin lag, Röntgenaufnahmen von kompetenten Spezialisten herstellen und interpretieren zu lassen, und sie hielten mit ihnen engen, beständigen Kontakt. Sie strebten also nicht danach, sich selbst die Röntgentechnik anzueignen.

Die erste Epoche der Radiologie — manche bezeichnen sie als die heroische — dauerte bis etwa 1900; sie war jene der genialen Bastler. In der Tat steckte die Elektrizität noch in den Kinderschuhen, und überall schossen die technischen Verbesserungen gleichsam wie Pilze aus dem Boden, oft als Ergebnis der Arbeit erfinderischer Handwerker in Mechaniker- und Physikerwerkstätten. Seit den frühesten Anfängen kannte die radiologische Exploration zwei Untersuchungsarten. Schon Röntgen hatte nämlich einerseits die Fluoreszenz der X-Strahlen auf einem Schirm mit Kristallbeschichtung und ihren photographischen Effekt auf entsprechende Emulsionen entdeckt.

Bald darauf perfektionierten Edison und Pupin die Fluoreszenzschirme. Die Ausrüstung war noch primitiv, und die Belichtungszeit für Röntgenaufnahmen von dicken Portionen des menschlichen Körpers betrug etwa dreißig Minuten. Folglich war es unmöglich, ein in Bewegung befindliches Organ wie Herz oder Magen auf einer photographischen Platte abzubilden, und zunächst praktizierte man daher vorzugsweise die Radioskopie (Durchleuchtung).

Die Geräte

Abbildung 2413
Eine Röntgenaufnahme mit Chabaudscher Röhre, Radiguetscher Spule und Kupferschalter. Kupfer in Petroleum. Speisung durch Radiguetsche Kaliumbichromatbatterien, 1900.

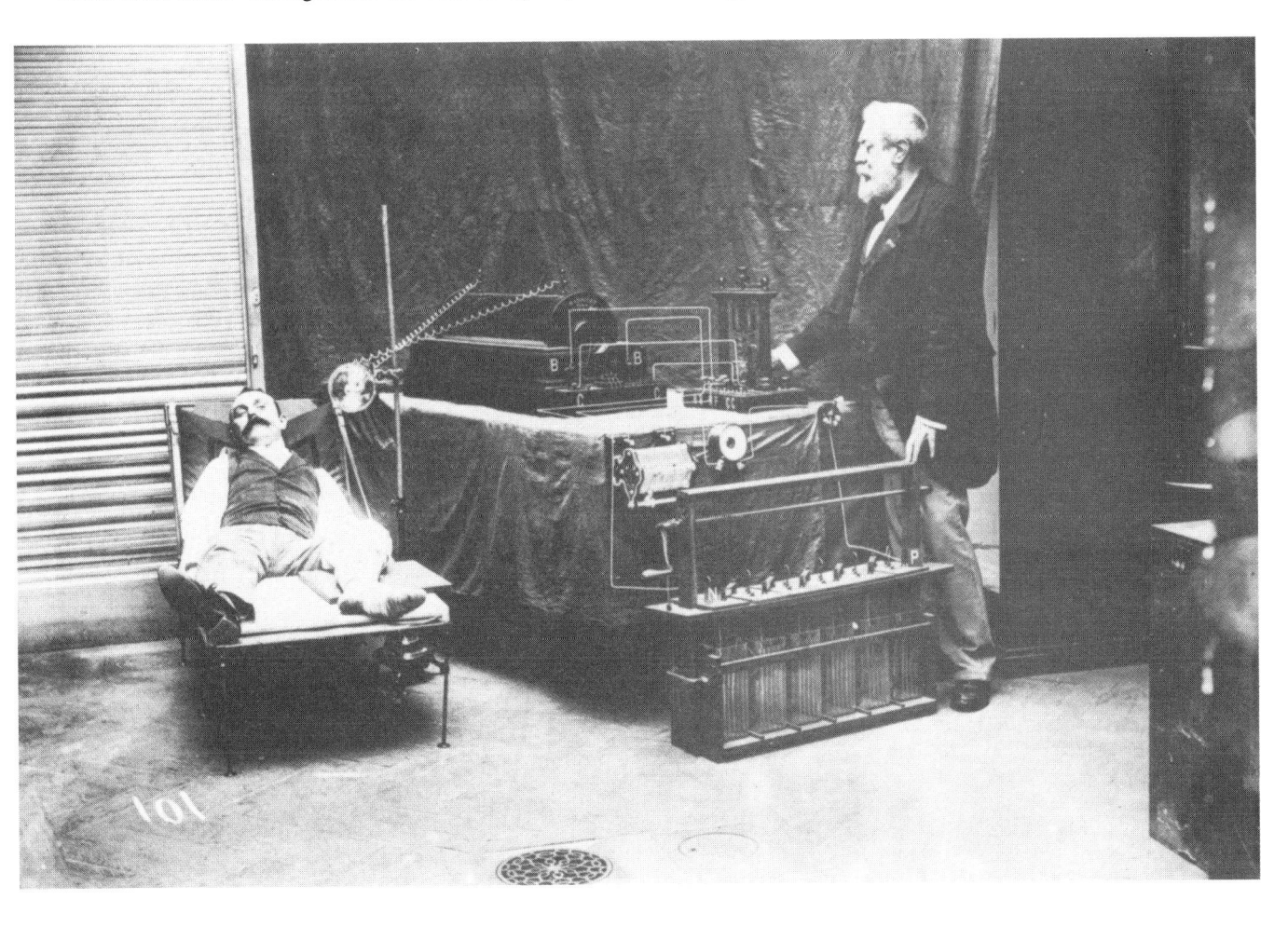

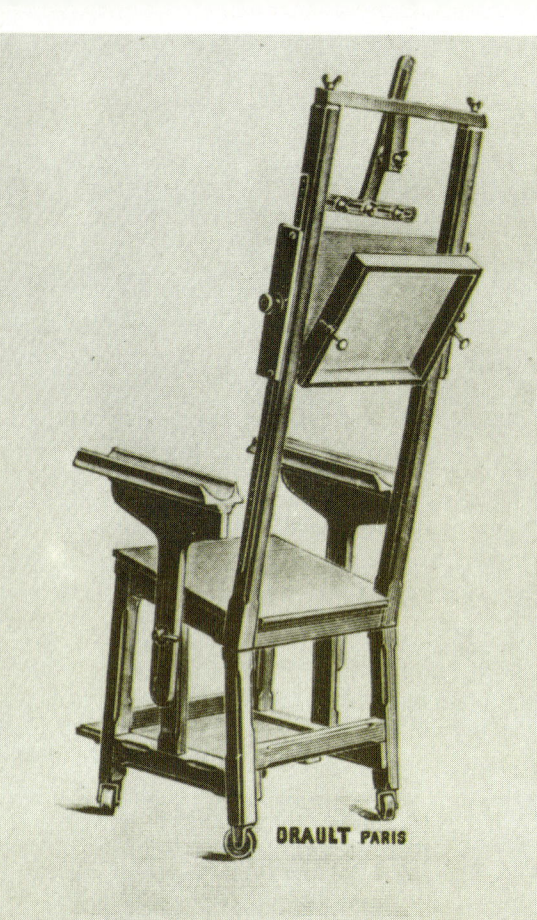

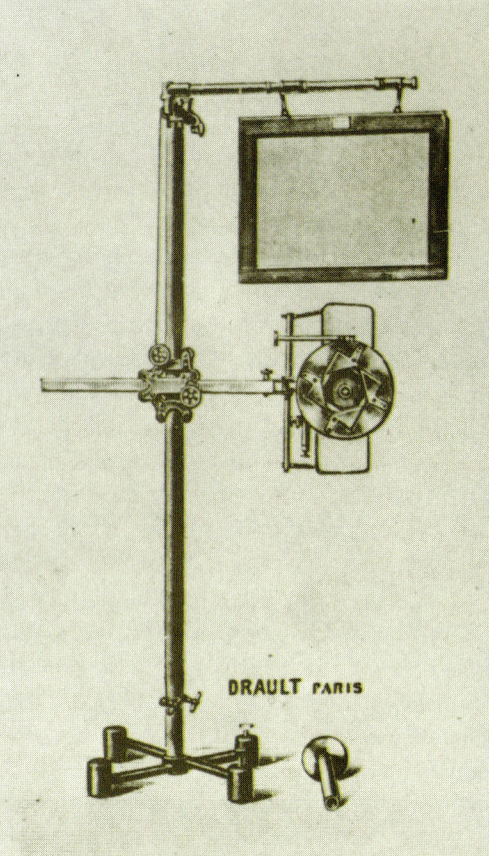

Fauteuil pour la radiographie en position assise. Le malade est appuyé de face, de dos, de côté ou obliquement contre une mince planchette doublée d'un écran fluorescent qui joue le rôle de la glace dépolie des photographes. C'est seulement après avoir obtenu, par une série de déplacements de l'ampoule ou du fauteuil, l'image désirée, qu'on dispose, au dos de l'écran, la plaque sensible sur laquelle cette image sera fixée.

Porte-ampoule et porte-écran, avec diaphragme-iris et indicateur d'incidence, très facilement démontable et transportable, pour l'exploration radioscopique et radiographique au domicile des malades.

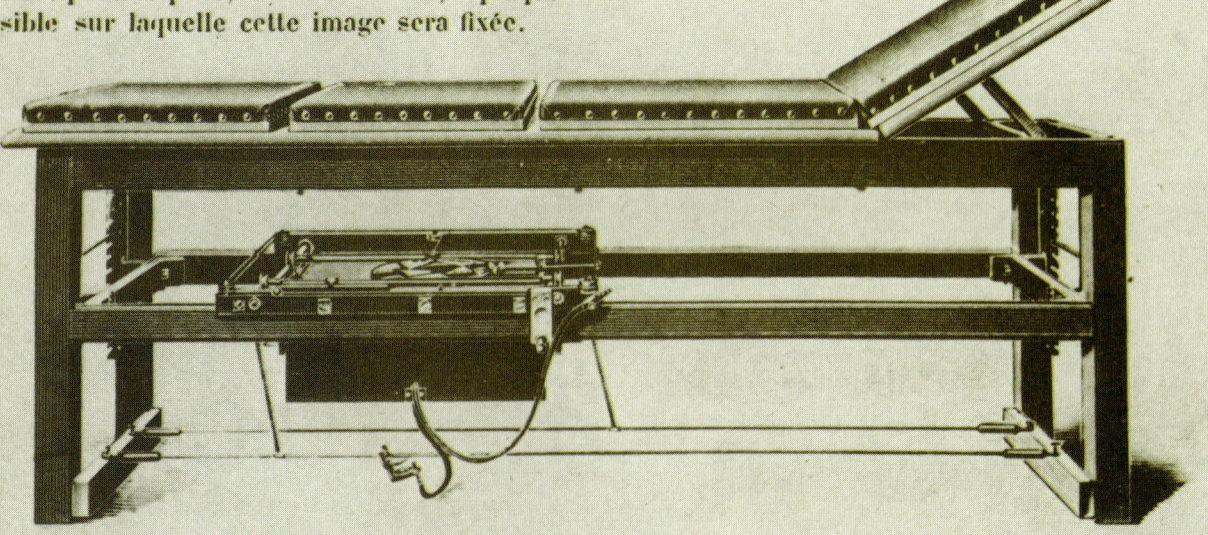

Lit pour l'exploration radioscopique et radiographique des malades couchés. Pendant l'examen radioscopique, le médecin tient d'une main l'écran fluorescent, tandis qu'à l'aide de l'autre main il peut très facilement déplacer l'ampoule en longueur et en largeur, faire varier l'ouverture du diaphragme-iris et modifier le pouvoir de pénétration des rayons employés.

1903 war die Stärke der X-Strahlen-Quelle bereits bedeutend verbessert worden, und so konnte die Belichtungszeit auf fünfzehn bis zwanzig Sekunden reduziert werden. In dieser Epoche machte man sich nun auch an die Aufnahme sich bewegender Organe, z. B. des Magens. Später verkürzte man die Belichtungszeit sogar auf ungefähr eine Sekunde. Die Durchleuchtungszeit nahm in demselben Maße wie die Belichtungszeit ab, denn ihr Hauptnachteil bestand aus der übermäßigen Strahlenbelastung für Patient, Arzt und dessen Mitarbeiter. Schon in den ersten Jahren unseres Jahrhunderts machten die horizontalen Untersuchungstische vertikalen Anordnungen Platz, mit denen sich radiologische Explorationen sinnvoller durchführen ließen.

Der Übergang zur folgenden Epoche, die man als das goldene Zeitalter der Radiologie betrachten darf, vollzog sich nicht unmittelbar, sondern schrittweise. Mehreren Beiträgen kommt allererste Bedeutung zu, doch der wichtigste bestand aus der sogenannten »Glühkathodenröhre«. Sie wurde 1913 von William Coolidge konstruiert, der zu jener Zeit den Forschungsbereich der Firma General Electric leitete. Die Glühkathodenröhre umschließt einen Glühfaden aus Wolfram, der, in Weißglut versetzt, Elektronen in den hoch luftleer gepumpten Raum aussendet. Einerseits kann man die Intensität der Elektronenemission kontrollieren, indem man die Stärke des durch die Röhre fließenden Stroms mißt, andererseits läßt sich die Durchdringungsfähigkeit der erzeugten X-Strahlen durch Messung des Potentialunterschieds zwischen den Röhrenklemmen überwachen. Die Beherrschung dieser beiden Parameter erlaubt es, die Technik jedem zu untersuchenden Fall anzupassen.

Wichtig war auch die Erfindung von Gustav Bucky. 1912 konstruierte er eine Festblende, mit der die photographische Qualität des Bildes verbessert wurde. 1917 perfektionierte Potter Buckys Blende, indem er sie mobil machte. Man sollte daher das System eigentlich »Bucky-Pottersche Blende« und nicht »Pottersche« oder »Potter-Buckysche Blende« nennen, wie dies im allgemeinen Brauch ist.

Zwischen 1925 und 1930 entdeckte man die sogenannten »Kontrastmittel«, mit deren Hilfe es bald möglich sein sollte, Gallenblase und Nieren, Herz und Blutgefäße strahlenundurchlässig zu machen. Vorher konnte man nämlich nur von Lunge, Knochen, den Hohlorganen und spontan sichtbaren Läsionen wie Harnsteinen, Kalkablagerungen in den Gefäßen usw. Röntgenaufnahmen erhalten. Ab dieser Epoche nun erweiterte sich das Forschungsfeld der Radiologie erheblich; es kam jetzt die Harnwegs- und Gefäßradiologie auf. 1929 baute Bouwers die ersten »Drehanodenröhren«, die jenes Problem lösten, daß die Intensität des X-Strahlen-Bündels wegen der Erhitzung der Röhre begrenzt bleiben mußte. Außerdem wurde wegen der kürzeren Belichtungszeit die Bildqualität besser.

Allmählich eröffneten sich für die Medizin durch die Entwicklung neuer Techniken neue Horizonte. Etwa in derselben Epoche tauchten auf dem Markt die ersten »Tomographen« auf, konstruiert von Bocage, Ziedses Des Plantes, Sens und Porcher. Vormals hatten die Radiologen auf einer einzigen Folie, d. h. also einer einzigen Ebene, ein Bild erhalten, auf dem sich alle durchleuchteten, somit übereinandergelegenen, Strukturen summierten. Mit dem Tomographen konnte nun dank einer simultanen, gegensinnigen Bewegung von je zwei der drei Elemente (Röhre, Patient und Film) ein scharfes Bild von einer einzigen Schicht des menschlichen Körpers erhalten und die darüber und darunter gelegene Ebene ausgeschaltet werden.

Abbildung 2414 (gegenüber) Einige Röntgengeräte von Beginn des Jahrhunderts; Illustrationen zu den wissenschaftlichen Arbeiten Dr. Antoine Béclères, 1907. (Paris, Musée du centre Antoine Béclère)

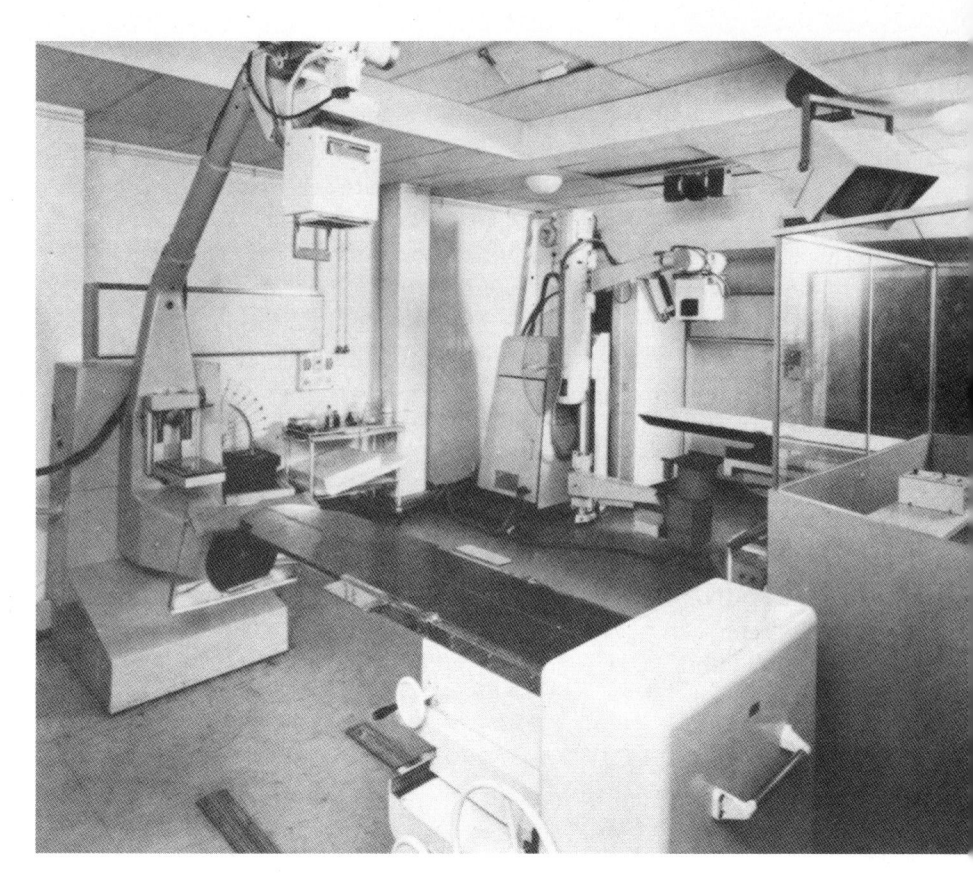

*Abbildung 2415
Radiologische Station im
Hôpital Tenon. Im Vordergrund: der Zentrierungsraum
und die Geräte für Längs- und
Quertomographie. Im Hintergrund: ein Universal-
Zentrierungssimulator und ein
Röntgenbildverstärker. September 1975.
(Paris, Photothèque
de l'Assistance Publique)*

Schließlich wurde in den dreißiger Jahren das Prinzip der »Bildverstärkerröhre« patentiert, die erst zwanzig Jahre später entsprechend den Fortschritten in der Elektronik gebaut werden sollte. Die Bildverstärkerröhre zog dann ganz logisch die Erfindung der Steuerkanzel nach sich, die den Arzt aus dem Bereich der X-Strahlung entfernt, so daß er also aus Distanz arbeiten kann. Im Vergleich zur klassischen Radioskopie wurde die Strahlenbelastung des Patienten um das Vier- bis Fünffache und die des Arztes auf Null reduziert. Dies bedeutete natürlich einen erheblichen Fortschritt, nicht nur für die Expansion der Radiologie, sondern auch für den Schutz der Patienten und des Bedienungspersonals vor Schädigungen durch die X-Strahlen.

Ein weiterer Fortschritt ergab sich 1928, als die Entwicklung der Thoraxröntgenphotographie die Reihenuntersuchung auf Tuberkulose und Lungenkrebs möglich machte. Diese erst nach 1945 generell eingeführte Methode ist auf dem Gebiet der Röntgendiagnostik heute die einzige, die sich auf die ganze Bevölkerung anwenden läßt. Die gewonnenen Aufschlüsse sind wertvoller als jene, die man mittels der Radioskopie erhält; die Strahlenbelastung ist bedeutend geringer. Ihr Prinzip besteht darin, das Bild auf dem Radioskopieschirm mit einem 1949 von Bouwers entwickelten optischen System zu verkleinern und es dann abzuphotographieren. Der kleinformatige Film (7 × 7 oder 10 × 10 Zentimeter) macht zwar ein Vergrößerungsgerät zum Lesen der Bilder nötig, läßt sich dafür aber einfach archivieren.

Die Entdeckung der X-Strahlen fiel fast mit jener der Kinematographie zusammen, und gleich von Anfang an bemühte man sich, die beiden Verfahren zur Erforschung der Physiologie sich bewegender Organe miteinander zu kombinieren. Leider waren zunächst enorme X-Strahlen-Mengen nötig, wobei die

Bildqualität immer noch zu wünschen übrig ließ. Erst mit dem Auftauchen der Röntgenbildverstärker gegen 1950 bürgerte sich die Röntgenkinematographie ein, da sie nun auch von guter Qualität war. Die 16- oder 35-mm-Kamera ist dabei direkt an den Bildverstärker angeschlossen und filmt mit einer Geschwindigkeit von neun bis zweihundert Bildern pro Sekunde, eventuell noch schneller. Durch die Benutzung eines Impulsgenerators wird die Strahlung bedeutend eingeschränkt und eine tadellose Bildqualität erzielt.

Die Röntgenkinematographie wird hauptsächlich in der Kardiologie angewandt (für die Darstellung des Herzens und der Herzkranzgefäße), außerdem zur Untersuchung von Schluckbeschwerden und Schwierigkeiten beim Harnlassen; bei Kindern wendet man das Verfahren an, um eine eventuell vorhandene Luftröhren-Speiseröhrenfistel aufzufinden.

Auch Frankreich leistete seinen Beitrag zur Evolution der Röntgentechnik. Französische Industrielle bauten und bauen auch heute noch Röntgengeräte, die in ihrer Qualität denjenigen anderer Konstrukteure in nichts nachstehen. Es möge hier, da nicht alle genannt werden sollen, auf die Namen Gaiffe et Chenaille, deren Unternehmen von der Compagnie générale de radiologie (CGR) übernommen wurde, verwiesen werden, außerdem auch auf Radiguet et

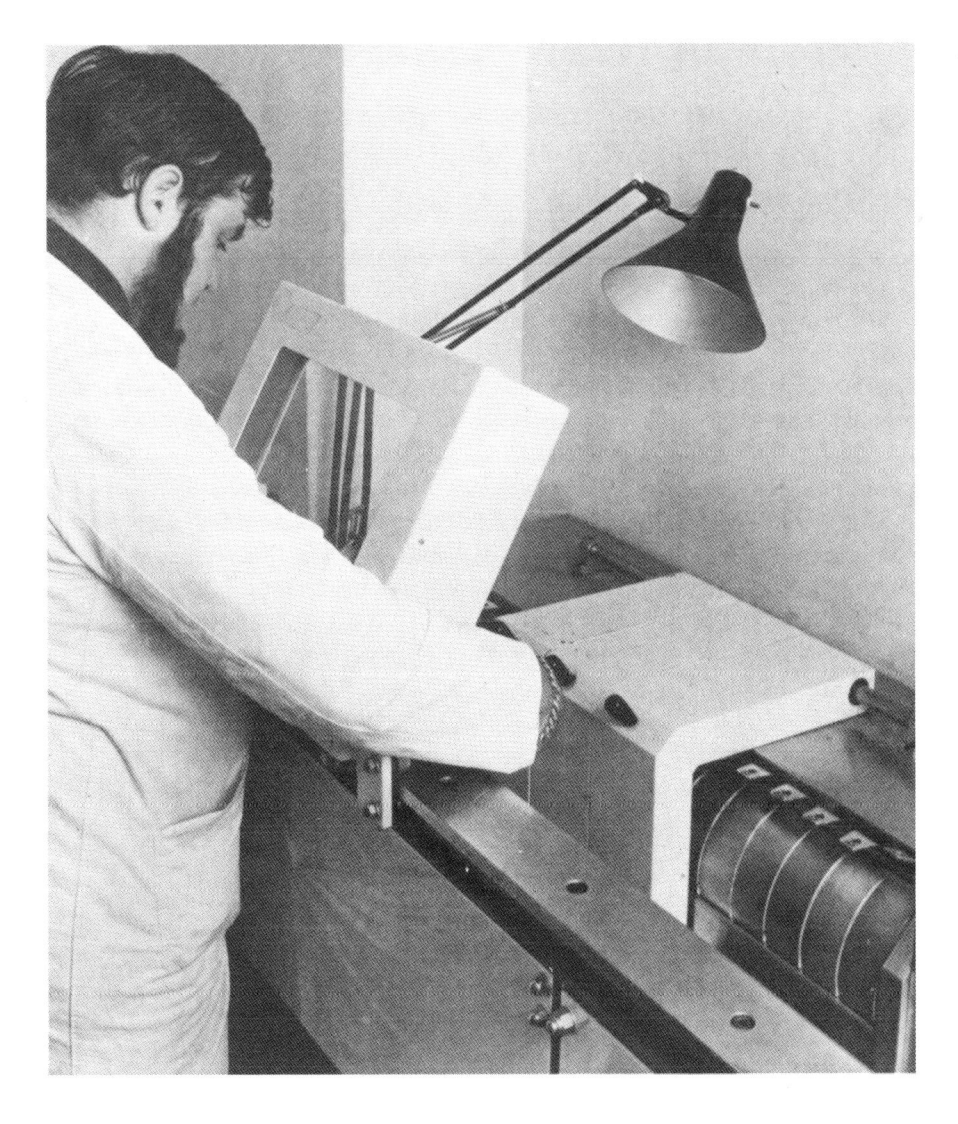

Abbildung 2416
Radiologische Station im Hôpital Tenon. Bei der Vorbereitung einer Radioaktivitätsdosis, 1975.
(Photothèque de l'Assistance Publique)

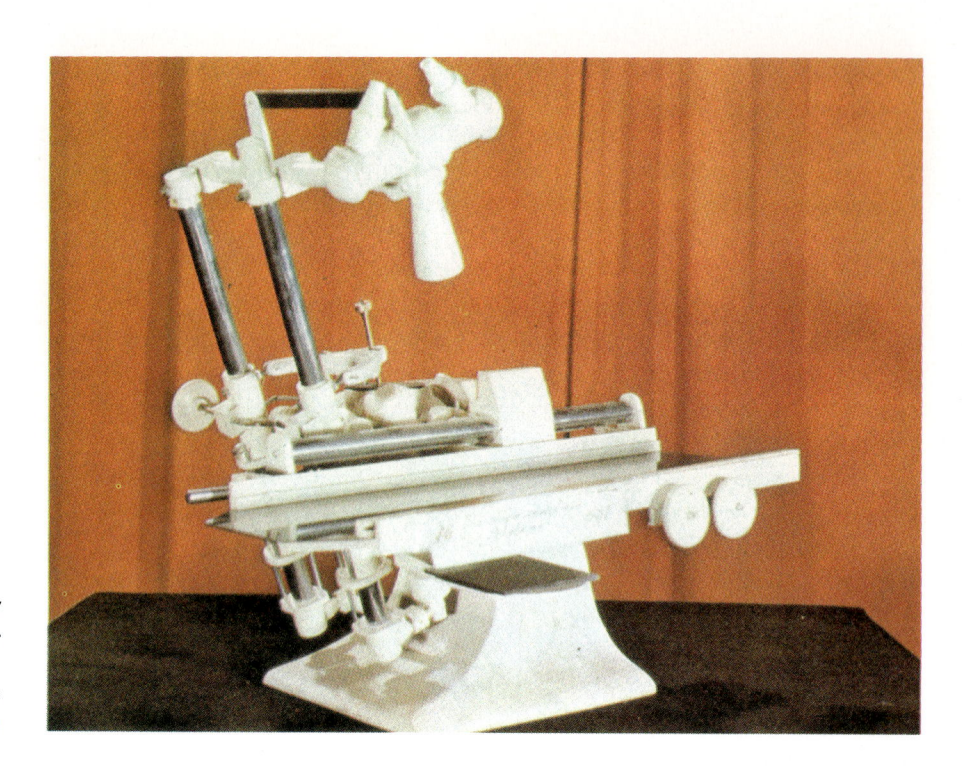

*Abbildung 2417
Polytom, gebaut 1949 von der
Firma Massiot.
(Paris, Musée du centre Antoine
Béclère)*

Massiot, deren Haus in die Firma Massiot-Philips übergegangen ist. André Guerbet gründete eine Firma, in der viele fett- und wasserlösliche Kontrastmittel entwickelt worden sind.

Die Radiologie wurde schließlich noch einmal 1971 tiefgreifend verändert, und zwar durch eine Erfindung, welche geeignet ist, die gesamte medizinische Praxis zu revolutionieren. Godfrey Houndsfield, Leiter der Forschungsabteilung der britischen Firma EMI, entwickelte nämlich die sogenannte »Computer-Tomographie«. Die Computer-Tomographie beruht auf folgendem Prizip: Ein X-Strahlen-Bündel tastet wie bei der Tomographie eine »Schicht« des Patienten ab. Das daraus resultierende Strahlenbündel wird jedoch, anstatt von einer radiographischen Platte, von X-Strahlen-empfindlichen Mikrokristallen fixiert. Die Informationen, welche diese Rezeptoren erteilen, analysiert ein Computer; er erzeugt das untersuchte Volumen räumlich wieder und bildet es getreu ab in der Form eines Schnitts, der ebenso scharf wie ein anatomischer ist. Angewandt wurde dies Verfahren zunächst in der Neuroradiologie, wo die Exploration von Schädelbrüchen, Tumoren und sogar simplen Kopfschmerzen nun von Grund auf umgestaltet ist. Dann kamen auch solche Tomographen auf, mit denen man den gesamten menschlichen Körper untersuchen kann. Ungeheure Perspektiven eröffnen sich noch auf diesem Gebiet, und Aufgabe der Radiodiagnostiker ist es nunmehr, die Entwicklung dieser neuen Technik weiterzubetreiben und ihre Indikationen festzulegen.

Die Geschichte der Radiologie zeichnet sich demnach durch konstante Fortschritte aus. Der Gerechtigkeit halber müssen wir feststellen, daß diese zunächst einmal auf das Konto Hunderter von Ärzten der Jahrhundertwende gehen, die für ihr Interesse an der Radiologie und ihren Einsatz für die Patienten mit ihrer Gesundheit und manches Mal sogar mit ihrem Leben bezahlen mußten. Glücklicherweise wurden seitdem auch im Strahlenschutz Fortschritte gemacht. Dank Einrichtungen wie dem Service central de protection contre les radiations ionisantes (SCPRI) in Frankreich oder der Internationalen Strahlenschutzkommission der WHO wurden präzise Normen erarbeitet und vorgeschrieben. Röntgenstrahlen sind jedesmal dann gefährlich, wenn sie leichtsinnig und ohne echte Notwendigkeit angewendet werden. Wenn ein Spezialist, der um die Zweischneidigkeit seiner Waffe weiß, die Strahlen handhabt, ist das Risiko für den Patienten gering im Vergleich zu ihrem immensen Nutzen, ja gelegentlich ihrer lebensrettenden Bedeutung.

Die Radiologie des Magen-Darm-Trakts. — Nach Röntgens Entdeckung vergingen nur einige Monate bis zu den ersten Forschungsarbeiten über die Möglichkeit, den Magen-Darm-Trakt durch Anfüllen mit X-Strahlen-undurchlässigen Mitteln sichtbar zu machen. Gegen Ende des Jahres 1896 baten die beiden erst im ersten Studienjahr befindlichen Harvard-Medizinstudenten Walter Cannon und Albert Moser den Direktor des Physiologischen Instituts um ein Forschungsthema. Da dieser gerade von den neuen Röntgenstrahlen gehört hatte, schlug er ihnen vor, nach einer Methode zu suchen, mit der man den Schluckmechanismus am Tier untersuchen könne. Daraufhin bereiteten Cannon und Moser zu Beginn des Monats Dezember 1896 Kapseln mit basischem Wismutnitrat, dann mit Brot vermischtes Wismut, und schließlich demonstrieren sie am 29. Dezember 1896 vor der Amerikanischen Gesellschaft für Physiologie den Nutzen dieses Kontrastmittels für die radioskopische Untersuchung des Schluckmechanismus bei Gänsen.

In Frankreich untersuchen Roux und Balthasar schon 1897, also zwei Jahre nach Röntgens Entdeckung, die Peristaltik des menschlichen Magens, indem

Die Techniken

Abbildung 2418
Radiologische Station im Hôpital Lariboisière. Computer-Tomograph oder »Scanner«.
(Paris, Photothèque de l'Assistance Publique)
Mit dem Computer-Tomographen kann man heute den gesamten menschlichen Körper radiologisch untersuchen.

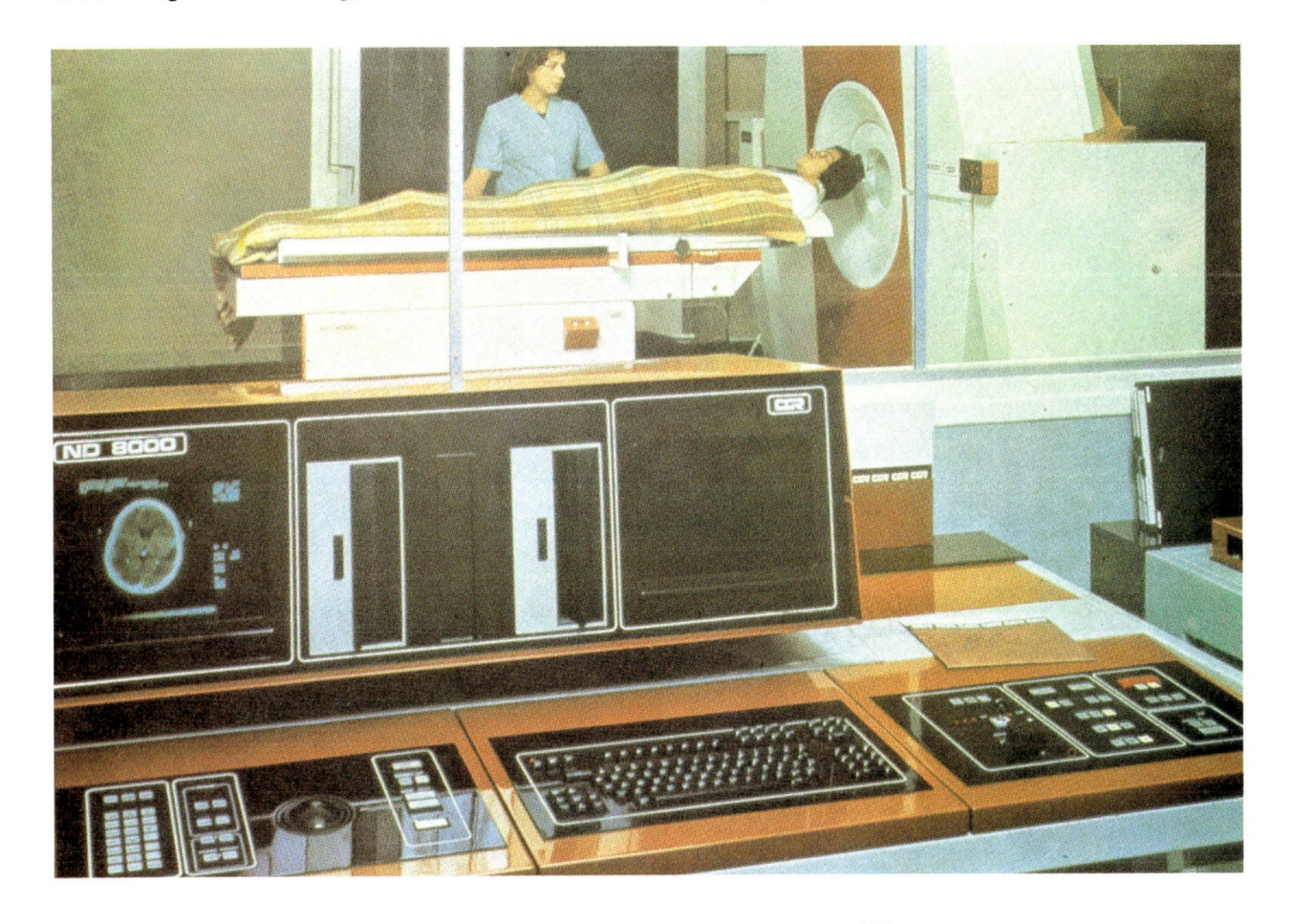

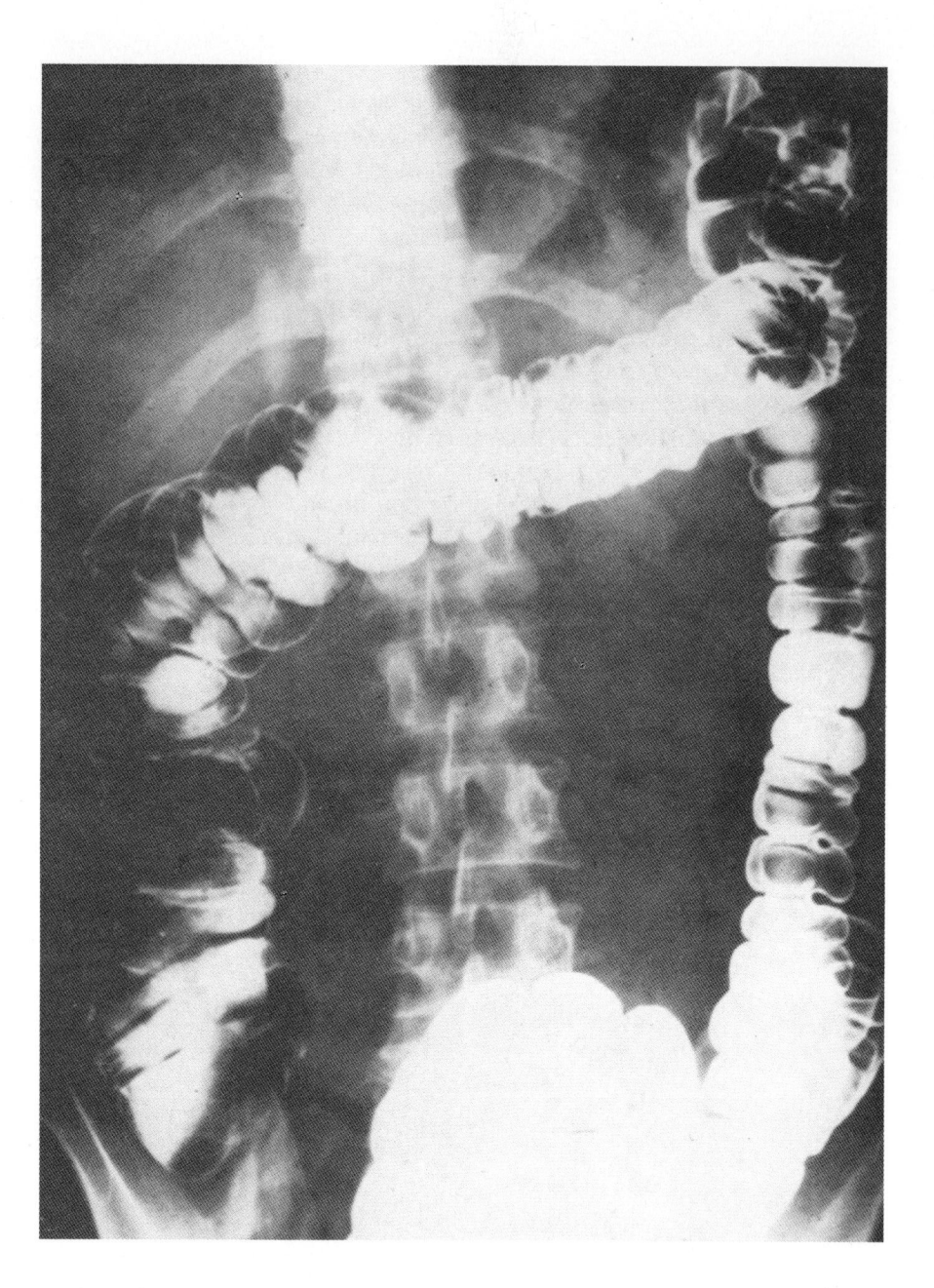

*Abbildung 2419
Röntgenaufnahme vom Darm
nach einem üblichen Barium-
Einlauf. Doppelkontrast-
verfahren.*

sie in Wasser aufgeschwemmtes und mit Sirup geschmacklich aufbereitetes basisches Wismut benutzen.

Interessant erscheint in diesem Zusammenhang, daß man schon 1897 das Wismut und das Barium als am geeignetsten für die Kontrastdarstellung des Gastrointestinaltrakts erkannte. Das Wismut wurde ursprünglich deshalb gewählt, weil es in der *Pharmakopöe* verzeichnet war und man glaubte, die Herstellung eines reinen Produkts sei daher leichter. Beide Substanzen zog man auch deshalb in Betracht, weil ihre unlöslichen Salze leicht beschaffbar und besonders strahlungsundurchlässig waren. Erst 1910 verdrängte das Barium das Wismut wegen seines geringen Preises und seiner größeren Reinheit; außerdem hatten sich mit dem Wismut inzwischen einige Unfälle ereignet. Der sehr viel längeren Belichtungszeiten wegen hatte man in Kauf zu nehmen, daß sich bewegende Organe nur sehr unscharfe Bilder lieferten.

Der Deutsche Rieder entwickelte seinen Wismutkontrastbrei 1903 und erfand gleichzeitig eine genormte radiologische Untersuchungstechnik für den Magen. Trotz erfolgter Abänderungen ist dieser radiologische Explorationstyp der klassische geblieben. Rieder machte nämlich Photoserien, wobei er immer aus derselben Lage aufnahm, so daß durchaus ein allgemeiner Eindruck von Peristaltik und Form des Magens erhalten werden konnte. Als erster wies er außerdem auf die Möglichkeit hin, den Dünndarm und selbst den Dickdarm nach Verabreichung eines Wismutbreis zu erforschen. 1908 begann sich dann in breiten Kreisen der Gedanke durchzusetzen, daß die Röntgenologie für die Untersuchung des Magens ebenso wichtig sei wie für jene der Knochen und Gelenke.

Eine der wichtigsten Begebenheiten für die Magenläsionsdiagnose trug sich 1910 zu: Martin Haudek, Wien, ein Mitarbeiter in Holzknechts Stab, beschrieb zum erstenmal das Nischensymptom für das Magengeschwür. Wie er dazu kam, ist durchaus erwähnenswert. Schon 1905 hatte Haudek eine Mageninzisur beschrieben, die er für das gewöhnliche Geschwürzeichen hielt. Er glaubte, bei dieser Inzisur handele es sich um eine Einschnürung durch Narbenbildung. Indes, bei der Operation eines Patienten Haudeks sagte der Chirurg: »Haudek,

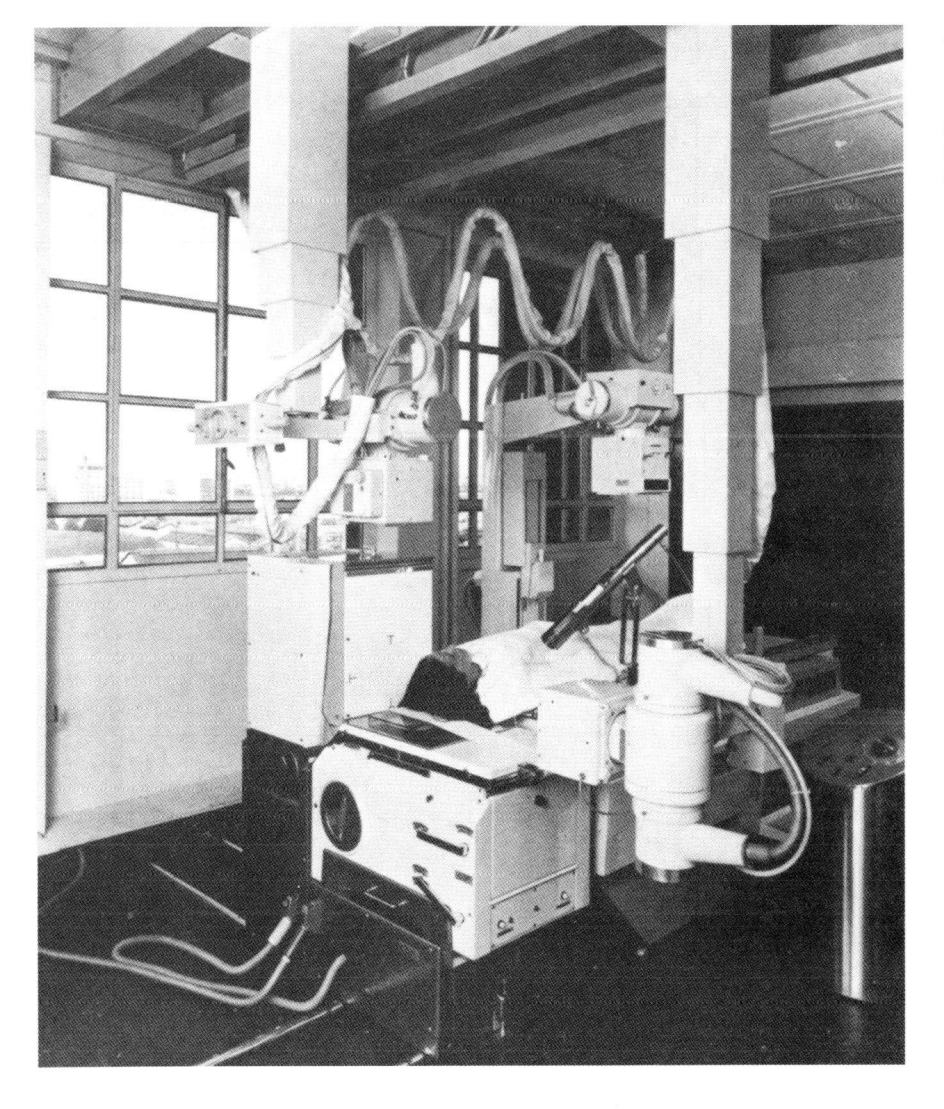

Abbildung 2420
Radiologische Station im Hôpital Beaujon. Katheterisierungsgerät.
(Paris, Photothèque de l'Assistance Publique)

Abbildung 2421 (gegenüber) Schichtaufnahme vom Unterleib, hergestellt mit einem Scanner. Der breite blaue Fleck links stellt die Leber dar; darüber, in grün, eine der Nieren. In der Mitte erkennt man den Verdauungstrakt; darüber liegt die Wirbelsäule (dunkelbraun) mit dem Rückenmark (rotbraun und gelb). Die zweite Niere ist oben rechts abgebildet.

Sie haben sich zweimal geirrt; Sie haben eine Inzisur im Magen gesehen, wo keine vorhanden war, und Sie haben ein Geschwür übersehen, das vorhanden war.« Haudek sah also noch einmal seine Filme durch, und nachträglich erkannte er nun darauf ein Gebilde, das wie eine Einsackung aussah; es lag genau gegenüber der Vertiefung, die er Inzisur genannt hatte. Nachdem er diese Nische nun einmal entdeckt hatte, brauchte er nur noch einige Monate, um noch fünfundzwanzig andere zu finden und zu demonstrieren, was er jetzt definitiv als Nische bezeichnete. Seither begannen daher die Radiologen direkt ein Magengeschwür zu diagnostizieren, wenn sie eine Nische antrafen. An diesem Beispiel zeigt sich, wie wichtig die konzertierte Aktion zwischen Radiologen, Spezialisten in pathologischer Anatomie und Klinikern ist.

Die Harnorgane. — Auf diesem Gebiet beschränkt sich der Beitrag der Radiologie bis 1930 auf die Diagnose der strahlenundurchlässigen Steine sowie auf die Darstellung von Blase und Nieren nach Eingabe des Kontrastmittels von unten her (Voelker und von Lichtenberg, 1906); man gewann so wertvolle anatomische Aufschlüsse, setzte aber die Patienten einem hohen Infektionsrisiko aus, da es in dieser Epoche noch keine Antibiotika gab.

1923 versuchte Osborne, die Nieren über den Stoffwechsel her mit Natriumjodid darstellbar zu machen, aber die Substanz war wirklich zu unverträglich, um in die Praxis Eingang zu finden; so konnte erst nach erfolgter Pyridinsynthese im Jahre 1928 und Swicks Versuchen an Tier und Mensch die Urographie gebräuchlich werden.

Swick war ein brillanter amerikanischer Stipendiat, der in der urologischen Abteilung von Professor von Lichtenberg in Berlin arbeitete. Obwohl von Lichtenbergs Rolle sich darauf beschränkte, Swick dort die Fortsetzung seiner Forschungen zu ermöglichen, rechnet man im allgemeinen ihm, nicht Swick, als Verdienst an, die intravenöse Urographie entwickelt zu haben.

Kontrastmittel, die von jenen abgeleitet waren, mit denen Swick einst experimentiert hatte, benutzte man noch etwa fünfundzwanzig Jahre lang. Heute, nämlich erst seit 1954, verfügen die Radiologen über verträglichere Substanzen; es wird außerdem zur Zeit an einer neuen Produktpalette von weniger hypertonischen Mitteln gearbeitet, und in naher Zukunft wird wiederum ein wichtiger Fortschritt auf dem Gebiet der Gefäß- und Harnorganradiologie zu erwarten sein.

Die Radiologie der Blutgefäße entwickelte sich aus den technischen Fortschritten (d. h. der Erfindung von Kontrastmitteln, Drehanodenröhre und kurzen Belichtungszeiten). Die ersten Injektionen in die Aorta machte 1929 Dos Santos in Portugal. Schnellwechsel-Filmkassetten wurden von der schwedischen Firma Elema-Schonänder entwickelt. Der Gefäßradiologie kommt insofern größte Bedeutung zu, als sie die Grundlage epochemachender Fortschritte in anderen Bereichen, insbesondere der Chirurgie, bildete. Ohne die Gefäßradiologie hätten die Chirurgen sich niemals an die Koronarchirurgie und die Gehirnmikrochirurgie gewagt. Neue Fortschritte stehen mit der künstlichen Embolisierung bevor, bei der man unter Arteriographie die Gefäßwucherungen bestimmter Tumoren verstopft.

Die Neuroradiologie nahm sehr bald einen privilegierten Platz innerhalb der Radiologie ein. Am Beginn der dann rasch sich entfaltenden Neuroradiologie stand die 1918 von Dandy entwickelte Pneumoenzephalographie mit Luftfüllung der Hirnventrikel; dasselbe gilt für die 1921 von Sicard und Forestier als ersten eingeführte Anwendung von Lipiodol, das ausgezeichnet die Ventrikel und das Mark hervorhebt, und schließlich auch für die ab 1929 von Egas Moniz entwickelte Zerebralarteriographie.

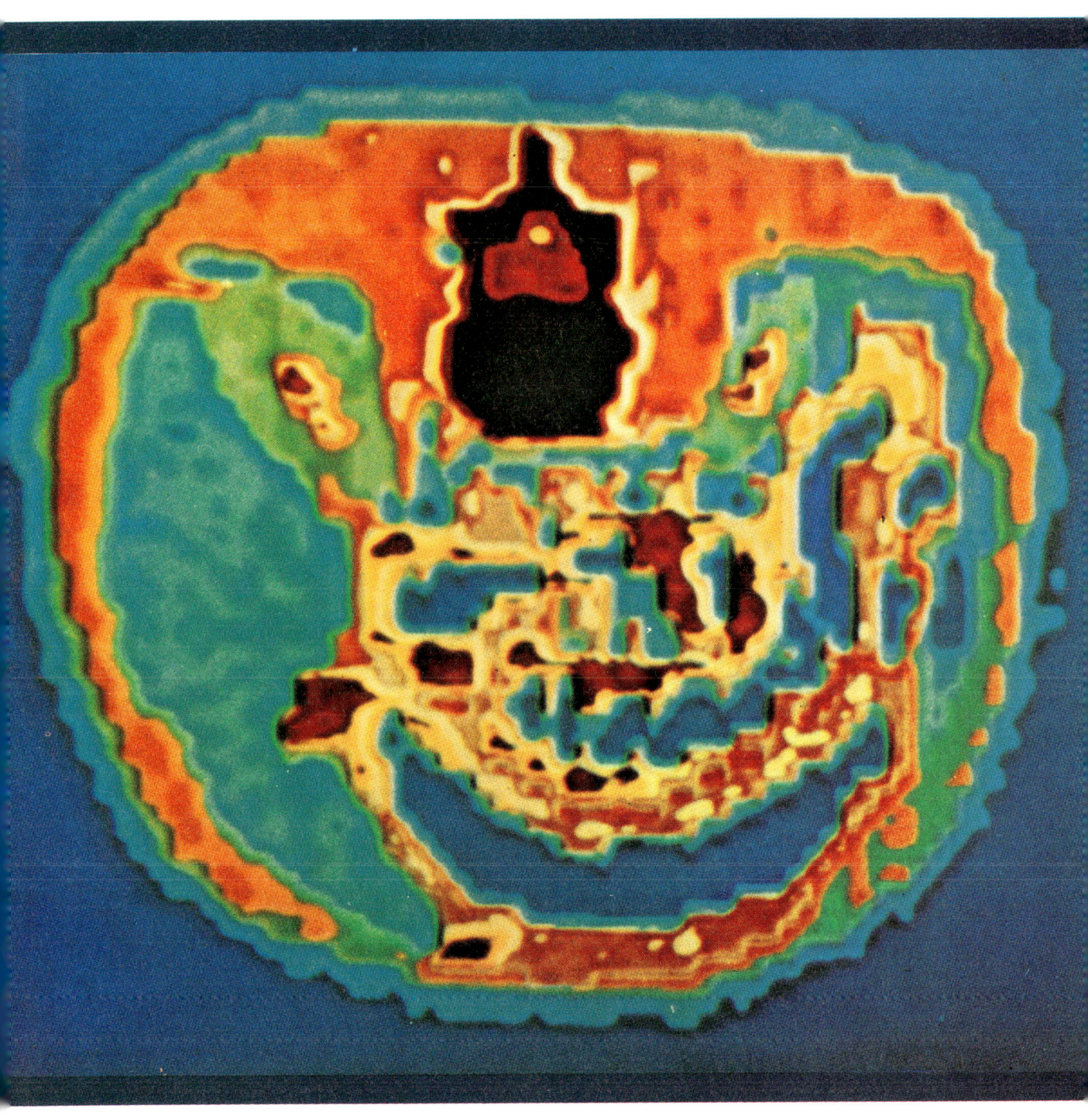

Dank Lysholm und Lindgren, den Nachfolgern Gösta Forssells, behauptete die schwedische Neuroradiologie mehr als ein Vierteljahrhundert den ersten Rang; in der Nachkriegszeit wurde sie von der amerikanischen Schule und der französischen mit H. Fischgold und R. Djindjian abgelöst.

Die Neuroradiologie ist ein Musterbeispiel für eine aufwendige, schwierige Technik, die sich gleichwohl durchsetzte, weil sie unersetzliche Informationen liefert.

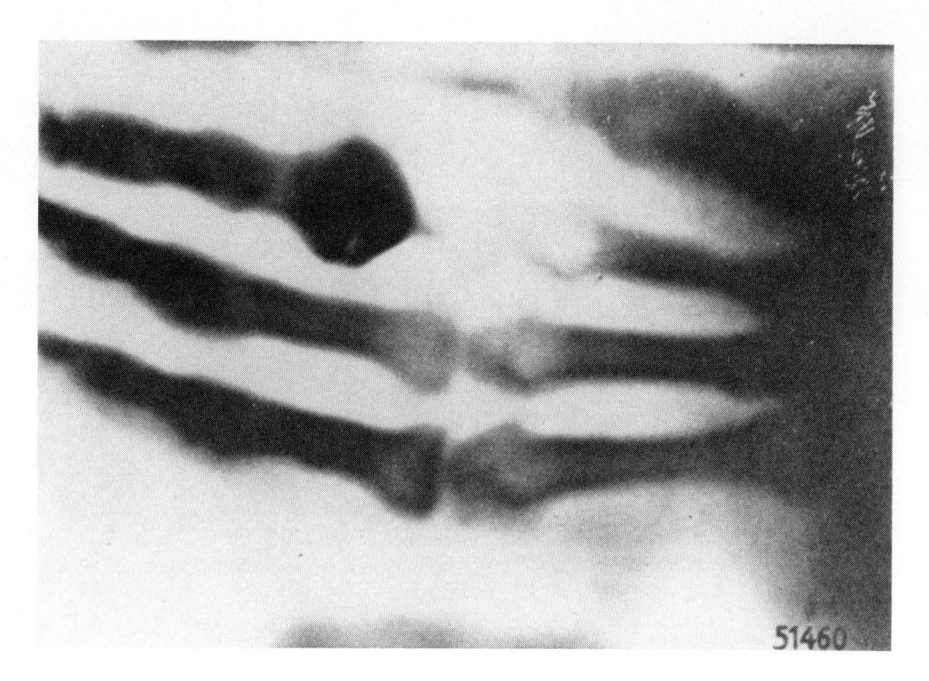

*Abbildung 2422
Röntgenbild (Positiv) von Frau
Röntgens Hand, aufgenommen
im November 1895; nach einer
Abbildung in Arthur W. Fuchs'
Artikel:* Radiography of 1896,
in: Image, the Journal of the
George Eastman House of
Photography, *März 1960.*

Ausblick

Die Geschichte der Radiologie begann mit der Entdeckung der X-Strahlen im Jahre 1895. Diese fundamentale Entdeckung auf dem Gebiet der Physik sollte das Gesicht der Welt verändern, zum Verständnis des innersten Aufbaus der Materie führen und in allen Bereichen des menschlichen Tuns Anwendung finden, einschließlich kriegerischer Auseinandersetzungen, gipfelnd in der Apokalypse von Hiroshima und Nagasaki. Festhalten sollte man aber, daß die erste Anwendung, die sich auch sofort als spektakulärste darstellte, die medizinische gewesen ist.

Es wäre schwierig, in den Annalen der medizinischen Wissenschaften eine andere, ebenso revolutionäre Entdeckung auszumachen, die so prompt und universell akzeptiert worden ist. Den Ärzten hatte sich mit ihr ein neuer Horizont eröffnet. Daß man nun Strukturen, die zuvor nur mitten beim Operieren oder in der Autopsie sichtbar wurden, am lebenden Menschen beobachten konnte, faszinierte so sehr, daß die Radiologie von Anfang an allgemeine Begeisterung hervorrief. Die zeitgenössischen Ärzte sahen ihren Traum sich verwirklichen, eine Art *in-vivo*-Autopsie vornehmen zu können – allerdings in einer anderen Form. Leider wird das Röntgen aber auch vielfach unnötig und übertrieben eingesetzt, und ein heutiger Molière könnte sagen: »Welches Leiden auch immer — gleich eine Radiographie! Man schaut nicht mehr die Kranken an, man durchleuchtet sie.«

Dem Radiologen obliegt es, der radiologischen Exploration den ihr zukommenden Platz anzuweisen und ständig daran zu erinnern, daß sie nur ein Teil eines Komplexes ist, der auch Klinik, Biologie, pathologische Anatomie usw. umfaßt. Der Radiologe ist zuallererst Arzt, und in dieser Eigenschaft darf er nicht akzeptieren, daß man ihn in ein technisches Getto sperrt und ihn von der großen Debatte, die zur Diagnose führt, ausschließt. Dies ist die Voraussetzung für Erfolg und Fortschritt.

Im übrigen fällt an der Radiologie die Konstanz ihrer Entwicklung auf. Wir haben verfolgt, wie nach und nach die Hindernisse, welche sich der Erforschung der komplexeren oder nur schwer mit X-Strahlen zu differenzierenden Organe entgegenstellten, beseitigt wurden.

Die Gerätebauer sind den Wünschen der Ärzte in anerkennenswerter Weise nachgekommen, z. B. hinsichtlich extrem kurzer Belichtungszeiten für die Untersuchung sich bewegender Organe, neuer Kontrastmittel für die Darstellung »transparenter« Organe oder der Tomographie zur schichtweisen Darstellung des menschlichen Körpers. Dank letzterer kann der Arzt den Kranken in der Frontal- oder Sagittalebene analysieren. Es fehlte zunächst nur noch die dritte Dimension, nämlich die Transversalebene. Die Computer-Tomographie machte auch sie möglich. Gleichzeitig eröffnet uns diese Technik aber noch viele andere Perspektiven.

Wir sind berechtigt zu hoffen, daß diese revolutionäre Verbindung von so verschiedenartigen Techniken wie der radiologischen Tomographie, der Erfassung von Signalen mit Kristallen und der Interpretation dieser Signale durch den Computer für die Radiologie ein neues Sprungbrett zu künftigen Eroberungen bedeuten wird. Die ersten Seiten der Geschichte der Radiologie haben sich zweifellos nur zögernd gefüllt. Nichtsdestoweniger öffneten sich die Fenster zum Wissen sehr bald, und neue Fenster öffnen sich noch heute Tag für Tag dank den Röntgenstrahlen.

Der vorliegende Abriß der Geschichte der Röntgendiagnostik mag ziemlich unvollständig erscheinen im Verhältnis zur ständig brodelnden Ideenküche und dem Reichtum an Ereignissen, die ihren roten Faden bilden und Kontaktpunkte mit der wissenschaftlichen Explosion der Jahrhundertwende darstellen. Festhalten sollte man vor allem die Kontinuität ihrer Entwicklung; diese verdankte sie dem technischen Fortschritt, aber auch der Hartnäckigkeit und dem Einfallsreichtum der Radiologen. Ihre Geschichte lehrt uns außerdem Bescheidenheit: Bedenken wir nur, was die ersten Pioniere mit den armseligen Instrumenten, die ihnen zur Verfügung standen, vollbracht haben. Bewundern müssen wir ihre Geschicklichkeit und ihr schöpferisches Genie. Schließlich lehrt uns die Geschichte der Radiologie aber auch Bedachtsamkeit eingedenk der Opfer und Leiden, die ihre Anfänge wie Marksteine begleiten.

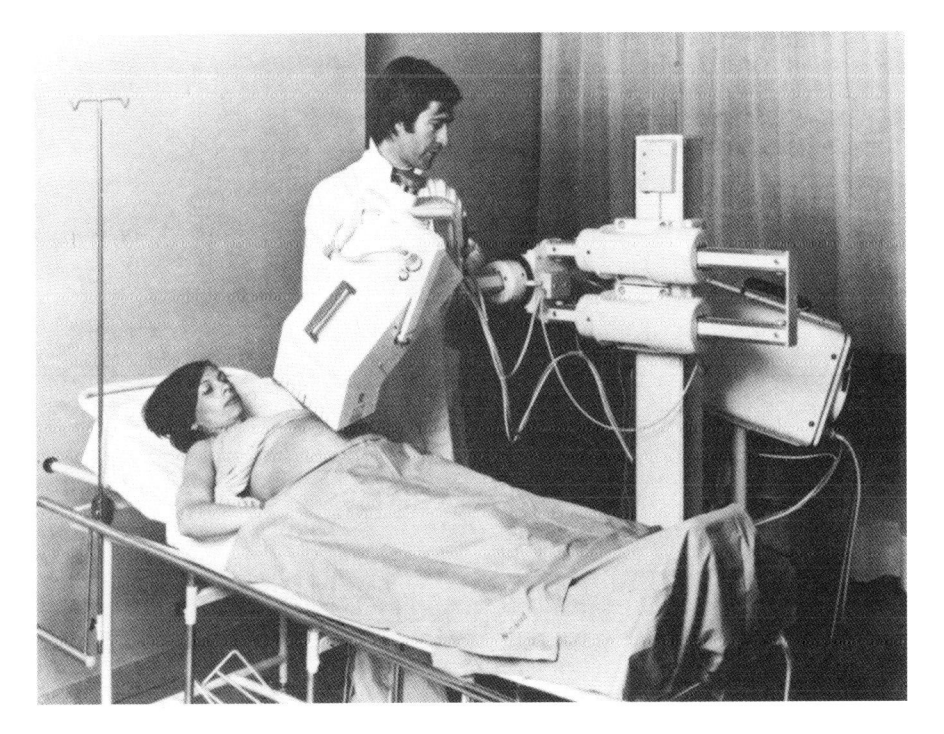

Abbildung 2423
Entbindungsstation im Hôpital Tenon. Sonographie, 1976. (Paris, Photothèque de l'Assistance Publique)
Die Ultraschalldiagnostik macht sich ein Verfahren zunutze, bei dem man das Echo eines Ultraschallwellenbündels registriert. In der Geburtshilfe kann damit u. a. die Plazenta dreidimensional lokalisiert, die Bewegung der Leibesfrucht registriert und eine anormale Nabelschnur oder Plazenta festgestellt werden.

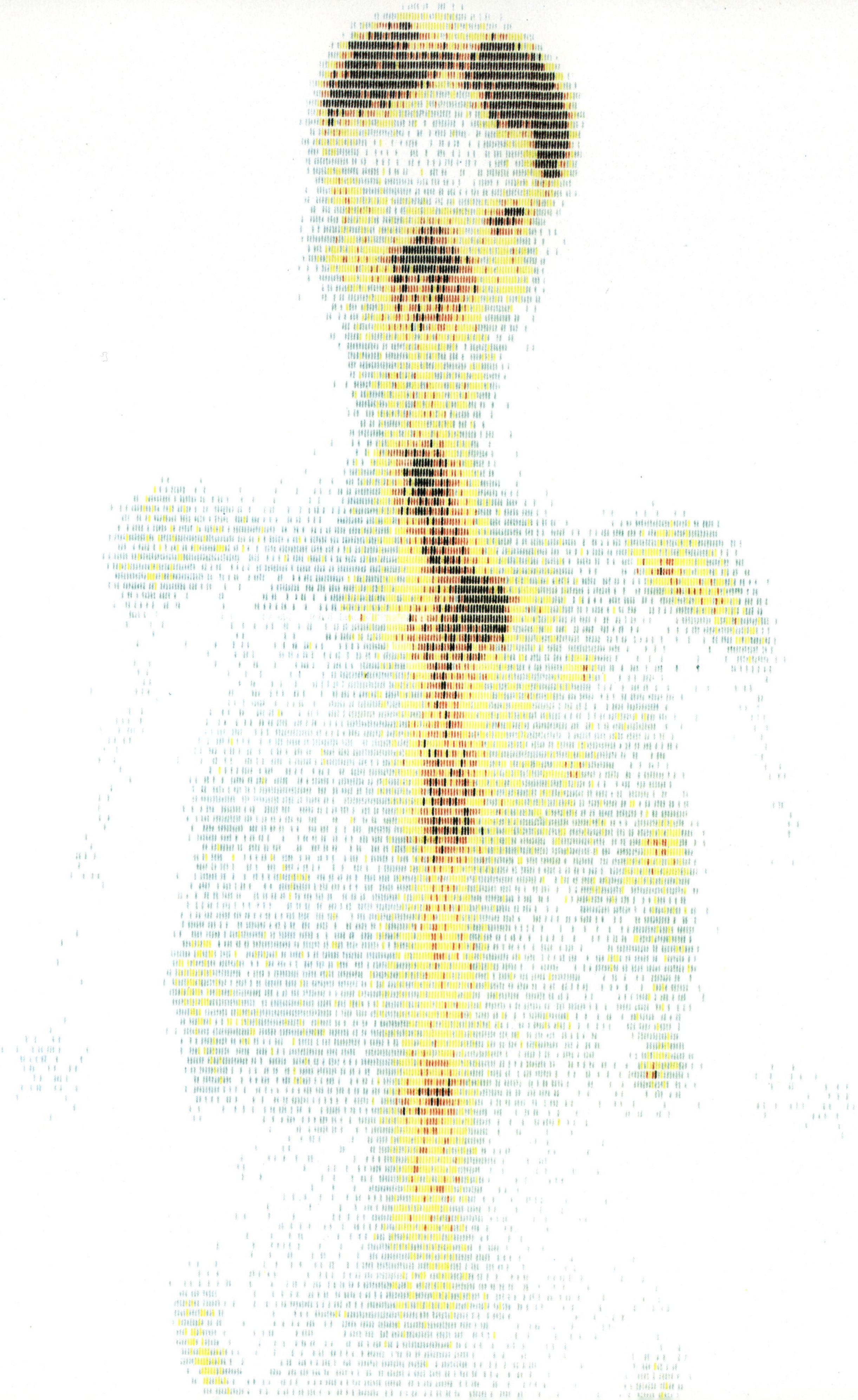

Geschichte der Radiotherapie

von Charles Proux

Die Entdeckung der X-Strahlen

Wie zahlreiche Physiker seiner Epoche interessierte sich auch ein Würzburger Professor für die Erforschung der Entladungen in gasarmen Räumen sowie deren Mechanismus. Als Röntgen, auf Crookes', Goldsteins, Hittorfs und Lenards Arbeiten aufbauend, am 8. November 1895 gerade mit dem Hittorfschen Bündel experimentierte, stellte er überrascht fest, daß ein Teil des Bariumplatinzyanürschirms, der sich zufällig auf dem Experimentiertisch befand, aufleuchtete.

Scharfsinniger als Lenard, der einige Jahre früher ähnliche Lichterscheinungen beobachtet hatte, wiederholte Röntgen sein Experiment, und schon einen Monat später sollte ihm sein diesbezügliches Memorandum, das bei der Physikalisch-medizinischen Gesellschaft von Würzburg erschien (am 28. Dezember 1895), zu Ruhm und Ehren verhelfen.

»Das Aufsehen, das diese sogleich in alle Welt telegraphierte und gekabelte Entdeckung erregte, war außerordentlich; bevor noch die wissenschaftlichen Magazine darüber berichten konnten, verbreiteten die Tageszeitungen summarische, aber für Physiker unmißverständliche Hinweise über Röntgens Versuchsanordnung, unter der sich die neuen Strahlen manifestiert hatten, denn diese war sehr einfach. In den physikalischen Laboratorien stellte man sogleich alle laufenden Forschungen zurück, um, soweit man über die nötigen Gerätschaften verfügte, jenes Gerät nachzubauen, mit dem sich die wundersamen Experimente wiederholen ließen; zeitweise dirigierte man alle Tätigkeiten auf diesen neuen Weg.« Was die Gemüter am meisten erregte, so fügt Bertin-Sans (Physikprofessor in Montpellier und ebenfalls einer der Röntgenstrahlen-Pioniere) hinzu, sei weniger der Fortschritt auf dem Gebiet der Entladungsforschung gewesen als die Aussicht auf ein neues Untersuchungsverfahren, mit dem man das Innenskelett des Organismus photographieren sowie gefahr- und schmerzlos eine Art Autopsie am lebenden Objekt vornehmen zu können hoffte.

Die Anfänge der Radiotherapie

Schon im folgenden Monat ahmt man Röntgens Experimente nach, und am 28. Januar 1896 führt Henri Poincaré der Académie des sciences die erste französische, von Oudin und Barthélémy aufgenommene Radiographie vor. Fasziniert von den Demonstrationen Oudins, interessiert sich nun auch ein junger Krankenhausarzt für die Radiologie: Antoine Béclère. Gleichgültig gegenüber dem Sarkasmus seiner Kollegen, nimmt er Physikunterricht, bevor er dann — finanziert aus eigener Tasche — das erste radiologische Krankenhauslaboratorium begründet und 1897 im Hôpital Tenon die ersten Radiologiekurse abhält.

Abbildung 2424 (gegenüber) Colorszintigraphie; sie zeigt die Ausdehnung eines Brustkrebses. (Aufnahme des Autors)

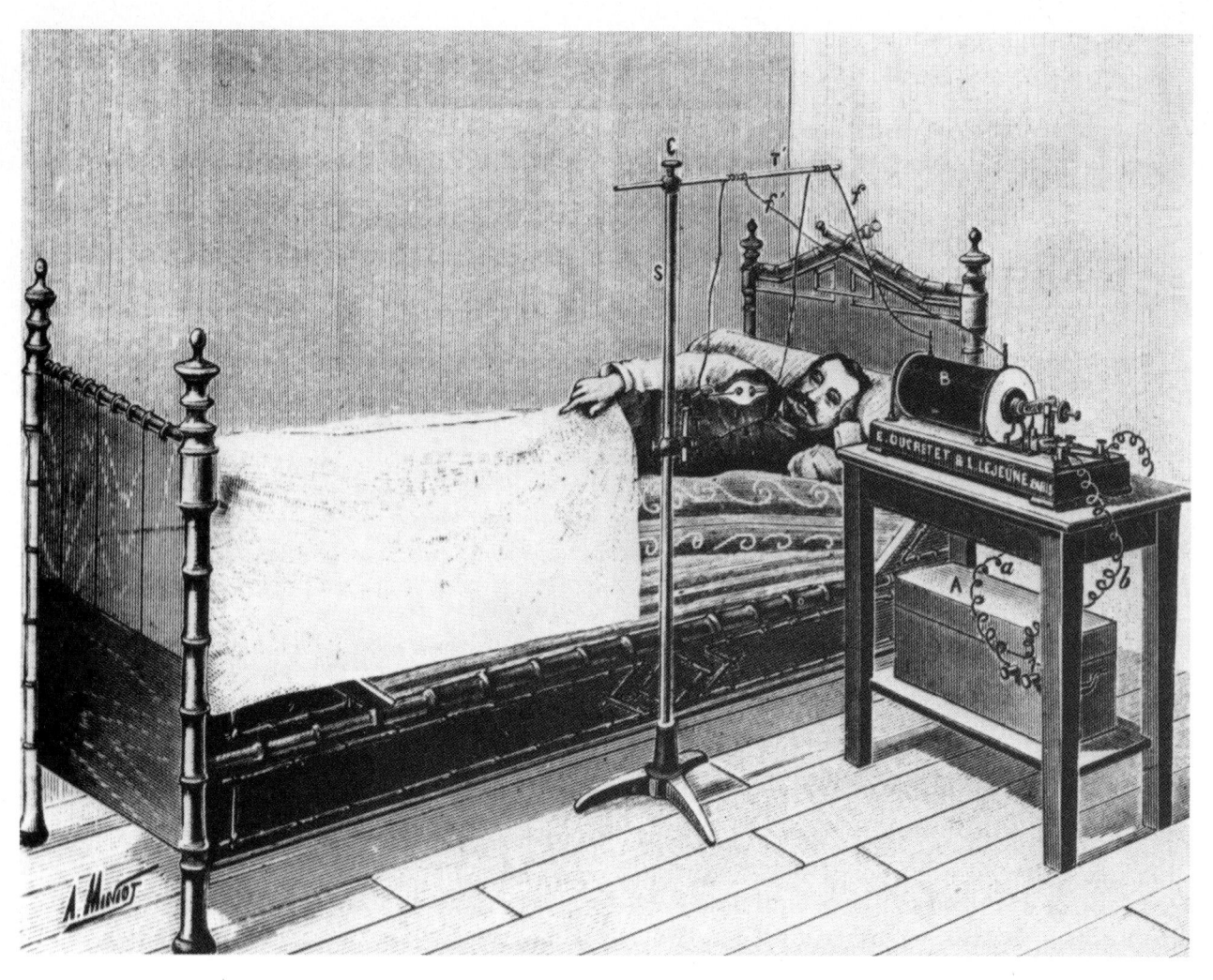

Abbildung 2425 Gerät nach Ducretet und Lejeune für die X-Strahlen-Therapie. Illustration aus der Revue scientifique et industrielle *von J. L. Breton, S. 106. (Paris, Photothèque de l'Assistance publique)*

Ab 1896 wenden viele Laboratorien Röntgengeräte an; ohne jede Vorsichtsmaßnahme macht man Durchleuchtungen und Röntgenbilder, da man eben meint, mit den wundersamen Strahlen den menschlichen Körper »gefahr- und schmerzlos« erforschen zu können.

Da »eine dreißigminütige Belichtungszeit ein sehr schönes Bild vom Hydropneumothorax ergibt« (sic!), nimmt es nicht wunder, daß insbesondere bei den Experimentatoren die Folgen nicht ausblieben, nämlich Hautläsionen und Entzündungen, Haarausfall und teils sehr schmerzhafte Reizerscheinungen.

Die erste entsprechende Veröffentlichung, *Dermatose et alopécie* von Marcuse, Daniel und Delorme, datiert von April 1896. Durch die rasche Entwicklung dieser Wissenschaft bedingt, hatte man im folgenden Jahr schon wesentlich mehr vergleichbare Erscheinungen festgestellt. 1897 veröffentlichten Freund und Schiff nacheinander die ersten Resultate, die sie mit der therapeutischen Haarentfernung erzielt hatten: Dies war der Anfang der Radiotherapie. Außer einer anderen wichtigen Arbeit dieser Wiener Autoren macht ein Jahr später der zweiundzwanzigste Medizinische Kongreß in Moskau die Ergebnisse publik, die Gautier und Larat bei der Behandlung von Akne und Kupferausschlag erzielten; ihre Statistik meldet fünfzehn Heilungen. Oudin, Barthélémy und Darier berichten über eine beträchtliche Zahl von Schädigungen der Haut und innerer Organe durch die Röntgenstrahlen.

Zunächst bleibt die Röntgenbestrahlung den Hautkrankheiten vorbehalten. Diese Therapeutik entstand außerhalb von Frankreich und entwickelte sich fast ausschließlich in Deutschland und Österreich.

1901 bedauerte Oudin die geringe Zahl französischer Beiträge und scheute sich nicht, dafür die in seinem Land herrschende spezielle Rechtsprechung verantwortlich zu machen; Ärzte, die unfreiwillig zu Verursachern von Radiodermatitis geworden waren, bestrafte sie hart, während die Operateure anderer Länder ein weit geringeres Strafmaß erwartete. Seitdem hat sich an dieser Haltung, wie Zivil- und selbst Strafrechtsurteile gegen heutige Ärzte belegen, nichts geändert. Oudin hatte sich durchaus nicht geirrt: das Risiko einer hohen Strafe stellt ganz gewiß einen Hemmschuh dar, denn schon die geringste Initiative kann den Arzt vor den Richter bringen, der meist eher Strenge als Milde walten läßt. Diese schmerzliche Feststellung machte Oudin also bereits 1901. Die Ursache für die Wirksamkeit der Strahlen war noch gänzlich unbekannt: Die einen hielten es für elektrische Entladungen, andere für die Strahlung selbst. Man benutzte harte oder weiche Röhren nach Gutdünken. Auch die Bestrahlungszeit war unglaublichen Variationen unterworfen: Die einen diskutierten um Minuten, andere bestrahlten stundenlang. Man fürchtete sich vor Unfällen, die sich gerade dann ereigneten, wenn man glaubte, alles zu ihrer Vermeidung getan zu haben.

»Empirismus ist Trumpf; Messungen gibt es nicht; die Radiotherapie ist noch keine Wissenschaft«, schreibt J. Belot 1904 über diese Periode. Dennoch

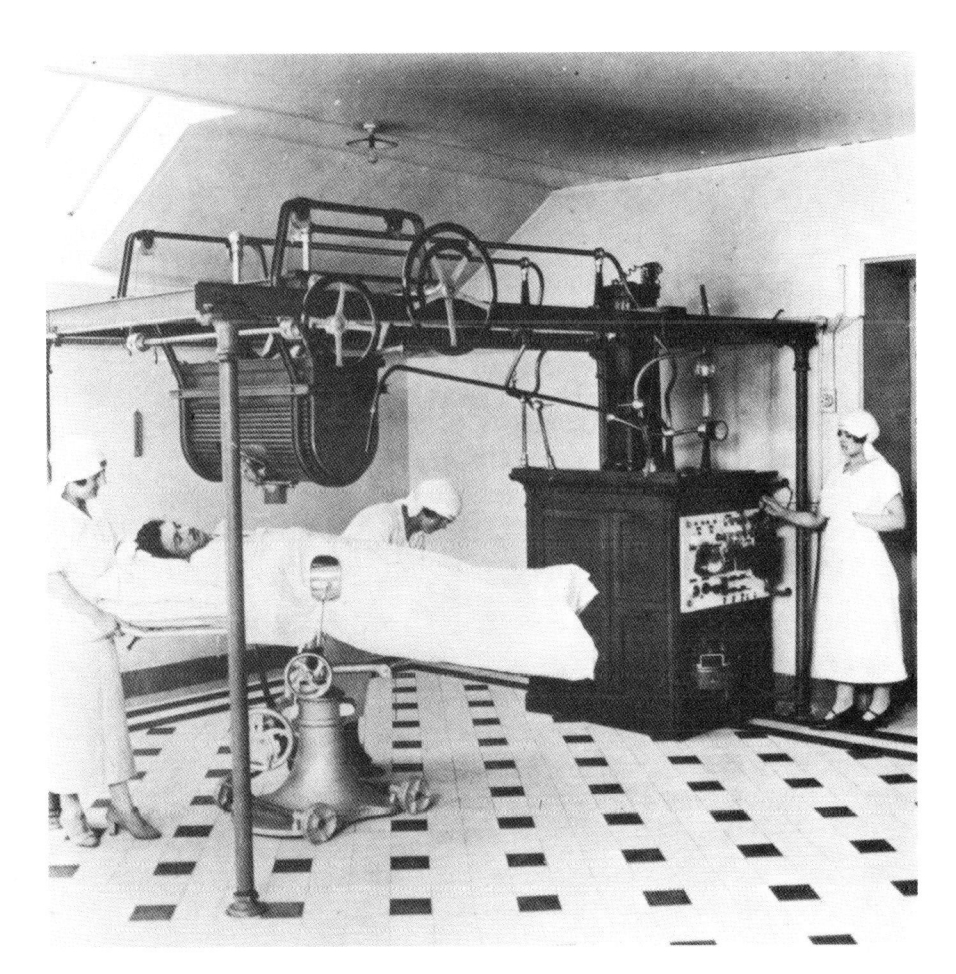

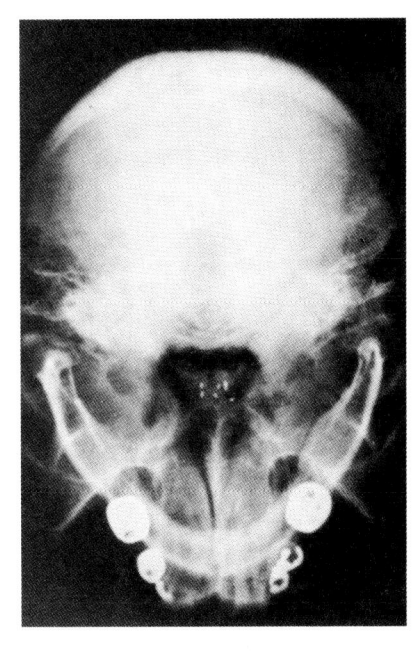

Abbildung 2426
Isotopenanwendung in der Medizin. Bei den sechs weißen Flecken im Bereich der Schädelbasis auf dieser Röntgenaufnahme des Kopfes handelt es sich um sechs Radioyttrium-90-Kapseln, die man in die Hirnanhangsdrüse eingepflanzt hat. Diese Behandlung dient zur Zerstörung von Krebsgeschwülsten, die auf hormonale Änderungen reagieren (z. B. Brustkrebs, Prostatakrebs etc.).

Abbildung 2427
Im Hôtel-Dieu von Paris. Radiotherapiesaal im Jahre 1924.
(Paris, Photothèque de l'Assistance publique)

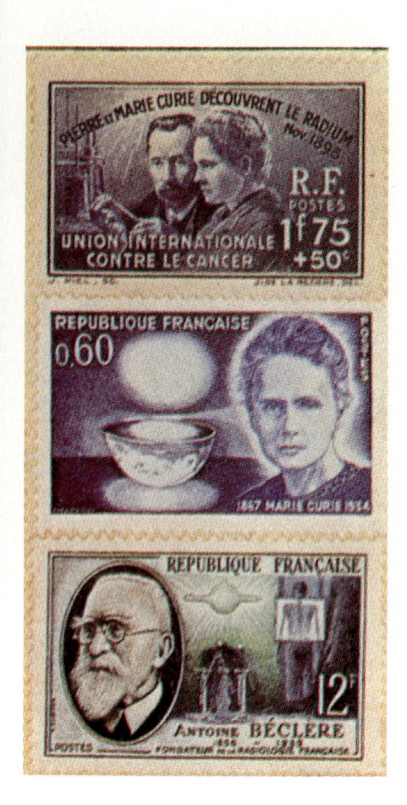

*Abbildung 2428
Briefmarken mit den Porträts des Ehepaares Curie, von Marie Curie und von Antoine Béclère.*

hatte Antoine Béclère schon 1902 die erste einer Serie von Berichten über *exakte Messungen in der Radiotherapie* verfaßt.

1899 gaben Levy-Dorn und Albers-Schoenberg den Anstoß für eine Feldstudie über X-Strahlen und baten alle jene um Mitarbeit, die über irgendwelche Erfahrungen verfügten. Robert Kienböck aus Wien gebührt jedoch das Verdienst, die Radiotherapie auf einen wissenschaftlichen Weg geführt zu haben; er wies nämlich folgendes nach:
— Die X-Strahlen sind therapeutisch wirksam;
— die erzeugte Strahlung variiert je nach dem Vakuum und der Art der Röhre, die weich oder hart sein kann;
— Haut und innere Organe werden durch lange deskriptive Untersuchungen geschädigt.

Zur Erklärung sei hinzugefügt, daß man in Diagnostik und Therapeutik damals mit denselben, nämlich von der Crookesschen abgeleiteten, Röhren arbeitete; man hatte festgestellt, daß der Effekt vom Alter der Röhre und ihrem Erhitzungsgrad abhing; zu Beginn war die Röhre weich, und ihre Strahlung hatte weniger Durchdringungsvermögen als nach einiger Zeit, wenn sie sich verhärtete.

In dieser Zeit wurden viele Verbesserungen vollbracht; sie betrafen sowohl die Röhren als auch die Generatoren, bei denen es sich praktisch um Funkeninduktoren und Elektrisiermaschinen mit mehreren Scheiben handelte, bis dann der städtische Kraftwerkstrom aufkam, den Villard ab 1900 den Induktoren angepaßt hatte. Die Röhren wurden nun regulierbar; man wußte das Vakuum, d. h. also ihre Härte, nach Wunsch einzustellen und eine konstante Strahlung zu erzeugen (Villards »Osmoregulator« war der erste seiner Art); unbedingt mußte man jedoch auch die Strahlenmenge und -härte messen können. Die zahlreichen Meßgeräte, die einem erfinderischen Geist entsprangen, sollen hier nicht alle beschrieben werden. Erwähnt seien: der »Radiochromometer« von Benoist — ein Gerät, mit dem man die Strahlenhärte jedes beliebigen Sendegeräts messen kann –, das bis zum Ersten Weltkrieg benutzt wurde; der bis ca. 1940 verwendete »Spintermeter« von Antoine Béclère, der die Strahlungshärte einer Röhre anhand der Länge des Funkens mißt, der zwischen den zwei Spitzen aufblitzt; es handelt sich um den in Zentimeter gemessenen sogenannten »Äquivalentfunken«; der »Radiometer« von Sabouraud und Noiré, mit dem die Strahlendosis, die von der Haut empfangen wird, durch den Farbwechsel einer Platinzyanürpastille angezeigt wird.

Die Radiologie expandierte nun beträchtlich; ihre Indikationen mehrten sich im gleichen Maße, wie man in der Histologie vorankam; die Methoden wurden immer präziser und wissenschaftlicher. Obwohl die Hautkrankheiten auch heute noch den Schwerpunkt der Indikationen bilden, überrascht doch, daß in Belots Traktat *La radiothérapie, son application aux affextions cutanées* (»Die Radiotherapie und ihre Anwendung auf die Hautkrankheiten«), erschienen 1904 und im folgenden Jahr neu aufgelegt, nicht weniger als sechsundfünfzig solcher Leiden aufgeführt sind.

Auf seiner Liste finden wir neben Lungentuberkulose, über deren Heilungsmöglichkeiten durch die Radiotherapie man sich im übrigen falsche Hoffnungen gemacht hatte, Elephantiasis, Syphilis und Epilepsie (!), aber auch bereits Brustkrebs, Leukämie und Lymphosarkom angegeben. Hier wird wieder einmal deutlich, mit wieviel Begeisterung und Hoffnung man den wundersamen Strahlen gegenüberstand.

*Abbildung 2429 (gegenüber)
Tafel aus dem Werk* Action des rayons X sur la glande génitale mâle *(Wirkung der X-Strahlen auf die männliche Keimdrüse) von J. Bergonié und L. Tribondeau, 1906.
(Paris, Nationalbibliothek)
Bild I zeigt ein unbestrahltes, normal fruchtbares Keimepithel im Stadium der Spermienausstoßung. Bilder II–VI: Die von den Röntgenstrahlen abgetöteten Samenzellstämme werden ausgeschieden.*

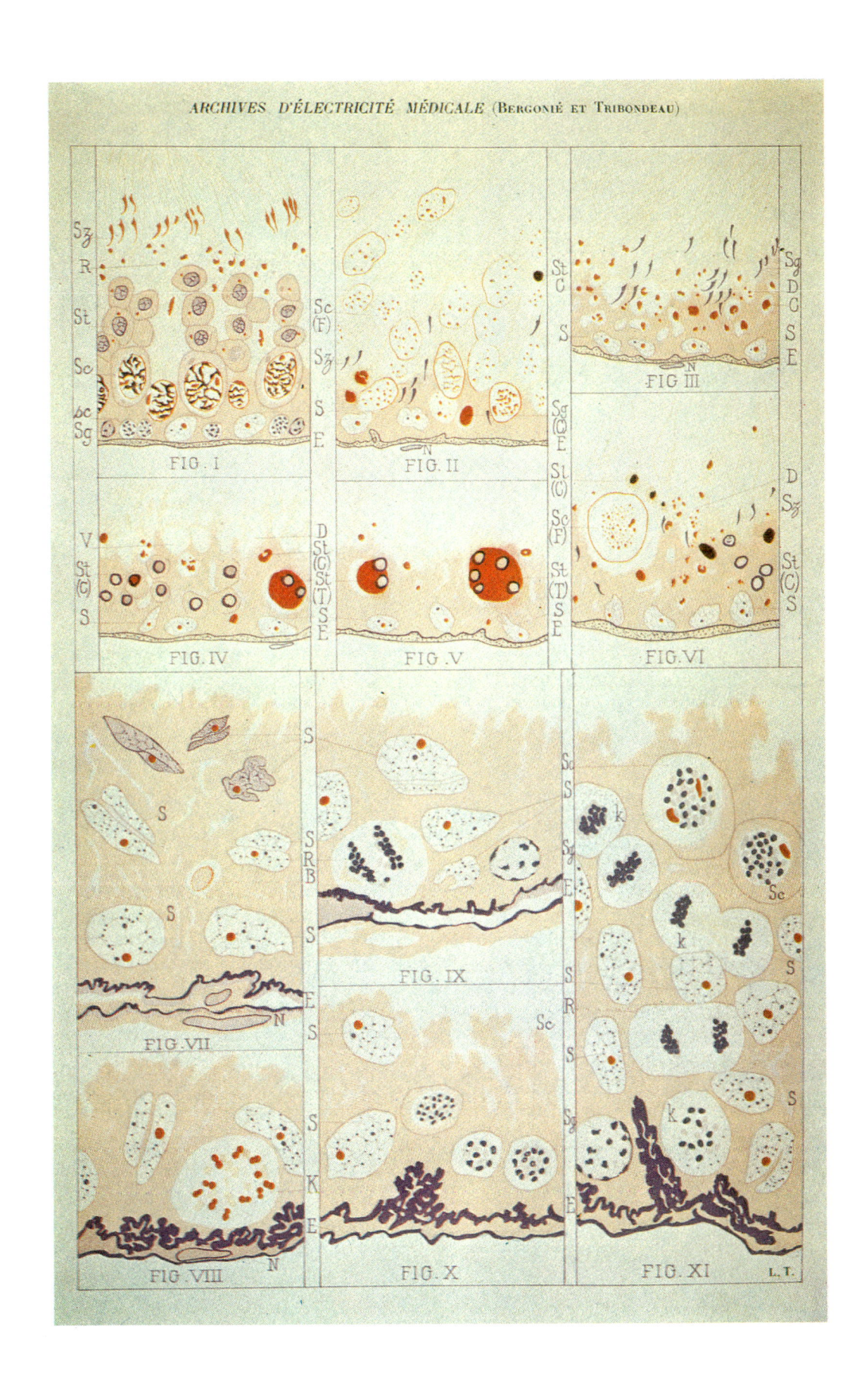

ARCHIVES D'ÉLECTRICITÉ MÉDICALE (Bergonié et Tribondeau)

*Abbildung 2430
Anlage für Röntgenoberflächen- und -halbtiefentherapie, mit Induktionsspule, Quecksilberschalter und Vakuumröhre. 1908. Behandelt wird eine Zervikaladenopathie.
(Aufnahme des Autors)*

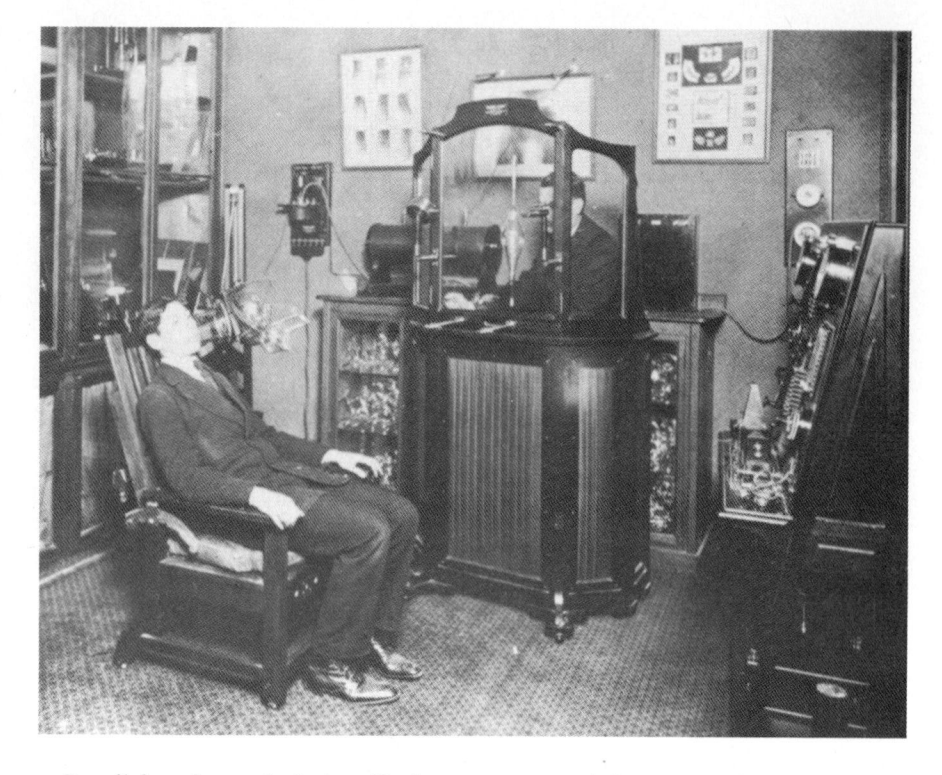

*Abbildung 2431 (unten)
Draults tragbare Elektrisiermaschine; eine solche nahm Dr. Antoine Béclère in der Pferdedroschke mit auf Hausbesuche, um seine Patienten zu röntgen. 1898.
(Paris, Musée du centre Antoine Béclère)*

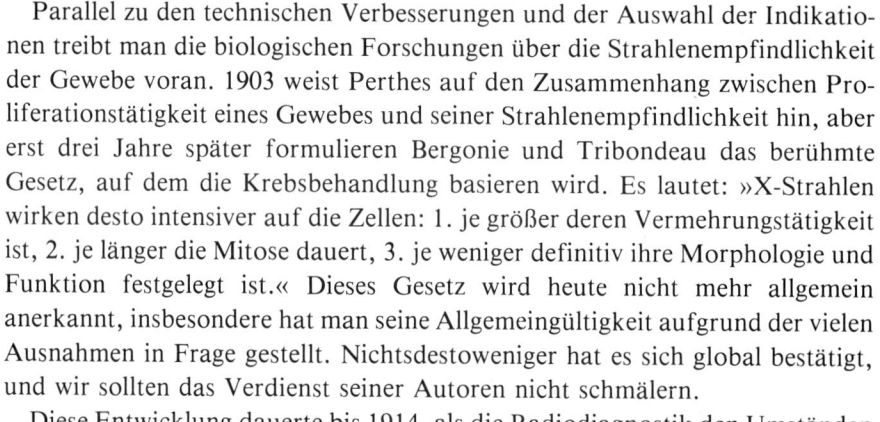

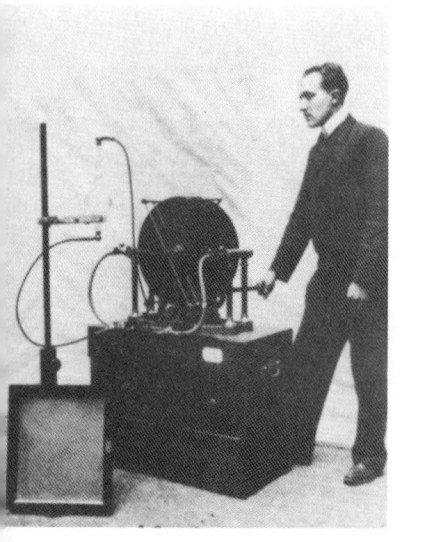

Parallel zu den technischen Verbesserungen und der Auswahl der Indikationen treibt man die biologischen Forschungen über die Strahlenempfindlichkeit der Gewebe voran. 1903 weist Perthes auf den Zusammenhang zwischen Proliferationstätigkeit eines Gewebes und seiner Strahlenempfindlichkeit hin, aber erst drei Jahre später formulieren Bergonie und Tribondeau das berühmte Gesetz, auf dem die Krebsbehandlung basieren wird. Es lautet: »X-Strahlen wirken desto intensiver auf die Zellen: 1. je größer deren Vermehrungstätigkeit ist, 2. je länger die Mitose dauert, 3. je weniger definitiv ihre Morphologie und Funktion festgelegt ist.« Dieses Gesetz wird heute nicht mehr allgemein anerkannt, insbesondere hat man seine Allgemeingültigkeit aufgrund der vielen Ausnahmen in Frage gestellt. Nichtsdestoweniger hat es sich global bestätigt, und wir sollten das Verdienst seiner Autoren nicht schmälern.

Diese Entwicklung dauerte bis 1914, als die Radiodiagnostik den Umständen entsprechend den Vorrang bekam. Gleichwohl hat Antoine Béclère in dieser Periode die Fibrombehandlung etabliert (was ist davon noch übriggeblieben?), die hohe Empfindlichkeit der Testikeltumoren entdeckt und einen Hypophysentumor endgültig geheilt. Delherm hat Fälle von Syringomyelie und Leiden des Nervensystems (Ischias z. B.) behandelt; Albers-Schoenberg hat die gynäkologische Röntgentherapie entwickelt. Doch ihre Vorherrschaft hat die Röntgentherapie verloren, denn inzwischen ist die natürliche Radioaktivität entdeckt worden; mit der Radiumtherapie beginnt von neuem ein phantastisches Abenteuer.

Das Radium und die radioaktiven Substanzen

Die Umstände, die bei der Entdeckung der Radioaktivität durch Henri Becquerel (1852—1908) im Jahre 1896 eine wesentliche Rolle spielten, sind für die weitere Entwicklung der wissenschaftlichen Forschung zu wichtig, um hier nur in geraffter Form in Erinnerung gerufen zu werden: Im Laufe des Jahres 1896, kurz nach Röntgens erster Mitteilung über seine Entdeckung der

X-Strahlen, kam Henri Poincaré die Idee, diese Strahlen müßten von der Fluoreszenz in der Röhre herrühren, die durch den Aufprall der Kathodenstrahlen auf die Glaswand zustande käme. Um diese scharfsinnige, aber falsche Hypothese nachzuprüfen, setzte Henri Becquerel fluoreszierende Uransulfatkristalle, die er auf eine mit schwarzem Papier umhüllte photographische Platte gelegt hatte, dem Sonnenlicht aus. Entsprechend Poincarés Annahme glaubte er nämlich, daß die so erregten Uransulfatkristalle X-Strahlen aussenden würden und ihr Bild nach dem Entwickeln auf der Platte erscheinen müsse.

Die Vorbereitungen zu seinem Experiment traf er im Winter 1896, aber die Sonne wollte sich nicht zeigen, so daß er seine Geräte schließlich im Dunkel einer Schublade liegen ließ. Nach mehreren Tagen kam die Sonne endlich hervor, und Henri Becquerel wollte als exakter Wissenschaftler zunächst einmal die Platte als Vergleichsobjekt begutachten, bevor er eine neue in die Sonne legte. Zu seinem größten Erstaunen war die mit Uransulfatkristallen bedeckte Platte, die doch im Dunkel des Schubfachs gelegen hatte, belichtet. Er schloß daraus, daß die Urankristalle spontan und ohne jegliche Anregung, sei es durch Hitze oder Sonnenlicht, Strahlen aussandten, die lichtundurchlässige Körper durchdringen und photographische Platten belichten konnten. Mit anderen Worten erwies sich das Uran als »radioaktiv«, wie es später Marie Curie ausdrückte (Quelle: Robert Coliez, *Electroradiothérapie,* Masson 1951).

Henri Becquerels sechs Vorträge vor der Académie des sciences (vom 24. Februar bis 18. Mai 1896) waren von großer Bedeutung für die Wissenschaft; nicht eine plötzliche Erleuchtung, sondern geduldiges Vorantasten war es, das ihn zur Entdeckung der Radioaktivität geführt hatte. Später präzisierte der Wissenschaftler die Eigenschaften der Strahlung; seine Arbeiten verliefen parallel zu jenen Pierre und Marie Curies über die Radioaktivität des Urans, wodurch diese zur Entdeckung des Poloniums und dann auch des Radiums (im Dezember 1898) gelangten.

Vergegenwärtigen wir uns noch einmal die drei Arten der Strahlen, die das Radium aussendet:

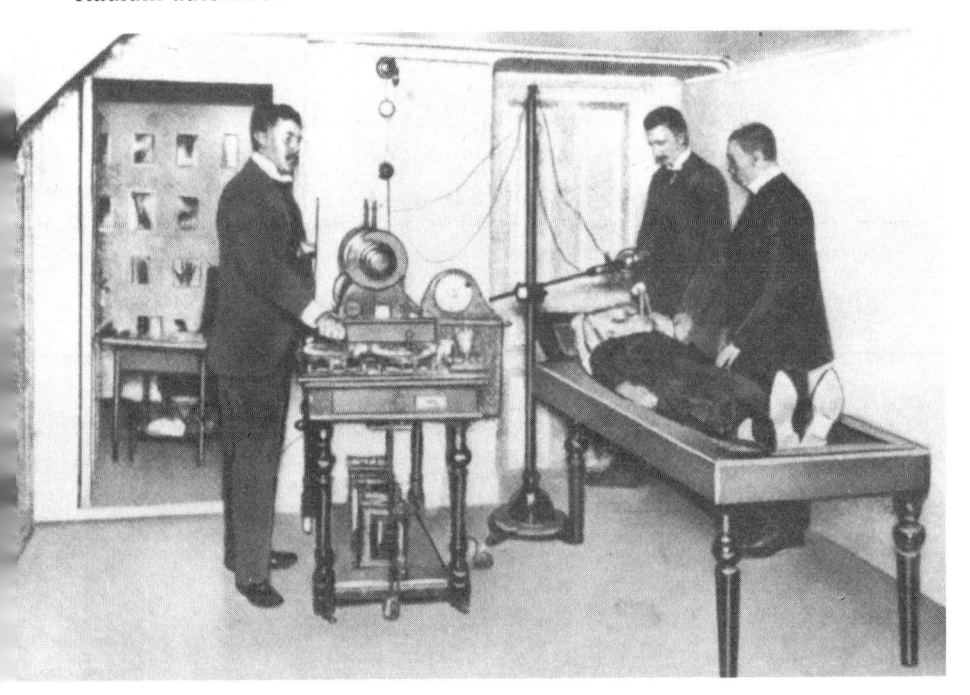

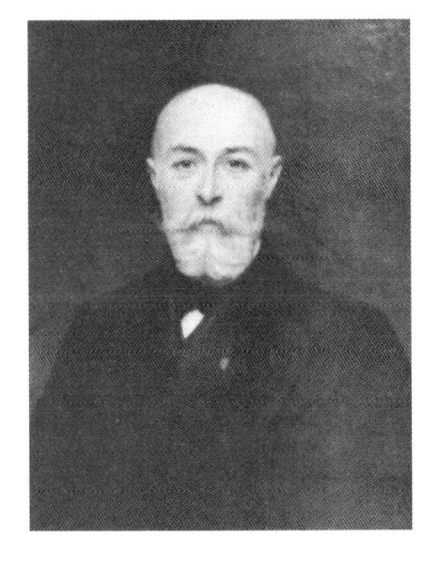

Abbildung 2432
Henri Becquerel *(1852—1908), Gemälde von Gabriel Ferrier, 1904.*
(Aufnahme des Autors)

Abbildung 2433
Dr. Thor Stenbeck im Röntgeninstitut, 1896. In diesem Raum wurde 1899 zum ersten Mal ein Hautkrebs mit X-Strahlen behandelt. Stenbeck steht am Tisch, Gösta Forssell zu Häupten des Patienten.
(Paris, Musée du centre Antoine Béclère)

Abbildung 2434
Verschiedene Mineralien, die Marie Curie für Experimente dienten: Carnotit (gelb), Lepidolith (rosa), Curit (im Röhrchen) und Steinsalz (grau).
(Paris, Institut du Radium)

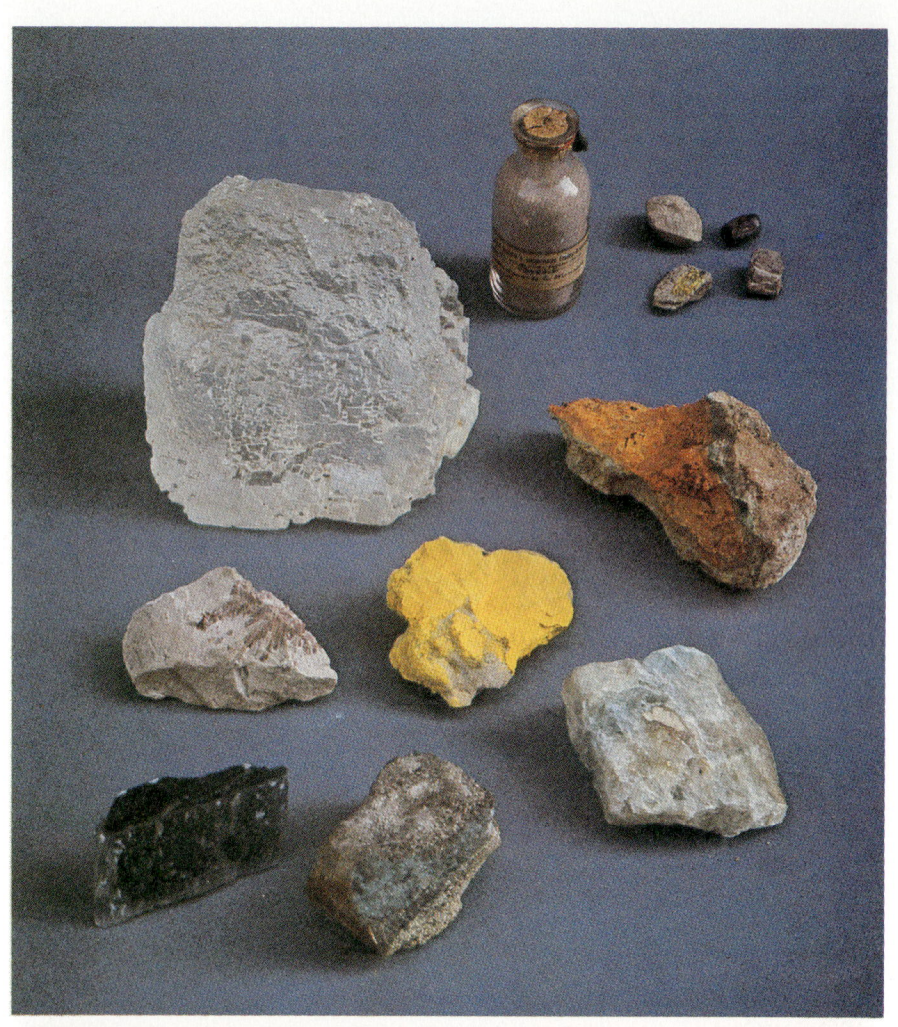

Abbildung 2435
Ionisationskammer, die Marie Curie um 1897 mit einfachen Mitteln baute.
(Paris, Ecole de physique)

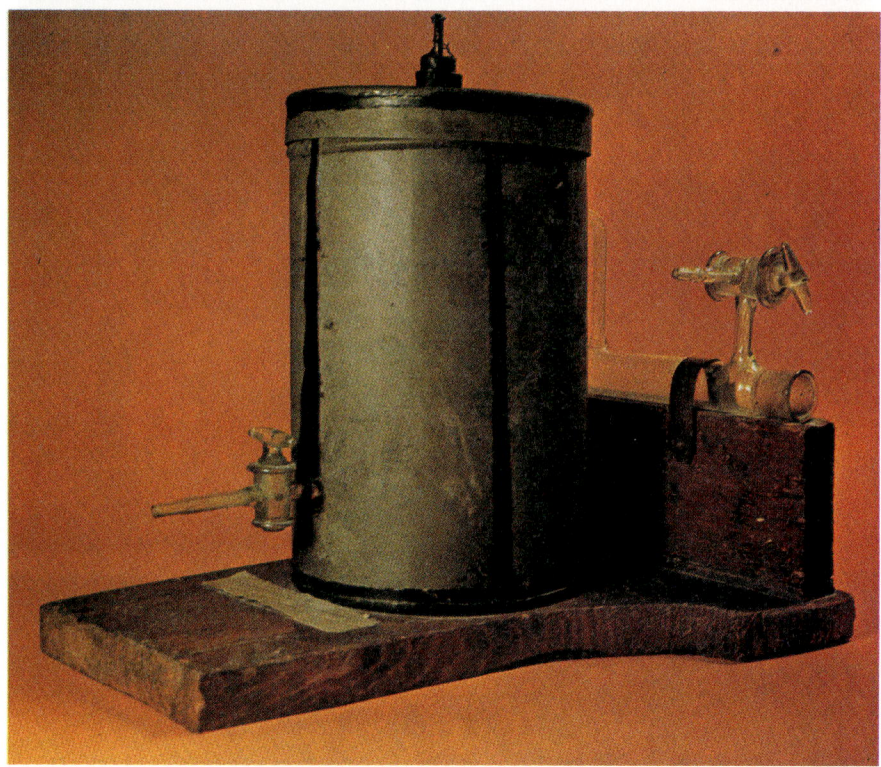

— α-Strahlen, Heliumkerne mit sehr schwacher Durchdringungskraft,
— β-Strahlen, bereits tiefer eindringende Elektronen
— und γ-Strahlen, elektromagnetische Wellen von der Art der X-Strahlen, aber mit sehr viel kürzerer Wellenlänge.

Nur die beiden letztgenannten werden in der Therapeutik angewandt.

Mit den radioaktiven Substanzen verhielt es sich wie mit den X-Strahlen: ein Unfall enthüllte ihre biologische Wirkung; sein Hergang ist durchaus erzählenswert.

Im Jahre 1899 erhielt Becquerel von den Curies ein Glasröhrchen mit einer geringen Radiummenge; aus Furcht, es zu verlieren, wagte er nicht, sich von ihm zu trennen, und so trug er es in seiner Brusttasche mit sich herum. Nach einigen Tagen fühlte er ein Jucken, und es bildete sich eine richtige Brandwunde. Pierre Curie wiederholte den Versuch und sah nun seinerseits im Kontaktbereich des Röhrchens eine Rötung erscheinen, die sich zu einer langwierig auszuheilenden Verbrennung entwickelte.

Die Kunde von diesen Hautverbrennungen bildete den Ausgangspunkt für zahlreiche experimentelle Arbeiten, die besonders schnell Resultate zeitigten.

Die Radiumtherapie entstand in Frankreich; 1901 behandelte Danlos, Arzt am Hôpital Saint Louis in Paris, Lupus (Haut-Tbc) mit ein wenig Radium, das ihm Pierre und Marie Curie anvertraut hatten. Erst ab 1904/05 jedoch wurden zahlreiche Heilungen von Hautepitheliomen — im allgemeinen waren es kleine Spinaliome — gemeldet.

Als Pioniere dieser Therapie betätigten sich in Frankreich Danlos, Wickham und Degrais; in den Vereinigten Staaten Williams und Morton; in Deutschland Lassar und Blaschko sowie mehrere andere Wissenschaftler.

Die Anwendungsgeräte bestanden damals aus Glasröhren, die ein Radiumsalz enthielten (Radiumbromid oder -sulfat); in Frankreich benutzte man auch Apparaturen, die mit Salzbeschichtungen arbeiteten: das Radiumsalz wurde dabei mit Hilfe eines Speziallacks auf eine Leinwand oder einen metallischen Träger geklebt.

In Frankreich machte sich Dominici an die Erstellung einer therapeutischen Anwendungsmethode, die, wie er sich ausdrückte, mit »ultraharter« Strahlung arbeitete, nämlich mit Gammastrahlen. Zwischen Haut und Bestrahlungsgerät setzte er eine Bleiplatte, außerdem schirmte er die Sekundärstrahlung des Bleis mit Papier ab. Die Anwendungsgeräte verbesserte er geduldig, indem er das Radiumsalz in winzige Metallzylinder und anschließend in Nadeln einschloß; auf diese Weise wirkte das Metall nun als Filter, der die weiche Strahlung zurückhielt.

Wie es scheint, wurde die erste direkte Spickung eines Tumors 1905 von Abbe, New York, durchgeführt. Die Gewebsspickungen mehrten sich, und 1915 wandte William Duane, ein ehemaliger Assistent Pierre Curies, in den USA das Radon an, das erste Zerfallsprodukt des Radiums, ein ungenau als »Radiumemanation« bezeichnetes Edelgas mit radioaktiven Eigenschaften, aber einer viel kürzeren Halbwertszeit als der des Radiums (3,82 Tage); die Radiumemanation kam für Applikationen innerhalb der Gewebe als Kleinelemente (engl. auch »seeds« genannt) zur Anwendung. Man hat diese Methode inzwischen allerdings aufgegeben.

Schon bald wußte man auch die Stärke einer Radiumquelle zu beurteilen. Man benutzte nämlich Elektroskope und Elektrometer, entsprechend den besonderen Eigenschaften der Strahlung, Gase zu ionisieren. Diese werden

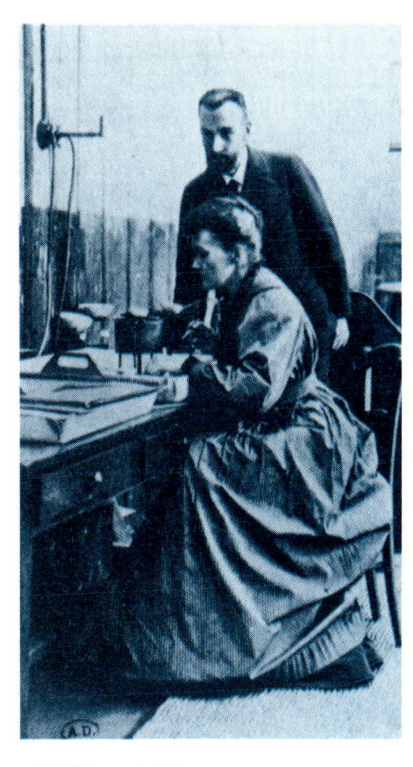

Abbildung 2436
Pierre und Marie Curie in ihrem Laboratorium.
(Paris, Bibl. des Arts décoratifs)

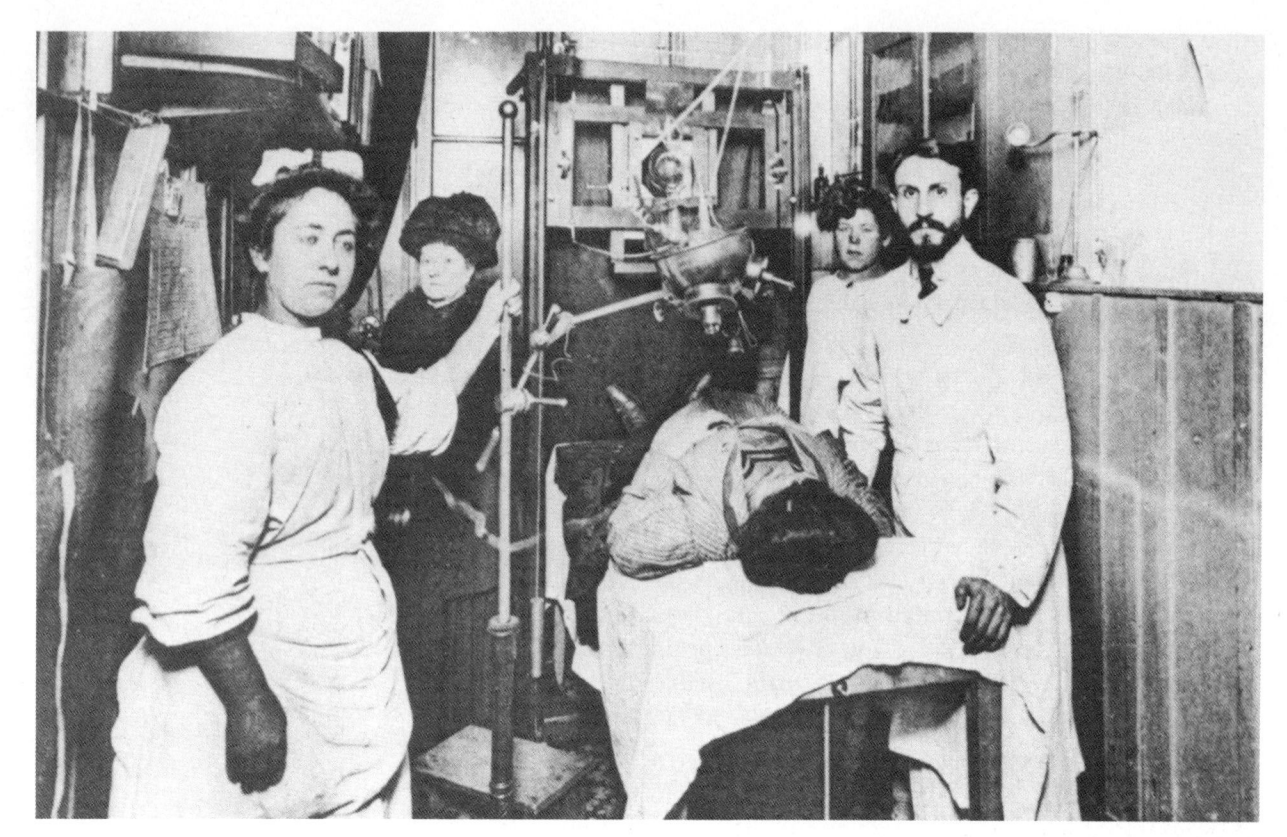

Abbildung 2437
Bei den Vorbereitungen zu einer Röntgenstrahlenbehandlung im Hôpital Broca um 1910. (Paris, Photothèque de l'Assistance publique)

dadurch leitfähig und können elektrisch geladene Teilchen entladen. Dennoch lernte man die vom Gewebe aufgenommene Strahlendosis erst ungefähr zwanzig Jahre später genau zu messen. In diesem Moment begann auch erst die wissenschaftliche Karriere der Radiumspickung zu therapeutischen Zwecken. Indes besteht auch heute noch die nun einmal angenommene Gewohnheit, nur die ausgesandte Dosis einer Radioaktivitätsquelle zu berücksichtigen; insbesondere gilt dies für bestimmte Applikationen in Körperhohlräumen oder Geweben, denn dort wird im Gegensatz zur Oberflächenbehandlung die gesamte Energie aufgewendet, und so kommt es, daß die Dosierung in Milligramm/Stunde oder zerfallenen Curie-Einheiten angegeben wird.

Die fehlende präzise Dosimetrie hinderte jedoch keinesfalls die Verbreitung des Radiums und seiner Derivate. Außer den entsprechenden Stationen in Krankenhäusern oder Privatkliniken entstanden spezialisierte Institute, denen ein großes Renommee beschieden sein sollte. Das Radiumhemmet von Stockholm wird 1910 gegründet; das Pariser Institut de radium, dessen Gründung 1909 beschlossen wurde, wird seine Pforten allerdings erst nach dem Ersten Weltkrieg öffnen; als Leiter wirkt dort Regaud, der seinen Stab während des Krieges zusammengestellt hat (er besteht u. a. aus Coutard, Pierquin usw.).

Das Goldene Zeitalter der Radiotherapie

Das Goldene Zeitalter der Radiotherapie aber beginnt in Wahrheit erst unmittelbar nach dem Ersten Weltkrieg; nicht nur die Röntgentherapie der nicht zum Krebs zu zählenden Leiden, sondern auch ihre Kombination mit dem Radium entwickeln sich dahingehend, daß die Krebsbehandlung in völlig neue Bahnen geleitet wird.

Perfektionierte Meßgeräte ermöglichen es nun, die von der Haut absorbierte Dosis zu kennen: Seit 1920/1921 stehen Szilards »Ionoquantimeter« sowie die

»Ionometer« Friedrichs und Salomons einer präzisen Röntgentherapie zur Verfügung, und die Dosiseinheit heißt »R« (zu Ehren Röntgens).

In derselben Epoche war man sich auch schon der Notwendigkeit bewußt, die Radium-Tiefendosis zu kennen. Zunächst bestand nämlich das Problem, Ionisationskammern von sehr geringer Größe zu bauen, was Mallet dann 1923 gelang. Dagegen waren es Friedrich und Glasser in Deutschland, die 1920 auf die Idee von den Isodosenkurven kamen; diese verwirklichten Coliez und Mallet 1923 präzise.

Seither wurden an den Röntgentherapiegeräten sowohl die Generatoren als auch die Röhren verbessert.

Die sehr zahlreichen Anwendungsgebiete sind abgeklärt und präzisiert worden; die Röntgenoberflächenbestrahlung erzielt auf dem Gebiet der Hautkrankheiten (Belot in Paris) bemerkenswerte Erfolge; die Anwendungsmöglichkeiten für die Röntgenhalbtiefentherapie mehren sich: hinzu kommen rheumatische Krankheiten, Nervenleiden und entzündliche Affektionen, mit einem

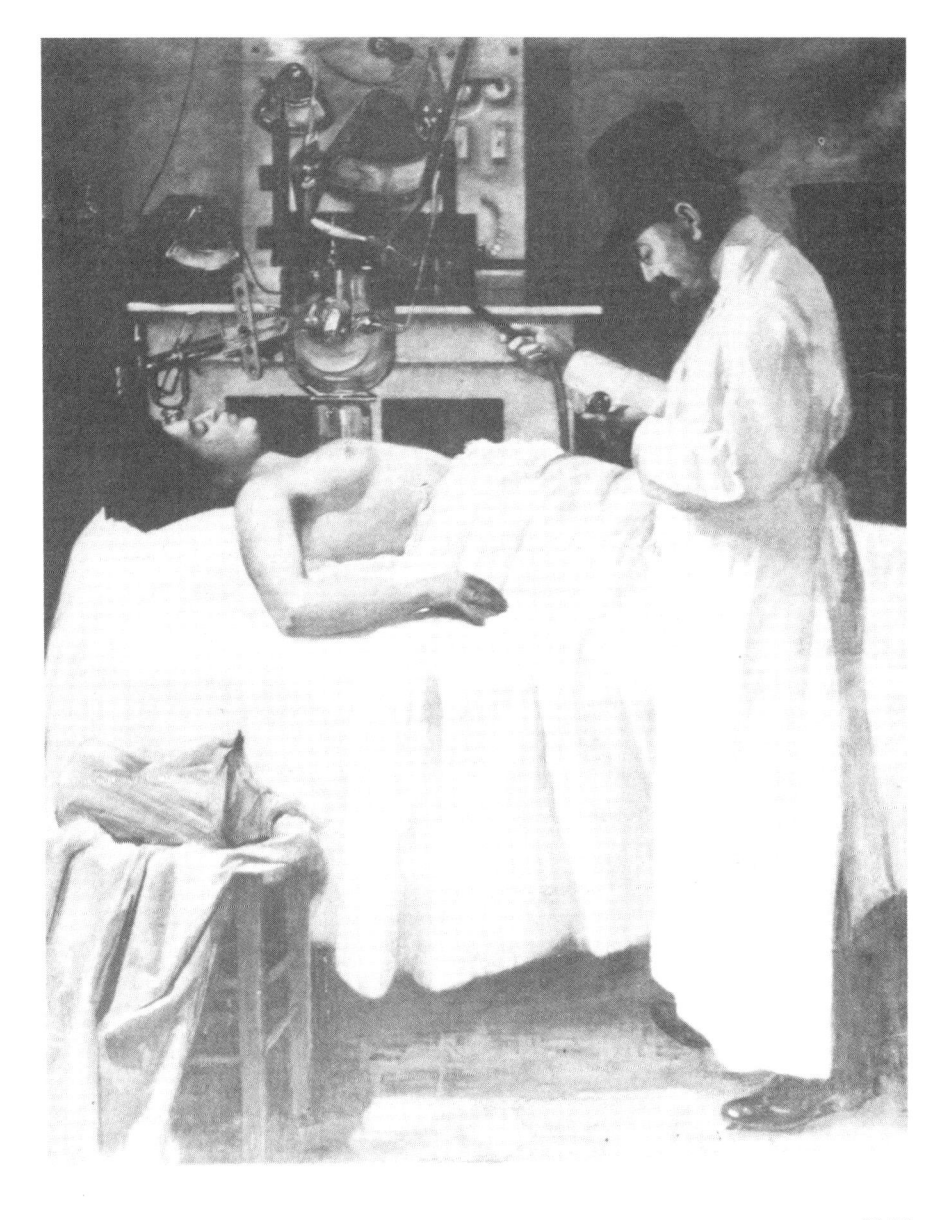

Abbildung 2438
Premier Essai du traitement du cancer par le dr. Chicotot *(Erster Krebsbehandlungsversuch des Dr. Chicotot). Selbstbildnis aus dem Jahre 1908. (Paris, Photothèque de l'Assistance publique)*
Dr. Chicotot hat sich dargestellt, wie er gerade die Belichtungszeit für die Röntgenbestrahlung einstellt und die gläserne Schutzhaube der Crookesschen Röhren mit dem Brenner erhitzt. Der elektrische Strom wird mit dem Arsonvalschen Transformator auf dem Kaminsims umgeformt.

Abbildung 2439 (gegenüber, links) Niels Bohr (1885—1962), Nobelpreis für Physik 1922. Mosaik von Einar Nielsen, 1930. (Dänemark, Gewölbe des Königlichen Theaters in Kopenhagen)

Abbildung 2440 (gegenüber, rechts) Antoine Béclère en 1929. Aquarell von Frau Bonnet-Walther (im Besitz von Antoinette Béclère). Antoine Béclère, der Begründer der französischen Radiologie, spielte sowohl in der Radiodiagnostik als auch in der Radiotherapie eine wichtige Rolle. Wir verdanken ihm u. a. die Schaffung des ersten Röntgentherapielabors im Krankenhaus, nämlich dem Hôpital Saint-Antoine, 1902. Im Jahre 1903 behandelte er Brustkrebs, Sarkome, Lymphadenie und Leukämie mit den X-Strahlen, 1908 einen Hypophysentumor, der endgültig ausheilte.

ansehnlichen Erfolg auch beim Oberlippenfurunkel, bei dem von einer erschreckenden Prognose ab nun nicht mehr die Rede sein kann (1930). Mit der Röntgentiefenbestrahlungstherapie wagt man sich an Krebs und bösartige Blutkrankheiten; entweder setzt man sie allein ein, oder unterstützt von der Radiumspickung. Bisher unheilbare Geschwülste werden erfolgreich behandelt, insbesondere jene an den oberen Atmungs- und Verdauungswegen (hervor tut sich auf diesem Gebiet z. B. Coutard von der Fondation Curie; bald wird er eine Berufung nach den USA bekommen); Gilbert, Genf, veröffentlicht 1923 seine Erfahrungen mit der Behandlung der Hodgkinschen Krankheit. Gebärmutterhalskrebs bekämpft und behandelt man erfolgreich nach der sogenannten »Pariser Methode« (d. i. eine Spickmethode), die man bald mit der Röntgentherapie kombiniert. Schon knapp vor dem Zweiten Weltkrieg gehört dieser Krebs nicht mehr zu den chirurgischen Krankheiten; in der französischen Akademie für Medizin kommt es zu scharfen Auseinandersetzungen zwischen Chirurgen der alten und neuen Schule. Dabei kommt es zu einer ausfälligen Konfrontation zweier Meisterchirurgen, von denen einer seinen Kollegen »Totengräber der Chirurgie« tituliert, während der andere antwortet, ihm sei diese Bezeichnung für sein Teil angenehmer als jene eines »Totengräbers schlechthin« (!).

Die perfektionierten und sehr handlich gewordenen Röntgentherapiegeräte haben weite Verbreitung gefunden; die Radiologen praktizieren gleichzeitig Radiodiagnostik und Röntgentherapie. Neben den meist polyvalenten Krankenhauseinrichtungen entstehen spezialisierte Institute, nämlich die Krebszentren in den Großstädten. Den Pariser Hospitälern sind vier solcher Einrichtungen angegliedert, hinzu kommen die privaten, wie z. B. die Fondation Curie mit ihrer weltweiten Ausstrahlung und das Institut du cancer, das zu Ehren seines Begründers in Institut Gustave Roussy umbenannt werden wird.

Auch die Großstädte Frankreichs und Europas rüsten sich aus; die noch nicht so weit entwickelten Vereinigten Staaten importieren einige Fachleute (u. a. Coutard) und profitieren von den rassistischen Verfolgungen, indem sie fähige Emigranten aufnehmen. Die Radiotherapie ist nun auf einem Höhepunkt angekommen. Doch am Horizont steigen schon die ersten Wolken empor: bald wird sie völlig umgestaltet sein. Die inzwischen erzielten Fortschritte auf dem Gebiet der Physik und der Chemie werden nämlich einerseits die Anzeigen für die Bestrahlungen einschränken und diese andererseits auf einen technisch so ausgefeilten Stand bringen, daß sie praktisch nur noch der Krebsbehandlung vorbehalten bleiben.

In der glorreichen Epoche der Radiotherapie beschäftigten sich viele Physiker und Chemiker mit der Frage, wie man natürliche radioaktive Substanzen als Markierer benutzen könne. Es handelt sich um Moleküle, deren Werdegang im Organismus man aufgrund ihrer Radioaktivität mit Zählern verfolgen kann.

Die künstliche Radioaktivität

1933 entdeckten Frédéric und Irène Joliot-Curie, als sie eine Zielscheibe aus Aluminium mit den α-Strahlen des Poloniums beschossen, die künstliche Radioaktivität. Das beschossene Metall bildete ein radioaktives Atom, den radioaktiven Phosphor. Obschon Rutherford 1919 die erste Umwandlung gelungen war, indem er Stickstoffgas mit den α-Strahlen des Radium C beschoß, erschien nun zum erstenmal ein bisher unbekannter Stoff — ein Stoff, der unbeständig war, aber Radioaktivität aussandte, während er zerfiel. Hierin liegt die ganze Bedeutung dieser Entdeckung; sie bildete den Ausgangspunkt für wichtige Arbeiten, die zur Kenntnis neuer radioaktiver Substanzen führten. In den krisenreichen Vorkriegsjahren wurden diese Forschungen von den großen Ländern tatkräftig unterstützt, weil man sich die Entwicklung noch nie dagewesener Waffen erhoffte.

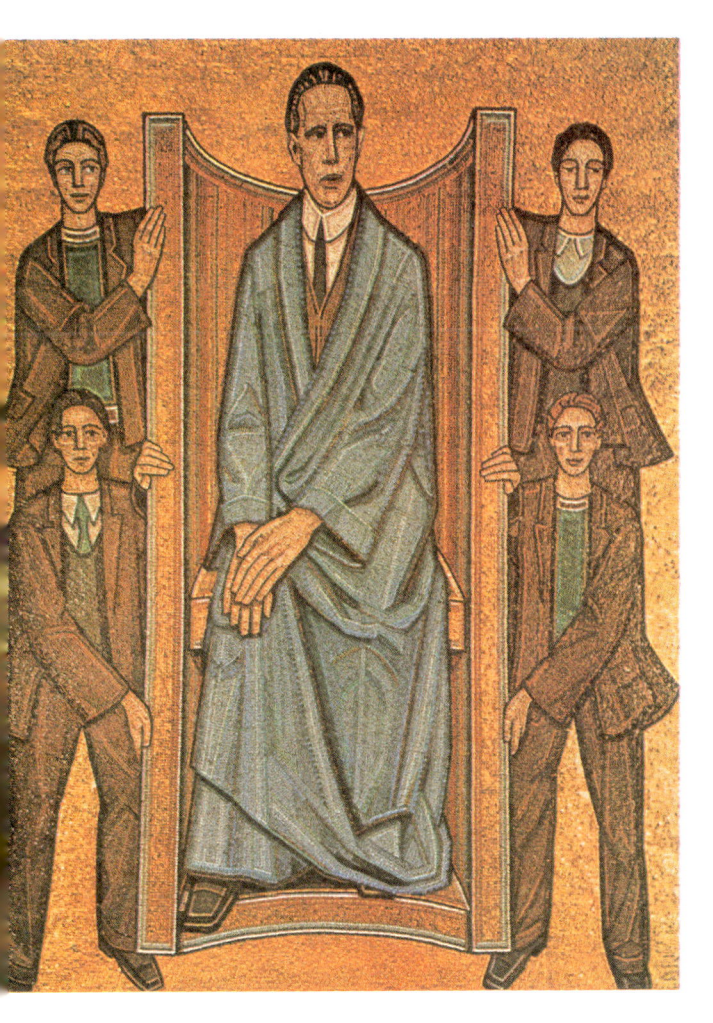

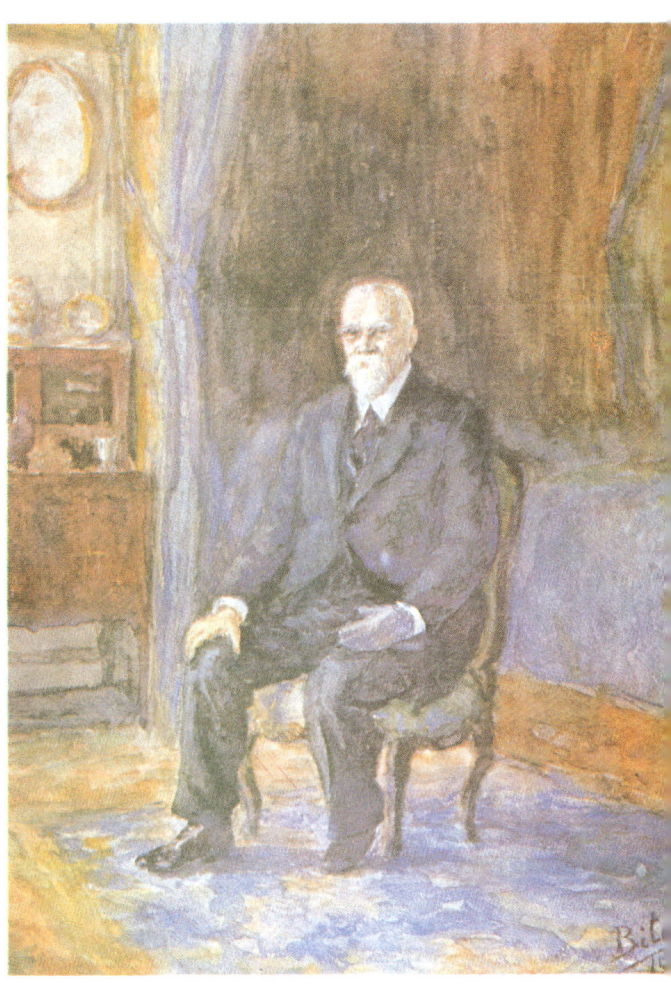

Als der italienische Physiker Fermi mit seinem Mitarbeiterstab systematisch alle Elemente — eines nach dem anderen — mit Neutronen beschoß, gelang ihm 1934 die Spaltung des Uranatoms. Nur glaubte er, lediglich ein neues Element entdeckt zu haben; erst der Deutsche Otto Hahn, der skeptisch blieb und die Experimente wiederholte, machte 1938 die wahren Umstände bei der »Spaltung« des Urankerns publik. Mehrere europäische Physiker beschlossen, Roosevelt davon zu informieren; dazu kam es dann auch tatsächlich durch die Vermittlung von Albert Einstein.

Niels Bohr begab sich 1939 in die Vereinigten Staaten, wo er Fermi traf, der zum Emigrieren gezwungen worden war, weil er sich geweigert hatte, bei der Entgegennahme seines Nobelpreises 1938 die Faschistenuniform anzulegen. Die beiden Gelehrten rechneten nach, daß die bei der Uranspaltung freigesetzte gewaltige Energie während jeder der nachfolgenden Kettenreaktionen noch anwächst. Roosevelt schuf daher eine besondere Einrichtung, aus der unter der Leitung von General Groves und Fermi die *Atomic Energy Commission* werden sollte. Sie nahm unter ihrer Führung beachtliche Ausmaße an; es waren dort jene Forscher angestellt, z. B. auch Oppenheimer, welche die erste Atombombe bauten. Der geniale Proskribierte hatte damit seiner Wahlheimat das Mittel in die Hand gegeben, den nicht enden wollenden Krieg zum Abschluß zu bringen. War die Atombombe das spektakulärste Resultat dieser Forschungen, so profitierte doch die Medizin sehr ausgiebig davon, indem sie bestimmte radioaktive Substanzen, Produkte des atemberaubenden Wettlaufs nach der Wunderwaffe, für sich nutzte.

Der Radiologie kamen diese neu entdeckten Stoffe gleich zweifach zugute, nämlich für Diagnostik und Therapeutik.

In der Diagnostik geht es dabei um die neuen Indikatoren auf der Basis von radioaktiv gemachten Molekülen, die durch eine viel kürzere Lebensdauer bedeutend ungefährlicher als die natürlichen Radioaktivitätsquellen sind.

In der Therapeutik benutzt man radioaktive Elemente, die bei ihrem Zerfall Gammastrahlen aussenden; ihre Wirkung ist daher ähnlich jener der ionisierenden Bestrahlung, die bereits in unserer historischen Abhandlung besprochen wurde. Die radioaktiven Elemente werden wegen ihrer kurzen Lebensdauer und ihrer elektiven Ansammlung in bestimmten Organen angewandt, vorzugsweise bei Tumoren, die solche Isotope maximal fixieren. Die am häufigsten benutzten Isotope sind der Radiophosphor für Blutkrankheiten und das Radiojod für Schilddrüsenerkrankungen. Diese sehr wichtigen Anwendungsgebiete sind zum Teil von der beachtlichen Entwicklung der Fernbestrahlung mit radioaktiven Cäsium- und Kobaltisotopen in den Schatten gestellt worden. Auch die Idee zu diesem Verfahren war nicht neu, denn schon 1920 hatte man (z. B. Sydney Russ in London, Lysholm in Stockholm, Failla in den USA sowie Mallet und Coliez in Paris) ähnliche Geräte für Radium gebaut. Wegen des hohen Preises des kostbaren Metalls, das im übrigen nur in geringen Mengen zur Verfügung stand, arbeiteten diese Fernbestrahlungsgeräte mit kleinen Radiummengen, maximal einigen Gramm.

Abbildung 2441
Gerätschaften, mit denen Frédéric und Irène Joliot-Curie die künstliche Radioaktivität entdeckten und künstliche Radioelemente herstellten, als erstes Radiostickstoff und Radiophosphor. Diese Arbeiten trugen ihnen 1935 den Nobelpreis ein.
(Paris, Fondation Curie, Institut du radium)

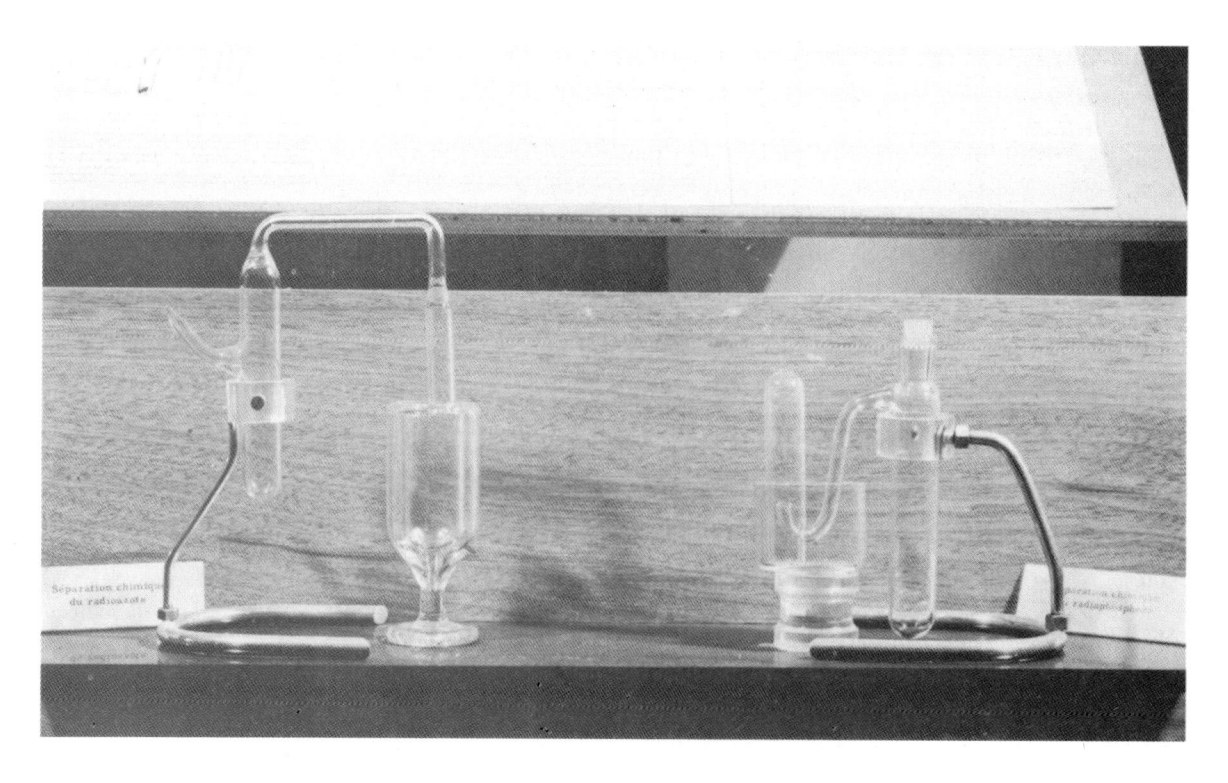

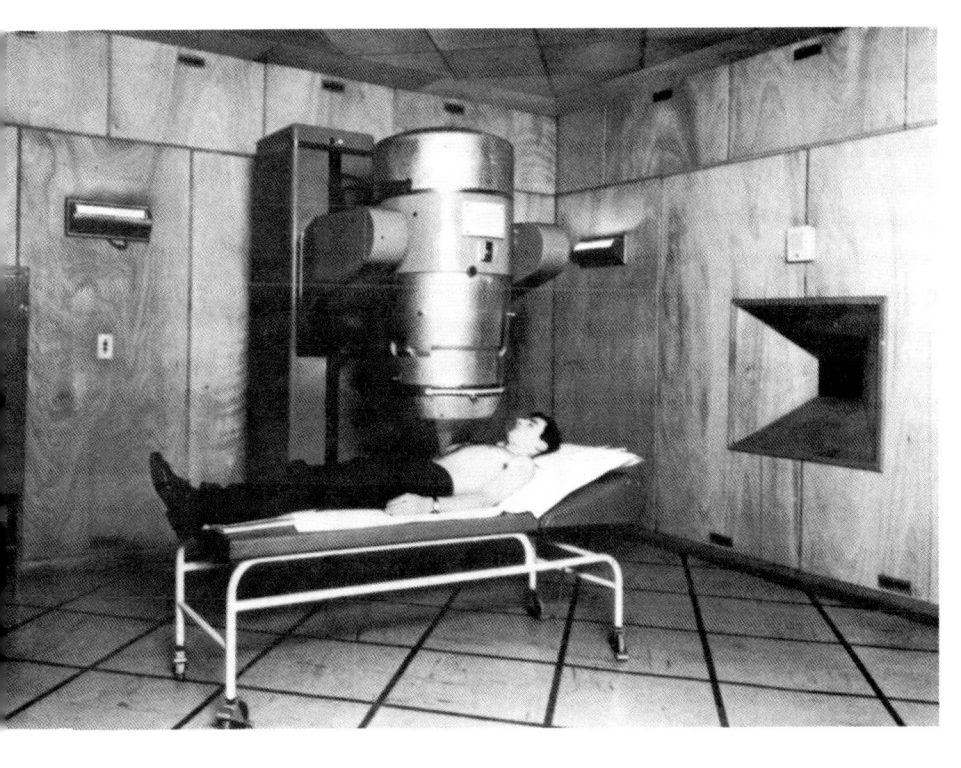

*Abbildung 2442
Erstes Modell einer Kobaltbombe, konstruiert 1954/55.
Hôpital Foch.
(Paris, Photothèque de l'Assistance publique)*

In großen Mengen konnte dann die Atomindustrie Isotope liefern, welche der Radiumstrahlung analoge Strahlen aussandten, namentlich Gammastrahlen. Das Radiokobalt (^{60}Co) wurde 1941 im Zyklotron erzeugt; seine physikalische Erforschung war 1945 abgeschlossen, vor allem kannte man nun seine Halbwertszeit, nämlich 5,3 Jahre, während jene des Radiums 1,620 Jahre und die des radioaktiven Cäsiums 27 Jahre beträgt.

Geht die Idee, ^{60}Co in der Teleradiotherapie anzuwenden, auf den Engländer J. S. Mitchell aus Cambridge zurück, so war es Grimmett, der sie als erster 1948 in Houston in die Tat umsetzte, indem er in seiner selbsterfundenen 10-g-Radiumbombe die Ladung gegen eine Radiokobaltquelle von 10 Curie auswechselte. 1950 erstellte er die Pläne des ersten Geräts für 1000 Curie (das entspricht einem Kilogramm Radium — einer damals als schier unglaublich empfundenen Aktivität). Die ersten 1000-Curie-Spender wurden in Chalk-River (Kanada) erzeugt, der einzigen Anlage mit ausreichender Leistungsfähigkeit für solch hohe Energie.

Fast gleichzeitig wandte Brucer in den USA radioaktives Cäsium (^{124}Cs) an. Da dessen Strahlung weniger hart ist, benötigt man keine so teuren Schutzvorrichtungen. Wegen seiner längeren Halbwertszeit stellte es ein weniger beschwerliches Behandlungsverfahren dar, das dennoch bei mitteltiefen Tumoren (in der Leder- oder Unterhaut) wirksam war.

Heute hat man es zum größten Teil aufgegeben, da es sich wegen verschiedener physikalischer Eigenschaften weniger präzise applizieren läßt.

Die Telekobalttherapie fand außergewöhnlichen Anklang; man konstruierte ein Gerät, das sehr tief eindringende Strahlung in einer solchen Menge produzierte, daß die Behandlung jeweils nur einige Minuten dauerte. Künftig besaß man also eine Waffe gegen tiefsitzende Krebsherde.

Die »Kobaltbomben« — denn so nennt man diese Geräte gewöhnlich — wurden zu Tausenden gebaut. Die große Hoffnung, die man in dieses Behand-

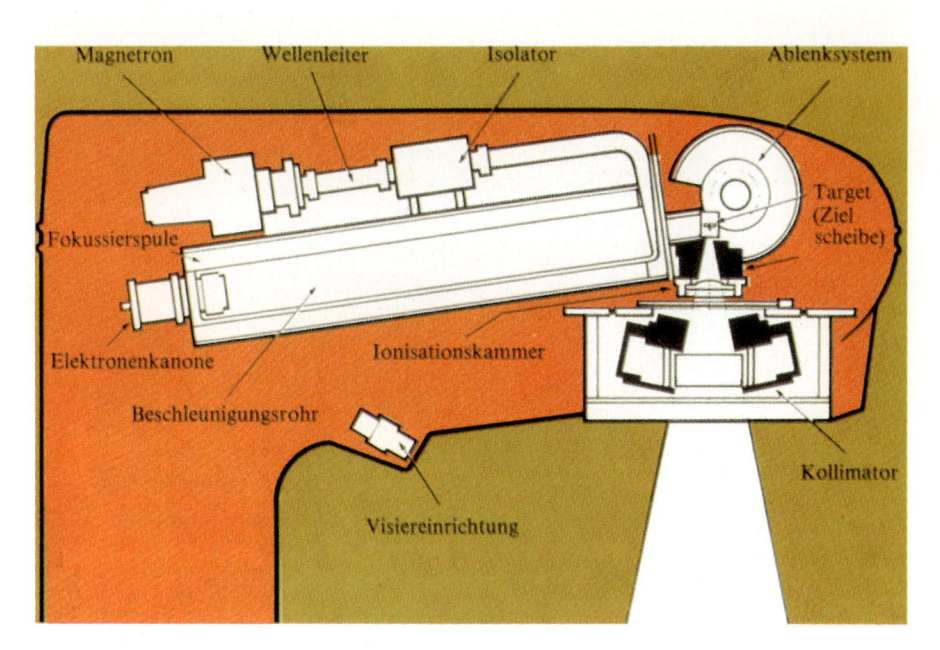

*Abbildung 2443
Betriebsschema des Teilchenbeschleunigers »Neptune 6« für radiotherapeutische Zwecke. (Photostelle der Firma Thomson C.S.F.)*

lungsverfahren setzte, wirkte sich fatal für die konventionelle Röntgentherapie (mit 200 kV) aus; ihr Niedergang ist sehr bedauerlich.

In der Tat bestrahlte man fast alle Krebsarten mit der neuen Wunderwaffe, selbst nicht sehr tief gelegene und solche, die schon zu weit entwickelt waren und bei denen nur noch eine Schmerzbehandlung angebracht gewesen wäre. Hinzu kam, daß alle Radiotherapeuten, selbst nicht besonders spezialisierte, ihre eigene Kobaltbombe besitzen wollten, um nicht als rückständig oder schlecht ausgerüstet zu gelten. Damit sei keinesfalls bestritten, daß die Anwendung radioaktiver Isotope einen Fortschritt bedeutet. Doch muß man die Frage aufwerfen, ob die klassische Röntgentherapie nicht durch eine bessere Auswahl der Anzeigen hätte erhalten werden können; ihre Anwendungsgebiete waren weniger blendend als die Kanzerologie, doch war sie den leidenden Patienten sehr nützlich. Frankreich, eines der letzten Länder mit einer liberalen Medizin, besitzt eine beträchtliche Anzahl von Kobaltbomben, nämlich einhundertdreiundsechzig, die sich teils in öffentlicher, teils in privater Hand befinden. Es ist viel leichter, einen Krebs behandeln zu lassen, als die schrecklichen Schmerzen einer Hämorrhoidalthrombose zu stillen oder einen Oberlippenfurunkel zu bestrahlen.

Trotz ihrer außergewöhnlichen Entwicklung sollte die Vormachtstellung dieser Technik nur von kurzer Dauer sein, denn schon zwanzig Jahre später tauchte eine neue Form der Radiotherapie auf. Dieses »Auftauchen« soll uns zu dem maritimen Gleichnis inspirieren, daß sich die ganz neuen Geräte zu den klassischen Generatoren verhalten wie etwa das atomgetriebene U-Boot zum *Gymnote* von 1887.

Die Teilchenbeschleunigung

Bei ihren Bemühungen um die Spaltung des Atomkerns in seine verschiedenen Bestandteile strebten die Physiker danach, die natürlichen Partikelquellen allmählich durch Maschinen zu ersetzen, die immer schnellere Teilchen liefern konnten. Auf diese Weise entstanden die Teilchenbeschleuniger oder Akzeleratoren. Man hat den Teilchenbeschleuniger mit einer Kanone verglichen, die genügend schlagkräftige Geschosse abschießt, um das Ziel (das wäre also der Atomkern) zu zerschmettern. Den nötigen Energiezuwachs gewinnt man durch

Beschleunigung der Teilchen (d. h. Elektronen, Protonen oder schwere Ionen). Die ersten Beschleuniger waren Hochspannungsgeneratoren; den berühmtesten konstruierte van de Graaf in den Vereinigten Staaten. Ursprünglich bestand er aus zwei Isolierstoffsäulen, die jeweils eine Metallhohlkugel trugen: in der einen Säule transportiert ein senkrecht angebrachtes endloses Band die positiven Ladungen, während die gegenüberliegende Kugel negativ geladen ist. Auf diese Weise konnte man Spannungen um fünf Millionen Volt erzielen.

Bei den Linearbeschleunigern handelt es sich um ein anderes Prinzip. Die Teilchen werden hier an einem Ende in ein Rohr gelenkt, das aus nacheinandergeschalteten Elektroden besteht; sie sind mit einer Zentrale verbunden, die die Hochfrequenzspannung liefert. Die elektrisierten Teilchen durchqueren eine Elektrode nach der anderen und erhalten bei jedem Durchgang einen Impuls. Die Beschleunigung hängt von der Impulszahl, d. h. also der Rohrlänge, ab. Für Forschungszwecke hat man Akzeleratoren von 200 m Länge (in Orsay) und bis zu einer Milliarde Elektronenvolt (1 GeV), ja sogar von 3200 m Länge (Stanford) und 20 GeV gebaut. Man konstruierte auch Magnetinduktionsgeneratoren, in denen die elektrisch aufgeladenen Teilchen in einem luftleer gepumpten Ringröhrensystem eine Kreisbahn beschreiben. Die Impulse werden dort von einem Wechselfeld gegeben.

Die Medizin setzte solche Elektronenbeschleuniger im Ersten Weltkrieg ein; die ersten, mit einer Leistung von 5 MeV, waren dazu bestimmt, die Kobalt-

Abbildung 2444
Beschleuniger »Saturne« im Hôpital Tenon.
(Photo: Michel Matthieu, Thomson C.S.F.)

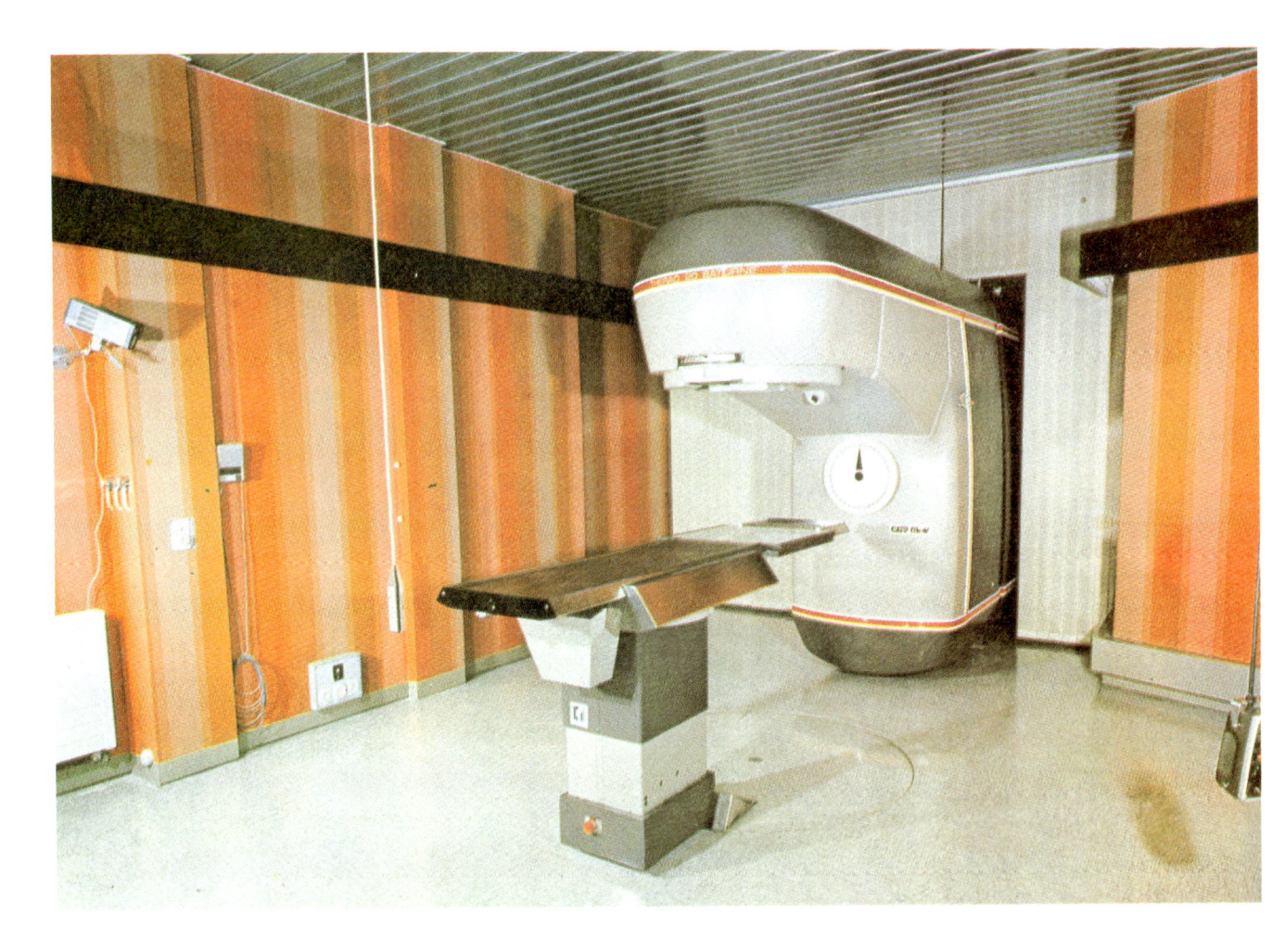

bomben zu ersetzen. Wenn man nämlich eine Zielscheibe aus Wolfram am Rohrende in die Bahn der Elektronen stellt, werden diese abgebremst und senden X-Strahlen aus. Die beschleunigten Elektronen können auch direkt angewandt werden, da ihre Eindringungstiefe in die Gewebe regulierbar ist.

Zunächst kamen Kreisbeschleuniger zur Anwendung; man nennt sie auch Betatrone, weil es sich bei den von ihnen beschleunigten Teilchen ursprünglich um Elektronen aus der Betastrahlung des Radiums handelte. Es besteht zunehmend Tendenz, sie durch Linearbeschleuniger zu ersetzen, da diese angeblich hochwertigere Strahlung mit einem größeren Ertrag erzeugen. Die Leistung der Akzeleratoren stieg schon bald bis auf 42 MeV. Die sehr kostspieligen Geräte, die von einem Physiker betreut werden müssen, werden vor allem in den großen Zentren (wie Universitätskrankenhäusern oder Krebszentren) eingesetzt. Doch auch kleinere Institute rüsten sich mit Beschleunigern mittlerer Leistung aus (10 MeV).

Ihre Vorzüge bestehen einerseits aus der größeren Durchdringungskraft ihrer X-Strahlung und andererseits aus der Möglichkeit, die Elektronen direkt bei relativ oberflächlichen Läsionen anzuwenden, wobei die Nachbargewebe weitgehend geschont werden. In Frankreich stehen neunundzwanzig im Einsatz; in den USA und Großbritannien ist ihr Anteil im Vergleich zu den Telekobaltgeneratoren noch größer. Mit Vakuumröhren bestrahlte man Hautkrebs — mit den heutigen Geräten kann man auch tiefste Läsionen mit hoher Dosis behandeln. Dieser Fortschritt erscheint um so bedeutender, als er in nur einem Dreivierteljahrhundert geschah.

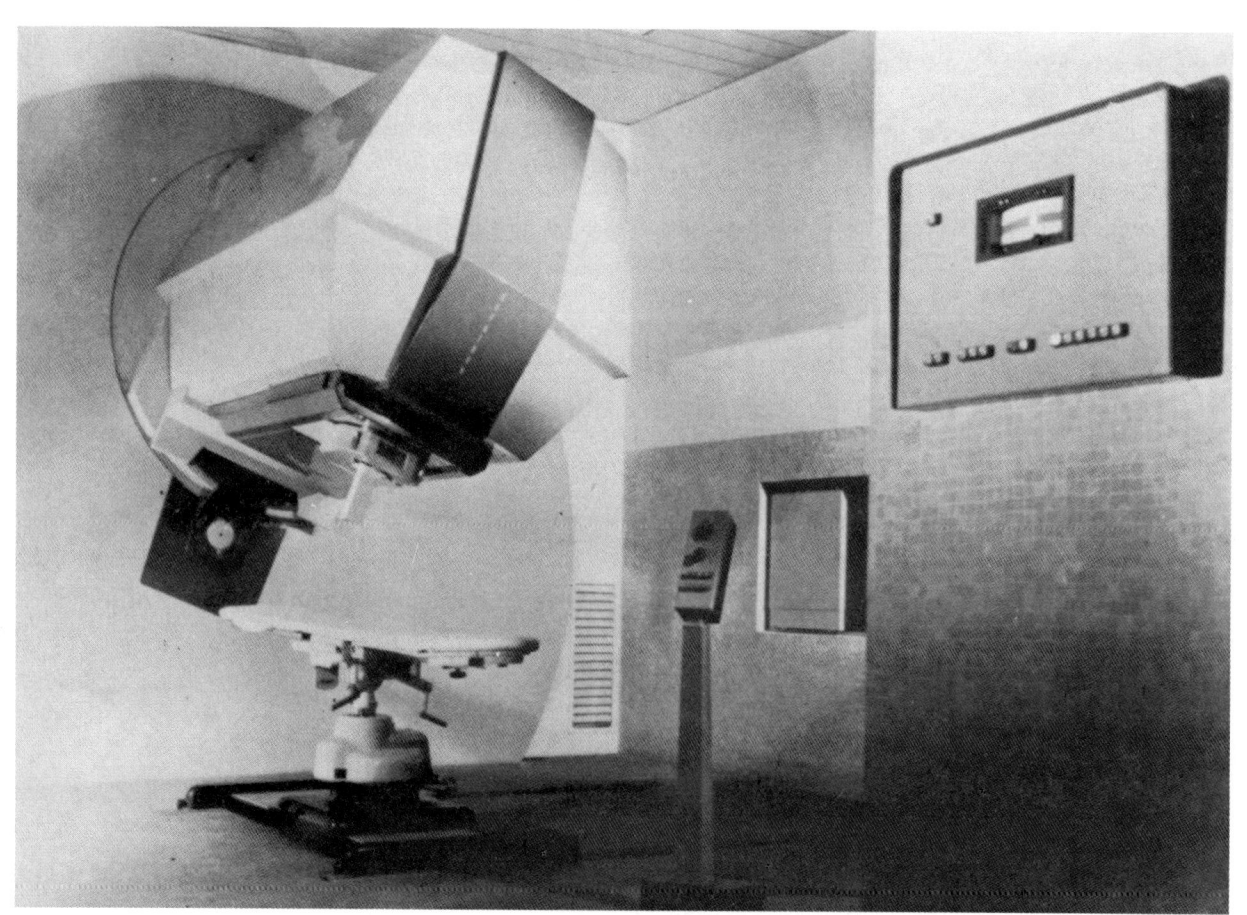

*Abbildung 2445
Betatron. 1970.
Das Betatron ist ein Gerät, mit dem Elektronen hoher kinetischer Energie produziert werden, entweder zur Erzeugung tief eindringender Strahlung oder zur Atomspaltung.
(Aufnahme des Autors)*

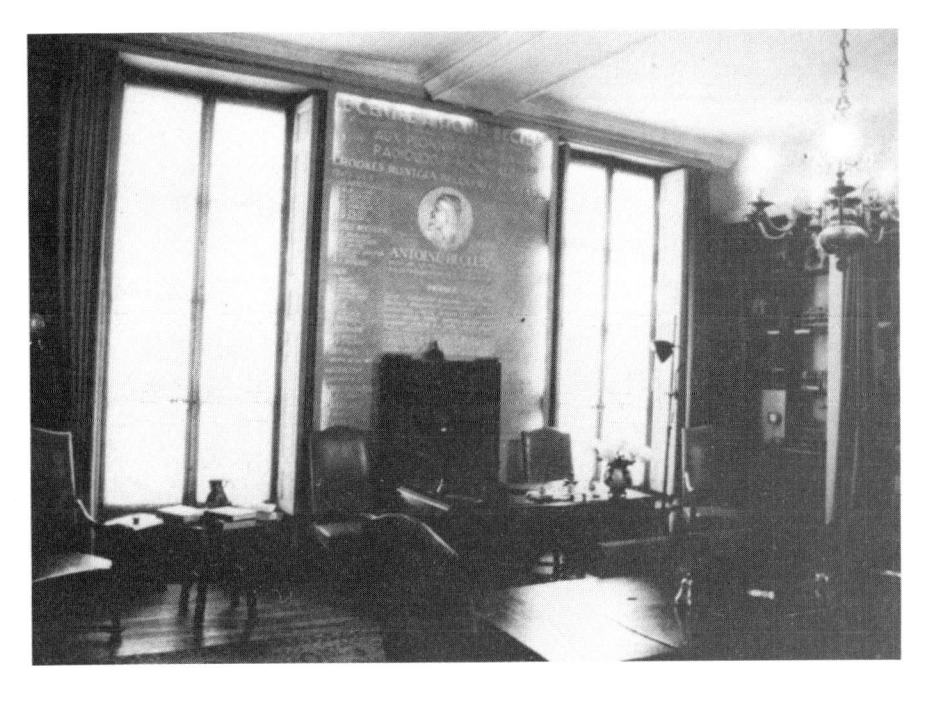

Abbildung 2446
Gedenkstätte im Centre Antoine Béclère. Im Hintergrund erkennt man Antoine Béclères Schreibtisch mit persönlichen Gegenständen, an der Wand eine Gedenktafel mit den Namen der Pioniere, die von 1895 bis 1905 in 21 Ländern dem ersten Jahrzehnt der Radiologie Glanz verliehen. (Paris, Musée du centre Antoine Béclère)

Aber das immer ausgeklügeltere moderne Instrumentarium bedarf der Bedienung durch Physiker, und zwar nicht nur zur präzisen Lokalisierung der bestrahlten Felder und der Berechnung der Tiefendosen, sondern auch im Interesse der Sicherheit des Personals, denn für solch hohe Spannungen braucht man Schutzanlagen, welche die direkte wie auch die Sekundärstrahlung abhalten. Bei Beschleunigern für hochenergetische Teilchen sind es mehrere Meter dicke Schwerbetonmauern; man verlegt die Anlagen daher unter die Erde, z. B. ins Kellergeschoß, damit neben einem geringeren Risiko auch ein geringerer Aufwand erreicht wird.

Die für die medizinische Behandlung bestimmten Maschinen zur Strahlenerzeugung stellen somit ihre besonderen physikalischen und technischen Anforderungen. In allen fortschrittlichen Ländern haben die Regierungen sich des Schutzproblems angenommen und staatliche Ämter zur Überwachung der Installationen und der Einhaltung der Vorschriften eingerichtet. Strahlen werden außer in den Forschungszentren und medizinischen Einrichtungen auch in der Industrie, vornehmlich in der Metallographie, angewandt.

Die Krebsbekämpfung ist der Hauptnutznießer dieser technischen Fortschritte; früher noch unheilbare Geschwülste können heute erfolgreich bestrahlt werden. Wahr ist aber auch, daß dank des unermüdlichen Schaffens der Hochenergiephysiker die Radiotherapie technisch niemals zum Stillstand kommen wird — immer stärkere Geräte werden vielleicht schon morgen den Ärzten neue Möglichkeiten bringen. Mit dem 1932 von Lawrence entwickelten und seitdem immer wieder perfektionierten Zyklotron kann man Neutronen und Mesonen erzeugen, denen gegenüber die Gewebe ein Absorptionsverhalten zeigen, das zu den größten Hoffnungen berechtigt.

Neutronen benutzt man schon heute, u. a. wird bald auch in Frankreich ein Zyklotron zur Neutronenerzeugung für medizinische Zwecke in Betrieb sein.

Die Radiotherapie hat mehr als jede andere Disziplin von der unglaublichen wissenschaftlichen Revolution des 20. Jahrhunderts profitiert; sie diente leider auch Zwecken, die keineswegs friedlicher Natur waren.

Abbildung 2447
Versuchsanordnung von Imbert und Bertin-Sans für die Reproduktion von Röntgens Experimenten.
(Paris, Photothèque de l'Assistance publique)

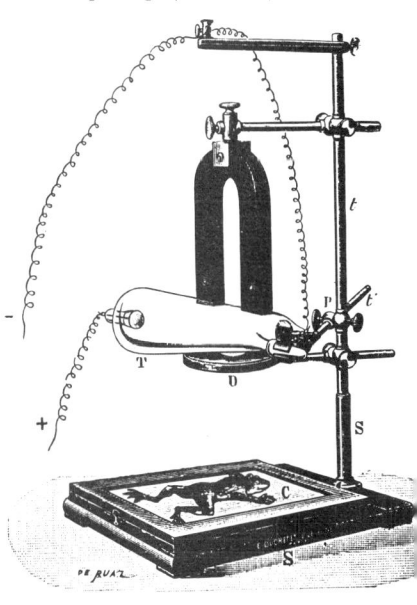

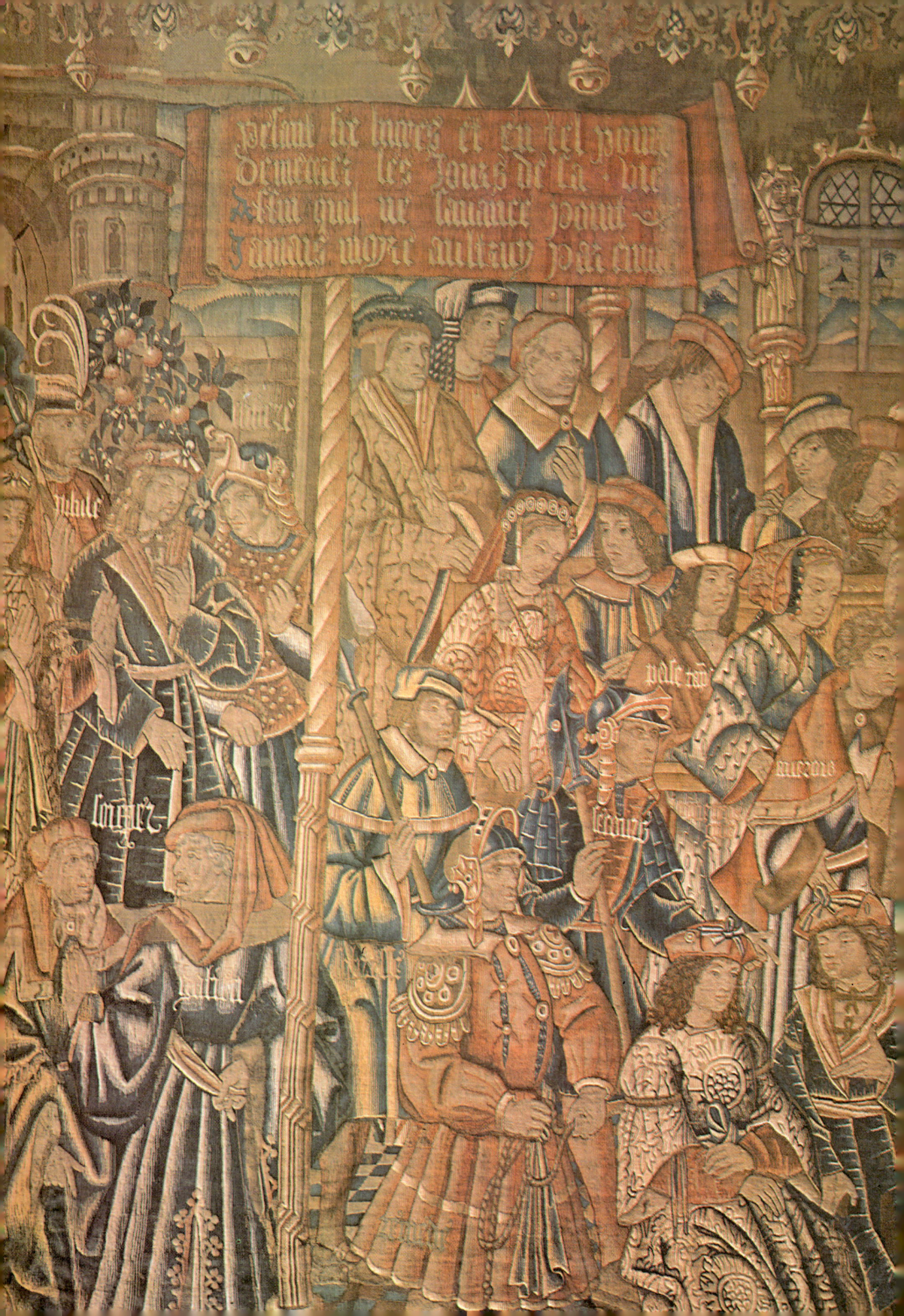

> pensant hic toures et en tel point
> demeurer les jours de la vie
> sens qui ne lauance point
> jamais mort nultruy par envie

Die ansteckenden Krankheiten

von Max Micoud

Die Geschichte der menschlichen Krankheiten läßt sich mit dem Verlauf einer Spirale vergleichen. Die Entdeckung der Krankheitsursachen reift unaufhörlich bis zur Erkenntnis der Krankheit als ganzer, sobald die Einzelergebnisse auf solide Grundlagen gestellt werden können. Die ansteckenden Krankheiten machen bei dieser Entwicklung keine Ausnahme. Die unterschiedlichsten und manchmal richtigen Meinungen über Infektionen, die wir seit der Antike kennen, wurden zu geschichtlichen Äußerungen, sobald ein solcher Grund gelegt worden war. Die Schaffung einer der bedeutendsten Grundlagen geht auf Louis Pasteur (1822–1895) zurück. Obwohl die »ansteckenden Krankheiten« erst viele Jahre später in den klinischen Bereich aufgenommen wurden, ermöglichte seit Pasteur die Kenntnis einer Mikrobe, die ganz oder teilweise für Infektionen verantwortlich ist, eine wissenschaftliche Programmierung der ätiologischen Wahrnehmung und eine Nosologie der ansteckenden Krankheiten, der wir gerade erst entwachsen.

Kaum hatte die medizinische Forschung entdeckt, daß die Pathologie der Infektion im wesentlichen durch die allgemeinen Reaktionen des Organismus auf Keime bestimmt ist, konzipierten und gruppierten moderne Arbeiten ständig weitere ansteckende Krankheiten, nicht aufgrund ihrer besonderen Ursachen, sondern aufgrund ihrer pathophysiologischen Ähnlichkeiten.

Im Rahmen der hier gesetzten Grenzen und aus dem Anliegen heraus, die meisten ansteckenden Krankheiten anzusprechen, spielen die großen Pandemien, die über Jahrhunderte die Menschheit dahingerafft haben, hier eine nur untergeordnete Rolle. Die Geschichte der Pest wird im Kapitel über die Tropenkrankheiten eingehender betrachtet.

»Zu Beginn verbarg die Magie das Unvermögen, etwas zu tun, hinter der Macht der Worte.«

Dieser Satz von Maurice Bariety und Charles Coury aus ihrer *Geschichte der Medizin* kann alles, was unseres Wissens nach die Kenntnis über ansteckende Krankheiten vor der Hegemonie des antiken Griechenlands ausmachte, zusammenfassen, selbst wenn zu jener Zeit der rechthaberischen Götter einige Texte durch Zufall von archäologischen Entdeckungen berichten, so von einer zusammenhängenden Inschrift über eine Krankheit als Strafe, wie die Blennorrhoe oder die Syphilis, die sechste von Moses dem Volke des Pharaos auferlegte Plage. Ebenso findet sich im Papyrus von Edwin Smith eine hervorragende Beschreibung des Tetanus: ». . . es fällt dem Kranken schwer, den Mund zu öffnen, . . . es treten Krämpfe auf; der Rücken und der Kiefer sind starr; der Mund ist verschlossen, die Augenbrauen verdreht, das Gesicht, als würde es weinen . . . eine Krankheit, gegen die man nichts machen kann.«

Abbildung 2448 (gegenüber) Ausschnitt aus einer Folge von fünf Wandteppichen aus Tournai, um 1510, mit dem Titel Verurteilung des Festmahls. *(Frankreich, Nancy, Museum von Lothringen) Zwei böse Wesen, Souper und Banquet (Nachtmahl und Festmahl) sind bei Gericht vorgeladen, vor die Dame Erfahrung, umgeben von ihren Dienerinnen Diät, Heilmittel, Pille und Klistier, weil sie die von zu vielen üppigen Festessen geschwächten Menschen allen Krankheiten ausgesetzt haben. Die großen Ärzte des Altertums, Galen und Averroes, die man gegenüber erkennen kann, helfen ihr, das Urteil zu fällen.*

Abbildung 2449 Verschiedene Bazillen. Illustration aus dem Buch Mein Doktor . . . *von H. M. Menier. Paris, s. d. (Ende des 19. Jh.) (Paris, Nationaler Pharmazeutenstand, Sammlung Bouvet)*

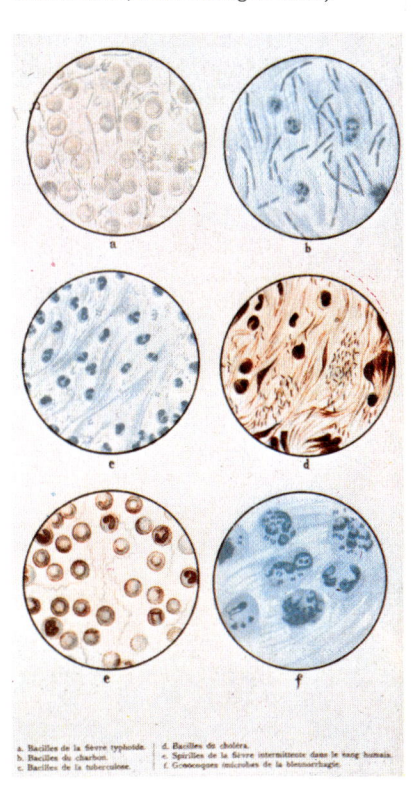

Alle diese Beschreibungen, die wir *a posteriori* den ansteckenden Krankheiten zuschreiben, waren nur Abbilder persönlicher Erfahrungen, Tatsachen, die von einigen Privilegierten, Schriftstellern, Priestern oder östlichen Ärzten zusammengetragen und weitervermittelt wurden und so der Medizin Hippokrates' zur Entstehung verhalfen.

Klinische Beobachtung

Hippokrates begründete im 4. Jahrhundert vor Christus im Prinzip die experimentelle Beobachtung und Schlußfolgerung und wurde somit für die Pathologie der Infektionskrankheiten ebenso wie für zahlreiche andere medizinische Disziplinen der erste umsichtige Beobachter, der sich der Medizin des Wundersamen und des Instinktes entgegenstellte.

Entsprechend seiner Lehre beschrieb er genauestens Mumps, Angina, Tetanus, welchen er als verantwortlich für den gefürchteten *Opisthotonus* erkannte, die penetrierenden Kriegsverletzungen und die traumatischen Eingeweideverletzungen, wobei diese Erkrankungen durch erlebte Beispiele illustriert wurden.

Der Tetanus

Weder Aretaios von Kappadokien, der ungefähr fünf Jahrhunderte später lebte, noch Ambroise Paré (1509—1590), der die schmerzhaften Krämpfe dieser Krankheit einer Irritierung der peripheren Nerven zuschrieb und einen Apparat zur Bekämpfung des Trismus erfand, sollten das Interesse an derart brillanten Beobachtungen in Vergessenheit bringen.

Für die zahlreichen, in den Napoleonischen Feldzügen beobachteten und genauestens niedergelegten Fälle schlug der Baron Larrey, der als einer der ersten nicht mehr nur erschütterter Zuseher blieb, eine Opiumbehandlung vor. Die Kenntnis dieser Krankheit blieb jedoch rein empirisch, die einen glaubten an einen muskulären Ursprung, andere, wie Vulpian, Brown-Séquard und Verneuil, machten nervöse Reflexe dafür verantwortlich. Erst die Inspiration Pasteurs im 19. Jahrhundert ermöglichte es, daß innerhalb einiger Jahre der Tetanus endgültig unter die Trophäen der Medizin eingereiht werden konnte.

Simpson vermutete ab 1854 seine infektiöse Natur; Knut Faber zeigte 1870 auf, daß ein Toxin für die Symptome verantwortlich ist, und Wassermann erkannte, daß dieses sich vorzugsweise auf Nervengeweben niederläßt. 1884 reproduzieren Carle und Rattone die Krankheit am Hasen; schließlich schreibt 1885 Nicolaier den Grund für Tetanus den Bazillen zu, die seinen Namen erhalten sollten; diese Bazillen kultivierte Kitasato und zeigte gleichzeitig die Resistenz ihrer Sporen auf. Auf diese Erkenntnisse folgten natürlich praktische Auswirkungen; Behring und Kitasato grenzten das Tetanus-Antitoxin ab, das Roux, Vaillard und Bazy 1893 klinisch am Menschen in Form eines Antitetanusserums anwandten. Schließlich entwickelte G. Ramon 1923 das Anatoxin, das in Form einer Impfung eine wirksame Prophylaxe ermöglicht und dessen Wohltat für die Menschheit niemals genügend gewürdigt werden kann. Vor kurzem haben zwei Neuerungen die prophylaktische Behandlung bereichert; einerseits die Verwendung spezieller menschlicher Gammaglobuline und andererseits die Bereitstellung wirksamerer und besser verträglicher absorbierter Anatoxine.

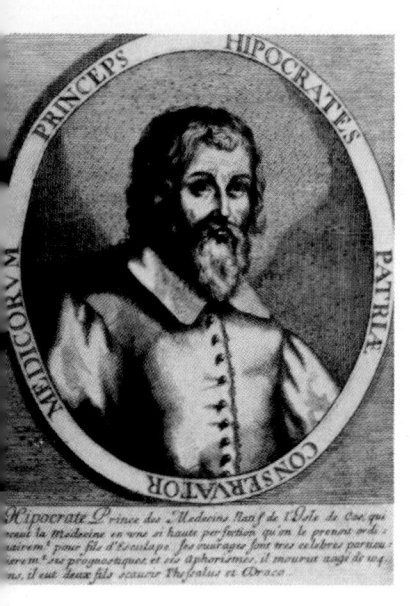

Abbildung 2450
Hippokrates, wie ihn das 17. Jh. sah, in der Bekleidung seiner Zeit. Stich aus dem 17. Jh. (Paris, Nat. Bibl., Kupferstichkabinett)

Die Geschichte des Tetanus hätte vor fünfzig Jahren zu Ende sein können, doch die Erkrankung ist selbst in medizinisch hochentwickelten Ländern noch häufig, in denen eine Impfung meist obligatorisch durchgeführt wird (seit 1936 in Frankreich). Nachlässigkeit paart sich mit Informationsmangel und dieser wiederum mit Armut. Diese Nichtinanspruchnahme der Prophylaxe ist umso bedauerlicher, als der ausgebrochene Tetanus, trotz der Qualität der muskelrelaxierenden Therapie und der Reanimationstechniken nach den Arbeiten von Lassen 1953, noch immer eine hohe Mortalität besitzt; eine Million Menschen in der Welt sterben jedes Jahr daran.

Auf der anderen Seite unterscheidet Hippokrates zwischen ungenauen verallgemeinerten Infektionen und lokalisierten Infektionen und beschreibt sehr gut den allgemeinen fortschreitenden Verlauf der Lungenentzündung und des Typhus, wobei er über verschiedene prognostische Elemente spricht. Obwohl die Anzahl der abgegrenzten Infektionskrankheiten noch gering war und die meisten mit einem einzelnen signifikanten Hauptsymptom der Krankheit verbunden wurden, wie zum Beispiel »Gallenfieber«, wurden von da an große Fortschritte erzielt, allein dadurch, daß diese Erkrankungen als ansteckend erkannt wurden. Zur Zeit des Niedergangs der Schule von Alexandrien ermöglichte es die Wiederbelebung der römischen Medizin, von Aretaeus von Kappa-

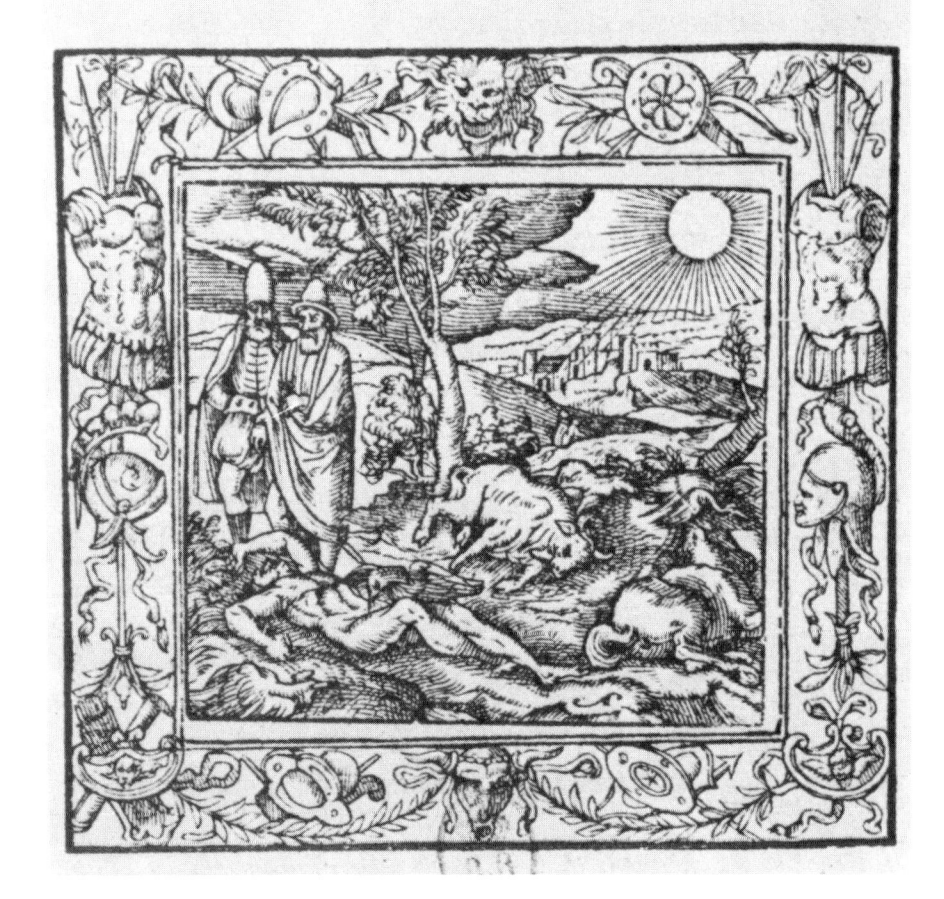

Abbildung 2451
Die von derselben Epidemie befallenen Menschen und Tiere. *Stich aus Emblemata... von Jean Sambucus, Anvers, 1564.* (Paris, Nat. Bibl., Kupferstichkabinett)

*Abbildung 2452
Detail aus einem der fünf Wandteppiche von Tournai, Beginn des 16. Jh.s, welche die Verurteilung des Festmahls darstellen, auf dem die Menschen zu sehen sind, die am Ende der von den bösen Wesen Nachtmahl und Festmahl gebotenen üppigen Feste keine Kraft mehr besitzen und von Krankheiten (Fieber, Gicht, Lähmung, Kolik, Schlaganfall, Bräune, Harngrieß usw.) befallen und im Laufe einer blutigen Schlacht grausam massakriert werden.*

dokien angefangen bis zu Galen, fieberartige Erkrankungen zu untersuchen und nach und nach die verschiedenen Symptome für das Entstehen der Krankheit zu erkennen.

Aretaios von Kappadokien, der sich zu Beginn des 2. Jahrhunderts in Rom niederließ, hat die meisten zu seiner Zeit bekannten ansteckenden Krankheiten beschrieben. Er räumte den ulzerierenden Anginen einen bemerkenswerten Platz ein, deren syrische Abart die Diphtherie von Bretonneau erahnen läßt.

Wie Hippokrates die Epoche der griechisch-römischen Medizin mit der Analyse eingeleitet hat, wird sie vom bestimmten Dogmatismus von Galen beschlossen, der eine Art Synthese herstellt, welche unglücklicherweise mehrere Jahrhunderte lang einen stark begrenzenden Einfluß ausüben sollte. Als großer Arzt seiner Zeit schrieb er sehr viel; eine Zusammenfassung seiner Gedanken *(Ars parva oder microtechne)* sollte das »medizinische Brevier des Mittelalters« werden, und sein Werk wurde bis ins 18. Jahrhundert sehr geschätzt.

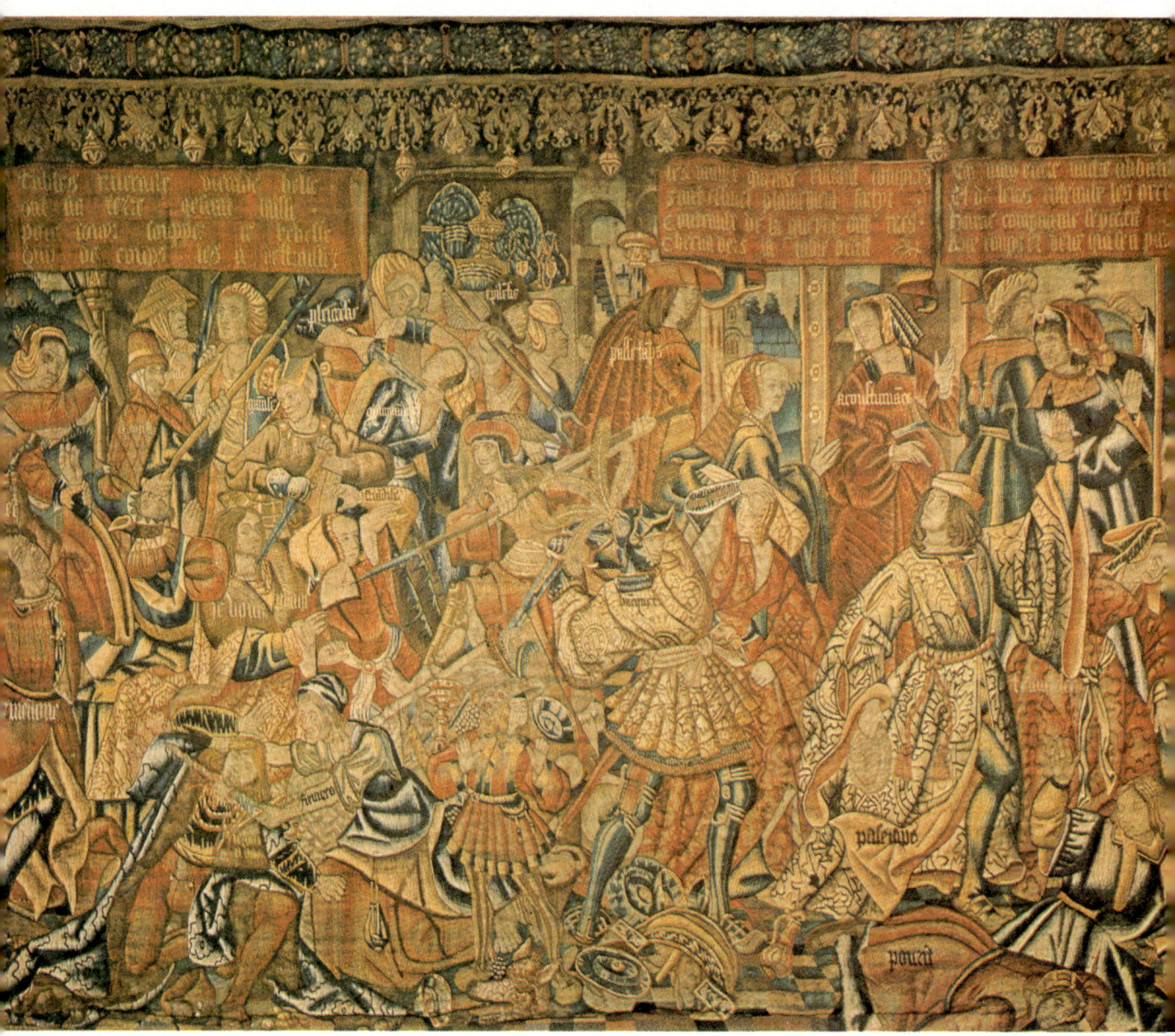

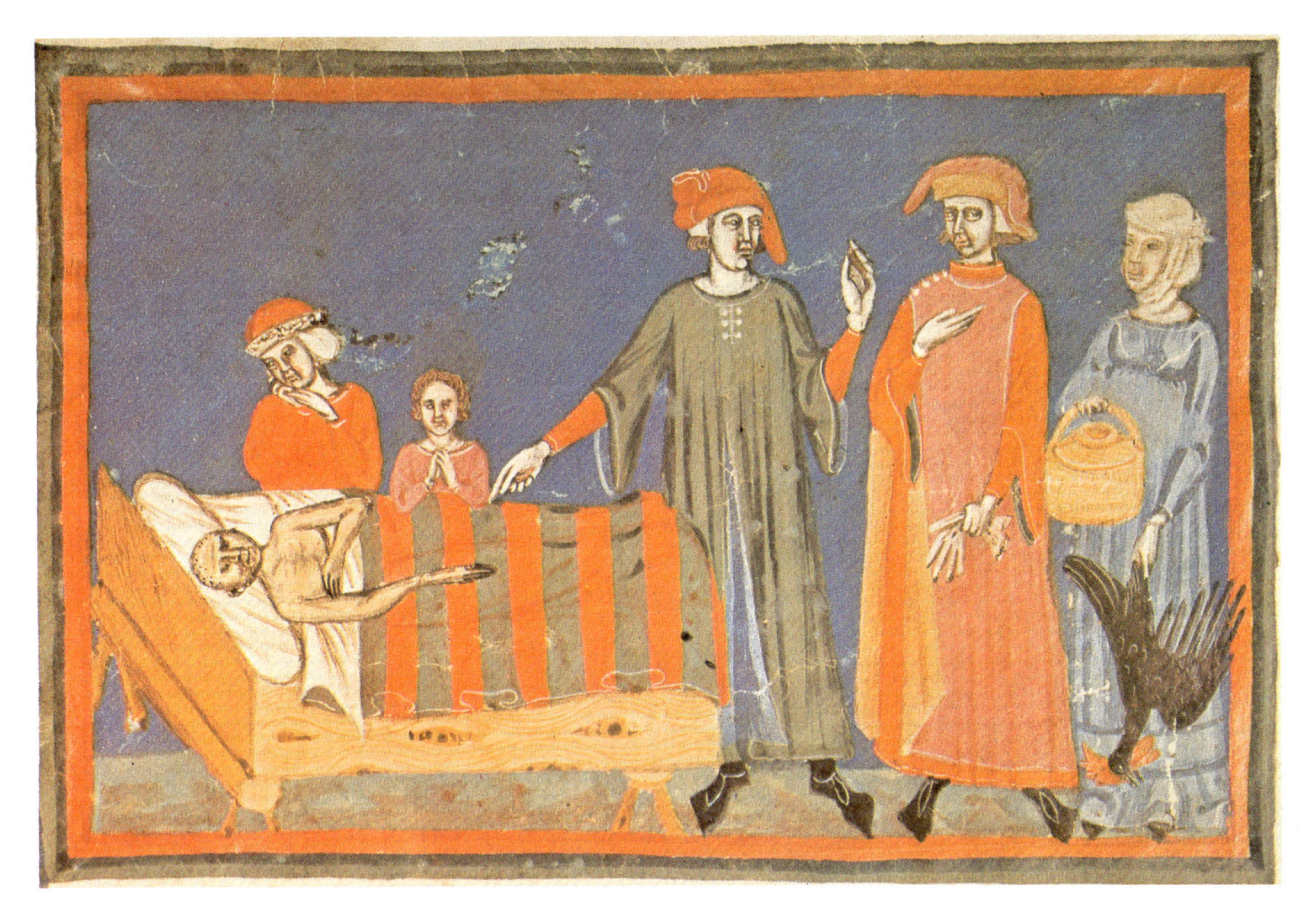

Er unterschied allerdings sehr genau die vier aufeinanderfolgenden Stadien in der allgemeinen Entwicklung von Krankheiten: den Anfang, das Fortschreiten, den Höhepunkt und das Ende. Galen gab eine knappe Beschreibung der lokalen Entzündung, die noch heute verwendet wird: *rubor, calor, tumor, dolor*. Die klinischen Beobachtungen an ansteckenden Krankheiten veranlaßten ihn zu Beschreibungen, die bis heute nichts an Richtigkeit verloren haben: »Die Cholera ist eine äußerst akute Erkrankung, von extremer Schwere, die den Kranken rasch durch heftiges Erbrechen, eine starke Diarrhoe und ausgiebige Sekretionen schwächt ... Die Hydrophobie (die Tollwut) ist eine Krankheit, welche infolge eines maniakischen Hundebisses auftritt; sie wird von einer Abneigung zu trinken, von Krämpfen und spastischen Weinanfällen begleitet.«

Vom Verfall des Weströmischen Reiches (410) bis zum Ende des 14. Jahrhunderts lag die Behandlung von Infektionskrankheiten weniger im Mittelpunkt des Interesses als die Verhinderung der Ansteckungsgefahr. Diese Patienten profitierten jedoch, mehr als die jeder anderen Krankheit, von der Vorstellung von Fürsorge, welche das christliche Mittelalter auszeichnete. In der Tat galt die Hauptsorge den Epidemien. Lepra, Pocken oder Blattern und die schwarze Pest rafften die erschreckte Bevölkerung hinweg.

Vom 9. bis zum 12. Jahrhundert verbreiteten sich die Errungenschaften der jüdisch-arabischen Medizin über Spanien in Europa. Die Schulen von Salerno und Montpellier bewahren die Erkenntnis der Meister wie Rhazes (860–923) auf, der persischen Ursprungs war und dessen sonderbarstes Werk sein Buch der Pest war, das 1498 in Venedig gedruckt wurde.

Abbildung 2453
Die Konsultation. *Miniatur aus einer Handschrift der florentinischen Schule, aus dem 14. Jh. (Florenz, Nat. Bibl.)*

Die Ansteckung als Hauptproblem

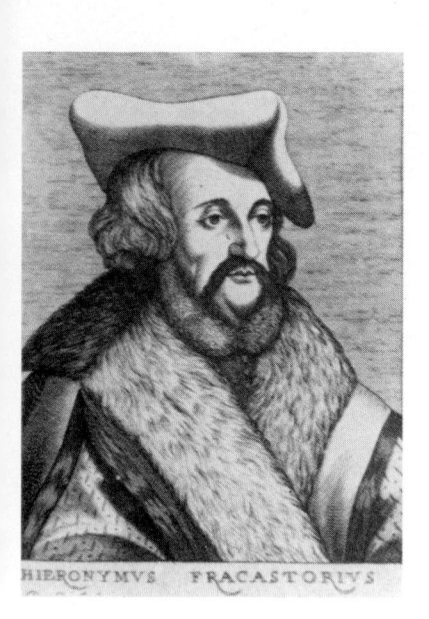

Abbildung 2454
Girolamo Fracastoro (1483 bis 1553). Stich aus dem 17. Jh. (Paris, Bildersammlung der Alten Med. Fakultät)

Rhazes war Autor einer riesigen Enzyklopädie der praktischen und therapeutischen Medizin, er versuchte ernsthaft und als einer der ersten, die verschiedenen zu seiner Zeit bekannten bläschen- und pustelartigen Krankheiten abzugrenzen. Vor allem wies er auf den Unterschied zwischen den Pocken, den Windpocken und den Masern hin: »Dem Auftreten der Pocken geht ein anhaltendes Fieber, rachitische Schmerzen, Nasenstechen und nächtliches Delirium voran ... Der Kranke empfindet allgemeine Beschwerden ... Schmerzen in der Brust mit Atembeschwerden und Husten, Angst ... Ganz kleine weiße Pusteln, eine neben der anderen und fest, ohne Flüssigkeit zu enthalten, zeigen eine schwere Form an ... Alle schwärzlich oder grünlich gefärbten Pusteln sind gefährlich. Wenn nach ihrem Auftreten das Fieber ansteigt oder wenn sich Herzklopfen einstellt, ist die Prognose sehr finster.« Der Beitrag zu den ansteckenden Krankheiten ist während dieser Zeit jedoch gering. Weder die Begeisterung für die medizinischen Wissenschaften noch das Fortbestehen des Lateins als allgemeine wissenschaftliche Sprache bewirken einen echten Fortschritt bei den Kenntnissen der ansteckenden Krankheiten, trotz der Arbeiten von Malpighi, der Gewebe und Zellen abgrenzte und die Mikrobiologie andeutete. Wir möchten jedoch Avicenna (1010) und seinen Kanon der Medizin erwähnen, der von Gerhard von Cremona in Toledo ins Lateinische übersetzt wurde und in dem er die einfachen Hirnhautreaktionen von der echten akuten Meningitis unterscheidet, von der er eine hervorragende Beschreibung gibt.

Die Meningokokkenmeningitis

Obwohl die Meningitis cerebrospinalis oder Meningokokkenmeningitis schon völlig richtig abgegrenzt war und aufgrund ihres epidemieartigen Auftretens eine Sonderstellung innerhalb der Infektionskrankheiten einnahm, sollte sie erst 1856, anläßlich einer großen Epidemie, die nach einer Verlagerung eines Garnisonsregiments in den Niederen Pyrenäen auftrat, genau beschrieben werden.

Die Entdeckung des verantwortlichen Keims, des Meningokokkus, im Liquor cerebrospinalis durch Weichselbaum 1887 grenzte diese Krankheit endgültig von den anderen eitrigen Menigitiden ab. Ab 1908 stellten Flexner und Jobling ein Antimeningokokkenserum her, das nach der Entdeckung der vier Antigenvarianten der Meningokokken durch Dopter und Panron 1913 als polyvalent erkannt wurde. Trotzdem ist die Sterblichkeit noch hoch, und die neurologischen Ausfallerscheinungen bleiben gefürchtet. Daher hat erst der Beitrag der Sulfonamidtherapie (Domagk 1933) und schließlich die Therapie durch Antibiotika, welche die Prognose dieser Menigitiden veränderten, sie zu individuellen Krankheiten gemacht, obwohl das Gespenst der Epidemie in der Lage ist, wie sich kürzlich in Brasilien und Afrika zeigte, unseren Kenntnissen Schach zu bieten. Glücklicherweise hat die Erfindung von Impfstoffen gegen die Meningokokken A und C auf Basis der chemischen Zusammensetzung der antigenen Bestandteile der Keime es ermöglicht, diese Epidemien einzudämmen, indem der Effekt der Prophylaxe durch Antibiotikagabe verstärkt wird.

Die Renaissance

Wie Guillaume de Baillou, Ingrassia oder Alpino, so sollte auch Girolamo Fracastoro vom Erneuerungsgeist seiner Zeit durchdrungen sein.

Das Hauptanliegen des Mönchs Fracastoro war, außer seinen literarischen Fähigkeiten *(Syphilis sive de morbo gallico,* ein 1530 veröffentlichtes Gedicht), die Erklärung der Übertragung der Infektionskrankheiten; er ging sogar so weit zu behaupten, es gäbe winzig kleine Organismen, die sich fortpflanzen und vervielfältigen können und die ansteckend wirken. Das 1546 in Venedig erschienene Werk *De contagione et contagiosis morbis* ist eine bemerkenswerte Darstellung der Kenntnisse seiner Epoche von Infektionskrankheiten.

Die Syphilis war zwar jene ansteckende Krankheit, die von den Ärzten der Renaissancezeit am besten untersucht wurde, doch auch vielen anderen wurde Aufmerksamkeit geschenkt.

Die Geschichte des Typhus

Der Flecktyphus ist seit dem Altertum verbreitet; er war wahrscheinlich die Ursache für die berühmte, von Thukydides im 5. Jahrhundert vor Christi beschriebene Pest von Athen; er wurde jedoch bis dahin mit dem durch Aderlaß bedingten Fieber verwechselt.

1487 richtete er während des Krieges große Verheerungen an, den die katholischen Könige gegen Boabdil, den letzten König von Granada, führten. In Italien tauchte er gerade wieder auf.

Fracastoro grenzte ihn 1546 zum erstenmal unter dem Namen *morbus lenticularis* klar ab, er wies auf das petechiale Exanthem hin, erkannte die Übertragungsgefahr von Mensch zu Mensch und unterstrich, daß das Elend die

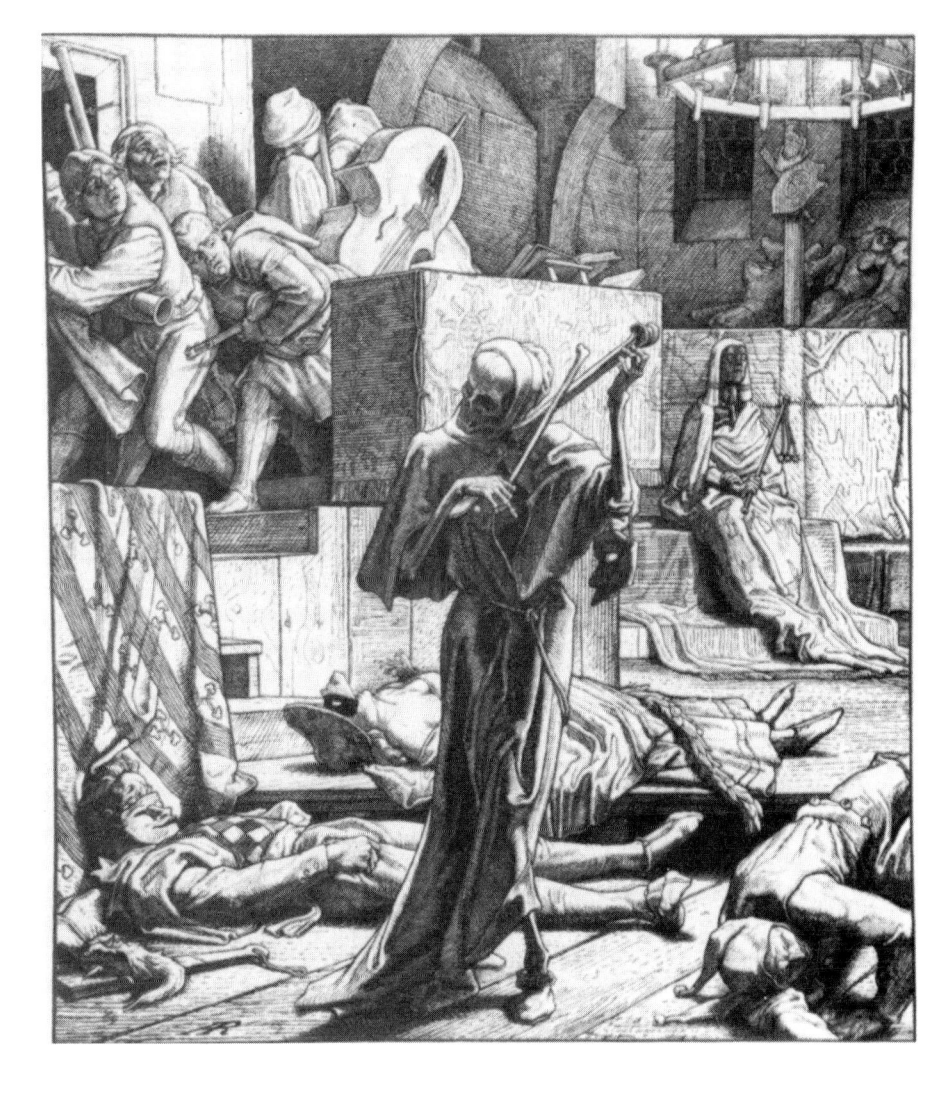

Abbildung 2455
Der zerstörende Tod. *Stich nach Alfred Rethel (1816–1859), angeregt von einer Novelle von Heinrich Heine, wonach in Paris, 1832, dem Jahr der Choleraepidemie, der Tod im Mittfast bei einem Maskenball erscheint.*
(Philadelphia, Kunstmuseum)

*Abbildung 2456
Anatomische Zeichnung aus einer Handschrift des* Traité des pestilences *(Abhandlung über die Pestilenzien) von Albucassis, aus dem 15. Jh.
(Prag, Univ.-Bibl.)*

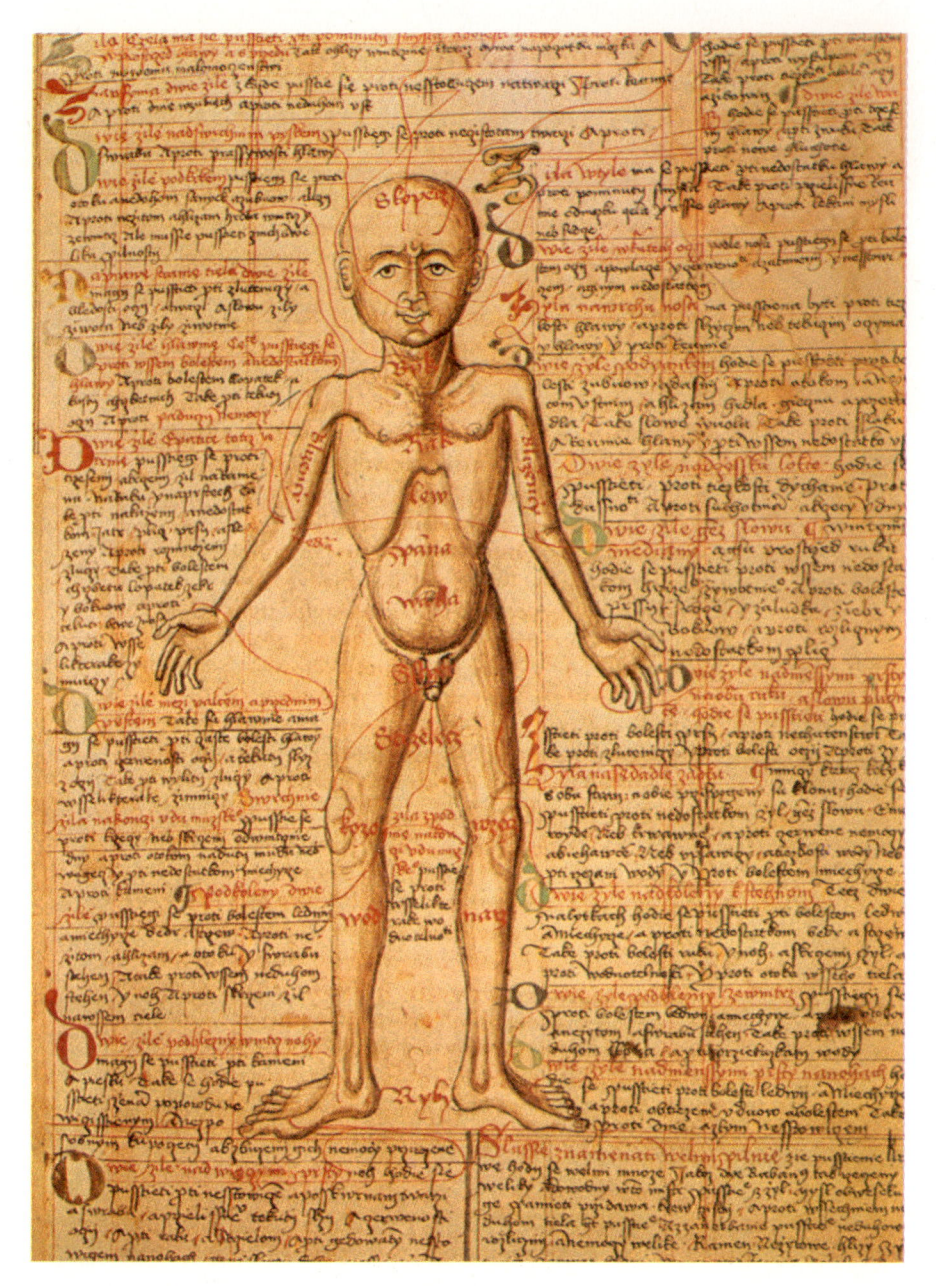

* 1761 scheint der Schweizer S. A. Tissot ebenfalls in seinem Buch *Avis au peuple sur la santé* (Gesundheitliche Ratschläge für das Volk) den Typhus im Rahmen der bösartigen Fieber recht gut erkannt zu haben.

Krankheit begünstige. 1536 bemerkte Cardanus die Rolle der Parasiten im Körper bei Ansteckungen.

Zwei aufeinanderfolgende Epidemien, die von Neapel und jene, welche die ungarische Armee 1556 schwer heimsuchte, bestätigten alle diese Annahmen. Jedoch erst 1760 schlug Boissier de Sauvages, der vom Zustand geistig-körperlicher Erstarrung der von dieser Krankheit Befallenen betroffen war, den Namen Typhus vor und unterstrich den begünstigenden Einfluß elender Lebensbedingungen auf das Ausbrechen von Epidemien.*

Die Epidemien, welche beim Rückzug aus Rußland und beim Krimkrieg die Armeen reduzierten, sollten diese Anschauung über den Typhus, den Begleiter der Kriege, bestätigen.

Wir sind im 19. Jahrhundert, das, wie wir sehen werden, das Jahrhundert der bakteriologischen Identifizierung der Infektionskrankheiten werden sollte.

Nach Murchison in Irland, der die Infektion genau beschrieb, zeigte Moczutkowsky 1900 in Odessa ihre infektiöse Natur auf, indem er sich das Blut der Erkrankten einimpfte. Schließlich sollte Ricketts, der von 1906 bis 1909 in den Vereinigten Staaten den Erreger der schwarzen Masern (Rocky-Mountains-Spotted-Fever) suchte, die von Maxcy beschrieben worden waren, eine neue Art von Mikroorganismus isolieren, der den für den Typhus verantwortlichen Keim trägt und den er gemeinsam mit Wilder im Blut der Kranken identifizierte.

Inzwischen zeigten Wilson und Chowning die Rolle der Zecken bei der Übertragung von typhusähnlichen Krankheiten auf; 1909 schrieben Nicole und E. Conseil in Tunis den Läusen die gleiche Bedeutung bei der zwischenmenschlichen Übertragung zu. Dies wurde einige Jahre danach von Sergent bestätigt, der aus den Exkrementen dieser Parasiten den Typhuserreger isolierte. In diesen Jahren zahlte die Wissenschaft einen schweren Tribut für die bessere Erkennung des Typhus: Ricketts (1910) und von Prowazek (1915) starben daran am Bett ihrer Kranken. Der Brasilianer Da Rocha Lima ehrte ihr Andenken, indem er ihre Namen dem pathogenen Erreger *Rickettsia Prowazeki* beilegte, der ab diesem Zeitpunkt durch eine von Weil und Felix entwickelte serologische Reaktion diagnostiziert werden konnte. Der biologische Nachweis für Typhus ist jedoch erst seit kurzem möglich, seit die indirekte serologische Erkennung der Erkrankung mittels einer besseren Standardisierung der Labortechniken erleichtert wird.

Abbildung 2457
Während des Rußlandfeldzuges werden französische Soldaten im Biwak von Kosaken überrascht.
Englischer Stich zu Beginn des 19. Jh.
(Paris, Poln. Bibl.)
Der Typhus war großteils, mehr noch als die Schlachten, für die Toten des Rußlandfeldzugs verantwortlich.

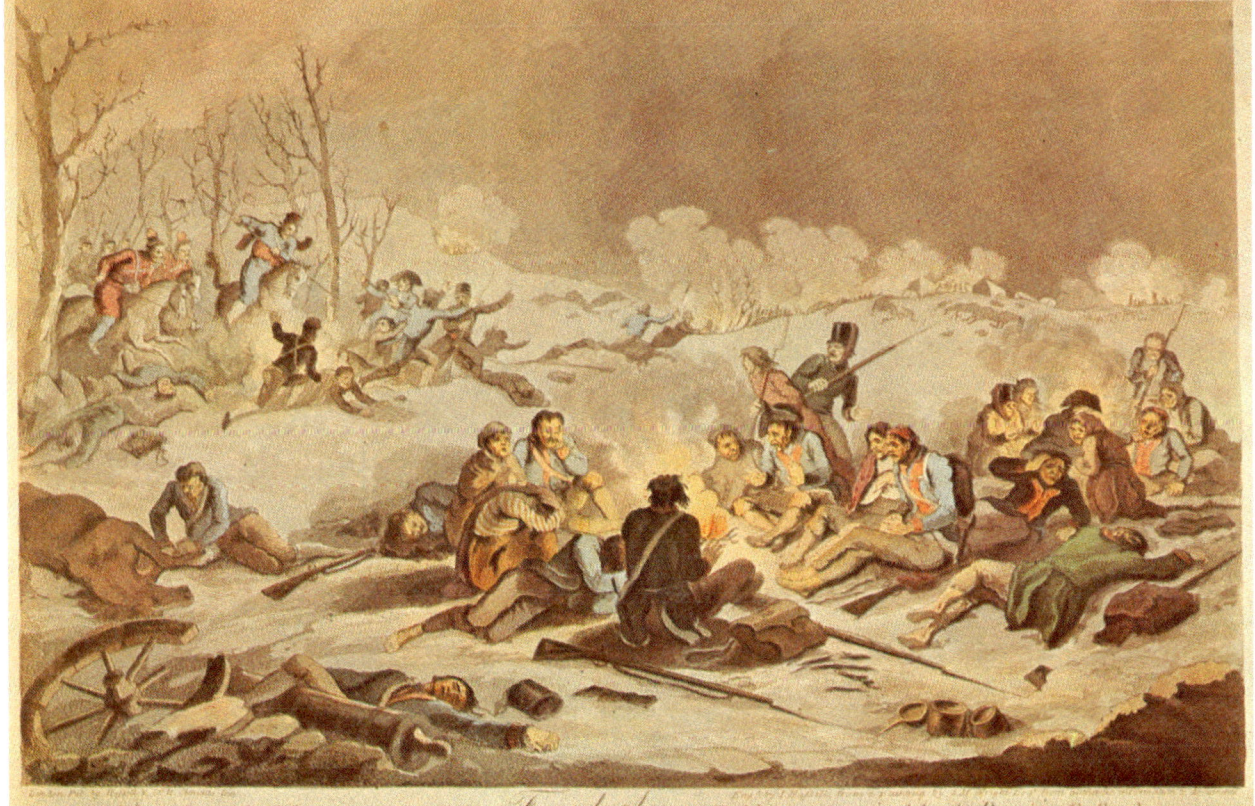

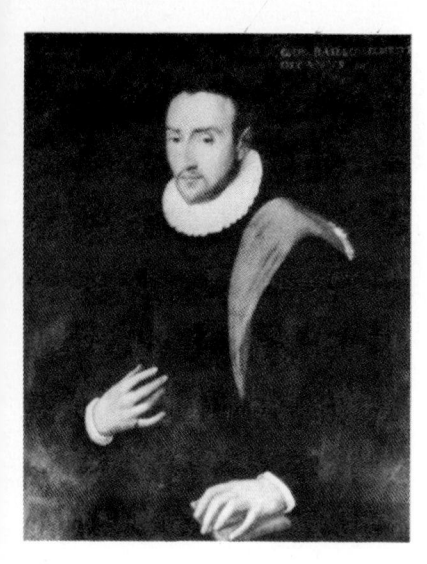

Abbildung 2458
Guillaume de Baillou *(1538 bis 1616), zeitgenössisches Porträt (Paris, Sammlung der Alten Med. Fakultät)
Neben der Abgrenzung mehrerer ansteckender Krankheiten verdanken wir Guillaume de Baillou die Einführung des Wortes Rheumatismus in den medizinischen Wortschatz, welches das Wort* Arthritis *verdrängte und es in der Nosologie ersetzte. Ausschlaggebend dafür war die Veröffentlichung seines Werkes* Liber de rheumatismo *im Jahr 1642.*

Alle diese Kenntnisse konnten jedoch nicht verhindern, daß auch das 20. Jahrhundert wieder die Schrecken des Flecktyphus kennt. Während des Ersten Weltkrieges wurden einzig im Jahr 1915 dreizehntausendfünfhundert Typhustote in der serbischen Armee gezählt. Auch im Zweiten Weltkrieg blieben die Armeen nicht von Epidemien verschont: achttausend Fälle in Polen im Jahr 1940, hundertdreißigtausend Fälle in Nordafrika zwischen 1941 und 1946, dazu noch die unglücklichen Kranken in den nationalsozialistischen Konzentrationslagern. Die erste wirkliche Eindämmung des Typhus verdanken wir ab 1944 der Verwendung neuer Insektizide, da der von G. Blanc und P. Giroud ausgearbeitete Impfstoff nicht die in ihn gesetzten Hoffnungen erfüllt hatte.

Trotz aller internationalen Bemühungen und trotz der Wirksamkeit der Antibiotika, die den Typhus zu einer harmlosen Krankheit gemacht haben, wütet er immer noch in zahlreichen Ländern, in denen die Hygiene schlecht entwickelt ist (1974 gab es zehntausend Fälle in Burundi) oder wenn das Auftreten von Läusen immer wieder durch diverse Umstände ermöglicht wird, da diese sich an die Verwendung der Insektizide gewöhnen. Obwohl der Mensch bisher der einzige bekannte Träger von *Rickettsia Prowazeki* ist, scheint die Entdeckung dieses Keims bei den fliegenden Eichkätzchen durch Bozeman in den Vereinigten Staaten das Risiko einer Epidemie nicht gerade zu verringern.

Der Keuchhusten

Guillaume de Baillou grenzte den *tussis quinta,* der Keuchhusten genannt werden sollte, ab (im Französischen coqueluche genannt, wahrscheinlich in Anspielung auf die Käppchen – capuchon –, mit denen damals gewisse, als ansteckend geltende Kranke bedeckt waren).

Schon 1414 hatte Etienne Pasquier von einigen Elementen zur Erkennung dieser Infektion bei Epidemien berichtet.

Später beschäftigten sich Willis in England *(Phtisie in Pharmaceutice Rationalis,* 1673) und Sydenham mit dem Keuchhusten unter dem Namen Pertussis, der damals mit der Grippe verwechselt wurde. Im 18. Jahrhundert wurde der

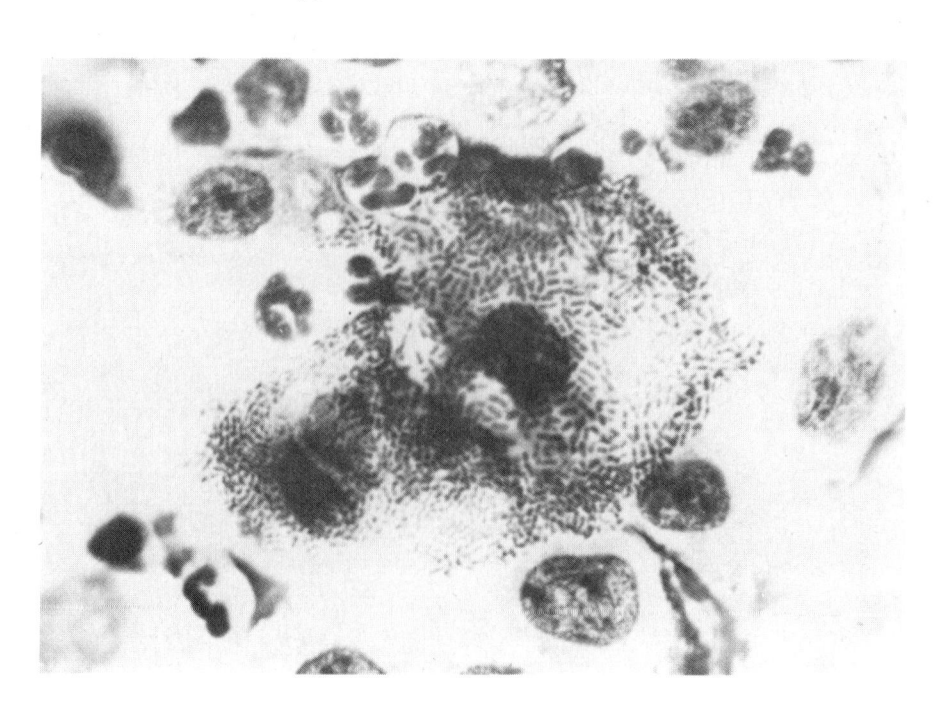

Abbildung 2459
Rickettsia typhi, *der für den Flecktyphus verantwortliche Erreger, der durch die Kleider- und Kopflaus übertragen wird. (Paris, Photothek des Instituts Pasteur)*

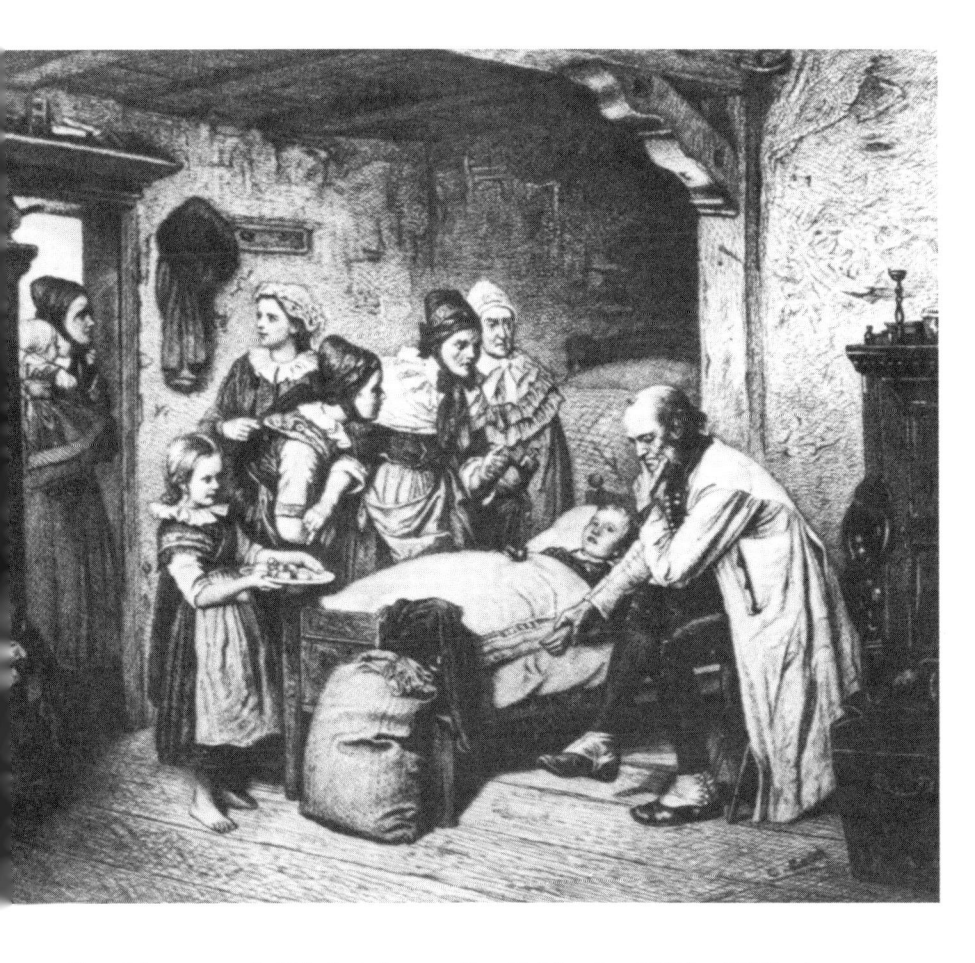

Abbildung 2460
Der Arzt in Verlegenheit. *Stich aus dem 19. Jh.*
(Paris, Bildersammlung der Alten Med. Fakultät)

Keuchhusten endgültig bei den großen Epidemien (1724–1732) als autonome Krankheit definiert.

Im 19. Jahrhundert widmeten ihm zahlreiche Ärzte klinische Arbeiten (F. Rilliet, A. Barthez, H. Roger, Trousseau), und 1900 isolierten Bordet und Gengou den pathogenen Bazillus und kultivierten ihn daraufhin 1906. Damit öffneten sie der Serotherapie und schließlich der Impfung den Weg (Leslie und Gardner 1931; Saver 1933). Gleichzeitig mit den klinischen, radiologischen und anatomischen Forschungen profitierte die Therapie im 20. Jahrhundert von den Fortschritten in der Hygiene und den Antibiotika, welche zu einer erheblichen Verminderung der Kindersterblichkeit beitrugen. Trotz der gegenwärtigen Möglichkeiten der Reanimation bleibt der Keuchhusten jedoch eine schwere Erkrankung, wenn er in den ersten Lebensmonaten auftritt.

Trotzdem hatten viele dieser neuen Erkenntnisse der Renaissance, auch wenn sie einige praktische Anwendungen der allgemeinen Hygiene und der Prophylaxe von Geschlechtskrankheiten mit sich brachten, leider nur wenig Folgen auf der Ebene der medizinischen Forschung.

Das 17. und 18. Jahrhundert

Parallel zur Entwicklung einer zusammengefaßteren Medizin beginnt sich auch der nosologische Rahmen der Infektionskrankheiten abzuzeichnen.

In der zweiten Hälfte des 17. Jahrhunderts ist die Geschichte der Infektionskrankheiten von der Persönlichkeit Thomas Sydenhams (1624–1689) geprägt. Er war ein außerordentlich weitblickender Arzt und trug in hohem Maße zur Abgrenzung von Fieberausbrüchen bei (Masern, Scharlach, Wundbrand);

gleichzeitig gab er von mehreren an Infektionskrankheiten leidenden Patienten eine hervorragende klinische Beschreibung.

Die Masern

Bis Sydenham wurden die Masern, obwohl sie um 900 von Rhazes unter dem Namen *hhasbah* ziemlich gut definiert worden waren, mit Scharlach und allen anderen Arten von Fieberausbrüchen verwechselt. Seitdem sie von den Sarazenen im 7. Jahrhundert nach Europa eingeschleppt worden waren, richteten sie ebenso große Verheerungen an wie die Pest.

Sydenham grenzte sie bei der Epidemie, die 1660 und 1664 in London wütete, als Fieberausbruch und ansteckende Krankheit ab. Aber erst die großen französischen Kliniker des 19. Jahrhunderts, Trousseau, Rilliet, Barthez und Cadet de Gassicourt, erreichten, daß die Masern unbestreitbar als Krankheitseinheit gegenüber anderen masernartigen Rötungen der Haut, wie den Röteln, anerkannt wurden.

Die experimentellen Untersuchungen der Krankheit und ihrer Übertragung gab es schon lange bevor die Isolierung des auslösenden Virus gelang. In einer berühmt gewordenen Beschreibung der Epidemie auf den Färöer-Inseln präzisiert Panum 1846 die wichtigsten Punkte der Ansteckung. 1758 hatte Home, der die Ansteckung als Präventivmaßnahme befürwortete, ohne es zu wissen, das Vorhandensein eines pathogenen Erregers im Blut eines an Masern Erkrankten aufgezeigt. 1911 gelang es Anderson und Goldberger, die Krankheit einem Affen einzuimpfen, doch erst 1954 grenzten J. F. Enders und T. C. Peebles das Myxovirus der Masern ab. Eine direkte Folge dieser Entdeckung war die entsprechende Herstellung eines Impfstoffes gegen Masern 1958, welcher die bemerkenswerte Wirkung der passiven Immunisierung durch das Serum des Genesenden, die von C. Nicolle und Debré empfohlen wurde, in den Hintergrund drängte.

Heute wird die Impfung, die indirekt von der Antibiotikatherapie unterstützt wird, weltweit angewendet. So sollte es gelingen, die Probleme endgültig zu beseitigen, welche die Masern in einigen afrikanischen Ländern noch immer aufwerfen. Hier ist die durch diese Infektion verursachte Mortalität noch immer ein Hauptanliegen des öffentlichen Gesundheitsdienstes. Es bleiben jedoch noch einige Fragen unbeantwortet, darunter die Beziehung zwischen dem Masernvirus und einigen schweren Nervenerkrankungen, wie die subakute sklerosierende Leukoencephalitis.

Der Scharlach

Obwohl diese Krankheit, die im 9. Jahrhundert nach Europa eingeschleppt wurde und leicht erkennbar ist, verbreitet auftritt, erschienen ihre ersten morphologischen Beschreibungen erst mit Ingrassia von Palermo 1556 unter dem Namen *Rossania,* während Coyttard von Poitiers 1578 sie unter der Bezeichnung Purpurfieber behandelte.

Doch erst Sydenham grenzte die harmlose Form des Scharlachs *(febris scarlatina)* ab. Später verdanken wir Graves und danach Bretonneau die Erkenntnis, daß die Krankheit je nach Epidemie und befallener Person unterschiedlich schwer auftritt. Im Laufe des 19. Jahrhunderts erschienen zahlreiche Arbeiten über den Scharlach. Trousseau widmete ihm vierzig Seiten seiner klinisch-medizinischen Schriften am öffentlichen Krankenhaus von Paris. Die Streptokokkenätiologie wurde von Löffler erahnt, doch erst das Ehepaar Dick und

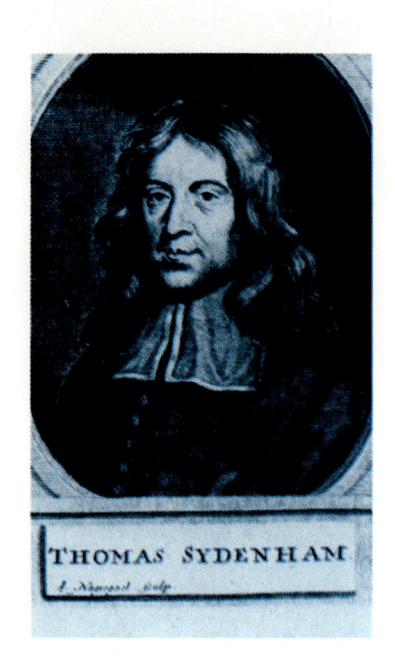

Abbildung 2461
Thomas Sydenham *(1624 bis 1689).* Stich aus seinem Werk Opera universa, *Amsterdam, 1687.*
(Paris, Bibl. d. Alten Med. Fakultät)

Dochez beschrieben 1924 in den Vereinigten Staaten die Pathogenese der Krankheit, indem sie die toxisch-infektiöse Natur der Streptokokken aufzeigten. Diese Arbeiten lösten zahlreiche Untersuchungen in allen Ländern der Welt aus, sie bereiteten den wichtigen Internationalen Bakteriologenkongreß 1930 vor, nachdem Zabriskie unter anderem die Bedeutung des Bakteriophagen bei der Produktion eines erythrogenen Toxins durch die Streptokokken A aufgezeigt hatte.

Der Scharlach blieb noch lange gefürchtet, nicht nur im Laufe der jahreszeitlich bedingten Epidemien, sondern vor allem in Chirurgen- und Geburtshelferkreisen, obwohl die Asepsis von Pasteur die Gefahr weitgehend einschränkte. Die Erfindung des Penicillins machte den Scharlach zu einer harmlosen Krankheit, bei der wir uns um Isolierung und Quarantäne keine Gedanken mehr zu machen brauchen.

Viele andere Ärzte sollten noch ihren Beitrag zur klinischen Abgrenzung von Infektionen leisten: William Piso untersuchte die Lähmung bei Diphtherie, da

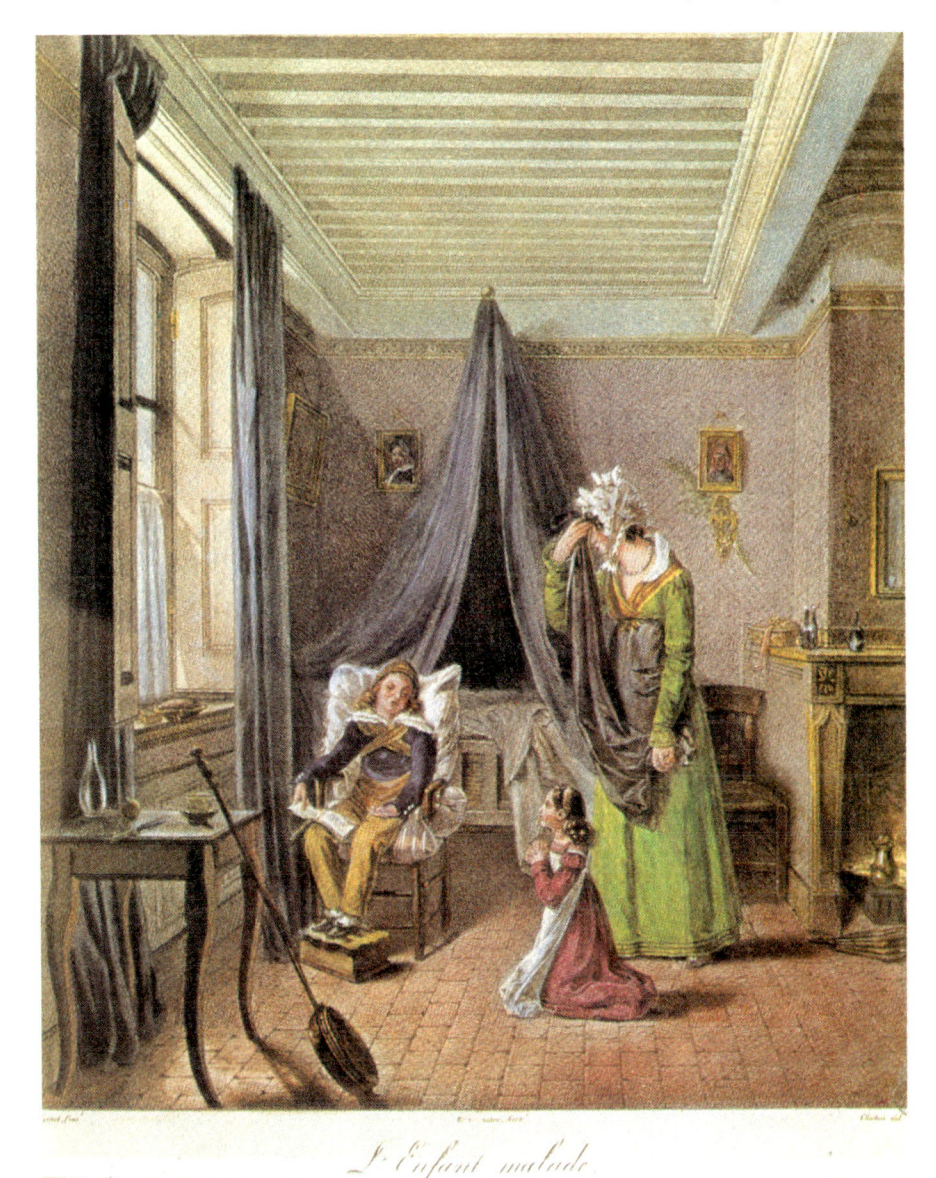

Abbildung 2462
Das kranke Kind. *Stich aus der ersten Hälfte des 19. Jh.s (Paris, Nat. Pharmazeutenstand)*

*Abbildung 2463
(gegenüber, oben links)
Masernvirus, 120000mal vergrößert. 1882 zeigte Antoine Béclère auf, wie es zur Ansteckung bei Masern kommt.*

*Abbildung 2464
(gegenüber, oben rechts)
Bordet-Gengou-Bakterien, die den Keuchhusten auslösen und 1906 identifiziert wurden.
(Paris, Photothek des Instituts Pasteur)*

*Abbildung 2465
(gegenüber, Mitte)
Windpockenvirus, 240000mal vergrößert.
(Paris, ebd.)*

die kruppöse Angina noch viele Todesopfer forderte. Bordeu (1746) in Frankreich, Home (1763) in Edinburg und Samuel Bard (1771) in New York erkannten den Krupp; Laghi und Mangor wiesen auf die Ansteckungsgefahr bei Mumps hin.

Der Mumps

Hippokrates beschrieb ihn kurz anläßlich einer Epidemie, die er auf der Insel Thasos beobachtete, als »Schwellung vor den Ohren ... tritt bei jungen Leuten auf, welche den Kampfplatz und die Turnhalle besuchen ... mit schmerzhaften Entzündungen der Testikel, doch im allgemeinen wieder zurückgehend und ohne kritische Phänomene«. Celsus bezeichnete den Mumps als Halsschwellung, danach wurde er *angina maxillaris* und *angina externa* genannt, und erst im 19. Jahrhundert, nach Erscheinen der Arbeiten von Trousseau, Rilliet, Barthez und Grisolle, als eigenständige Krankheit festgesetzt. Die Polymorphie des umfassenden Befalls wurde vor allem durch seine Lokalisation im Nerven- und Hirnhautbereich besser erkannt und mit dem Namen »Hirnmumps« belegt. Hirsch und Laveran behandeln die extreme Ansteckungsgefahr dieser Krankheit in interessanten Berichten über Epidemien in der Kaserne.

Die von Frau Wollstein vermutete virale Genese wurde mit den Untersuchungen von Johnson, Goodpasture, Weill, Enders und Habel als Tatsache erkannt.

Das isolierte und gezüchtete Virus ermöglichte die Entwicklung von serologischen Erkennungstechniken und die Ausarbeitung eines inaktivierten (1951) oder aktiven (1968) Impfstoffes, über dessen Zweckmäßigkeit angesichts der Harmlosigkeit der Krankheit noch diskutiert wird.

Die Windpocken

Wie es schon der von Vogel 1764 vorgeschlagene Name andeutet, konnten die Windpocken nur schwierig 1767 von Heberden von den Pocken abgegrenzt werden. Die Geschichte der Windpocken (kleine fliegende Pocken) sollte in der Tat lange Jahre hindurch Thema eines nosologischen Streitgesprächs bleiben, das Trousseau im 19. Jahrhundert mit Herba, Kaposi und der Wiener Schule

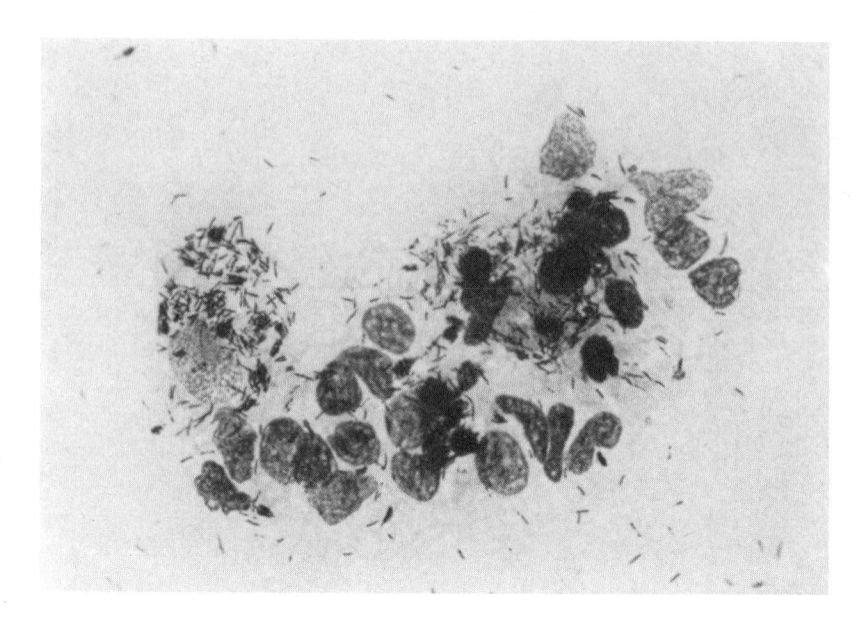

*Abbildung 2466
Leprabakterien, die von dem Norweger Hansen 1880 abgegrenzt wurden.
(Paris, ebd.)*

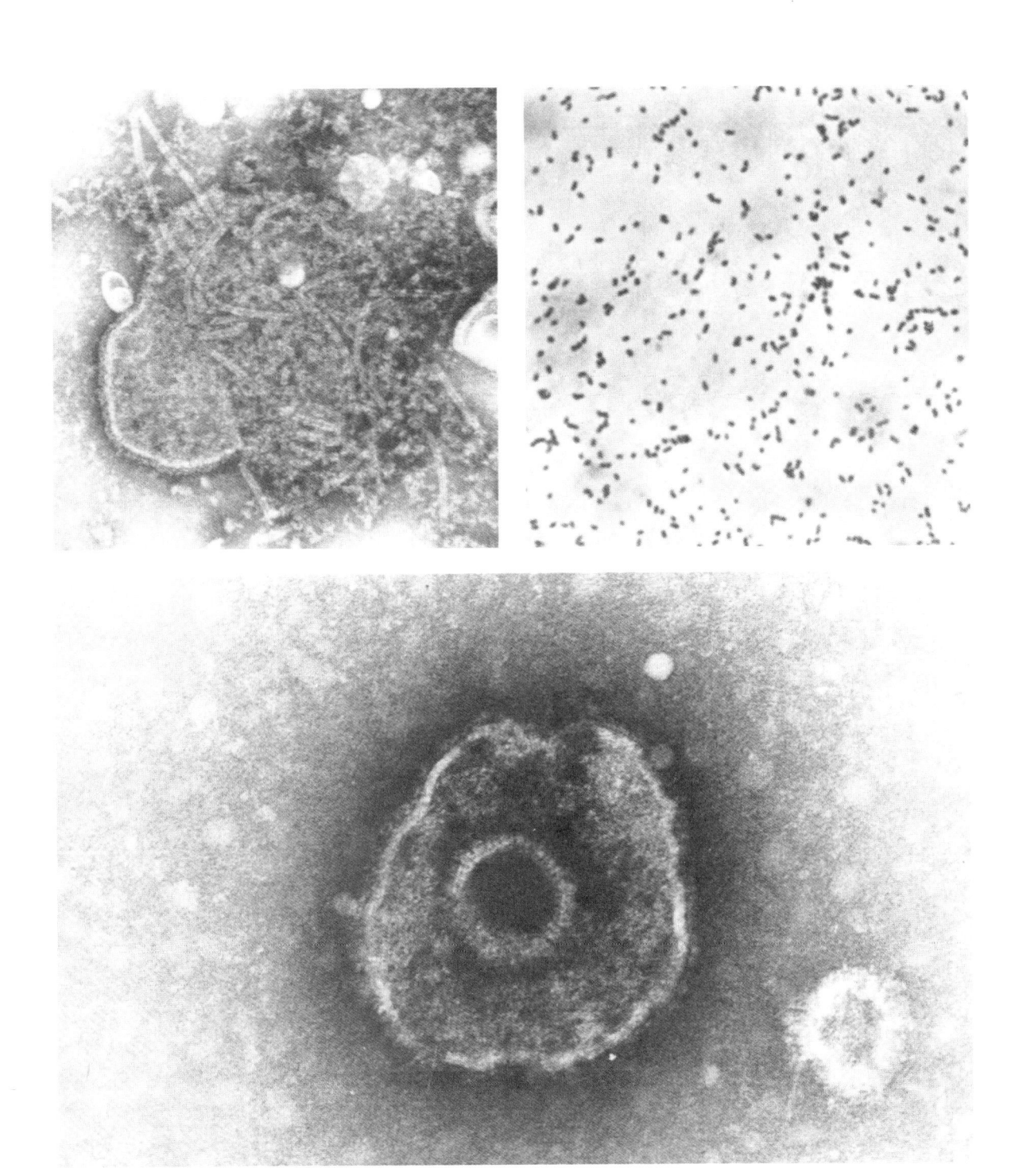

führte, die darin unbedingt eine klinische Form der Pocken sehen wollten. Außerdem erleichterte die Tatsache, daß es unmöglich war, diese Krankheit einem Tier einzuimpfen, nicht gerade ihre Abgrenzung, obwohl Unna 1894 die histologischen Läsionen der pockenartigen Elemente ganz genau beschrieben hatte und es Kling 1913 gelungen war, beim Säugling mittels des flüssigen Bläscheninhalts diese Krankheit hervorzurufen.

Ab 1866 präzisierten Henoch und Marfan die Gefahren der Entwicklung der Windpocken. Vor kürzerer Zeit (1956) wies Bernheim auf die Schwere der

Windpockeninfektion bei abwehrgeschwächten Menschen hin, trotz des Nutzens des seit 1952 verwendeten Rekonvaleszentenserums, dem die spezifischen Gammaglobuline menschlichen Ursprungs folgten. Die 1909 von Bokay infolge von Familienbeobachtungen und später von Netter und Urbain erahnten Zusammenhänge zwischen Windpocken und Gürtelrose sollten 1925 von Kundratiz am Menschenexperiment nachgewiesen werden. Schließlich erbrachten Weller und Stoddard 1952, im Anschluß an serologische Untersuchungen von Girard 1918, den Beweis für die absolute Identität der beiden Viren, deren Morphologie von P. Tournier und F. Cathala mittels des Elektronenmikroskops präzise dargestellt wurde. Dabei wiesen sie nach, daß die Windpocken die Primärinfektion der Gürtelrose sind.

Die Gürtelrose

Die klinischen Besonderheiten der Gürtelrose sind schon sehr lange bekannt: ihr Auftreten und ihre merkwürdige unilaterale Anordnung ließen die Beobachter aufmerken. Der intensive Schmerz, der dieser Krankheit zu eigen ist, drückt sich in der Bezeichnung »Feuer des Heiligen Antonius« aus. Noch lange bevor die Einheit der Gürtelrose mit den Windpocken erkannt worden war, hatten zahlreiche Ärzte (von Boeresprung 1883) die Nervenlokalisation der Läsionen aufgezeigt, und Landouzy 1883 hielt sie für ansteckend.

Ebenso wie über das Verständnis der Pathophysiologie wurden auch über die der Gürtelrose eigenen neurologischen Komplikationen in den letzten Jahren zahlreiche Hypothesen aufgestellt.

Im 17. und 18. Jahrhundert gab es weiterhin große Epidemien. Die Beulenpest wütete in Italien (sechsundachtzigtausend Tote in einem Jahr in Mailand). Ihr Auftreten in London 1665 hinterließ dort die Erinnerung an eine echte Katastrophe. Zwischen 1789 und 1811 überfiel sie auch Moskau. Nur die Lepra ist deutlich im Rückgang begriffen; die letzten französischen Leprastationen wurden 1695 geschlossen.

Die Lepra

Sie wurde schon 600 Jahre vor Christi unter dem Namen *Kushta* in einer indischen medizinischen Abhandlung beschrieben und hat sich wahrscheinlich zuerst im Fernen Osten verbreitet. Mit dem intensiven Seehandel der Phönizier wurde sie dann ins Mittelmeerbecken eingeschleppt. Von da brachten sie die römischen Legionen nach Europa, wo sie sich derart verbreitete, daß es, dem Geschichtsschreiber Mézeray zufolge, »weder ein Dorf noch eine Stadt gab, die sich nicht gezwungen sah, für ihre Leprakranken ein Spital einzurichten«. Gleichzeitig verbreitete sich die Lepra, von Ägypten ausgehend, über ganz Afrika. Entsprechende Narben auf Mumien bezeugen, daß in Ägypten Lepraepidemien grassierten. Amerika wurde seinerseits von den spanischen und portugiesischen Seeleuten und von den aus Afrika gebrachten Sklaven infiziert. Das Auftreten der Lepra in Ozeanien soll jüngeren Datums sein, infolge der japanischen und chinesischen Immigration im 19. Jahrhundert.

Die Geschichte der wissenschaftlichen Erkennung der Lepra beginnt um 1847 mit den Untersuchungen von Danielsen, die der Entdeckung der Leprabakterien durch den Norweger A. Hansen 1873 vorausgingen.

Virchow, Klingmüller, Jadassohn und Jeanselme wurden durch ihren klinisch-anatomischen Beitrag berühmt. 1916 entwickelte Mitsuda eine immuno-

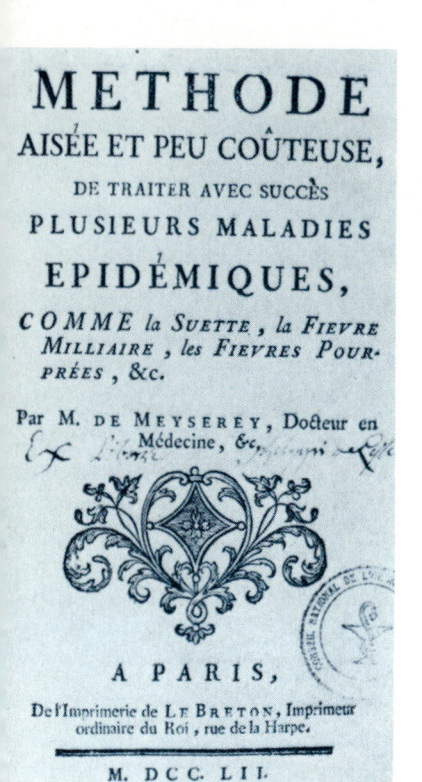

Abbildung 2467 (oben)
Titelseite eines Werks aus dem Jahr 1752 über die Mittel, mehrere epidemische Krankheiten zu heilen, von M. de Meyserey.
(Paris, Nat. Pharmazeutenstand, Sammlung Bouvet)

Abbildung 2468 (gegenüber)
Der Leprakranke. Stich aus dem 19. Jh. nach einer illuminierten Handschrift des 16. Jh.s. Im Mittelalter wurde der Leprakranke für immer aus jeder Gemeinschaft ausgeschlossen, und somit war er ein lebender Toter, der in Krankenvierteln eingeschlossen wurde. Sobald er sich bewohntem Gebiet näherte, mußte er seine Anwesenheit durch Bewegen seiner Klapper, die auch cliquette genannt wurde, anzeigen, damit um ihn herum ein Freiraum entstehe. Die Zufallskriterien der Diagnose im Mittelalter führten oft dazu, daß Menschen, die von einer anderen Krankheit befallen waren, als leprakrank eingeschlossen wurden, was noch den Schrecken dieser Strafmaßnahme vermehrte.

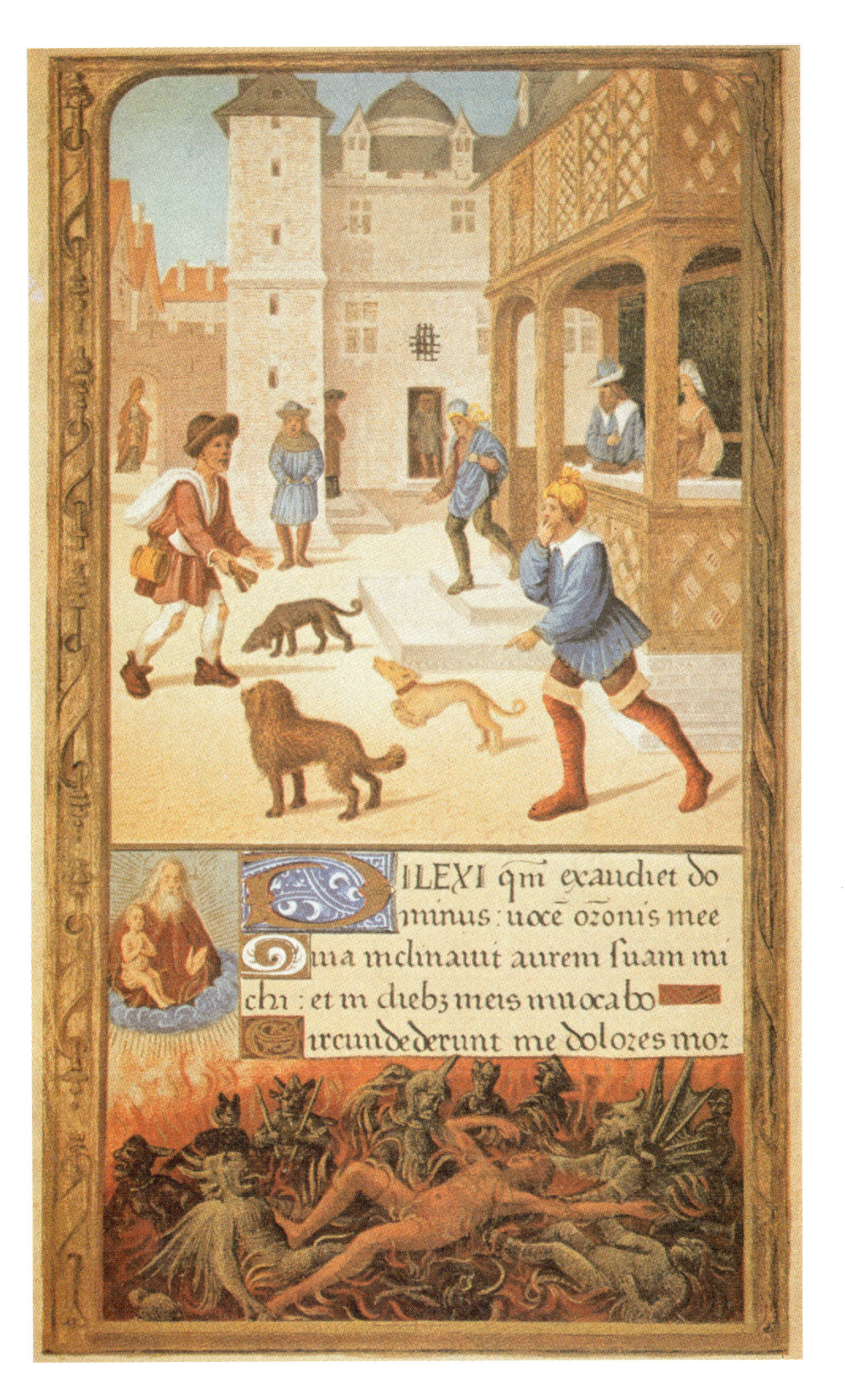

DILEXI qm exaudiet do
minus: uocē oronis mee
Qma inclinauit aurem suam mi
chi: et in diebz meis inuocabo
Circumdederunt me dolores mor

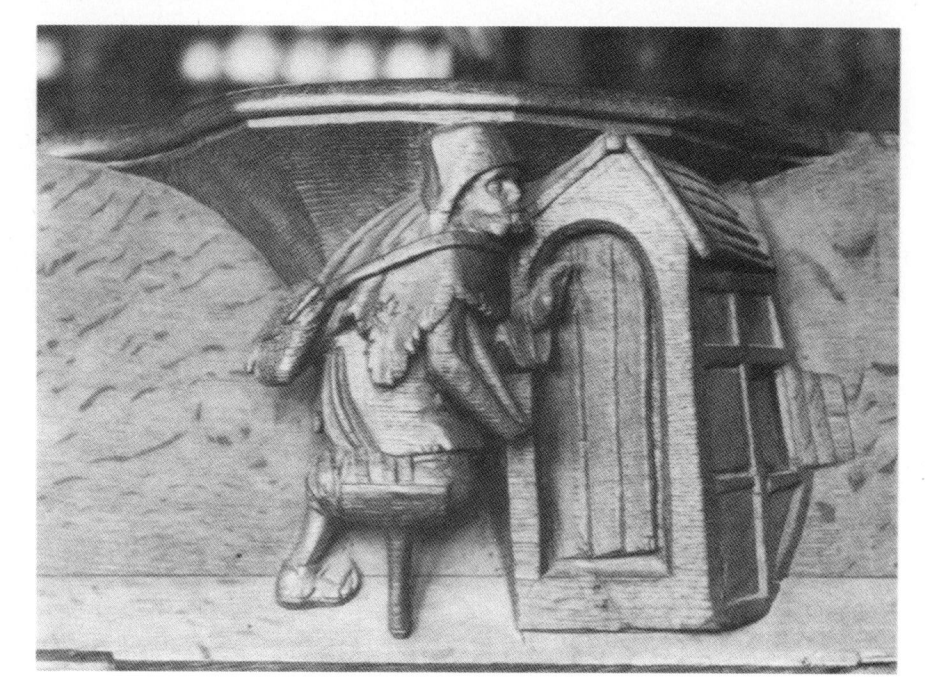

Abbildung 2469
Die Misericordia an einem Sitz im Chorgestühl in der Kirche Saint-Lucien in Beaume stellt einen Leprakranken mit einer verstümmelten Hand und einem verstümmelten Bein dar. Der charakteristische Befall der Nase fällt auf.
(Paris, Museum Cluny)

Abbildung 2470
Der Heilige Abélard verteilt Almosen an die Leprakranken. Stich von Hans Burgkmair (1473 – 1531).
(Paris, Museum für Geschichte der Medizin)

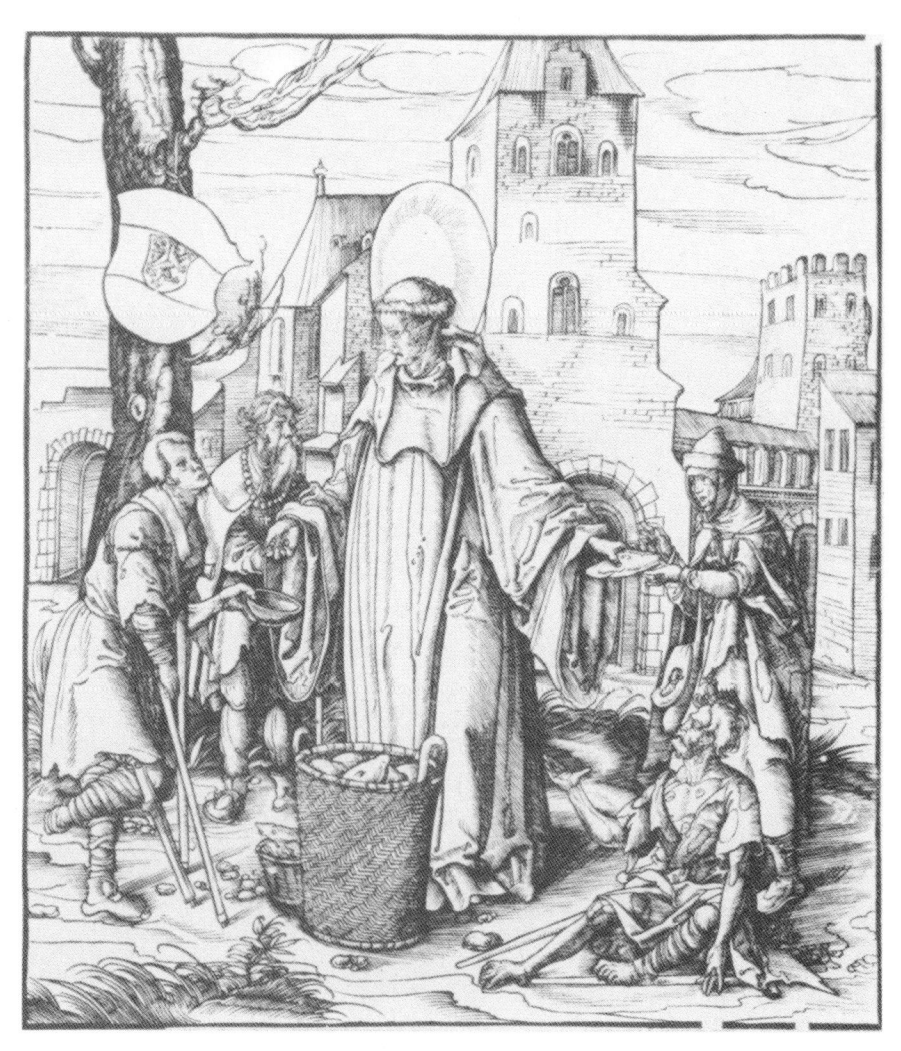

logische Reaktion, die es ermöglichte, die Lepraformen von Formen der Tuberkulose zu unterscheiden.

Doch erst 1941 änderte sich die Prognose der Lepra dank der therapeutischen Verwendung von Sulfonamiden durch Faget.

Obwohl eine Impfung nicht durchführbar ist, da der Bazillus noch nicht kultiviert werden konnte, ermöglichten es die Fortschritte der Chemotherapie, präventive Massenbehandlungen durchzuführen.

Dank der internationalen, von zahlreichen privaten und öffentlichen Organisationen unterstützten Anerkennung des Problems sind die Lepraherde nach und nach im Verschwinden. In Afrika, China und Indien gibt es jedoch weiterhin große Lepraepidemien.

Zu dieser Zeit tauchen neue Tropenkrankheiten, die aus Indien und Amerika eingeschleppt werden, in Europa auf.

Das Gelbfieber, das 1635 von P. du Tertre zum erstenmal auf Guadeloupe beschrieben worden war, wurde 1715 von Hugues untersucht. Die größte Bösartigkeit und Verbreitung erreichten jedoch während dieser Jahrhunderte die Malaria und die Pocken. Die Pockenepidemie von Paris im Jahre 1719 forderte vierzehntausend Tote. Man schätzt die Zahl der zwischen 1700 und 1800 an dieser Krankheit Gestorbenen, die auch die Könige nicht verschonte, in Europa auf sechzig Millionen.

Die Geschichte der Pocken ist bezeichnend für die fast ideale Entwicklung einer Infektionskrankheit, deren endgültige Ausrottung nahe bevorsteht, wenn man sich auf die Statistiken der Weltgesundheitsorganisation beruft.

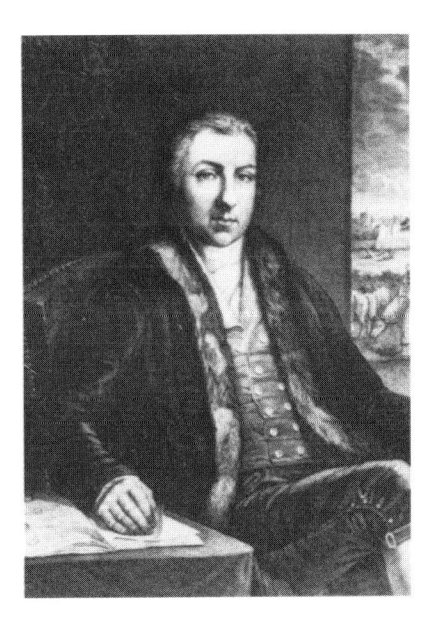

Abbildung 2471
Edward Jenner *(1749—1823).*
Stich von Ponsaldi, 1811.
(Paris, Nat. Bibl., Kupferstichkabinett)

Die Pocken

Sie sind eine der am längsten bekannten Infektionskrankheiten. Pockenepidemien haben schon in China, Indien und Mesopotamien gewütet, noch lange bevor sie Europa eroberten. So weist zum Beispiel die Mumie von Ramses V., die aus dem Jahr 1160 vor Christus stammt, Pockennarben auf. Ab 580 konnte Gregor von Tours die Epidemie schildern, welche die Gallier dahinraffte, doch wahrscheinlich beschrieb erst Rhazes als erster die Krankheit genau. Von den Spaniern wurde sie nach Santo Domingo gebracht, und die Engländer ließen auch Nordamerika »daran teilhaben«.

Obwohl die Pocken schon bekannt waren, sollten sie erst nach den Beschreibungen von Sydenham und Borsieri endgültig von den anderen Fieberausbrüchen abgegrenzt werden. Dadurch wurde jedoch nicht verhindert, daß diese Krankheit in Europa im 18. Jahrhundert die größte Verbreitung hatte. Voltaire erklärte 1727 in seinem elften philosophischen Brief, daß »von hundert Personen in der Welt mindestens sechzig die kleinen Pocken haben«. Die Aufmerksamkeit galt nicht nur den Symptomen, sondern in erster Linie der fürchterlichen Prognose, denn 70% der Erkrankten hatte unweigerlich mit dem Tod zu rechnen.

Obwohl die Variolation (Prophylaxe auf Basis von harmlosen Pocken) in China und Persien seit mehreren Jahrhunderten bekannt war, die meistens mittels eines Pulvers aus mehr oder weniger alten Borken auf dem Nasenweg erfolgte, führte erst 1721 Lady Montague, die Frau des englischen Botschafters in Konstantinopel, diese Präventivmethode in England ein. Zuvor hatte sie ihren jungen Sohn mit Erfolg nach den Vorschriften des byzantinischen Arztes Pylarino mit Variolation behandelt (die Technik wurde 1715 in Venedig beschrieben und herausgegeben). Nachdem das Royal College von London die

2203

*Abbildung 2472
Die von Kuhpocken befallene Hand von Sarah Nelmes. Illustration aus dem Werk von Edward Jenner* An Inquiry into the Causes and Effects of the Variolae Vaccinae..., *2. Ausgabe, London, 1500.
Die »Variation« bestand darin, einem gesunden Menschen den Eiter eines Pockenkranken einzuimpfen, um ihn mit Pocken anzustecken, deren Harmlosigkeit man erhoffte, und die ihn immun machen sollten. Jenner ersetzte dies durch einen »Impfstoff«, der aus dem Inhalt einer* Cow-Pox-*Pustel bestand (Rinderkrankheit ohne Komplikationen), was Immunität gegen Pocken bewirkte, ohne die ernsten Unfälle der Variolation nach sich zu ziehen.*

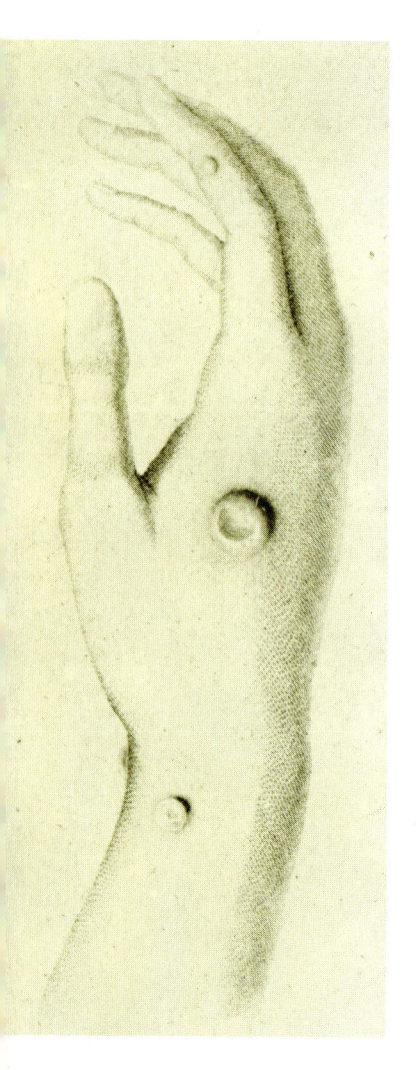

Methode an sechs zum Tode Verurteilten erprobt hatte, verbreitete sich diese segensreiche Technik in Europa rasch. Auf dem Kontinent wurde sie vor allem von Th. Tronchin empfohlen, der durch seinen dadurch erworbenen Ruf zum Arzt des Hauses Orléans wurde.

Obwohl es heißt, daß Kanada sein Verbleiben im Commonwealth der Tatsache verdankt, daß die englischen Truppen beim Zusammenstoß mit der Armee von General Washington variolisiert waren, die anderen jedoch nicht, konnte sich die Variolation nicht allgemein durchsetzen, da sie doch die Gefahr der Ansteckung in sich barg. La Condamine berichtete der Akademie der Wissenschaften von einer sekundären Mortalität von 1‰ bis 1% nach Anwendung dieser Methode, und der Italiener A. Gatti veröffentlichte in Brüssel 1764 »seine Überlegungen über die Vorurteile, die sich der Impfung entgegenstellen«. Angesichts dieser Umstände wurde die Entdeckung von Jenner 1796 mit Freuden aufgenommen. Dieser befürwortete eine Kreuz-Immunisierung hinsichtlich des Variola-Virus mittels jenes der harmlosen Krankheit der Kuh (cow-pox) und setzte so der Anwendung der Variolation nach und nach ein Ende, obwohl diese noch bis heute in Äthiopien als sakramentale Handlung weiterbesteht.

Jenner war sich seiner Verantwortung bewußt und veröffentlichte seine Resultate erst zwei Jahre nach dem Hauptversuch: »Nachdem er am 14. Mai 1796 den Inhalt aus einer Kuhpockenpustel (cow-pox) auf der Hand von Sarah Nelmes, der Dienerin auf einer durch die hauseigenen Kühe kontaminierten Farm, herausgenommen hatte, impfte er diesen in den Arm eines Knaben namens James Phipps. Zehn Tage danach erschien auf der Impfstelle ein typisches Impfpustel; es heilte ohne Zwischenfälle ... daraufhin wurden diesem Knaben Pocken eingeimpft, sie blieben ohne Wirkung.«

Doch obwohl das Volk seit langem wußte, daß die Kuhpocken gegen die Pocken schützten, gab das Einbeziehen der Kuh in diesen Kreislauf den Karikaturisten jener Zeit reichlichen Stoff. Indem Jenner aufzeigte, daß die Kuhpocken von Mensch zu Mensch übertragen werden konnten und dabei ihre gegen Pocken schützenden Eigenschaften behielten, ermöglichte er die allgemeine Anwendung der Impfung in der ganzen Welt. Bald danach wurde sie in zahlreichen Ländern zur Pflichtimpfung erklärt (Frankreich 1902).

Auf diese Weise konnten die Pocken, dank der Wirksamkeit dieser Methode, allgemein zurückgedrängt werden, während die »Arm-zu-Arm«-Technik, welche für Syphilis auslösende Unfälle bei Impfungen verantwortlich war, nach und nach zugunsten der Tierimpfung aufgegeben wurde. Dieser Erfolg stellte jedoch die biologischen Forschungen ein wenig in den Schatten, und das 19. Jahrhundert beschäftigte sich außer mit klinisch-anatomischen Arbeiten vor allem damit, die Impfmethode zu verstärken. Diese Haltung sollte von zwei wesentlichen Errungenschaften unterstützt werden:
— mittels Einfrierens konnte man ab 1912 das Impfvirus lagern;
— die Ausarbeitung der Methode des Austrocknens ohne Einfrieren des Impfvirus (L. Camus und A. Frasquelle 1917) ermöglichte seine Beförderung in tropische Länder, wo es noch Pockenepidemiegebiete gab.

Infolge einer weltweiten Prophylaxe und vor allem dank den in den Gebieten selbst durchgeführten (koordinierten) Aktionen der Weltgesundheitsorganisation gehören die Pocken im 20. Jahrhundert nicht mehr zu den Hauptsorgen, obwohl von Zeit zu Zeit durch Vernachlässigung der allgemeinen Prophylaxemaßnahmen eine kleine Epidemie auftritt (Frankreich 1955; Jugoslawien 1972) und uns daran erinnert, daß die Ruhe leicht gestört werden kann und in Wahrheit nur in den Ländern mit hochentwickelten wirtschaftlichen und sozialen Strukturen herrscht.

Gleichzeitig haben 1910 (Ribas) neue biologische Untersuchungen unsere Kenntnisse von dieser Krankheit erweitert. Die kleinen Pocken (Variola minor, Alastrim) wurden erkannt und die Möglichkeit einer direkten Diagnose der Erkrankung im Elektronenmikroskop oder einer indirekten durch Immunfluoreszenz eröffnet.

Schließlich schien in den allerletzten Jahren, dank einer weltweiten Ausrottungskampagne mit entsprechenden Techniken, mit Hilfe einer wirksamen Chemotherapie der »Countdown« begonnen zu haben:

Südamerika wurde 1971 von den Pocken befreit, Indonesien 1972 ebenso wie ein Großteil Afrikas, Indien 1975. 1976 waren nur noch drei Dörfer in Äthiopien infiziert, und für 1978 erhoffte man offiziell die Ausrottung der Pocken auf der Welt. Doch selbst für Zuversichtliche bleibt ein Zweifel bestehen: sind die Pocken nur auf den Menschen beschränkt?

Und wie kann man außerdem die gesamte Weltbevölkerung überwachen, wenn man bedenkt, daß im Februar 1977 ein Herd kleiner Pocken mit mehr als zweitausend Fällen in Somalia entdeckt wurde!

Abbildung 2473
Der Baron Alibert (1766 – 1837)
führt im Schloß von Liancourt
Arm-zu-Arm-Impfungen durch,
von Constant Desbordes, 1820.
(Paris, Museum der Öffentl.
Fürsorge)

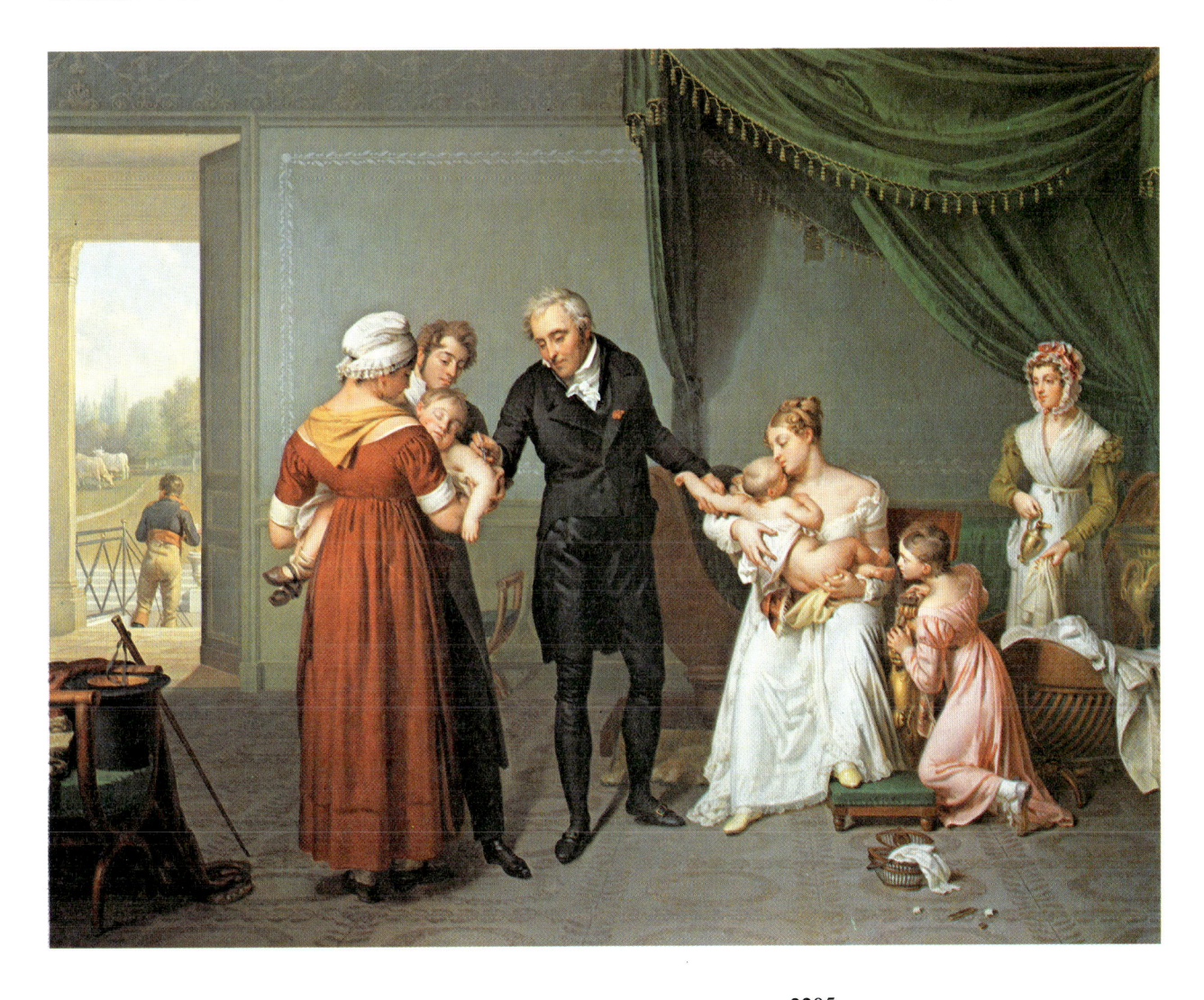

Die Mikrobiologie

Das 19. Jahrhundert

Das 19. Jahrhundert sollte durch die Kenntnis der Mikrobiologie, welche die entstehende Medizin erlangte, und die sich daraus ergebenden Erleichterungen zum revolutionären Jahrhundert für die Pathologie der Infektion werden.

Innerhalb einiger Jahre sollten alle Gegebenheiten einer Disziplin umgewälzt werden und sich wie ein Feuerwerk entfalten. In der ersten Hälfte des Jahrhunderts (Shryock zufolge ist die moderne Medizin zwischen 1800 und 1850 in Paris entstanden), welche dem abschließenden Höhepunkt voranging, sollten die Kliniker, einzig durch die Errungenschaft der klinischen Beobachtung, von den meisten eigenständigen Infektionskrankheiten so vollkommene Beschreibungen abgeben, daß die heutigen Ärzte, unter Berücksichtigung der therapeutischen Möglichkeiten des 20. Jahrhunderts, zur Kenntnis der spontanen Entwicklung dieser Krankheiten darauf zurückgreifen müssen und können.

Allein die Lektüre der Studien von Bretonneau und Trousseau über Diphtherie, 1826, genügt, um ihre umfassenden Errungenschaften gegenüber den vorangegangenen Jahrhunderten, die zwar reich an Beobachtungen, jedoch in den Untersuchungsmethoden noch sehr beschränkt waren, richtig einzuschätzen. Seit 1867 wurde zum Beispiel das medizinische Thermometer allgemein verwendet, die Lumbalpunktion stammt aus dem Jahr 1891, und Blutkulturen wurden erst seit 1894 ermöglicht.

Die Diphtherie

Die ältesten Beschreibungen, die wir über Diphtherie besitzen, wurden anläßlich der Epidemien in Ägypten und Syrien von Aretaeus von Kappadokien verfaßt. Die Diphtherie scheint aus dem Orient zu stammen, dann nach und nach in Europa und schließlich in Amerika eingedrungen zu sein, wobei sie mit verschiedenen Namen, wie *garrotillo, morbus suffocans, morbus strangulatorius, malo in canna, angina maligna,* bezeichnet wurde. Die Kehlkopfdiphtherie, die Home Krupp nannte, wurde noch im 18. Jahrhundert für eine Krankheit *sui generis* gehalten, obwohl einige aufmerksame Ärzte, wie S. Bard 1771, eine identische Krankheitseinheit mit zwei Lokalisationen, nämlich in Kehlkopf und Rachen, annahmen. Bretonneau gebührt das Verdienst, sie zu einer Krankheitseinheit erklärt zu haben, nachdem er sie anläßlich einer Epidemie einer in Tours stationierten Garnison 1818 isoliert hatte. Er beschrieb die Krankheit, bestätigte die ätiologische Identität der Angina und der Laryngitis und bezog diese auf die Häufigkeit der Pseudomembranen; daraus leitet sich der Name Diphtheritis ab, den er der Krankheit gab.

Mit seinem Einverständnis ersetzte sein Schüler Trousseau diese Benennung durch Diphtherie, um zu unterstreichen, daß diese Krankheit nicht nur eine lokale Entzündung, sondern eine allgemeine Erkrankung ist. Die rettende Tracheotomie, zu jener Zeit eine Heldentat, kommt wieder zu Ehren, während Bouchut einen Kehlkopftubus empfiehlt.

Diese klinischen Untersuchungen erleben einen Höhepunkt mit der Isolierung der Stäbchen aus den Pseudomembranen durch Klebs 1883, Mikroben, welche Löffler im darauffolgenden Jahr kultivieren sollte. Die wahre Ursache sollte 1888 anerkannt werden, nachdem Roux und Yersin durch Einimpfung an einem Tier die entscheidende Bedeutung der Diphtherietoxine bei der Entwicklung der Krankheit aufgezeigt hatten. Bald darauf verwiesen Behring und Kita-

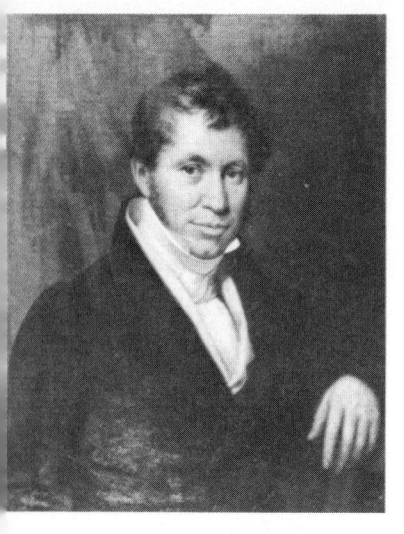

*Abbildung 2474
Pierre-Fidèle Bretonneau (1778 bis 1862).
(Paris, Nat. Akademie der Medizin)*

*Abbildung 2475
Diphtheriebakterien, zwischen 1883 und 1884 von Klebs und Löffler identifiziert.
(Paris, Photothek des Instituts Pasteur)*

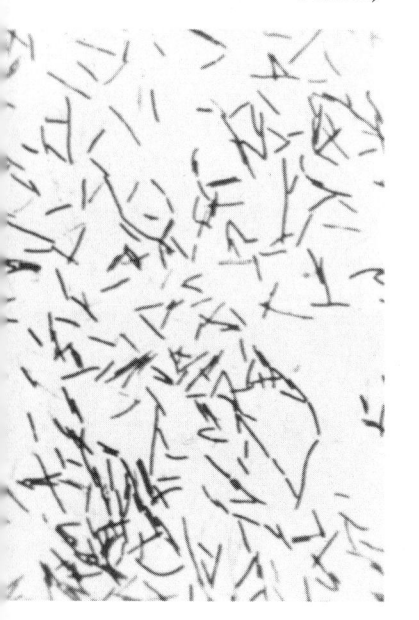

sato beim Tierversuch auf die günstige Wirkung des antitoxischen Serums, das Roux, Martin und Chaillou am Menschen anwandten. Im Jahr 1894 ging somit die Mortalität bei Diphtherie von 73% auf 14% der Fälle zurück. Schließlich ermöglichte Ramon 1924 durch Einspritzung von Antitoxinen die Verhütung der Diphtherie durch Impfung. Mit der Untersuchung der Visceralmanifestationen der Krankheit sind vor allem die Namen Marfan (1905), später Grenet, Mézard, Marquezy und Sedallian, verbunden. Heute ist die Diphtherie in den westlichen Ländern, wahrscheinlich infolge der Verbreitung der Impfung, verhältnismäßig selten geworden. Im 20. Jahrhundert wurden vor allem biochemische Erforschungen des Diphtherietoxins angestellt, die Auswirkung der Antibiotika und der Corticoidtherapie und die Probleme untersucht, welche gesunde Träger der Keime aufwerfen. Trotzdem ist die Geschichte der Diphtherie von Epidemiestößen, die sich mit Perioden des Vergessens abwechseln, gekennzeichnet und sollte uns zu großer Vorsicht mahnen, umso mehr, als die atypischen Formen der Krankheit viel häufiger sind und der Mechanismus der Epidemien nur schlecht erkannt wurde.

Die Tätigkeit der Kliniker im 19. Jahrhundert umfaßte jedoch mehr als nur das Verdienst, Ordnung in dieses Gebiet gebracht zu haben; die Einrichtung einer klinisch-anatomischen Methode, deren ernsthaftester Vertreter Louis war, der alle Autopsien selbst durchführte, war eine Neuerung. Seine Unter-

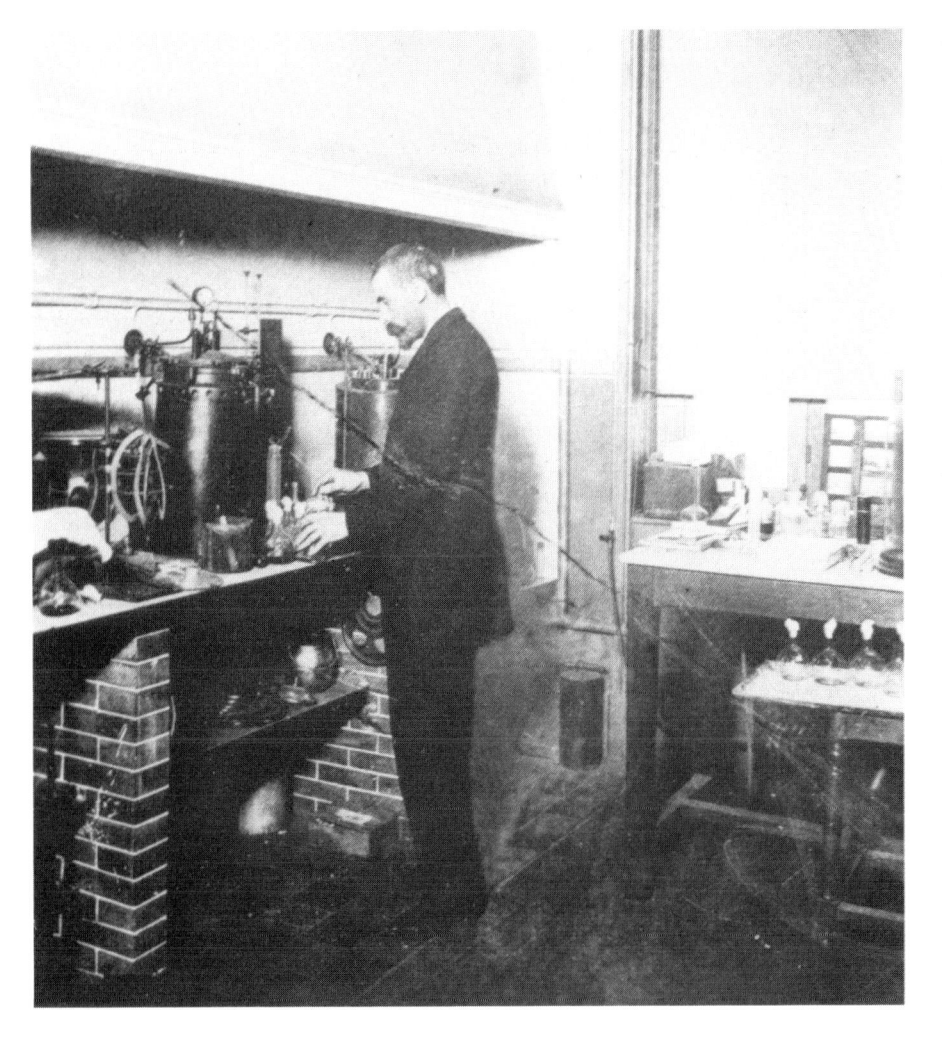

Abbildung 2476
Emile Roux (1853—1933) in seinem Laboratorium.
(Paris, Photoarchiv des Museums Pasteur)
Die gemeinsamen Arbeiten von Behring, Kitasato, Roux und Yersin um 1890 führten zur Ausarbeitung eines Serums gegen Diphtherie, das es ermöglichte, dem Menschen ein Schutzpotential einzugeben, das im Serum von Pferden entwickelt wurde, die vorher durch entsprechend hohe Dosen von Diphtherietoxinen immunisiert worden waren.

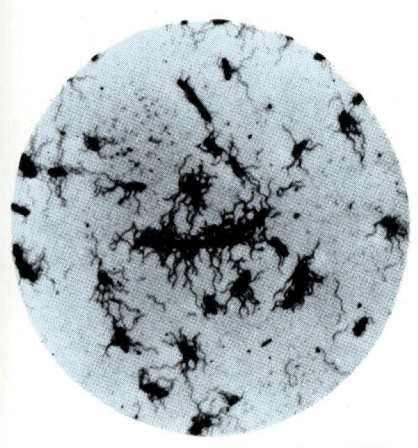

Abbildung 2477
Typhöser Bazillus (Salmonella typhi), *der von Eberth 1880 beschrieben wurde.*
(Paris, Photothek des Instituts Pasteur)

Abbildung 2478
Eine der ersten Sammlungen von Serum gegen Diphtherie im Institut Pasteur in Paris. In den weißen Mänteln erkennt man Roux und Nocard.
(Paris, Photoarchiv im Institut Pasteur)

suchung des Typhusfiebers 1829 in einer berühmt gewordenen Abhandlung ist ein bedeutendes Beispiel dafür.

Der Typhus
Im 17. Jahrhundert hatten zwar schon große Kliniker, wie Haen und Stoll, den Typhus bei »intestinalem Fieber« undeutlich erkannt, und Hyxham hatte 1739 ein langsames nervöses Fieber beschrieben, doch alle diese Kenntnisse blieben vage und unbestimmt. Prost war 1804 der erste, der bei der Autopsie von Menschen entdeckte, daß diese an einem »mukösen, ataktischen und adynamischen Fieber« gestorben seien, und er stellte das Vorhandensein intestinaler Ulzerationen fest. 1813 beginnen Petit und Serres in ihrer Abhandlung über das entero-mesenterische Fieber eine Analyse, doch es ist das Verdienst von Bretonneau (1822), die Krankheit, die er Dothienenteritis (Gedärmeknoten) nennt, richtig beschrieben zu haben. Louis setzt 1829 den Namen typhöses Fieber durch, indem er sich auf den benommenen Zustand *(typhos)* der Kranken bezieht.

Er stellte die allgemeine klinisch-anatomische Geschichte der Erkrankung auf eine unerschütterliche Basis, die später von Trousseau und Chomel weiterentwickelt wurde und an die alle weiteren ausländischen Arbeiten anknüpfen sollten. Anläßlich der Untersuchung der schlesischen Epidemie von 1848 warnte Virchow vor dem Einfluß einer ungesunden Umwelt bei der Verbreitung typhöser Infektionen; diesbezüglich betonte auch Budo die wichtige Rolle von Exkrementen bei der zwischenmenschlichen Übertragung.

Zwischen 1856 und 1880 erschlossen die biologischen Laboratorien dieses Gebiet und bereiteten Kulturen der Typhusbazillen vor, die schließlich von

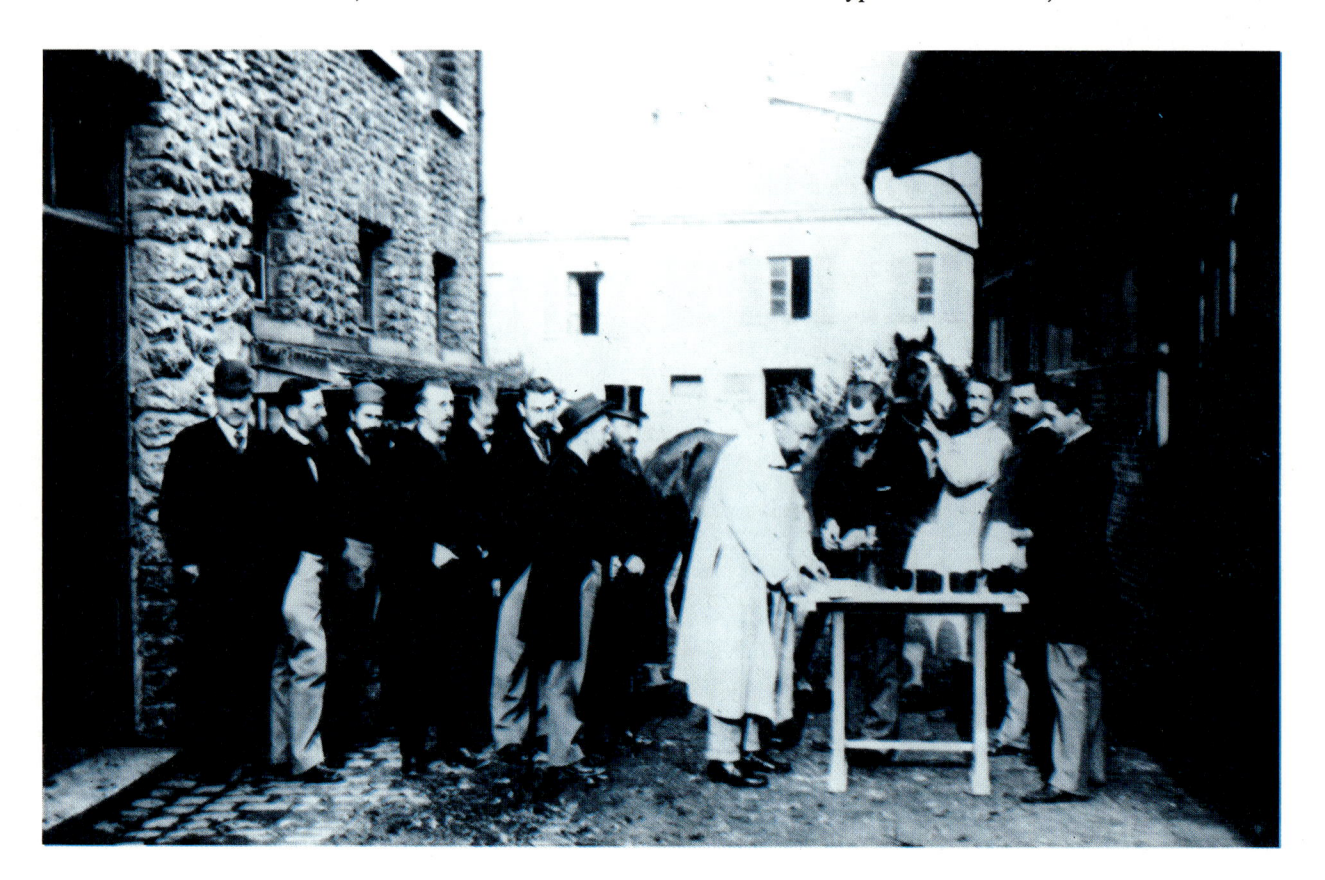

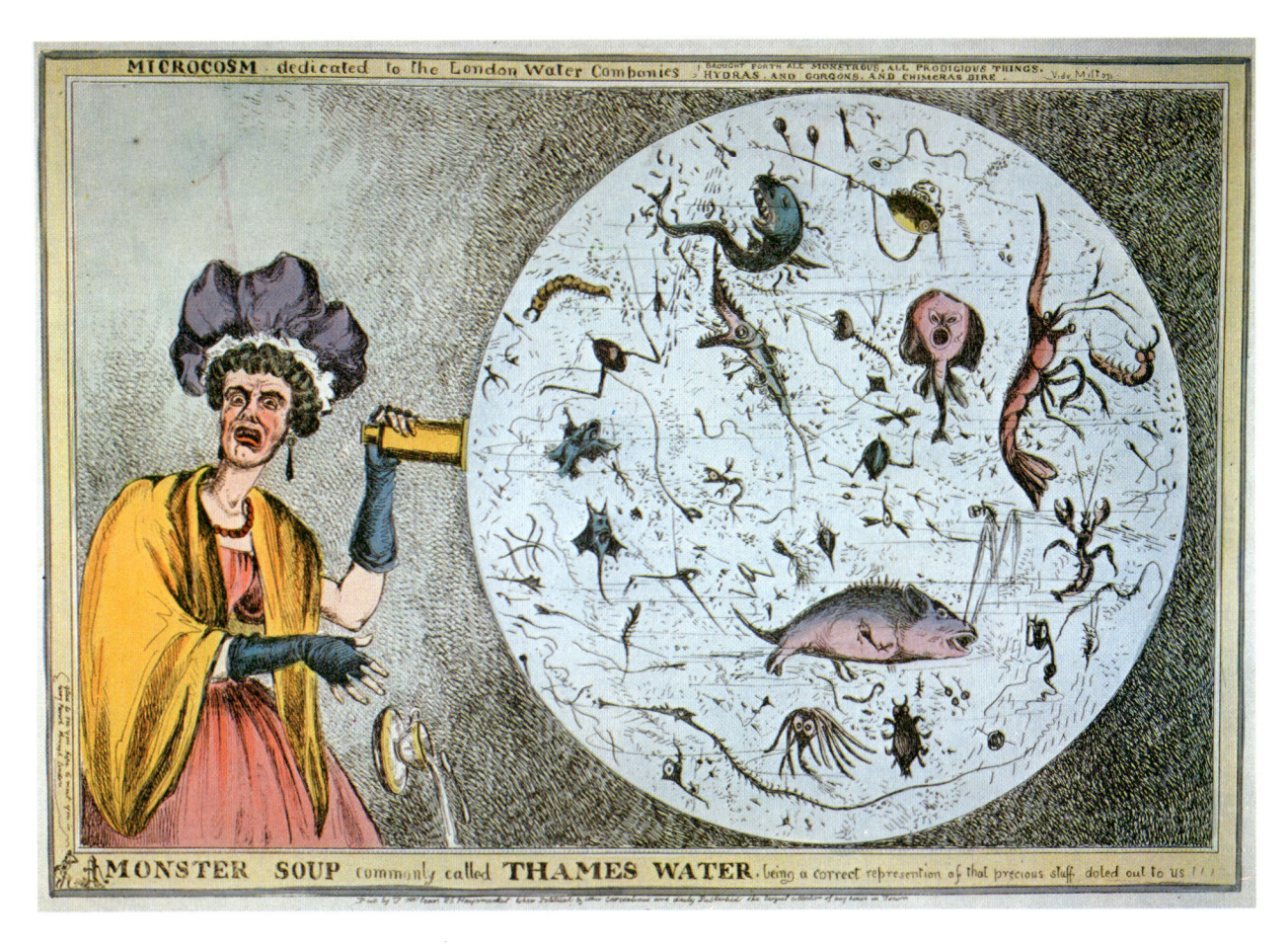

Eberth anhand der Milz oder der Gekröseganglien von vierzig Typhuskranken isoliert werden konnten.

Die Arbeiten von Gaffky 1883 über die Spezifität der Mikroben wurden in Frankreich von Chantemesse, Widal und M. Vincent rasch verbreitet. 1896 grenzten C. Achard und R. Bensaude ihrerseits zwei dem Typhusbazillus ähnliche Keime ab, die Paratyphusbazillen A und B, welche ätiologische Unterformen derselben klinischen Einheit, die der Salmonellosen, hervorrufen. Die Diagnose der typhösen Fieber war noch dem Zufall überlassen, denn die Abgrenzung anhand der Ausscheidungen war noch zu unsicher; zwei neue Techniken revolutionierten damals die medizinischen Möglichkeiten:

— Widal arbeitet 1896 die Serodiagnostik der Krankheit aus, die später von Felix verbessert wurde;

— auf Grund der Vorarbeit von Schottmüller ermöglicht die allgemeine Anwendung der Blutkultur die Diagnose des typhösen Fiebers in der ersten Krankheitswoche.

Daraufhin sollte die Verwendung der Techniken der Lysotypie (Ch. Nicolle) die Wirksamkeit der epidemiologischen Untersuchung verstärken, welche in den letzten Jahren die Entwicklung der Klassifizierung der Salmonella, die mit dem Namen Kauffmann verbunden ist, beschleunigen.

Gleichzeitig mit der Bakteriologie machte auch die Epidemiologie und die Prophylaxe der typhösen Fieber große Fortschritte. Durch die Kenntnis von den gesunden Trägern und dem durch bazillenverseuchte Exkremente verseuchten Wasser wurde eigenständig die Desinfektion entwickelt, und ein fran-

Abbildung 2479
»Monströse Suppe, die gemeinhin Themsewasser genannt wird, oder wahrhafte Darstellung dessen, was an uns verteilt wird.« *Stich von William Heath (1795 bis 1840), um 1828. (Philadelphia, Kunstmuseum) Wenn das Themsewasser hier zurecht verspottet wird, so darf man doch nicht vergessen, daß die Lage in den meisten Großstädten Europas ähnlich war, vor allem in Paris, wo 1832 die Choleraepidemie umso schneller um sich griff, als man das Seinewasser, das direkt aus dem Fluß geschöpft wurde, trank.*

zösischer Gesetzesbeschluß vom 15. Februar 1902 verpflichtet die Gemeinden im Rahmen dieser Politik, ihren Einwohnern eine Ernährung mit sicherem Trinkwasser zu garantieren.

Die experimentellen Untersuchungen von Chantemesse und Widal (1888 bis 1892) ermöglichten eine Impfung, die am Menschen zum erstenmal von Wright 1896 in der englischen Armee von Transvaal wirksam angewandt wurde. H. Vincent setzte mit seiner Hartnäckigkeit endgültig durch, daß sie obligatorisch in der französischen Armee 1914 durchgeführt wurde, und sie leistete im Verlauf des Ersten Weltkrieges unschätzbare Dienste.

Ab 1930 sollte, dank der bemerkenswerten Arbeiten von J. Reilly und der Schule des Krankenhauses Claude-Bernard in Paris, die bis dahin klassische Auffassung vom typhösen Fieber als septischer Krankheit durch den Begriff der toxischen Infektion ersetzt werden, welche den Typhus-Endotoxinen (Boivin) die wichtigste Rolle bei der Feststellung der Symptome und der Komplikationen der Krankheit zuschreibt. Der letzte Stein zu diesem Gebäude wurde schließlich von J. Ehrlich 1947, Woodward 1948 und ihren Mitarbeitern beigesteuert; sie entdeckten das Chloramphenicol und seine Anwendungsmöglichkeiten bei der Behandlung typhöser Fieber. Die Entwicklung und die Prognose der Erkrankung veränderten sich innerhalb weniger Jahre durch die Antibiotikatherapie, wobei jedoch die Bestätigung der Theorien von J. Reilly Aufsehen erregte. Die Typhusinfektion kann also beherrscht werden, wie die letzte Epidemie in Zermatt in der Schweiz gezeigt hat. Die zweite Hälfte des 19. Jahrhunderts sollte der biologischen Forschung gewidmet sein. Die Bakteriologie war durch die Entdeckung Pasteurs zu einer bevorzugten Disziplin geworden und sollte ein Grundstein der modernen Medizin der Infektionskrankheiten werden.

Abbildung 2480
Pasteur in seinem Laboratorium; er unternimmt Versuche über die Tollwut bei Tieren.
Zeichnung von Meaulle für das Journal Illustré *vom 30. März 1884.*
(Paris, Photoarchiv des Museums Pasteur)

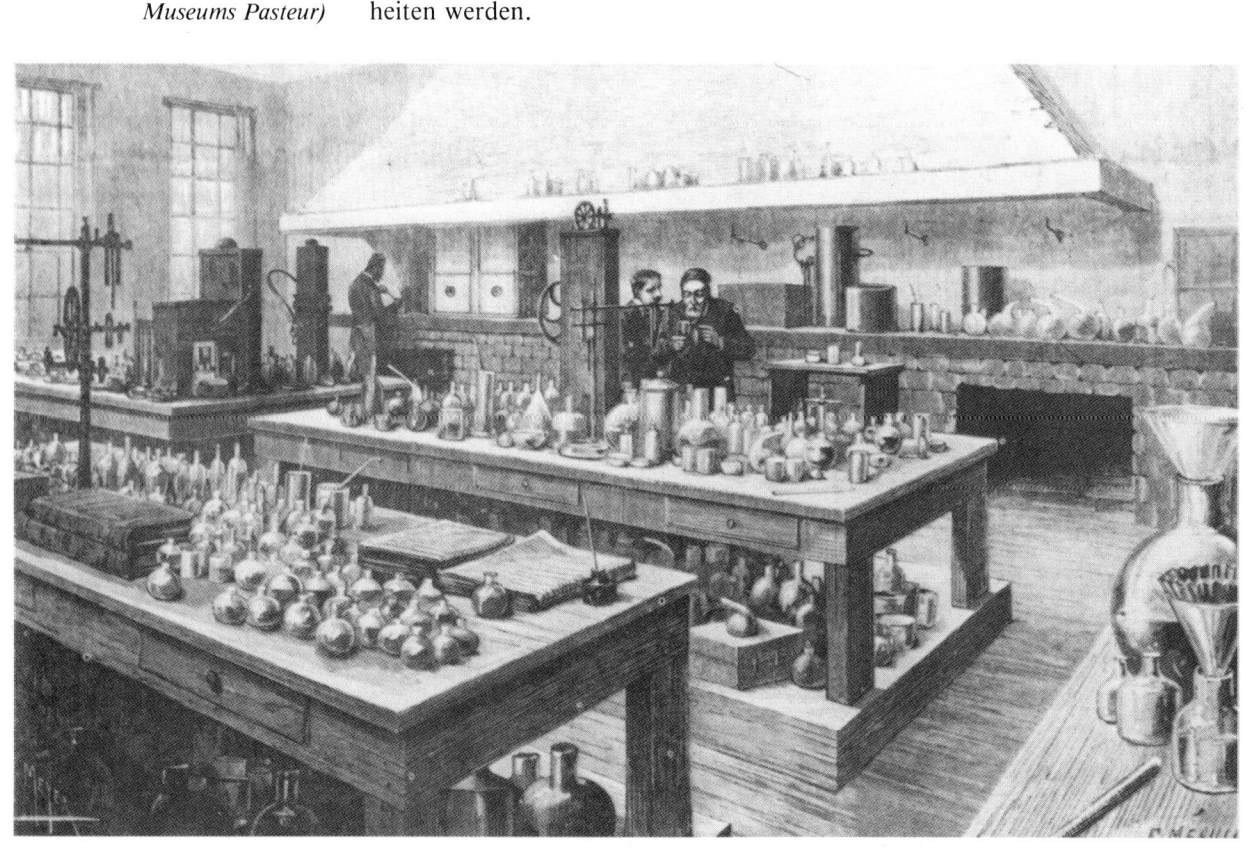

Seit Beginn dieses Jahrhunderts stand dank der Experimente von Magendie und Breschet über die Tollwut, von Rayer über den Rotz und von Davaine über den Milzbrand die Möglichkeit, gewisse Krankheiten einzuimpfen, fest; sie wurde jedoch noch chemischen Prinzipien, den »Ansteckungsstoffen« zugeschrieben, welche in der Lage sind, sich direkt von einer Person auf eine andere oder durch giftige, aus der Erde ausströmende Dämpfe zu übertragen.

Einige Vorläufer (Jean Hameau in Frankreich und Pacini in Italien) hatten zwar Untersuchungen »über ansteckende und pathogene Elemente« veröffentlicht, doch das Verdienst, diese Krankheiten anhand der Mikroben identifiziert zu haben, fällt eindeutig Pasteur und seinen Mitarbeitern zu.

Die Aufnahme Pasteurs in die Akademie der biologischen Wissenschaften im Jahre 1876 ist eine der wichtigsten historischen Daten. Trotz des ungeheuren Beitrags von Pasteur zur biologischen Wissenschaft ist die Erinnerung an ihn in der Geschichte der Medizin und der Menschheit vor allem mit seinen Arbeiten über die Tollwut verbunden.

Die Tollwut

Diese eigenartige, ein wenig mythische Krankheit hat bei der breiten Bevölkerung immer noch den Beigeschmack des Schreckens. Die Tollwut ist eine akute Enzephalomyelitis von Säugetieren, die durch den Speichel infizierter Tiere übertragen wird und bei Erkrankung des Menschen immer tödlich verläuft.

Sie ist seit dem frühesten Altertum bekannt, ihre Geschichte teilt sich in zwei Perioden, jene vor und die nach Pasteur; seine Entdeckungen einzelner Aspekte haben noch zur Vermehrung der Legende beigetragen. Hippokrates, Demokrit und später Aristoteles haben ihre Symptome schon beschrieben. Aulius Cornelius Celsus, Arzt im Zeitalter des Augustus, stellte als erster einen Zusammenhang zwischen der Krankheit des Menschen und den Hundebissen her. Dreißig Jahre nach Christi riet er: »Wenn der Hund tollwütig ist, muß das Gift mit einem Schröpfkopf herausgezogen werden, wenn an dieser Stelle weder Nerven noch Muskeln liegen, kann die Wunde ausgebrannt werden...«

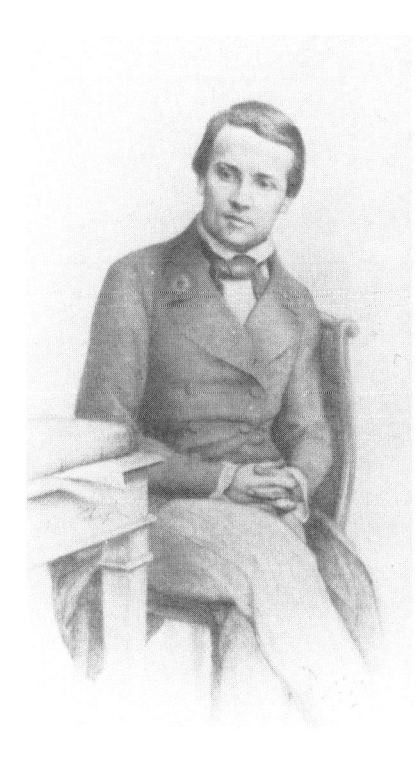

Abbildung 2481
Pasteur als Student der Hochschule, *1846. Zeichnung von Charles Lebayle.*
(Paris, Photoarchiv des Museums Pasteur)

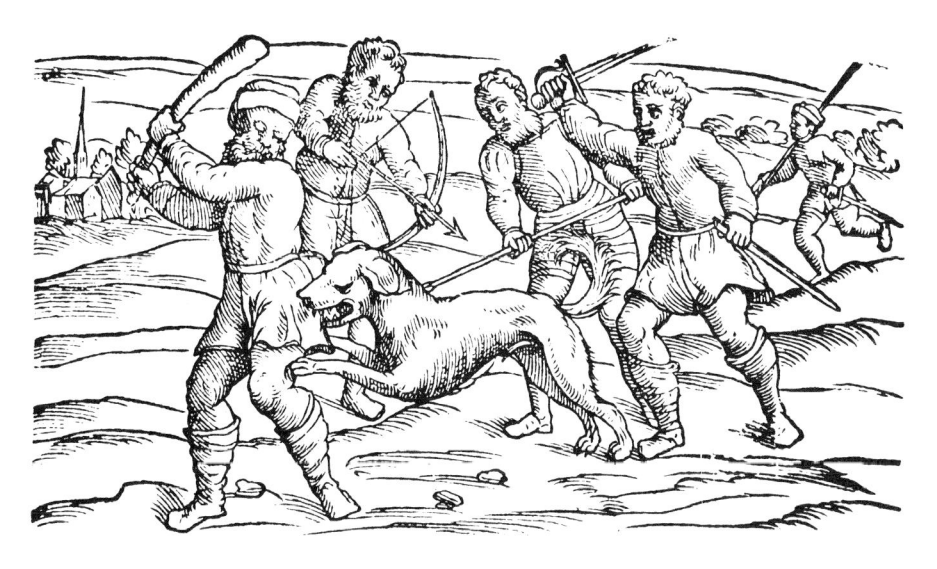

Abbildung 2482
Tötung eines tollwütigen Hundes. *Stich aus der lateinischen Ausgabe 1565 des Buches von Andrea Mattioli* Commentarii in libros sex Pedacii Dioscorides, *entstanden in Venedig.*
(Paris, Bibl. d. Alten Med. Fakultät)

Vor Pasteur bestand die beträchtliche Anzahl von Dokumenten, welche der Häufigkeit von Fällen menschlicher Tollwut und dem Schrecken, den diese Krankheit auslöste, zuzuschreiben ist, aus einer Mischung von sehr genauen Beobachtungen, von abwegigen Theorien und empirischen Heilmitteln. Im Laufe der Panzootie im 17. und 18. Jahrhundert erschienen die ersten Erfahrungen über die Virulenz des Speichels und des Blutes von Tieren und über die Übertragungsart der Krankheit, die wir Zink (1804), Magendie (1821), Hertwig (1829) und La Fosse (1861) verdanken. Trousseau gibt 1868 eine hervorragende klinische Beschreibung der Tollwut, aber vor allem die Arbeiten von Galtier und Duboué 1879 erbringen erste wertvolle Ergebnisse über die Übertragung des Virus und seine Verbreitung im Organismus.

Schließlich führte ab 1881 Pasteur mit Chamberland, Roux und Thuillier eine umfassende Untersuchung der Tollwut durch, deren Höhepunkt die »Impfung« des Menschen sein sollte, die am 6. Juli 1885 an dem jungen Joseph Meister zum erstenmal durchgeführt wurde. Ein Jahr nach diesem ersten Erfolg gab es unter den 1726 »von Hr. Pasteur gegen Tollwut Geimpften« nur 10 Mißerfolge.

Obwohl die anatomischen und histologischen Auswirkungen des Virus genau untersucht wurden (Negri), konnte er von den Mikroskopen jener Zeit noch nicht erfaßt werden. Seine Histochemie (P. Lépine, V. Sautter und Anatosio), seine immunologischen Folgen (Goldwasser und Kissling 1958) und seine Morphologie (Almeida 1962) sollten erst viel später, dank der jüngsten Verfahren der Zellkultur und dem Beitrag der Elektronenmikroskopie, erkannt werden.

Von den Arbeiten Pasteurs profitierte auch die Therapeutik, indem Präparate für eine Impfung mit großer Antigenität ohne Nebenwirkungen ermöglicht

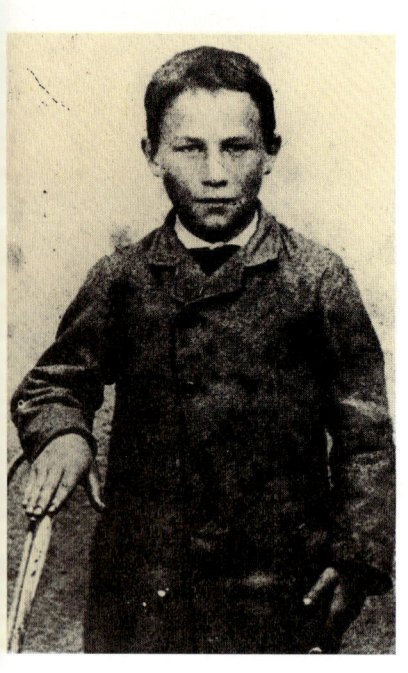

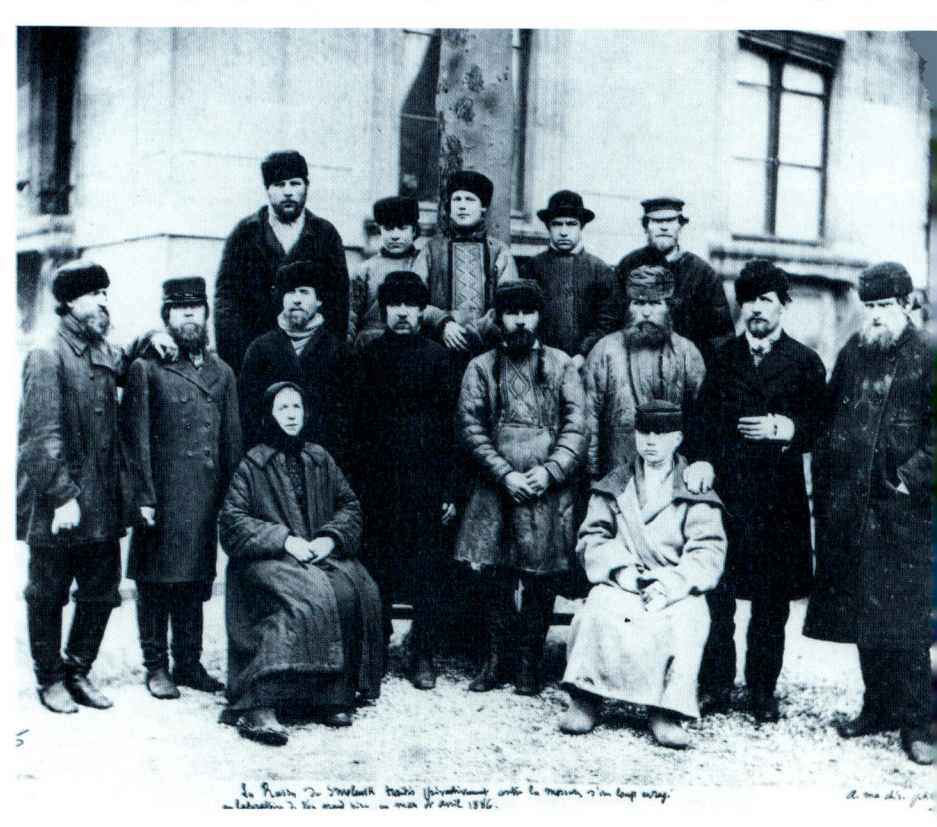

Abbildung 2483
Joseph Meister, der am 6. Juli 1885 als erster von Pasteur gegen Tollwut geimpft wurde. Die schweren Bißwunden, welche diesem jungen Schäfer zugefügt worden waren, besiegten das Zögern Pasteurs, der lieber weitere Experimente durchgeführt hätte, weil er fürchtete, einen nicht genügend abgeschwächten Keim einzuimpfen. Joseph Meister wurde gerettet, und Pasteur berichtete am 26. Oktober 1885 der Akademie der Wissenschaften von diesem Ereignis.
(Paris, Institut Pasteur)

Abbildung 2484
Die Russen von Smolensk, welche als Präventivmaßnahme gegen den Biß eines tollwütigen Wolfs in das Laboratorium Deines Großvaters geladen wurden, im März und April 1886. Diese Erklärung schrieb Pasteur mit der Hand auf diese Photographie, die »meiner lieben kleinen Camille« gewidmet ist, wie man rechts unten lesen kann. Es handelt sich hier um Camille Vallery-Radot (1880—1927), die Tochter von Marie-Louise Pasteur (1858—1937), welche René Vallery-Radot (1853—1933) heiratete.

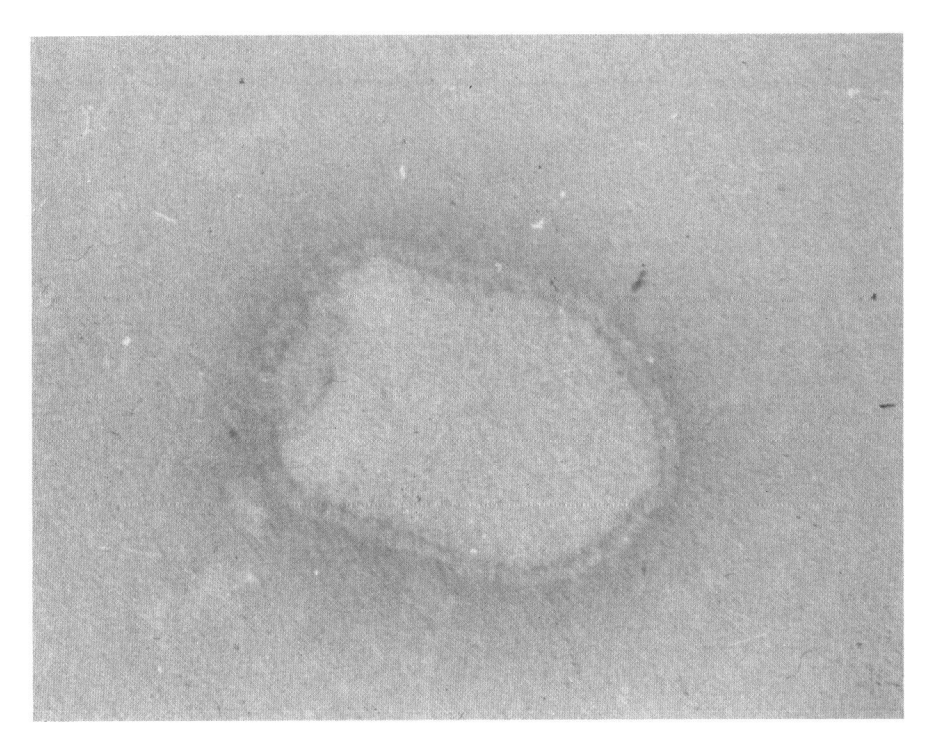

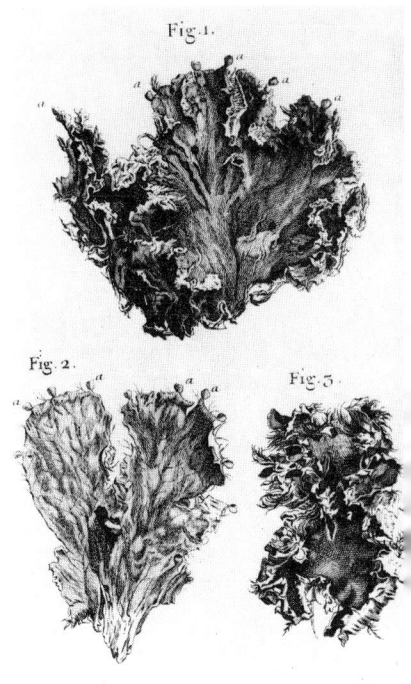

wurden. Auf Grund all dieser Arbeiten übersah man, daß die Tollwut weiterhin hartnäckig in zahlreichen Ländern verwurzelt blieb. Vor allem im Westen vergaß man im 20. Jahrhundert nach und nach die Tollwutgefahr und überließ dem amerikanischen Kontinent die neue Erfahrung einer Übertragung durch Flattertiere, die schon ab 1911 in Brasilien bei Vampiren erahnt und 1953 bei Fledermäusen nachgewiesen wurde. Die Welle der durch Füchse übertragenen Tollwut, welche in den letzten Jahren nach Mitteleuropa gekommen ist (die ersten tollwütigen Füchse wurden 1935 in Polen entdeckt), hat unsere Zeitgenossen umso mehr überrascht. Diese Tollwut schreitet im Durchschnitt jedes Jahr um vierzig Kilometer nach Westen vor und hat 1968 die französische Grenze erreicht. Trotz ihrer relativen Stabilisierung reicht sie im Augenblick von Paris bis Lyon. So kommt es, daß diese Krankheit neuerdings an der Tagesordnung ist, obwohl uns heute die Techniken der Virologie eine bessere Kenntnis der Tollwut ermöglichen. Die Weltgesundheitsorganisation berichtet, daß allein im Jahr 1966 1 420 390 Menschen in 61 Staaten der Welt, die sich für tollwutgefährdet erklärt hatten, durch Tierbisse der Tollwutgefahr ausgesetzt waren. Abgesehen von den Risiken für den Menschen, die zum Glück nur selten pathogene Auswirkungen haben (siebenhundertelf Fälle von Tollwut bei Menschen wurden 1969 der WHO gemeldet), bringt die Verbreitung des Virus beim Viehbestand große wirtschaftliche Verluste mit sich. Asien ist der am meisten betroffene Kontinent, da besonders hier die Tollwutepidemien durch die religiöse oder traditionelle Haltung gegenüber den Tieren Schutz finden. Mit dem Zeitalter von Pasteur und der Untersuchung des Lebens der Mikroben wurden nicht nur die infizierenden Erreger als Ursprung der Infektionskrankheiten erkannt, sondern es konnten auch die für die Entwicklung von Diagnosetechniken dieser Krankheiten auf direktem und indirektem Weg notwendigen Bedingungen geschaffen werden, angefangen von der Durchsetzung der Asepsis und der Desinfektion bis zur Einführung der verschiedensten anti-

Abbildung 2485 (oben links) Tollwutvirus. Zur Zeit Pasteurs war dieser Ultravirus mit den verfügbaren Mitteln nicht sichtbar. Man konnte ihn erst durch das Elektronenmikroskop erkennen.

Abbildung 2486 (oben rechts) Dieser Stich aus dem Essai sur la rage *(Untersuchung der Tollwut) von Pouteau dem Jüngeren, Lyon, 1763, stellt bei Fig. 1 »die Oberansicht eines geöffneten, ausgebreiteten Lebermoosblattes dar«, bei Fig. 2 »die Oberansicht desselben ausgebreiteten Blattes mit den Kapseln« und bei Fig. 3 »ein Blatt derselben Pflanze, wie man es auf der Erde liegend findet«. Das Lebermoos wurde im 18. Jh. als Heilmittel gegen Tollwut verwendet. (Frankreich, Maisons-Alfort, Bibl. d. Nat. Veterinärsschule)*

bakteriellen Behandlungsmethoden, ob es sich nun um Serotherapie, Impftherapie, Antibiotikatherapie oder Chemotherapie handelt.

Die Jahre von 1870 bis 1900 sind die »tollen Jahre« der Mikrobiologie, aus denen zwei große Leiter einer Schule hervorgingen, der Franzose Louis Pasteur und der Deutsche Robert Koch. Beide nützten bestmöglich die Perfektionierung der Optik, die Färbetechnik (Gram 1884; Ziehl) und die Zubereitung von Nährlösungen. Koch wurde vor allem durch die Entdeckung des Tuberkulosebazillus 1882 berühmt und durch die Abgrenzung des Vibrio der sogenannten asiatischen Cholera anläßlich einer Epidemie, die 1883 in Alexandrien wütete. Pasteur hatte zwischen 1878 und 1880 schon den Staphylokokkus, den Streptokokkus und den Pneumokokkus isoliert.

Die Cholera

Von den griechischen Ärzten als »Gallenausfluß« und von den Orientalen als »gelber Wind« bezeichnet, hat die Cholera schon immer endemisch in den östlichen Ländern wie Indien gewütet, wo ein eigener religiöser Ritus entstanden ist, um sich vor ihr zu schützen.

Ihre Geschichte bis 1860 wurde von Tholozan sehr gut aufgezeigt. So erfährt man, daß Europa lange von den Epidemien, die regelmäßig die Länder des Mittleren Ostens heimsuchten, verschont geblieben ist.

Ihre Ausdehnung nach Westen scheint von den Pilgerzügen des Mittelalters ausgelöst worden zu sein, welche von Mekka und von den Kreuzzügen ins Heilige Land zurückkehrten. Die Krankheit war den portugiesischen Ärzten schon vertraut, die zu Beginn des 16. Jahrhunderts in Goa gearbeitet hatten; ebenso berichtet der Holländer Bontins 1629 von seinen Erfahrungen mit dieser

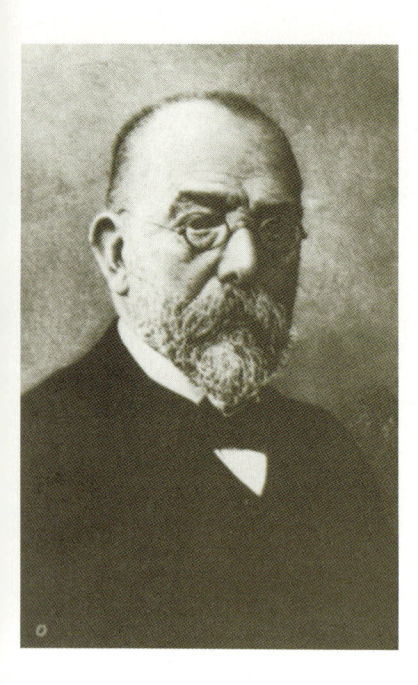

Abbildung 2487
Robert Koch (1843—1910) ist einer der Hauptbegründer der Bakteriologie. Wir verdanken ihm unter anderem die Entdeckung der Tuberkulosebakterien 1882 und jene des Vibrio der sogenannten asiatischen Cholera 1883, anläßlich einer Epidemie in Alexandria.
(Paris, Photoarchiv des Museums Pasteur)

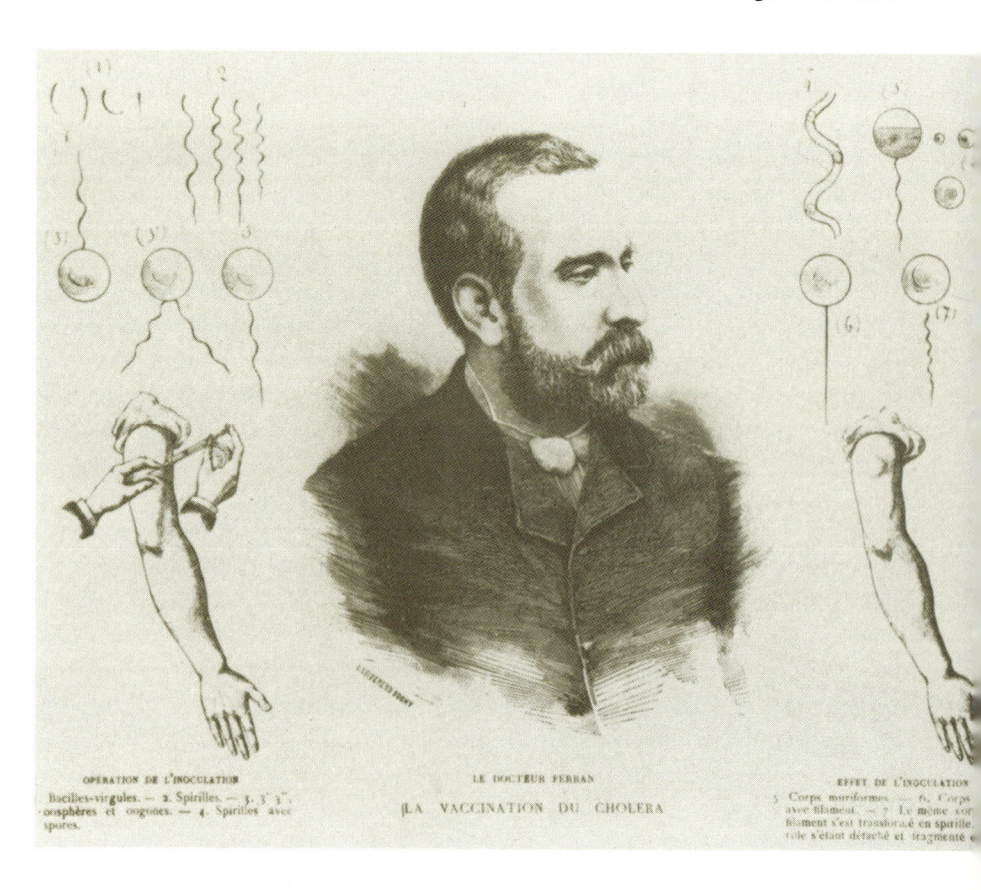

Abbildung 2488
Die Impfung gegen Cholera, nach einem Bild aus Illustration *des Jahres 1885.*
(Paris, Bibl. der Angewandten Künste)

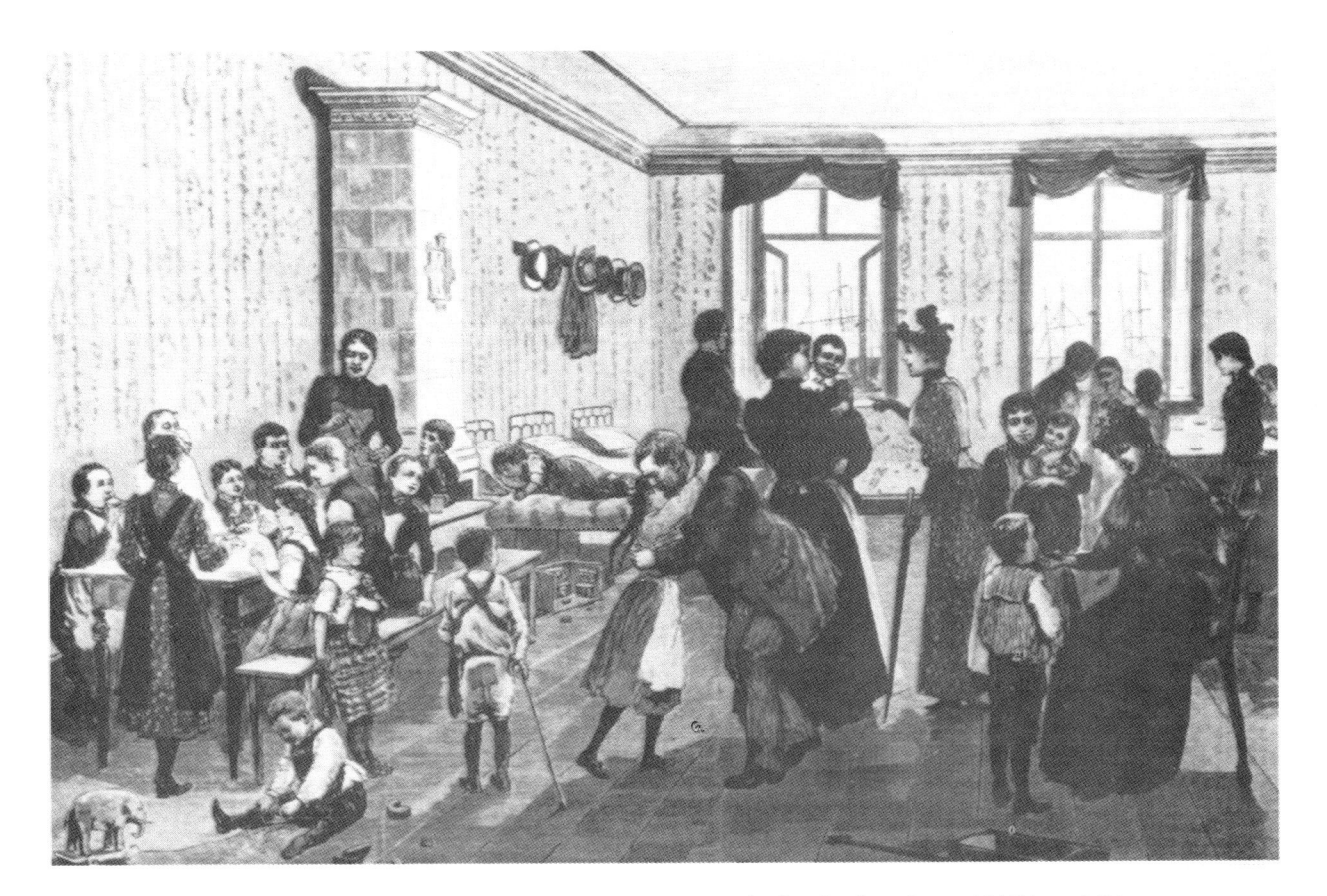

Krankheit nach einem Aufenthalt in Batavia. Der erste ernsthafte Ausbruch der Cholera in Europa fand zu Beginn des 19. Jahrhunderts statt und wirkte sich sofort als große Katastrophe aus, in ihren Folgen jener der schwarzen Pest ähnlich, welche fünf Jahre zuvor gewütet hatte.

Die Cholerapandemie soll 1823 in Bengalen entstanden sein und 1830 ganz Europa erreicht haben, bevor sie sich auf den amerikanischen Kontinent ausdehnte; im Jahr 1832 fielen in Paris mehr als achtzehntausend Einwohner der Epidemie zum Opfer. Sechs weitere Pandemien suchten nacheinander die ganze Welt heim, sie lösten umfangreiche Hilfsbewegungen und wissenschaftliche Zusammenarbeit aus, welche durch die erste internationale Gesundheitskonferenz 1851 realisiert wurden.

Das ist das Zeitalter der sogenannten Cholera asiatica. Anläßlich der fünften Pandemie (1883) isolierte Koch das pathogene Vibrio und grenzte somit die gastrointestinale Krankheit ab. Dank dieser Entdeckung konnte sofort darauf New York 1887 vor der Cholera bewahrt werden. Prophylaktische Maßnahmen konnten infolge einer bakteriologischen Diagnose, welche an erkrankten Seeleuten durchgeführt wurde, die gerade von Bord gehen wollten, rechtzeitig getroffen werden.

1889 nahm die sechste Pandemie ihren Ausgang in Indien. Rußland wurde fürchterlich heimgesucht; der Komponist Tschaikowski sollte eines der Opfer werden, und 1910 zählte man im Balkan hunderttausend Cholerafälle. Diese sechste Pandemie fiel jedoch nicht ganz so schwer aus wie die vorangegangenen; die Entdeckung von Koch hatte Früchte getragen: die von Ferran in Barcelona 1884 durchgeführte Impfaktion und die endlich verstandenen Gesundheitsmaßnahmen erwiesen sich als wirksam. Mit Ausnahme der Epidemie in

Abbildung 2489
Die Choleraepidemie in Hamburg. Kinder im Krankenhaus. Stich von G. Arnould, 1892. (Paris, Bibl. d. Angewandten Künste)

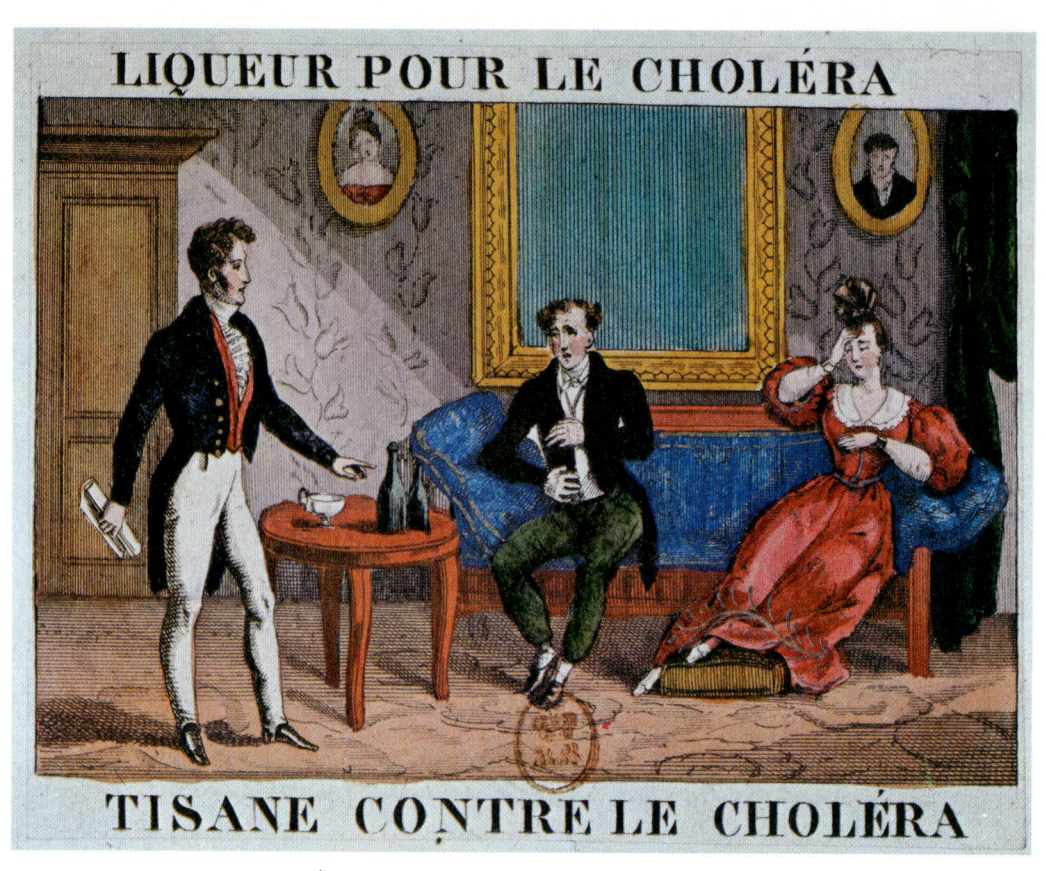

Abbildung 2490
Etikett eines Likörs gegen Cholera, um 1830.
(Paris, Nat. Bibl., Kupferstichkab.)

Ägypten im Jahre 1947 schien es, daß seit 1926 die Cholera auf ihr indisches Reservat beschränkt war, und man glaubte im allgemeinen, die Gefahr sei gebannt.

Als dann jede Überwachung vernachlässigt wurde, brach 1961 in Indonesien die Cholera aus, die vom Vibrio *El Tor,* das dem klassischen Vibrio sehr ähnlich ist, ausgelöst wurde. *El Tor* war bis dahin als kaum pathogen angesehen worden und sollte nun, innerhalb weniger Jahre, den ganzen südostasiatischen Raum erobern; es löste das sogenannte asiatische Vibrio ab und erreichte auf den großen Wegen der bakteriellen Invasion 1970 Saudi-Arabien und Afrika, wo es aufgehalten zu werden schien. Ab 1966 faßte Gallut ernsthaft die Gefahr einer neuen Epidemie im Westen ins Auge, welche durch die heutigen Transportmöglichkeiten und durch ein gewisses Zurückgehen der allgemeinen Hygiene erleichtert werden könnte. Die internationalen prophylaktischen Organisationen irrten sich darin nicht und verstärkten aus diesem Grund die Gesundheitsüberwachung neuerlich, wobei sie aber auch wirksamere Impfpräparate empfahlen.

Die Cholera, diese historische Krankheit, bereitete jedoch keine Sorgen mehr. Die gegenwärtigen Behandlungsmethoden sind in der Lage, sie zu einem zwar schweren und akuten, doch vorübergehenden Ereignis einzudämmen, dessen Prognose nicht mehr lebensbedrohend ist.

Durch den Anstoß der beiden großen Meister Pasteur und Koch sollte eine Entdeckung auf die andere folgen; die Jagd auf die Mikroben hatte begonnen, und infolgedessen erfuhren zahlreiche Infektionskrankheiten, die von den Klinikern beschrieben und erahnt worden waren, eine solide Diagnose durch die Bakteriologie. Erinnern wir uns:

1879   Neisser isoliert den Gonokokkus.
1880   Eberth beginnt die Beschreibung des Typhusbazillus, der Norweger Hansen grenzt die Lepra ab und der Italiener Ducrey den weichen Schanker.
1882   Friedlander beschreibt die *Klebsiella pneumoniae.*
1883, 1884   Klebs und Löffler entdecken den Diphtheriebazillus, und Fehleisen erklärt den Streptokokkus für den Wundbrand verantwortlich.
1885   Escherich weist den Colibazillus im Intestinaltrakt des Neugeborenen nach und Hansen die *Proteus*gruppe.
1886   Nicolaier isoliert den Tetanus auslösenden Keim, und Fraenkel beendet die Beschreibung der Pneumokokken.
1887   Weichselbaum entdeckt den Meningokokkus, den Erreger der cerebrospinalen Meningitis.
1891   Achalme weist den ersten Anaerobier nach, den Bazillus *perfringens.*
1892   Pfeiffer isoliert den *Haemophilus influenzae,* zwei Jahre danach zeigt er die bakteriolytische Wirkung des Immunserums auf.
1894   Yersin isoliert den Pesterreger in Hongkong.
1906   Die Belgier Bordet und Gengou fügen ihre Namen den Keuchhustenbakterien bei, Bouchard führt bemerkenswerte Arbeiten über den Pyozyaneus weiter aus, Halle, Weinberger und Veillon weisen nach, daß die Anaerobier für das Auftreten des Gasbrandes verantwortlich sind.

So setzten sich in der ganzen Welt zahlreiche Ärzteteams ein, teils für die Identifikation neuer Keime, deren pathogene Wirkung unbekannt war, teils für die Isolierung der Erreger von vielen Krankheiten, deren Ursache bis dahin im Dunkeln lag.

Die Untersuchung der Bazillen der ansteckenden Ruhr illustriert sehr gut die Vielfalt der Bemühungen in allen Ländern. Den anfänglichen Arbeiten der Franzosen Chantemesse und Widal 1888, des Japaners Shiga 1898, des Amerikaners

Abbildung 2491
»Äußere Vorderansicht der vom Choleraverlauf angegriffenen Gedärme.« *Abbildung aus der* Anatomie pathologique du choléra morbus *(Pathologische Anatomie der Cholerakrankheit) von Nicolas Pirogoff, Sankt Petersburg, 1849.*
(Paris, Sammlung des Museums Dupuytren, Pr. Abélanet)

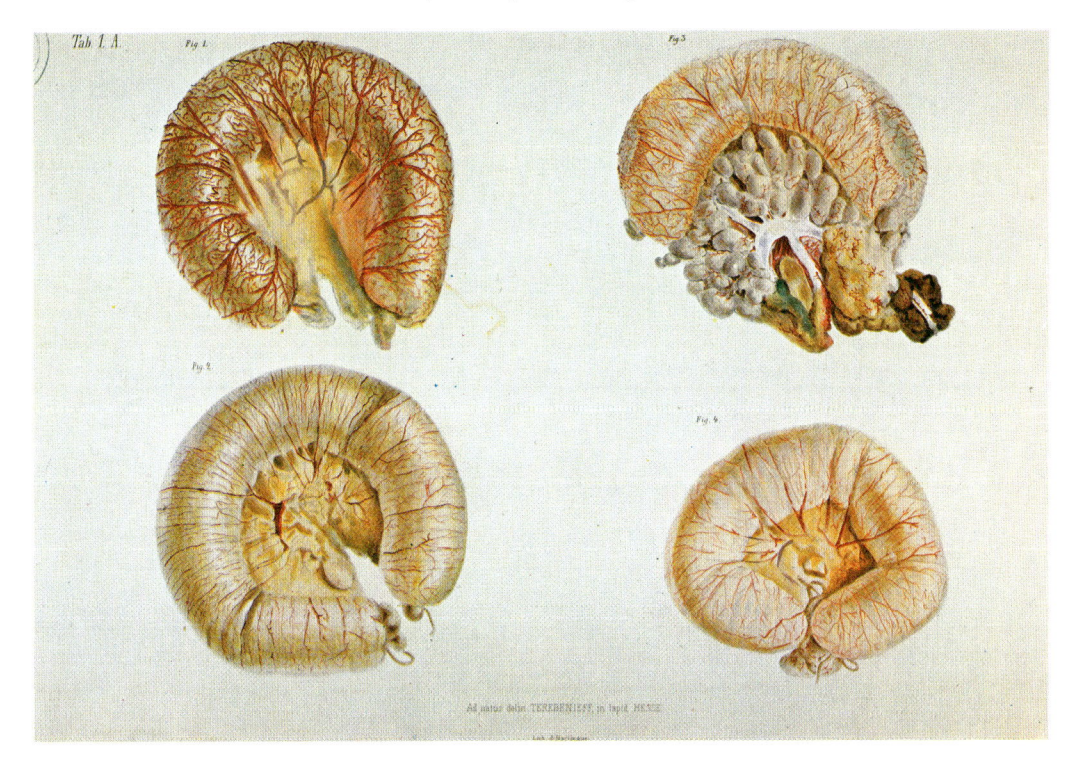

Flexner 1900 und des Deutschen Kruse 1902 folgten jene des Engländers Boyd und des Dänen Sonne, die alle diese Krankheit abzugrenzen beabsichtigten.

Die Bruzellose

1887 entdeckte Bruce in der Milz eines in Malta gestorbenen Soldaten den Erreger des Maltafiebers oder der Bruzellose, den er *Micrococcus melitensis* nannte. Die Geschichte des Maltafiebers ist vorerst das Werk der englischen Militärärzte; seine erste Beschreibung stammt von Marston, 1859, unter dem Namen remittierendes Mittelmeerfieber. Hugues veröffentlichte 1896 eine Abhandlung über das undulierende Fieber, und Wright arbeitete 1897 die Serodiagnose dieser Erkrankung aus.

Von da an war das Maltafieber eine durch genaue Symptomatologie charakterisierte Einheit mit Fieber, Schweißausbrüchen und Schmerzen, deren bakterielle Ätiologie durch ein einfaches biologisches Experiment erkannt und bewiesen werden kann. Sehr bald schon erbrachten veterinäre Untersuchungen die wesentlichen epidemiologischen Kenntnisse; 1905 zeigte Zammit die Bedeutung der Ziege als Bakterienträger auf, Barry grenzte in Dänemark 1896 eine Art der Seuchen auslösenden Bazillen ab, den *Bacillus abortus,* der für Aborte bei Rindern verantwortlich ist, Traum beschrieb in den Vereinigten Staaten 1914 einen anderen, ganz ähnlichen Bazillus, der Fehlgeburten bei Schweinen verursacht. Im Anschluß an Panisset von der Veterinärschule von Alfort zeigte die Amerikanerin Alice Evans 1918 die relative Identität dieser Keime mit dem Erreger des Maltafiebers auf, die Meyer und Show 1920 unter dem Namen *Bruzella* zusammenfaßten. Die pathogenen Auswirkungen der Bruzella auf den Menschen wurden genau festgehalten. Die Erkennung einer echten, weltweiten Endemie, als deren Ausgangsort der Mittelmeerraum festgestellt wurde, läßt die prophetischen Worte von Ch. Nicolle jedes Jahr deutlicher zur Wirklichkeit werden, der dem Maltafieber eine außergewöhnliche Zukunft vorhergesagt hatte. Seit Marston gibt es unzählige klinische Untersuchungen der Bruzellose. 1909 konnte in Frankreich Cantaloube, ein junger, in der Provinz Gard arbeitender Landarzt, das Ausmaß der Gefahr erkennen, als er von einer Gemeinde mit sechshundertfünfunddreißig Einwohnern von mehr als dreihundert Krank-

*Abbildung 2492
Englische Truppen indischer Herkunft in Malta, 1878.
(Paris, Bibl. d. Angewandten Künste)*

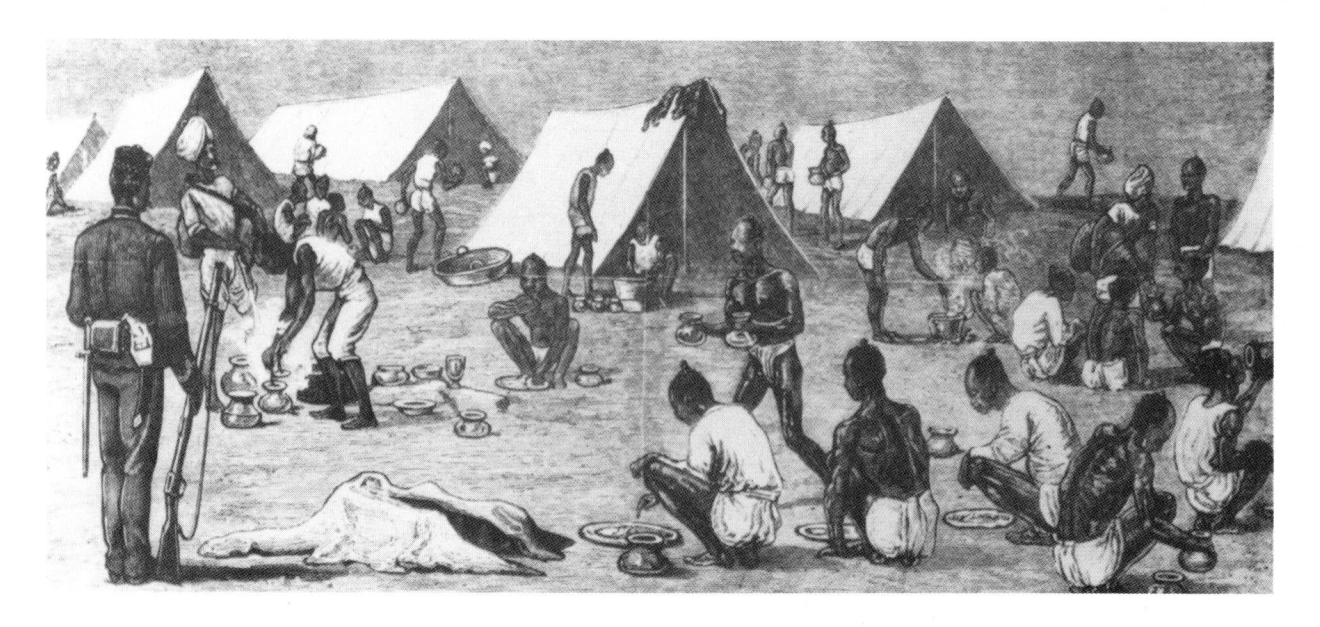

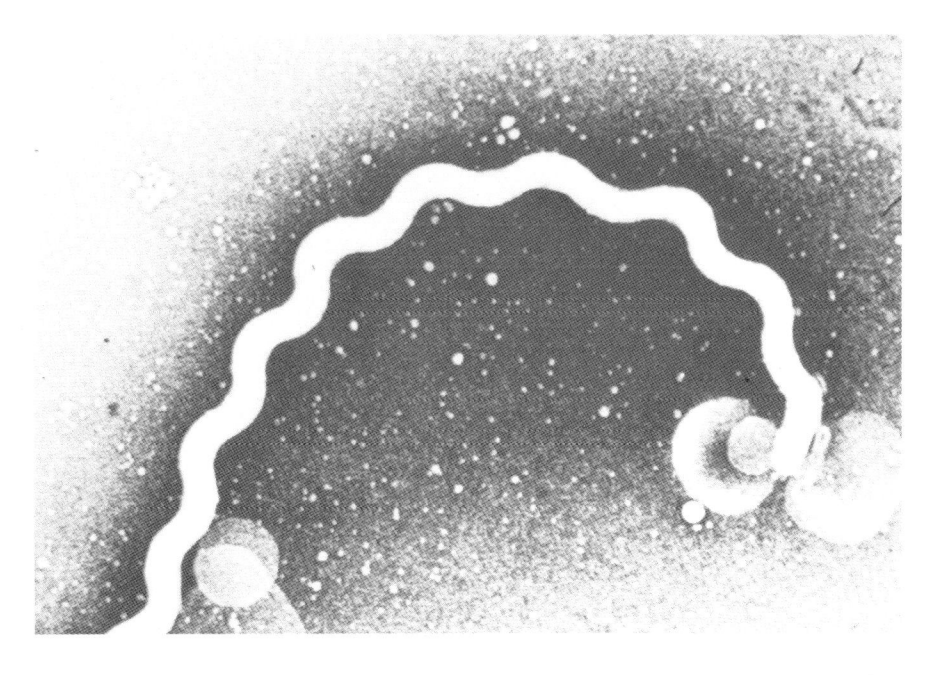

*Abbildung 2493
Leptospira, deren schraubenförmige Struktur erkennbar ist. Ihre Größe variiert von 8 bis 24 Mikrometern.*

heitsfällen berichtete. Später wurde die Schule von Montpellier mit L. Rimbaud, Lisbonne und M. Jambon und jene von Marseille mit H. Roger für ihre Forschungen bekannt. Übrigens wurde in Montpellier das erste Forschungsinstitut für Bruzellose gegründet, noch bevor die UNO ab 1950 zahlreiche spezialisierte Zentren in der ganzen Welt einrichtete.

Im Jahr 1978 ist das Maltafieber mehr als zuvor eine ernstzunehmende Krankheit (Renoux berichtet von zehntausend Fällen jährlich in Frankreich) mit weltweiter Verbreitung, welche die Gesundheit und Wirtschaft der Agrarzweige in der Welt tiefgehend beeinflußt. Obwohl die Untersuchung dieser Anthropozoonose in den letzten Jahren von den neuen biologischen Techniken profitierte, zieht die klinische Entwicklung leider keinen konstanten Nutzen aus den vorgeschlagenen Behandlungsmethoden, einschließlich der Antibiotikatherapie; das ist eine Folge unserer immer noch großen Unkenntnis der Pathophysiologie dieser Erkrankung. Die einzige Hoffnung, die Bruzellose zurückzudrängen, beruht auf der Qualität der Tierprophylaxe, welche durch die Impfkampagnen und Maßnahmen der Veterinärgesundheitspolizei schon große Fortschritte gemacht hat. Neben den Mikroorganismen von Typ der Kokken und Bakterien beginnt man nun auch andere pathogene Erreger abzugrenzen, wie die Spirochäten des Rückfallfiebers, die Treponemen der Syphilis (Schaudinn und Offmann 1905) und die Leptospiren (z. B. *Leptospira icterohaemorrhagiae).*

Die Leptospirosen

»Tierkrankheiten, die nur durch einen unglücklichen Zufall auf den Menschen übertragen werden«; die erste Beschreibung einer Leptospirose könnte Bianchi zugeschrieben werden (19. Jahrhundert). In Wahrheit wird zwischen 1882 und 1888 in Frankreich, Deutschland und Rußland gleichzeitig eine Abart der infektiösen Gelbsucht durch Lancereaux, Landouzy, Mathieu, Weil und Vassilief abgegrenzt; das war der erste Schritt zur Eigenständigkeit einer neuen Krankheit, der iktero-hämorrhagischen Leptospirose, welcher durch Inada und Ido 1915 in Japan vollendet werden sollte, indem sie die verantwortliche Spiro-

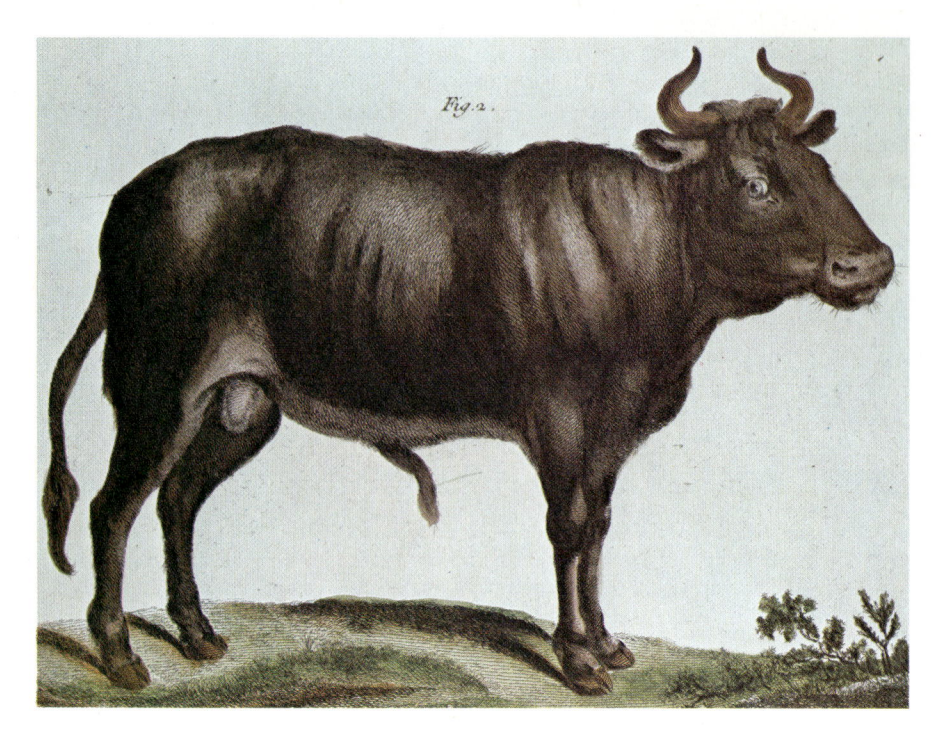

Abbildung 2494
Stier von Cotentin. *Detail eines Stichs von P.-J. Buchoz aus der 10. Dekade des Bandes II einer Reihe von* Illuminierten und nicht illuminierten Abbildungen, welche naturgetreu das Interessanteste und Merkwürdigste unter den Tieren, Pflanzen und Mineralien darstellen..., *Paris, 1780—1781.*
(Paris, Bibl. d. Alten Med. Fakultät)

chäte, einen spiralförmigen und sehr beweglichen Keim, isolierten. Ausgehend von den ersten Fällen in Frankreich an der Front von Verdun schlugen Martin und Pettit 1917 eine serologische Diagnosemethode vor, und Myajma wies auf die Rolle der Ratte als Wirtstier hin; die Bedeutung von Wasserläufen bei der Übertragung der Erkrankungen wurde erst später erkannt. Im Laufe der darauffolgenden zwanzig Jahre wurden anhand antigener Varianten überall auf der Welt andere Arten der für den Menschen pathogenen Leptospiren abgegrenzt. Beim Kongreß von Moskau 1966 wurden achtzehn serologische Gruppen festgehalten, die hundertsiebzehn serologische Typen enthalten. Nach und nach wurden außer der Ratte noch andere Wirtstiere als gesunde Träger und somit als Keimreservoir erkannt: der Igel *(Leptospira australis),* der Hund *(Leptospira canicola),* Katzen, Rinder, Pferde und Schweine *(Leptospira pomona).* Davon ausgehend grenzte Bouchet, praktischer Arzt in Obersavoyen, 1914 die Schweinehüterkrankheit ab, die bakteriologisch 1944 von Gsell identifiziert wurde. So wurden der Gruppe der Leptospirosen das Siebentagefieber, das japanische Herbstfieber und das italienische Reisfeldfieber hinzugefügt. Tarassof beschrieb 1926 die *Leptospirosa grippotyphosa,* deren klinisches Symptom die Meningitis ist.

Zur Vervollständigung der epidemiologischen und bakteriologischen Studien untersuchten die Kliniker des 20. Jahrhunderts vor allem den symptomatischen Polymorphismus der Krankheit mit hauptsächlich dreifacher, nämlich hepatischer, renaler und meningealer Symptomatik (Chauffard, Garnier, Reilly, Corta, Troisier, Ameville, Bastin und Mollaret).

Die Schwere der Krankheit hängt vom geographischen Ursprung des Mikrobenstamms und von der befallenen Körperregion ab. Die Wirksamkeit der Antibiotika scheint jedoch die Prognose entscheidend beeinflußt zu haben. Durch die Häufigkeit der Ansteckung im Arbeitsmilieu (Landwirte, Veterinäre, Kanalreiniger, Schlachthofangestellte) wurden in Frankreich die Leptospirosen in die Gruppe der Berufskrankheiten eingereiht, so daß die Kranken in den Genuß der Sozialgesetzgebung kommen. Ricketts schreibt 1906 das Rocky-Mountains-Spotted-Fever einem winzigen Mikroorganismus zu und öffnet somit der Diagnose der Rickettsiosen den Weg. 1910 grenzt er das Fleckfieber ab, an dem Ch. Nicolle später seine gewinnbringende Vorstellung der inapparenten Infektionen darlegte.

Die Rickettsiosen

Am Ende des 19. und zu Beginn des 20. Jahrhunderts wurden außer dem historischen Flecktyphus noch viele andere Erkrankungen mit Rickettsien als Ursache abgegrenzt. Das murine Fleckfieber (R. mooseri), die Hafenkrankheit, sollte die Aufmerksamkeit zahlreicher Forscher zwischen 1926 und 1929 auf sich ziehen, darunter sind Maxcy aus den Vereinigten Staaten, Home aus Australien und Mooser aus Mexiko zu nennen. Dyer aus Baltimore (1931) schrieb dem Rattenfloh eine entscheidende Rolle bei der Übertragung der Krankheit zu. Im Jahr darauf isolierten Marcandier und Pirot die für diese Art von Typhus verantwortliche Rickettsia anläßlich einer Epidemie an Bord eines Kriegsschiffes in Toulon. Lépine (1936) verdanken wir die Festlegung der epidemiologisch günstigen Bedingungen: die Rattenbekämpfung und der Abriß ungesunder Wohnviertel machen das murine Fleckfieber in »sauberen Ländern« zu einer nur noch gelegentlich auftretenden Krankheit.

Das »Pickelfieber« (Fièvre boutonneuse), wie es Connor und Bruch nannten, die es 1910 in Tunis untersuchten, hat noch viele andere Bezeichnungen, je nach dem Ort seines Auftretens. Olmer beschrieb es 1925 unter dem Namen Marseille-Fieber, der durch die Mittelmeerendemie gerechtfertigt scheint.

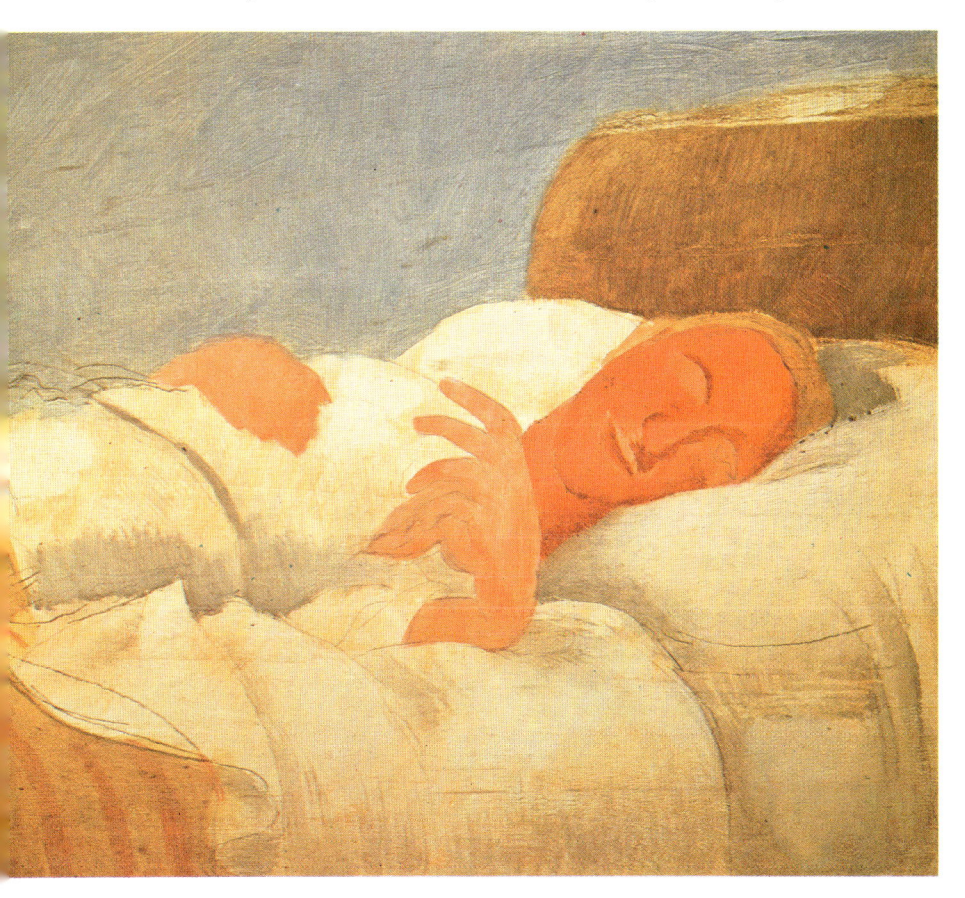

Abbildung 2495
Der Kranke. *Gemälde von Roger de La Fresnaye, um 1923. (Paris, Nat. Museum für Moderne Kunst)*

Pieri und Brugeas perfektionierten die klinische Kenntnis dieser Krankheit, indem sie den schwarzen Fleck an der Eintrittsstelle des infizierten Erregers beschrieben. Diese Rickettsia wurde 1932 von Caminopetros abgegrenzt und erhielt von Brumpt die Bezeichnung *Rickettsia conori*. Brumpt und Durand erkannten gemeinsam die Rolle der Hunde und der Zecken als Überträger und Wirtstiere. Das Q-Fieber, eine Folge der Infektion durch *Coxiella burneti* (Philip 1943), wurde lange Zeit den Rickettsiosen gleichgesetzt, nachdem Burnet und Freeman 1937 den pathogenen Erreger isoliert hatten. Der Ausdruck Q-Fieber stammt von Derrick, der 1937 in Australien bei Arbeitern einer Konservenfabrik eine offenbar ansteckende klinische Einheit beschrieb, die bis dahin noch nicht erkannt war und die er als *Querry fever* bezeichnete. Seit damals hat die Einstufung als »unbekannt« natürlich jede Grundlage verloren, und viele ziehen es vor, es Queenslandfieber zu nennen, nach einer australischen Provinz, in der viele Fälle verzeichnet wurden, vor allem unter den Angestellten der Schlachthöfe.

Die Rolle der Zecken bei der Übertragung der Krankheit als Zwischenwirte zwischen Nagetieren und Rindern wurde von Davis und Cox 1938 in den Vereinigten Staaten aufgezeigt. Der Zweite Weltkrieg brachte die Verbreitung des Q-Fiebers über die ganze Welt zutage, denn es trat in Griechenland, in Italien, Nordafrika, Osteuropa und Schwarzafrika auf, und zahlreiche Arbeiten be-

Abbildung 2496
Diese Karikatur illustriert das zweite Kapitel über die Impfung. Man bemerkte nämlich, daß die von Jenner praktizierte Arm-zu-Arm-Impfung eine fortschreitende Verminderung der vaccinalen Ansteckungsfähigkeit bewirkte und ebenso wie die Variolation zur Übertragung ansteckender Krankheiten führte. Daher kam man auf den Gedanken, den Impfvirus durch ständig wiederholte Passage an der Flanke einer jungen Kuh zu züchten und die direkte Impfung vom Kalb zum Menschen durchzuführen, wie man es hier abgebildet sieht.
(Paris, Nat. Pharmazeutenstand, Sammlung Bouvet)

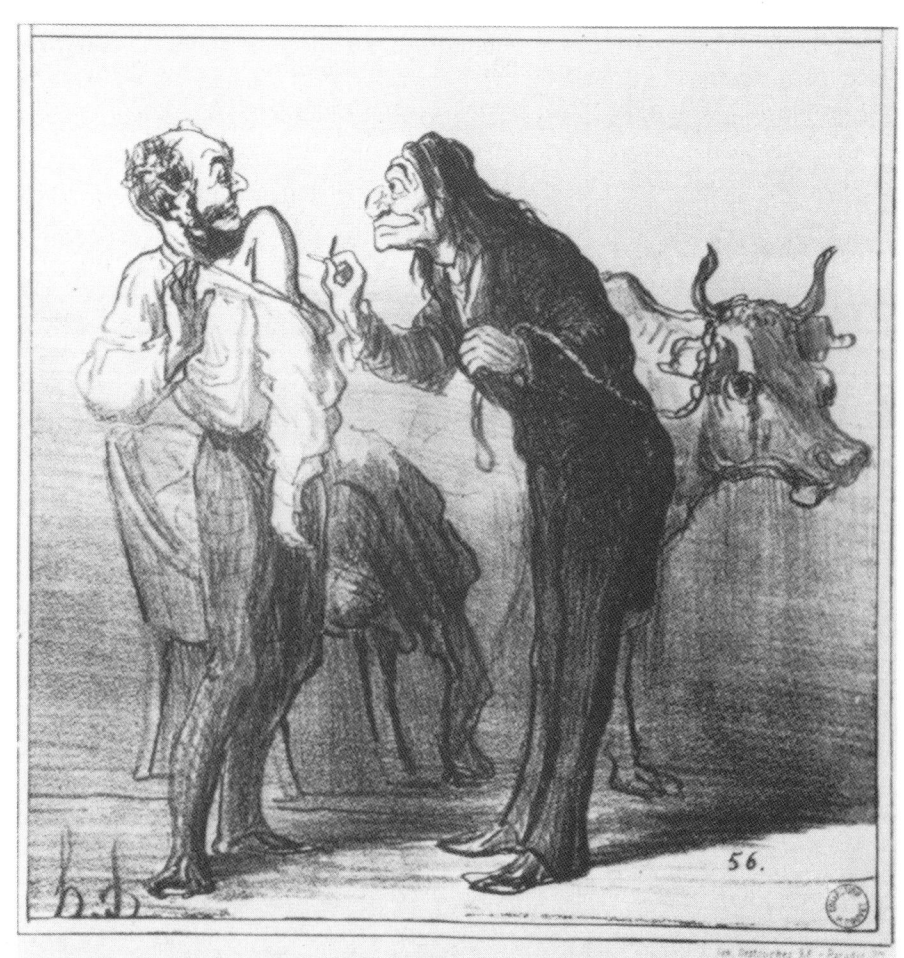

schäftigten sich damit. In Frankreich verdanken wir Giroud und Capponi die wichtigsten Untersuchungen der letzten fünfundzwanzig Jahre. Während zwar im 19. Jahrhundert die medizinische Wissenschaft die durch Bakterien hervorgerufenen Infektionskrankheiten ohne Schwierigkeiten anerkannte, konnte man jedoch erst im 20. Jahrhundert wirksame Therapien ausarbeiten, denn im 19. Jahrhundert hatte man nur die Möglichkeit, auf prophylaktische Mittel zurückzugreifen. Erst danach verschwanden zahlreiche Infektionen, welche die Ärzte in der Stadt oder auf dem Land, die zu Recht behandelnde Ärzte genannt wurden, völlig unter Kontrolle brachten, auch aus den Krankenhaussälen.

Die Virologie

Die Mikrobiologie des 20. Jahrhunderts entstand durch seine Technologie, deren Fähigkeiten tagtäglich riesenhafter erschienen und es ermöglichten, das unendlich Kleine zu erforschen. Das Virus wurde zwar schon im 19. Jahrhundert deutlich mittels der Poren der Keramikfilter und später in Form von Zelleinschlüssen erkannt, wie sie Negri (1903) bei der Tollwut beobachtete, doch in Wahrheit entstand die Virologie erst im 20. Jahrhundert, dank der Elektronenmikroskopie, der Photographie, der neuen Möglichkeiten der Impfung und der Gewebekulturen, der Kenntnisse über Immunität, der Mikrobiophysik und der Mikrobiochemie.

Eine gewisse Anzahl von »filterpassierenden Viren«, welche durch die Arbeiten von Löffler und Frosch, Nocard und Roux dargestellt wurden, werden ihrer Struktur und ihrer Art entsprechend abgegrenzt und gelten heute als Auslöser zahlreicher häufig auftretender Infektionskrankheiten. Es gibt sehr viele Viren, die für den Menschen als pathogen erkannt wurden. Wir kennen zum Beispiel mehr als hundert Virusarten, die für Erkrankungen der Atemwege, von grippalen Infekten angefangen bis zu schwersten Bronchopneumonien, verantwortlich sind. Die meisten sogenannten Kinderkrankheiten sind viralen Ursprungs (Masern, Röteln, Mumps, Windpocken und durch Enteroviren hervorgerufene Erkrankungen).

Diese ansteckenden Erreger können für gefürchtete Krankheiten verantwortlich sein, ob sie nun entsprechend der Natur ihrer Nucleinsäure zur Gruppe der DNA-Viren gehören, wie das Pockenvirus und die Adenoviren, oder zu jener der RNA-Viren*, wie Herpesvirus, Myxovirus, Rhabdovirus, Enterovirus oder Arbovirus. Ein Beispiel dafür ist die Herpes-Enzephalitis mit meist tödlichem Verlauf, obwohl das *Herpesvirus hominis* seit den Arbeiten von Wildy 1960 eines der zur Zeit am besten bekannten Viren ist. Ein anderes Beispiel sind die Erreger der jahreszeitlich bedingten »Schnupfenepidemien«, unter denen unsere industrie- und handelsorientierte Gesellschaft stark leidet, da dadurch viele Arbeitsstunden ausfallen.

Die Grippe

Sie ist ein Paradebeispiel für eine Gesellschaftskrankheit, die in der Lage ist, die industrielle Aktivität zum Stillstand zu bringen. Angefangen von 876, dem Jahr, aus dem die erste Aufzeichnung einer erkannten Grippeepidemie stammt, bis 1837, liegt eine lange Zeit der Verwirrung in der Geschichte dieser Krankheit, obwohl die Grippe von Osten bis Westen regelmäßig die Kontinente heim-

Abbildung 2497 (unten)
Der erkrankte Präsident Sadi Carnot *(1837–1894)*. *Lithographie von Toulouse-Lautrec, um 1893.*
(Philadelphia, Kunstmuseum)
Der Maler ließ sich zu dieser Karikatur vom Couplet eines Sängers der Chat Noir *inspirieren, er konnte natürlich nicht ahnen, daß der Präsident der Republik ein Jahr danach in Lyon von einem Anarchisten ermordet werden sollte.*

Das 20. Jahrhundert

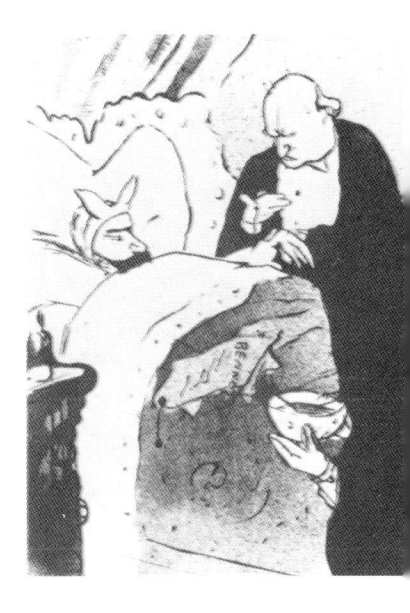

* *Herpesviren,* Erreger des Herpes, der Windpocken, der Gürtelrose, der infektiösen Mononukleose und der Zytomegalie; *Myxoviren,* unter anderem die Erreger der Grippe; *Rhabdoviren,* Erreger der Tollwut; *Enteroviren,* Erreger der Poliomyelitis; *Arboviren,* Erreger des Gelbfiebers.

gesucht zu haben scheint. 1141 wurde sie Tac oder Horion genannt, 1423 die *Dendo;* 1580 verursachte sie den Tod von neuntausend Menschen in London; 1627 dringt sie in Amerika ein; 1702 erhält sie in Mailand den Namen *Influenza di fredo;* 1723 nennt man sie in Paris Follette (die Alberne); 1742 Baraquette, und danach sollte sie je nach Einfall des Volkes unter der Benennung Petite Porte (kleine Tür), Kokotte oder Kokette ihr Unwesen treiben, bis Sauvages sie in Frankreich als Grippe qualifizierte.

Jede Epidemie hatte ihre Geschichtsschreibung; so hinterließen Sydenham 1676 und Graves 1835 genaue Beschreibungen der damaligen Epidemien, die sie den bösen Folgen der schwarzen Pest ebenso zuschrieben wie der Cholera. Colin blieb noch unbestimmter, er reihte die Grippe unter die »vulgären Krankheiten« ein, welche »epidemischen Charakter annehmen können«. 1837 gab Pétrequin eine echte klinische Beschreibung der Krankheit heraus, dessen verantwortlichen Keim Pfeiffer 1889 isoliert zu haben glaubte. Obwohl dies ein Irrtum war, sollte die Vorstellung von der Grippe als einer ansteckenden Krankheit doch den mikrobiologischen Forschungen den Weg öffnen. Anläßlich der dritten großen Pandemie des 20. Jahrhunderts festigte sich auch wirklich die Erkennung der Grippe gemäß den wissenschaftlichen Gegebenheiten.

Die ersten Pandemie, welche die spanische Grippe genannt wurde, obwohl sie von China ausgegangen war, forderte außerordentlich viele Todesopfer. 1918 vermutete Ch. Nicolle, daß Viren die Verursacher dieser Krankheit sind; Dujarric de La Rivière vertrat dieselbe Ansicht und zögerte nicht, sich

Abbildung 2498
Karikatur aus der Zeitschrift La Baionnette *vom 6. Februar 1919, über die große Epidemie der spanischen Grippe. (Paris, Nat. Pharmazeutenstand, Sammlung Bouvet)*

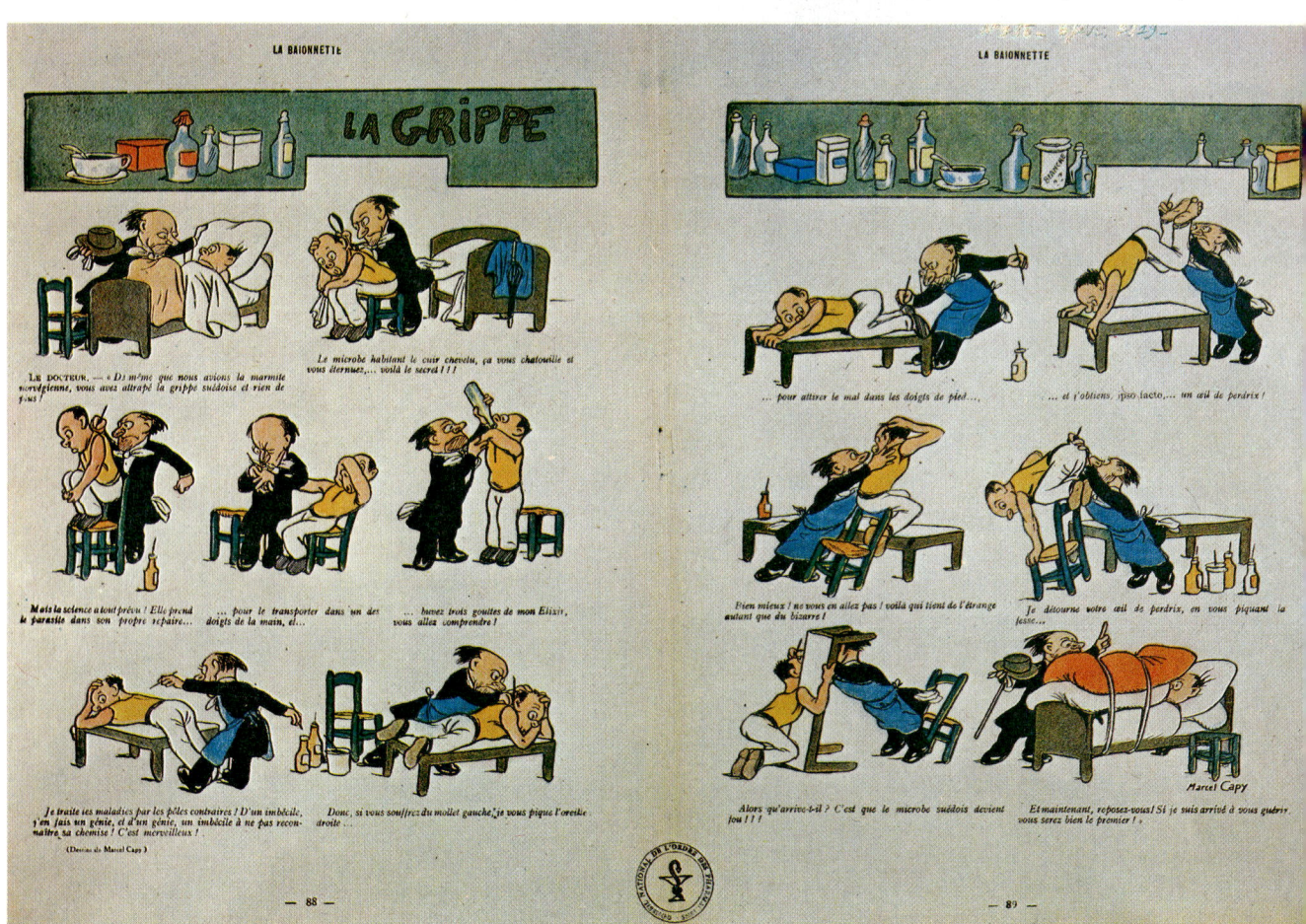

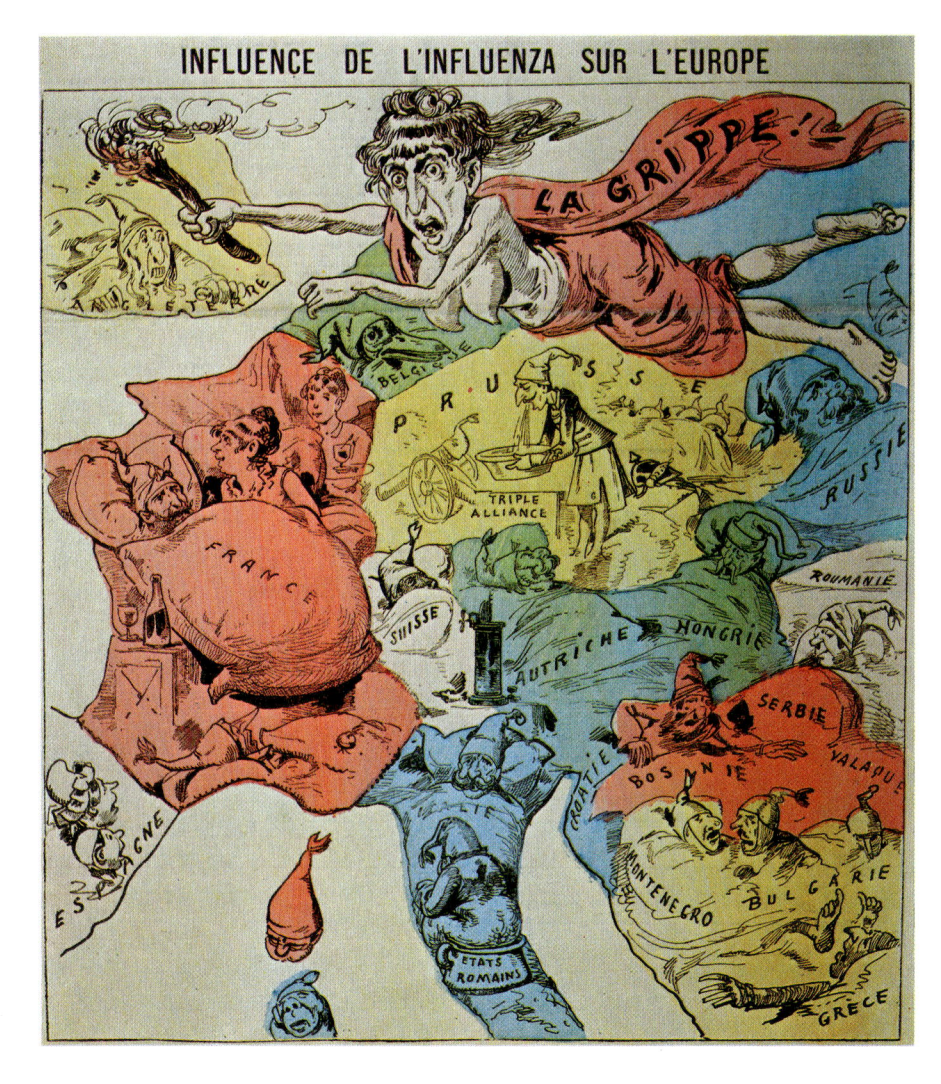

Abbildung 2499
Historische Landkarte der Influenza*epidemie, die Europa Ende des 19. Jh. heimsuchte. (Paris, Privatsammlung)*

subkutan ein Blutfiltrat eines Grippekranken zu injizieren, um seine Theorie zu beweisen. 1933 überwanden jedoch Smith, Andrewes und Laidlaw erfolgreich das erste wissenschaftliche Hindernis, welches der Erkennung eines Virus als Grippeursache im Wege stand, indem sie einem Frettchen ein Grippefiltrat einimpften. Schließlich gelang es dem Australier Burnet 1935, das Virus zu kultivieren, dessen drei Arten A, B und C nach und nach abgegrenzt wurden. In New York isolierte Magill 1940 das Virus B, Taylor das Virus C 1949, doch das Virus A bleibt als Erreger der großen Epidemien das wichtigste.

Dasselbe geschah bei der zweiten Pandemie 1946, deren Entwicklung dem Virus A1 zugeschrieben wird und die glücklicherweise weniger schwer als die vorangegangene war. Der Grund dafür ist in der Verfügbarkeit von Antibiotika, diesem mächtigen Schutz gegen die Superinfektion, welche zu gefährlichen Komplikationen der Grippe führt, zu suchen.

1957 verbreitet sich die dritte Pandemie, die sogenannte asiatische Grippe (Virus A2). Nun wird aufgezeigt, daß diese Grippeepidemien durch die Entstehung von antigenen Mutationen des Virus A ausgelöst werden; das konnte die darauffolgende Epidemie von 1968, die sogenannte Hongkong-Grippe mit dem Erreger Virus A2, endgültig beweisen. Obwohl diese Epidemie weniger dramatisch verlief als die vorangegangenen, forderte sie in Frankreich doch

*Abbildung 2500
Bekanntgabe des Todes von
Edmond Rostand (1868—1918),
eines der berühmtesten Opfer
der Grippeepidemie von 1918,
erschienen im* Excelsior *am
3. Dezember 1918.*

EXCELSIOR

EDMOND ROSTAND EST MORT

L'illustre poète a succombé hier à 1 heure et demie aux suites de la grippe, qui avait dégénéré en une pneumonie.

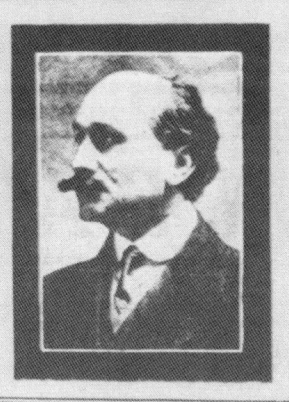

C'est à *Excelsior,* qu'il aimait, que l'auteur de *Cyrano,* de *l'Aiglon* et de *Chantecler* donna ses tout derniers poèmes.

Mme Sarah Bernhardt, qui fut la Samaritaine, la Princesse Lointaine e l'Aiglon, nous dit sa douleur et quel œuvre inédit laisse le dramaturge.

dreißigtausend Tote. Schließlich wird, ausgehend von einer besseren Kenntnis des epidemiologischen Faktors und vor allem dank der Entdeckung der antigenen Veränderungen des Virus, eine Impfung vorgeschlagen (1973), deren Besonderheit es ist, einen prospektiven Schutz zu bieten, der von immunologisch abgeschwächten Stämmen hervorgerufen wird. Obwohl die Erkennung der Viren und ihres Aktionsmechanismus eine der Hauptsorgen der Forschungen der Pathologie der Infektion geworden ist, ist die Geschichte dieser Krankheiten weiterhin unvorhersehbar. Vor allem haben viele bedeutende Infektionen, deren Ätiologie höchstwahrscheinlich viral ist, das Geheimnis ihrer Identität noch nicht gelüftet.

Kaum sind einige erkannt, erschrecken sie schon durch ihre Agressivität. So haben die jüngsten Infektionen, die durch das Marburgvirus ausgelöst wurden (1967), und das Lassa-Fieber 1969 in Afrika mehrere tödliche Epidemien ausgelöst. Die ersten Fälle menschlichen Erkrankens am Marburgvirus wurden 1967 in Europa (Deutschland und Jugoslawien) bei Arbeitern beschrieben, die in Laboratorien mit aus Uganda importierten Affen umgingen. Die zwischenmenschliche Übertragung wurde erst erkannt, nachdem das medizinische Personal dieser Infektion schon einen schweren Tribut bezahlt hatte. Auf der anderen Seite wurden einige als »Waisen« bezeichnete Viren abgegrenzt.

Schließlich macht die Virologie, wie jede neue Wissenschaft, manchmal auch mit Hilfe des Zufalls oder eines sinnwidrigen Experimentes Fortschritte.

In dieser Hinsicht ist die Mononucleosis infectiosa bezeichnend, denn es lagen etwa sechsunddreißig Jahre zwischen der serologischen Erkennung der Krankheit durch Paul und Bunnell 1932 und der Abgrenzung des Virus durch Henle 1968.

Die Mononucleosis infectiosa

Um zu diesem Ergebnis zu gelangen, waren eine Reihe unvorhergesehener Ereignisse notwendig: 1958 beschrieb der englische Chirurg D. Burkitt einen seltenen Tumor beim afrikanischen Kind. Angesichts der geographischen Verteilung der Fälle weist er auf die Möglichkeit hin, es handle sich um eine Viruserkrankung.

In der Tat beschreiben im Februar 1964 Epstein, Achong und Barr in London nach Untersuchungen im Elektronenmikroskop innerhalb der Tumorzellen Viruspartikel, welche jenen eines Virus der Herpesgruppe ähnlich sind.

1966 arbeiten Werner und Gertrude Henle in Philadelphia einen indirekten Immunfluoreszenztest aus, um die Antikörper gegen dieses »Herpes like« Virus darzustellen, das damals unter dem Namen Epstein-Barr-Virus bekannt war. Mit Hilfe dieses Tests entdeckten sie den Antikörper Anti-Epstein-Barr nicht nur im Serum der vom Burkitt-Tumor befallenen Kinder, sondern auch bei gesunden Kindern in Afrika und den Vereinigten Staaten.

Die Häufigkeit und die Verteilung entsprechend dem Alter weisen auf eine bekannte Infektionskrankheit hin. Aber welche? Der Zufall ermöglichte es, eine Antwort zu finden: eine Laborantin von Henle spendete gewöhnlich Blut für die Kulturen im Leukozytenlaboratorium. Man hatte festgestellt, daß sie keine Epstein-Barr-Antikörper besaß. Einige Monate später jedoch, nachdem sie inzwischen eine Mononucleosis infectiosa gehabt hatte, ermöglichte eine neuerliche Blutabnahme für Zellkulturen die Feststellung einer Serumkonversion beim Epstein-Barr-Virus und gleichzeitig die Darstellung eines Virusantigens in den kultivierten Zellen.

Es fehlte nur noch der serologische Beweis an zahlreichen Fällen, um die Verantwortlichkeit des Epstein-Barr-Virus für die Mononucleosis infectiosa zu bestätigen. Dieser wurde zwischen 1958 und 1964 geführt, als die Studenten der Yale Universität für eine epidemiologische Untersuchung der Mononucleosis zu Blutproben herangezogen wurden.

Somit schien die Geschichte der Mononucleosis infectiosa zu Ende geschrieben zu sein. Doch in Wahrheit führten diese aufeinanderfolgenden Entdeckungen zu Forschungen über hämatologische und serologische Veränderungen der

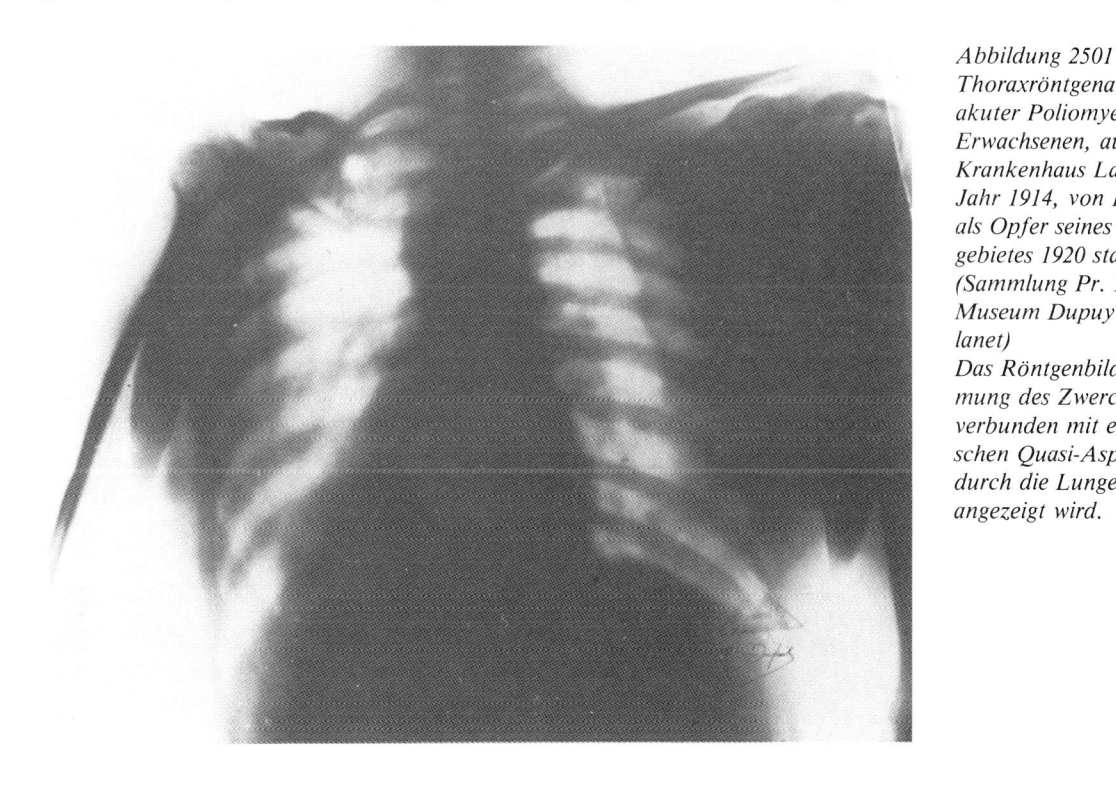

Abbildung 2501
Thoraxröntgenaufnahme von akuter Poliomyelitis bei einem Erwachsenen, aufgenommen im Krankenhaus La Salpêtrière im Jahr 1914, von Dr. Infroit, der als Opfer seines eigenen Fachgebietes 1920 starb.
(Sammlung Pr. Déjerine, Paris, Museum Dupuytren, Pr. Abélanet)
Das Röntgenbild läßt eine Lähmung des Zwerchfells erkennen, verbunden mit einer respiratorischen Quasi-Asphyxie, welche durch die Lungentransparenz angezeigt wird.

Krankheit und geben, in Anbetracht der bevorzugten Beziehung zwischen dem Epstein-Barr-Virus und der Onkologie, vor allem Anlaß zu neuen Hoffnungen beim Verständnis von Krebserkrankungen.

Die bakteriellen Entdeckungen und die Fortschritte bei der Erkennung der Viren begünstigen in der Folge zunächst die Entwicklung von Impfstoffen, welche durch die Vorteile dieses Jahrhunderts, vor allem durch die Schnelligkeit der Verbreitung und industriellen Produktion, erleichtert wird.

Eine Errungenschaft dieser Techniken ist es, daß im 20. Jahrhundert die Poliomyelitis verschwinden wird, ab dem Zeitpunkt, da die Bevölkerung Mittel besitzen wird, sich einer Impfkampagne zu unterziehen.

Die Poliomyelitis

Zur Geschichte dieser Krankheit einige Daten:

1840 Jakob von Heine grenzt diese Krankheit als erster unter dem Namen »Kinderlähmung« ab, danach wird sie von Rilliet und Barthez als »wesentliche Lähmung« und von Duchenne aus Bologna als »atrophische Kinderlähmung« beschrieben.

1865 Die pathologische Anatomie wird klar von Prévost und Vulpian aufgezeigt, welche über die Veränderungen der motorischen Zellen des Vorderhorns des Rückenmarks berichten.

1874 Kussmaul schlägt den Namen Poliomyelitis vor; dem muß zugute gehalten werden, daß er die anatomische Lokalisation der Erkrankung in der grauen Substanz des Marks unterstreicht. Daraufhin trugen die Arbeiten von Déjerine, Huet und Pierre Marie dazu bei, den klinisch-anatomischen Rahmen der Poliomyelitis zu erweitern. Die zu begrenzte Bezeichnung ersetzt Wickman durch Heine-Médin-Krankheit.

1887 Médin hatte nämlich inzwischen in Schweden die Poliomyelitis als epidemische Krankheit definiert, und Cordier in Frankreich reihte sie endgültig unter die Krankheiten mit infektiösem Ursprung ein.

1909 Landsteiner und Popper gelingt es, dem Affen Poliomyelitis einzuimpfen; das betroffene »neurotrope filtrierbare Virus« wird daraufhin in zahlreichen Experimenten untersucht. Zur gleichen Zeit suchen schwere Epidemien die skandinavischen Länder und die Vereinigten Staaten heim und begünstigen somit eine bessere klinische und epidemiologische Erkennung dieser Infektion. Im Serum der Rekonvaleszenten wird die Neutralisationsreaktion entdeckt (1910) und danach (1939) die Typendifferenzierung von Armstrong bestätigt.

1952 Die Zeit der Affenexperimente ist beendet; J. Enders ermöglicht die Viruskultur, was sich in der Praxis durch die Herstellung und Verwendung eines wirksamen Impfstoffes ausdrückt (Salk 1954; Sabin 1960), der den Gebrauch von immunisierten Tierseren, wie sie von Pettit und Netter vorgeschlagen worden waren, in den Hintergrund drängt.

Obwohl bis jetzt noch keine aktive Medikation gegen das Poliomyelitisvirus entwickelt werden konnte, ist die Heine-Médin-Krankheit dank der Verbreitung der Impftechniken von Salk und Lépine auf dem Weg, eine historische Krankheit zu werden, nachdem sie lange Zeit durch ihre Mortalität und die motorischen Schäden, welche sie hinterläßt, gefürchtet war, trotz der bedeutenden therapeutischen Verbesserungen, welche die Fortschritte auf dem Gebiet der respiratorischen Reanimation mit sich brachten.

*Abbildung 2502
Virus der Poliomyelitis.*

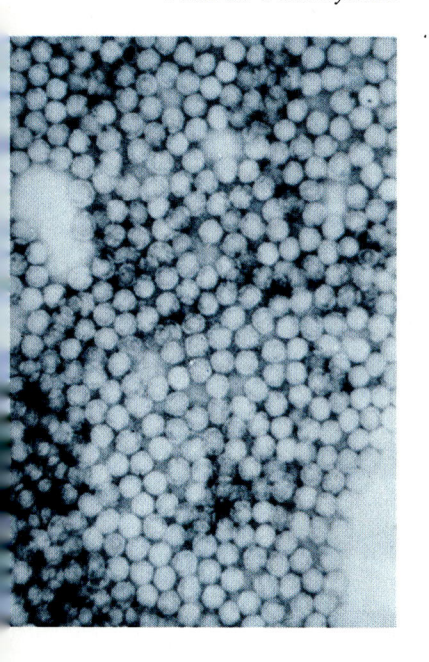

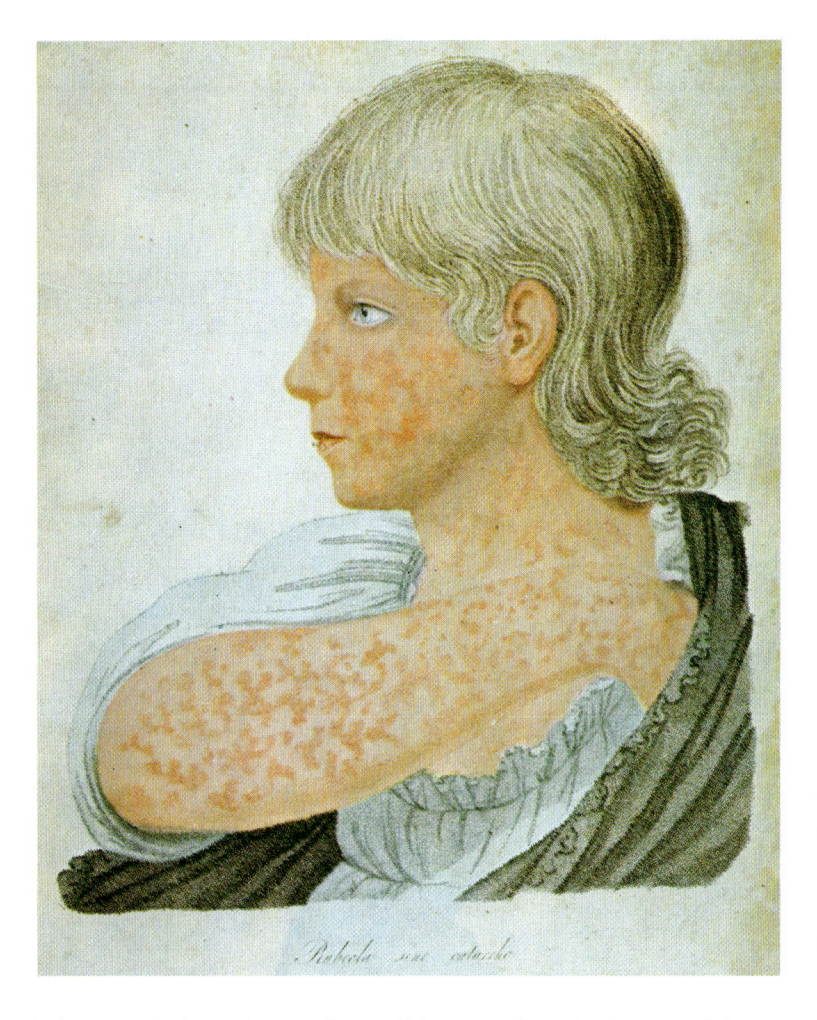

Abbildung 2503
Die Röteln. *Stich aus dem Werk von Robert Willan* On Cutaneous Diseases, *London, 1808.* (Paris, Bibl. d. Alten Med. Fakultät)

Bei zahlreichen Arbeiten über Poliomyelitis, vor allem in den Vereinigten Staaten ab 1950, sollten andere pathogene Viren derselben Familie der Enteroviren entdeckt werden: ECHO-Viren und Coxsackieviren, die Dahldorff für die Bornholmsche Krankheit oder Myalgia epidemica verantwortlich machte. Diese Viren, denen lange Zeit jede pathogene Wirkung abgesprochen worden war, erreichten ihre exakte Stellung in der Pathologie der Infektion mit dem Niedergang der Poliomyelitis und dem Fortschritt der immunologischen Diagnose. Sie wurden von Kibrick (1964) und McNair Scott (1962) ausgiebig untersucht, die ihnen sehr verschiedenartige klinische Manifestationen zuschrieben: Meningitis, kutane Eruptionen, Anginen und Verdauungsbeschwerden, welche sich zu echten Epidemien entwickelten. Im Gegensatz zu der Poliomyelitis nehmen diese Erkrankungen jedoch einen spontanen harmlosen Verlauf. Mit der Virenpathologie mehr noch als mit der Bakterienpathologie ist die Gesundheit im 20. Jahrhundert ein wirtschaftliches Problem geworden.

Die Röteln

Aus diesem Blickwinkel ist das Beispiel der Röteln bezeichnend.

Lange Zeit hindurch wurden die Röteln als harmlose virale Kinderkrankheit ohne Bedeutung angesehen. Doch seit Gregg 1941 das Unheil aufzeigte, das diese Erkrankung bei der schwangeren Frau bewirkt, indem er die fürchterlichen Mißbildungen nach Röteln bei Schwangeren beschrieb, wurden sie zum

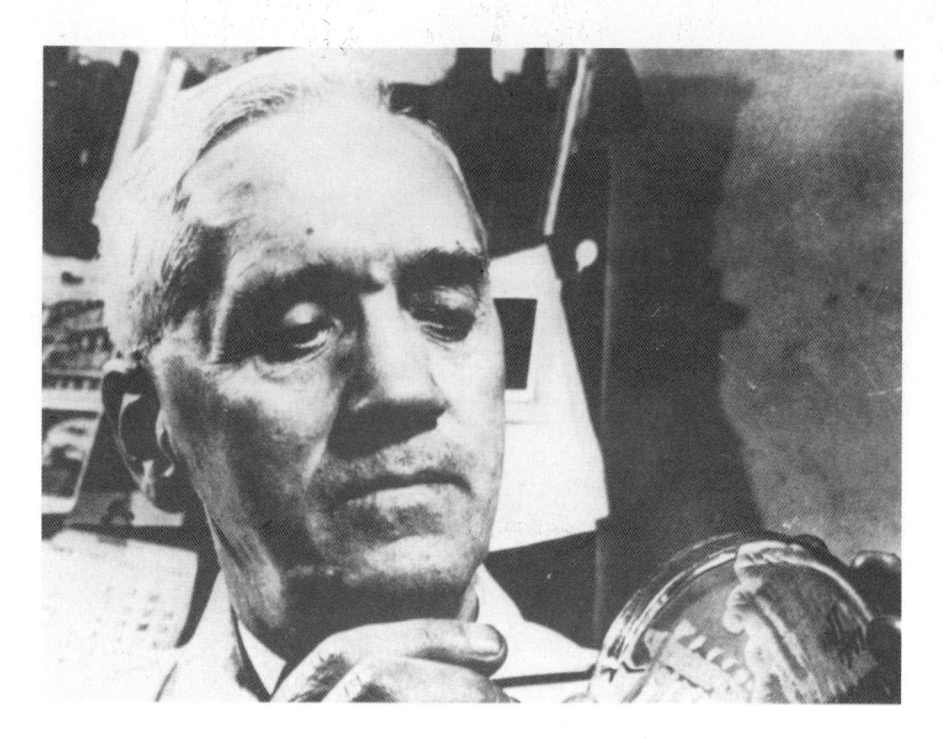

Abbildung 2504
Sir Alexander Fleming (1881 bis 1955). Die Photographie wurde im Palais de la Decouverte in Paris aufgenommen. (Paris, Museum für Geschichte der Medizin)

Ausgangspunkt zahlreicher Forschungen (1962: Weller und Neva in Boston, Parkman und Buescher in Washington), die 1966 zur Kommerzialisierung und zur allgemeinen Anwendung eines Impfstoffes führten. In Anbetracht der Kosten der prophylaktischen Methode, verglichen mit dem Risikoprozentsatz beim Erwachsenen, versteht man, daß nur privilegierte Nationen dieses Gesundheitssystem einführen können und es somit eigentlich durch ihre Wirtschaft bestimmt wird. Außer den bemerkenswerten Entdeckungen auf dem Gebiet der Viren hat es das 20. Jahrhundert der Bakteriologie ermöglicht, neue Infektionen abzugrenzen.

Die bessere Kenntnis des Lebens der Mikrobe führte zu einer strengeren Taxonomie, die auf einer besseren klinisch-anatomischen Erkennung jener Krankheiten beruht, die bis dahin unter allgemeinen Bezeichnungen eingereiht waren. Dies trifft für die Pasteurellose, die Yersiniose und die atypischen Mykobakterien zu.

Auf der anderen Seite ermöglichten es die modernen Untersuchungen, zwischen den Bakterien und Viren eine Gruppe von Infektionskrankheiten abzugrenzen, die vor allem Erkrankungen durch Mykoplasmen und Chlamydiosen umfassen, deren Zukunft heute durch die sehr verkehrsintensive Lebensweise der Neuzeit, vor allem gegenüber der Tierwelt, erleichtert wurde und wird.

Die Mykoplasmosen

Die menschlichen, durch Mykoplasmen hervorgerufenen Infektionen kennt man erst seit kurzem, doch sie haben wahrscheinlich in der Pathologie der ansteckenden Krankheiten noch eine blühende Zukunft vor sich.

Die Mykoplasmen unterscheiden sich morphologisch und biologisch von den Bakterien und den Viren, sie gehören der eigens für sie neu geschaffenen Klasse der »Mollikuten« an. Zum erstenmal wurden sie 1898 von Nocard und Roux bei Rindern abgegrenzt, die von Peripneumonie befallen waren, und erhielten ihren Namen 1929 von Nowack. Dienes isolierte in Edsall als erster 1936 diese

Mikroorganismen aus einem pathologischen Produkt menschlichen Ursprungs, dem Eiter einer Bartholinitis. Klieneberger, der damals an Bakterienformen ohne feste Zellwand arbeitete, schlug vor, alle Arten von Mykoplasmen unter der Bezeichnung PPLO *(pleuro-pneumonia like organisms)* zusammenzufassen. Dieser Ausdruck setzte sich zwanzig Jahre lang durch und leistete einer gewissen Verworrenheit Vorschub. Erst 1956, infolge der Arbeiten von Edward und Freundt, erhielten die menschenpathogenen Mykoplasmen einen bevorzugten Platz, vor allem, als Chanock, Hayflick und Barile 1961 aufzeigten, daß die einfache atypische Pneumonie des Menschen, für die Eaton einen Virus verantwortlich gemacht hatte, in Wirklichkeit dem *Mycoplasma pneumoniae* zuzuschreiben ist und somit auf Antibiotika empfindlich reagiert.

Die Chlamydiosen

Die menschlichen Chlamydiainfektionen werden klinisch in drei große Gruppen unterteilt: je nachdem, ob die Lymphknotenmanifestationen vorherrschen, wie bei dem Lymphogranuloma inguinale oder bei der Katzenkratzkrankheit; oder die klinischen Manifestationen oculo-genital sind, wie beim Trachom oder bei der Einschlußkonjunktivitis; oder schließlich, ob die pulmonalen Manifestationen prädominant sind, wie bei Ornithose oder Psittakose.

Ornithose und Psittakose

1879 berichtete J. Ritter, praktischer Arzt in einem Marktflecken bei Zürich, die Geschichte von einer Hausepidemie von »Pneumotyphus«, welche seine eigene Familie heimgesucht hatte. Ritter brachte diese Manifestationen mit einem vor kurzem getätigten Einkauf von Papageien und Kolibris in Zusammenhang und wies auf einen durch die Käfige dieser Vögel transportierten Typhus hin. Für dieses Problem konnte jedoch trotz drei Eberth anvertrauter Autopsien keine Lösung gefunden werden.

1893 wird von einer zahlreiche Tote fordernden Pneumonieepidemie in Paris berichtet, deren hervorstechendes Kennzeichen es ist, daß sie jene Menschen heimsuchte, die vor kurzem Sittiche aus Südamerika erworben hatten.

Seither sind die Kenntnisse vom Ursprung und der Kontagiosität der Psittakose anerkannt, denn die große Presse hat sich ihrer angenommen, und die bakteriologischen Erforschungen sind voll im Gang. Nocard isoliert aus einem

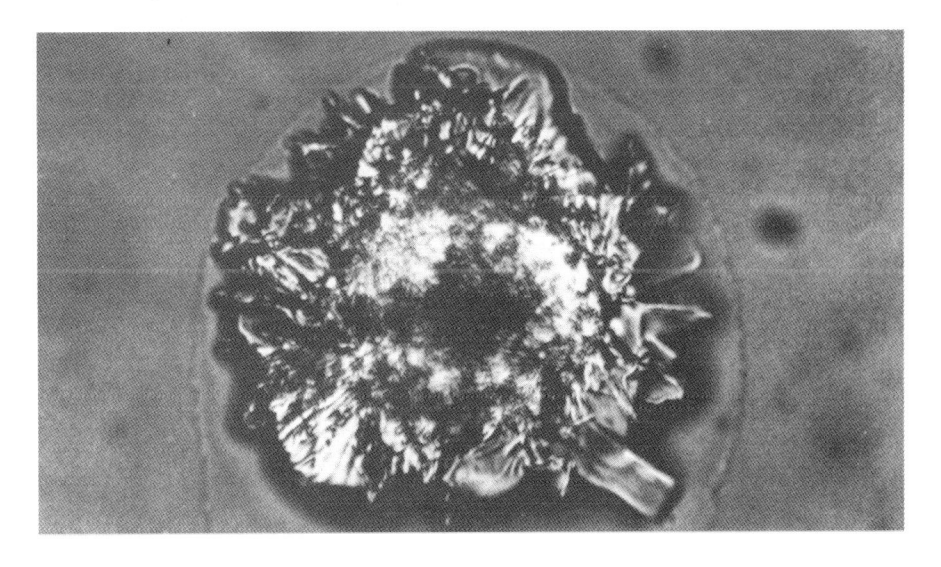

Abbildung 2505
Penicillinkristalle.
(Bild von Yves Bruneau, Nantes)

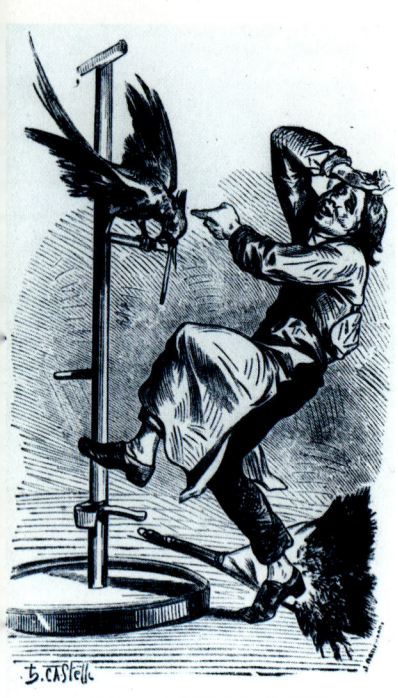

Abbildung 2506
Einfaltspinsel. *Illustration von Castelli für* La Sœur de Gribouille *(die Schwester des Einfaltspinsels) von der Comtesse de Ségur, Paris, 1862. (Paris, Privatsammlung)*

Abbildung 2507 (gegenüber)
»Lore von Ambon und Lore von den Molukken, alle beide um zwei Drittel verkleinert.« *Stich aus der 10. Dekade des Bandes I der* Naturgetreuen Abbildungen der interessantesten und merkwürdigsten Tiere, Pflanzen und Mineralien, *von Pierre-Joseph Buchoz, Paris, 1780—1781. (Paris, Bibl. d. Alten Med. Fakultät)*

toten Papagei einen Bazillus, den er für auslösend hält. Die Frage scheint geklärt zu sein, und vierzig Jahre lang begnügt man sich damit, hie und da leidenschaftslos von einigen umschriebenen Herden zu berichten.

Doch dann bricht im Jahr 1929 eine echte Pandemie aus. Zahlreiche schwere Fälle von Pneumonie waren in Cordoba in Argentinien aufgetreten, und Barros, der in der Schweiz studiert hatte, brauchte nicht lange, um diese Epidemie den Psittakose-Erregern zuzuschreiben. Die gewarnten argentinischen Sittichzüchter beeilen sich, ihre Tierbestände zu Niedrigstpreisen anzubringen, und einige Monate später tritt die Krankheit in den Vereinigten Staaten, Europa und Nordafrika auf, wo sie achthundert Opfer fordert, von denen ein Drittel stirbt. Hutchison in London bezweifelt die Verantwortung des Bazillus von Nocard und schlägt einen filtrierbaren Virus vor. Doch erst infolge der Arbeiten von Bedson, Jacquepie und Ferrabouc konnten Levinthal in Deutschland, Coles in England und Lillie in den Vereinigten Staaten gleichzeitig den pathogenen Erreger isolieren, dessen Kultur auf einem Hühnerembryo die zur serologischen Untersuchung nötigen Antigene liefert.

Doch selbst nach ihrer Abgrenzung hat die Psittakose noch nicht alle ihre Geheimnisse preisgegeben. 1935 sollte nämlich die Untersuchung einer saisonbedingten epidemischen Pneumonie weit weg von Argentinien, auf den Färöer-Inseln, der Psittakose unerwartete Dimensionen geben.

R. K. Rasmussen Edje war von der Ähnlichkeit der von ihm beobachteten Fälle mit der Papageienkrankheit und vom vorwiegenden Befall von Frauen, welche mit der Zerlegung von Jungen einer arktischen Vogelart, dem Sturmvogel, beschäftigt waren, so beeindruckt, daß er daraus schloß, die Vögel seien die Ursache dieser Pneumopathien. Nach dreijährigen Forschungen bestätigten Heagen und Mauer tatsächlich die bakteriologische Identität dieser Pneumonien mit der Psittakose. Zum erstenmal wurde somit anerkannt, daß ein nicht zur Familie der Papageien gehörender Vogel eine Chlamydiakrankheit auslösen und den Menschen anstecken kann.

In der Folge wurden zahlreiche epidemiologische Untersuchungen unternommen, die sich auf vielerlei Tiergattungen erstreckten. So wurde nach und nach diese Infektion bei Tauben, Hühnern, Truthähnen und Enten erkannt. 1958 konnte K. F. Meyer achtundneunzig übertragende Arten aufzählen. Diese große Verbreitung rechtfertigt die Bezeichnung Ornithose. Gleichzeitig lassen in der menschlichen Pathologie die serologischen Untersuchungen von atypischen Pneumopathien eine Übereinstimmung der Morbidität erkennen und führten zur näheren Bestimmung der extrapulmonalen Begleitsymptome. Die Ornithose ist der Antibiotikatherapie zugänglich; diese hat vor allem in den letzten Jahren Nutzen aus mikrobiologischen Arbeiten gezogen. So konnte der Stellenwert der betroffenen Mikroorganismen besser definiert werden, die nacheinander *Miyagawanella, Bedsonia* und schließlich *Chlamydia* genannt wurden (1968).

Das 20. Jahrhundert erweist sich sowohl bei der Vorstellung von der Infektion, die im Laufe der Jahre versuchen sollte, den allzu strengen Regeln bezüglich eines »bakteriellen Angriffs« zu entkommen, als auch bei therapeutischen Verwirklichungen, deren Auswirkungen auf die Morbidität und hohe Kosten wir mit Schrecken zu erkennen beginnen, als sehr mutig. Sicherlich stimmt es, daß Phlegmonen, vereiterte Wunden, Gangräne, typhöse Fieber, Pneumonien, Kindbettfieber, Meningitiden und sogar Endokarditiden immer mehr auf Einzelfälle beschränkt werden. Die Syphilis ist zu einer Randerscheinung gewor-

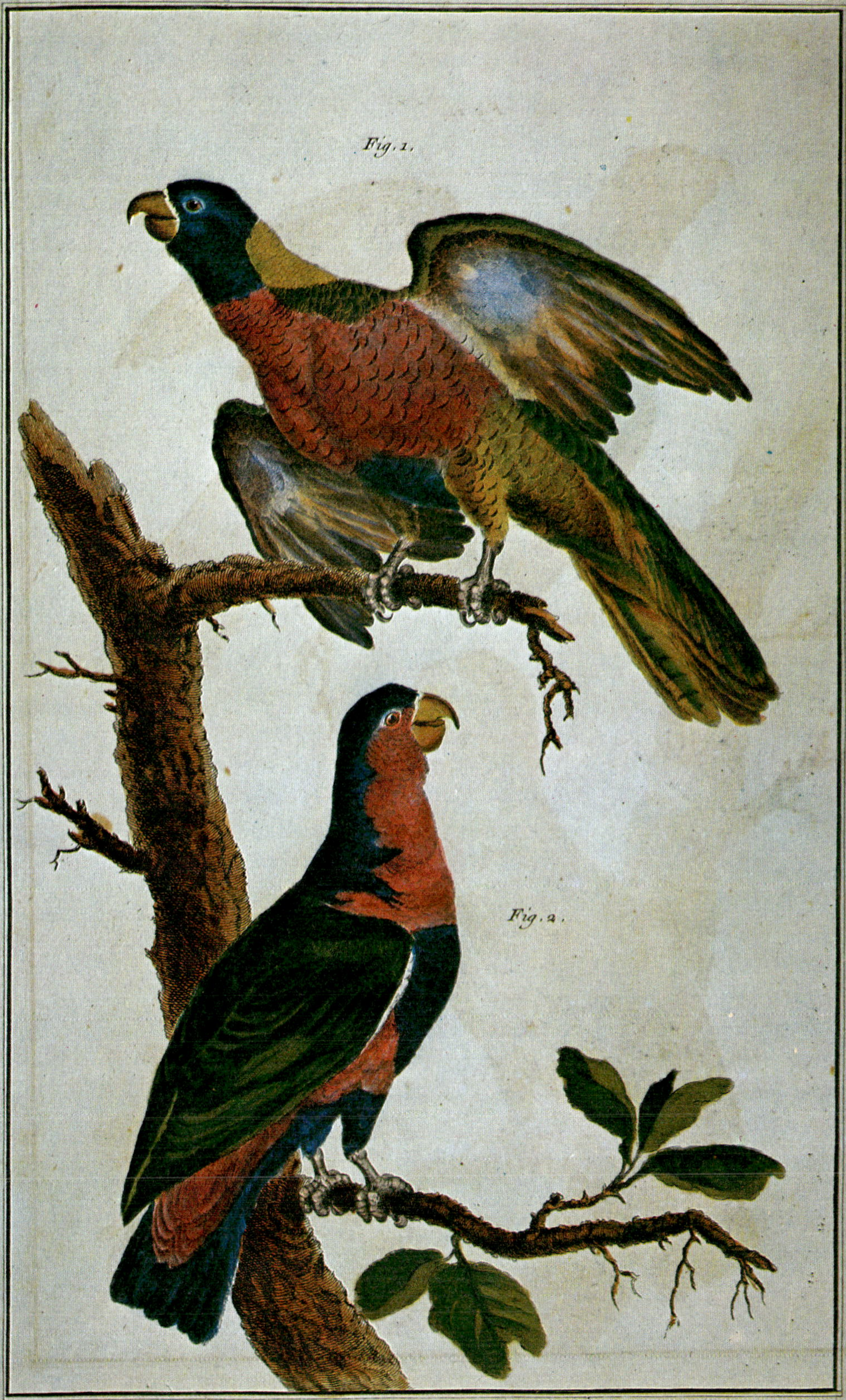

Pl. II. Decad. 10.

Fig. 1.

Fig. 2.

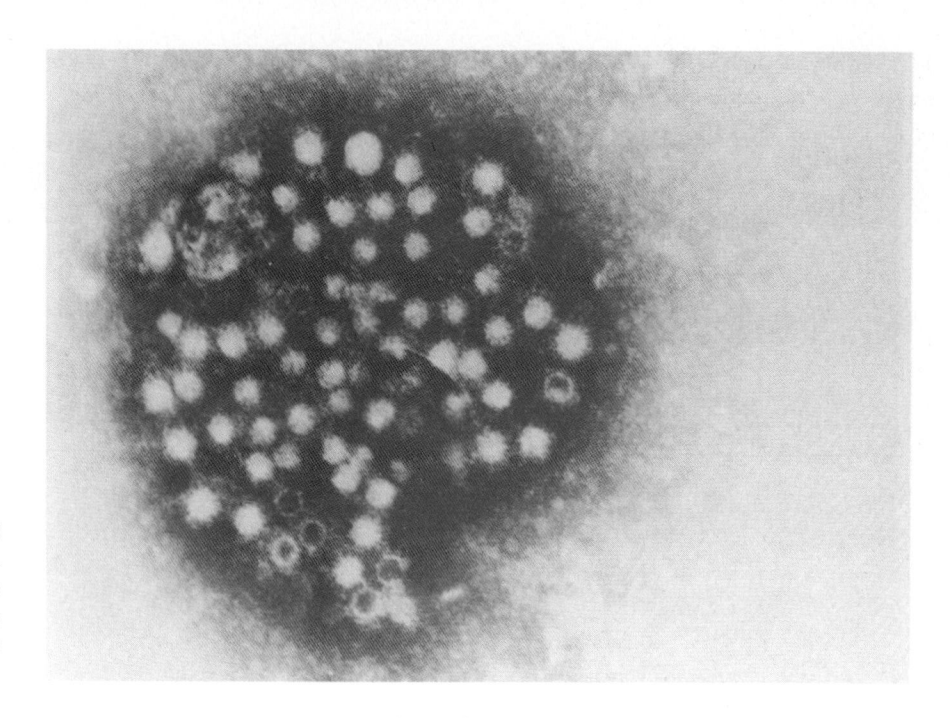

Abbildung 2508
Hepatitisvirus, 100 000mal vergrößert und zum erstenmal von Forschern des nationalen Gesundheitsinstitutes von Washington photographiert.

den, und die Sanatorien machen psychiatrischen Anstalten Platz. Die katastrophalen Wogen epidemischer Krankheiten, wie der Pocken und des historischen Typhus, werden durch die Gesundheitsorganisationen der Menschen oder durch die Schädlingsbekämpfungsmittel in Schranken gehalten. Doch obwohl die antiviralen Therapien erst im Anfang stecken und sich schon die Gefahr viroider Infektionen (durch »Miniviren«) bemerkbar macht, verdanken wir diese bemerkenswerten Ergebnisse der Entwicklung des therapeutischen Arsenals um die Mitte des 20. Jahrhunderts, über das wir verfügen und an dessen Spitze die Antibiotikatherapie und die Reanimationstechniken alle bisherigen Vorstellungen gründlich verändert haben. Die in diesen wenigen Jahren zurückgelegte Wegstrecke ist um so beachtlicher, wenn man bedenkt, daß die Pneumonie erstmals 1938 durch medizinische Behandlung geheilt werden konnte.

Leider sind unter dem Schutz einer schlecht verstandenen Sicherheit, welche uns die grundlegenden Kenntnisse der Asepsis von Pasteur vergessen läßt, nach und nach neue Infektionsformen entstanden, welche den Mikroben zu einem Rachefeldzug verhalfen, mit dem man nicht gerechnet hat. Meistens sind es Folgen unserer »unkontrollierten« therapeutischen Abenteuer, ob es sich nun um nosokomiale Infektionen, iatrogene Krankheiten oder multiresistente Keime handelt. Die Verbreitung von »Hepatitisviren« durch Produkte aus Blutderivaten ist ein eindrucksvolles Beispiel dafür, wie die Infektionen unseren Behandlungen durch Entwicklung von Resistenzen entkommen, welche die Keime durch chromosomale oder extrachromosomale, plasmidische Mechanismen erworben haben. Im Laufe des 20. Jahrhunderts hat die Entwicklung von »angeschlossenen Wissenschaften«, wie Enzymologie, Immunologie, Genetik und Hormonlehre, für die Pathologie der Infektionen ebenso viele Jungbrunnen geschaffen, in denen die ansteckenden Krankheiten durch Erneuerung mehr und mehr ihre eigentliche Einheit verloren haben.

Auf diese Weise hat sich die Vorstellung von der Pathologie der Infektion verändert. Die ansteckenden Krankheiten, die zuerst für Symptome, dann Syndrome und schließlich für Folgen einer Krankheitserregung durch Bakterien oder Viren gehalten wurden, sind nun auf dem besten Weg, durch Reaktionsweisen des menschlichen Organismus, ausgehend von der Ähnlichkeit hervorgerufener Wirkungen, definiert zu werden.

Daher kommt es z. B. im Fall der Nephropathien nicht mehr darauf an, welcher Keim nun nosologisch als für die Krankheit verantwortlich erkannt wird, denn diese Erkrankungen verlieren durch Immunkomplexe sehr rasch ihre ursprüngliche Identität zugunsten einer physiologischen Identität.

Das gleiche gilt für die Hauptsorge der Infektiologen in den Krankenhäusern bezüglich Infektionen der Krebskranken und der immunsuppressiv Behandelten, die von Keimen ausgelöst werden, die bis dahin als inoffensiv oder als Saprophyten galten und die ihre pathogene Erweckung nur dem Bruch des natürlichen Widerstandes der Kranken verdanken.

Hingegen wird das Erythema nodosum, das auf klinischer Ebene eine völlig autonome Rolle spielt und lange Zeit nach Landouzy für eine tuberkulöse Erkrankung gehalten wurde, nur noch als immunologische Widerstandsreaktion angesehen, für die nicht nur mehrere Mikroben oder Viren verantwortlich sein können, sondern auch Krankheiten, die bis heute noch als nicht ansteckend gelten. Diese Entwicklung ist eigentlich nur die Schlußphase der zu Beginn dieses Jahrhunderts begonnenen Arbeiten. Seit 1930 haben Reilly und die Schule des Krankenhauses Claude Bernard in Paris das Hauptaugenmerk bei typhösem Fieber und bei Scharlach auf das Eindringen in das vegetative Nervensystem und auf die Wirkung der Mikrobentoxine bei diesen Erkrankungen gelenkt. Damit haben sie das Prinzip der ätiologischen Spezifität der Infektionskrankheiten erschüttert und auf gewisse Weise das allgemeine Syndrom der Anpassung von Selye vorweggenommen. So fühlte sich das 20. Jahrhundert am Ende des Zeitalters von Pasteur, nach Überwindung der letzten großen epidemischen Plagen, wie der spanischen Grippe und der Encephalitis lethargica, in den wissenschaftlich entwickelten Ländern in der Lage, durch die Qualität seiner prophylaktischen Maßnahmen, durch die reiche Auswahl an therapeutischen Mitteln und dank der Errungenschaften der technologischen Revolution, Infektionen zu kontrollieren. »Vertreibt das Natürliche« ... wir hören schon den herannahenden Lärm des Galopps.

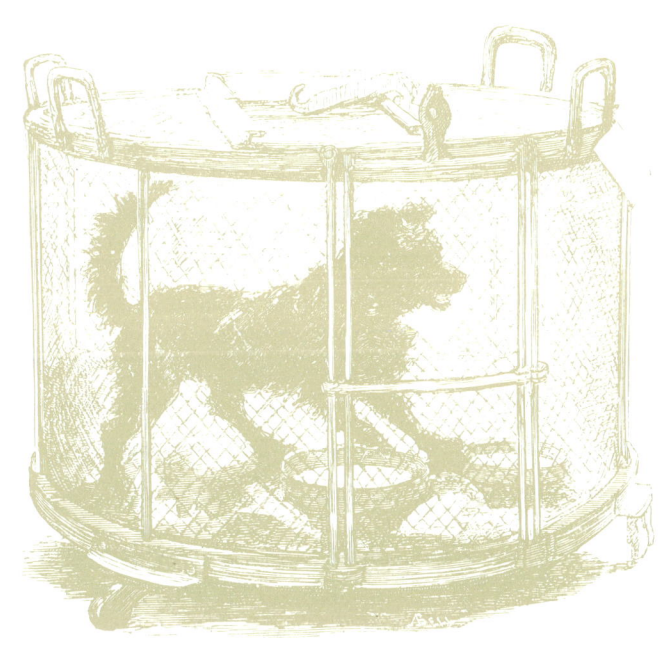

Abbildung 2509
Käfig, in dem geimpfte Hunde eingesperrt sind. *Stich aus dem 19. Jh. Hier handelt es sich um die Tollwut. Seit Pasteur und seine Mitarbeiter das Tollwutvirus bekämpften, ohne es jemals sehen zu können, bis zum präzisen Bild des Hepatitisvirus, wie es auf der vorhergehenden Seite abgebildet ist, wurde in der Kenntnis und der Beherrschung der Infektionskrankheiten innerhalb eines Jahrhunderts ein langer und erfolgreicher Weg zurückgelegt.*

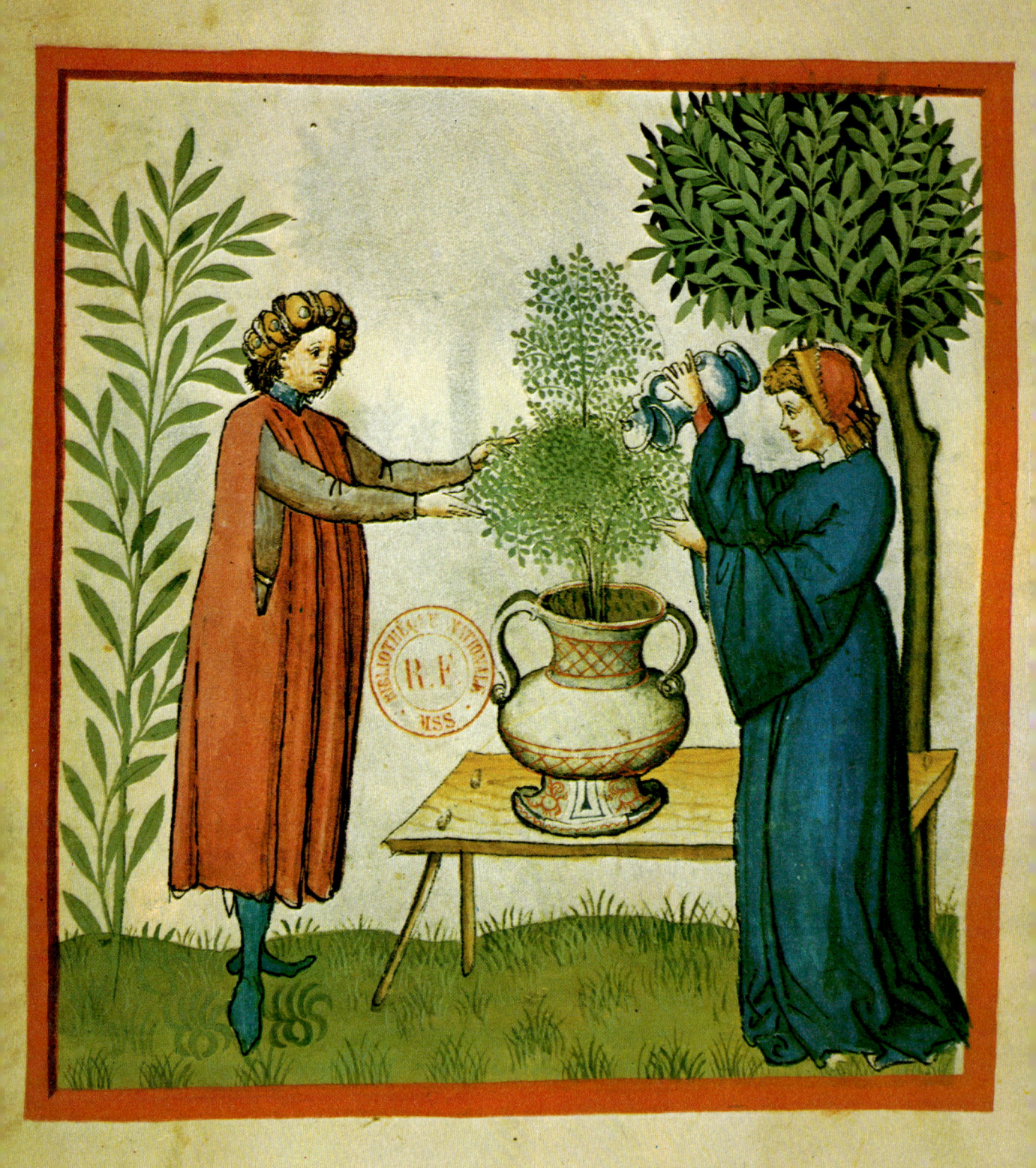

Maiorana cople cal' et sic i ȝ° Ele' parua minuta Juuē^{tu} cōsi^{ste} sāg' et cō
b⁹ Nocumentū oclis leuid' epiat sanguinem Acuta Couenit sen^{ib9} et spm̄ sētib9
Hyeme et antiqno et frigid regionib9

Maioran ist warm vnnd trucken im dritten grad. der klain wolriechende ist der beſt. füegt dem
kallten hirn vnnd magen. beſchadt den äugen. macht ſcharpff geblüet. füegt den feichten lüte
alten, winnters vnnd herpſts zeitten. in kallten lannden.

Geschichte der Homöopathie

von Marcel Martiny

Eine geschichtliche Untersuchung der Homöopathie, selbst eine kurzgehaltene, muß mehrere Perioden umfassen: Die Zeit vor, während und nach Hahnemann. Er war der Schöpfer dieser Behandlungsmethode, ohne ihn hätte die Homöopathie kaum ihre heutige Bedeutung und die wissenschaftliche Anerkennung erlangt. Dennoch waren ihre Grundlagen bereits lange Zeit vorher in den traditionellen Heil- und Behandlungsmethoden verankert. Es ist daher notwendig, chronologisch vorzugehen.

Die Wurzeln

Schon in der Urgeschichte suchte der Mensch nach Zusammenhängen in der Heilkunst, indem er instinktiv auf den Einklang zwischen seinem Organismus und der Umwelt aufbaute. Ebenso konnte ein angeborener mystischer Sinn für das Immaterielle einem latent vorhandenen Glauben an die unfaßbare Dynamik entsprechen. Die ersten Menschen fühlten in der Harmonie der lebendigen Stoffe unklar die große ähnliche Resonanz der Natur. Die Medizin der unzivilisierten und der primitiven Völker verwendete die Ähnlichkeit, sie *verglichen* und bewiesen in der Auswahl der Wohnsitze, der Nahrung und der Getränke eine bewundernswerte Umsicht. Der regelmäßige Ablauf der kosmischen Rhythmen und die atmosphärischen Umwälzungen zwangen den Menschen dazu, auf die unvorhersehbaren und vorhersehbaren Veränderungen zu reagieren, indem er den neuen Zustand mit einem ähnlichen, schon früher vorhandenen Zustand verglich. Es kam eine Zeit, in welcher der Mensch vermutete, daß hinter jedem Beweggrund ein dem seinen ähnlicher Wille existieren müsse. Er machte sich daher ein theologisches System zu eigen, das ihn chronologisch vom Fetischismus zum Polytheismus und zum Monotheismus führte: die Kunde von der Medizin und jene von Gott besitzen daher denselben Ausgangspunkt.

Jahrhunderte vergehen, bevor die Medizin zu einem Beruf wird. Unter den alten Kulturen ist sicher Ägypten das Land, das uns eine der interessantesten Traditionen hinterlassen hat. Die letzten sechs Bände des Werkes von Thot Hermes waren der Heilung von Kranken gewidmet. Es ist beachtenswert, daß sie schon eine vollständige Theorie der Medizin der Ähnlichkeit enthielten. Werden wir eines Tages in den prophetischen Ausmaßen der zweiten Pyramide das große Geheimnis einer göttlichen, die Homöopathie fördernde Kunde finden? Die Bibel berichtet folgendes über Moses, der in den ägyptischen Tempeln unterwiesen worden war: »Die Hebräer kamen nach Mara, wo das Wasser bitter war. Einige murrten: ›Was sollen wir trinken?‹ Moses betete; nach dem Gebet warf er einen bitteren Zweig in das bittere Wasser; und das Wasser wurde süß. Denn Gott ist nicht wie der Mensch, der das Bittere nur mit Süßem mildern kann: mit Bitterem macht er das Süße.«

Abbildung 2510
Oregano oder Majoran. *Miniatur aus dem* Tacuinum sanitatis, *14. Jh.*
(Paris, Nat. Bibl., lat. Ms. 9333, fol. 30)
Das Tacuinum sanitatis *oder die Zusammenfassung der Gesundheit ist die lateinische Übersetzung eines arabischen Hygienehandbuches eines Arztes aus Bagdad. Es ist nicht ein medizinisches Lehrbuch für Ärzte, sondern zur Verwendung für ein großes Publikum bestimmt. Man findet darin die allgemeinen Regeln einer guten Hygiene und therapeutische Angaben einer Reihe von Pflanzen, Nahrungsmittel und mineralischer Elemente.*

*Abbildung 2511
(gegenüber, links)
Stich aus einem anderen alchemistischen Werk mit dem Titel* Thrésor de la philosophie des Anciens où l'on conduit le lecteur par degrez à la connaissance de tous les métaux et minerais et de la manière de les travailler et de s'en servir pour arriver enfin à la perfection du Grandœuvre... *(Tresor der Philosophie der Alten, in dem der Leser schrittweise zur Kenntnis aller Metalle und Minerale und ihrer Anwendung geführt wird, um schließlich zur Perfektion des Groß-Werkes zu gelangen...), von Barent Coenders van Helpen, Köln 1693. (Paris, Nat. Bibl.)*

*Abbildung 2512
(gegenüber, rechts)
Titelblatt eines alchemistischen Werkes von August von Cohausen mit dem Titel* Lumen novum phosphoris accensum..., *Amsterdam 1717. (Paris, staatl. Apothekerstand, Sammlung Bouvet)*

Givaka zufolge glaubten die Inder, daß Buddhas Wille dem Mineralreich erlaubte, in seinem Inneren alle Gifte zu enthalten. Aus dem Mineralreich steigt dann das Gift durch die Pflanzen- und Tierwelt hinauf. Durch die notwendige Nahrungsaufnahme wird dann das ungeordnet Unpersönliche zum organisch Persönlichen. Für die Inder erklärte sich aus dieser Stufenfolge die Möglichkeit, in Drogen immer auf eine Ähnlichkeit zu stoßen. Die Meder und Perser vertraten ähnliche Ansichten. Die östliche Medizin scheint poetisch auf vergleichenden Synthesen zu beruhen.

Die westliche Medizin, die Wissenschaft sowie die Kunst, entstand mit der griechischen Kultur. Die Philosophen Parmenides von Elea, Alkmeon von Kroton, Empedokles von Agrigent und Diogenes von Appolonien befreiten als erste die Medizin von ihrem metaphysischen Aspekt. Der Hellenismus stützte sich auf den festen Felsen der Vernunft und verließ die bewegten Wellen der asiatischen Sensibilität. Die alten medizinischen Kenntnisse Chinas, Indiens und Chaldäas wurden aufgegeben, zwar nicht in ihrer Substanz, aber in ihrer Zusammenstellung.

Hippokrates war ein Erbe der Asklepiaden und heilte seine Kranken der Natur folgend, indem er die Übereinstimmung und Resonanz der Umwelt suchte. Vielleicht hatte er die Karawanen der Kaufleute gesehen, die über den heißen Wüstensand vom äußersten Osten bis zum Mittelmeerbecken zogen. Einige asiatische Handschriften, die von einem dieser unermüdlichen Reisenden, handeltreibenden Magiern, Sternenkundigen oder Schicksalsdeutern ausgelegt wurden, haben dem »Mann der Aphorismen« vielleicht neue medizinische Vorstellungen übermitteln können. Auf seiner Insel am Schnittpunkt dreier Kontinente wußte Hippokrates, daß einige afrikanische Volksstämme ihre Herden gegen das, was man Pleuropneumonie nannte, durch Stiche in die Haut schützten, mit einem Dolch, der zuvor in die Lungen von Tieren getaucht wurde, die an dieser Krankheit zugrunde gegangen waren. Ebenso besaß er Kenntnisse von ähnlichen Methoden zum Schutz von Mensch und Tier gegen Schlangengifte. Vielleicht hatte er auch erfahren, daß man in den Quarantänestationen in Asien zur Behandlung von Leprakranken vorzugsweise alte Pestkranke heranzog und daß man als Präventivmaßnahme gegen Pocken ein Pulver schlucken ließ, das aus Fliegen hergestellt war, welche die Kuhherden umschwirrten. Obwohl es noch keine Physiologie gab und die Anatomie kaum entwickelt war, kamen Hippokrates und die Autoren der Sammlung durch systematische Beobachtung zum Begriff der Körpersäfteveränderung in der Krankheit. Die Gesundheit kann nur durch eine schrittweise Umwandlung der wässrigen Flüssigkeit, die zur Verwendung führt, wiederhergestellt werden. Die Krankheit, deren Wesensart materiell ist, kann so überwunden werden. Daher muß die Medizin in erster Linie der Natur helfen, diese Entwicklung durchzuführen; sie erreicht dies sehr häufig durch das Ähnlichkeitsprinzip.

Die Ansichten der Griechen sollten auch die medizinische Organisation der Römer beherrschen. Zu jener Zeit vermischte man im Weltbild Religion, Wissenschaft und Medizin. Aristoteles, Plinius, Seneca und andere brachten auf medizinischem Gebiet ebensoviel hervor wie die Ärzte.

Fünf Jahrhunderte nach Hippokrates kam Galen. Die ungeheure Menge von medizinischen Doktrinen, die im Laufe der Jahrhunderte ausgearbeitet worden waren, konzentrierte sich von nun an auf zwei, auf den ersten Blick entgegengesetzte Prinzipien. Das eine wurde durch einen Ausspruch von Hippokrates ausgedrückt: *similia similibus curantur,* das andere faßte Galen in dem Axiom zusammen: *contraria contrariis curantur.* Für Galen und seine Schüler war ein außerhalb des Menschen gelegener Umstand oder Zufall Grund für die Krankheit. Heilen bedeutete, durch einen Eingriff mit konträrer Aktion die Entfaltung der Krankheit zu verhindern. Diese Geisteshaltung führte zur analytischen und bruchstückhaften Suche nach dem Grund. Daher war auch die Therapie verschieden, je nachdem wie man sich die Ätiologie vorstellte. Für Hippokrates und seine Schule war die Krankheit das Ergebnis eines vorher bestehenden *quid ignotum.* Die Symptome sind der Ausdruck der Anstrengung eines Organismus, sein im Augenblick verlorengegangenes Gleichgewicht wiederzufinden. Diese Symptome dürfen nicht bekämpft, sie müssen begünstigt werden. Die ärztliche Behandlung muß in ähnlicher Richtung wie die Krankheit wirken, der *natura medicatrix,* wenn nicht den natürlichen Heilkräften helfen,

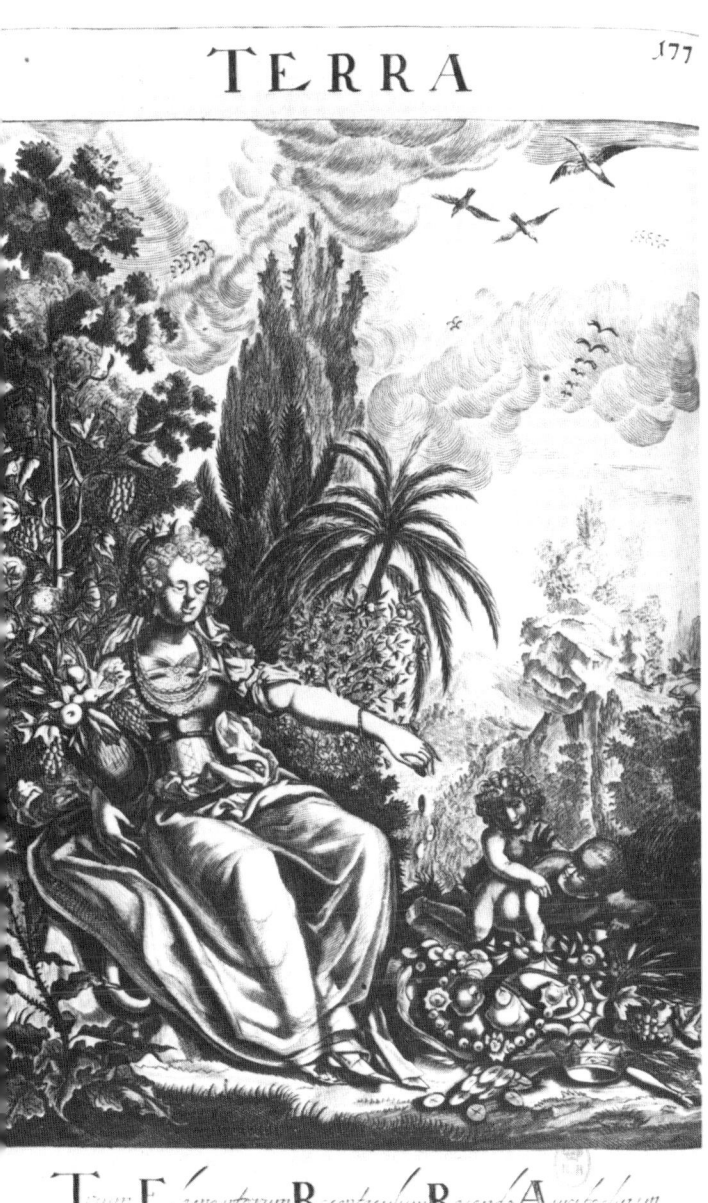

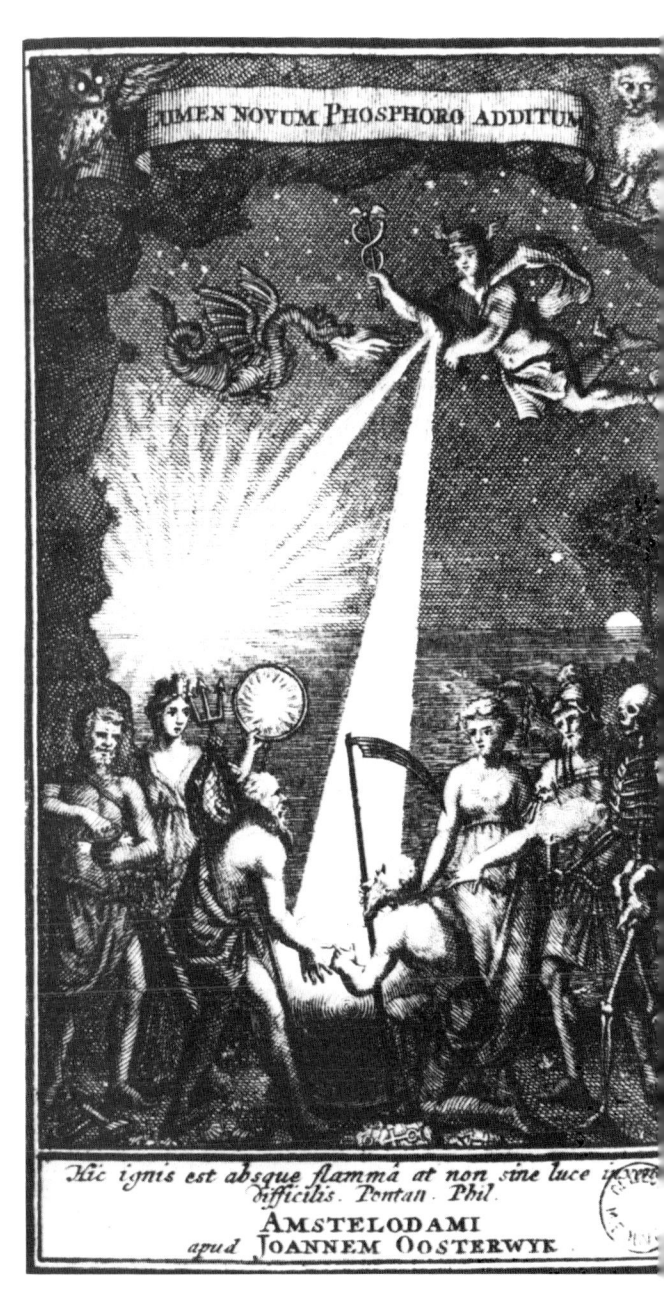

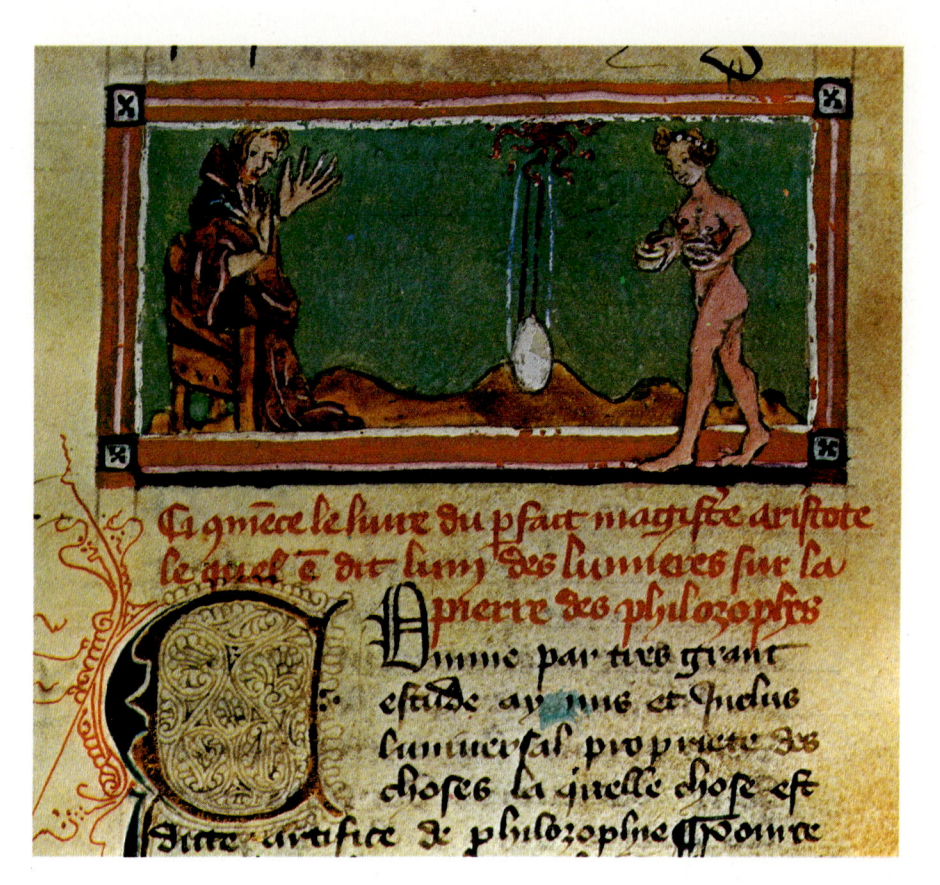

Abbildung 2513
Aristoteles oder der Stein der Weisen. *Illustration aus einer Handschrift über okkulte Wissenschaften des 14. Jh.s. (Paris, Bibl. d. Arsenals)*

indem sie sich an den ganzen Menschen als synthetisches und konstitutionelles Wesen wendet. Diese beiden Erscheinungsformen erfuhren Jahrhunderte hindurch wechselhafte Perioden der Entwicklung und der Ablehnung.

Mit dem Auftreten des Christentums bricht das römische Reich in seinem groben Materialismus zusammen. Dieser Untergang führte die christliche Menschheit in einen absoluten medizinischen Empirismus. Das Mittelalter ist ein Ausdruck dieses Zeitabschnittes. Auf geistiger wie auf physischer Ebene gab es Zwinger und Klöster für Gedanken. Die medizinische Tradition der Schule von Alexandrien überlebte, sie wurde von den Arabern aufrechterhalten und unter anderem von den Ärzten von Salerno weitergegeben. Die arabische Medizin kam von Süden her nach Frankreich. Jüdische, aus Spanien vertriebene Ärzte begannen diese Medizin in das christliche Europa einzuführen. So entwickelte sich in Montpellier ein Studienzentrum. Die Suche nach einem besonderen Heilmittel für jede Krankheit und für jeden Kranken läßt den Forschern keine Ruhe. So schreibt man speziellen Organen bestimmter Tiere heilsame Wirkung zu, »vom Knochen, der sich im Herzen des Hirsches befindet, angefangen, bis zum Hirn des Hasen, den Zähnen des Wildschweines, dem Herz der Frösche, der Lunge des Fuchses, der Leber des Ziegenbockes, dem Darm des Wolfs, den Geschlechtsteilen des Bibers, der Blase des Schweins, dem Fett des Aals, dem Knochenmark des Kalbs, dem menschlichen Blut, allen Arten von Milch und allem, was von besagter kommt«.

Mit dem Stein der Weisen drängt das qualitative Denken das quantitative in den Hintergrund. Anhand der Retorten und mittels der alten Zauberbücher versuchen die von dem Ähnlichkeitsprinzip getriebenen und geleiteten Forscher die Heilkraft durch Verdünnungen zu finden.

Für Albertus Magnus und die Alchimisten besitzt jedes Ding drei Bestandteile: Schwefel, Quecksilber und Salz. Die alchimistische Analyse ist eine Reihe von Aktionen, die dem Schlagwort *solve* entsprechen. Man versucht durch Destillation, die Hitzegraden unterworfen wird, die drei Bestandteile herauszulösen, in Form von kondensierbarem Dampf (Quecksilber), von schwererem Öl (Schwefel) und einem festen Rückstand (Salz). Alle Quecksilber, Schwefel und Salze besaßen durch die Art ihres Extrahierens gewisse ähnliche physikalisch-chemische Eigenschaften. Da eine Destillation niemals vollkommen ist, konnte man durch immer verfeinertere Vorgänge aus den drei verdünnten Bestandteilen noch die neuen Salze, Schwefel und Quecksilber ausscheiden. Paracelsus war vor dem Auftreten dieser Disziplin der erste homöopathische Arzt. Emerit, sicher einer seiner gelehrtesten Biographen, hat uns über diesen Punkt wertvolle Unterlagen hinterlassen. Er sagt: »Wenn man das Wort Bahnbrecher im Sinne eines Kettengliedes in der goldenen Kette der Tradition versteht, als individuelles, aber für die Kontinuität der Kette unbedingt nötiges Glied, dann war Paracelsus der Bahnbrecher der Homöopathie; wenn jedoch dem Wort Bahnbrecher irgendeine herabsetzende Bedeutung beigemessen wird (als ob das frühzeitige Auftreten eine Mangelhaftigkeit, ein Fehlen an Allgemeingültigkeit oder an der Tiefe der Gedanken des betreffenden Mannes einschließt), dann könnte man zweifellos weiterhin Paracelsus als diesen Bahnbrecher ansehen, man müßte jedoch darauf hinweisen, daß dem goldenen Kettenglied ein silber-

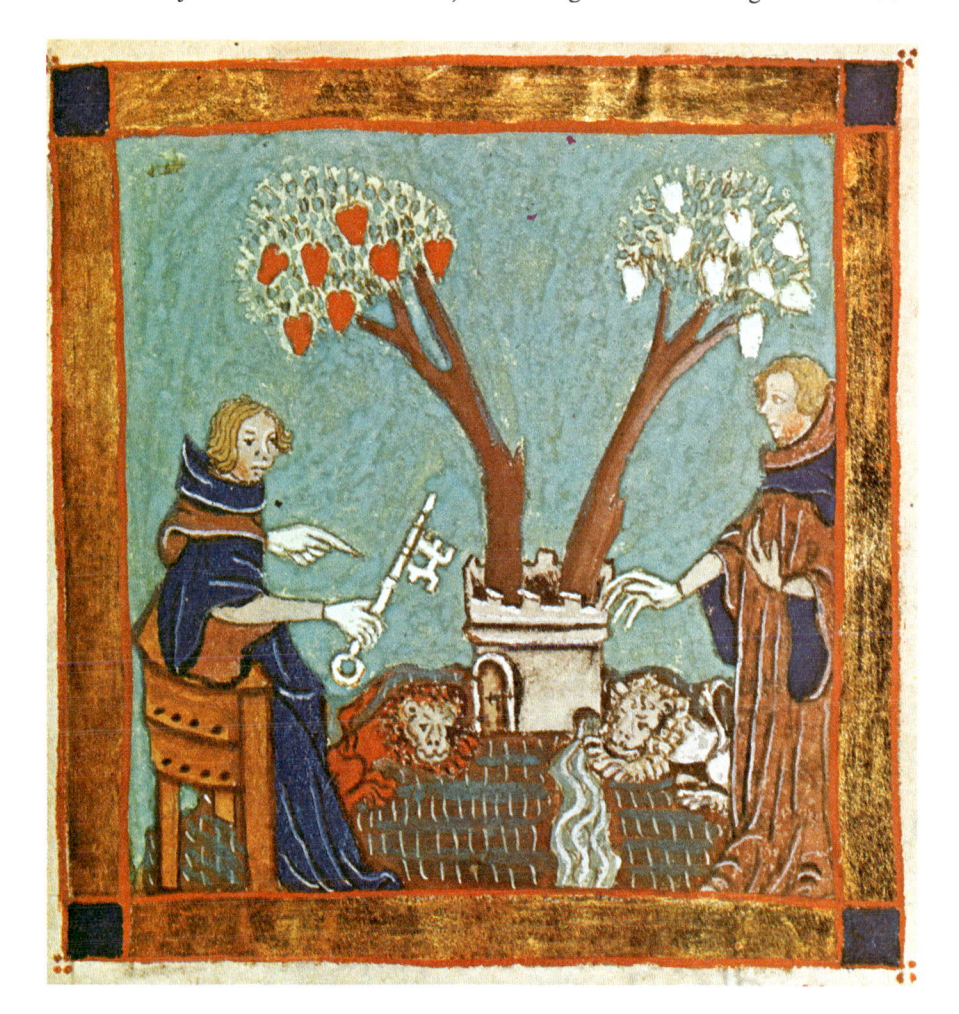

*Abbildung 2514
Miniatur aus einer alchemistischen Handschrift des 14. Jh.s.
(Paris, Bibl. d. Arsenals)*

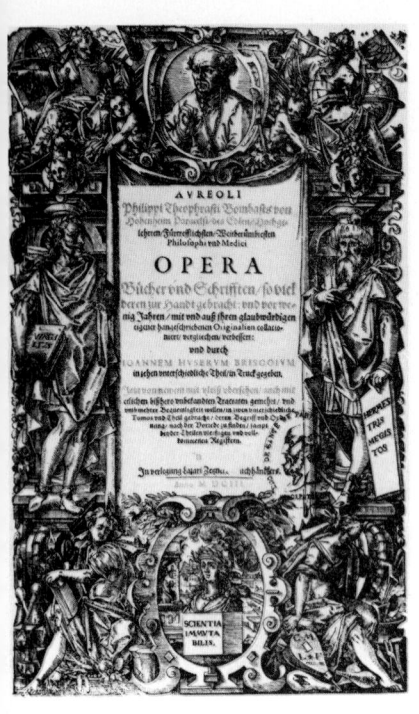

Abbildung 2515
Titelblatt einer Ausgabe der Opera von Philippus Theophrastus Bombastus von Hohenheim, genannt Paracelsus, 1603.

Abbildung 2516
Stich aus dem Werk von G. B. Mazari Della transmutatione Metallica, Brescia 1599

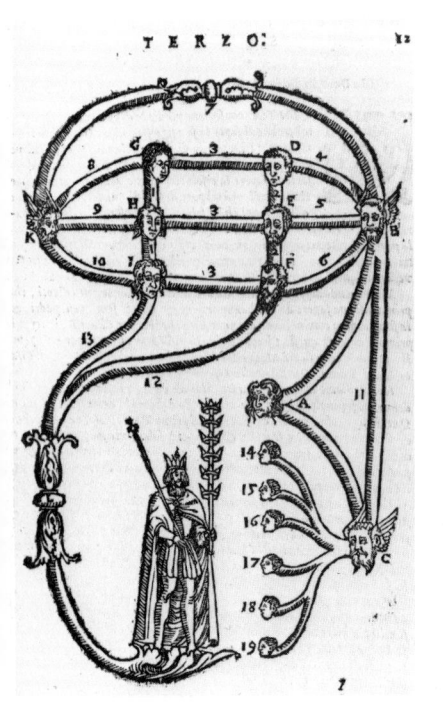

nes folgen kann, das für uns zugänglicher ist und das wir in der Folge finden.« Paracelsus war ein vollkommener Homöopath, der in sich die drei Qualitäten eines Lehrers, eines Klinikers und eines Therapeuten vereinte. Auf doktrinärer Ebene verstand er es, die Beziehungen der Schöpfungselemente, ihre äußeren und inneren, allgemeinen und besonderen Eigenschaften richtig einzuschätzen. Auf klinischer Ebene versuchte er durch Beobachtungen und von isolierten Symptomen ausgehend, jeden Kranken einzeln für sich zu betrachten, bevor er ihn behandelte. Auf therapeutischer Ebene ließ sich Paracelsus bei der Auswahl seiner Mittel von der Ähnlichkeit und bei der Durchführung von der lösenden Wirkung leiten.

Paracelus glaubte an die poetische Synthese der Zeichen, die zu seiner Zeit eines der Hauptbestandteile des wissenschaftlichen Gerüstes waren. Er beließ es übrigens nicht bei der elementaren Entschlüsselung der übereinstimmenden Eigenschaften von Substanzen und Flüssigkeiten. Durch eine Dreiecksschlußfolgerung kam er zu der Ansicht, daß eine bestimmte Krankheit, wenn sie von einem bestimmten Gestirn abhängt, von dem wiederum eine bestimmte Mischung abhängt, ebendieser Mischung entspräche. Jedes Übel hätte ein besonderes, ihm entsprechendes Heilmittel, das durch astrale Übereinstimmung festgelegt sei, und Paracelsus benannte schon, wie die Homöopathen, das Übel und das Heilmittel mit demselben Namen. Paracelsus untersuchte zuerst die Krankheiten der Metalle, der Minerale und der Pflanzen, die er Zersetzung, Trockenheit, Aussatz nannte und mit vielen anderen Namen belegte. Danach versuchte er, diese Erkrankungen beim Menschen wiederzufinden, und wenn er einen Rhythmus wiedererkannte, bemühte er sich, die therapeutische Methode von einem Reich auf das andere zu übertragen. Er bezog auch Krankheiten durch Einbildung oder durch Zauberei und einzelne und allgemeine Behexungen mit ein; schließlich auch göttliche Krankheiten, das sind Strafen, die Einzelpersonen oder Gruppen auferlegt wurden. Einmal ist er Chemiker, dann Zauberer, dann Theologe; aber immer kommt er vom Kosmischen zum Menschlichen, vom Unendlichen zum Endlichen. Der Ausgangspunkt dieses großartigen Wissenschaftlers ist immer eine reine Idee, und sein Zielpunkt ist mit dem seiner Idee identisch, aber nur dann, wenn sie den Wechselfällen der praktischen Erfahrung unterzogen und durch das Feuer des alchimistischen Experimentes erprobt worden war.

Bei der Herstellung der Heilmittel bemühte sich Paracelsus immer, das darin für den Menschen Schädliche ins Unendliche zu eliminieren, um den Geist daraus zu extrahieren, ihm seine Befreiung zu ermöglichen und ihm einen Träger zu finden, der ihn befördert, ohne seine Wirksamkeit zu vermindern. Paracelsus war dafür bekannt, das Wesentliche herauszulösen. Wenn er seine Präparate destillierte, sublimierte, zirkulierte, verwesen und vorübergehend verschwinden ließ, versuchte er immer, das Reine vom Unreinen und das Feine vom Groben zu trennen, wie es schon Hermes lehrte. In seinem Werk wiederholt er zwanzigmal, daß die Quantität nichts bedeute, wenn nicht auch Qualität erreicht werde.

So kommen mit Paracelsus die hippokratischen Kenntnisse von Ähnlichkeit und von Infinitesimalität zum zweitenmal zum Blühen. Aber diese synthetischen Gegebenheiten sind für den gesunden Menschenverstand verwirrend.

Die genialen Eingebungen von van Helmont, Kircher, Crollius und anderen über das spezifisch Infinitesimale können nicht mehr verstanden werden. Für ihre Zeitgenossen treten sie unter einem zu vielfarbigen und zu verzerrten

Aspekt auf. Doch die menschliche Intelligenz erwacht nach und nach im weißen und ruhigen Licht der Renaissance. Mit ihr findet man zur beruhigenden Einfachheit des griechischen Gedankenguts zurück. Diese Rückkehr zum verchristlichten Platonismus ist eine echte Versöhnung des Geistes. Die Menschen und Ereignisse tauchen schematisch auf und zeichnen sich durch sich selbst aus. In ihren Bestrebungen geht die Kunst der beginnenden Wissenschaft voraus. Die gotischen Kathedralen, Werke der Synthese, werden von geometrischen Gebäuden abgelöst, welche die Präzision der Analyse aufweisen. Dieser Unterschied kennzeichnet die Steine sowie die Geisteshaltung. Die Rosetten der französischen architektonischen Wälder erinnern an die erleuchtete Verwirrung voll genialer Intuition der Alchimisten des Mittelalters. Die griechisch-römische Erneuerung in den italienischen Kirchen steht für die Rückkehr zum weisen Leben der Vernunft. In dieser Periode findet man übrigens keine Synthesen,

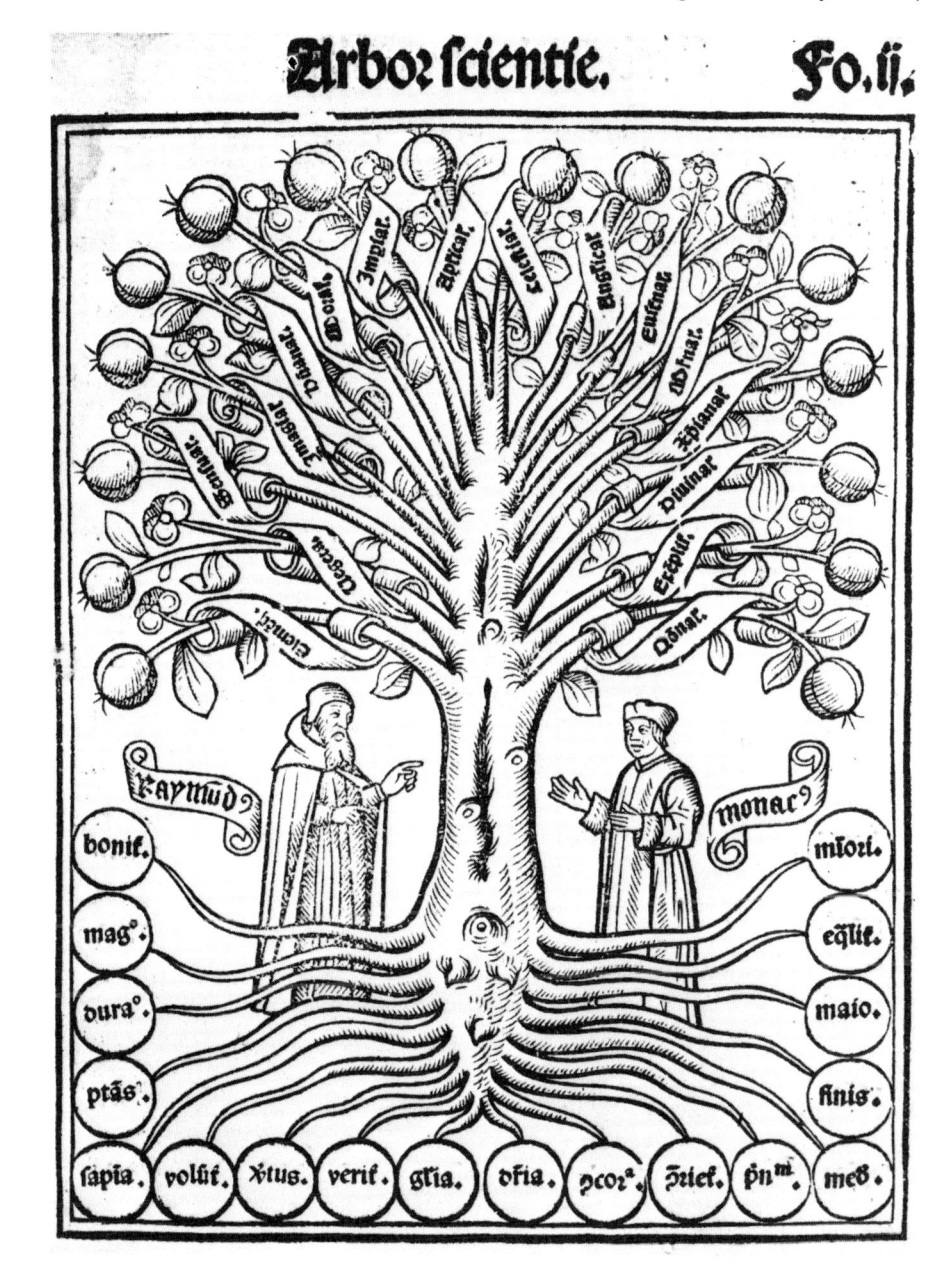

Abbildung 2517
Stich aus einer Ausgabe aus dem 16. Jh. des Arbor scientiae *(1295) von Raimundus Lullus (ca. 1233/1235—1315), genannt »Anwalt der Untreuen« oder »Doctor illuminatus«. Raimundus Lullus widmete sein Leben der Bekehrung der Mohammedaner durch Predigten und dem Kampf gegen den Averroismus. In diesem Werk beschrieb er eine universelle Methode, die dazu bestimmt war, die Glaubenswahrheiten im Einklang mit der Wissenschaft zu beweisen. (Paris, Bibl. d. Alten Med. Fakultät)*

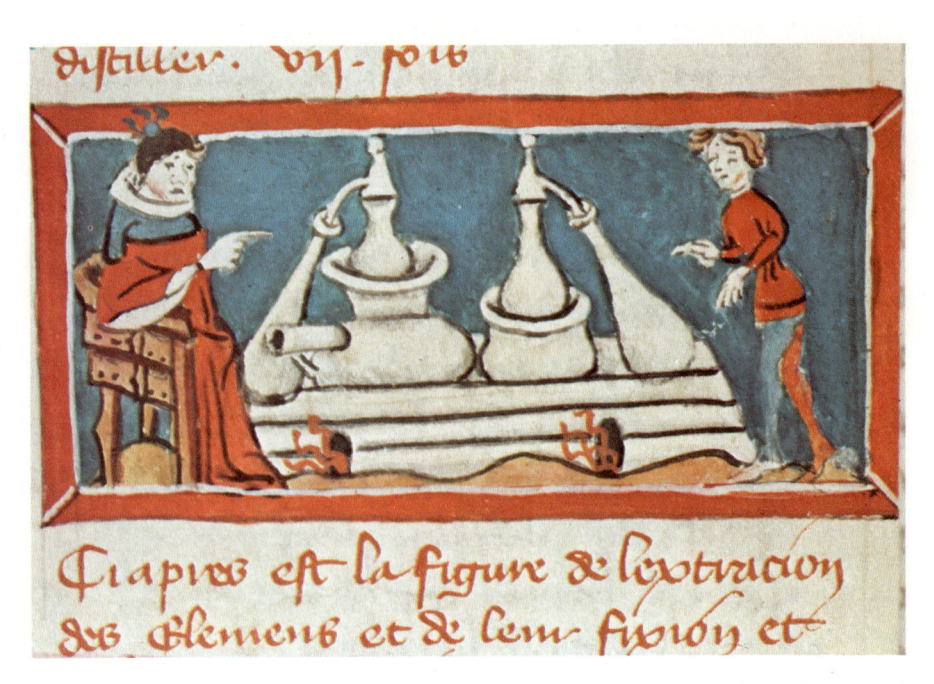

*Abbildung 2518
Miniatur aus einer alchemistischen Handschrift des 14. Jh.s.
(Paris, Bibl. d. Arsenals)*

außer bei Leonardo da Vinci, Maler, Bildhauer, Ingenieur, Physiologe, und dem großen Ambroise Paré, dem Vater der modernen Chirurgie.

Die Weisen und Gelehrten besitzen zwar einen analytischen Sinn für die Form und das Leben als Gesamtheit, jedoch kaum das Gefühl oder die Angst vor dem Unendlichen. Die Imitation mythologischer Symbole ist hohl, sie hat jede wirkliche Bedeutung verloren. Die psychisch-morphologische Unterweisung des antiken Bildhauers wird mißverstanden. Die Renaissance und ihre Auswirkungen haben jedoch viel zur Entwicklung der Wissenschaften beigetragen. Was an Inspiration verlorenging, wurde an Präzision gewonnen. Sie hatten sich aus dem Schoß der Kirche, die endgültig durch die Religionskriege gespalten war, befreit. Ein kreativer Geist braucht allerdings viel Mut, um eine ganzheitliche neue Meinung zu äußern. Harvey sah sich von der feindlichen Gesinnung seiner Zeitgenossen umgeben, als er den Blutkreislauf entdeckte. Guy Patin brandmarkte diese Idee als »paradox, unintelligent, absurd und lebensschädlich«. Die Chinarinde, welche die Jesuiten aus Peru einführten, wurde von der Medizinischen Fakultät nicht besser aufgenommen. Sie stellte sich mit aller Kraft gegen die Chemie, deren medizinische Anwendung außerdem oft abenteuerlich gehandhabt wurde. Der Kampf gegen das Antimon, der seit dem 16. Jahrhundert geführt wurde, war genauso heftig wie jener gegen den Blutkreislauf.

Bei Anbruch des 18. Jahrhunderts und bis zum beginnenden 19. Jahrhundert ist man von Systemen besessen, und die spekulative Vorstellung von Krankheiten bestimmen ihre Behandlungsweise. Boerhaave und die Mechanisten führten das ganze Leben auf physikalische und mechanische Phänomene zurück; die Hebelgesetze und die hydraulischen Gesetze werden auf den menschlichen Körper angewandt, und die Therapie braucht nur die übersteigerten Tendenzen der Krankheiten aufzugreifen. Andere Ärzte vertreten die vitalistische Theorie von van Helmont, die von Stahl wieder aufgegriffen wurde und die alle Krankheiten und alle Heilungen durch die Seele erklärt; die Seele beherrscht jedoch die Materie, sie ist der höchste Sammelpunkt aller Widerstände gegen die Krankheit und setzt sie zur Heilung ein. Bichat, Broussais und die gesamte medizinische Fakultät von Montpellier unterstützten den Vitalismus, der auf den Kenntnissen der vitalen heilenden Kraft beruht; für sie besteht die Therapie darin, den Organismus in seinen Gesamtreaktionen zu unterstützen, während sich die Mechanisten bemühen, den angenommenen Grund des Übels zu bekämpfen. Man findet jedoch nirgends irgendeine Regel oder irgendeine Methode, auf die der Arzt seine Therapie stützen könnte. Erst Lavoisier legt die Grundsteine für die moderne Biochemie, ohne allerdings die Alchemie völlig zurückzuweisen.

In der Medizin wird der große Laennec zum Begründer der klinisch-anatomischen Symptomatologie. Er verschafft auch dem klinischen Bereich eine logische Basis, indem er eine Beziehung zwischen den Schmerzen und dem kranken Organ herstellt. Eine neue vielversprechende Medizin ist geboren. Das poetische Ähnlichkeitsgesetz und das Prinzip der Dynamik durch Unendlichkeit entspricht nicht mehr irgendeiner objektiven Realität.

Zu dieser Zeit beginnt die wunderbare Geschichte von Samuel Hahnemann. Er wurde am 10. April 1755 in Meißen an der Elbe, nördlich von Dresden, geboren. Sein Vater war Maler in der Porzellanmanufaktur. Er erreichte für seinen Sohn eine Freistelle an der Fürstenschule von St.-Afra. Inmitten der Jun-

Abbildung 2519 (unten) Miniatur aus einer alchemistischen Handschrift mit dem Titel die Fünf Bücher des Nicolas Valois *aus dem 18. Jh. (Paris, Bibl. d. Arsenals)*

Der Stamm

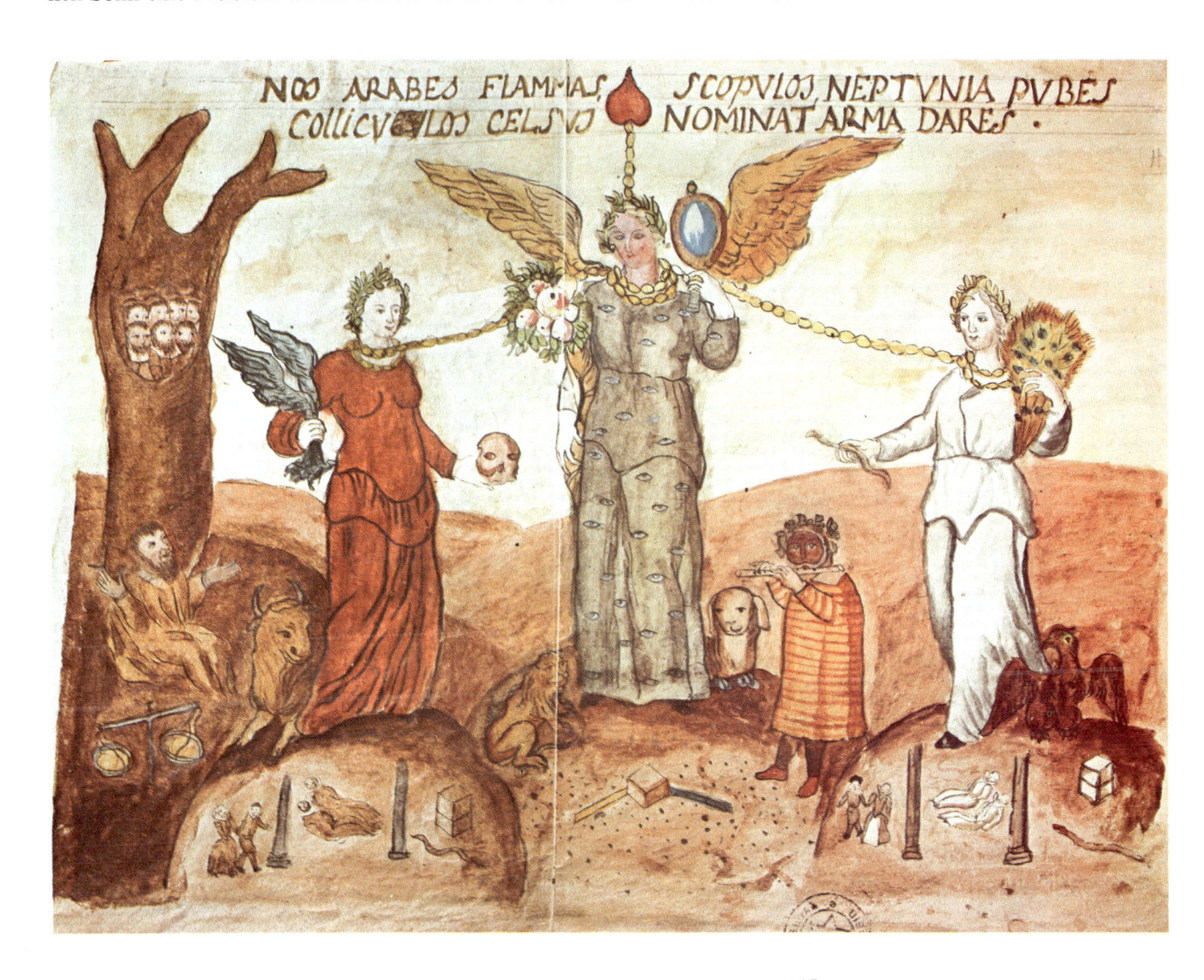

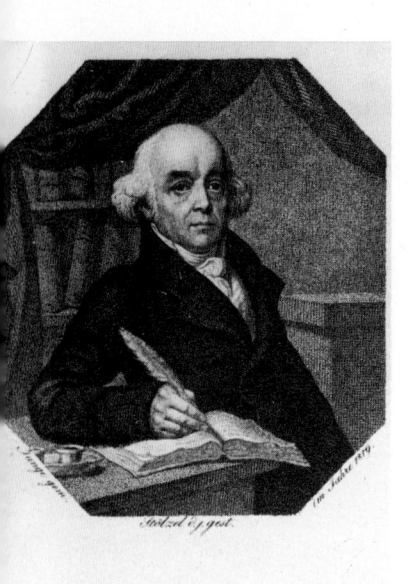

SAMUEL HAHNEMANN, M.D.
geb. d. 10. April 1755.

*Abbildung 2520
Porträt von Samuel Hahnemann, abgebildet am Anfang seines Buches* Organon, *2. Auflage, 1819.
(Paris, Bibl. d. Krankenhauses Saint-Jacques)*

kerskinder, die mehr ihren Körper als ihren Geist pflegten, lernte der junge Samuel, der sowohl arm an Geld als auch an Muskeln war, schon bald eine Ungleichheit kennen, die jedoch keine Minderwertigkeit war. Seine organische und geistige Feinheit ließen ihn zur Überzeugung gelangen, daß er einer realeren Elite angehörte, nämlich jener der Geist-Arbeiter. Nach vorzüglichem Abschluß seiner Studien erreichte er von seinem Vater die Erlaubnis, Arzt zu werden. Er war entschlossen, an der Universität von Leipzig zu studieren. Bevor er die Schule verließ, mußte er, wie es Sitte war, eine lateinische Abhandlung vorlegen: als Thema wählte er *Über die menschliche Hand*. Wie R. Larnaudie, einer seiner besten Biographen, berichtet, hatte Hahnemann die geistige Bedeutung der Hand erahnt, die Endpunkt und Synthese des Körpers, Verlängerung und Übermittler des Gedankens zur Handlung ist.

Hahnemann war ein armer Student und arbeitete in Leipzig voll Ausdauer Tag und Nacht, er führte ein enthaltsames und strenges Leben, ohne sich eine Zerstreuung zu genehmigen. Nach Beendigung des Studiums ging er nach Wien, um sich dort weiterzubilden. Er hatte das große Glück, Hausarzt des Statthalters von Siebenbürgen zu werden. Einige Monate lebte er untätig, im Überfluß und im Vergnügen. Während dieser unbeschwerten Zeit seiner Existenz ließ er sich als Freimaurer in die Wiener Loge der Drei Lotusse aufnehmen. Es dauerte jedoch nicht lange, bis die Reaktion kam; er verließ seinen Prinzen, gab die Logentracht zurück und beschloß, ein echter Arzt zu werden. An der Universität von Erlangen reichte er seine Doktorarbeit ein über ein Thema, das unbewußt seine späteren Forschungen beeinflussen sollte, über die Erregbarkeit, den Krampf und die Sensibilität des Organismus mit dem Titel: *Conspectus adfectuum spasmodicorum aetiologicus et therapeuticus*.

Im Alter von sechsundzwanzig Jahren heiratete er die Stieftochter eines Apothekers von Dessau; er hatte jedoch kein Verlangen, sich in dieser Kleinstadt anzusiedeln. Er ließ sich in der Gegend von Gommern nieder und führte das harte Leben eines Landarztes. Nach einiger Zeit beschloß er, in einer großen Stadt zu praktizieren und zog nach Dresden und gelangte dort ziemlich rasch zu allgemeiner Bekanntheit. Er begegnete Lavoisier, der in Dresden einen Vortrag über Phlogiston hielt. Vom Auftreten dieses rationalen wissenschaftlichen Materialismus bei der Untersuchung der Phänomene des Lebens war er sehr beunruhigt und eingenommen. Völlig von seinen Forschungen beansprucht, verließ er mit seiner Frau und seinen drei Kindern Dresden und zog nach Leipzig, der einzigen Universitätsstadt in Sachsen, in der Medizin gelehrt wurde.

Schon 1786 hatte er eine kleine Schrift über Arsenvergiftung, die Mittel zu ihrer Heilung und jene zu ihrer gerichtlichen Feststellung veröffentlicht. 1787 erschien die Abhandlung über die *Vorurteile gegen die Steinkohlenfeuerung*. 1789 brachte er den Unterricht für Wundärzte über die venerischen Krankheiten und die Indikation eines neuen Quecksilberpräparates heraus. Zur selben Zeit publizierte er in den *Annalen* von Crell mehrere bemerkenswerte Arbeiten; unter anderem führte er Mittel zur Überwindung von Schwierigkeiten bei der Herstellung von Minerallaugensalz durch Pottasche und Kochsalz an. Er untersuchte den Einfluß gewisser Gase auf die Weingärung; er veröffentlichte chemische Untersuchungen über die Galle und Gallensteine. Er begann eine ganze Reihe von Arbeiten über die Möglichkeiten, dem Speichelfluß und den verheerenden Auswirkungen der Quecksilbervergiftung vorzubeugen.

1791 wurde er zum Mitglied der Ökonomischen Gesellschaft von Leipzig und der Akademie der Wissenschaften von Mainz berufen. Nach einem siebenjährigen Aufenthalt in Dresden kam er nach Leipzig zurück, dem Schauplatz seiner ersten mühevollen, oft nächtlichen Studien. Aber diesmal geht ihm der gute Ruf voraus, den ihm seine Arbeiten, seine Erfolge, seine wissenschaftliche Anerkennung und einige mächtige Freundschaften eingebracht haben. In diesem Lebensabschnitt erlebt er eine schwere Bewußtseinskrise.

Sein Warteraum war voll mit Patienten; er öffnete die Türe seiner Praxis, trat heraus und rief: »Meine Freunde, Sie können wieder gehen. Ich bin nicht in der Lage, Sie von Ihren Krankheiten und Ihren Schmerzen zu befreien; ich kann Ihnen nicht Ihr Geld stehlen.« Dieser Satz wurde stadtbekannt, zum großen Ärgernis, wie man sich denken kann, von Frau Hahnemann, die durch das Übermaß an Skrupel ihres Ehegatten dazu verurteilt war, mit ihren Kindern in völliger Not zu leben. Hahnemann arbeitete wieder als Abschreiber und Übersetzer. Er verbrachte seine Zeit mit dieser schlecht bezahlten materiellen Beschäftigung und seinen chemischen Untersuchungen, zu denen er sich von Tag zu Tag mehr hingezogen fühlte. Er mußte eine zahlreiche Familie versor-

Abbildung 2521
Abbildung aus der Enzyklopädie *über die Chemie; sie zeigt ein Chemielabor.*
(Paris, staatl. Apothekerstand, Sammlung Bouvet)

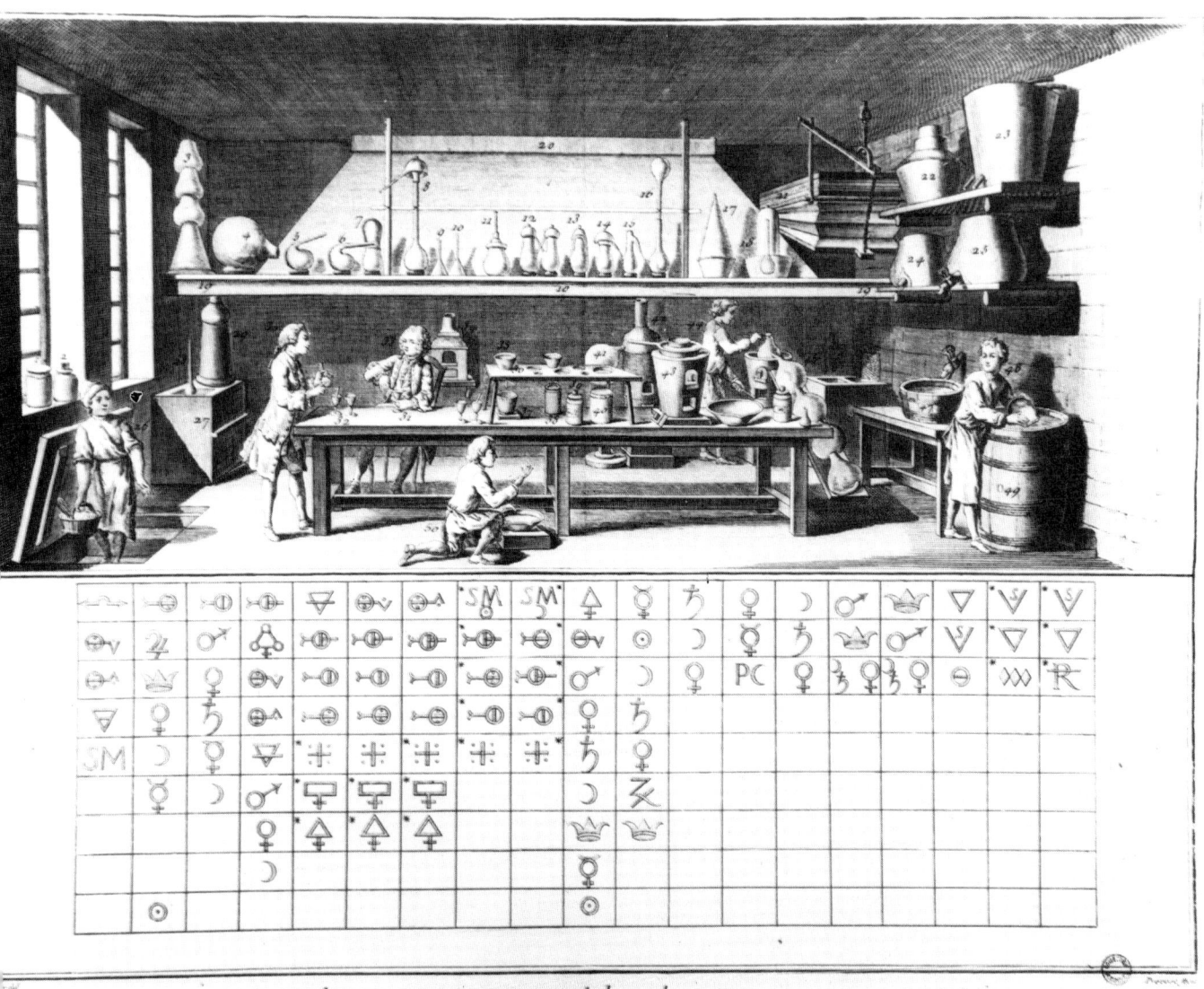

gen (seine Frau hatte ihm elf Kinder geschenkt); seine moralische Krise hatte ihm ungeheure materielle Sorgen verursacht. So lebte er von der Hand in den Mund und lud sich und jenen, die ihm am liebsten waren, bedeutende Entbehrungen auf. Jene, die sein Schicksal teilten, halfen ihm nicht, seine Last zu tragen. Seine Gattin konnte seine Zweifel nicht verstehen; lange Zeit plagte sie ihn mit Beschwerden, verfolgte ihn mit Vorwürfen und legte ihm alle möglichen Hindernisse in den Weg. All diesen Prüfungen stellte er seine Geduld entgegen und suchte nur in den Arbeiten und Forschungen Trost. 1792 publizierte er in Frankfurt das erste Heft eines Werkes mit dem Titel *Freund der Gesundheit* und im darauffolgenden Jahr den ersten Teil eines Apothekerlexikons. Zur gleichen Zeit gab er die wahre Zubereitung des Casseler Gelbs an, das sooft in den Künsten verwendet wird und dessen Zusammensetzung bis dahin geheimgehalten worden war. Seine Kinder wurden von schweren Krankheiten befallen. Nun erreichten seine Zweifel, seine Bedenken den Höhepunkt. Der Vater zitterte für das Leben der Seinen; der Arzt hatte kein Vertrauen zu den Mitteln der Medizin. Wäre es denn möglich, fragte sich Hahnemann, daß die Vorsehung den Menschen, seine Schöpfung, einfach im Stich gelassen hat ohne eine wirkliche Hilfe gegen die Vielzahl von Gebrechen, die ihn ständig belagern? Warum, so fragte er sich, hat man nicht schon seit zwanzig Jahrhunderten, seit es Menschen gibt, die sich Ärzte nennen, ein besonderes Mittel für jeden Krankheitsfall gefunden? Wahrscheinlich deshalb, weil es uns zu nahe liegt und zu einfach ist, denn man braucht dazu weder brillante Trugschlüsse noch verlockende Hypothesen. So begann er darüber nachzudenken, wie Medikamente auf den menschlichen Körper wirken, wenn dieser scheinbar bei bester Gesundheit ist. Die Veränderungen, welche sie hervorrufen, können nicht nutzlos sein, sie müssen sicherlich etwas bedeuten; wenn nicht, warum würden sie dann stattfinden? Er fragte sich, ob Medikamentenvergiftungen nicht die ein-

Abbildung 2522
Ansicht von Meißen, der Heimatstadt von Hahnemann. Deutscher Stich vom Anfang des 19. Jh.s.
(Paris, Nat. Bibl., Kupferstichkabinett)

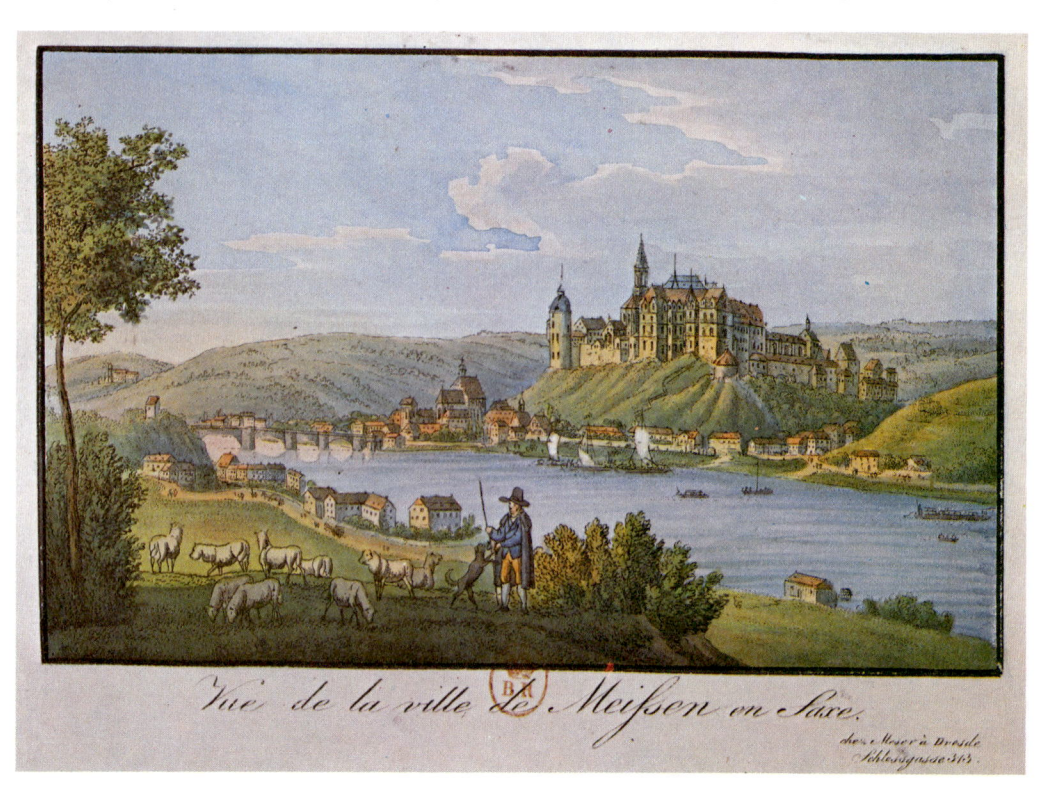

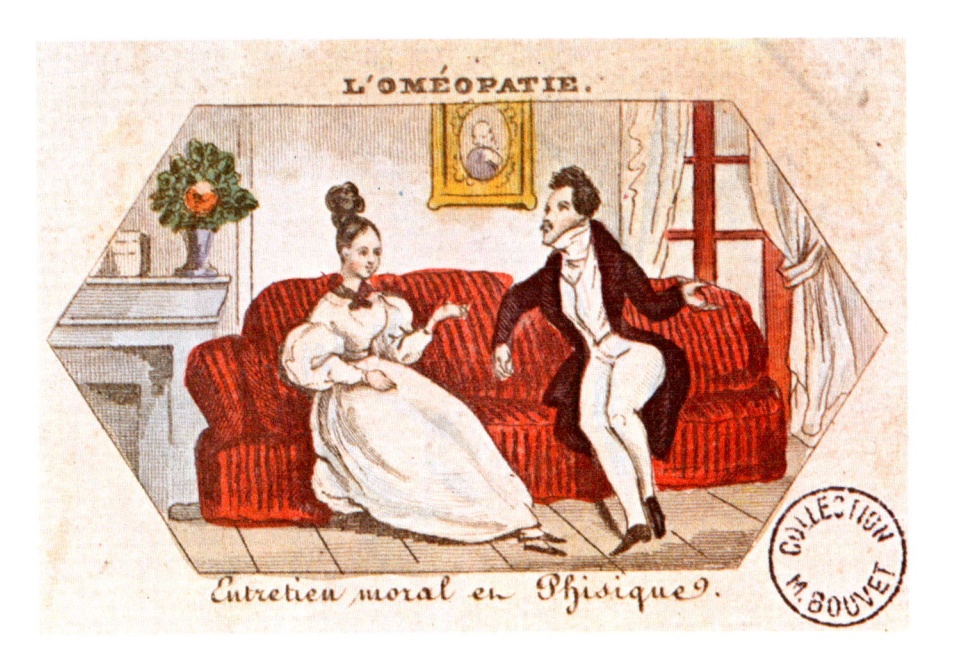

Abbildung 2523
Moralische Unterhaltung über die Physis. *Detail einer humoristischen Abbildung über die Homöopathie aus der ersten Hälfte des 19. Jh.s. (Paris, staatl. Apothekerstand, Sammlung Bouvet)*

zigen Ausdrucksmöglichkeiten seien, durch welche Heilmittel dem Beoachter den Zweck ihres Vorhandenseins vermitteln könnten.

Dieser einfache, aber tiefe Gedanke verankerte sich immer tiefer in seinem Bewußtsein. Als er eines Tages die *Materia medica* von Cullen übersetzte und von der Chinarinde las, war er von den vielfältigen und widersprüchlichen Hypothesen überrascht, die zur Erklärung ihrer Wirkung aufgestellt wurden. Er entschloß sich, durch sich und an sich selbst die Eigenschaften dieser für die Heilung zahlreicher Krankheiten so wertvollen Kraft zu ergründen. Zu diesem Zweck nahm er etliche Tage hindurch starke Dosen von Chinarinde ein und spürte schon bald die Symptome eines Wechselfiebers.

Hahnemann reagierte wahrscheinlich besonders empfindlich auf die Chinarinde. Diesem glücklichen Zufall verdanken wir das Entstehen der Homöopathie. Ebenso wie Newton, als er den Apfel zu Boden fallen sah, eine geniale Verbindung herstellte: die Chinarinde verursacht dasselbe Leiden wie jenes, das sie heilt. Dieser Versuch, den er wiederholt an sich selbst erprobte, erschien ihm beweiskräftig. Aber war das ein Einzelfall? Hahnemann begann nun an sich selbst und an einigen ergebenen Personen mit Quecksilber, der Tollkirsche, dem Fingerhut und Kockelskörnern zu experimentieren. Diese Vorgangsweise nannte er Pathogenese. Überall glaubte er eine einzige gleiche Antwort zu erhalten. So hatte er keinen Zweifel mehr. Ein großes therapeutisches Gesetz war gefunden, und somit konnte die Wissenschaft auf einer festen Basis aufbauen; seither besitzt diese Kunst einen sicheren Führer. Die natürliche und echte Beziehung, die das Medikament untrennbar mit der Krankheit verbindet und umgekehrt, war entdeckt. Hahnemann war auf den Spuren von Paracelsus, ohne sich vielleicht je eingehend mit ihm beschäftigt zu haben. Er gab dem *similia similibus* eine allgemeine Bedeutung. Damals führte Hahnemann zwei »Diathesen« (Krankheitsanlagen) ein, die Sykosis und die Psora. Die Sykosis entstand seiner Meinung nach durch Infektionsrückstände, vor allem von Geschlechtskrankheiten. Später stellten sich die Homöopathen gegen die Pockenimpfung und danach gegen alle Impfstoffe. Das Heilmittel gegen Sykosis war die Thuja. Ihre Darstellung entspricht ihrer Pathogenese. Sie

*Abbildung 2524
Titelseite der zweiten Auflage des* Organon *von Samuel Hahnemann, 1819. (Paris, Bibl. d. Krankenhauses Saint-Jacques)*

befällt vorzugsweise die Haut, die Schleimhäute und das Nervensystem. Die Homöopathen sehen in einer fetten warzenartigen Haut und einer Fettleibigkeit vor allem um die Hüften eine krankhafte Veranlagung dazu.

Die Psora ist ein umfassendes Gebiet, in dem, wie Max Tetau es formuliert, alles zusammengeschlossen wird, was nicht zur Sykosis zählt. Hier findet man nicht nur die Krätze, sondern von ihr unabhängig eine Gesamtheit von Krankheiten, die durch eine hervorstechende Eigenart der Haut und durch krankhaftes Hin- und Herschwanken gekennzeichnet ist, das manchmal das Knochen- und Gelenksystem, manchmal verschiedene innere Organe befällt.

Zur selben Zeit sprechen die Allopathen vom Arthritismus. Später sollten auch die Begriffe Tuberkulinismus und Cancerinismus geschaffen werden.

Im Laufe der ganzen Geschichte der Medizin trifft man immer wieder auf diese Vermengung von wirklichen Beobachtungen und mehr oder weniger kontrollierbaren Hypothesen. Welches Schicksal war diesen Theorien, die von da an in die Therapie aufgestellt wurden, beschieden, wie sah ihre Zukunft aus?

Hahnemann mußte sich mit tausenderlei Quälereien abfinden, die immer mühseliger zu ertragen waren. Familiäre Sorgen, der völlige Bruch der Verbindungen zu seinen Arztkollegen, von denen ihm einige teuer waren, und niedrige Verleumdungen versetzten seiner Feinfühligkeit und seinem Gewissen harte Schläge. Das alles ließ ihn an sich selbst und an seiner Entdeckung zweifeln. Selbst die Apotheker scheuten sich nicht, die Schutzgesetze ihres Berufsstandes gegen ihn einzusetzen.

Hahnemann hatte es sich zur Regel gemacht, nur von ihm selbst zubereitete Medikamente zu verschreiben. Die Mißgunst, der er bei jedem seiner Schritte begegnete, veranlaßte ihn dazu, jeder fremden Hilfe zu mißtrauen. Welcher Apotheker hätte guten Glaubens und treu jene Medikamente herstellen können, wollen oder dies verstanden, die völlig von allem, was er gelernt hatte, abwichen? Die alemannische Gesetzgebung verbot jedoch den Ärzten, selbst Medikamente auszugeben, auch wenn sie nichts dafür verlangten. Hahnemann widersetzte sich den gesetzlichen Vorschriften. Die Apotheker, die von eifersüchtigen oder von seinem Scharlatanismus ernsthaft überzeugten Ärzten unterstützt wurden, verfolgten ihn mit dem Gesetzbuch in der Hand von Georgenthal, wo er zum erstenmal Homöopathie anwandte, bis Braunschweig, von Königslutter bis Hamburg und von Eilenburg bis Torgau. So war er bis 1811 Landfahrerarzt; schließlich kam er zum drittenmal nach Leipzig, wo er bis 1820 in einem Klima weit größerer Toleranz unterrichtete und praktizierte.

Im Laufe dieser Landstraßenjahre, die ihm durch die gemeinsame Feindschaft der Ärzte und Apotheker aufgezwungen worden waren, fuhr Hahnemann ohne Unterbrechung mit seinen Untersuchungen über die heilenden Eigenschaften von Heilmitteln fort. 1805 faßte er in zwei kleinen Bänden seine gesamten medizinischen Entdeckungen zusammen und veröffentlichte sie unter dem Titel *Fragmenta de viribus medicamentorum positivis, sive in sano corpore observatis*. 1810 gab er die erste Auflage des *Organon der Heilkunst* heraus, in dem er methodisch in einer großen Zusammenfassung der Lehre die einzelnen entdeckten Grundsätze darlegt. Seit dem Erscheinen des Organon war kaum ein Jahr vergangen, als er das schwierigste und wichtigste seiner Werke in Angriff nahm, seine *Reine Arzneimittellehre* (Materia medica). 1811 erschien der erste Band; der sechste und letzte kam erst 1821 heraus. Die Qualität seiner Arbeiten hatte jedoch die gegen ihn gerichteten leidenschaftlichen Verfolgungen nicht entwaffnet. Schließlich wurde er der täglichen kleinherzigen Angriffe müde und nahm 1820 die von Herzog Ferdinand angebotene Zufluchtstätte in Anhalt-Köthen an. Die hohe und mächtige Protektion garantierte ihm zumindest die Freiheit zu arbeiten und seine Kunst auszuüben. Hingegen war sie natürlich machtlos gegenüber Beleidigungen. Die Großen dieser Welt haben eine Vorliebe für Zauberer. Hahnemann mußte nun nicht mehr gegen die Intrigen der Ärzte und die Gesetzesanrufungen kämpfen: er mußte sich gegen die Erbitterung des Pöbels verteidigen. Er und die Seinen konnten die Schwelle des Hauses nicht mehr übertreten, ohne die beleidigenden Spötteleien und den vulgärsten Flüchen ausgesetzt zu sein. Es ging sogar soweit, daß sein Haus besetzt und die Fenster mit Steinen eingeschlagen wurden. Die Behörden waren gezwungen einzugreifen. Diese Ereignisse machten ihn so traurig, daß er beschloß, sein Haus nicht meht zu verlassen; während der fünfzehn Jahre, die er in Köthen lebte, zeigte er sich nur sehr selten in der Öffentlichkeit. Es blieb ihm jedoch in seinem Einsiedlerdasein eine tiefe Freude: er wurde gelesen. Vom *Organon* erschien 1819 und von der *Reinen Arzneimittellehre* 1823 eine zweite Auflage.

Woher kam der Eifer, die Werke eines Mannes zu lesen, der von der Kritik bedenkenlos mit Beinamen wie Phantast, eingebildeter Besessener und manchmal sogar Scharlatan zerschmettert wurde? Dies ist wahrscheinlich von allen merkwürdigen Ereignissen im Leben Hahnemanns das unerklärlichste. In dem kurzen Zeitabschnitt von vierundzwanzig Jahren (1810—1834) erschienen vom

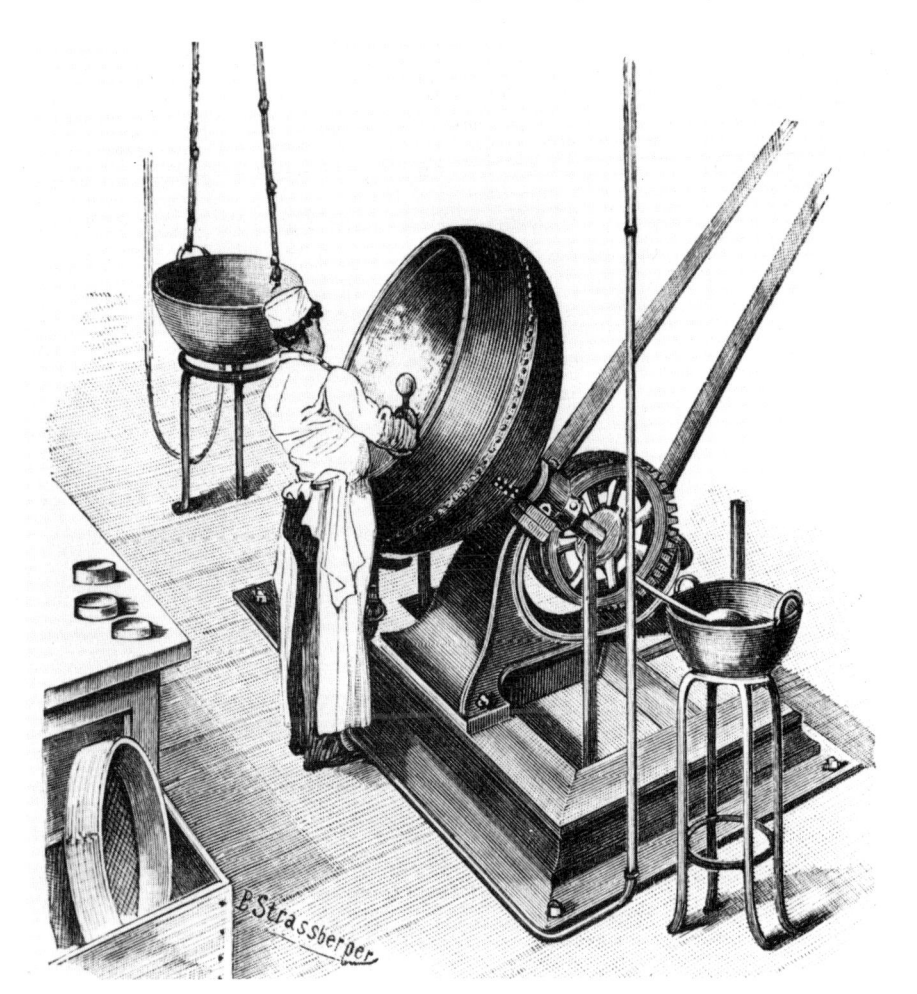

Abbildung 2525
Titelblatt des De somno naturali... *von Samuel Hahnemann, Leipzig 1811.*
(Paris, Bibl. d. Krankenhauses Saint-Jacques)

Abbildung 2526
Herstellung homöopathischer Medikamente. Illustration vom Ende des 19. Jh.s., aus einer Biographie von Hahnemann mit dem Titel: Samuel Hahnemann, his Life and Work, *von Richard Haehl.*
(Paris, Bibl. d. Krankenhauses Saint-Jacques)

Abbildung 2527
Homöopathische Apotheke,
19. Jh.
(Paris, Sammlung d. Ges. f.
Gesch. der Pharmazie)

Abbildung 2528
(gegenüber, unten links)
Abbildung von Mineralien aus
Band II der 6. Dekade des Werkes von Pierre-Joseph Buchoz
mit dem Titel: Planches enluminées ou non enluminées représentant au naturel ce qui se trouve de plus intéressant et de plus curieux parmi les animaux, les végétaux et les minerais...
(Illuminierte oder nicht illuminierte Abbildungen, welche natürlich darstellen, was im Tier-, Pflanzen- und Mineralreich am interessantesten und merkwürdigsten ist...), Paris 1780 bis 1781.
(Paris, Bibl. d. Alten Med. Fakultät)

Abbildung 2529
(gegenüber, unten rechts)
Die Piton *Chinarinde. Illustration aus der* Flore médicale des Antilles *(Medizinische Flora der Antillen) von E. Descourtilz, Paris 1821—1827, Bd. I, Abb. 13.*
(Paris, Bibl. d. Alten Med. Fakultät)
Diese Chinarinde, die in den »Kolonien« Piton, d. h. Berggipfel genannt wird, wie uns der Autor sagt, ist wesentlich bitterer als jene aus Peru und »daher auch viel wirksamer, denn bei starker Dosierung ruft sie Erbrechen und Darmentleerung hervor«.

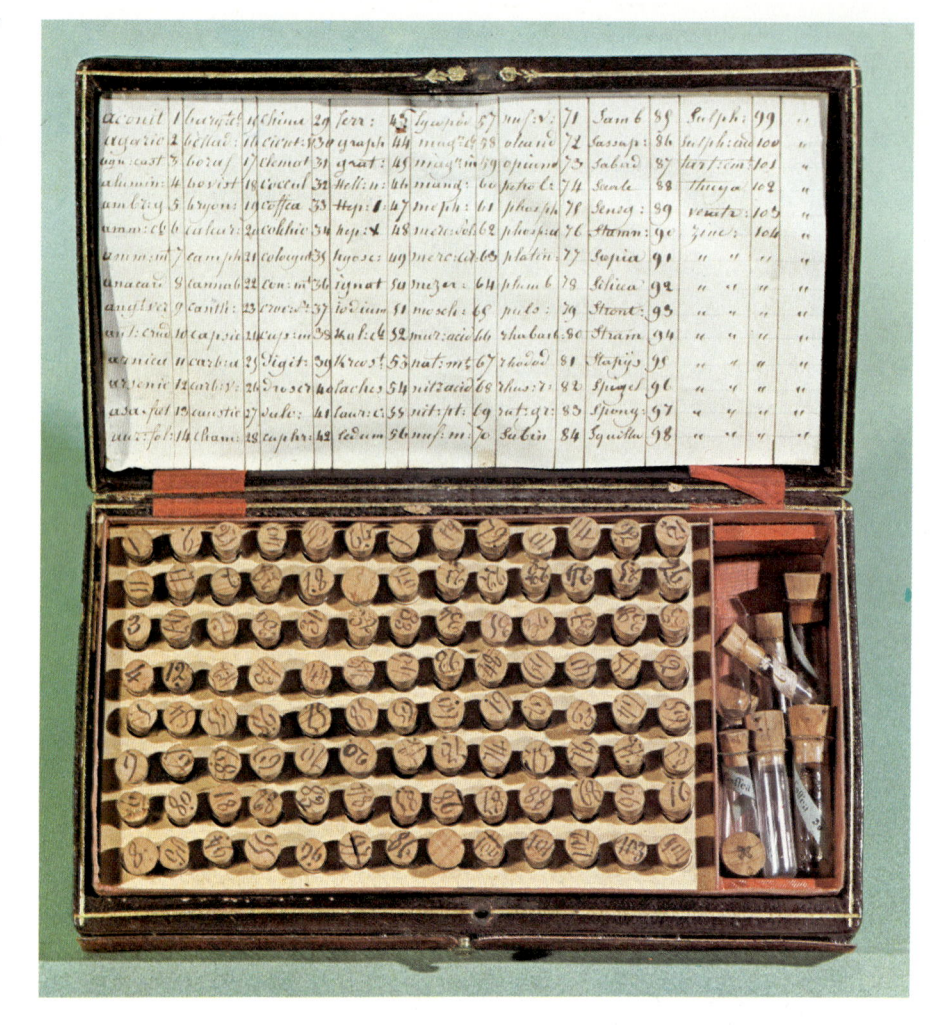

Organon fünf Auflagen in deutscher Sprache; es war in alle europäische Sprachen übersetzt worden. Frankreich kannte zu Lebzeiten des Verfassers vier Auflagen dieses Werkes. Die *Reine Arzneimittellehre* und *Die chronischen Krankheiten* erlebten in einer noch kürzeren Zeit zwei Auflagen.

1830 starb Henriette Hahnemann, geb. Kuchler. Aber schon lange vorher waren Ruhe, Ruhm und Wohlstand auf die langen kummervollen Jahre gefolgt, die das Leben Hahnemanns so unruhig gemacht hatten. Die zahlreichen Heilungen, die er bewirkt hatte, die Achtung, die ihm von bedeutenden Männern aus allen Ländern gezollt wurde, die in seiner Behandlung Hilfe gesucht hatten, konnten dem großen Mediziner eine glückliche Entschädigung für alle erlittenen Ungerechtigkeiten bieten.

Am 18. Januar 1835, im Alter von neunundsiebzig Jahren, heiratete er in zweiter Ehe Fräulein Mélanie d'Hervilly, eine Französin, die zu ihm zur Behandlung nach Köthen gekommen war. Er entschloß sich, Deutschland zu verlassen und nach Paris zu übersiedeln, wo seine Lehre langsam bekannt wurde. Am 21. Juni 1835 kam Hahnemann in Paris an. Hier praktizierte und heilte er mit unbestreitbarem Erfolg als homöopathischer Modearzt, und sein Ruhm wuchs ständig an. Trotz seines hohen Alters blieb ihm bis zu seinen letzten Tagen seine geistige Willenskraft, eine einzigartige Aktivität und eine robuste Gesundheit erhalten, die es ihm erlaubte, sich jeden Tag beständig seiner

Arbeit zu widmen. Gegen Ende des Winters 1843 begann sein Gesundheitszustand schwächer zu werden. Er starb am 2. Juli desselben Jahres mit der Gewißheit, daß sein Lebenswerk weitergeführt und vervollkommnet werde.

Die Äste

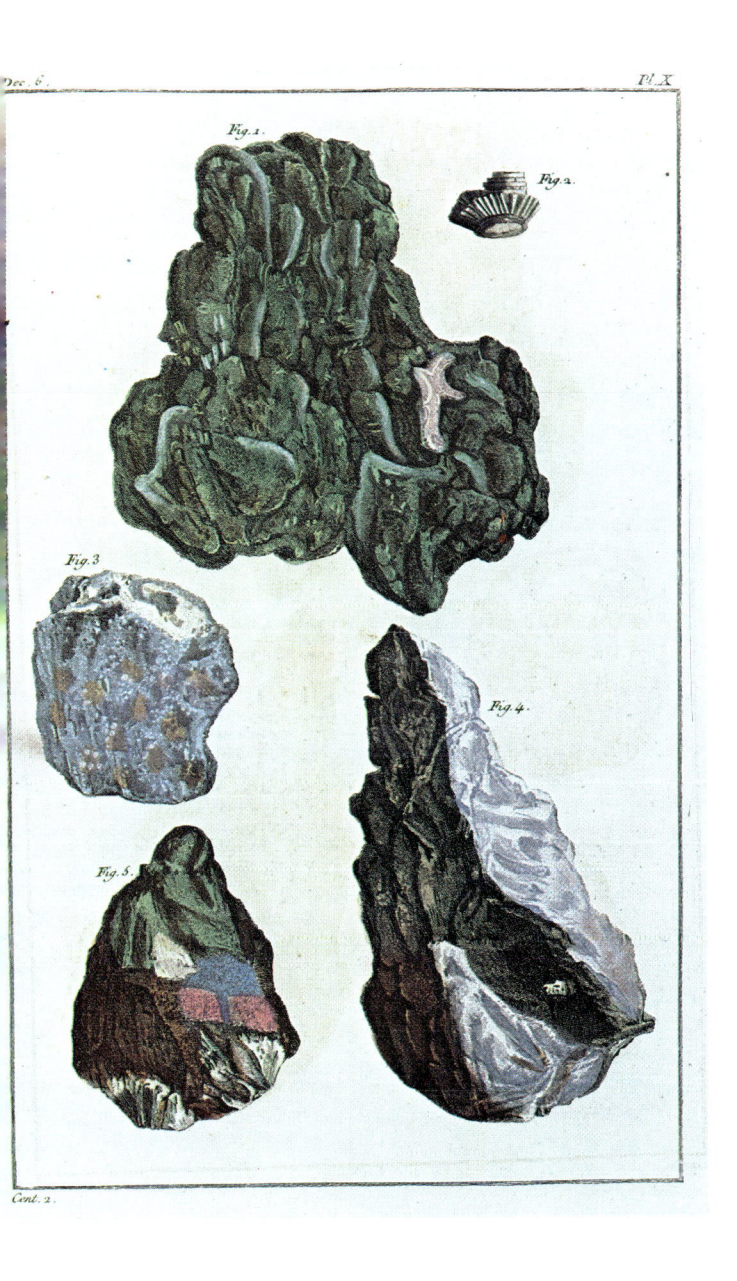

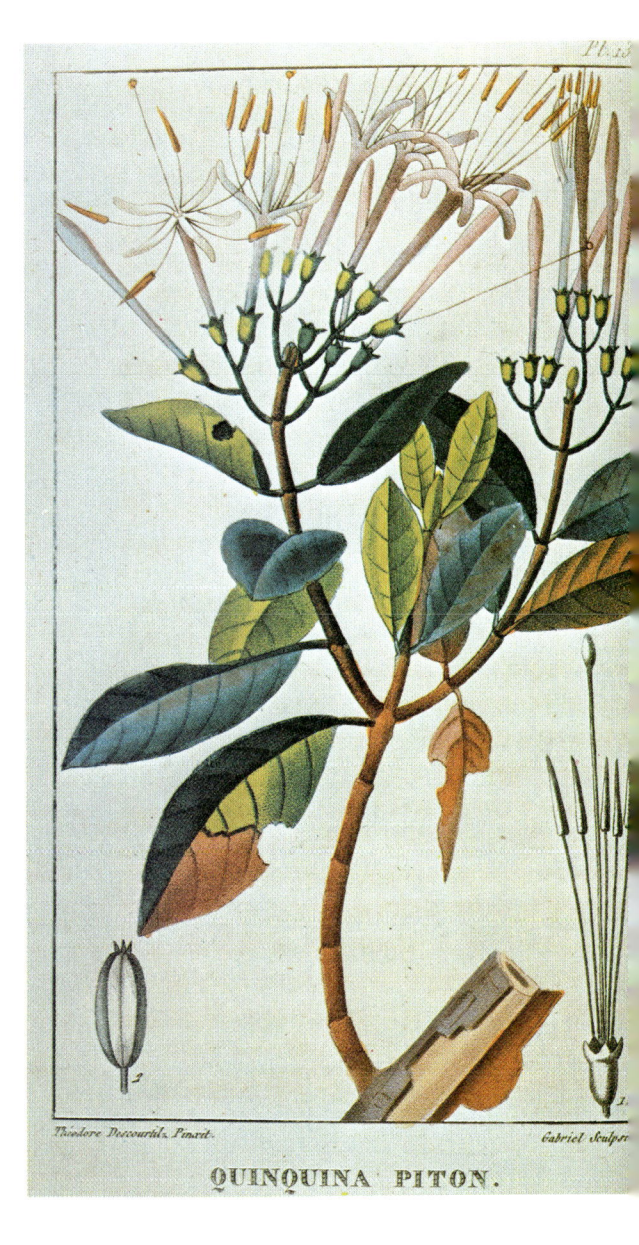

Die verschiedenen homöopathischen Schulen, die sich in der Folge bis zum heutigen Tag absplitterten, übernahmen von Hahnemann, als ihrer Quelle, die drei wichtigsten Grundsätze seines Werkes: Systematisierung des Gesetzes des Simile, die Notwendigkeit am Menschen zu experimentieren und die Verwendung kleiner, bis zur Infinitesimalität winziger Dosierungen.

Die direkten Schüler Hahnemanns und deren Schüler gründeten in der ganzen Welt Stützpunkte. Die ersten Ärzte, die es wagten, als Homöopathen in Deutschland zu arbeiten, waren in Dresden, Leipzig und schließlich auch in anderen Städten; ebenso gab es einige in Österreich, in Wien und in Linz. Die erste von der Homöopathie berührte Stadt in Italien war Neapel, dann Rom und Florenz; in Frankreich führte der Graf von Guidi, der gerade aus Neapel kam, diese Kunst zuerst in Lyon ein.

In dieser ersten »Zeit der Verkündigung« hatte die Homöopathie auch einige Vertreter in anderen Ländern Europas, vor allem in der Schweiz, in Polen, Rußland, Spanien und in Portugal. Selbst England blieb ihr nicht verschlossen. Ein Franzose, Doktor Mure, verbreitete sie mit glühendem Eifer zuerst in Ägypten und danach in Brasilien. Von hier aus fand die Homöopathie Eingang in fast alle Staaten Lateinamerikas. In den Vereinigten Staaten erfuhr sie einen großen Aufschwung; Doktor Hering, einer der wichtigsten Schüler Hahnemanns, war ein äußerst experimentierfreudiger Arzt. Er hinterließ ein monumentales Lehrbuch in elf Bänden, die *Materia medica,* das bis heute das beste und vollständigste Lehrbuch ist. Dieser hervorragende Mann trieb den Heroismus so weit, daß er sich selbst eine schwere Vergiftung mit dem Schlangengift *Lachesis mutus* zuzog. Dieses wissenschaftliche Märtyrertum ermöglichte es ihm, der Homöopathie unter Lebensgefahr die Pathogenese eines ihrer wichtigsten natürlichen Heilmittel zu geben. Durch Versuche am Menschen bereicherten die Amerikaner übrigens mehr als alle anderen die Pathogenese der *Materia medica.* Sie wurden so nach Hahnemann die größten Bahnbrecher der Homöopathie. Auch in Indien erlebte die Homöopathie sehr rasch ein bedeutendes Aufblühen.

In allen diesen Ländern teilte sie sich jedoch seit der Einführung dieser Methode in zwei große Strömungen: in jene der reinen Lehre und jene der abweichenden Lehre. Die ersten traditionsbewußten Vertreter wollten keine andere Therapie akzeptieren, als die Verwendung homöopathischer Heilmittel,

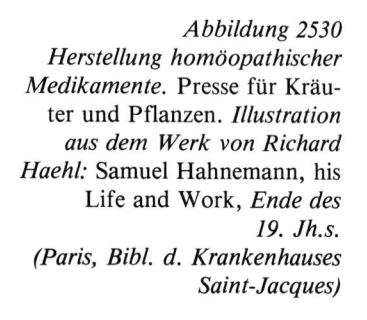

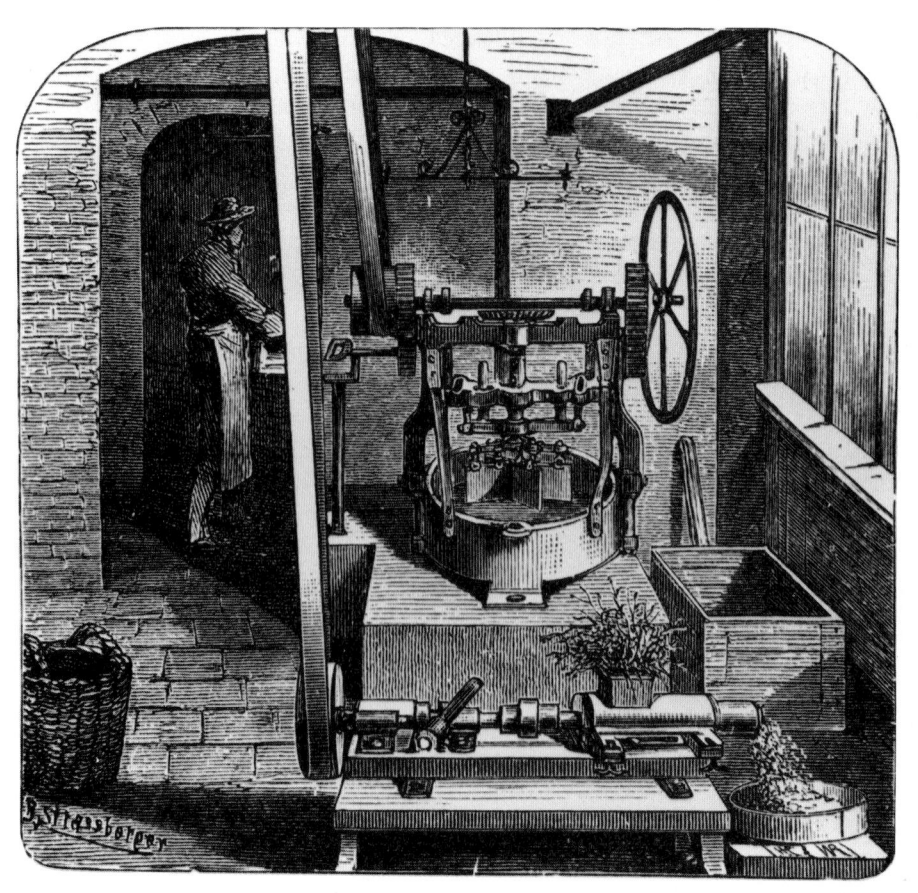

Abbildung 2530
Herstellung homöopathischer Medikamente. Presse für Kräuter und Pflanzen. *Illustration aus dem Werk von Richard Haehl:* Samuel Hahnemann, his Life and Work, *Ende des 19. Jh.s.*
(Paris, Bibl. d. Krankenhauses Saint-Jacques)

im allgemeinen nur eines einzigen Mittels. Ihre Anhänger verwendeten schon bald meist hohe Verdünnungen; der berühmteste unter ihnen war der Amerikaner Kent. Die zweite Richtung, Eklektiker oder Kritiker, versuchte entweder das Werk Hahnemanns zu überprüfen oder einen Kompromiß zwischen der Homöopathie und der offiziellen Methode zu schließen, was sie als günstiger ansahen.

Heute ist die Homöopathie in einer großen internationalen Liga zusammengefaßt und in allen Ländern der Erde vertreten. In den Vereinigten Staaten arbeiten Hunderte Krankenhäuser nach der Methode von Hahnemann; es gibt mehrere homöopathische Universitätsfakultäten, darunter eine der Kategorie A in Philadelphia, eine in New York und eine in San Francisco. In Mexiko gibt es zwischen 600 und 800 homöopathische Ärzte und zwei homöopathische Fakultäten in Mexiko City, eine staatliche und eine unabhängige. In Brasilien zählt man mehr als 400 homöopathische Ärzte; es gibt eine homöopathische Fakultät in Rio de Janeiro. In Indien kann man die Homöopathen nicht mehr zählen, es gibt mehrere Tausend (in Kalkutta kommen ungefähr 200 Ärzte auf 500 Homöopathen); aber dieses Übermaß beruht auf sehr unterschiedlichen Studien. Neben den sehr ernsthaften Universitäten gibt es dort Schulen, die leicht und schnell Diplome verleihen.

In Europa zählte Großbritannien vor der Katastrophe des Zweiten Weltkrieges ungefähr 300 homöopathische Ärzte, die im allgemeinen sehr vermögend waren und über Spitalseinrichtungen in den wichtigsten Städten verfügten. Sir John Weir war der Hausarzt des Königs von England und der ganzen königlichen Familie.

In Deutschland gab es ungefähr 650 homöopathische Ärzte. In der Heimat von Hahnemann existierte ein offizieller homöopathischer Lehrstuhl an der medizinischen Fakultät von Berlin; er wurde von Professor Bastanier geleitet. Am poliklinischen Krankenhaus von Berlin stand die bedeutende Abteilung von Doktor Donner zur Verfügung. Zahlreiche Anhänger praktizierten in Berlin, Leipzig, Dresden und München. In Stuttgart gibt es ein großes homöopathisches Krankenhaus, das Doktor Stiegele unterstand.

In kleineren Ländern wie der Schweiz oder Holland zählte man an die 40 homöopathische Ärzte.

In Spanien wurden vor dem Bürgerkrieg 113 Homöopathen registriert, unter dem klugen und weitreichenden Schutz von Professor Marañon.

In Italien nahm die Homöopathie erst vor nicht allzu langer Zeit einen Aufschwung, dank der Doktoren Mattoli aus Florenz, Bonino aus Turin, Gagliardi aus Rom und der wertvollen Unterstützung von Professor Nicola Pende.

Wie in allen anderen Ländern, so gab es auch in Frankreich von Anfang an eine Gegnerschaft zwischen den beiden Strömungen: jener der strengen Anhänger und die der Eklektiker. Dieser Streit wurde noch verwickelter durch die Gegnerschaft zwischen jenen, die für stark verdünnte Dosierungen eintraten (L. Simon) und jenen, die für geringe Verdünnungen waren (J. P. Tessier, Spitalsarzt in Paris; Pierre Jousset, ehemaliger Internist und Goldmedaillenträger der Pariser Krankenhäuser, Arzt am Krankenhaus Saint-Jacques). In Wahrheit erlitt die Homöopathie in Frankreich einen vorübergehenden Rückgang, als ihre Anhänger versuchten, einen Teil der Lehren des Meisters zu verwerfen; auf der anderen Seite jedoch entfernten sich die doktrinären Homöopathen, die ungerechtfertigterweise in Verruf gebracht und verfolgt wurden, immer weiter von den Allopathen. Den Reinerhaltern fiel das große Verdienst zu, die Kennt-

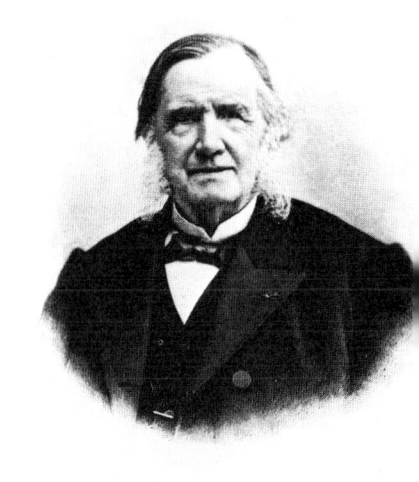

Abbildung 2531
Pierre Jousset (1818—1910).
(Paris, Bibl. d. Krankenhauses Saint-Jacques)

Abbildung 2532
Cabarrus († 1870), Sohn von Frau Tallien und homöopathischer Arzt. Photographie um 1860.
(Paris, Museum Carnavalet)

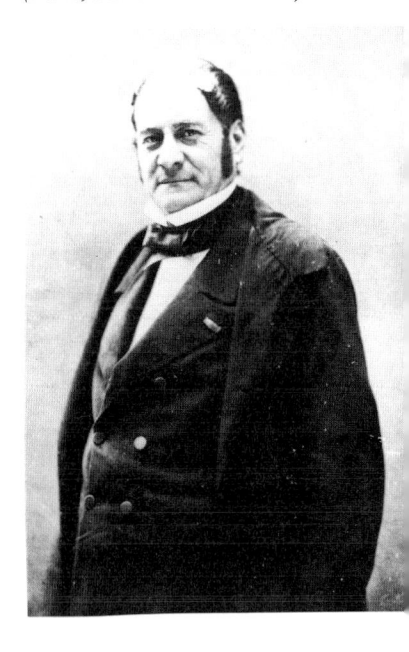

Abbildung 2533 (gegenüber) Karikatur von Daumier über die Homöopathie, veröffentlicht im Charivari *vom 21. November 1837. (Paris, staatl. Apothekerstand, Sammlung Bouvet)*

nisse und den Gebrauch dieses Monument, das für die Heilkunst errichtet wurde, zu vervollständigen: die *Materia medica*. Die andere Strömung besaß die Weisheit und das Verdienst, nach möglichen Brückenschlägen zu suchen, um die Homöopathie der Klinik anzuschließen. So gab es zu Beginn zwei heroische Epochen: vor 1860 mit Léon Simon, Vater und Sohn, Jahr, Croserio, Petroz, Mure und J. P. Tessier (Vater); nach 1860 mit Pierre Jousset, Chargé, Cabarrus, Teste, Conan, R. P. Collet, Gallavardin, Vater und Sohn, und Imbert-Joubeyre aus Clermont-Ferrand.

In jüngerer Zeit ist unbestreitbar ein Aufblühen der Homöopathie in Frankreich festzustellen. Vor 1914 gab es ungefähr 150 französische homöopathische Ärzte, 1924 waren es nur noch 140; 1938 zählte man 567 Homöopathen, zusätzlich 153 Homöopathie lernende Ärzte und Studenten und 1520 Anhänger, das sind insgesamt 2240 Ärzte, welche die Homöopathie ausüben oder sie unterstützen*. Paradoxerweise war der Initiator dieser Erneuerungswelle der Schweizer Arzt Nebel, der in seiner großzügigen Lehre die pathophysiologischen Mechanismen der *Materia medica* aufzeigte und die Theorie der Ableitung und der Dränage in die Praxis umsetzte. Léon Vannier, einer seiner Schüler und Leiter der Schule, stellte diese neuen Erkenntnisse klar und schematisch dar. Er beschrieb neue Diathesen, den Tuberkulinismus und den Cancerinismus. Wegen eines seiner umstrittenen Bücher mußte er die strenge Kritik von Professor Pierre Mauriac in Kauf nehmen.

In der Zeit nach dem Ersten Weltkrieg ermöglichten große, hervorragende Persönlichkeiten der Homöopathie, ihr heutiges Ausmaß in Frankreich zu erreichen. Unter ihnen sei Mondain genannt, der würdige Schüler von Pierre Jousset, Chefarzt des Krankenhauses von Léopold-Bellan, Biologe und Schüler des Instituts Pasteur, einer der Vorkämpfer des Neohippokratismus; weiters Allendy, der Vertreter der großen Gesamtentwicklung, dessen Werke, vor allem sein Buch *Orientation des idées médicales* (Orientierung der medizinischen Gedanken), ein wichtiger Markstein in der Geschichte des medizinischen Gedankenguts sind. Der allem Neuen aufgeschlossene P. Ferreyrolles wurde als erster von Professor Loeper eingeladen, an der medizinischen Fakultät einen Vortrag über Homöopathie zu halten. Die Schriften von Le Tellier, Charette, Chiron, Noailles, Pierre Vannier, L. Renard, Lathoud, Duprat, Seval, Kollitsch, Mouézy-Eon, Rousseau, Rouy, J. Roy, Jarricot und vielen anderen ermöglichten es den verständnisvollen Allopathen, sich mit der Homöopathie vertraut zu machen. Wir haben nur zufällig Namen herausgegriffen, die zahlreichen Nichtgenannten mögen uns verzeihen.

Vor dem Zweiten Weltkrieg schließlich schien, nach dem gelungenen Ausdruck von L. Pouliot, die Gruppe der modernen Homöopathen der treibende Flügel der französischen Homöopathie zu sein. Der Leiter dieser Schule war Fortier-Bernoville, Arzt am Krankenhaus Léopold-Bellan; er wandte am Krankenbett die vollständige Lehre der homöopathischen Therapie an. Sein Tod war ein großer Verlust für die Homöopathie. Er war im Juli 1937 von M. Laignel-Lavastine zum I. Internationalen Kongreß der neohippokratischen Medizin eingeladen worden, um im Hörsaal der medizinischen Fakultät einen Bericht über die Homöopathie, ihre Grenzen und ihre Möglichkeiten zu halten. Fortier-Bernoville steht in der Tat das große Verdienst zu, schon lange vor der Entdeckung der Sulfonamide und der Antibiotika verstanden zu haben, was die Homöopathen von den Allopathen künstlich trennte. Die klassische Definition der Homöopathie lautet folgendermaßen: jede Substanz, die in wägbaren

* 1977 zählte die Vereinigung homöopathischer Ärzte für ganz Frankreich nur 355 Namen; hingegen bezeichnen sich fast alle allopathischen Apotheken als »homöopathisch«. Man muß daraus schließen, daß es mehr homöopathische Ärzte gibt, als man glaubt. Der Grund dafür könnte darin liegen, daß sie durch ihren Individualismus abgeneigt sind, einer Vereinigung beizutreten. Außerdem gibt es immer mehr Ärzte ohne bestimmte Bezeichnung, welche in einigen Fällen die Allopathie mit der Homöopathie verbinden. Es gibt noch einen weiteren Tatbestand: die Kranken kaufen billige und unschädliche Medikamente, ohne unbedingt immer den ärztlichen Vorschriften zu folgen.

Caricaturana, 70.

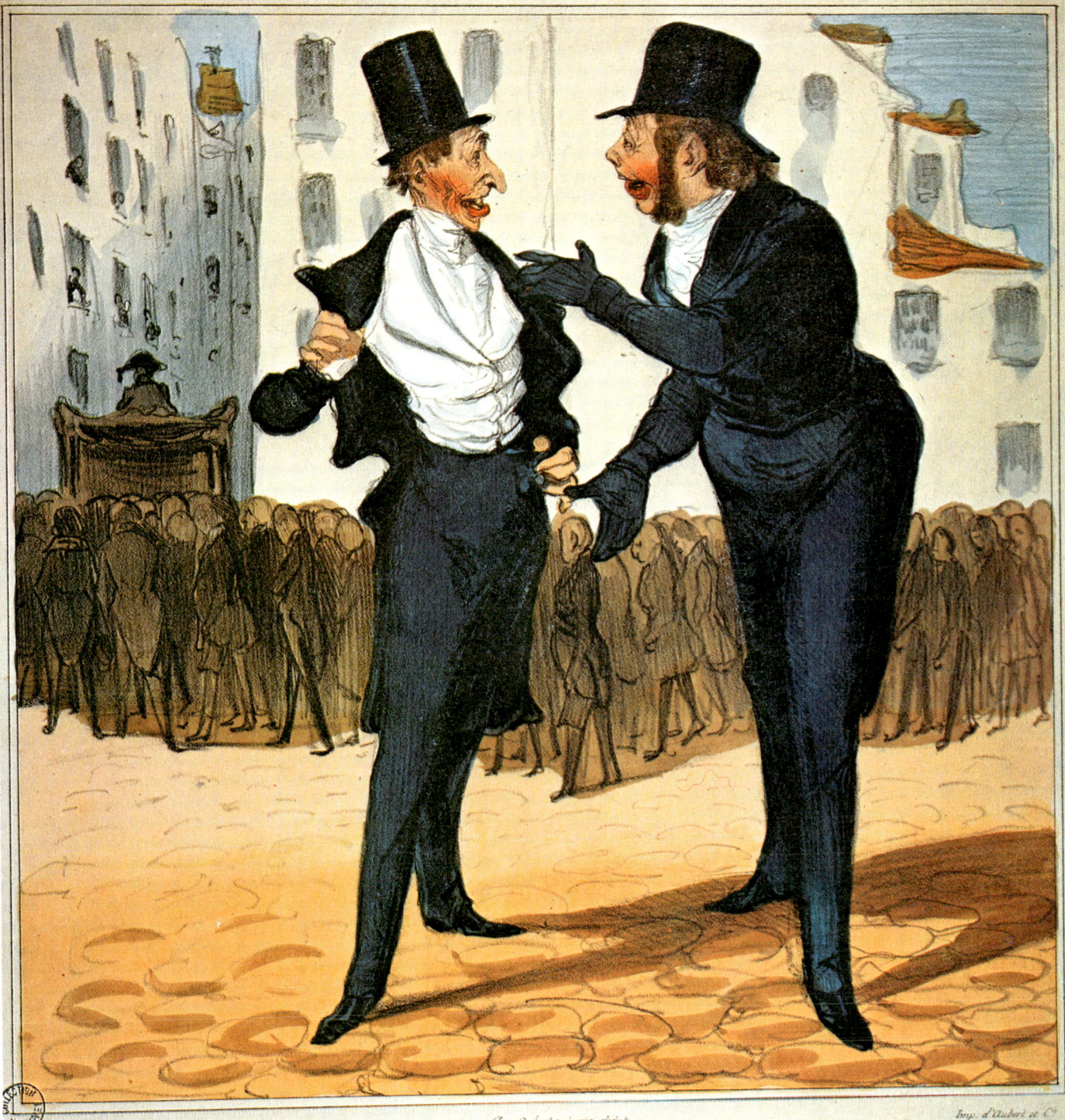

Le public, mon cher, le public est stupide... nous le saignons à blanc, nous le purgeons à mort, il n'est pas content... il veut du nouveau... donnons lui en, morbleu, du nouveau ! faisons nous homœopates. Similia Similibus. — (Bertrand) Amen ! — Tiens, voici une ordonnance qui résume le système. Prendre un tout petit grain de... de rien du tout... le couper en dix millions de molécules... jeter une... une seule ! de ces dix millionième parties dans la rivière... remuer, remuer, triturer beaucoup... laisser infuser quelques heures... puiser un sceau de cette eau bienfaisante, la filtrer... la couper avec 20 parties d'eau ordinaire et s'en humecter la langue tous les matins, à jeun. Voilà ! — Est-ce tout ? — Oui... Ah ! diable ! j'oubliais le principal... Payez la présente ordonnance.

Dosierungen in der Lage ist, bei einem gesunden Menschen ein symptomatisches Bild hervorzurufen, kann auch bei einem kranken Menschen die gleichen Symptome zum Verschwinden bringen, wenn sie in kleinen Dosen verschrieben wird. Daher schlug Fortier-Bernoville folgende Definition vor, die der Wahrheit weit näher kommt: die Substanzen, die in wägbaren Dosierungen, giftigen oder physiologischen, in der Lage sind, bei einem scheinbar gesunden, aber empfänglichen Menschen ein bestimmtes symptomatisches Bild hervorzurufen, können auch bei anderen, kranken und empfänglichen Menschen die gleichen Symptome zum Verschwinden bringen, wenn sie in hypophysiologischen Dosen verschrieben werden. Der Homöopath mit gesundem Menschenverstand gibt zu, daß der Kranke empfänglich sein muß, um auf das sogenannte ähnliche Heilmittel zu reagieren, und daß dieser Zustand der Empfänglichkeit von seiner Sensibilität in diesem Zusammenhang abhängt.

Es ist verständlich, daß das Phänomen der homöopathischen Therapie immer unter unvollkommenen Bedingungen der klinischen Beobachtungen auftritt. Daher bleibt der Glaube an ihre Wirksamkeit rein individuell und basiert auf der Stetigkeit seiner wiederholbaren Anwendung. Wenn sich die experimentelle Homöopathie bis jetzt nicht durchsetzen konnte, so heißt das unserer persönlichen Überzeugung nach nicht, daß sie dies nicht erreichen könnte, nachdem sie einige ernste Verwirklichungsschwierigkeiten überwunden hat. Um die künftigen Experimente der Homöopathie erfolgreich durchführen und wiederholen zu können, genügt es nicht, nach der Auswirkung der Minimaldosierung zu suchen, sondern man wird eine genügend hohe Sensibilität der Zelle herstellen müssen.

Abbildung 2534
Antoine-Laurent Lavoisier *(1743—1794),* berühmter Chemiker. *Stich aus dem 18. Jh. (Paris, Museum Carnavalet)*

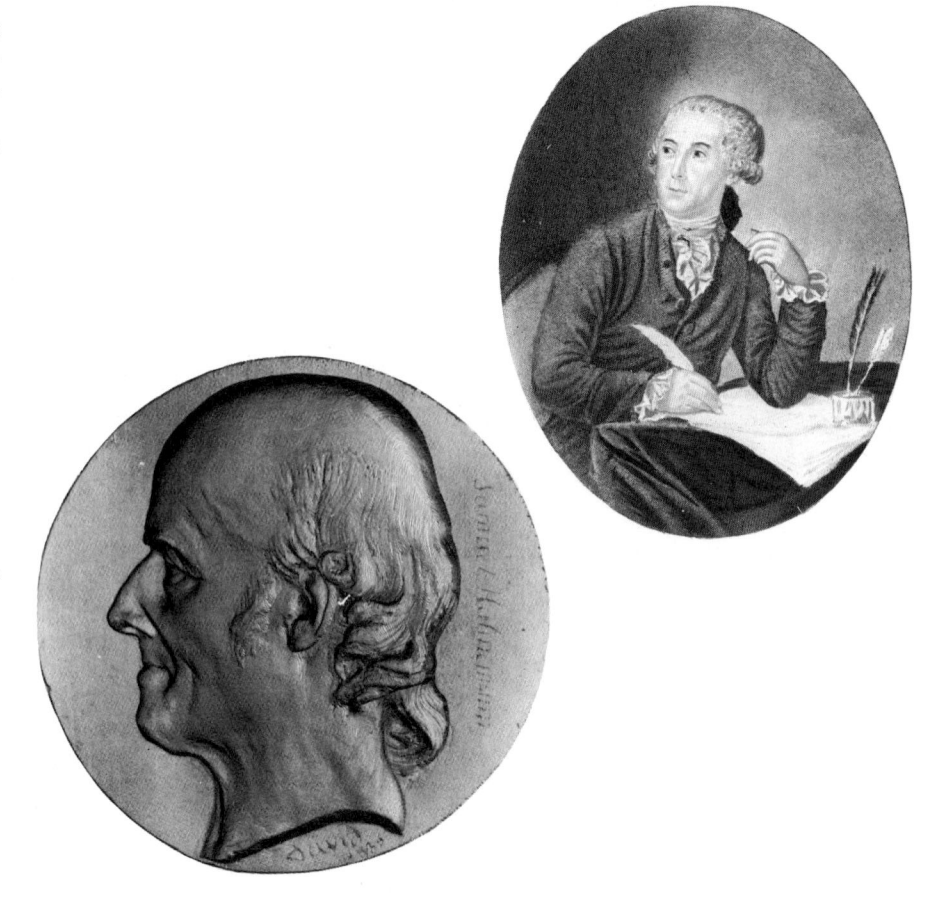

Abbildung 2535
Hahnemann. *Stich nach einer Medaille von David d'Angers. (Paris, Museum f. Gesch. d. Medizin)*

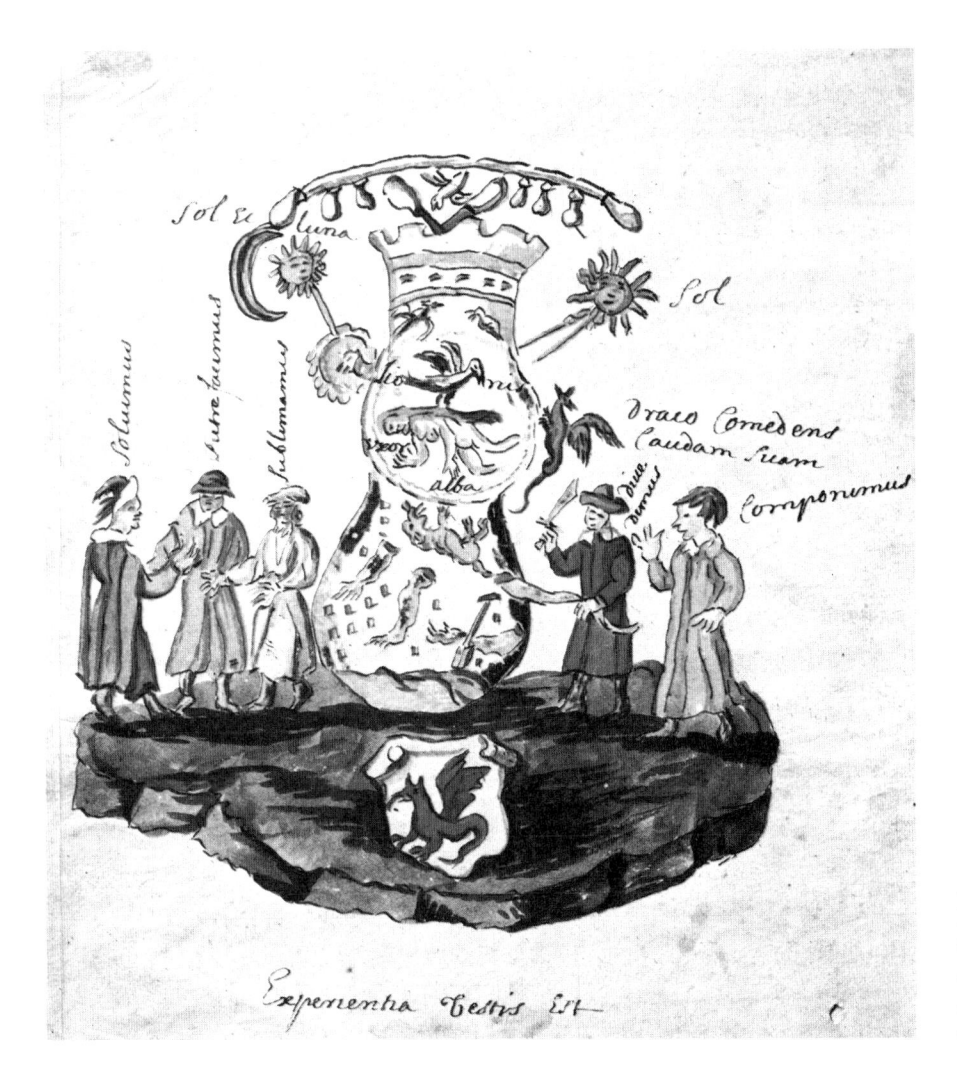

Abbildung 2536
Der Schlüssel der Großen Wissenschaft ..., Miniatur aus einer alchemistischen Handschrift des 18. Jh.s.
(Paris, Bibl. d. Arsenals)

Wir haben übrigens schon darauf hingewiesen, daß die experimentelle Homöopathie nicht in der Untersuchung von pharmazeutisch-dynamischen Tests einer toxischen Substanz in unendlich geringen Dosierungen bestehen kann. Sie muß die besondere Reaktion einer Zelle auf eine minimale Aktion (giftig oder nicht) untersuchen, einer dem Gewebe oder den Flüssigkeiten fremden Substanz auf einen durch Analogie vorbereiteten Organismus oder einen, von dem bekannt ist, daß er auf diese Substanz unendlich sensibel anspricht.

Ob es sich nun um aktuelle Angaben über Gene, über die Vererbungsgesetze, über die Rasse oder das Individuum handelt, um Hormone oder Vitamine, Diastasen, Enzyme, metallische Fermente, über Antikörper zur Immunität oder Anaphylaxe, finden wir nicht überall das Phänomen einer speziellen Resonanz in der besonderen Sensibilität einer Zelle auf einen minimalen Reiz?

Unparteiische Biologen können den therapeutischen Angaben von Hahnemann nur sehr positiv gegenüberstehen. Zweifellos entfalten sich in dieser günstigen Atmosphäre die Blätter, Blüten und Früchte des Stammbaums der Homöopathie! Jenen, die mißtrauisch sein sollten, kann leicht gesagt werden, daß sie einen sicheren Platz im Garten von Hippokrates besitzt, und nicht nur in seinem.*

* Die Geschichte der Homöopathie wird nur bis 1945 behandelt, um alle gegenwärtigen Kontroversen zu vermeiden.

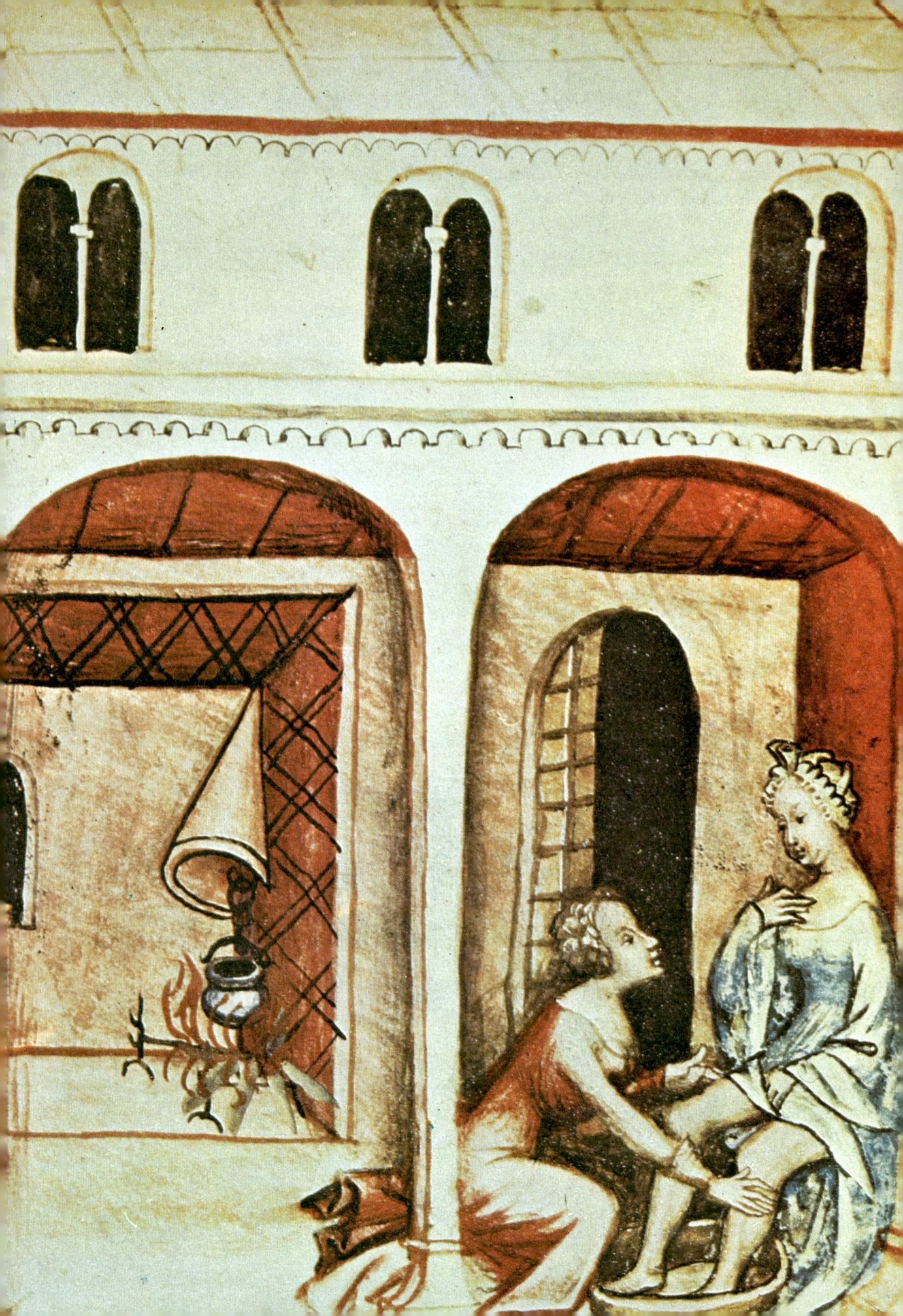

Gicht und Rheumatismus

von Jean Robert d'Eshougues

Wird die Menschheit seit ihrer Entstehung von Gicht und Rheumatismus geplagt? Einige Zeugnisse aus der Urzeit geben Anlaß zu dieser Vermutung. Sicher ist, daß die ineinandergreifende Geschichte der Gicht und des Rheumatismus zu dem Ältesten zählt, was der Mensch beschrieben hat, seit er die Erde bevölkert.

Die Gicht

Die Geschichte der Gicht muß in unterschiedlich langen Perioden betrachtet werden: von der Antike zur Renaissance, von der Renaissance bis zum Beginn des 20. Jahrhunderts und schließlich im Verlauf des letzten halben Jahrhunderts.

Die ersten Schriftstücke, welche uns über die Gicht überliefert wurden, sind einige Lehrsätze von Hippokrates. Sie haben fünfundzwanzig Jahrhunderte überdauert, ohne zu altern: keine moderne »Lehrschrift« oder »Fragestellung« würde es unterlassen, sie zu zitieren oder in Erinnerung zu rufen. Die Zeit konnte die Zuverlässigkeit der Kenntnisse von dieser »Podagra«, welche ihre Opfer wie in einer Falle am Fuß fängt, nur untermauern. Diese heftigste aller Gelenkserkrankungen kann die Gelenke durch steinartige Ablagerungen für längere oder kürzere Zeit deformieren. Hippokrates entgeht keines der grundlegenden Merkmale: daß sie vorzugsweise bei Erwachsenen ... und am ganzen Körper auftritt (bei jungen Burschen »vor Ausübung des Koitus« und Frauen, »bevor ihre Regel aufgehört hat«, ist sie selten, und bei Eunuchen findet man sie nie), daß sie oft in denselben Familien und als Erbkrankheit erscheint; er bemerkt den unerfreulichen Einfluß des Nichtstuns, der Ausschreitungen bei Tisch, ja sogar gewisse moralische Faktoren. Am bewundernswertesten ist, daß er in seiner *Abhandlung der Erkrankungen* schon zwischen der Podagra und einer anderen schmerzhaften und entzündlichen Gelenkserkrankung unterscheidet, die er *Arthritis* nennt und in der unser akuter Gelenkrheumatismus wiederzuerkennen ist.

Hippokrates interessiert sich kaum für die Pathogenese. Er beschränkt sich darauf, für die Podagra das eher philosophische als wissenschaftliche Konzept, das seine Zeit beherrscht, anzuwenden, nämlich die Humoralpathologie: während bei dem gesunden Organismus die im Kopfschwamm gebildete Flüssigkeit durch die natürlichen Ausscheidungsorgane völlig abgeführt wird,

Von der griechischen Antike bis zur Renaissance

Abbildung 2537 (gegenüber)
Heißes Wasser. *Miniatur aus Tacuinum sanitatis (Nationalbibliothek Wien), nach einem Faksimile aus der Bibliothek der Alten Medizinischen Fakultät von Paris. In der Handschrift wird alten Leuten im Winter heißes Wasser gegen Schmerzen empfohlen.*

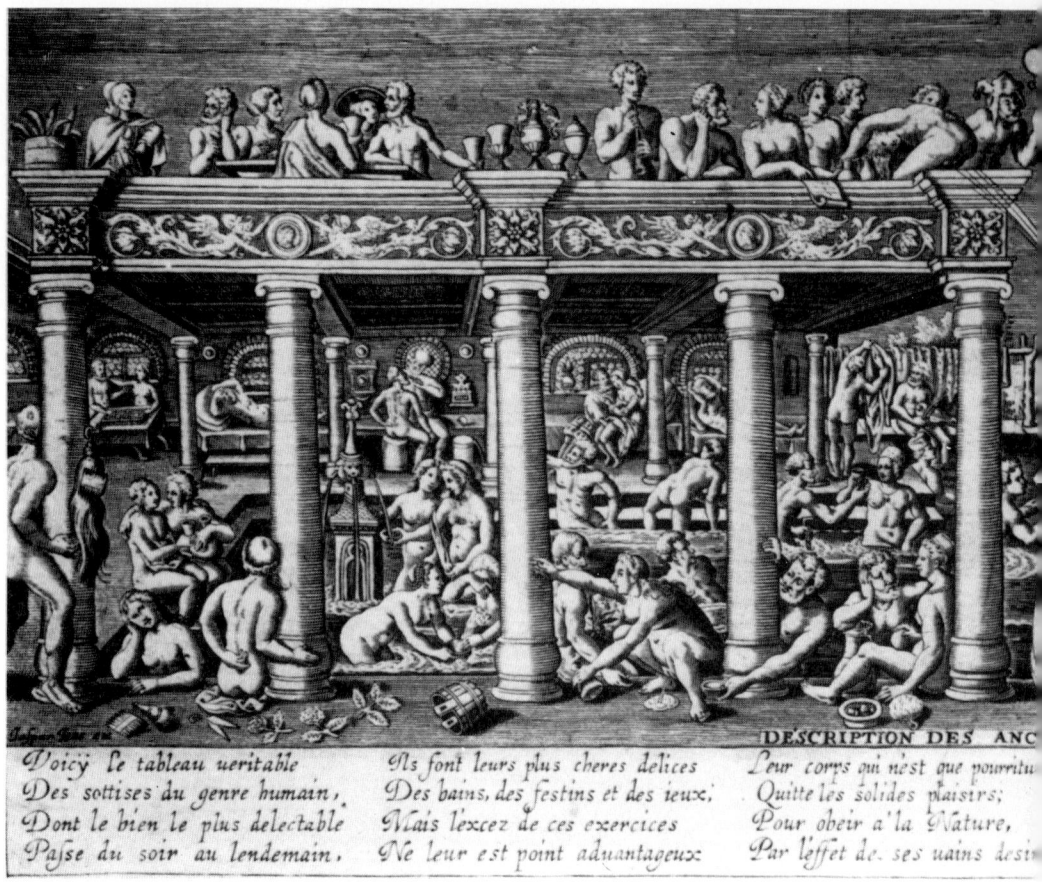

Voicy le tableau veritable
Des sottises du genre humain,
Dont le bien le plus delectable
Passe du soir au lendemain.

Ils font leurs plus cheres delices
Des bains, des festins et des ieux;
Mais l'excez de ces exercices
Ne leur est point aduantageux:

Leur corps qui n'est que pourritu
Quitte les solides plaisirs;
Pour obeir a'la Nature,
Par l'effet de ses vains desi

schafft ihre Ansammlung den Zustand der Krankheit; es wird ein »Strom der Flüssigkeit« hervorgerufen, von dem sich der Organismus befreit, indem er ihm einen zusätzlichen Ausfluß an einer Stelle des geringsten Widerstandes verschafft, die im Falle der Podagra die große Zehe ist.

Diese Heilauffassung des Gichtanfalls sollte noch lange die Gichttherapie belasten. Sie erklärt auch die gemäßigte Haltung von Hippokrates bei der Verordnung innerer Behandlungen, welche die heilende Kraft der Natur eher beeinträchtigen als unterstützen könnten.

Nach der Eroberung Griechenlands übernahmen die Ärzte von Alexandrien und Rom das Erbe der griechischen Ärzte.

Soranus von Ephesus (2. Jahrhundert n. Chr.) skizzierte das erste Gesamtbild der Krankheit, wobei er sich auf seine genaue Beobachtung der Vorzeichen und lokalen Merkmale des akuten Befalls des großen Zehs (oder manchmal einer anderen Stelle des Fußes) stützte. Rufus von Ephesus (1. Jahrhundert) hatte schon vorher die »metastatische« Gicht abgegrenzt, die später »wieder aufsteigende« Gicht genannt wurde und über die noch sehr viel geschrieben werden sollte.

Ein Fehler der alexandrinischen und römischen Schule war der blinde Gehorsam gegenüber dem fehlerhaften Apriorismus von Galen. Mit Galen bekam die sanfte und gefügige Humoralpathologie von Hippokrates die Starre eines Dogmas. Es ist nicht mehr einer, sondern es sind vier Säfte, die in angemessenen Verhältnissen, ja nach Jahreszeit und Alter verschieden, koexistieren müssen, und die Krankheit tritt auf Grund einer Störung dieses Gleichgewich-

BAINS ROMAINS

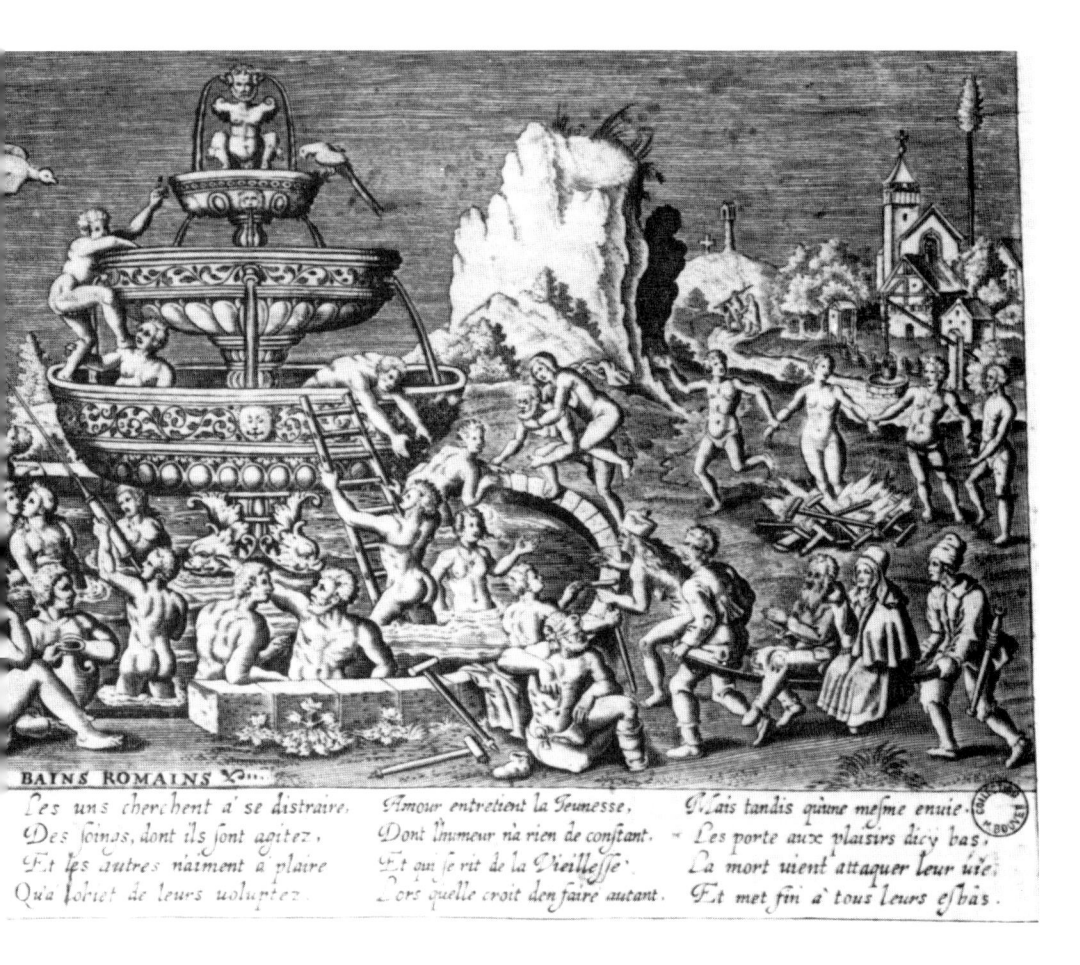

Les uns cherchent à se distraire,
Des soings, dont ils sont agitez,
Et les autres aiment à plaire
Qu'a l'obiet de leurs uoluptez.

Amour entretient la Jeunesse,
Dont l'humeur n'a rien de constant.
Et ou se rit de la Vieillesse
Lors quelle croit den faire autant.

Mais tandis qu'une mesme enuie
Les porte aux plaisirs dicy bas,
La mort vient attaquer leur vie,
Et met fin à tous leurs esbas.

Abbildung 2538
Die römischen Bäder. *Stich aus dem 16. Jh.*
(Paris, Nat. Pharmazeutenschaft, Samml. Bouvet)

tes auf. »Nach Galen versuchte man noch Jahrhunderte lang herauszufinden, ob die Gichtanschwellung vom Blut, der gelben Galle, der schwarzen Galle oder vom Schleim herrühre, anstatt sich an die Beobachtung von Tatsachen zu halten« (de Sèze und Ryckewaert).

Dieser bedauernswerte Dogmatismus hatte zwei verheerende Folgen:
— man verwechselte von neuem Podagra und Arthritis und unterschied bei der Manifestierung nur noch die Lokalisation;
— man entfernte sich von der therapeutischen Enthaltsamkeit des Hippokrates und verordnete unter dem Einfluß von Dioskurides Aderlässe, Abführmittel und Medikamente aller Art, tierischen und pflanzlichen Ursprungs, ohne Rücksicht auf ihre erbärmliche Wirkung, ja sogar Schädlichkeit. Ein Zeitgenosse von Soranus, der Schriftsteller Lukian, zeigte in seiner *Tragopodagra* geistvoll auf, wie die Göttin Podagra mit all diesen Heilverfahren ihr Spiel treibt oder die Beleidigung sogar teuer bezahlen läßt! Als profaner, aber sachlicher Beobachter zeigt Lukian, der aus eigener Erfahrung Bescheid weiß, als erster den Beginn der Krise in der Nacht und die Milderung in früher Morgenstunde, beim ersten Hahnenschrei, auf. Am aufreizendsten ist, daß die Schüler von Galen den Hermodactus oder Hermesfinger, das ist die von ihrem Meister als Gift verurteilte Herbstzeitlose, aus ihrer Pharmakopöe ausschlossen!

Die Herbstzeitlose oder das Fünffingerkraut setzte sich jedoch schon bald als »heroisches« Heilmittel gegen Podagra durch. Jacques Psychriste (5. Jahrhundert) brachte sie als Erbin des verfallenen Roms von Asien nach Byzanz. Alexander von Tralles und Aetius von Amid bestätigten ihre heilsame Wirkung. Paulus von Ägina verbürgte sich im 7. Jahrhundert für sie. Aber das Verbot von Galen behinderte lange ihren therapeutischen Aufschwung.

Von Byzanz bis zur Renaissance gibt es keine Neuerungen auf dem Gebiet dieser Krankheit, außer daß das Wort Gicht um das 9. Jahrhundert in der Volkssprache auftauchte, lange vor der Geburt des Dominikanermönchs Randulph, des Bischofs von Chichester (13. Jahrhundert), dem einige diesen Begriff zuschrieben. Der Ausdruck Gicht (frz. goutte) wurde lange Zeit für alle Krankheiten verwendet, die »von Säften herrühren, die langsam, Tropfen für Tropfen (frz. goutte), in die verschiedenen Teile des Körpers fließen« (Archimateus). Erst im 15. Jahrhundert wurden Gicht und Podagra zu Synonymen.

Von Byzanz bis zur Renaissance herrschte das »Festhalten an der Überlieferung« vor (Dumesnil): weder die Ärzte der neolateinischen Schule von Karthago noch die arabischen Ärzte noch die Ärzte der Schule von Salerno leisteten den geringsten persönlichen Beitrag. Sie begnügten sich mit der Neuauflage alter Schriften (was diese davor bewahrte, verlorenzugehen) und der Verbreitung der Doktrin von Galen. Am Ende der ersten Epoche dieser zweitausendjährigen Quacksalberei kannte man die wichtigsten klinischen und fortschreitenden Aspekte der Podagra und jene Faktoren, die den Höhepunkt auslösen und zu knotenartigen Ablagerungen führen. Ebenso wußte man von der therapeutischen Wirkung der Herbstzeitlose, aber aus Angst, die gefährlichen Eingeweide-»Metastasen« hervorzurufen, verweigerte man sie meistens den Kranken. Außerdem wurde die Gicht weiterhin mit der Arthritis von Hippokrates und den chronischen Gelenkserkrankungen verwechselt.

Abbildung 2539
»Hermodactyli und Herbstzeitlosen. 1 und 2: Hermodactyli der orientalischen Offizine und Bazars; 3: Herbstzeitlosen; 4 und 5: Knolle der Herbstzeitlose, im Frühling gesammelt; 8: gefleckte Herbstzeitlose; 11: Fingerkraut.« *Abbildung aus der* Histoire des maladies; la goutte et le rhumatisme *(»Geschichte der Krankheiten; Gicht und Rheumatismus«) von Armand Delpeuch. Paris 1900. (Paris, Bibl. d. Alten Med. Fakultät)*

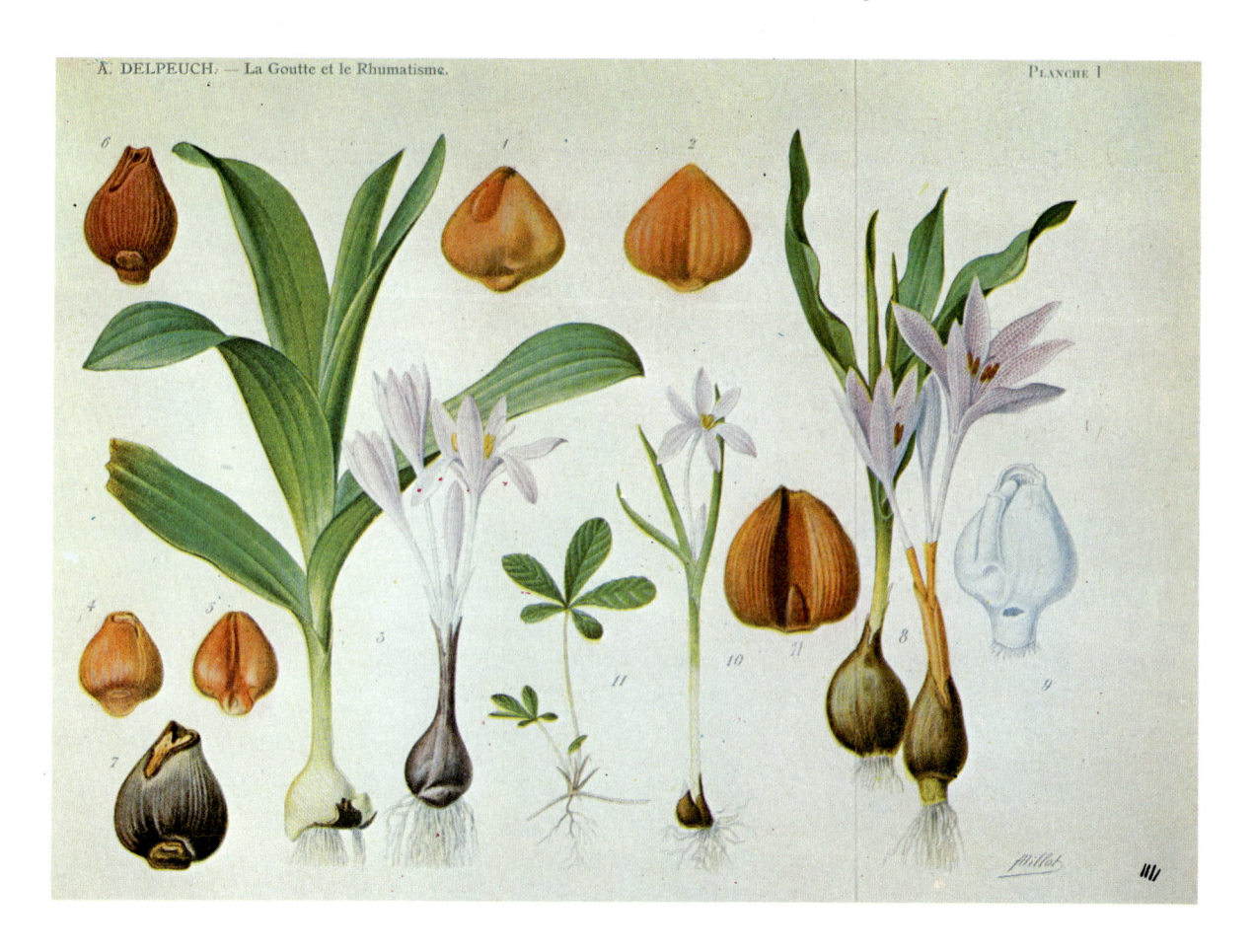

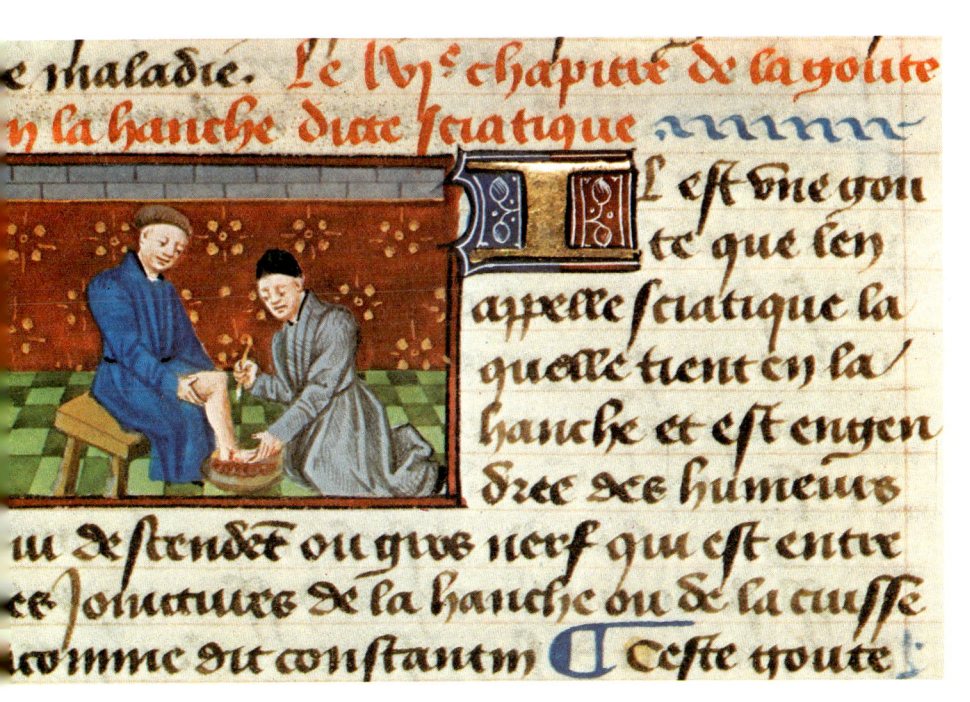

Abbildung 2540
»De la goutte en la hanche dite sciatique« (»Über die Gicht in der Hüfte, der sogenannten Ischias«). Miniatur aus dem Buch über die Eigenschaften der Dinge von Bartholomäus dem Engländer, 15. Jh.
(Paris, Nationalbibl. Ms. Frankreich 22532, fol. 115 V°)

Von der Renaissance bis zum Beginn des 20. Jahrhunderts

Diese zweite Periode beginnt mit dem Niedergang der Pathologie der vier Säfte, der durch die Erkenntnis der ersten Anatomen (13.—14. Jahrhundert) eingeleitet wird. Sie beschreiben Tatsachen, welche mit den Ideen von Galen kaum vereinbar sind. Dieser Niedergang wird durch die wiederholten Angriffe von enzyklopädischen Denkern, wie Brissot, Fernel, Rabelais und Paracelsus (15.—16. Jahrhundert), noch beschleunigt. In *Gargantua* und *Pantagruel* findet man heftige Angriffe auf die »scholastische« Medizin und ihre unverbesserlichen Fanatiker. Paracelsus lehnt sich mit Nachdruck und der Heftigkeit, die seinen Mangel an Mäßigung und Zurückhaltung kennzeichnet, gegen ein Dogma auf, das er für absurd und schädlich hält.

Diese Revolution wirkt sich auch auf die Auffassung von der Gicht aus.

Ihre nosologische Eigenständigkeit gegenüber dem *morbus articularis* bei jungen Menschen wird neuerlich anerkannt (Cardan). Aber warum gibt ihr Guillaume de Baillou, »eine der schönsten Figuren der alten französischen Medizin« (Dumesnil), den Namen *Arthritis*, um sie dem »Rheumatismus« gegenüberzustellen?

Die Reaktion auf die Irrtümer von Galen schießt leider über jedes Maß hinaus. Die klinischen Beschreibungen des Altertums werden in Frage gestellt. Die heilsame Wirkung der Herbstzeitlose gerät in Vergessenheit, und der Hermesfinger wird den Quacksalbern überlassen.

Die »Abklärung« beginnt mit zwei hervorragenden Klinikern, Sennert und Sydenham. Die Nachwelt hält den zweiten Namen in Ehren, hat jedoch den ersten fast vergessen — ungerechterweise, denn D. Sennert veröffentlichte 1631 in Wittenberg eine klare klinische und therapeutische Untersuchung, welche die Herbstzeitlose rehabilitiert, während der *Tractatus de podagra et hydrope* erst 1683 in London erschien. Ob Sydenham das Werk seines Vorgängers nicht kannte oder darüber schwieg — wir sollten, obwohl er nicht der erste war, die Veröffentlichung seiner lebhaften Beschreibung anerkennen und ihm sein Schweigen bezüglich der Herbstzeitlose verzeihen: er führte die Chinarinde aus

Abbildung 2541 (oben links)
Heilmittel gegen die Gicht aus dem 18. Jh.
(Paris, Nat. Pharmazeutenschaft, Samml. Bouvet)

Abbildung 2542 (oben rechts)
Die Bäder von Plummers. Stich aus De Balneis, Venedig 1553.
(Paris, Bibl. d. Alten Med. Fakultät)
Männer und Frauen sind, der damaligen Sitte entsprechend, im gemeinsamen Schwimmbad des großen Bades von Plummers vereint, das von den dazugehörigen Hotels umgeben ist.

Venezuela nach Europa ein, erfand die Opiumtinktur und riet zur Enthaltsamkeit von Medikamenten bei Gichtanfällen.

Im 18. und 19. Jahrhundert wurden die Kenntnisse von dieser Krankheit erheblich verbessert. Die wichtigsten Fortschritte verdanken wir den *Chemikern*. Scheele (1776) entdeckte in den Harnsteinen die Harnsäure. Tennant und Pearson (1795) fanden sie im Tophus (Knoten) wieder, und Wollaston (1797) gab die Formel des Natriumurats an. Dank der Gelehrsamkeit von McCarty hatte van Leeuwenhoek in einem Brief aus dem Jahr 1684 (natürlich ohne die Materie zu kennen) die nadelförmigen Kristalle beschrieben, die ihm seine Erfindung, das Mikroskop, bei einer Untersuchung der Gichtknoten gezeigt hatte.

Zwischen 1884 und 1852 dringt Alfred B. Garrod meisterhaft in die Geschichte der Gicht ein. Er stellt Harnsäureablagerungen in den befallenen Gelenken fest und bestätigt die Ahnung von Musgrave (1703), daß es eine Bleigicht gäbe. Vor allem aber erkennt er das wesentliche biologische Merkmal der Gicht, die Hyperurikämie. Durch sein bemerkenswertes »Fadenverfahren« gelangte er zu Ruhm, doch schon vorher hatte er, dank seiner Forschungen mit Methylxanthinen aus Tee, diese Hyperurikämie als erster durch ein chemisches Verfahren aufgezeigt, indem er eine chemische Reaktion bei der Diagnose eines an dieser Stoffwechselstörung leidenden Patienten durchführte.

Ab 1871 bewiesen Kossel, Miescher und andere deutsche Chemiker, daß die Harnsäure das Endprodukt des physiologischen Katabolismus der »Nukleoalbumine« ist, oder genauer gesagt, ihrer Purinkörper. Fischer stellt 1907 die Formel dafür auf. 1913 veröffentlichen Folin und Denis ihre kolorimetrische Methode der Mengenbestimmung im Blut.

Andere wichtige Fortschritte verdanken wir der *pathologischen Anatomie*. Cruveilhier, Broca, Cornil und Ranvier (1901) beschrieben die Schäden bei Arthropathien. Die Veränderungen bei Gichtniere wurden nach und nach von Morgagni, Rayer (1837—1841), Castelnau (1843), Johnson (1852), Todd (1843), Charcot und Cornil (1863), Garrod (1859), Lécorché (1884), Widal und seiner Schule (erstes Jahrzehnt des 20. Jahrhunderts) abgegrenzt. Die Hyperurikämie der Gicht wurde einer Störung des Purinmetabolismus zugeschrieben. Man nahm an, daß sie gewöhnlich als Erbkrankheit auftrat, ihre eigentliche Natur aber war noch fast unbekannt. Es wurde vermutet, daß ein Überschuß an Purinen durch die Lebensmittel zugeführt wurde oder daß übermäßig viele Purine durch die Abnützung unserer eigenen Gewebe freigesetzt würden. Unter der Autorität von Garrod und angesichts der außerordentlich häufig auftretenden Nierenschädigungen bei Gichtkranken wurde schon bald als Hauptfaktor ein Fehler bei der Reinigung des Organismus durch die Niere verantwortlich gemacht. Man vermutete nicht die Ursache in einer endogenen Störung und dachte nicht daran, das Konzept des *inborn error of metabolism* auf die Gicht anzuwenden, das Archibald E. Garrod (Sohn von Alfred B.) 1908 für die Alkaptonurie, einer anderen Stoffwechselerkrankung mit Gelenkbefall, vorschlug.

Zu welchen Erkenntnissen kamen die Kliniker jener Zeit? Vom Lehrbuch von Scudamore (1816) angefangen bis zu den Kliniken von Trousseau (1861) vervollständigten sie die Bestandsaufnahme der klinischen Formen einer

Abbildung 2543
Aix in Savoyen oder Aix-les-Bains. *Stich aus dem Werk von Dr. Constantin James* Guide pratique du médecin et du malade aux eaux minérales de France, de Belgique, d'Allemagne... (»*Praktischer Führer für den Arzt und den Kranken der Mineralquellen Frankreichs, Belgiens, Deutschlands...«*) *Paris 1857.*
(Paris, Privatsammlung)
Die Quellen von Aix-les-Bains werden noch heute in Form von Massageduschen zur Behandlung von chronischem Rheumatismus verwendet.

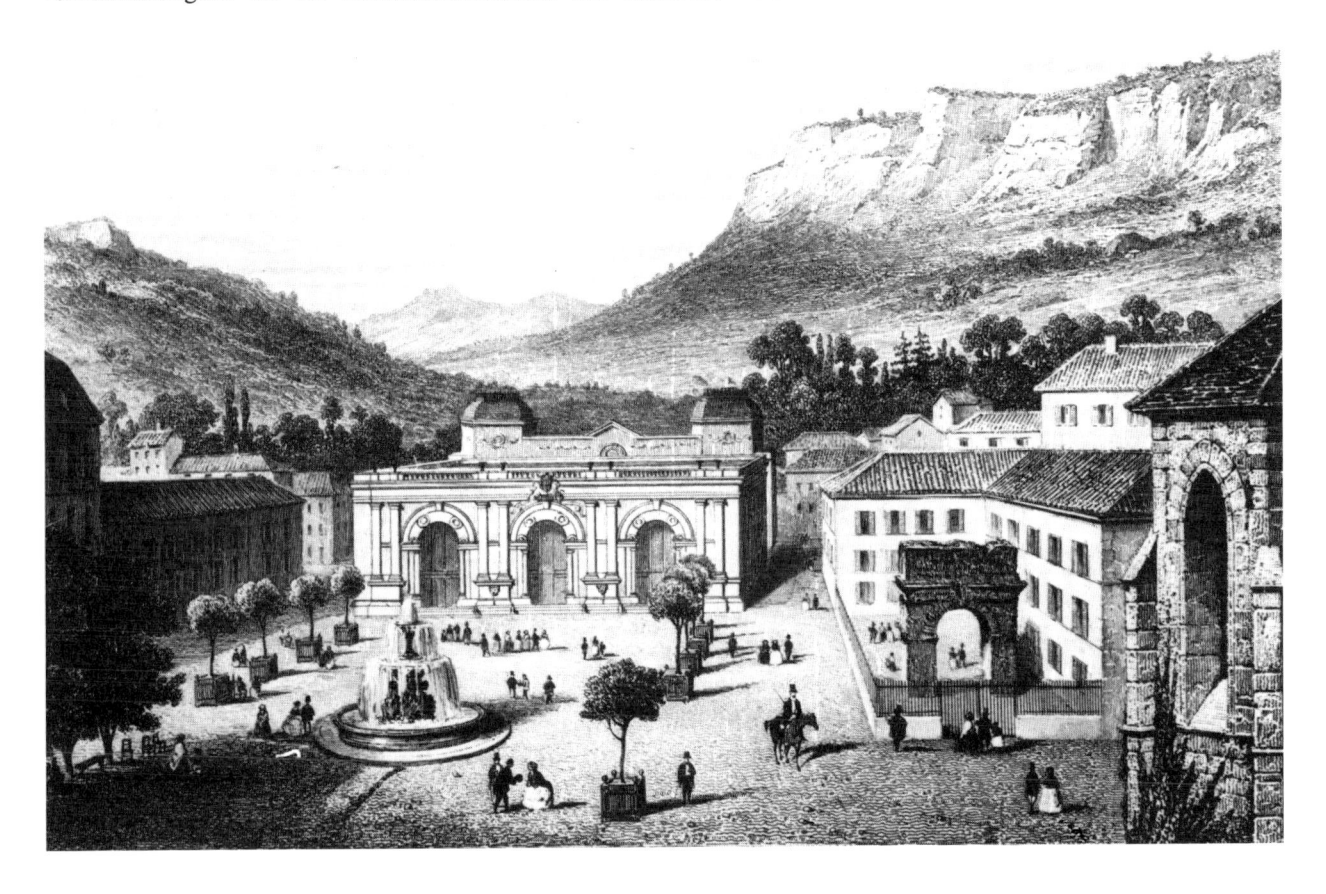

Krankheit, welche sich durch ihr humorales Merkmal schließlich vom Rheumatismus unterscheidet.

Leider bezweifeln sie selbst am Anfang des 20. Jahrhunderts noch zu häufig den Sinn einer Kontrolle der Hyperurikämie. »Daher kehren die sogenannte irreguläre Gicht und besonders die sogenannte Eingeweidegicht gewaltsam zurück ... das Gebiet der Gicht erweitert sich immer mehr, so daß es einen riesigen Teil der Medizin umfaßt« (de Sèze).

Auf der anderen Seite hält man zwar die Gicht im allgemeinen für eine »Ernährungskrankheit«, die mit dem Stoffwechsel der Purine in Verbindung steht, doch man bestreitet heftig die Bedeutung der Harnsäure: ihr Vorhandensein sei vielleicht die Folgeerscheinung, nicht aber der Grund für die Schäden, denn es gibt Gichtkranke, bei denen keinerlei Hyperurikämie festgestellt werden kann, und andererseits Hyperurikämiekranke, die weder an Anfällen noch an Gichtknoten leiden. Es wird darauf hingewiesen, daß die Therapie mit Herbstzeitlosen wirkt, ohne die Hyperurikämie zu vermindern. Man unterstreicht, daß die intraartikuläre Injektion einer Natriumurat*lösung* selbst bei Gichtkranken keine Anschwellung auslöse. Die zwischen 1899 und 1901 veröffentlichten Arbeiten von Freundweiler, einem jungen Schüler von His (er starb 1901 mit dreißig Jahren), bleiben völlig unbekannt. Er stellte zuerst an Tierversuchen und dann an sich selbst fest, daß das subkutane Einspritzen von Urat*kristallen* eine lebhafte entzündliche Reaktion hervorruft, in deren Verlauf die Kristalle durch mehrkernige Phagozyten aufgenommen werden. Mit anderen, *nadelför-*

Abbildung 2544
Die Gicht *nach dem* Album comique de pathologie, pittoresque *(»Komisches Album der Pathologie, bebildert«)*. Paris 1823.
(Paris, Bibl. d. Alten Med. Fakultät)

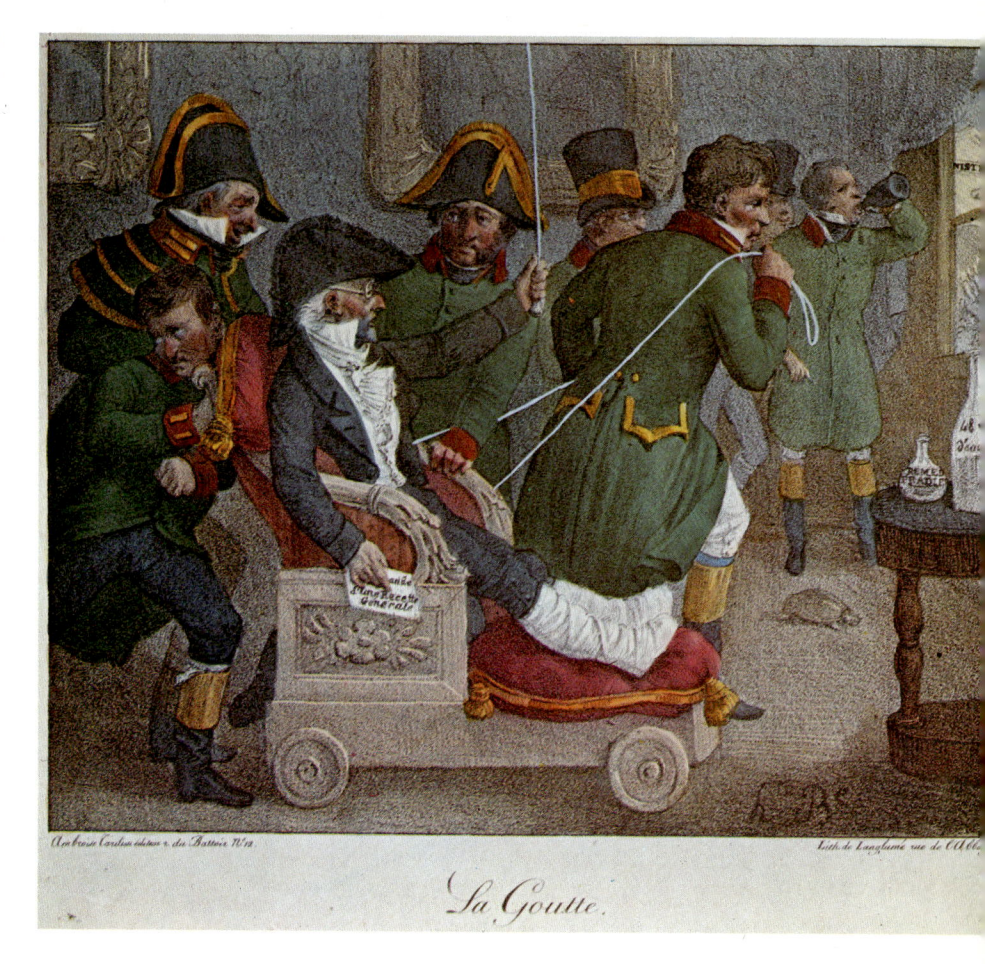

migen Kristallen (beispielsweise Harnstoffkristallen) kommt er zu denselben Ergebnissen.

Um das Auftreten akuter Anfälle zu erklären, müssen jedoch außer der Harnsäure und der Stoffwechselstörung noch andere Faktoren angeführt werden. Es fehlt nicht an kurz- oder langlebigen Hypothesen: »Gewebesensibilisierung«, »präzipitierende Krankheit«, »neurovegetativer Sturm« ... man ging sogar so weit, der Harnsäure jede pathogene Mitwirkung abzusprechen!

Im 19. Jahrhundert entdeckte man schließlich das Colchicin, das aktive Alkaloid der Herbstzeitlose. Es wurde von Pelletier und Caventou (1820) aus dem Samen der Pflanze extrahiert, von Geiger und Hess (1833) isoliert und von Houdé (1884) kristallisiert. Aber Trousseau wandte es noch nicht bei akutem Anfall an, er zog es vor, untätig zu bleiben und »nichts, absolut nichts zu tun«.

Am Ende dieser zweiten so fruchtbaren Periode der Geschichte der Gicht ist man dem Ziel schon ziemlich nahe: endlich hatte man die legendäre Gichtflüssigkeit in der Form von Harnsäure und Uraten aufgefangen, die Chemiker und die Pathologen hatten dazu beigetragen, die Eigenart der Podagra aus der Antike zu definieren und sie eindeutig vom akuten und chronischen Rheumatismus abzugrenzen.

Man ist dem Ziel sehr nahe, aber man erreicht es nicht: die Kliniker verzögern die Lösung durch ihren zu weit schweifenden Blick auf das Gebiet der Krankheit und einen zu begrenzten Blick in bezug auf die Rolle der Harnsäure und ihrer Dysmetabolie, deren Bedeutung bei der Bildung von Knoten sicherer erscheint als beim Auftreten akuter Anfälle.

Die Therapie kommt trotz der Entdeckung des Colchicin nicht voran. Die alte Angst vor einem »Wiederaufsteigen« der Gicht ist noch nicht überwunden. Die Gichtkranken erdulden die Unbequemlichkeit einer drakonischen Diät und die Täuschung durch das »Harnsäurelösungsmittel«, das von einer maßlosen Werbetätigkeit unterstützt wird.

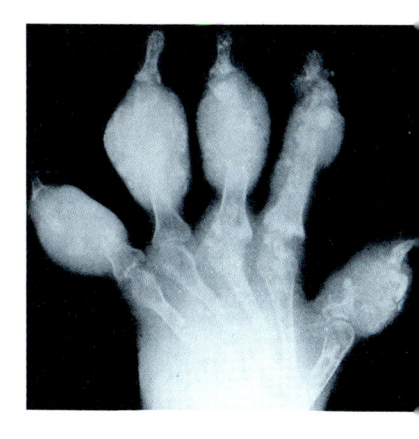

Abbildung 2545
Gicht: stark fortgeschrittener Zustand bei einem 30jährigen Mann. Man sieht die großen Tophi, von denen einige verkalkt sind, in Verbindung mit einer weitreichenden Knochendestruktion. Bild aus dem Atlas de radiologie de la main *(»Atlas der Radiologie der Hand«) von Philip Jacobs, Paris 1972. (Paris, Bibl. d. Alten Med. Fakultät)*

In einigen Jahrzehnten wurden gewisse Mechanismen aufgezeigt, die zur Uratüberflutung des von Gicht befallenen Organismus führen und für akute Anfälle und das chronische Auftreten der Gicht verantwortlich sind. In diesem Zeitraum sollte die Behandlung in einem riesigen Schritt nach vorne vom zweitausendjährigen Empirismus zu einem präzisen pharmakologischen Rationalismus kommen. Oft sollten die therapeutischen Fortschritte das beste Verständnis der Pathogenese noch übertreffen.

Auf klinischer Ebene werden eine ganze Reihe von Organmanifestationen aus dem Krankheitsbild der Gicht ausgeschlossen: die einen, weil sie ebenso häufig bei nicht an Gicht erkrankten Patienten angetroffen werden und auf eine Gichtbehandlung nicht ansprechen, die anderen, weil es ebenso denkbar wäre, sie mit der Arteriosklerose in Verbindung zu bringen (deren Manifestationsalter die meisten Gichtkranken erreichen) oder mit der »Plethora« (Polyzythämie) und deren nicht purinbedingten Stoffwechselstörungen (die bei Gichtkranken so häufig sind). Diese Abgrenzungen können durch den verständlichen Mangel an histologischem Beweismaterial für den Gichtursprung der Läsionen erklärt werden. Sie werden jedoch weder allgemein anerkannt noch umfassen sie die Niere, dieses Schlüsselorgan, deren Veränderungen die Prognose der Krankheit lebensgefährlich beeinträchtigen kann.

Auf Ebene der Pathogenese hingegen verliert die Niere ihre Vorrangstellung. Man stellt fest, daß Gichtkranke nicht immer an Hypouraturie leiden, wie

Die Entwicklung im letzten halben Jahrhundert

Abbildung 2546
Die Launen der Gicht. Arthritisches Ballett. *Englischer Stich, 1783.*
(Paris, Nationalbibl., Kupferstichkabinett)

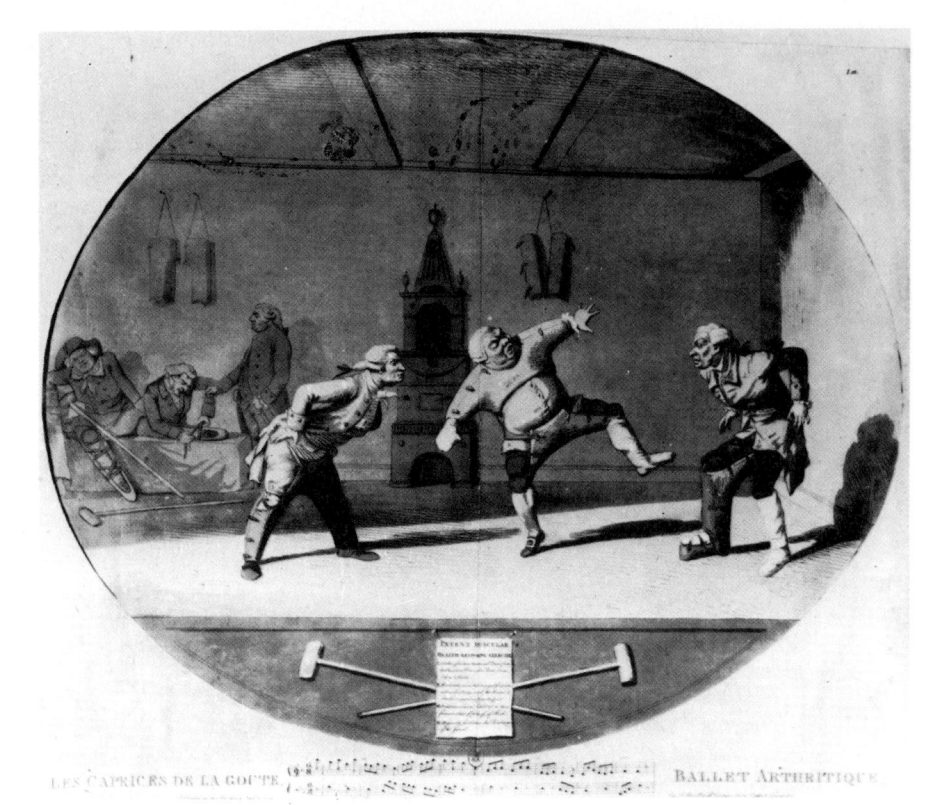

Abbildung 2547 (unten)
Titelseite des Handbuchs der Gicht- und Rheumatismuskranken von M. Gachet, Paris 1786.
(Paris, Nat. Pharmazeutenschaft, Samml. Bouvet)

Garrod glaubte: Gichtkranke mit normaler Ausscheidung und solche mit einem Übermaß an Ausscheidung sind ebenso häufig. Durch die begründete Rückkehr zur hellsichtigen Auffassung Oslers von 1892 richtet sich das Hauptaugenmerk auf einen Überschuß an Harnsäurebildung. Diese Umkehr öffnet Barnes und Schoenheimer (1943) den Weg. Sie verwenden Radioisotope, um die Biosynthese von Purinen und Pyrimidinen zu untersuchen. Benedict wagt den entscheidenden Schritt: mit der Einbringung markierter Urate zeigt er bei fast allen Gichtkranken den beträchtlichen Volumenanstieg und die Beschleunigung der Neubildung des *miscible pool* der sofort austauschbaren Harnsäure auf (1949). Mittels des ^{15}N-Glycins (1952) deckt er auf, daß hinter dem Uratanstieg eine bedeutende endogene *De-novo*-Hyperurikogenese verantwortlich ist. Wyngaarden (1957), Buchanan (1959) und Seegmiller (1961) bestätigen mit anderen markierten einfachen Verbindungen (keinen Purinen) die erstaunliche Fähigkeit des Gichtkranken, sehr rasch große Mengen von Harnsäure aus irgendwelchen anderen Verbindungen herzustellen. Gutman und Yü (1965) zeigen auf, daß der Purinkatabolismus diese Fähigkeit besitzt, einen Nebenweg zu finden, daß die »Drehscheibe« der Inosinsäure auf schnellem Weg (normalerweise nebensächlich) große Mengen Oxypurine (kurzer Zyklus) ausschüttet und nicht auf langem Weg (normalerweise bevorzugt) Nukleinsäuren.

Auf diese Weise fand man einen besseren Zugang zur autosomaldominanten Übertragung des genetischen Fehlers, welcher die primäre Gicht von der sekundären Gicht (z. B. Nephropathien oder Hämopathien) unterscheidet, bei welcher der katabolische Hauptweg der Purine der lange Zyklus bleibt.

Ist dieser angeborene metabolische Fehler auf Enzymstörungen zurückzuführen? Die Resultate von ersten Untersuchungen in dieser Richtung bleiben unbestimmt. 1967 entdeckt Seegmiller, daß bei jugendlichen Hyperurikämiepatienten, die 1964 von Lesch und Nyhan genau beschrieben wurden, ein Enzym des Purinkatabolismus, das bis dahin mißachtet worden war, die Hypoxanthin-Guanin-Phosphoribosyl-Transferase, völlig fehlt. Ein gleicher (teilweiser) Mangel wird dann bei Erwachsenen gefunden, die an einer familiär geschlechtsgebundenen Gicht leiden. Schließlich wird von Fällen primärer Gicht berichtet, bei denen die Adenin-Phosphoribosyl-Transferase fehlt, und von anderen, bei denen ein Überschuß an Phosphoribosylsynthetase vorhanden ist. Man kommt in Versuchung, das gesamte Gebiet der primären Gicht der Aufteilung in verschiedene »Dysenzymosen« zuzuschreiben.

Erst die Zukunft wird uns über die Tragweite dieser Erkenntnisse Auskunft geben können, die jedoch nur eine geringe Zahl von Gichtkranken betreffen.

Im Augenblick darf man nicht vergessen, daß nicht alle Gichtkranken an einer Überproduktion von Harnsäure leiden: es gibt welche, die zuwenig ausscheiden und bei denen die Niere sicher ein wichtigerer Krankheitsfaktor ist als der gestörte Purinhaushalt.

Wie dem auch sei, es wurde zumindest das Problem des Mechanismus von akuten Anfällen gelöst. McCarty (1961) verhilft den Arbeiten von Freundweiler wieder zu Ehren und bestätigt die entscheidende Rolle des plötzlichen Eindringens von Harnsäuremikrokristallen in das Gewebe. Seegmiller (1962) zeigt die Bedeutung der mehrkernigen Zellen auf, welche diese Kristalle phagozytieren; bei diesem Überlebenskampf werden aus den Lysosomen stark entzündungserregende Enzyme freigesetzt. Kellermeyer (1965) weist darauf hin, daß die Aktivierung des Hageman-Faktors durch die Oberfläche der Kristalle zur Stimulation der entzündlichen Reaktion beiträgt. Daraus wird verständlich, daß die Herbstzeitlosentherapie den Gichtanfall »kupieren« kann, ohne die Urikämie zu senken: sie verhindert die Phagozytose, was eher schädlich als nützlich ist.

Auf therapeutischer Ebene sind ungeheuer große Errungenschaften zu verzeichnen. Als wesentlicher Fortschritt ist zunächst festzuhalten, daß niemand mehr bestreitet, daß ein akuter Anfall sofort und verstärkt mit Colchicin behandelt werden muß und oft sogar wirksamer mit modernen entzündungshemmenden Medikamenten wie Pyrazol oder Indolderivaten. Dabei werden Cortisone vermieden, denn sie verursachen allzu oft nach einer augenblicklichen falschen Wunderheilung später schwere Schäden.

Eine wesentliche Neuerung ist die *nachdrückliche Behandlung der Purinstörungen*. 1951 geben Gutman, Yü und Talbott gleichzeitig die ersten hervorragenden Ergebnisse bekannt, die sie mit Probenecid gemacht haben, dem bald schon das Sulfinpyrazon (Burns und Yü, 1957) an die Seite gestellt wird. Diese beiden kräftigen Uricosurica senken auch den Serumharnsäurespiegel. Bei längerer Behandlungsdauer führen sie zum Verschwinden der Tophi, was vorher noch nie erreicht werden konnte. Bald jedoch war man sich darüber einig, daß

Abbildung 2548
Die Einreibung mit Öl, die Abreibung und Kleider aus ganz trockener Wolle sind einige der Heilmittel, die gegen die »Gicht« (dieser Ausdruck wurde mit allen Arten von Rheumatismus verwechselt) in einer in Straßburg erschienenen Ausgabe des Tacuinum sanitatis *aus dem Jahr 1531 empfohlen werden. (Paris, Bibl. d. Alten Med. Fakultät)*

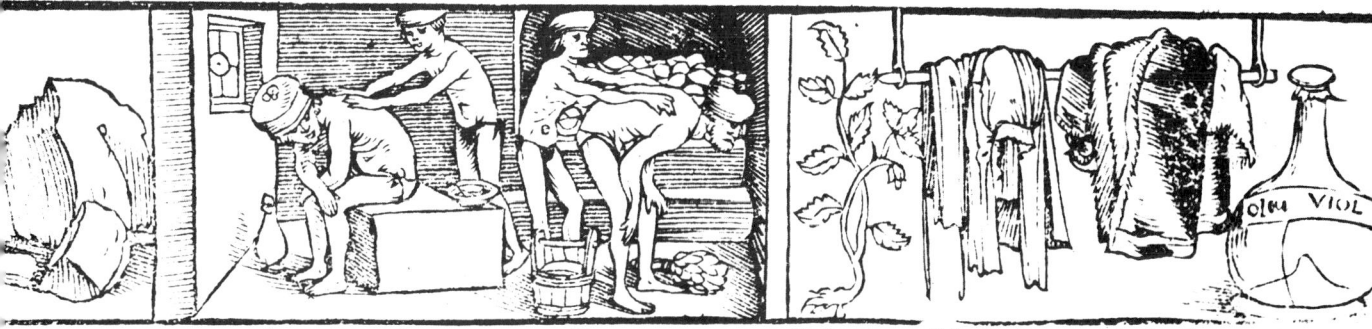

iripigmentū.   Inunctio olei.   Fricatio.   Bilmalua. Vestis linea. Vestis serica. Oleū uio

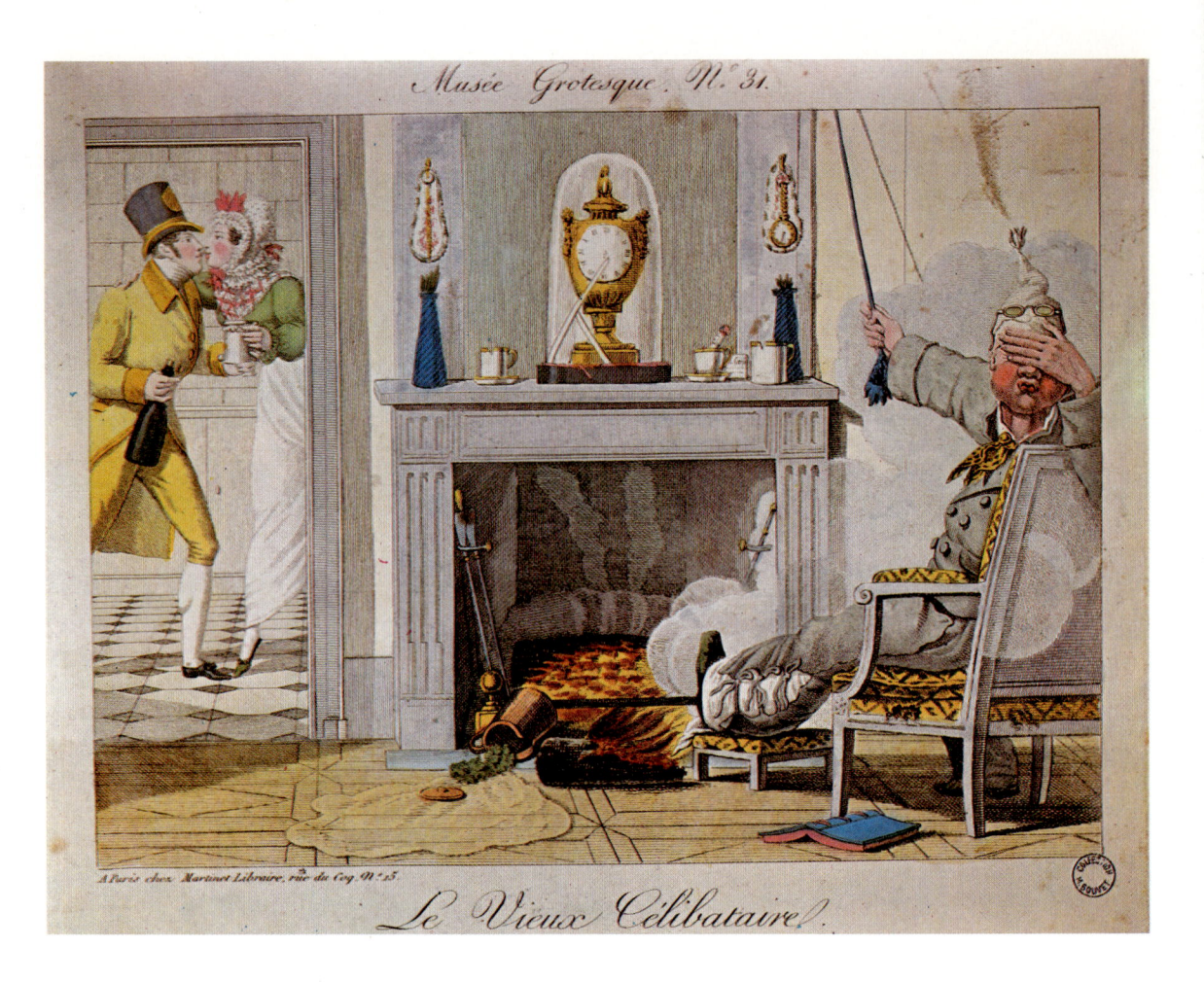

*Abbildung 2549
Der alte gichtkranke Junggeselle. Stich aus der ersten Hälfte des 19. Jh.s. (Paris, Nat. Pharmazeutenschaft, Samml. Bouvet)*

sie nur ungefähr jedem zweiten Gichtkranken verschrieben werden konnten: da sie an der Niere angreifen, dürfen sie nicht verabreicht werden, sobald eine Nierenschädigung vorliegt (das ist bei Gichtkranken häufig der Fall), und durch die Verstärkung der Uraturie sind sie auch bei Gichtkranken verboten, die an Lithiasis leiden (ein häufiges Zusammentreffen). Das Benziodaron (Nivet, Delbarre, 1965) und das Benzbromaron (Mertz, 1969) scheinen die Niere weniger zu belasten, doch ihre Gefahr bei Lithiasis bleibt bestehen.

Man kann sich nun wohl die Begeisterung vorstellen, welche die Entdeckung der Inhibitoren der Uricogenese auslöste: zuerst die Orotsäure, die schon bald vom Allopurinol (Rundles und Wyngaarden, 1965) und vom Thiopurinol (Delbarre, 1968) abgelöst wurde, welche durch eine doppelte Enzymblockade das »Aufwallen des kurzen Zyklus« und die Verkettung der ersten Stadien des Purinkatabolismus bremsen. Sie vermindern die Urikämie und erleichtern die Nierenausscheidung (die weniger Harnsäure abzugeben braucht) und verringern gleichzeitig die Uraturie. Dadurch werden sie zur eigenartigsten und gleichzeitig wertvollsten Errungenschaft der letzten Jahrzehnte, denn sie können allen Gichtkranken verabreicht werden, den Nierenkranken ebenso wie den Steinträgern. Bis heute scheint ihre (notwendigerweise) langfristige Verabreichung keinerlei schädliche Wirkung zu haben, obwohl diese Enzyminhibitoren auch außerhalb des Purinstoffwechsels eingreifen.

Im Laufe ihrer langen Geschichte hat die Gicht sicher nicht alle ihre Geheimnisse preisgegeben, doch ist sie nicht mehr der Schandfleck der Medizin.

Rheumatismus

Wie die Geschichte der Gicht beginnt auch die des Rheumatismus mit den Schriften des Hippokrates, die für seine klare Sicht der Tatsachen Zeugnis ablegen, und durchschreitet dann die lange Epoche der Verfinsterung durch Galen.

Hippokrates hat nicht nur die Podagra und die »*Arthritis*« abgegrenzt, »eine akute fieberhafte, aber nicht tödliche Krankheit, welche alle Gelenke angreift und bei jungen Menschen häufiger ist als bei alten«, er unterschied auch bei den anderen Gelenkskrankheiten zwischen »eitriger Arthritis«, »einfacher Arthritis, die beim Abklingen gewisser Fieber auftritt« und »Schmerzen, die dazu neigen, chronisch zu werden und zu Deformierungen führen«.

Galen faßt alles unter der Bezeichnung *Arthritis* zusammen, und diese Verworrenheit sollte bis ins 15. Jahrhundert, in dem das Gedankengut von Hippokrates wieder aufgegriffen wurde, vorherrschen.

Der rheumatische Formenkreis wird eigentlich erst in der Renaissance wirklich entdeckt: im 16. Jahrhundert schuf Baillou das Wort »Rheumatismus« (Krankheit, die läuft, abläuft und vorbeigeht), um die Gelenkserkrankung mit akuter und vorübergehender Entzündung zu bezeichnen. Er grenzt sie von den chronischen Gelenkserkrankung ab, die ohne Unterschied, einschließlich der Gicht, unter der bedauerlichen Überschrift *Arthritis* zusammengefaßt waren!

Es dauerte zwei weitere Jahrhunderte, bis die Rheumatologie sich zu entwickeln begann. Während dieser zwei Jahrhunderte machten Rivière (ein Schüler von Sennert), Sydenham, Boerhaave und andere den Unterschied zwischen »Rheumatismus« und der Gicht immer deutlicher. Diese zwei Jahrhunderte setzten einen Schlußpunkt hinter den zweideutigen nosographischen Aufstieg der *Arthritis,* indem sie dieses Wort aus dem medizinischen Wortschatz auslöschten. 1776 grenzt Cullen den Rheumatismus eindeutig von der Gicht ab: er unterscheidet zwischen einem Muskelrheumatismus und einem Gelenkrheumatismus, den er wiederum in zwei Erscheinungsformen unterteilt, den akuten und den chronischen. Soweit hat die Kenntnis vom Schmerz und der Bewegungsunfähigkeit das Wort »Rheumatismus« von seiner ursprünglichen Bedeutung einer vorübergehenden und sich auflösenden Krankheit befreit (Coste).

Von da an schlagen die Geschichte des akuten Gelenkrheumatismus und die Geschichte des chronischen Gelenkrheumatismus verschiedene Wege ein.

Im 19. Jahrhundert müssen zwei große Daten hervorgehoben werden:
1835: Bouillaud stellt die zwei berühmten Gesetze der Koinzidenz und der Nicht-Koinzidenz auf und hebt den gefürchteten Kardiotropismus hervor, der so oft die Prognose des alten *morbus articularis* bei jungen Menschen verdunkelt hat, diese »akute fieberhafte, aber nicht tödliche Krankheit«, gemäß Hippokrates. Diese Erkenntnis war für seine Zeit revolutionär, denn Corvisart (der vierzehn Jahre zuvor gestorben war) wußte noch nichts davon, obwohl der Schotte Pitcairn, der Holländer Van Swieten und die Engländer Jenner und Scudamore schon vor Bouillaud darauf hingewiesen hatten.

1866: Bei einer berühmt gewordenen Sitzung auf der Tribüne der medizinischen Gesellschaft der Krankenhäuser von Paris rechtfertigten die Interventionen von Trousseau, Hanot, Besnier, Bouchard und vor allem von Lasègue die

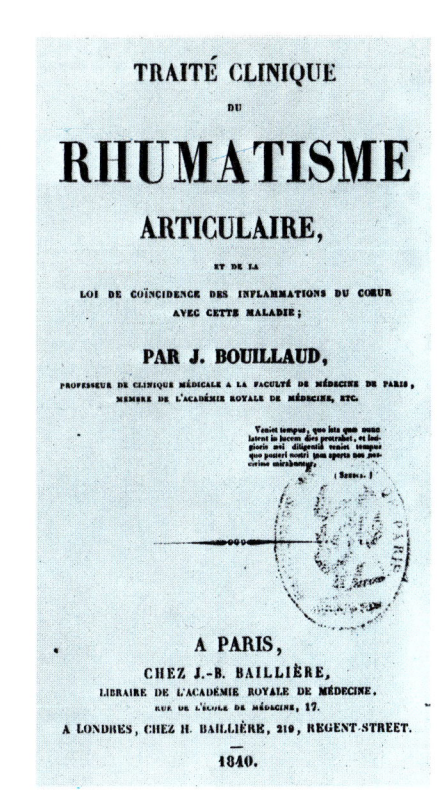

*Abbildung 2550
Titelseite aus dem* Traité clinique du rhumatisme articulaire ... *(»Klinische Abhandlung des Gelenkrheumatismus ...«) von Jean-Baptiste Bouillaud, Paris 1840.
Wir verdanken Jean-Baptiste Bouillaud (1796—1881) die Entdeckung der Läsionen des Knorpels und der Synovia mit den extraartikulären Lokalisationen bei akutem Gelenkrheumatismus. Er stellte die Gesetze der Koinzidenz zwischen akutem Gelenkrheumatismus und Herzläsionen auf.*

Der akute Gelenkrheumatismus

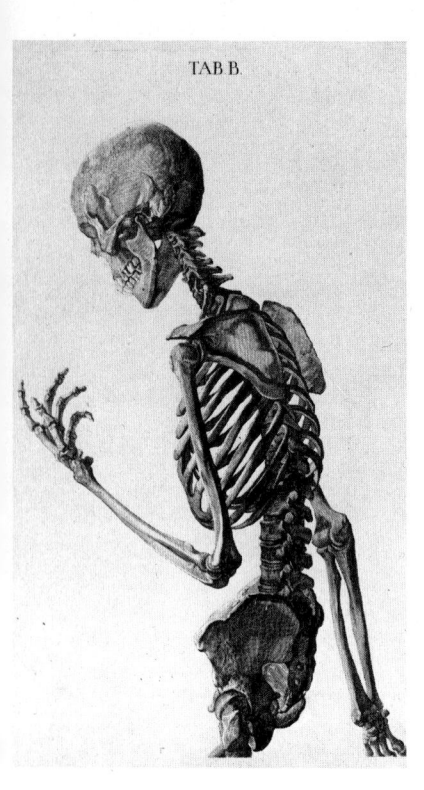

Abbildung 2551
Anatomische Figur aus dem Tabulae osteologicae... *von Christophe J. Trew, Nürnberg 1767.*
(Paris, Bibl. d. Alten Med. Fakultät)

Eigenständigkeit gegenüber dem »infektiösen Pseudorheumatismus«, diesem »R.A.A.«, der in Frankreich den Namen »rheumatische Erkrankung« (Besnier), aber im Volksmund »Krankheit von Bouillaud« erhält und in den englischsprachigen Ländern *rheumatic fever* genannt wird.

Im Laufe der zweiten Hälfte des 19. Jahrhunderts und des ersten Drittels des 20. Jahrhunderts entwickelt sich die Kenntnis von der Krankheit von Bouillaud auf vier Ebenen: der anatomisch-klinischen, der ätiologischen, der pathogenetischen und der therapeutischen. Eine große Anzahl von Arbeiten verleihen dieser Krankheit nach und nach ein Gesicht oder genauer gesagt viele Gesichter, die von jenem des akuten Gelenkrheumatismus sehr verschieden sind: die Gelenkentzündungen und ihre starken Entzündungserscheinungen erscheinen bald als geringfügig und ungewiß im Vergleich zu den nicht artikulären Manifestationen der chronischen visceralen Anfälle der Krankheit, die im wesentlichen den Herzrheumatismus mit seiner Hauptkomponente, der Myokarditis des schweren Herzrheumatismus, beinhalten. In diesem Zusammenhang müssen Potain, Barrié, Bezançon, Grenet, Henoch, Bard, Vaquez, Josué, Ribierre, Pichon, Cornil, Ranvier, Lutembacher, Soulié und viele andere große Namen der klinischen Medizin, der Kardiologie, der Pädiatrie und der pathologischen Antomie verdienstvoll genannt werden. Die klinisch-anatomische Einheit der Krankheit von Bouillaud wurde 1904 von Aschoff bestätigt, der mit seinem Schüler Geipel in Krankheitsherden (vor allem im Myokard, aber auch anderswo) Knötchen entdeckte, die ihren Namen tragen. Der infektiöse Verlauf dieser Krankheit erfordert es, die verantwortlichen Keime zu erforschen.

1865 weisen Trousseau in Frankreich und Graves in Großbritannien darauf hin, daß einem Ausbruch von akutem Gelenkrheumatismus häufig eine Angina vorausgeht und daß möglicherweise eine Beziehung zum Scharlach besteht. Diese prophetischen Ansichten finden jedoch keine Beachtung, selbst nicht, nachdem sie von Fowler 1880 bestätigt wurden. Die Schlußfolgerungen von Schottmüller, Singer, Haig-Brown, Poynton und Paine, welche die im Hals gefundenen Streptokokken verantwortlich machen, stoßen in den letzten Jahren des 19. Jahrhunderts auf dieselbe Gleichgültigkeit.

Die ätiologischen Arbeiten von Schlesinger (1930), Coburn, Collis (1931) und vor allem die Klarstellung von Todd (1932) über den konstant zu verzeichnenden starken Serum-Antistreptolysinanstieg ab der zweiten bis zur fünften Woche nach Ausbruch drängen dazu, die Streptokokken als Krankheitsursache anzuerkennen. 1944 identifiziert Lancefield endgültig die Verursacher: die Streptokokken der Gruppe A mit β-Hämolyse. Inzwischen vertreten einige Ärzte die Hypothese eines im Herzen sitzenden »rheumatischen Ultravirus« (Bezançon und Weil), der vorübergehend seinen Schlupfwinkel verläßt und einen akuten Ausbruch auslöst. Die virologischen Forschungen von Swift (1939) und die Versuche am Menschen von Copeman (1944) regen Untersuchungen in dieser Richtung nur vorübergehend an, denn sie führen zu keinen oder nur zu unzuverlässigen Ergebnissen.

Heute wird die Krankheit von Bouillaud einstimmig als eine »Streptokokkose« und als Prototyp des infektiösen Rheumatismus angesehen. Genauso einhellig gibt man zu, daß wir nicht in der Lage sind zu erklären, warum diese Komplikation so selten ist; sie tritt nur bei 2 bis 3 Prozent der Patienten auf, deren Pharynx mit dem β-hämolysierenden Streptokokken A befallen worden war. In der Geschichte des akuten Gelenkrheumatismus fällt die Aufgabe, das ätiologische Kapitel abzuschließen, vielleicht der Genetik zu.

Noch bevor der betreffende Keim identifiziert werden konnte, wußte man, daß die niemals eiternden Läsionen der Krankheit von Bouillaud nicht auf die direkte Wirkung diese Keims auf das Gewebe zurückzuführen sind. Es wird die Ansicht vertreten (und gerade das ist die Definition des Begriffs »Rheumatismus«), daß sie durch eine Fernwirkung des Keims in einiger Entfernung zu seiner Eintrittsstelle in den Organismus entstehen, die darin besteht, den Immunitätsmechanismus auszulösen, den man gerade zu erforschen beginnt (die Anaphylaxie von Richet und Portier stammt aus dem Jahr 1902, die klassische wissenschaftliche Abhandlung von Pirquet und Schick über die Serumkrankheit erschien 1905).

Ab dem ersten Jahrzehnt dieses Jahrhunderts sprechen zwei Argumente für das Phänomen der »Sensibilisierung«: das freie Intervall, das die prärheuma-

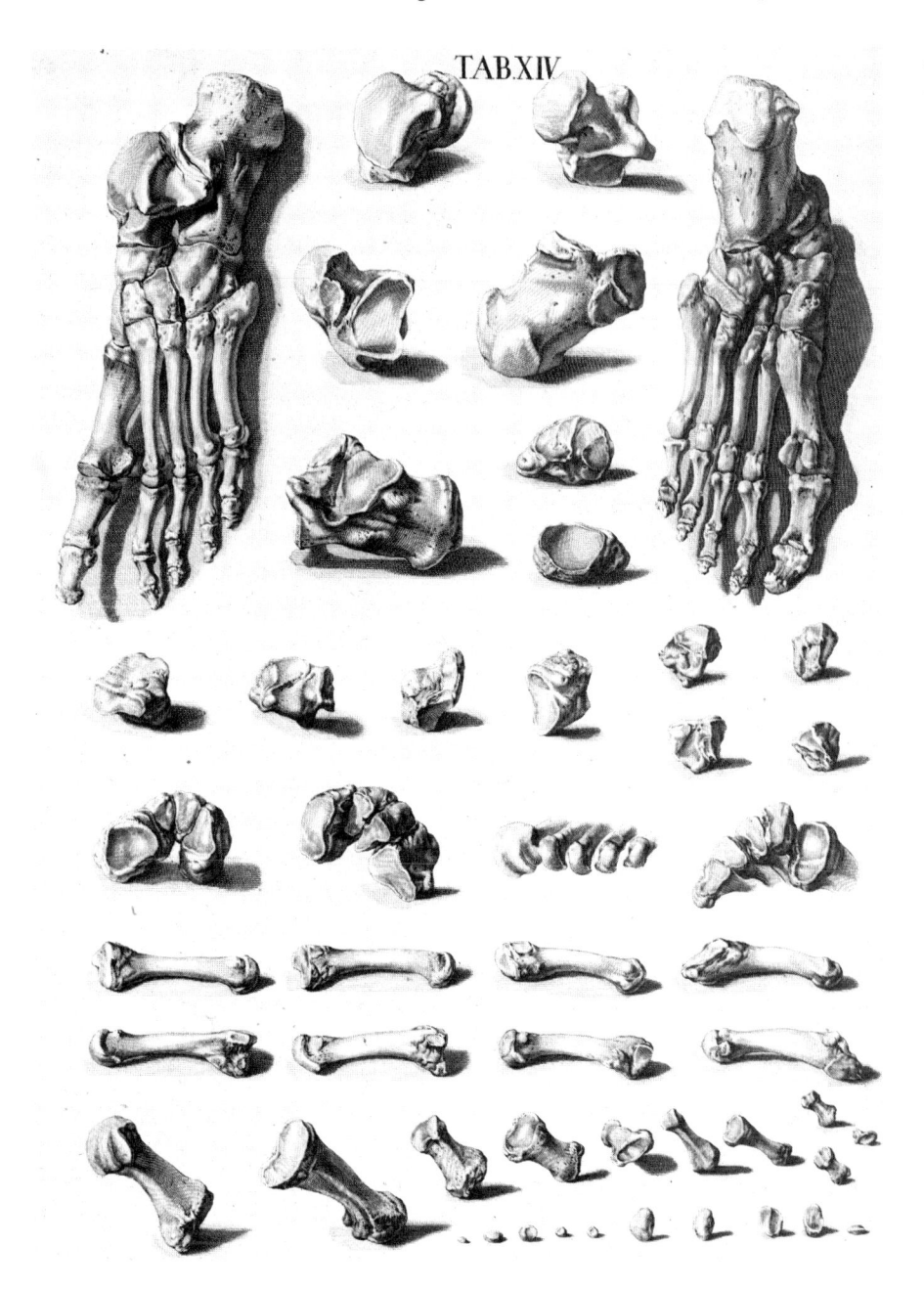

Abbildung 2552
Die Knochen des Fußes. Anatomische Abbildung aus demselben Werk wie Abb. 2551. (Paris, ibd.)

*Abbildung 2553
Kultur von hämolysierenden Streptokokken (Bild von Dr. Charles Henneghien, Belgien). Bouillaud beschrieb den akuten Gelenkrheumatismus, die Angelsachsen zeigten jedoch ab 1900 auf, daß es sich um eine chronische Krankheit handelt, die sich durch aufeinanderfolgende Ausbrüche entwickelt und auf Infektionen durch hämolysierende Streptokokken zurückzuführen ist.*

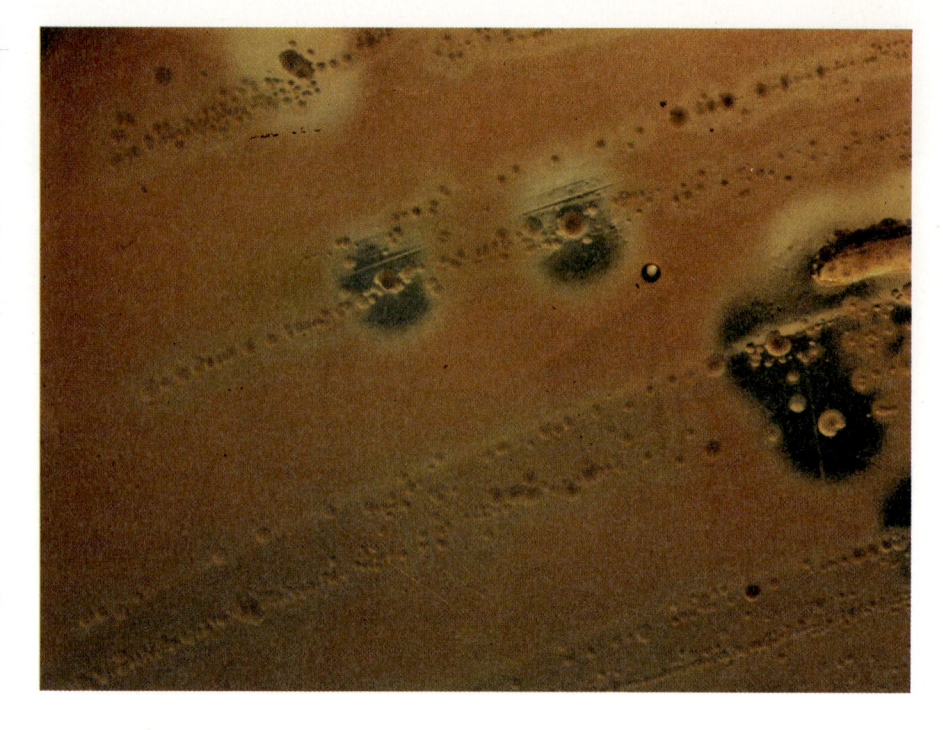

*Abbildung 2554
(gegenüber, unten links)
»Verschiedene Aspekte der Gicht mit kalkartigen Ablagerungen« in verschiedenen Gelenken (rechter Femur, Kniescheibe, Tibia, Fibula, rechte große Zehe, Daumen usw.). Abbildung aus der* Anatomie pathologique du corps humain *(»Pathologische Anatomie des menschlichen Körpers«) von Jean Cruveilhier, Paris 1828—1842. Abb. III, 4. B. (Paris, Bibl. d. Alten Med. Fakultät)*

*Abbildung 2555
(gegenüber, unten rechts)
Verschiedene Knochenerkrankungen. Man kann einen subakuten Gelenkrheumatismus des Knies erkennen (Fig. 5); die Fig. 1 und 4 zeigen »mikroskopische Zeichnungen des akuten Gelenkrheumatismus«. Die Fig. 10 stellt »eine chronische Arthritis des Knies mit Befall des Tibiakopfes« dar und die Fig. 10 und 11 »die beiden Hälften des Tibiakopfes, die in der Mitte eine Einschmelzung zeigen«. Abbildung aus Band II des* Traité d'anatomie pathologique *(»Abhandlung der pathologischen Anatomie«) von H. Lebert, Abb. CLXXVIII, Paris 1861.
(Paris, Bibl. d. Alten Med. Fakultät)*

tische Angina von den ersten Anzeichen des rheumatischen Anfalls trennt, und die Analogien, welche die Arthritis der rheumatischen Erkrankung und die Arthritis der Serum-Krankheit einander stark annähern. Schick (1907) stellt als erster die Hypothese auf, es könne eine Beziehung zwischen der mikrobiellen Allergie und dem akuten Gelenkrheumatismus geben.

Das Aschoff-Geipel-Knötchen wird zum Kennzeichen eines aktiven rheumatischen Fortschreitens und zum Beweis für eine übermäßige allergische Reaktion des Gewebes, einer »Gewebshyperergie«. Dieser Ausdruck sollte viel später durch die Erfahrungen von Klinge (1933) mit einem »hyperimmunisierten« Hasen und jene von Rich und Gregory (1943—1944), Cavelti (1945), Murphy und Swift (1949—1950) bestätigt werden, welche die Überreaktionsfähigkeit des Bindegewebes (und vor allem jenes der Gelenke und der Herzhäute) auf die Antikörper gegen Streptokokken aufzeigen, die nach der mikrobiellen Infestation gebildet werden und das Verschwinden des Keims überdauern. 1963 entdeckte Kaplan gemeinsame antigene Strukturen der Außenwand der Streptokokken A und der Myokardfasern. 1967 stellt Halpern fest, daß die Antikörper gegen Streptokokken A ein Glycoprotein präzipitieren, das sowohl in den Gelenkknorpeln als auch in den Herzklappen, der Aorta und der Haut vorhanden ist. Er findet sie bei einigen Genesenden wieder, die sich von einem akuten Rheumatismusanfall erholen.

Heute beherrscht die Theorie der Dysimmunität (oder Hyperimmunität) die Pathogenese der Krankheit von Bouillaud, sie steht in völligem Einklang mit jener, welche die Streptokokken als Krankheitsursache angibt. Ist damit das Problem völlig und endgültig gelöst? Das könnte man nicht behaupten! Zu Recht wird noch immer über die Beständigkeit und die Bedeutung der Aschoff-Geipel-Knötchen diskutiert. Viele diesbezüglich gemachten Aussagen müssen überprüft werden, bevor sie ausgelegt werden können. Jüngere Forschungen (Wittler, Kagan, 1962) scheinen sogar darauf hinzuweisen, daß die Beständigkeit des lebenden Keims (vielleicht in L-Form im Zelleninneren) als notwendige

Bedingung zum Fortbestand der Krankheit nicht ausdrücklich auszuschließen ist. Zumindest konnte die Theorie der Dysimmunität dem Ansturm der von Selye 1936 vertretenen Auffassung widerstehen, daß die Streptokokkeninfektion eine Veränderung der Reaktionsfähigkeit des Hypophysen-Nebennierenregelkreises hervorrufe. Diese Ansicht, die weltweit einen allerdings vorübergehenden Widerhall fand, hätte den akuten Gelenkrheumatismus zum Modell einer »Anpassungskrankheit« gemacht.

Die Geschichte der Therapie des akuten Gelenkrheumatismus beginnt 1874 mit dem Salizin, das McLagan aus der Rinde der weißen Weide gewinnt ... Er dankt dem Himmel, daß er das Heilmittel neben der Quelle des Übels wachsen läßt: gedeiht nicht die Weide am Ufer von Gewässern, deren feuchtes Klima den Rheumatismus entstehen läßt? 1876 treten der Deutsche Stricker und der Franzose Germain Sée für das Natriumsalizylat ein, das ein Dreivierteljahrhundert lang erstaunlich wirksam (mit oft sehr lästigen Nebenwirkungen) bei Fieber, Gelenksentzündungen und serösen Entzündungen angewandt wurde, jedoch im allgemeinen ohne Wirkung blieb, wenn es gemäß der Empfehlung von Lutembacher intravenös verabreicht wurde, um das Endokard und das Myokard vor schwerwiegenden Gefahren zu schützen.

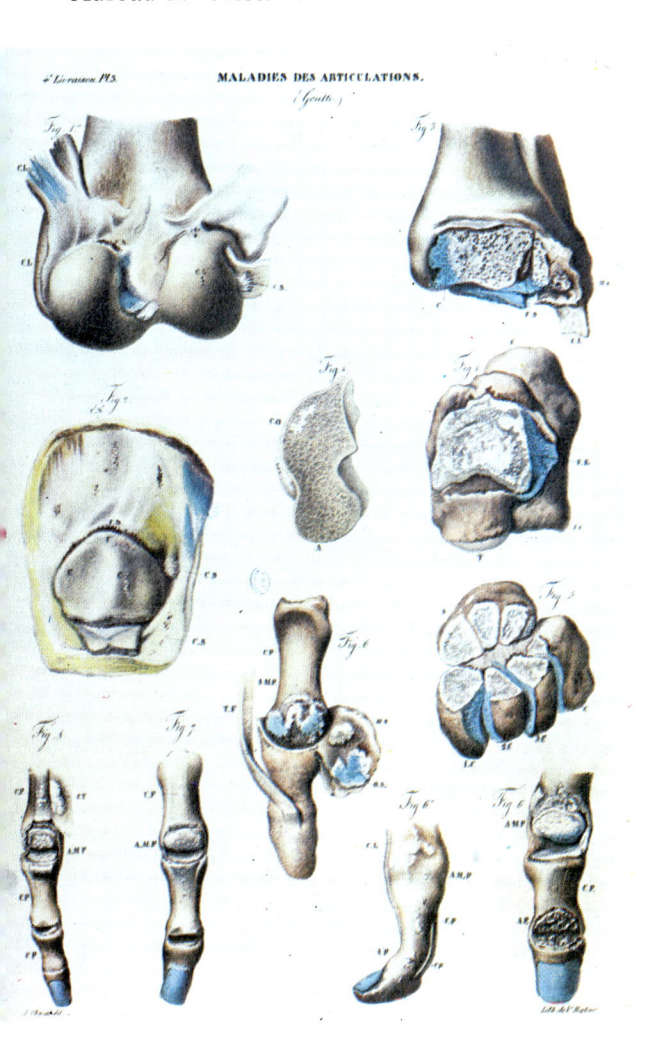

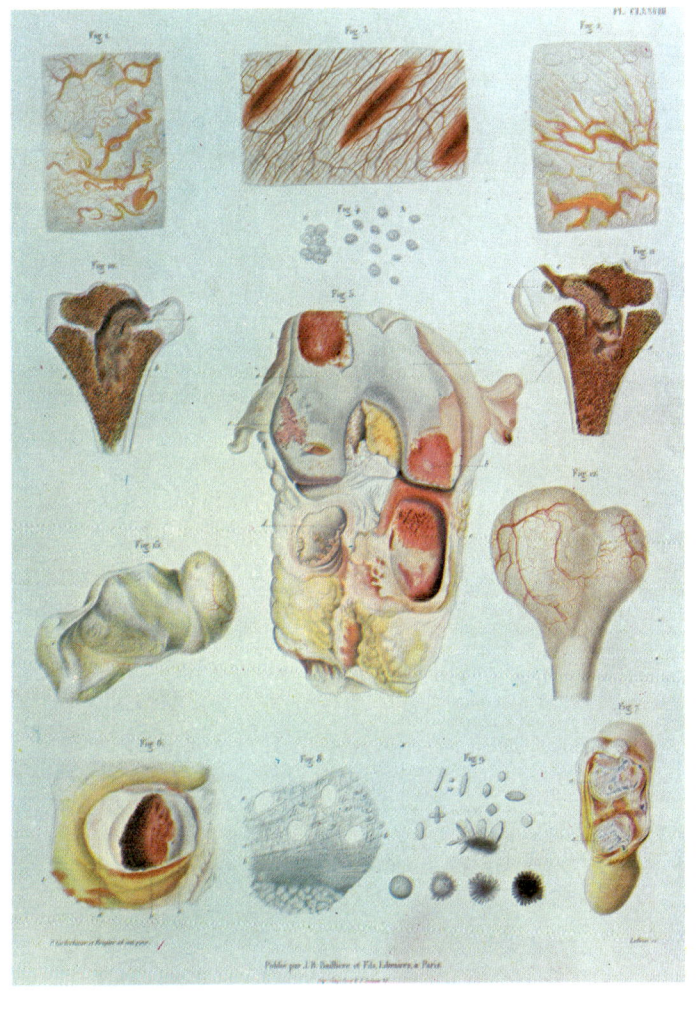

Mit dem Aufkommen des Cortisons (Hench und Kendall, 1949) und dem Aufbau der besser zu handhabenden Derivate ersetzt die Corticoidbehandlung die Salizylatmedikation, von der jedoch das Aspirin weiterhin als Ergänzung oder anstelle der Corticoide wertvolle Indikationen beibehält.

Diese Medikamente erweisen sich sehr bald antiphlogistisch als höchst wirksam bei einem akuten rheumatischen Anfall. Aber hier wie anderswo erzielen sie nur einen Aufschub und nicht eine Heilung des rheumatischen Krankheitsverlaufs, und schon bald stellt man fest, daß sie zwar das Herz besser schützen als die Salizylate, daß dieser Schutz aber keineswegs absolut ist, nicht einmal mit der Unterstützung (die einige Zeit lang empfohlen wurde) der modernen Pyrazolonderivate.

Man kann sich die Frage stellen, wie sie sich auf diesem Gebiet entwickelt hätten, wenn nicht die Entdeckung der Streptokokken als Krankheitserreger dazu geführt hätte, daß sie in der vorteilhaften Verbindung mit den Sulfonamiden und schließlich mit Penicillin verabreicht wurden.

Die Sulfonamide und das Penicillin hatten sich zur Eindämmung akuter rheumatischer Anfälle als unwirksam erwiesen. Nun aber wurde ihre langfristige Verabreichung lange nach dem Abklingen des akuten Anfalls und der Absetzung der Corticoide zur Hauptwaffe bei der Rezidivprophylaxe und somit auch der Herzschäden. Auf diesem Gebiet lösen die oralen und die Depot-Penicilline schnell die Sulfonamide ab (Evans).

Besser noch, die systematische Behandlung mit Penicillin bei jeder Angina und jeder Rhinopharyngitis durch Streptokokken ist in der Lage, die Krankheit selbst zu verhüten (Wood). Man darf hoffen, daß dieser akute Gelenkrheumatismus ausgerottet werden kann, dessen häufige und schwere Herzattacken ihn im Augenblick zu einer Plage der Gesellschaft machen.

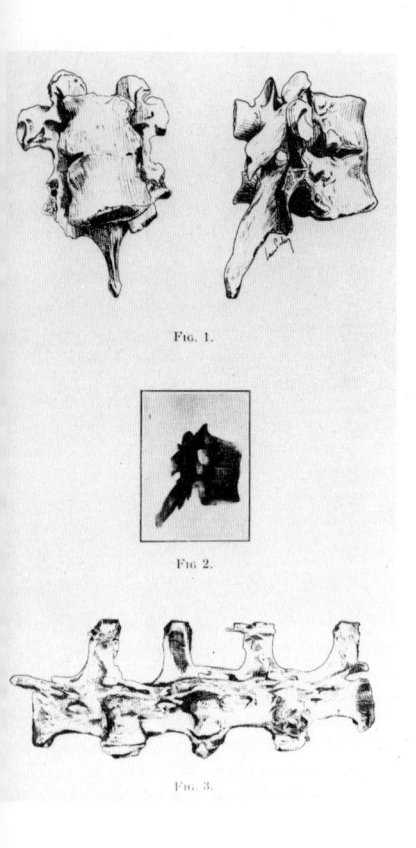

Der chronische Gelenkrheumatismus

Heute erscheint es ganz natürlich und selbstverständlich, innerhalb des chronischen Gelenkrheumatismus zwischen den Arthritiden mit ausgesprochen entzündlichem Charakter und den Arthrosen mit dystrophischem Charakter, die im Prinzip nicht entzündlich sind, zu unterscheiden. Diese Zweiteilung setzte sich jedoch nur langsam durch.

Die Voraussetzungen dafür finden sich in den Beschreibungen der »trockenen Hüftarthritis« von Hunter (1759) und der »nicht gichtartigen« Knoten an den Fingern von Heberden (1804), während Landré-Beauvais (1800) die »primitive asthenische Gicht« isolierte und mit dem schlecht gewählten Namen belegte und damit das Kapitel der fortschreitenden chronischen Polyarthritiden einleitete.

Die Spaltung bereitete sich während des ganzen 19. Jahrhunderts vor, nachdem die von Laennec zu Ansehen gebrachte klinisch-anatomische Methode zur Untersuchung des Rheumatismus eingesetzt worden war. Aufgrund der Arbeiten von Bell (1824), Cruveilhier (1825), Smith (1835), Colles (1839), Eckner (1843), Redfern (1849), Deville und Broca (1850—1852), Virchow (1852) und Adams (1857) konnten nach und nach die wesentlichen Merkmale dessen, was später Arthrose genannt werden sollte, abgegrenzt und ihre doppelte Wirkung der Zerstörung des Knorpels und des Knochenaufbaus besonders im Hüftgelenk erkannt werden.

Der Gegensatz zwischen anatomischen Tatsachen und klinischen Gegebenheiten wird zwar im allgemeinen erkannt, doch er führt nur allzuoft zu Interpretationen, die von doktrinären Apriorismen beeinträchtigt werden.

Die erste Synthese der auf diese Weise angehäuften Unterlagen ist das Werk des französischen Neurologen Charcot. In seiner These (1853) führt er die

Abbildung 2556 (oben) Verschiedene neolithische Gebeine mit Knochenerkrankungen. Fig. 1 zeigt ankylosierte menschliche Brustwirbel mit Verknöcherung des vorderen gemeinsamen großen Wirbelligamentes. Fig. 2 ist eine Röntgenaufnahme von einem dieser Wirbel. Die besonders starke Transparenz des Wirbelkörpers weist auf eine ankylosierende Spondylarthritis hin. Die Wirbel der Fig. 3 gehören zu einem diplodocus longus und zeigen eine Verknöcherung der oberflächlichen Ligamente. Figuren aus dem Werk von Léon Palès, Paléopathologie et pathologie comparative *(»Paläopathologie und vergleichende Pathologie«), Paris 1930. (Paris, Bibl. d. Alten Med. Fakultät)*

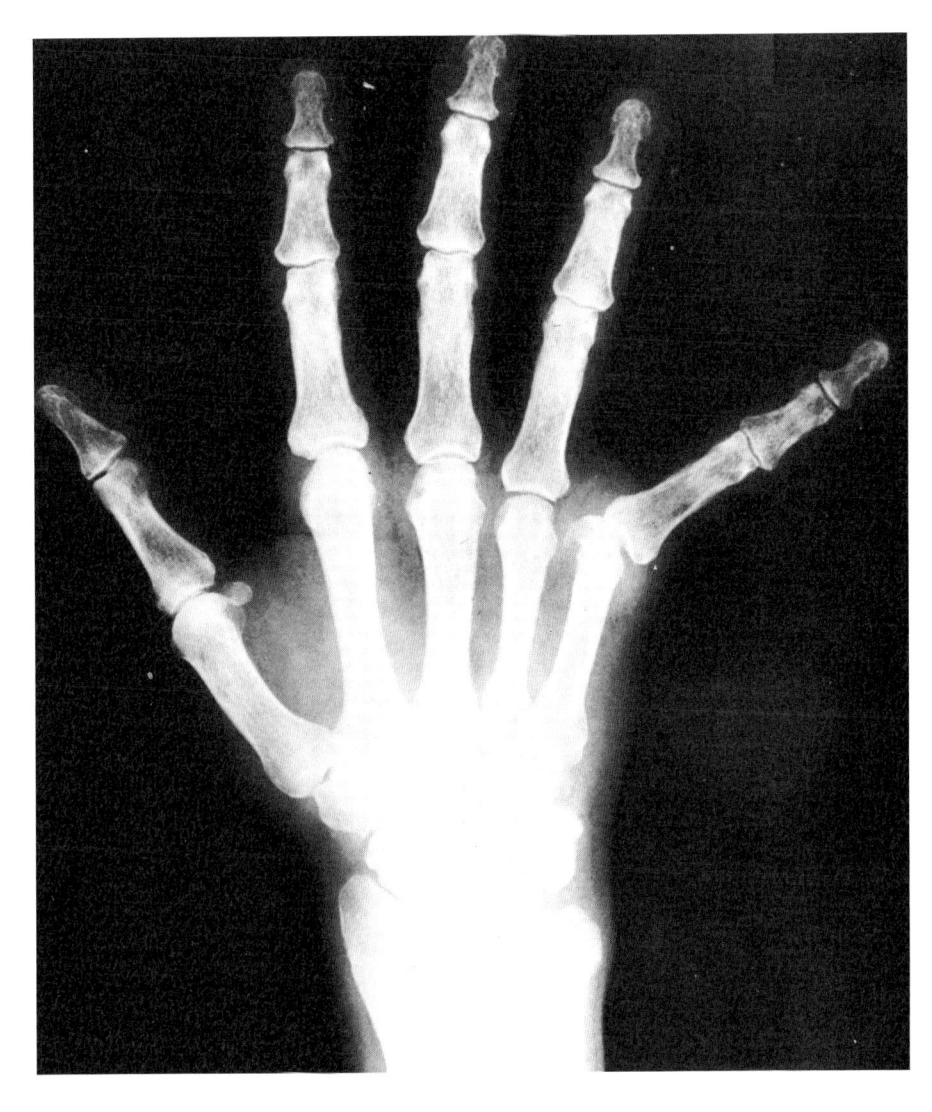

*Abbildung 2557
Rheumatoide Arthritis. Man kann einen großen Defekt des Köpfchens des fünften Mittelhandknochens mit Subluxation des entsprechenden Fingergliedes sehen. Röntgenbild aus dem* Atlas de radiologie de la main *(»Atlas der Radiologie der Hand«) von Philip Jacobs, Paris 1972.
(Paris, Bibl. d. Alten Med. Fakultät)*

Abgrenzung des deformierenden chronischen Rheumatismus gegenüber der Gicht und dem akuten Gelenkrheumatismus ein. In seinen *Leçons sur les maladies des vieillards* (Lehrbuch über Alterskrankheiten, 1872) unternimmt er eine Einteilung in drei Hauptformen:
— der progressive chronische Gelenkrheumatismus, der sich in fortschreitender Entwicklung ausbreitet und zur Ankylose führt;
— der partiell chronische Gelenkrheumatismus, der als wenig fortschreitend betrachtet wird, da er auf ein oder nur wenige Gelenke beschränkt bleibt und nicht zur Ankylose führt;
— der Heberden-Rheumatismus.

Lassen wir diese ungewöhnliche letzte Form beiseite, die Charcot nicht in den partiell chronischen Rheumatismus einreihen wollte (zweifellos hatte er den Wunsch, ihn stärker von der Gicht abzugrenzen), und betrachten wir die bemerkenswerte Gegenüberstellung der beiden ersten Kategorien: wer würde in dem einen nicht unsere Arthritiden und in dem anderen nicht unsere Arthrosen wiedererkennen?

Aber diese so gewissenhaft untermauerte klinisch-anatomische Gegenüberstellung hinderte Charcot nicht zu glauben, daß »diese Unterschiede eine echte

2279

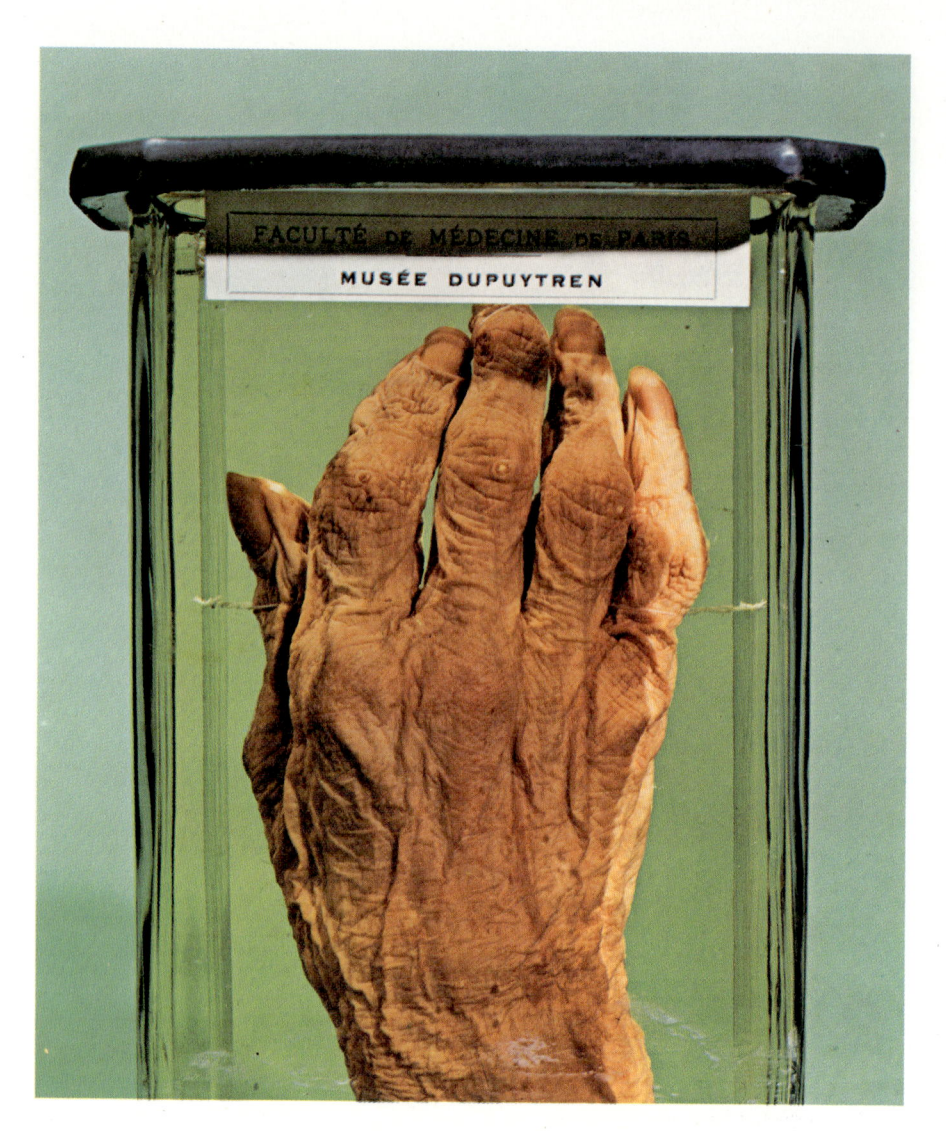

Abbildung 2558
»Tuberkulöse Arthritis der rechten Hand bei einer 63jährigen Frau«, 19. Jh.
(Paris, Anatomisches Präparat aus dem Museum Dupuytren, Pr. Abélanet)

Trennung nicht rechtfertigen würden: beim partiellen Rheumatismus gibt es eine große Anzahl von Gelenken, welche nur in geringem Ausmaß von Veränderungen getroffen werden. Umgekehrt weisen beim progressiven Rheumatismus einige kranke Gelenke ebenso starke Läsionen auf wie beim partiellen Rheumatismus.« »Das ist der schwache Punkt im Werk von Charcot über rheumatische Erkrankungen. Der Grund für diese Schwäche ist, daß er den *Beobachter,* der er ist, gegenüber dem *Klassifizierer,* zu dem er sich bei dieser Gelegenheit macht, in den Hintergrund zu schieben versucht« (S. de Sèze und M. Maître).

Die Arbeiten von Charcot stoßen innerhalb und außerhalb Frankreichs auf großen Widerhall. Außerhalb Frankreichs gilt das Hauptaugenmerk seiner klaren klinisch-anatomischen Analyse, während es in Frankreich auf seine bedauerlichen nosographischen Synthesen gerichtet ist.

In den englischsprachigen Ländern unterscheidet A. E. Garrod (1890) als erster zwischen zwei chronischen gelenkrheumatischen Erkrankungen: der einen gibt er den Namen *rheumatoid arthritis,* um den progressiven chronischen Rheumatismus von Charcot zu bezeichnen, die andere nennt er *osteoarthritis.* Diese Vorstellung wurde von Goldthwait, Painter und Osgood 1904 wieder aufgegriffen, welche die beiden chronischen rheumatischen Erkrankungen als Atrophie und Hypertrophie bezeichneten.

In den deutschsprachigen Ländern grenzte Volkmann zwischen 1865 und 1872 die »ossifizierende knorpelige Hyperplasie« der *Arthritis deformans* ab und unterschied zwischen den hauptsächlich synovialen entzündlichen Läsionen anderer chronischer Gelenkserkrankungen und den rein atrophischen Läsionen, die er in Gelenken von alten Menschen beobachtet hatte. 1903 schlugen die Pathologen Strauss, Assmann und Müller vor, diese hypertrophischen Läsionen, die sich von den atrophischen Läsionen der *rheumatischen Arthritis* so stark unterscheiden, Arthrosen zu nennen. Dieses so gründlich gezimmerte dualistische Gebäude wird durch zwei bedeutende Arbeiten vollendet:

Mit Unterstützung der Anatomie, des klinischen Bildes und der noch ganz jungen Röntgenologie stellen die Deutschen Hoffa und Wollenberg 1908 ganz klar einander gegenüber:

— die *chronisch progressive Polyarthritis,* die entweder primär chronisch oder sekundär chronisch nach einem akuten Beginn auftritt *(primär oder sekundär chronischer Gelenkrheumatismus),* und deren schwerste Läsionen in der Synovia auftreten und entzündlich sind;

— die *Arthritis deformans,* deren schwerste Läsionen im Knorpel und Knochen liegen und die degenerativ und hyperplastisch sind. 1909 gehen die Amerikaner Nichols und Richardson in ihrer Auslegung noch weiter und unterscheiden zwischen chronisch proliferativem und chronisch degenerativem Rheumatismus:

— der *chronisch proliferative Rheumatismus* zeichnet sich durch eine ursprünglich synoviale Wucherung aus: die Entwicklung des entzündlichen »synovialen Pannus« führt später zur Zerstörung der anderen Gelenksstrukturen (Knorpel, Knochen). Diese Zerstörung der Gelenksoberflächen kann die Ankylose zur Folge haben;

— der *chronisch degenerative Rheumatismus* hingegen findet sein *primum movens* in einer nicht entzündlichen ausartenden Veränderung des Gelenksknorpels. Die hypertrophe Reaktion des Knochens und des Knorpels selbst führen zur Deformation des Gelenks, ohne eine Ankylose hervorzurufen.

Keine dieser bemerkenswerten deutschen oder angelsächsischen Arbeiten findet jedoch das geringste Echo in Frankreich, wo die einseitige Doktrin von Charcot die Geister blendet. Gegenüber der Gicht erscheint der chronische Rheumatismus als andere »Ernährungskrankheit«, und da man seine Ätiologie nicht erkennt, vervielfältigen sich die Bemühungen und Hypothesen zur Definition eines »rheumatischen Formenkreises«, den man dem Erscheinungsbild der Gicht gegenüberstellen möchte. Mehr als ein halbes Jahrhundert lang wird die in Frankreich entstandene klinisch-anatomische Methode zugunsten von theoretischen Konstruktionen aufgegeben, deren Urheber wir lieber nicht nennen und die aus dem chronischen Rheumatismus einen »Wirrwarr« machen, »bei dem Entzündung und Degeneration miteinander vermengt bleiben« (de Sèze). Erst 1931 bringen Coste, Forestier und Lacapère mit ihrem vielbeachteten Artikel in der *Medizinischen Presse* die Rheumatologie Frankreichs auf den richtigen Weg. Sie machen die deutschen und angelsächsischen Arbeiten in Frankreich bekannt, übernehmen die Ausdrücke Arthritis und Arthrose, welche Strauss einzig auf die anatomische Ebene beschränkte, und führen sie in den klinischen, radiologischen und pathophysiologischen Bereich ein, indem sie sich auf die vor kurzem von Westergren befürwortete Sedimentationsgeschwindigkeit der Erythrozyten stützen.

Abbildung 2559
Hand mit rheumatischen Deformationen: Wachsnachbildung aus dem 19. Jh.
(Paris, Museum Dupuytren, Pr. Abélanet)

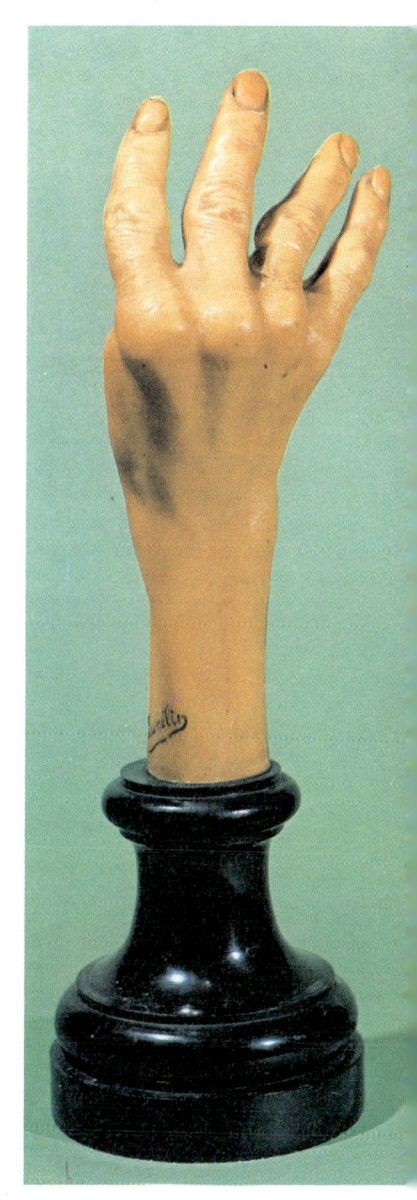

Von nun an trennen sich die Geschichte des *chronisch entzündlichen Rheumatismus* (rheumatische Arthritis) und die Geschichte des *chronisch degenerativen Rheumatismus* (Arthrose).

Der entzündliche chronische Rheumatismus

Die Fülle der in den letzten fünfzig Jahren gesammelten Tatbestände entmutigt jeden kartesianischen Versuch, eine umfassende Analyse und eine rationelle Synthese durchzuführen. Man kann unsere Errungenschaften jedoch schematisch in drei Gebiete unterteilen: das klinische, das pathophysiologische und das therapeutische.

Das klinische Verständnis des chronisch-entzündlichen Rheumatismus gelangt allmählich auf sichere Grundlage.

Der französischen Rheumatologie fällt das große Verdienst zu, als erste eine klare Trennungslinie zwischen der ankylosierenden Spondylarthritis (die frühere »Rhizoma-Spondylose« von Pierre Marie, 1898) und der rheumatoiden Erkrankung (alte »evolutive chronische Polyarthritis«) gezogen zu haben. In den angelsächsischen Ländern wurde dies erst viel später erkannt. Ebenso werden die besonderen Merkmale der wichtigsten Krankheiten der Gruppe des entzündlichen chronischen Rheumatismus beim Erwachsenen, außer der rheumatischen Erkrankung und der ankylosierenden Spondylarthritis, besser präzisiert:

— das oculo-urethro-synoviale Syndrom (das die Franzosen Fiessinger und Leroy und der Deutsche Reiter 1916 gleichzeitig beschrieben);
— die Rhizom-Pseudopolyarthritis (Forestier und Frl. Certonciny, 1953);
— den Rheumatismus bei Psoriasis (Weissenbach und Françon, 1949; Wright, 1956; Coste und Loyau, 1958; Robecchi, 1961; Ravault und Robillard, Gaucher, 1968; Serre, Simon und Sany, 1969);
— die chronischen Polyarthritiden des Lupus erythematodes disseminatus, der Sklerodermie, der Periarteriitis nodosa, der Dermatomyositis und gewisser Enterokolopathien.

Zur gleichen Zeit nehmen Zitnan und Sitaj (1957), Ravault und Lejaune (1959) die »Pseudogicht« aus dem Rahmen der diffusen artikulären Chondrocalzinose heraus und reihen sie in die metabolischen Arthropathien ein.

Zwischen den Pädiatern (Mozziconacci) und den Rheumatologen (Delbarre) geht jedoch die Diskussion über die Nosologie des entzündlichen chronischen Rheumatismus bei Kindern weiter.

Auf pathophysiologischer Ebene gewinnt man immer mehr Kenntnisse über den entzündlichen chronischen Rheumatismus, denn die Rheumatologie zieht wie alle anderen Zweige der inneren Medizin großen Nutzen aus der Perfektionierung der modernen Informationsmittel der allgemeinen Pathologie: Histologie, Histo- und Zytochemie, Immunologie, Genetik, Virologie und andere.

So nimmt die Immunologie bei der ätiopathogenetischen Untersuchung der rheumatischen Entzündung der Synovia, dem wichtigsten Problem der Rheumatologen, einen hervorragenden Platz ein.

1940 entdeckt Waaler zufällig die agglutinierende Wirkung des Serums bei Polyarthritis auf die roten Blutkörperchen von Hammeln, die in der Reaktion von Wassermann verwendet wurden. 1948 mißt Rose diese Wirkung. Daraus entstehen die Rheumafaktoren, welche dank der Arbeiten von Heller, Fr. Svartz, Singer und Plotz als Immunglobulin mit echten Antikörpereigenschaften identifiziert werden. Sie wirken gegen Gelenksstrukturen und können in Verbindung mit ihren Antigenen und durch Komplementfixierung lösliche

Abbildung 2560
»Wurzelstockspondylose« (wird heute ankylosierende Spondylarthritis genannt) in der Revue de médecine *aus dem Jahr 1898, von Pierre Marie beschrieben und mit dieser Zeichnung illustriert, welche nach einem im Museum Dupuytren aufbewahrten Wirbelsäulenfragment vom Assistenten von Pierre Marie, Roques, angefertigt wurde. Bei A sieht man die Verknöcherung des vorderen Längsbandes, bei B die mit den Wirbeln durch Verknöcherung ihrer Ligamente verbundenen Ripppenköpfe.*

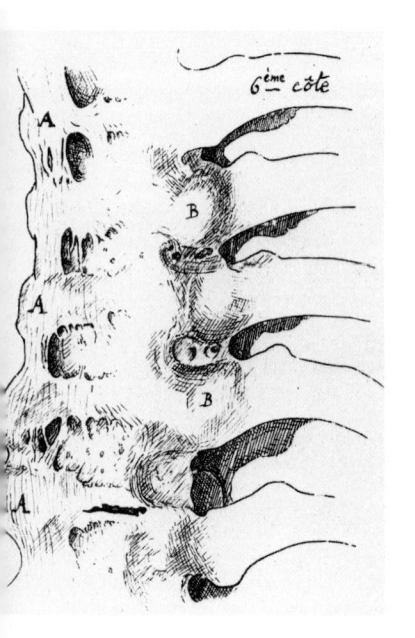

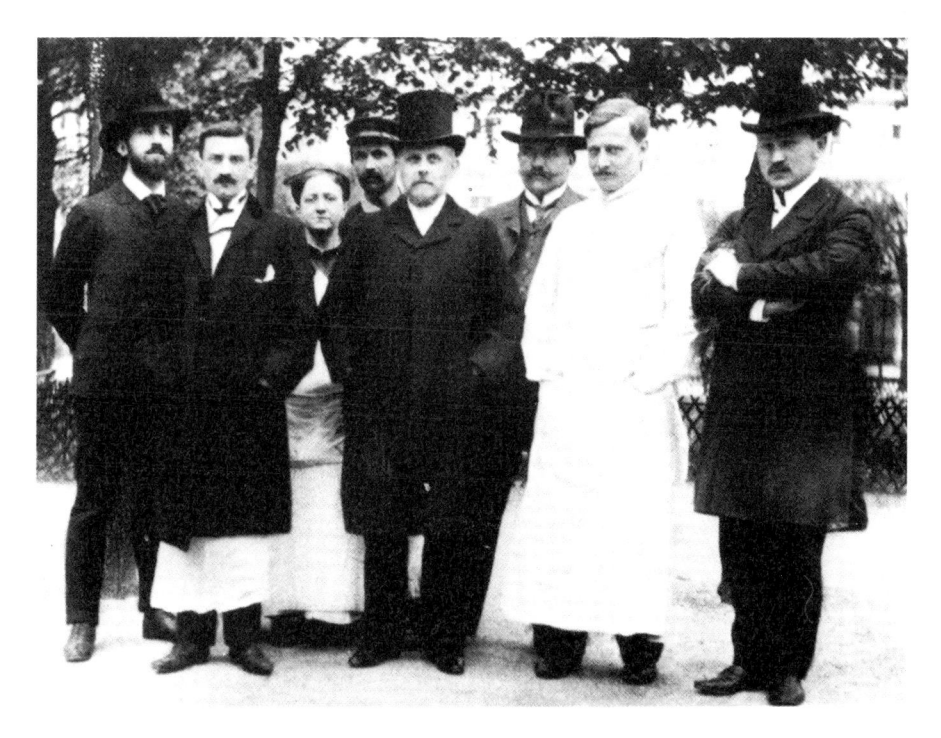

Abbildung 2561
Professor Pierre Marie (1853 bis 1940) mit seinen Schülern, 1902. Photographie aus der Revue neurologique *von 1952. (Paris, Bibl. d. Alten Med. Fakultät)*

Immunkomplexe bilden, deren intrasynoviale Phagozytose (R. A.-*cells* von Hollander, Ragozyten von Delbarre) und deren Niederschlag in den Gefäßwänden für die Fortdauer und Ausbreitung der Krankheit verantwortlich ist.

Diese Konzeption des Autoimmunmechanismus stützt sich noch auf die Möglichkeit, bei Ratten mittels immunologischer Phänomene eine Polyarthritis hervorzurufen, die analog ist zu jener des Menschen, nämlich die Polyarthritis mit völligem Adjuvans von Freund (Stoerck, 1954; Pearson, 1936). Aber schon bald wird klar, daß die Rheumafaktoren nur Beweise für die Krankheit sind: sie tauchen lange nach den ersten Schäden auf, sie fehlen (so weit ihr Nachweis auch fortgeschritten sein mag) bei rheumatoiden, sogenannten »seronegativen« Krankheiten, dafür gibt es sie auch außerhalb der rheumatoiden Erkrankungen und sogar bei gesunden Menschen. Der Ursprung der immunologischen Unordnung liegt also vor ihrer Bildung, die nicht obligatorisch ist, und ist in der Ausbildung des ersten synovialen Pannus zu suchen, wo es zu Wucherungen der immunkompetenten Lymphozyten und Plasmazellen kommt.

Seit einigen Jahren widmet die Immunologie diesem Problem zahlreiche und bis ins kleinste genaue Untersuchungen, welche das komplizierte Zusammenspiel der betroffenen Mechanismen aufzeigen; wobei die Immunität unter zellulärer und humoraler Immunität, die T-Lymphozyten, die B-Lymphozyten und Plasmazellen miteinbezogen werden. Diese Forschungen führen jedoch leider nur zu Hypothesen.

Die primäre Ursache der rheumatoiden Krankheit muß noch entdeckt werden. 1931 glaubte man schon nicht mehr, daß der Kochbazillus verantwortlich sei. 1935 galt der Streptokokkus als Feind, und in einigen Ländern führte die Ausrottungswut seiner Herde zur übertriebenen Anwendung von Tonsillektomien und Zahnextraktionen! Heute beschuldigen offenbar ernsthafte Arbeiten, die jedoch noch bestätigt werden müssen, den *Diplostreptococcus agalactiae* (Fr. Svartz), einen Organismus L oder P.P.L.O. (Bartholomew) und ein

Abbildung 2562
Schnitt durch das Knochengewebe (Photo von Dr. Yves Bruneau, Nantes)

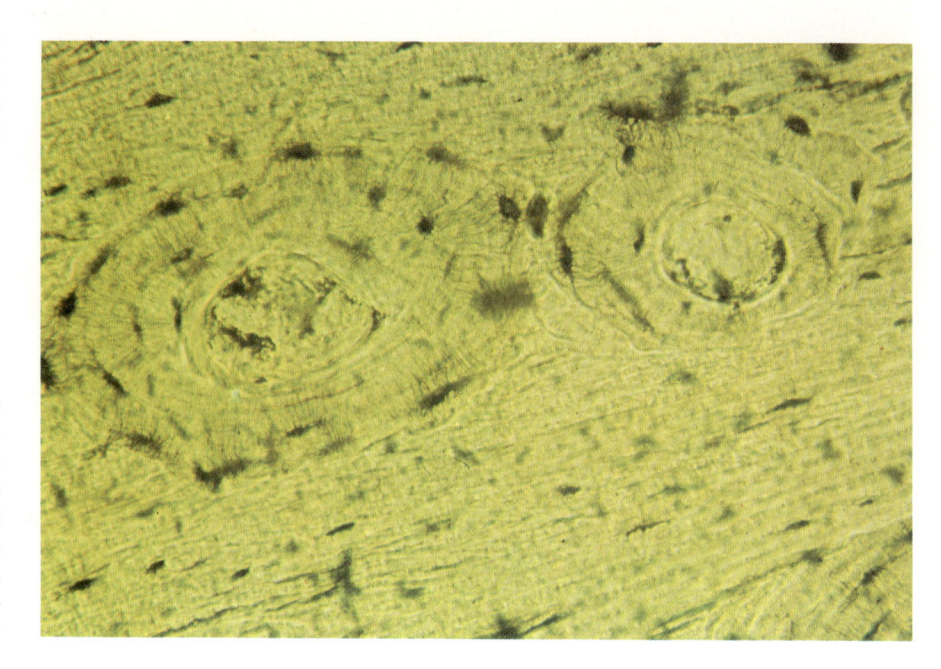

Abbildung 2563 (unten)
»Die rheumatischen Erkrankungen sind Erkältungen, die man bekommt, wenn man auf nasser Erde oder im Erdgeschoß schläft... der Dragonneau (freier Wurm) ist in allen Klimazonen ein häufiger Grund für Rheumatismus...« Buchschmuck aus dem 19. Jh. zur Illustration des Rheumatismus und seiner Therapie aus dem Blickwinkel der Medizin und der Volkshygiene dieser Zeit. Illustration aus dem médecin de village *(Dorfarzt) von einem praktischen Arzt, Amiens 1851. (Paris, Nationalbibliothek)*

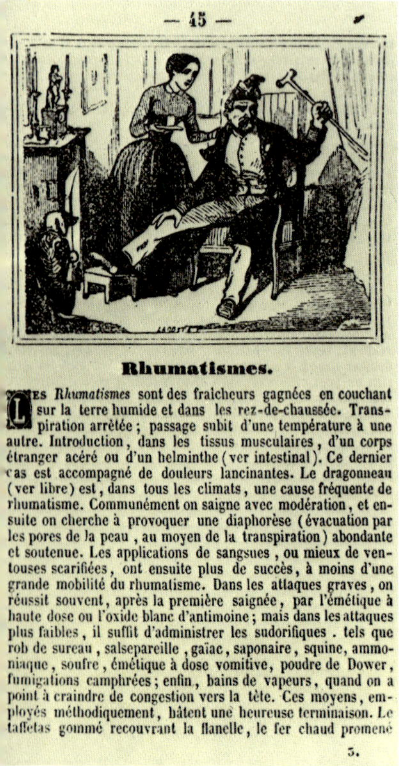

Corynebacterium (Stewart, Alexander und Duthie), aber seit 1969 (Warren und Marmor, Smith und Hammerman) herrscht die Tendenz vor, einen Virus verantwortlich zu machen. Die Kenntnis vom »slow Virus« soll wie bei der Lupuskrankheit der schwarzen Mäuse Neuseelands, der Krankheit der Nerze der Aleuten und vielleicht auch wie beim akuten Gelenkrheumatismus eher die Fortpflanzung als die Selbsterhaltung der rheumatoiden Erkrankung und die Wiederholung ihrer evolutiven Anfälle erklären.

Die Zukunft wird über den Wert dieser Hypothesen urteilen.

Bei der zweiten großen Gruppe des entzündlichen chronischen Rheumatismus, der ankylosierenden Spondylarthritis, ist die einzigartige evolutive Tendenz noch nicht erklärt, die zur »Autogenverschweißung« des Iliosacralgelenks und zur Verkalkung der Syndesmosen und der Ligamente führt, welche die Wirbelsäule versteifen. Seit 1973 bietet uns jedoch die Genetik neues Material für theoretische Spekulationen.

Der Aufschwung der Organverpflanzung und die Notwendigkeit einer strengen immunologischen Auswahl der Spender regte zur Untersuchung der »Leukozyten-Blutgruppen« an, die zur Entdeckung (Dausset, 1958) unseres komplizierten Systems der Histokompatibilität, dem H.L.A.-System, führte. Ebenso wie die Leukozyten, die Blutplättchen und fast alle kernhaltigen Zellen hängen auch die H.L.A. *(human leucocyte antigens)* von Genen ab, die von den vier sehr ähnlichen Genorten des Chromosoms 6 (Autosom) getragen werden.

Heute kennt man vier allele Serien (H.L.A.A, H.L.A.B, H.L.A.C, H.L.A.D), unter denen die H.L.A.A und die H.L.A.B die wichtigsten sind. Sie hängen von Genen ab, die jeweils entweder auf dem ersten oder zweiten Locus liegen, wobei jeder dieser Orte zwei Gene trägt.

Die Entdeckung von Dausset wird sofort von der Hämatologie und daraufhin von allen medizinischen Zweigen ausgenützt. Schon bald stellt man fest, daß gewisse pathologische Zustände und das Vorhandensein gewisser H.L.A.-Antigene in enger Beziehung stehen.

1973 wurde in zwei Statistiken (jener von Brewerton in London und der von Schlosstein in Los Angeles) festgestellt, daß 90 Prozent der an ankylosierender

Spondylarthritis Erkrankten Träger des Antigen H.L.A.B27 sind, während der Prozentsatz dieser Träger bei der Durchschnittsbevölkerung nur 4 Prozent ausmacht. Diese Tatsache wurde bald darauf in Frankreich bestätigt.

Außerdem wurde festgestellt, daß die Kranken, die am Fiessinger-Leroy-Reiter-Syndrom leiden, das sich zu einer Pelvispondylitis entwickelt, ähnlich der echten ankylosierenden Spondylarthritis, zu einem fast ebenso hohen Prozentsatz (um 75 Prozent) Träger von B27 sind. Ebenso sind 40 Prozent der Psoriasis-Patienten, deren Rheumatismus die Züge einer Pelvispondylitis hat, Träger von B27, gegenüber nur 4 Prozent der an Psoriasis-Polyarthritis (ohne Befall der Wirbelsäule) oder nicht arthropathisch Erkrankten.

Nach diesen unvorhergesehenen Ergebnissen scheint das Vorhandensein des Antigens H.L.A.B27 auf eine konstitutionelle Veranlagung hinzudeuten, welche die Entwicklung des entzündlichen chronischen Rheumatismus an der »Achse« Becken—Wirbelsäule begünstigt; man findet übrigens in den Familien der an Spondylarthritis Erkrankten zehnmal mehr Träger von B27 als bei der übrigen Bevölkerung.

Dieses Kriterium ist wertvoll, aber nicht unfehlbar, denn 10 Prozent der Spondylarthritis-Patienten besitzen kein B27. Der innere Mechanismus dieser Verbindung ist noch nicht völlig geklärt (jedoch nicht aus Mangel an Erklärungen), aber man kann ihre Bedeutung für die Epidemiologie, die Nosologie, die Diagnose, die Prognose und die Therapie verstehen.

An diesen beiden Beispielen kann man die Größe und die Begrenztheit der Fortschritte messen, welche die pathophysiologischen Kenntnisse auf dem Gebiet des entzündlichen chronischen Rheumatismus unter unseren Augen gemacht haben: wichtige Fortschritte (welche uns die Straßen und Kreuzungen der synovialen Entzündung besser erkennen lassen), teilweise Fortschritte (wel-

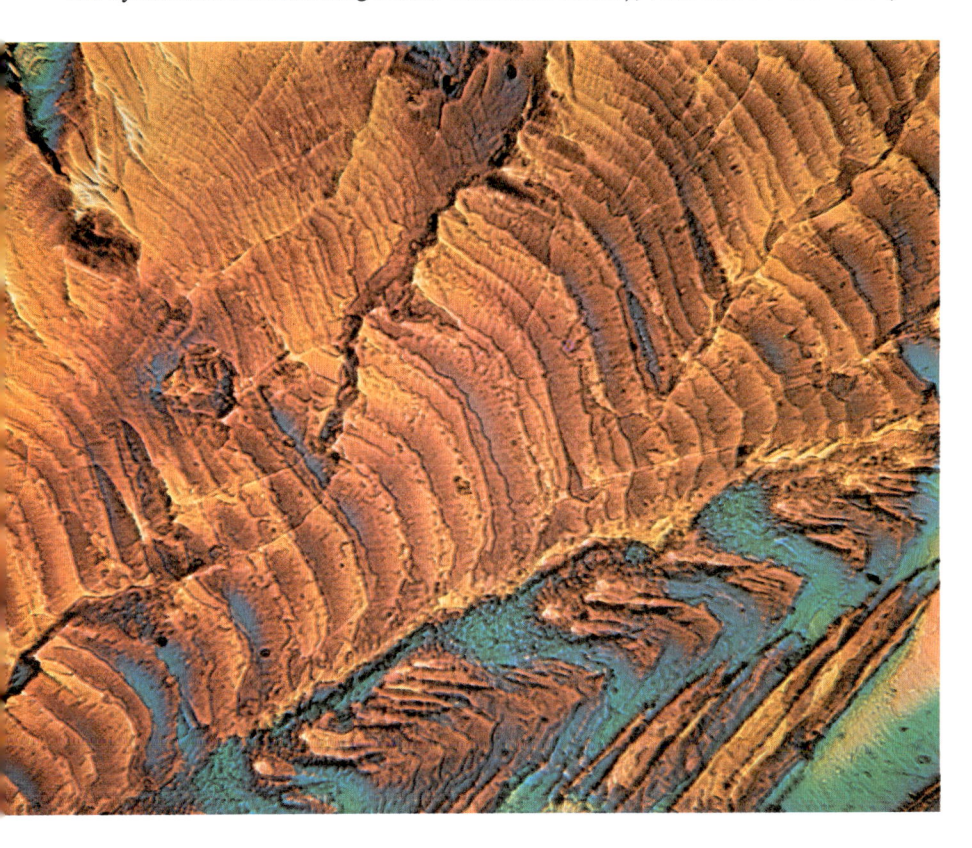

Abbildung 2564
Aspirin im Mikroskop (Aufn. von Dr. Yves Bruneau, Nantes) Obwohl die Pharmakopoe des Rheumatismus regelmäßig durch neue Medikamente wie die synthetischen Entzündungshemmer bereichert werden, wird das Aspirin in diesem Bereich doch ständig weiterverwendet.

che uns mit zahlreichen offensichtlichen Widersprüchen, zwischen unzähligen komplizierten und unvollständig aufgezeigten Mechanismen kämpfen lassen), ungenügende Fortschritte (die das ätiologische Geheimnis des entzündlichen chronischen Rheumatismus noch nicht durchdrungen haben, außer vielleicht dem oculo-urethro-synovialen Syndrom, das zahlreiche biologische Argumente einer Chlamydien-Infektion zuschreiben möchten).

Seit 1931 sind die *therapeutischen* Errungenschaften bei entzündlichem chronischen Rheumatismus sehr gering. Es gibt praktisch nur zwei Heilverfahren: das Aspirin von Dreser (1899) und die Goldsalze von Forestier (1929), die eigentlich der Behandlung der evolutiven chronischen Polyarthritis vorbehalten sind. Die chirurgischen Ziele beschränken sich auf die (verspätete) Wiederherstellung zerstörter Gelenke, und das früher einsetzende Interesse an der Synovektomie (Swett, 1913—1929) wird sehr umstritten (Jones, 1923). Die Heilgymnastik zur Wiedergewinnung der Funktionsfähigkeit ist nur eine Randerscheinung.

Das therapeutische Arsenal für entzündlichen chronischen Rheumatismus ist unseren klinischen und pathophysiologischen Errungenschaften ausgeliefert und wird trotz (oder wegen) unserer Unsicherheiten eines der Gebiete, die bei immer mehr und immer aktiveren Mitteln am meisten davon besitzen. Da die Schwangerschaft und die Gelbsucht den Fortschritt der evolutiven chronischen Polyarthritis unterbrechen und den Organismus regelrecht mit Steroiden überschwemmen, kommt Hench auf die Idee, das Cortison anzuwenden, ein Glucocorticoid, das sein Freund Kendall kurz zuvor aus der Nebennierenrinde isoliert hat. Die Mitteilung dieser beiden Ärzte vor dem Internationalen Kongreß für Rheumatologie 1949 wird zur Sensation und öffnet der Corticosteroidtherapie ein weites Entwicklungsfeld. Die sofort erkennbaren großartigen Resultate dieses neuen Heilverfahrens lösen Begeisterung aus, aber schon bald steckt man angesichts der Unsicherheit der rein aufschiebenden Wirkung (wie jene der Schwangerschaft und der Gelbsucht) zurück und entdeckt den Preis und die oft fürchterlichen Gefahren einer langfristigen Verabreichung von Cortison, die durch den chronischen Verlauf des behandelten Rheumatismus bedingt ist.

Die Rheumatologen zögern nicht, die Verwendung des Cortisons und des Hydrocortisons (das dieselbe chemische Formel wie das Cortisol besitzt und ein natürliches Hormon der Nebennierenrinde ist) den Endokrinologen zu überlassen. Sie verwenden die synthetischen Derivate, die dazu geschaffen wurden, die Nebenwirkungen abzuschwächen und gleichzeitig die therapeutische Wirkung beizubehalten: die ersten »Corticoide«, die ihnen zur Verfügung gestellt werden, sind die Deltaderivate (Prednison und Prednisolon), die niemals wirklich von irgendeinem ihrer unzähligen Nachfolger ersetzt werden sollten, auch nicht vom ACTH, das zur Behandlung von entzündlichem chronischen Rheumatismus nur von mittelmäßigem Wert ist.

Gleichzeitig wendet sich die pharmakologische Forschung den nicht steroidalen Entzündungshemmern zu, die weniger gefährlich und (vielleicht) nicht weniger wirksam sind als die Corticoide.

1952 wird das Phenylbutazon oder Butazolidin aus dem Rang des Amidopyrinlösemittels in jenes eines eigenständigen Heilmittels gehoben (Domenjoz), und es bewährt sich als ausbaufähiges Grundgerüst der Pyrazolgruppe, die bei ankylosierender Spondylarthritis so wirksam ist.

1961 bringt Shen das Indometacin auf den Markt, ein Indolderivat, das sich als eines der besten Medikamente bei der Behandlung der rheumatoiden

Abbildung 2565 (gegenüber, links) Wirbelrheumatismus. Anatomische Abbildung aus dem Werk von Carl Wenzel, Bamberg 1824. (Paris, Bibl. d. Alten Med. Fakultät)

Abbildung 2566 (gegenüber, rechts) La main rhumatoïde (»Die rheumatische Hand«). Anatomische Abbildung aus der Anatomie pathologique du corps humain *(»Pathologische Anatomie des menschlichen Körpers«) von Jean Cruveilhier, Paris 1828—1842, 34. Teil, Abb. I. (Paris, Bibl. d. Alten Med. Fakultät) Cruveilhier beschreibt hier die Knorpelusuren und die darauffolgenden Luxationen, denn er sieht im Rheumatismus nur eine mechanische oder senile Abnützung und nicht eine echte Erkrankung.*

Erkrankung und auch der ankylosierenden Spondylarthritis erweist, so daß es bei der Beurteilung der neuen, nicht cortisonhaltigen Entzündungshemmer das am häufigsten verwendete und empfohlene Mittel wird.

Die Pyrazole und Indolderivate, diese neuen, nicht cortisonhaltigen Entzündungshemmer, deren Liste seit 1963 immer länger wird, gehören zu vielen verschiedenen chemischen Familien (z. B. Anthracene, Phenothiazine, Propionsäuren). Aber ebenso wie die Corticoide haben auch sie nur eine aufschiebende Wirkung und unangenehme Nebenwirkungen am Verdauungstrakt: keines dieser Mittel darf völlig vernachlässigt werden, aber keines ist immer und in jedem Fall unanfechtbar ... das erklärt auch ihre Vielzahl!

Die Anerkennung der Gold-Therapie bei rheumatoiden Erkrankungen außerhalb Frankreichs kommt spät: Erst nach den Arbeiten von Freyberg (1942) und vor allem nach der multizentrischen Untersuchung des Empire Rheumatism Council (1956—1961), die von der American Rheumatism Association (1973) bestätigt wird. Sie ist bis heute die einzige Medikation geblieben,

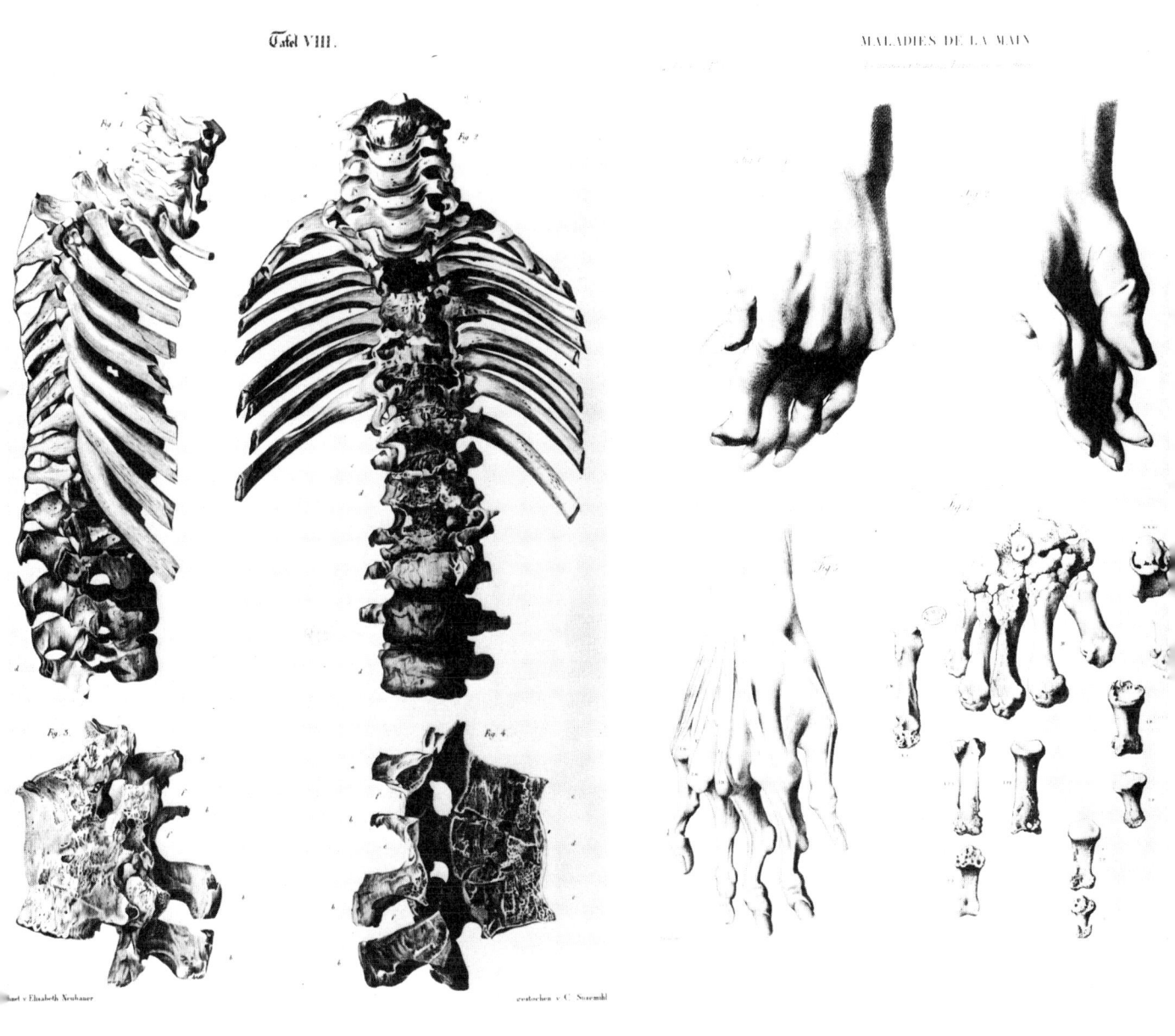

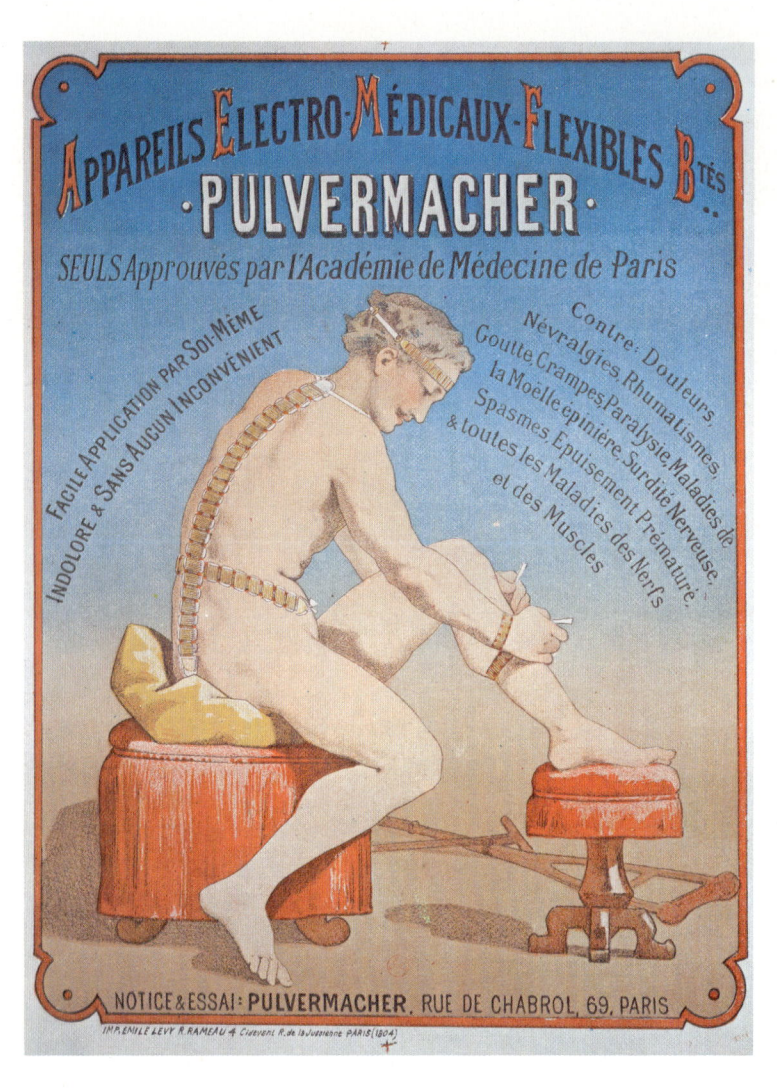

Abbildung 2567
Werbeplakat, Ende des 19. Jh.s, für Apparate, welche unter anderem auch die rheumatischen Erkrankungen erleichtern. (Paris, Nationalbibl., Kupferstichkabinett)

welche auf offenbar ganz besondere Art den rheumatischen Verlauf dauerhaft unter Kontrolle bringt.

Die synthetischen Malariamittel (Page, 1951; Freedman und Bach, 1952) verdrängen sie nicht.

1951 veröffentlicht Jimenez-Diaz die guten Ergebnisse (1954 von Robecchi bestätigt), die er mit N-Lost bei der Behandlung der rheumatoiden Polyarthritis erzielt hat. Er öffnet somit den Weg für eine neue Indikation der Immunsupressiva, die zuerst von den Rheumatologen mit Begeisterung aufgenommen (denn man kann ihre Erfolge nicht leugnen), bald aber wieder verworfen werden (denn nach und nach werden ihre Gefahren sichtbar) und die heute nur noch in Ausnahmefällen angewandt werden. 1960 weisen Dresner und Trombly auf die Eigenschaft des d-Penicillamin hin, die Konzentration der Rheumafaktoren *in vivo* und *in vitro* zu senken. Jaffe verwendet es seit 1962, und es scheint bei der Behandlung der rheumatoiden Erkrankung eine Sonderstellung einzunehmen. 1975 wird unerwartet in dieses Gebiet ein seit langem bekanntes Spulwurmmittel, das Levamisol, eingebracht. Schuermans untersucht als erster bei rheumatoider Erkrankung die Wirkung der Stimulation der für die zelluläre Immunität verantwortlichen T-Lymphozyten, deren »Schwäche« vermutet wird.

Trotz ihrer unbestreitbaren Wirkung, der das häufige und oft unvorhersehbare Auftreten schwerster Nebenwirkungen gegenübersteht, können diese neuen Medikamente nicht als »grundlegende« Heilmittel bei der rheumatoiden Erkrankung betrachtet werden, denn nach ihrer Absetzung tritt fast immer nach kürzerer oder längerer Zeit ein evolutives Wiederaufflammen ein. Es wird noch länger dauern, bis ein endgültiges Urteil darüber möglich sein wird.

Das letzte Viertel unseres Jahrhunderts bereichert die Fortschritte der allgemeinen entzündungshemmenden Chemotherapie durch Mittel mit direkter Wirkung auf die entzündeten Gelenkherde.

Die intraartikuläre Cortisontherapie entsteht 1951 (Hollander).

Unter der Anregung von Vainio, Laine und ihren Mitarbeitern am Krankenhaus von Heinola (Finnland) werden die chirurgischen Früh-Synovektomien sehr empfohlen: sie könnten den synovialen Pannus zerstören, der nicht nur für die Verschlechterung der fokalen Läsionen verantwortlich ist, sondern auch für die immunologischen Fehlreaktionen, welche die allgemeine Krankheit bestimmen. Ihre Stellung wird ihnen schon bald von den »unblutigen Synovektomien« (nicht chirurgischen), auch Synoviolysen oder Synoviorthesen genannt, streitig gemacht. Hierbei wird in die Gelenkhöhle entweder ein chemischer Wirkstoff, die Osmiumsäure, eingeführt, die von Reiss und Swensson ab 1947

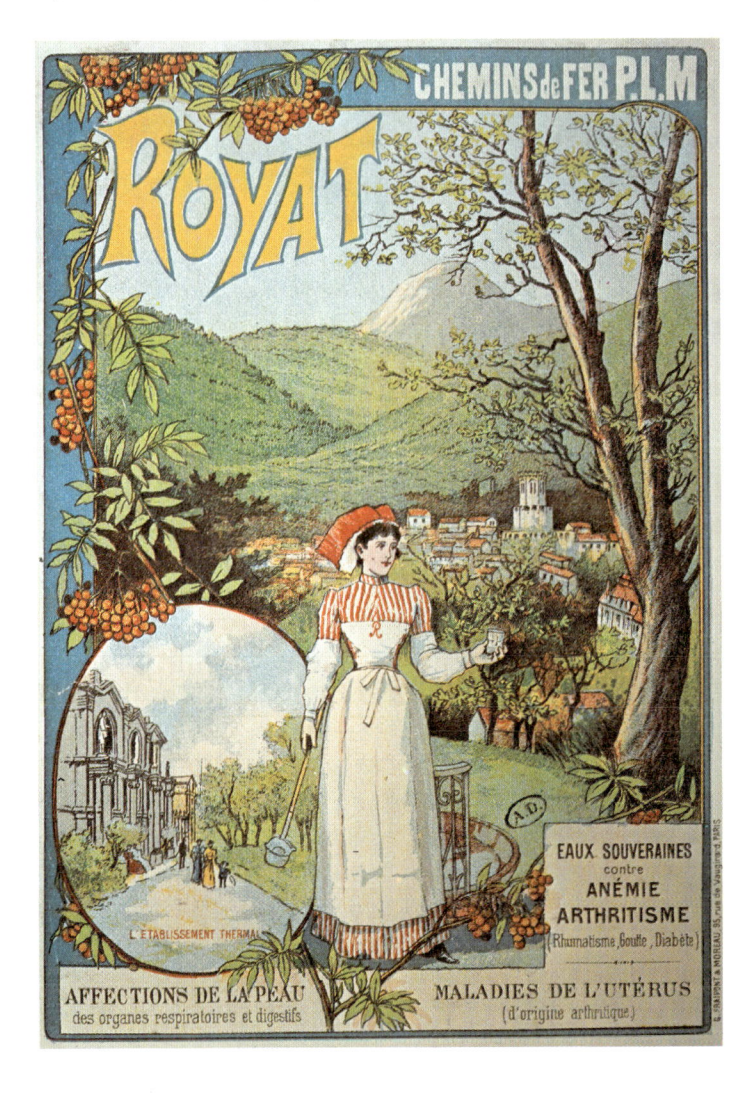

Abbildung 2568
Plakat, Ende des 19. Jh.s, für die Eisenbahn P.L.M., welches die Vorzüge der Quellen von Royat zur Behandlung der Arthritis lobt.
(Paris, Bibl. f. Angewandte Künste)

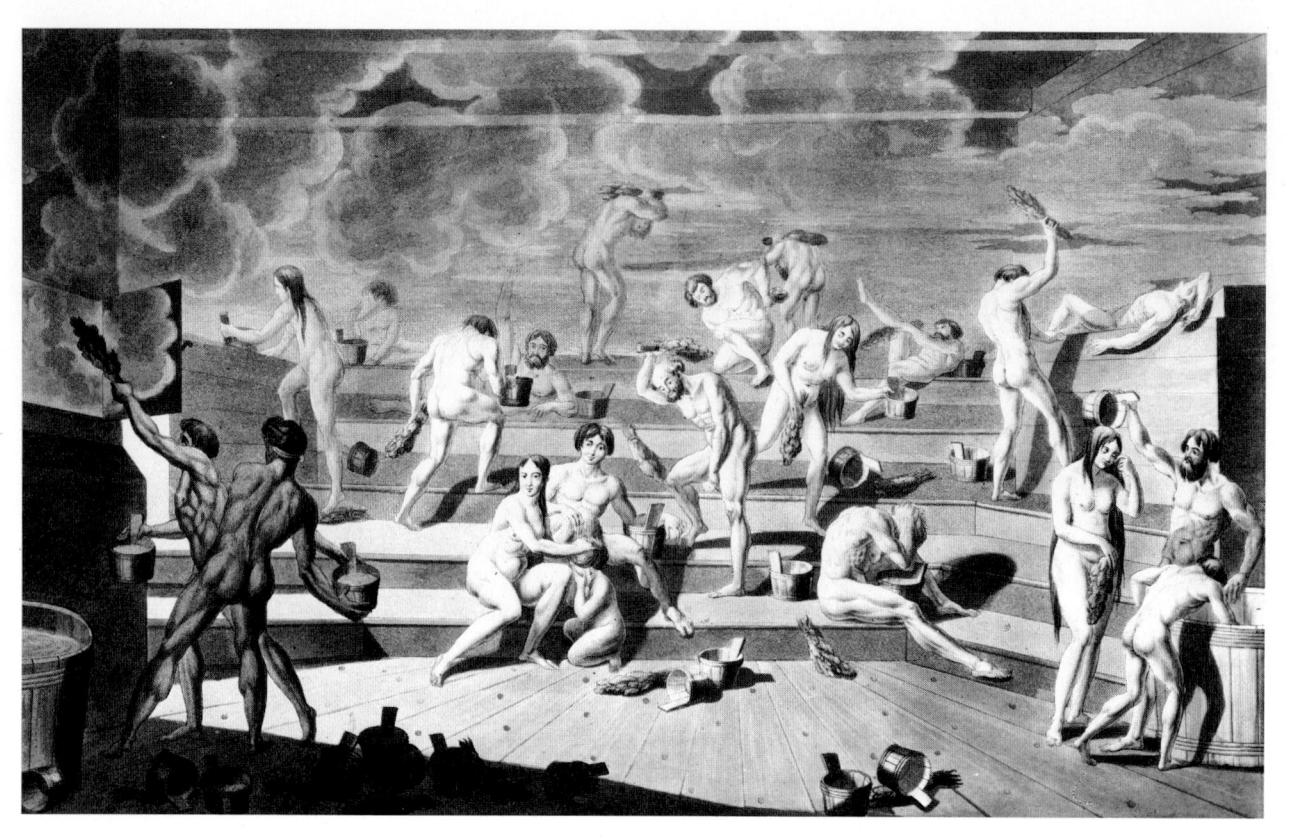

Abbildung 2569
Die Sauna. *Illustration aus einem Werk über Rußland zu Beginn des 19. Jh.s. (Paris, Bibl. Forney)*

empfohlen und seit 1959 (Berglöff und Berglund) allgemein angewandt wird, oder ein radioaktives Isoptop, das Betastrahlen aussendet (und möglichst wenig Gammastrahlen): das erste war ^{198}Gold (Ansell und Mankin, 1963), das schließlich je nach dem Volumen des zu behandelnden Gelenks dem ^{90}Yttrium, dem ^{169}Erbium und dem ^{186}Rhenium gewichen ist.

Gleichzeitig wird die orthopädische Chirurgie des chronisch entzündlichen Rheumatismus erweitert, und diese rheumatoiden Arthritiden liefern den modernen Arthroplastikern fachgerechte Indikationen.

Zur selben Zeit wird auch die Physikotherapie in den Behandlungsplan des chronisch entzündlichen Rheumatismus aller Entwicklungsstadien neben der unvermeidlichen entzündungshemmenden Chemotherapie aufgenommen. Die Heilgymnastik und die Wiedergewinnung der Funktionsfähigkeit setzen sich durch. Zu ihrer Ergänzung, Verstärkung und (immer häufiger) sogar als Ersatz entwickelt sich die Ergotherapie neben der Kinesiotherapie. Einige Kurorte haben sich dieser Entwicklung seit kurzem angepaßt und fügen ihren traditionellen krenotherapeutischen Praktiken die Heilgymnastik hinzu, deren grundlegende Prinzipien sie anwenden.

Die Arthrosen

Während sich nach und nach die klinische, radiologische und biologische Symptomatologie der Arthrosen bei Rachitis und peripheren Lokalisationen bereichert, entwickeln sich auch die pathogenetischen Kenntnisse. 1931 herrscht die von Pommer zwischen 1910 und 1925 ausgearbeitete mechanistische und funktionelle Theorie vor. Der Gelenkknorpel ist ein bradytrophes Gewebe, das nur unter ständiger Beanspruchung der Gelenkbewegung degenerieren kann. Heine (1926) hatte kurz zuvor in einer weitreichenden Untersuchung verifiziert, daß er sich bei fortschreitendem Alter immer mehr verschlechtert. Die Arthrose ist eine Abnutzungserscheinung des Gelenkknorpels, eine »vorzeitige« Abnützung, eine »exzessive« Abnützung, welche durch funktionelle Überbeanspruchung des Gelenks oder durch Beanspruchung bei außergewöhnlichen mechanischen Bedingungen beschleunigt und verstärkt wird. Zahlreiche Versuche stellten fest, daß eine Arthrose hervorgerufen werden kann, wenn die mechanischen Bedingungen des Gelenkspiels in großem Umfang verändert werden, und sie unterstützen somit diese Theorie.

Diese Kenntnis führt zu gerechtfertigten Indikationen der orthopädischen Chirurgie bei der Behandlung von »sekundären« Arthrosen, die von lokalen Faktoren abhängen (angeborene Fehlbildungen oder infolge erworbener Läsionen), welche den Gelenkmechanismus stören.

Gleichzeitig wird aber auch der Alterung des Gelenkknorpels eine vorrangige Stellung eingeräumt, vor allem wenn keinerlei begünstigender lokaler Faktor gefunden werden kann (»primitive« Arthrosen). Im übrigen bemüht man sich, den Weg zu finden (den humoralen, hormonalen, metabolischen oder zirkulatorischen?), über welchen das Altern des Organismus eingreift, um das »Gebiet der Arthrose« in den Griff zu bekommen, was für die Polyarthrose anwendbar wäre. Es fehlt nicht an Hypothesen: da keine bedeutenden therapeutischen Ergebnisse daraus abzuleiten sind, sind sie schlecht fundiert.

Die Arthrose wird nun endgültig für eine unvermeidliche Alterserscheinung gehalten. Im Laufe der letzten fünfundzwanzig bis dreißig Jahre lieferten die Erfindung der Elektronenmikroskopie, die Perfektionierung der histo- und zytochemischen Techniken und die Verwendung von Radioisotopen eine reiche Ausbeute an Unterlagen. Die zahlreichen Autoren, welche die Biologie des Gelenkknorpels und das Problem der Arthrose unter einem neuen Licht erscheinen lassen, können hier nicht mehr genannt werden.

Der Gelenkknorpel erhält den Status eines spezialisierten Gewebes. Die Chondrozyten beim Erwachsenen werden aus ihrer Lethargie hervorgeholt und als hochdifferenzierte Zellen anerkannt, welche bis ins hohe Alter die doppelte Funktion der Absonderung von anabolisierenden und katabolisierenden Enzymen ausüben, wodurch das biochemische Gleichgewicht der Knorpelmatrix geregelt wird. Sie ordnet auf diese Weise das Leben des Gelenkknorpels.

Man erkennt nun, daß es weiterhin nicht mehr möglich ist, die beiden (ähnlichen, aber verschiedenen) Verschlechterungen zu verwechseln, einerseits die Alterung des Gelenkknorpels (ein Teil des allgemeinen *physiologischen* Phänomens der Biomorphose) und andererseits die Arthrose, deren Auftreten immer *pathologisch* ist und keineswegs mit dem Schicksal der alternden Gelenke zusammenhängt, selbst bei sehr fortgeschrittenem Alter. Allerdings ist es bei gewissen Gelenken und bei manchen Kranken sehr schwierig zu unterscheiden, was dem Alter und was der Arthrose zuzuschreiben ist.

Die Arthrose erscheint als Folge einer Abweichung der Tätigkeit des Chondrozyten beim Erwachsenen, die durch unzureichende Synthese oder durch eine übermäßige Verschlechterung eine Verarmung und/oder eine Veränderung der biochemischen Struktur der Knorpelmatrix hervorruft (Glycosaminoglycane, Proteoglycane).

Aber was ist das *primum movens* dieser chondrozytischen Abweichung? Kann sie durch die lokalen mechanischen Faktoren hervorgerufen werden oder machen sie diese nur erkennbar? Man weiß es nicht.

Vielleicht fällt es der Enzymologie zu, wie sie es jetzt schon beansprucht, die nächste (und letzte?) Seite der Geschichte der Arthrosen zu schreiben.

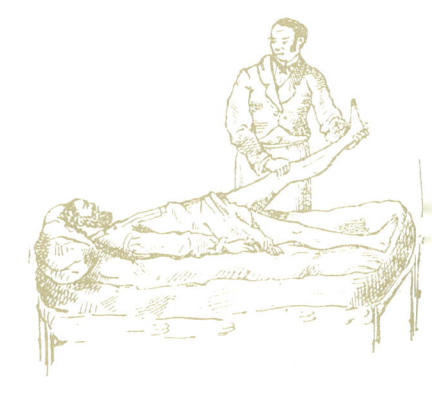

Abbildung 2570
Prüfung des Lasègue-Zeichens des Ischias. Zweites Stadium. Illustration aus der Doktorarbeit für Medizin von J. J. Forst mit dem Titel Contribution à l'étude clinique de la sciatique *(»Beitrag zur klinischen Untersuchung des Ischias«), Dissertation, Paris 1881, Nr. 33. Forst war ein Schüler von Charles-Ernest Lasègue (1816—1883), der selbst diese Arbeit überwachte, in die seine persönlichen Untersuchungen aufgenommen wurden Die Ätiologie des essentiellen Ischias war im 19. Jh. und zu Beginn des 20. Jh.s ein wichtiges Problem und gab Anlaß zu zahlreichen Veröffentlichungen.*

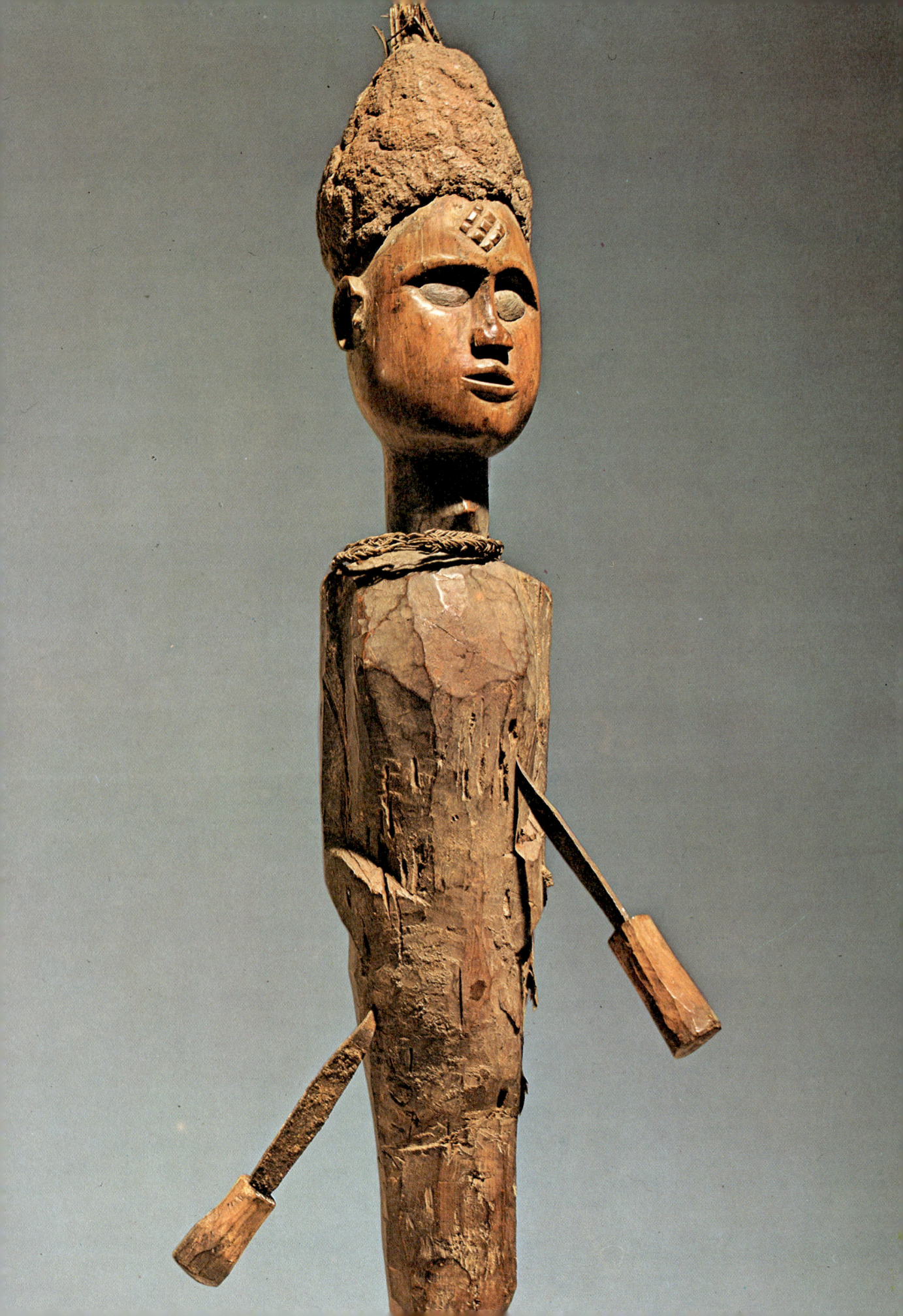

Die traditionelle Medizin in Schwarzafrika

von Joseph Kerharo

*Abbildung 2571 (gegenüber)
Badondo, eine Figur zur
Behexung. Boa, Zaire.
(Paris, Musée de l'Homme)*

Bis vor einiger Zeit war man im wesentlichen der Meinung, daß es über die Geschichte Schwarzafrikas, jenes südlich der Sahara gelegenen Teils von Afrika, keine zuverlässigen Informationen gäbe.

In der Tat sind die alten schriftlichen Quellen selten und ungenau. Ebenso ist über die berühmte Umsegelung des karthagischen Seefahrers Hanno, der die Küsten Westafrikas über Gibraltar, die Kanarischen Inseln und das »Cap Vert« ungefähr um 440 v. Chr. erforscht hat, nichts Näheres festgehalten. Er soll bis in die entferntesten Gebiete des Golfes von Guinea vorgedrungen sein. Herodot spricht vom Land der Abtrünnigen, das »niemand kennt, weil diese Wüstengegend wegen der großen Hitze völlig öde ist«. Er berichtet ausführlich über eine transsaharische Expedition von fünf Nasamonen, deren Ausgangspunkt Libyen war. Sie sollen schließlich kleine Menschen gefunden haben — Zauberer —, die am Ufer eines großen, von Krokodilen bevölkerten Flusses lebten. Herodot fügte hinzu, daß alle Äthiopier Hexenmeister wären. Äthiopien erstreckt sich über die ganze Breite des Kontinents von West nach Ost. Die Expedition ist jedoch kaum weiter als bis nach Fessan gekommen.

Denise Paulme schreibt, daß das Innere Afrikas lange Zeit nur durch Erzählungen der Eingeborenen, die in den Gebieten abseits der Riesen und Pygmäen, Affenmenschen, Kannibalen und Vogelweiber lebten, bekannt war. Für die Chronisten gelten der Sudan, der Golf von Benin, Äquatorialafrika und Südafrika als die klassischen Gebiete der großen Königreiche. Wegen der vielen Umwälzungen in diesen Gebieten ist es schwierig, eine allgemeine Geschichte der Medizin Schwarzafrikas zu schreiben.

Deswegen erscheint es vernünftig, eine Zusammenfassung aller bis zum Beginn dieses Jahrhunderts bekannten Tatsachen vorzunehmen, um dann zu einer Synopse der seitdem verwirklichten Studien kommen zu können.

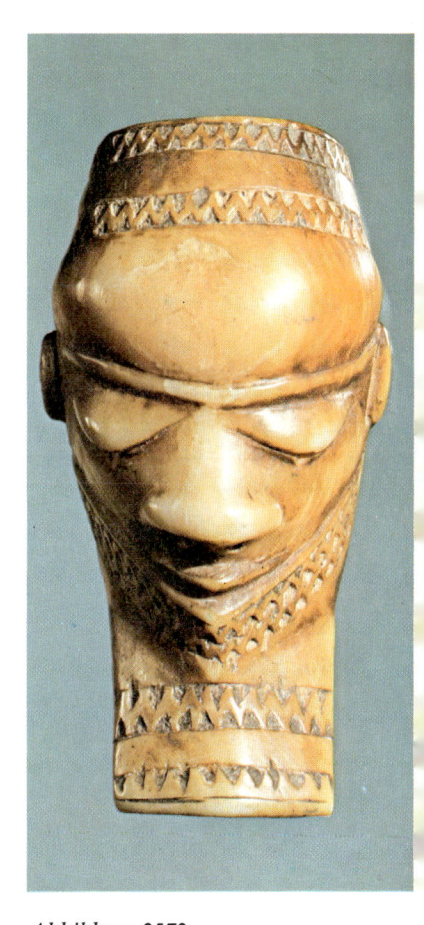

*Abbildung 2572
Anhänger zur Vorbeugung.
Zaire.
(Paris, Musée de l'Homme)*

Die alten Kenntnisse. Geschichtlicher Überblick

Es lassen sich zwei Perioden unterscheiden: Die der Enzyklopädisten und Chronisten und diejenige der Reisenden und Naturforscher.

Die Enzyklopädisten und Chronisten

Die sudanesischen und beninischen Gebiete weisen die meisten Dokumente auf, dank der Erkundung Schwarzafrikas über die Sahara und Äthiopien und dank der Kenntnis der westlichen Küsten durch die spanischen, portugiesischen, genuesischen und französischen Seefahrer. Schon im Jahre 1067 berichtete der Spanier al-Bakri von den riesigen Goldvorkommen des Reichs Ghana. Im 12. Jahrhundert entwarf der Araber al-Idrisi, Mediziner am sizilianischen Königshof, eine Beschreibung Afrikas und erwähnte darin die Praxis der Beschneidung im Sudan. Er weist auch darauf hin, daß die songhaiischen Frauen Koukias an den Ufern des Niger als Naturkundige berühmt waren.

Durch die reichhaltigen Angaben unterstützt, die der Kaiser von Mali beim Durchzug durch Kairo machte, schrieb al-Omari, der Sekretär des Sultans, daß im mittelalterlichen Mali die Magie eine große Rolle spielte und der Gebrauch von Giften verbreitet war.

Einer der ersten, die die Schlafkrankheit erwähnten, ist der Tunesier Ibn Chaldun (1332—1406), dessen Vergleich zwischen schriftlichen Quellen und mündlichen Überlieferungen ihn berühmt machte. Der Enzyklopädist al-Qualqashandi vermerkt in seiner Genealogie der Könige von Mali zum Tod von Mari Jaza, daß dieser durch die Schlafkrankheit *(illat an nawm)* beschleunigt worden sei. Sie käme bei den Bewohnern Malis und vor allem bei ihren Anführern häufig vor. Ein Stammesfürst wurde in einem solchen Maße von der Schlafkrankheit heimgesucht, daß man ihn fast nicht mehr aufwecken konnte. Er verblieb zwei Jahre bis zu seinem Tode (1373—1374) in einem schlafähnlichen Zustand.

Es gibt auch Angaben aus dieser Epoche über das Reich von Benin (westlich der Niger-Mündung), das sich bereits im 12. Jahrhundert zu konsolidieren begann. Brandl überliefert, daß die Könige nicht nur über ihre Untertanen

Abbildung 2573
Karte des westlichen Teils Nigerias und Guineas, aufgestellt von Herrn Robert von Vangondy, dem Sohn von M. Robert, königlicher Geograph, im Jahre 1749.
(Vom Autor zur Verfügung gestellt)

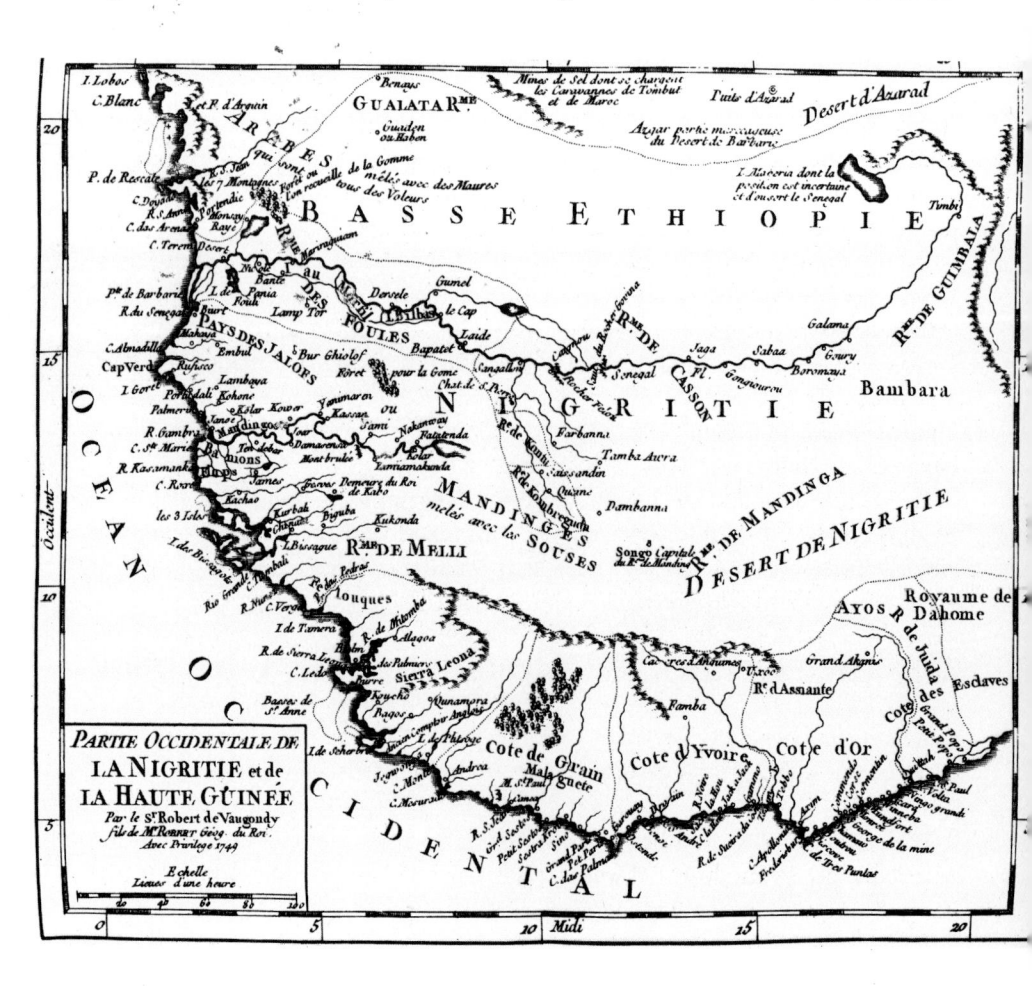

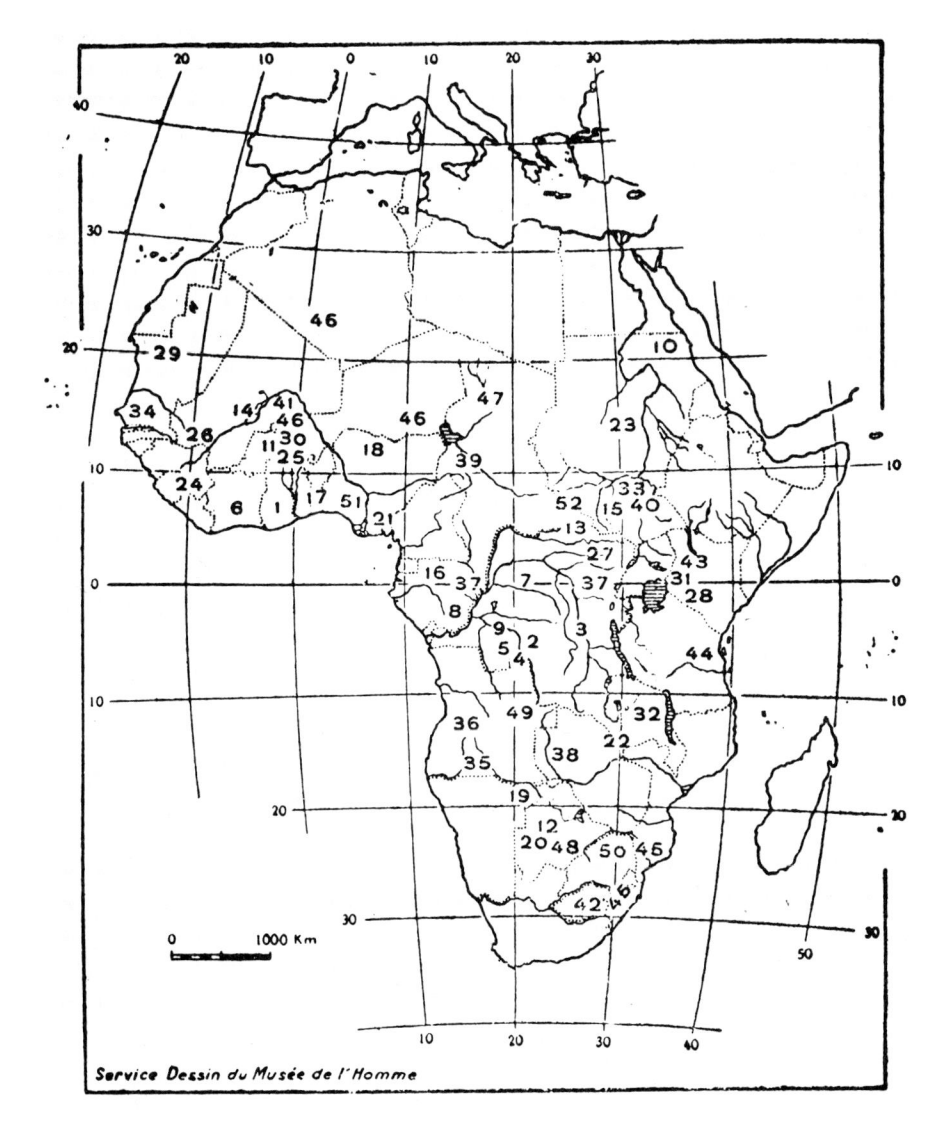

Abbildung 2574
Karte der Völker Afrikas:
(Paris, Bildsammlung Musée de l'Homme)

1)	Ashanti	27)	Mangbetu
2)	Bakuba	28)	Massai
3)	Baluba	29)	Mauren
4)	Balunda	30)	Mossi
5)	Bambala	31)	Nandi
6)	Baoulé	32)	Ngoni
7)	Barumbi	33)	Nuer
8)	Batéké	34)	Ouolof
9)	Bayaka	35)	Ovambo
10)	Bedja	36)	Ovimbundu
11)	Bobo	37)	Pygmäen
12)	Bochiman	38)	Rotse
13)	Bongo	39)	Sara
14)	Bozo	40)	Shilluk
15)	Dinka	41)	Songhai
16)	Fang	42)	Sotho
17)	Fon	43)	Suk
18)	Haoussa	44)	Swahili
19)	Herero	45)	Thonga
20)	Hottentotten	46)	Tuareg
21)	Ibo	47)	Toubou
22)	Ila	48)	Tswana
23)	Kababish	49)	Tyivokwe
24)	Kissi	50)	Venda
25)	Lobi	51)	Yoruba
26)	Malinké	52)	Zandé

herrschten, sondern auch mit Erfolg Krankheiten zu heilen verstanden. Nachhaltigen Ruhm erlangte Eware der Große, der um 1390 lebte.

Der Historiker de La Roncière entdeckte in der *Chronique du Parlement de Toulouse* einen Bericht von Bardin, aus dem hervorgeht, daß schon zu Beginn des 15. Jahrhunderts der Ruf einiger afrikanischer »Mediziner« aus dem »Land der Schwarzen« nach Europa vorgedrungen war.

Bardin berichtete von einem Reisenden namens Anselme d'Ysalguier, der 1413 in Begleitung seiner schwarzen Ehefrau und ihrer Tochter in die Heimat zurückkehrte. Seine Gattin stammte aus königlichem Hause und brachte ihr Gefolge mit. Darunter befand sich auch ein Eunuch namens Aben Ali, der in der Kunst der Medizin bewandert war. Am 4. März 1420, dem Tag seines triumphalen Einzugs in Toulouse, erkrankte der französische Thronfolger Charles (später König Charles VII.). Man rief Aben Ali, der die Gesundheit des Kronprinzen in fünf Tagen wiederherstellte. Der Chronist fügte hinzu, daß er selbst durch den schwarzen Mediziner von den Ufern des Niger von einer Rippenfellentzündung geheilt wurde. Die afrikanische Westküste muß also

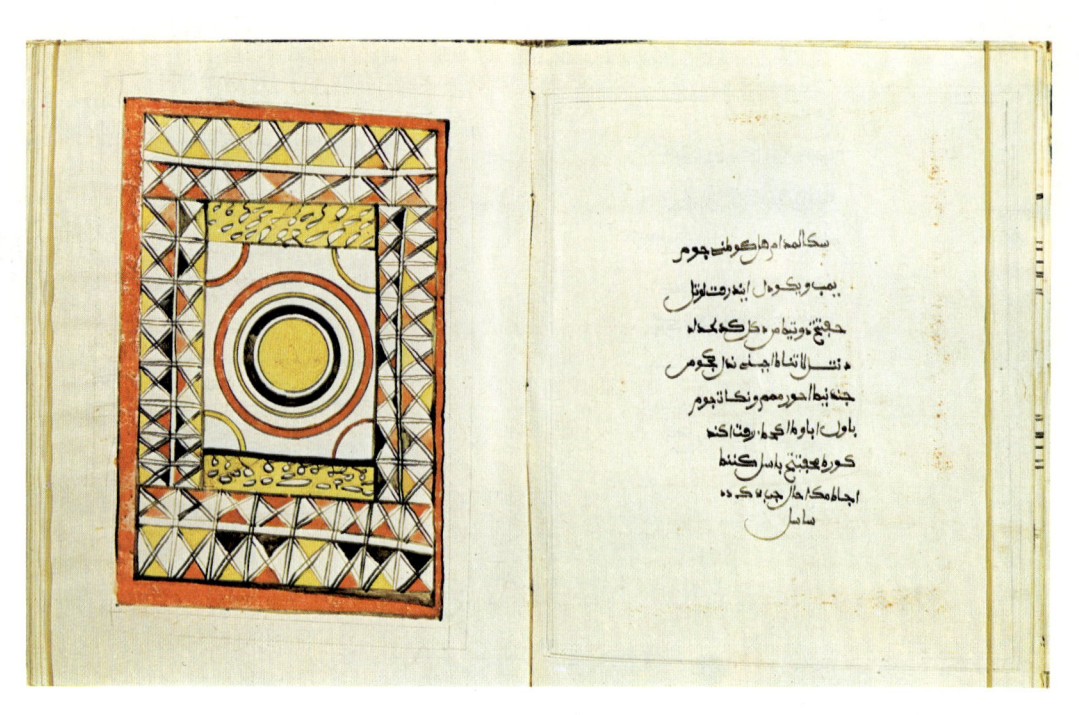

Abbildung 2575
Text und Zeichnung aus einem Album von Fetischen, das von dem Abbé Boylat im Jahre 1843 zusammengestellt wurde. Urheber ist der heilige Toucouleur Amadou Golosa de Fonta-Toro, ein Neffe des Königs von Boudu.
(Paris, Nationalbibliothek, Abteilung Karten und Entwürfe)

damals schon bekannt gewesen sein, denn man findet in Reisebeschreibungen manchmal Hinweise auf die dort ansässigen Heilkundigen. In seiner *Reise zur Westküste Afrikas, nach Portugal und Spanien* (1470—1479) berichtet Eustache de la Fosse vom Gebrauch der Schildkröten auf den Kapverdischen Inseln. Sie dienten dazu, »den Aussatz zu heilen, indem man sie aß und sich mit ihrem Blut und Fett bestrich. Auf diese Weise war man nach zwei Jahren von dieser Krankheit geheilt und gereinigt«. Auch Valentin Fernandez erinnerte um 1506—1507 daran, daß das Öl der Schildkröten vom Cap Vert ein gutes Hausmittel für die Aussätzigen sei. Außerdem weist er auf einen Baum hin, dessen Saft zum Ausbrennen von Wunden benützt wird. Er bezeichnet die *Paradieskörnchen* als das bekannteste Gewürz der guinesischen Küste. Bei jenem Baum handelt es sich ohne Zweifel um die *Commiphora africana*, die ein heilkundlich wertvolles Gummiharz ausschwitzt, das Bdellium Afrikas. Das Paradieskorn (»maniguette«), ebenso Heilpflanze wie Gewürz, stammt von einer kleinen krautartigen Pflanze ab, dem *Aframomum meleguetta*.

In der arabischen Literatur des 12. bis 15. Jahrhunderts finden sich zahlreiche von Sudanesen verfaßte Chroniken. Diese enthalten nur wenig Information über die Medizin der Schwarzen.

Dennoch weiß man sehr wohl, daß in einigen Gebieten, wie zum Beispiel in Bornu (heute Nigeria und Benin), die Fetisch-Mediziner eine große Rolle spielten. Die Nachbarvölker glaubten, eine in Bornu nicht zu heilende Krankheit könne auch nirgendwo sonst geheilt werden. Diese Mediziner und auch die von Mossi (Obervolta) waren sehr bekannt für ihre Methode, die Kastration an ausgewählten Knaben durchzuführen, die dann den Ägyptern und Türken angeboten wurden. Diese Fähigkeit hatte allerdings ihre Grenzen, da nur 10% der operierten Knaben überlebten.

Nur wenig später wurden durch mündliche Überlieferung einige Namen von Fetisch-Medizinern bekannt. Bei den Ashantis von Ghana genoß Otuta in der Mitte des 17. Jahrhunderts einen beachtlichen Ruf wegen seiner Kenntnisse über Krankheiten und ihre Behandlung. Er machte sich um die unfruchtbare

Schwester des Anführers Yeboe verdient. Seiner Pflanzentherapie war es zu verdanken, daß sie einen Sohn gebar, dem man den Namen des Fetisch-Mediziners gab.*

Der Knabe wurde später der berühmte Osai Toutou, der von 1695 bis 1731 regierte. In seiner Armee richtete er eine Art Gesundheitsdienst ein.

In Mali fielen die Funktionen der Hexenmeister und Mediziner den Schmieden zu, einer Kaste, die teilweise ihre eigene Rechtssprechung hatte. Ihre Aufgabe bestand darin, den König zu rasieren, für seine Gesundheit Sorge zu tragen und seine sterbliche Hülle für die Bestattung vorzubereiten. Unter der Herrschaft des Hadj Mohammed al-Amin wurden ihre Aufgaben auf niedrigere Arbeiten ausgedehnt; so mußten sie beispielsweise die Brüder des Königs blenden. Damit sollte die direkte Thronfolge gesichert werden. Ebenso mußten sie die Knaben kastrieren, um sie zu besseren Preisen verkaufen zu können.

Diese wenigen und fragmentarischen Angaben zeigen, daß es unmöglich ist, eine vollständige Geschichte der sudanesischen und beninischen Medizin zu schreiben.

Wenn wir uns auf Brandl stützen, so sind die Angaben über die Medizin der Bantus**, Hottentotten und Buschmänner noch ungenauer.

In den Berichten Brandls über die Zeit der portugiesischen Herrschaft im Kongo ist die Rede von einer Art Gesundheitszentrum, der Anwendung des Aderlasses und der Magie. Er zitiert auch Max Buchner, der 1886 schreibt, daß im 18. Jahrhundert die afrikanische Medizin noch wenig entwickelt war. Man kannte den Aderlaß gegen das Fieber und die Plethora-Krankheiten, Schröpfköpfe und Klistiere. Buchner berichtet, daß die Mediziner der Basutos zwar keinerlei chirurgische Erfahrung hatten, aber die Heilkunde der Kräuter und Wurzeln beherrschten.

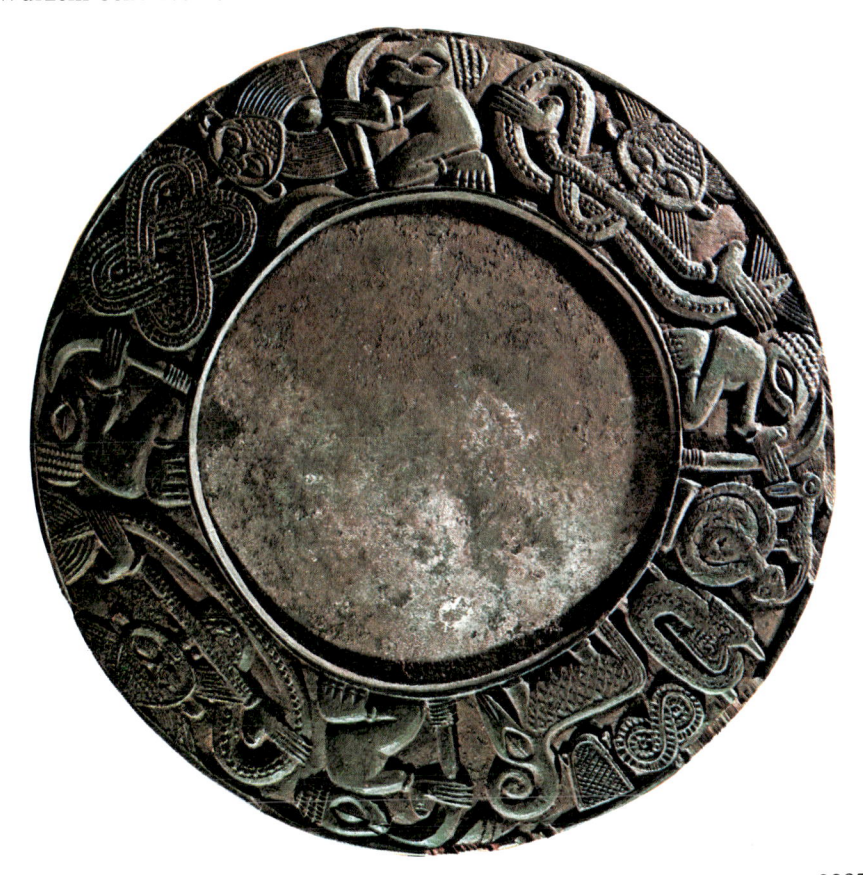

Abbildung 2576 (unten)
Eine Platte, die die Weissagung des Fa dient, Yoruba, Nigeria. (Paris, Sammlung Hélène Kamer)

* Wir haben Ähnliches im Jahre 1946 über die an der Elfenbeinküste lebenden Abronen erfahren. Sie waren an der Westküste Ghanas beheimatet und unterhielten in Krieg und Frieden mit den Ashantis dauerhafte Verbindungen. Durch Prinz Adingra erfuhr man, daß sein Vater Kwadio Adiomané, der König der Abronen, der in Amanvi regierte, in seiner Jugend ein angesehener Fetischist war wegen seiner Kenntnisse über die Behandlung der Sterilität bei Frauen. Aus diesem Grunde beschloß man, ihm die Prinzessin als Frau zu geben.

** Es ist irreführend, mit dem Namen »Bantu« eine Rasse zu bezeichnen. Dieser Ausdruck wurde im letzten Jahrhundert von den Linguisten eingeführt, um die deutliche Verwandtschaft von ungefähr 300 Sprachen zu kennzeichnen, die alle das Wort »*Bantu*« als Ausdruck für »*Mann*« gebrauchen. Etwa 100 000 Buschmänner und Hottentotten südlich der Linie Duala (Kamerun)—Mombasa (Kenia) sprechen die *khoisanischen* Sprachen. Diese sind die einzigen, die nicht zu der mehr als 80 Millionen Einwohner umfassenden *Bantu*gruppe gezählt werden (Cornevin).

2297

Von wenigen Ausnahmen abgesehen, herrschte noch im 19. Jahrhundert eine allgemeine Unwissenheit über die Anfänge der schwarzafrikanischen Medizin: Dem arabischen und äthiopischen Einfluß im 16. Jahrhundert ist es zuzuschreiben, daß nicht mehr Spuren der schwarzafrikanischen Medizin im 18. Jahrhundert erhalten geblieben sind.

Eines der letzten wichtigen Zentren war ohne Zweifel die Stadt Kong an der Elfenbeinküste, die von muselmanischen Diulas gegründet wurde und vom 16. bis 19. Jahrhundert die Hauptstadt des südlichen Sudan war. Kong zählte 25 000 Einwohner und besaß sieben höhere Schulen und eine Bibliothek, die wahrscheinlich medizinische Schriften enthielt. Bei einem Besuch im Jahre 1946 existierte lediglich noch die Moschee und keine der genannten Einrichtungen mehr.

Die Vorläufer: Reisende und Naturforscher

Bis Ende des 19. Jahrhunderts beziehen wir unsere Kenntnisse aus den Reisebeschreibungen, die authentische oder überlieferte Berichte von übernatürlichen Heilungen durch unbekannte Kräuter enthielten. In ihnen werden Sitzungen dargestellt, die unter dem Zeichen von Magie und Hexenkunst standen. Die Missionare sahen vor allem in den Zauberern und Fetisch-Anhängern die Gegner ihrer Tätigkeit. Die Händler interessierten sich nicht für diese Fragen.

Unter den Kaufleuten bei der Indischen Gesellschaft befand sich ein Holländer namens Bosman, der 1705 eine *Reise nach Guinea* veröffentlichte. Er stellt fest, daß die in Guinea lebenden Menschen den Krankheiten weniger ausgesetzt waren, ausgenommen die Pocken, denen 1691 Tausende zum Opfer fielen, und die Wurmkrankheit. »Diese Wurmkrankheit«, so schreibt er, »befällt vor allem die Beine, und man ist davon nur befreit, wenn der Wurm völlig beseitigt ist. Sobald der Wurm die Haut durchbrochen hat, bemühen sich die Heilkundigen, ihn festzuhalten und nach und nach aus der Wunde treten zu lassen; daraufhin befestigen sie ihn an einem kleinen Stück Holz, das sie jeden Tag drehen, um den Wurm sanft durch das Loch herauszuziehen, so lange, bis er vollkommen draußen ist und sie vom Schmerz befreit sind.«

*Abbildung 2577
Titelblatt des Werkes von Guillaume Bosman,* Reise durch Guinea..., *Utrecht 1705.
(Vom Autor zur Verfügung gestellt)*

Er schreibt, daß die Kriegsverletzungen mit dem Absud von Kräutern behandelt worden sind. Sowohl Entbindungen als auch der Fetischismus sind Gegenstand seiner Darstellungen. Mit »Fetisch« und »Fetisch gebrauchen« bezeichnet er alle wichtigen Lebenshandlungen; er erwähnt die heiligen Haine, in denen Opfer dargebracht werden. Die Arzneimittel sind fast ausschließlich aus Zitronensaft, Paradieskörnern und Baumwurzeln zusammengestellt, aber auch aus Baumharz, Baumrinde und aus etwa 30 Arten verschiedener Heilkräuter.

Ungefähr um 1750 beginnt die Epoche der reisenden Botaniker. Ihre stillen Auftraggeber (Regierungen und private Gesellschaften) erwarteten von ihnen sicherlich nur die Entdeckung neuer Gewürze und landwirtschaftlich nutzbarer Pflanzen. Durch die systematische Erforschung der Pflanzenwelt überschritten sie bereits ihr Aufgabengebiet. Nur wenige interessierten sich für die zu medizinischen Zwecken verwendeten Pflanzen.

Einer von ihnen war Michel Adanson. Als der 21jährige im Jahre 1749 Angestellter der Indischen Gesellschaft wurde, hatte er die Aufgabe, alle vorkommenden Nutzpflanzen zu ermitteln und die Gewürzpflanzen einzuführen. Doch das ursprünglich festgelegte Programm sollte er bei weitem überschreiten. Er stellte eine Sammlung von 500 Pflanzen zusammen, von denen 300 neu waren. Wahrscheinlich hatte er vor, die medizinisch verwendbaren Pflanzen

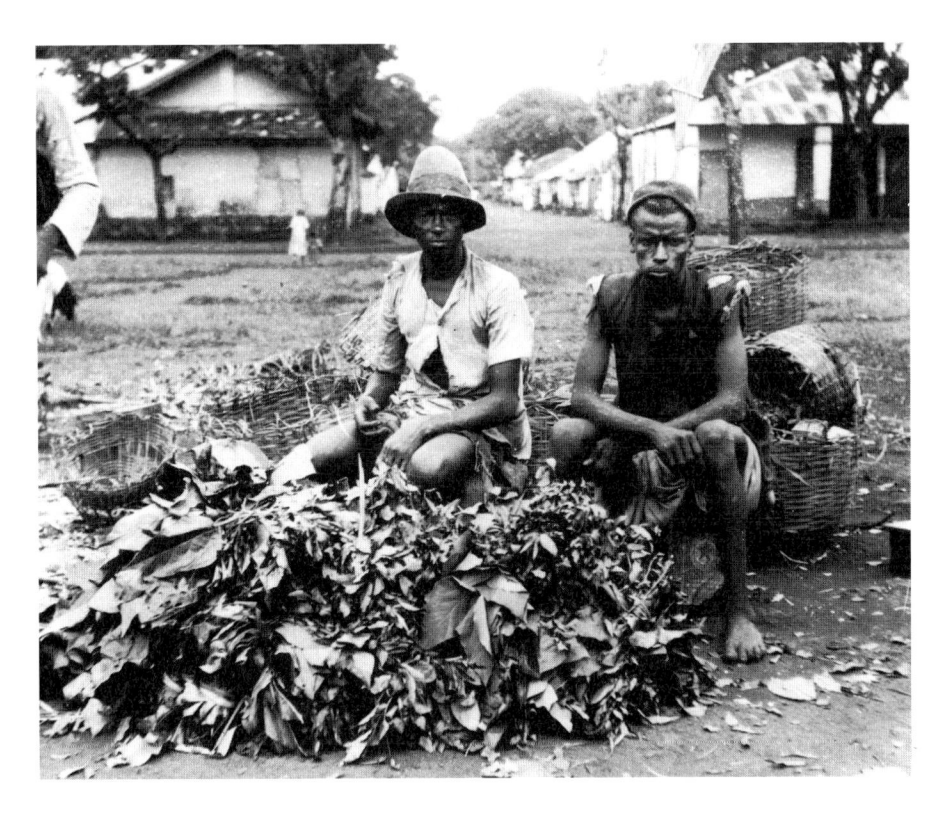

Abbildung 2578
Arznei- und Heilkräuter-
verkäufer, Guinea.
(Paris, Bildsammlung, Musée de l'Homme)

zu studieren. A. Chevalier fand nämlich unter den Aufzeichnungen Adansons 31 Seiten mit der Überschrift »Beschreibung eines Teiles der Pflanzen, die die Neger von Bissau für die Heilung verschiedener Krankheiten benützen, von H. le Gagneur, Chirurg der Indischen Gesellschaft 1754«. Dort waren 114 Pflanzen aufgeführt, die Adanson mit Randbemerkungen versehen hatte.

Der erste fachkundige Reisende war ein Schwede, Charles-Pierre Thunberg, Doktor der Medizin, der später Professor der Botanik an der Universität Uppsala wurde. Er bereiste Südafrika in den Jahren 1771—1773. Seine erste Entdeckung betrifft den Gebrauch des getrockneten Blutes einer Art Landschildkröte als spezielles Mittel gegen Schlangenbisse. Hauptsächlich interessierte er sich aber für den Gebrauch der Pflanzen für medizinische Zwecke. Er nennt einige giftige Arten wie *Euphorbia genistoides* und *Sideroxylon toxiferum*. Erstere enthält eine »sehr scharfe Kautschukmilch, die dem Magen nicht schadet, jedoch eine starke Wirkung auf verstopfte Harnleiter oder Blase hatte. Die scharfe Flüssigkeit wurde mit dem Urin ausgeschieden; um diese Ausscheidung zu beschleunigen, führte man dann in die Harnröhre einen Strohhalm ein. Die zweite ist ein giftiger Baum, dessen Saft, vermischt mit Schlangengift, den Hottentotten als Pfeilgift diente.«

Er erwähnt auch den Schlangenstein. »Der Stein, den ich selbst gesehen habe, war schwarz, mit einem hellen oder gräulichen Fleck in der Mitte. Auf der einen Seite war er flach, auf der anderen Seite etwas rund geschliffen und von röhrenförmiger Beschaffenheit. Legt man ihn auf den Schlangenbiß, soll er sich fest ansaugen und das Gift herausziehen. Er fällt von selbst ab, wenn seine Wirkung nachläßt.« Alle privaten katholischen Krankenstationen in Schwarzafrika besitzen vergleichbare *Steine,* die in derselben Weise verwendet werden. Ähnliche Schlangensteine werden auch in Sainte-Lucie serienmäßig hergestellt und sind auf den Antillen sehr bekannt.

Abbildung 2579
Kleiner Korb in Form eines Bienenkorbes, geflochten aus wildem Stroh und Rinden des »ronier«. Darin sind die Geister, die kranke Kinder heilen können. Mittelguinea.
(Paris, Musée de l'Homme)

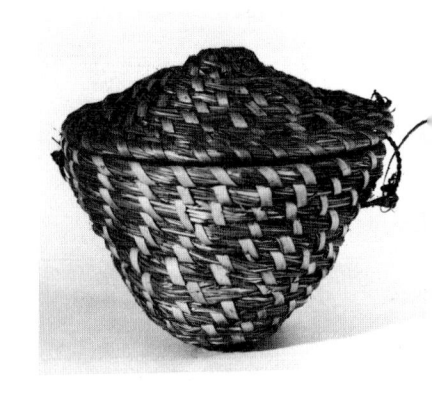

*Abbildung 2580 (gegenüber)
Eine Maske, wie sie von den
Zauberern der Elfenbeinküste
getragen wird.
(Paris, Musée de l'Homme)*

Die Beobachtungen Thunbergs bilden in dieser Epoche eine Ausnahme. Im Jahre 1819 findet man in einem Missionsbericht des Engländers Bowdich ein Kapitel mit dem Titel *materia medica and diseases*. Sein Verfasser, Doktor Tedlie's, zitiert darin 37 Pflanzen mit Namen und Angabe ihres therapeutischen Gebrauchs im Lande der Ashantis. 27 davon sind identifiziert und in einer statistischen Tabelle nach den betreffenden Krankheiten aufgeführt. Ein anderes Kapitel erwähnt *Arum,* ein Pfeilgift, und 10 Pflanzenarten, die in Gabun geerntet und identifiziert worden sind, mit der genauen Beschreibung ihres Gebrauchs.

Fernandes zufolge hat Bowdich erstmals das *Tabernanthe iboga* unter dem Namen eboka* erwähnt, die bekannte psychotrope Droge der geheimen gabunesischen Gesellschaft von Bwiti. Sicher ist jedenfalls, daß der Entdecker Griffon du Bellay um 1860 am Kap Lopez eine Pflanze fand, die die Eingeborenen Iboga nannten und der sie wundersame Eigenschaften zuschrieben.

Aus den Forschungsarbeiten Adansons geht hervor, daß Guillemin und Perrotet 1830 die erste Beschreibung afrikanischer Pflanzen der Sénégambie veröffentlicht haben. Darin erschienen Anmerkungen des Schiffsapothekers Leprieur über den allgemeinen therapeutischen Gebrauch zahlreicher Arten. Diese waren der Ausgangspunkt für die Arbeiten verschiedener Chemiker, hauptsächlich über Cailcedra *(Khaya senegalensis),* das als Mittel gegen Fieber galt.

Livingstone wird sich später bis zu seinem Tod im Jahre 1873 für die Sitten und Gebräuche interessieren. In dem posthum erschienenen *Journal* beschreibt er die Benutzung von Schröpfköpfen aus Antilopenhörnern an den Ufern des Tanganyika-Sees.** Ihm schreibt man die ersten Kenntnisse über das Pfeilgift Kombé zu, das aus den Körnern des *Strophantus kombe* hergestellt wurde. Als sein Gefährte Kirk eine mit Kombé in Berührung gekommene Zahnbürste benützte, stellte er fest, daß dieses Gift Herzstörungen hervorrief. Beide ahnten die mögliche herzkräftigende Wirkung der Droge.

Im Jahre 1865 bereits hatte Griffon du Bellay unter dem Namen *Iné* der Pahuiner die ersten Körner entdeckt, die in Europa unter der Bezeichnung *Strophantus gratus* als Lieferanten des Ouabaïns bekannt wurden.

Zur gleichen Zeit (1868—71) vollendete Schweinfurth eine lange Forschungsreise durch Zentralafrika. Er berichtet von einem Brauch der Bongos, die einen an einer unbekannten inneren Krankheit Leidenden neben einen Kessel voll heißen Wassers legten und ihn mittels eines Blätterzweiges damit besprengten. Als einziges Heilmittel gegen die Syphilis nennt er die Rinde des Anogeissus. Schweinfurth berichtet auch davon, daß Irre geknebelt und in den Fluß geworfen werden, wo »sie von guten Schwimmern erwartet und mehrere Male untergetaucht werden. Wenn die Behandlung keinen Erfolg bringt, wird der Irre eingesperrt und von seiner Familie ernährt«.

Er ist der Meinung, daß die Chirurgie nicht so primitiv ist. Die Verwundeten werden mit einer Vielzahl von Haarseilen behandelt, die aus kräftigen Borsten bestehen und an der verwundeten Stelle in die Haut eingeführt werden. Um eine auflösende oder antiseptische Wirkung zu erzielen, behandelt man Wunden mit Ocker und beschleunigt die Heilung durch Anwendung eines Mittels aus der bitteren Rinde verschiedener Bäume (z. B. Prosopis, Hymenocardia und *Butyrospermum paradoxum,* der Butterbaum), das zusammenziehende Wirkung hat. Bei den Diours werden Kriegsverletzungen durch Auflage eines Breis aus der Rinde der *Adenia venenata,* einer giftigen Pflanze, behandelt.

* Wenn *eboka* tatsächlich einer der vierzehn einheimischen gabunesischen Namen für *Tabernanthe iboga* ist, wie Walker meint, so gibt die Ausgabe des Werkes von Bowdich im Jahre 1819 *eroga* und nicht *eboka* an.

** Es war im gleichen Gebiet von Udjiji, wo er völlig erschöpft und von einem Teil seiner Diener verlassen, am 24. November 1871 die historische Begegnung mit Stanley hatte, der zur Entdeckung des Zentrums von Afrika aufgebrochen war.

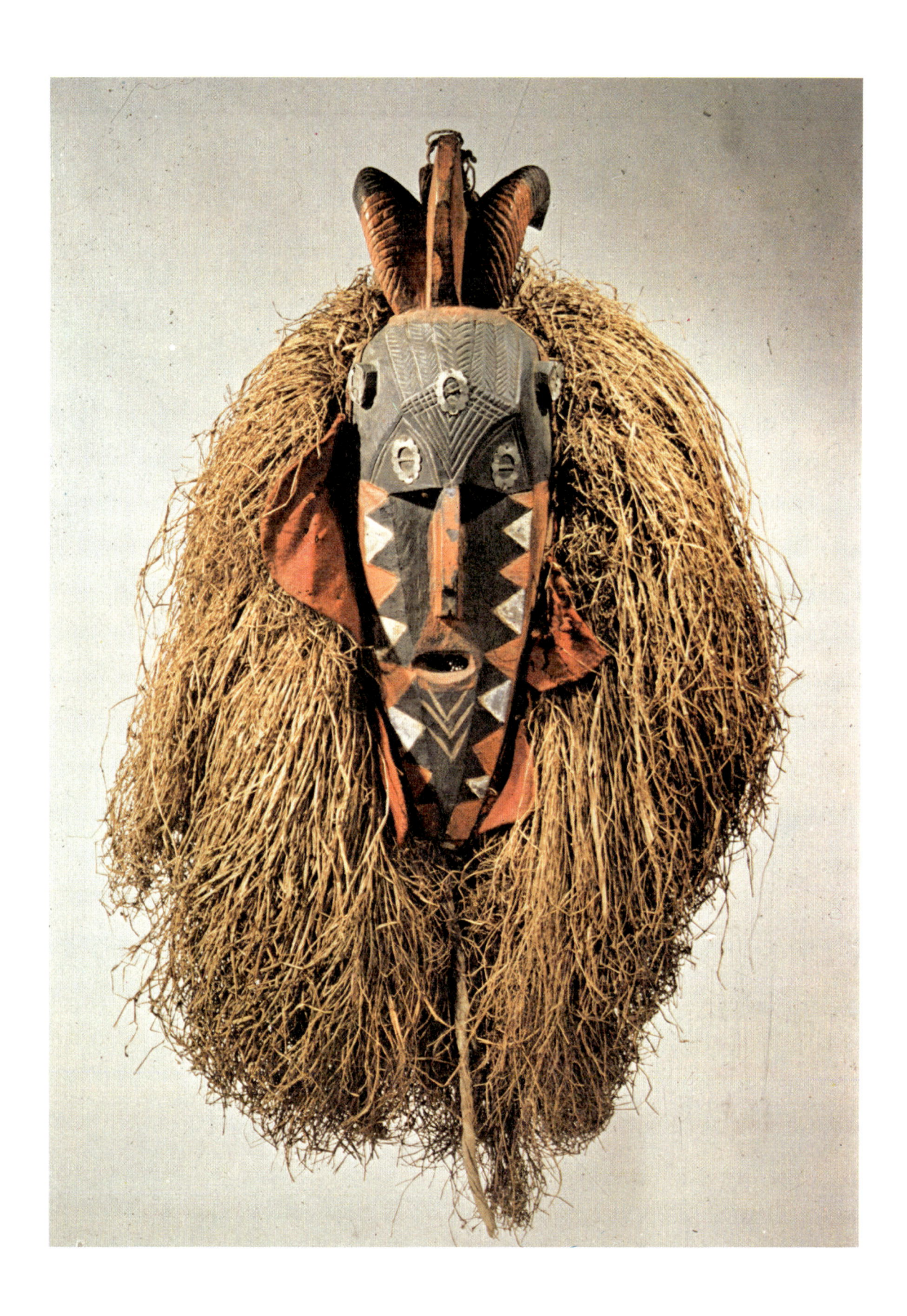

Abbildung 2581
Khaya senegalensis oder Cailcedra. Ein Aufguß aus seiner Rinde wurde als Fiebermittel verwendet. Das Bild stammt aus dem Buch »Flore de Sénégambie...« von Perrotet, Guillemin und Leprieur, Paris 1833. (Paris, Nationalbibliothek)

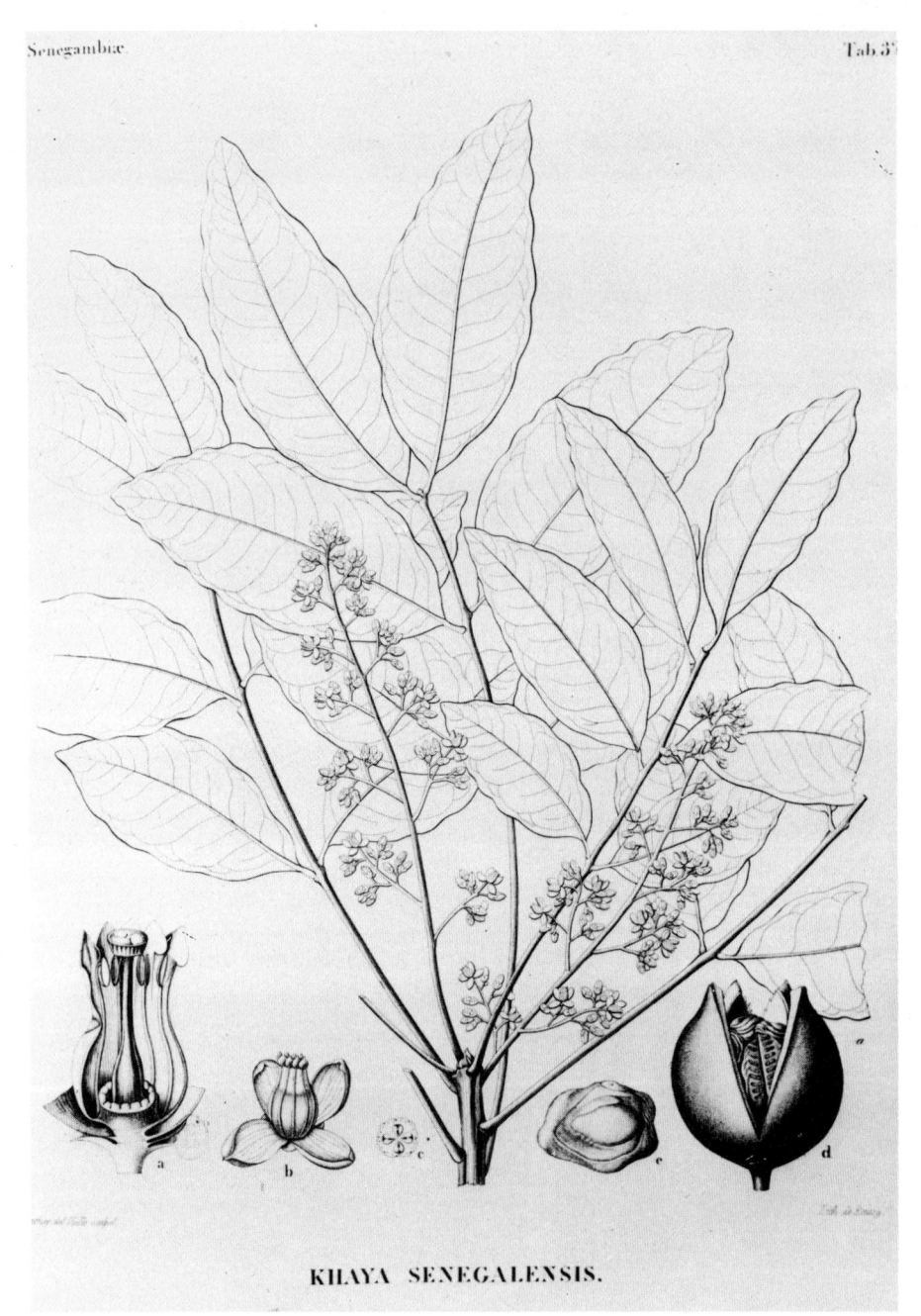

Abbildung 2582
Titelseite dieser Arbeit.
(Paris, ibd.)

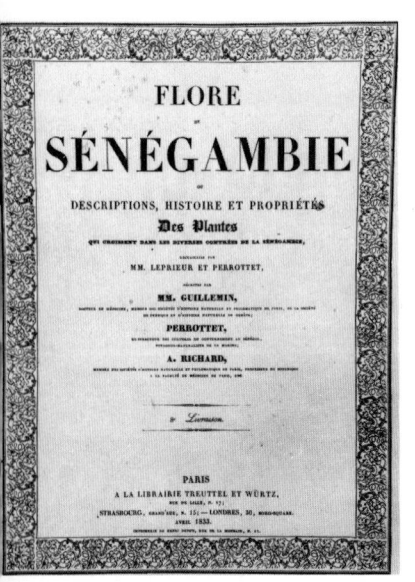

In Senegambien veröffentlichte Armand Corre, ein Marinearzt, während seines Aufenthaltes von 1874 bis 1877 verschiedene Schriften, zwei davon über die *materia medica*. Insbesondere die erste enthält zahlreiche Einzelheiten über »Teli« *(Erythrophleum guineense),* zum Beispiel seine botanischen Eigenschaften, den Gebrauch als Gift, das gesetzlich verabreicht wurde, und über die Ergebnisse seiner eigenen Experimente. In der zweiten Schrift führt er 60 Drogen an, die auf den Märkten verkauft werden. Bei dieser Gelegenheit führt er auch eine genaue Untersuchung der Ursachen der Schlafkrankheit durch.

Sambuc, ein Marineapotheker, der ebenso wie Corre im Krankenhaus der Ile de Gorée gearbeitet hatte, führte zusammen mit seinen Arztkollegen einige therapeutische Versuche mit senegalesischen Drogen durch. Er verfaßte 1887 eine Dissertation über die Geographie der Pflanzen und befaßte sich dabei eingehend mit der medizinischen Anwendung der senegambischen Arten.

Im darauffolgenden Jahr veröffentlichte Andrew Smith eine medizinische Schrift über einheimische Heilmittel Südafrikas, die die wissenschaftlichen Namen von 137 Pflanzen enthält.

In diesem Stadium endet der Abschnitt der Vorläufer, deren Arbeiten die *erste materia medica Afrikas* bildeten.

Durch den beachtlichen ununterbrochen fortgesetzten Ausbau des Verzeichnisses der afrikanischen Pflanzen entwickelte es sich zu einem eigenständigen Arzneibuch, zum Buch der Arzneikunde afrikanischer Völker. Die bis dahin vernachlässigte völkerkundliche Medizin (Ethnomedizin) nahm unter der Bezeichnung »*Traditionelle Medizin Afrikas*« einen erstaunlichen Aufschwung.

Die Formen der traditionellen Medizin

Wir müssen uns an dieser Stelle fragen, ob man eine Deutung versuchen kann, die ein authentisches Bild jener Medizin zeichnet, die man erst in heutiger Zeit studieren konnte.

Der Zauberer, der Fetisch-Mediziner und der Heilkundige hatten von alters her ihren festen Platz im Kreise der Lebensgemeinschaften. Diese Kultur hat durch die Erschütterungen von Stammeskriegen, Menschenhandel und Kolonisation und durch die Folgen der Unabhängigkeit der Völker mehr und mehr ihre Ursprünglichkeit verloren. Wer nach ihren Spuren forscht, muß Geduld aufbringen.

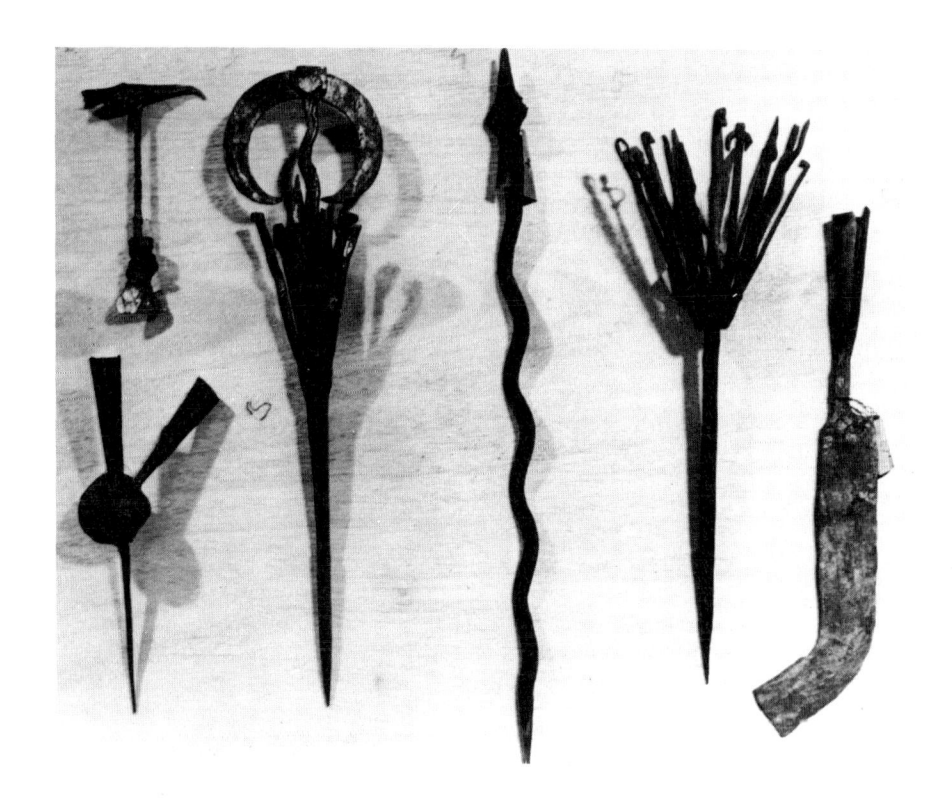

Abbildung 2583
Titelblatt der Arbeit von Pierre-Charles Thunberg »Reise durch Afrika und Asien«, Paris 1794. (Vom Autor zur Verfügung gestellt)

Abbildung 2584
1. *Eisen einer Lanze.*
2. *Ein Fetisch für Kinder, die mit den Füßen voraus geboren werden.*
3. *Fetisch des Donners.*
4. *Schlangenfetisch.*
5. *Fetisch des Schmieds aus Eisen: Er wird im Tempel des Geistes mit der Spitze in den Boden gesteckt.*
6. *Glöckchen. Dahomey.*
   (Paris, Musée de l'Homme)

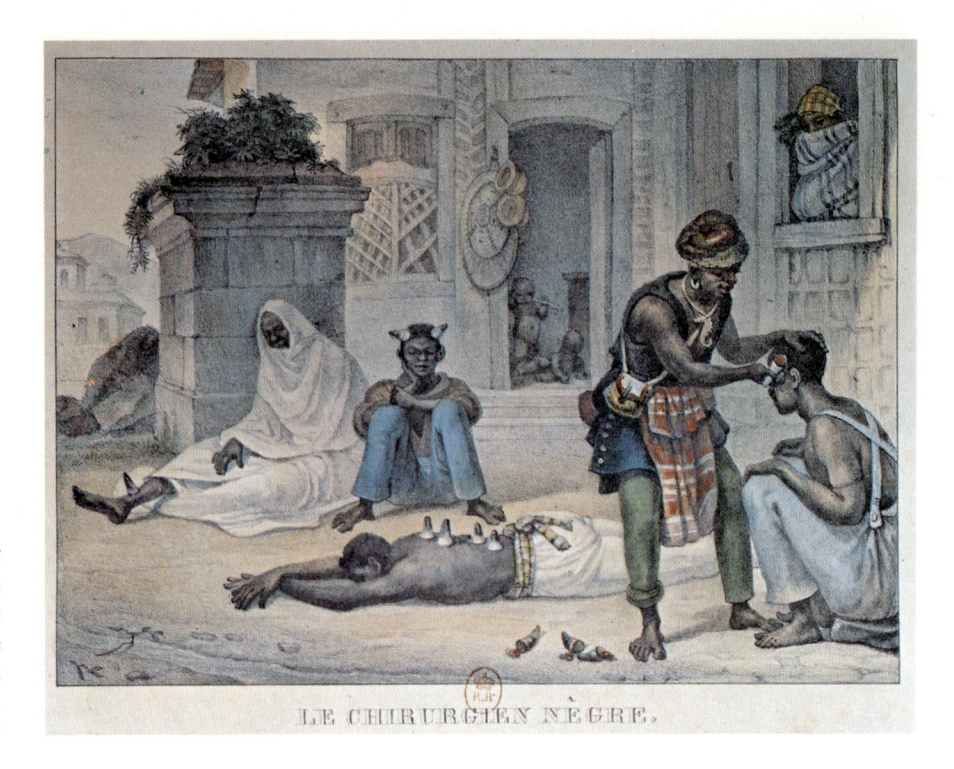

Abbildung 2585
Der Negerarzt. Kupferstich von J. B. Debret für sein Buch »Malerische und historische Reise durch Brasilien 1834—1837«. *(Paris, Nationalbibliothek)*

Die verschiedenen fremden Einflüsse von außen stoßen dennoch bis heute an die fast unverletzbaren Grenzen der Urwaldregionen. Nur jemand, der dort gelebt hat, kann sich den unberührten tropischen Urwald* mit seinen riesigen Bäumen, den herrlichen Lianen und seiner seltsamen Ruhe vorstellen. Die meisten Pflanzen erreichen eine Höhe von 60 Metern. Wurzeln von beeindruckender Größe und Form verankern sie in der feuchten Erde.

Diese üppige Vegetation ist in ein bedrückendes Schweigen gehüllt, von Zeit zu Zeit gestört durch das Fallen der Wassertropfen, das Brechen eines morschen Astes, den fremdartigen Schrei eines Affen oder eines Vogels und das Summen der Insekten. Die dichten Laubkronen sind für die Sonnenstrahlen undurchdringlich. Der Mensch, auf dem die feuchte Hitze lastet, ist ein Gefangener dieser Natur.

»Dort«, haben wir im Jahre 1950 geschrieben, »fern der punischen, islamischen und weißen Einflüsse, werden wir den letzten Ursprung der afrikanischen Zivilisation wiederfinden.«

Das Unvermögen der Afrikaner, in den gewöhnlichen Handlungen des Lebens das Natürliche vom Übernatürlichen abzugrenzen, hat ernsthafte Beobachter schon immer überrascht. In den Vorstellungen über das Leben, die Krankheit und den Tod mischen sich Erfahrung und magisch-religiöser Glaube. Das trifft um so mehr für ihre »Medizin« zu, deren Studium man nicht richtig betreiben kann, ohne sie im Zusammenhang mit ihren beiden geheimnisvollen Stützen, dem Fetischismus und der Zauberei, zu sehen.

Wir haben es hier mit einer Medizin zu tun, die den Menschen, Körper und Seele, als Einheit, als Ganzes betrachtet, verbunden mit der sichtbaren und unsichtbaren Welt durch das ungeteilte Zusammenwirken von Geistigem und Körperlichem, von Behandlung und Diagnose. Daraus folgt, daß Medizin und Pharmazie besonders eng miteinander verbunden sind, wie es am Anfang der Geschichte der Medizin in allen Ländern war. Darüber hinaus sind beide in der

* Der Primärwald der Botaniker.

einen Person des Fetisch-Heilers vereinigt, der Fürsprecher bei den göttlichen und höllischen Mächten ist. Er wahrt die Kenntnisse der Vorfahren, dabei stellt er nicht nur Diagnosen, sondern verordnet gleichzeitig Medikamente, sammelt die in der Umgebung vorkommenden Heilpflanzen, stellt die Heilmittel her und verteilt sie.

Man kann mit Sicherheit annehmen, daß die ersten Afrikaner und ihre Nachkommen, genau wie andere Bewohner der Erde, lange Zeit von dem unerbittlichen Gesetz des *primum vivere* beherrscht waren. Sie benützten, was ihre Umgebung ihnen bot, und sicherten ihren Lebensunterhalt durch Jagd und Fischfang und vor allem die Ernte, wie es die Pygmäen des äquatorialen Urwaldes beweisen. Sie richteten sicher sehr bald ihren Scharfsinn darauf, Erfahrungen über Nahrungs- und Heilmittel zu sammeln. Voraussetzung für die Kunst, gut zu essen und sich gesundzuerhalten, war die Kunst, sich nicht zu vergiften.

Das Wissen der Heilkundigen, das sich im Schoße der priesterlichen Medizin entwickelt hatte, wurde mangels Schreibkunst als mündliche Überlieferung von Generation zu Generation weitergetragen und angereichert.

Magisch-religiöse Überzeugungen und Techniken

Noch heute übt die Religion in schwarzen Ländern, ob »entwickelt« oder nicht, auf alle menschlichen Probleme ihren Einfluß aus. Wenn es einen Bereich gibt, auf dem die Menschen aller Zeiten, aller Länder und aller Rassenzugehörigkeit bereits im Altertum das Sakrale, Mystische und Religiöse wirksam glauben, dann ist es die Medizin. Dieser Glaube rührt von der fortwährenden Furcht des Menschen vor Krankheit und Tod her. Vergiftungen, Zauberei und Geisterbeschwörungen sind nicht zu trennen von der Medizin und ihrer Ausübung durch das Dreigestirn Zauberer, Fetischzauberer und Heilkundiger.

Es empfiehlt sich, Glaubensüberzeugungen und Praktiken grundsätzlich auf der Ebene der animistischen Gesellschaft, Hüterin der Religion der Vorfahren,

Abbildung 2586
Fetischaltar in Abomey,
Dahomey.
(Vom Autor zur Verfügung gestellte Aufnahme)

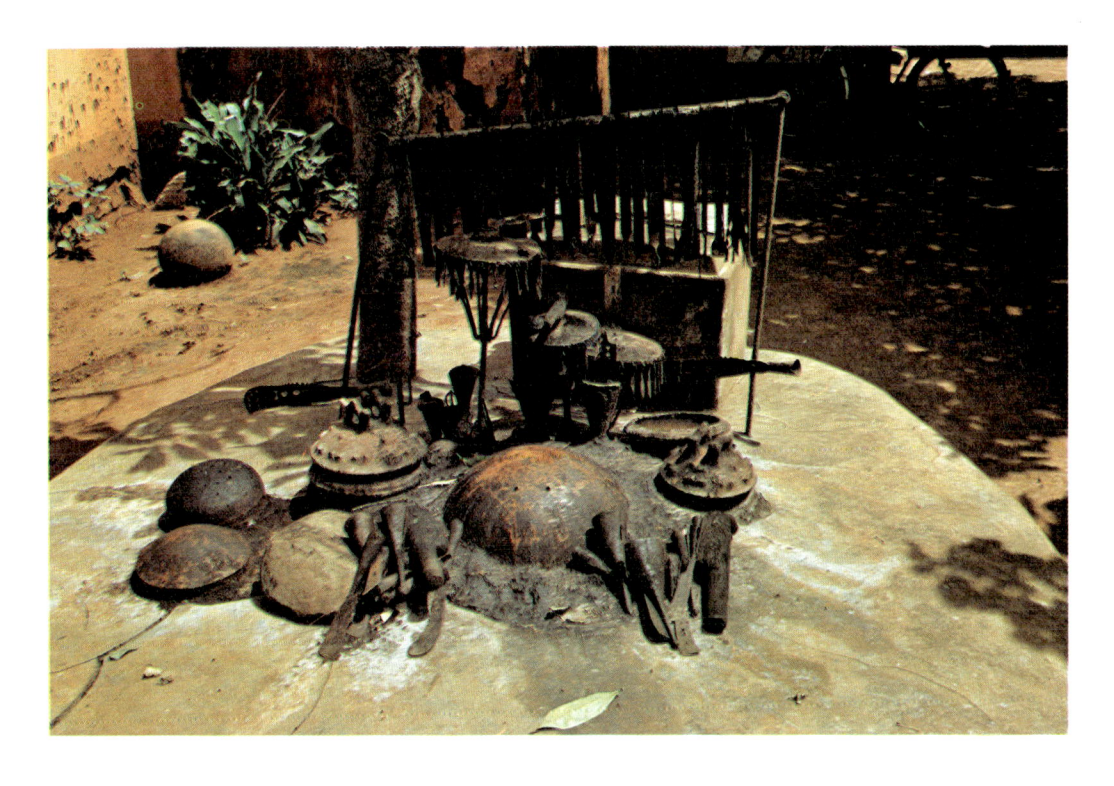

*Abbildung 2587
Aus Holz geschnitzte Fetisch-
figur in Gestalt einer wilden
Katze. Sie soll die Häuser gegen
Zauberer und Ehemänner gegen
die Untreue ihrer Frauen
schützen. Kamerun.
(Paris, Musée de l'Homme)*

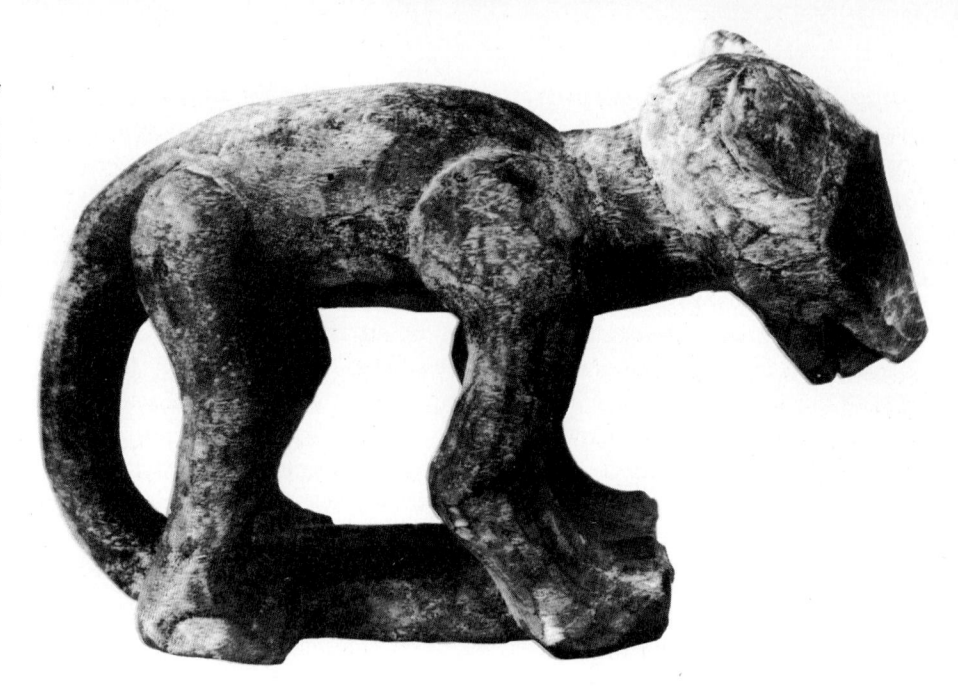

zu betrachten, ohne die »Verunreinigung« durch die importierte Religion und ohne die Abweichungen in Richtung der Scharlatanerie*. Es besteht enge Übereinstimmung zwischen unseren Beobachtungen im französisch-englischsprachigen Westafrika und denjenigen verschiedener Forscher, die sich an anderen Orten ausschließlich oder teilweise mit ähnlichen Themen** befaßt haben.

Der Fetischismus

Das Wort Fetisch stimmt mit keinem afrikanischen Wort überein. Es wurde eingeführt und vereinfacht aus dem Wort *fetico* (aus dem lateinischen *facticius*, künstlich) durch die ersten lusitanischen Seefahrer, die an der Küste des Golfs von Guinea Handel trieben. Mit diesem Begriff bezeichneten sie alle Wesen oder Dinge, die die Schwarzen anbeteten und in einem religiösen Kult verehrten. Später erkannte man, daß es sich dabei um einen religiösen Glauben handelte, der sich auf die Existenz eines Lufthauches stützte, auf eine Lebenskraft, die Wesen und Dinge belebte, und man schlug die Bezeichnung animistisch vor. Fetischismus und Animismus verkörpern letztlich den starken Einfluß des religiösen Glaubens, der eine Erklärung der wesentlichen Erscheinungen des Lebens, der Natur und der Gemeinschaft anbietet. Das Gleichgewicht der Lebenskräfte bleibt erhalten, wenn der Mensch gesund ist. Die Lebenskraft bleibt jedoch nicht unverändert. Sie kann sich mit der Zeit durch die Unfähigkeit zur Erneuerung verschlechtern, die durch falsche geistige oder körperliche Nahrung eintritt. Aber auch unter dem Ansturm mächtiger Kräfte, die die Harmonie zwischen der Welt des Geistlichen und des Weltlichen stören, kann die Lebenskraft zusammenbrechen. Diese Störung im Gleichgewicht der Lebenskräfte macht das Wesen der Krankheit aus.

Die Extraktion, das Abkochen und das Inhalieren von drogenhaltigen Stoffen haben nur dann Wirkungskraft, wenn sie nach streng festgelegten traditionellen Vorschriften durchgeführt werden. Die Dosierung hängt von religiösen Kräften ab, vom Geschlecht und von der Verbindung von Zahlen, die für die Herstellung und Einnahme der Arzneien maßgebend sind. Wenn die Ernte der Pflanzen und die Fertigstellung der Arznei nicht übereinstimmen mit den

* In einem Werk über das Arzneirepertoire Senegals haben wir ein Kapitel der Ausübung der überlieferten Medizin gewidmet. Sie ist bald vom Islam, bald vom Fetischismus beeinflußt, mit allen Stufen islamisch-fetischistischer »Verunreinigung« und mit Abweichungen zu Magie, Zauberei und sogar Scharlatanerie. Diese Abweichungen haben wir festgehalten in unserer Arbeit über die senegalesische Drogenkunde. Zuvor hatten wir neben anderen Arbeiten eine Denkschrift herausgegeben über die Medizin und das Arzneirepertoire der Dioulas, der Fetisch-Mediziner der Waldzone Senegals, und zwei Arbeiten über die Elfenbeinküste und Obervolta. Die eine befaßt sich mit den Arzneien und die andere mit den Zauberern, Fetisch-Medizinern und Heilkundigen.

** cf. Bibliographie

rituellen oder sakramentalen Zaubersprüchen oder den magischen Worten, so erweist sich die Heilung als unmöglich — in derart hohem Grade beherrscht die Macht des Wortes jede andere Macht. Sobald es darum ging, den tieferen Grund des Übels zu finden oder gar zu erklären, wandte man sich normalerweise an den Fetisch-Seher, einen wahrhaftigen Prieser, der die Vermittlerrolle zwischen dem Geist und dem Kranken mit Hilfe eines Fetischs spielte.

Diese Geisteshaltung findet man wieder bei den Glaubensvorstellungen über den Tod, der selten als natürlicher Tod angesehen wurde. Ein Zauberer, der Geist eines Vorfahren oder eines anderen Verstorbenen, aber auch entwürdigte Fetische, die Übertretung von Verboten oder Tabus führen ihn herbei. Nur der von einem Fachkundigen befragte Leichnam kann die von der Familie gewünschten Auskünfte erteilen, damit alle erforderlichen Maßnahmen getroffen und die richtige Ordnung wieder hergestellt werden können.

Die Zauber- und Krankheitsfetische

Zwei Bemerkungen sind hier angebracht. Es gibt tatsächlich eine beträchtliche Anzahl von Fetischen, die sowohl für alle, auch die primitivsten Lebensnotwendigkeiten zuständig sind, als auch für das Streben der Gemeinschaft oder des Individuums nach Gutem oder Bösem. Es wäre jedoch verkehrt anzunehmen, daß es sich bei allen Fetischen um bemerkenswerte, authentische Stücke handelt, wie sie in ethnographischen Museen ausgestellt sind. Wie kann ein Stück Erde, ein Kieselstein, ein mit getrocknetem Opferblut bedeckter Tierknochen oder gar ein Baum, der sich in nichts von anderen Bäumen unterscheidet, für einen Uneingeweihten von Interesse sein? Und dennoch, alle Arten oder Grundelemente der »drei Reiche« können, einzeln oder zusammengesetzt, mit andersartigen Materialien bedeckt oder nicht, ebenso wie alle anderen ursprünglichen oder hergestellten Gegenstände, Fetische darstellen.

Der Fetisch *nzobi* gilt als einer der mächtigsten und am meisten gefürchteten des Ostkongo. Er besteht aus nicht weniger als 37 Teilen, von Knochen und Menschenhaaren bis zur Kaolinerde, und setzt sich aus verschiedenen Körperpartien von Tieren und aus zahlreichen pflanzlichen Organen zusammen.

Die berühmtesten Zauber- und Krankheitsfetische sind die menschenähnlichen *kondé* aus dem Gebiet von Mayombé (Niederkongo). Erst seit dem 16. Jahrhundert tauchten aus Eisen hergestellte Gegenstände und Muscheln* auf, die von den Handelsniederlassungen verkauft wurden.

Es gab ebensoviele *kondé* wie Krankheiten; am meisten gefürchtet waren die zur Verzauberung verwendeten. Um einen zu erhalten, wandte man sich an einen Fetisch-Zauberer, der fähig war, auf Verlangen eines Dritten die gewünschte Krankheit hervorzurufen. War der Fetisch-Medizinmann zur Hilfe bereit und hatte er die festgelegten Opfergaben erhalten, forderte er den Ratsuchenden auf, einen Nagel in die Figur einzuschlagen und die Erfüllung seines Wunsches gegen diese oder jene Person zu erbitten. Der Nagel blieb so lange an seinem Platz, bis der Wunsch erfüllt war.**

Für bestimmte Regionen charakeristische Zauber- und Exorzismusfetische findet man auch in anderen Gebieten. Im Waldgebiet der südwestlichen Elfenbeinküste findet man den *gaori,* einen aus gebrannter Erde getöpferten Kanarienvogel, der im Inneren verschiedene Dinge enthält. Das Wesentlichste ist ein von den Stacheln eines Stachelschweins durchbohrtes Hühnerherz. Das Blut der Opfertiere bedeckt von außen vollständig den *gaori.* In den Kanarienvogel legt der Meister des Fetischs zuerst Fliegen, Erde, Ameisen, Blätter der *Rau-*

---

* Kauris sind die Muscheln kleiner Bauchfüßler, von denen ganze Schiffsladungen nach Schwarzafrika eingeführt worden sind, wo sie als Tauschgeld dienten. Jetzt werden sie meist nur noch als Schmuck verwendet. Nur bei bestimmten Rassen wie zum Beispiel bei den Lobi an der Elfenbeinküste werden sie noch als Geld benützt.

** A. Bouquet, der Direktor des Zentrums O. R. S. T. O. M. von Brazzaville (Republik Kongo), schreibt uns in einem Brief vom 15. März 1977: »Während meiner Rundfahrten vor 10 Jahren ist es vorgekommen, daß ich Nagel-Fetische bei einigen Fetisch-Medizinmännern sehen konnte. Derzeit sind sie unauffindbar wegen des Einflusses der messianischen Sekte von Croix-Koma, die bei der Bekehrung der Gläubigen vorrangig die Zerstörung der Fetische verlangt.«

2307

wolfia vomitoria und der *Urera obovata* sowie die stacheligen Enden von den Samen der Palmen. Nachdem diese erste Handlung beendet ist, entblößt er sich und opfert einen roten Hahn, den er mittels eines Stachelschweinstachels durchbohrt. Solange der Todeskampf des Tieres dauert, fällt er in Trance. Das aufgefangene Blut schüttet man über den Kanarienvogel und seinen Inhalt. Herz und Leber werde solange beiseite gelegt, bis der Rest des Hahnes gekocht und im Verlaufe einer mystischen Mahlzeit verzehrt ist. Die Essensreste werden in den Kanarienvogel geworfen.

Der immer noch nackte Fetisch-Medizinmann kaut dann, gemäß der Zahlenmagie, 47 Gewürze mit 7 Feigenbaumblättern *(Ficus exasperata)* und spuckt das Gekaute in den Kanarienvogel.* Er durchbohrt das Herz des Huhns mit den Stachelschweinstacheln und setzt dieses Gebilde über den Kochkessel, der in ein Loch gestellt wurde. Die feingeschnittenen Leberstückchen wirft er nach allen Richtungen in die Luft, um die Zauberer herbeizurufen und sie zu einem nächtlichen Festessen einzuladen, das ihnen verhängnisvoll werden wird.

Die Zahl der eigentlichen Krankheitsfetische ist unermeßlich. Die berühmtesten sind die gegen Lepra, wie das *idaba* in Obervolta, dessen Fest alle drei Jahre von seinem Oberpriester bei einer wichtigen Zusammenkunft im Kreise Geheilter gefeiert wird. Der Fetisch ist nichts anderes als eine Kugel aus *banco***, völlig bedeckt mit eindrucksvollen Bemalungen aus Blut. Zu seiner Konsultation opfert man ein Huhn, dessen Eingeweide vom Medizinmann genau geprüft werden. Kann das Opfer angenommen werden, so wird das Blut über den Fetisch geschüttet und die Behandlung unverzüglich begonnen. Sie besteht in der mündlichen Verordnung einer Arznei, die nach einem unabänderlichen liturgischen Ritual aus 33 Pflanzen gemischt wird. Die Behandlung dauert drei Monate und wird dreimal täglich durchgeführt, wobei Frauen eine um ein Drittel größere Anzahl als Männer erhalten.

Bei den Warna in Zaire kennt man einen eigenartigen Fetisch für Hirnhautentzündung. Er besteht aus einem hohlen hölzernen Kopf, der mit menschlicher oder tierischen Hirnmasse gefüllt ist.

Zu den Agni an der Elfenbeinküste kam man noch im Jahre 1947 von weit her gereist, um *kwanabré,* den Fetisch vielfältiger Krankheiten, in Anspruch zu nehmen. Inmitten eines weitumgrenzten Platzes erhob sich neben einer großen Hütte mit drei Mauern der Fetischbaum, eine *Baphia nitida*. Die Innenwände der Hütte waren mit Flachreliefs verziert, die heilige Alligatoren und Schlangen sowie nackte Männer und Frauen in aufreizenden Posen darstellten.

In einem Nachbargebiet am Hofe König Abrons gab es zur gleichen Zeit den Fetisch *balibé*. Als Priester vertraten ihn zwei Männer, genannt *konvo,* und eine Frau, die *konvo-ba,* die zugleich Wahrsager und Fetisch-Mediziner waren. *Balibé* hatte die Gestalt eines Zylinders, den man aus der Erde eines Termitenhügels geformt hatte.

Wir haben auch einen Fetisch-Medizinmann *bassari* in Senegal kennengelernt, der erklärt, nichts über die Medizin zu wissen, obwohl seine Hütte reichlich mit Körben voll Arzneien ausgestattet ist, was seine Fähigkeit bestätigt. Er bezeichnet sich als Priester des Fetischs der Wahrsagekunst *achak* und waltet seines Amtes neben einem Meteorstein von eindrucksvollen Ausmaßen. Der Fetisch ist aus winzigen Holzstäben von ungefähr 5 Zentimeter Länge gebildet, die durch Schnüre verbunden sind.

Bei der Beratung finden zwei Anhörungen statt. Die erste betrifft den Konsultierenden, bei der zweiten, nach den Gesängen, wird der *achak* befragt. Zwi-

---

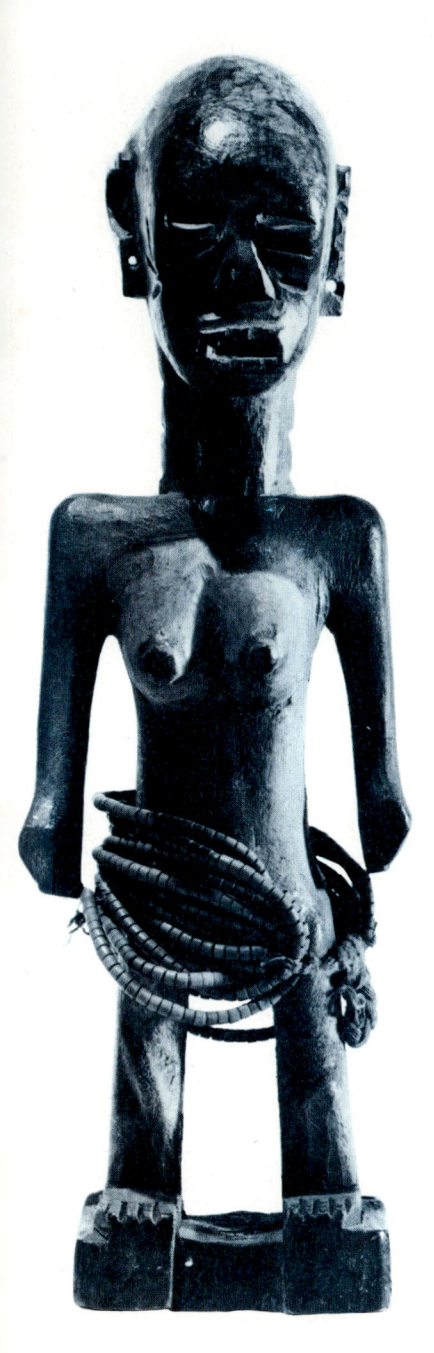

* In ganz Schwarzafrika hat der Speichel einen symbolischen Wert als Lebenshauch, der als Ausdruck der Macht des zelebrierenden Priesters mit den Zaubersprüchen ausströmt.

** Eine Art Stampferde, die zum Bau der Wände der Behausungen dient.

schen den Händen des Fetisch-Mediziners, der eine unglaubliche Fingerfertigkeit besitzt, faltet und entfaltet sich der Gegenstand der Weissagung, er entrollt sich, spannt und entspannt sich, er dreht sich, wird gleichsam lebendig. Der Fetisch-Mediziner behauptet, daß Diagnose und Behandlung ihm ausschließlich auf Grund seines eigenartigen Dialogs mit dem Fetisch enthüllt werden, der ihm die nötige Anweisung für jeden einzelnen Fall erteilt.

Die Fetisch-Medizinmänner, die immer in Waldgebieten leben, sind durch die verschiedensten äußeren Aufmachungen gekennzeichnet, die sie aus allen anderen hervorheben. Manche tragen eine Krone aus Pantherzähnen, andere haben einfach eine weiße Feder in das offene oder geflochtene Haar gesteckt. Ihr Gesicht ist oft mit einer Masse bedeckt, die auf Kaolin basiert und mit weißen geometrischen Zeichnungen verziert. Fast immer tragen sie einen Gürtel, an dem Hörner von Tieren befestigt sind. Die Hörner sind mit den verschiedensten Präparaten gefüllt und mit alten Lappen zugedeckt, in denen die Stachelschweinstacheln stecken. Auch lederne Säcke an Schulterriemen fallen auf, die magische Arzneien enthalten, und in der Hand halten sie anstatt eines Szepters einen Elefantenschwanz oder eine verzierte Lanze. Diese ist bei einer Anrufung vor den zur Ernte bestimmten Pflanzen in die Erde zu stecken.

Zauberei und Wahrsagung

Die Zauberei ist ein Teil des Glaubens, den man berücksichtigen muß, wenn man die Reaktionen der Schwarzen angesichts von Problemen, die den Verstand überschreiten, verstehen will. Sie ist in gewissem Sinne religionsfeindlich und versetzt denjenigen, der unheilvolle Kräfte ausüben will, dazu in die Lage.

Die Zauberer werden als »Esser der Seelen« betrachtet, die sich ihrer fleischlichen Hülle entledigen, um sich nachts an den Seelen ihrer Opfer zu berauschen. Man sagt ihnen nach, daß sie jemanden behexen können. Die am meisten gefürchteten Zauberer in Westafrika sind die *kortétigi*. Sie stellen *kortés,* leicht verdunstete Gifte, her, die auf Entfernung wirken. Mit *kortés* kann die beabsichtigte Person augenblicklich getötet werden, oder sie kann an einer langen Krankheit dahinsiechen.

Es gibt auch Wahrsager im eigentlichen Sinn des Wortes. Man konsultiert sie, um die Zukunft zu erfahren, einen Schuldigen zu finden oder einfach um zu fragen, an wen man sich bei Krankheit wenden solle. Für diese Wahrsagekunst ist der *ngambi* oder die weissagende Spinne der Nyokons in Kamerun ein Beispiel. Wenn ein Mensch krank ist, streut man abends Erdnußpaste und tote Insekten vor dem Loch der Spinne aus. Am nächsten Tag wendet man sich dann an die Spinne, um ihr den Zweck des Besuches darzulegen. Wenn es Abend wird, kommt man zu ihr zurück, um sie wiederzusehen. Dabei bringt man ihr Blätter von Bäumen mit, und jedes von ihnen trägt einen eigenen Namen. Am nächsten Morgen wird das Verschwinden der verschiedenen Blätter gedeutet, um zu erfahren, ob der Kranke sterben müsse oder ob etwas zu seiner Heilung getan werden könne. Man konsultiert auch Mäuse, Muscheln, kleine Knochen, verschiedene Arten von Puppen und selbstverständlich Spiegel. Manche Hellseher, die mit Hilfe eines Spiegels wahrsagen, verwenden dazu ein mit Wasser gefülltes Becken. Andere benützen gekaufte Spiegel, um die gewünschte Person sichtbar werden zu lassen.

R. P. Trilles bestätigte diese Praxis und berichtete, daß die Pygmäen »sorgfältig abgerlebene und blankgeputzte Kupfer- und Eisenstücke« verwendeten. Er hat sogar Fälle von Hellseherei bezeugt, die ihn selbst betrafen. So erzählte

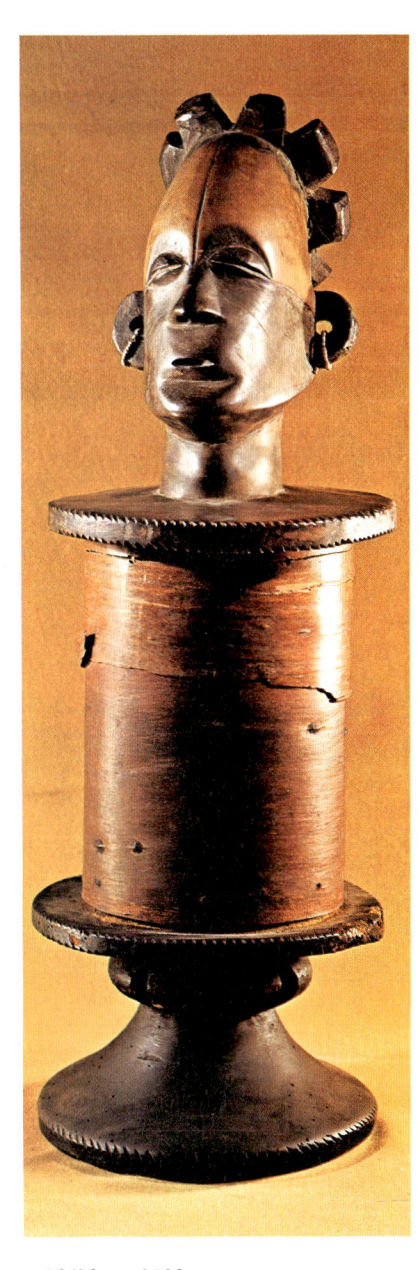

Abbildung 2589
Magisches Gefäß, aus Holz und Rinde gefertigt. Zaire.
(Paris, Musée de l'Homme)

Abbildung 2588 (gegenüber)
Weibliche Holzfigur mit einem Gürtel aus roten Perlen. Sie wird von einem überlebenden Zwilling getragen. Dahomey.
(Paris, ibd.)

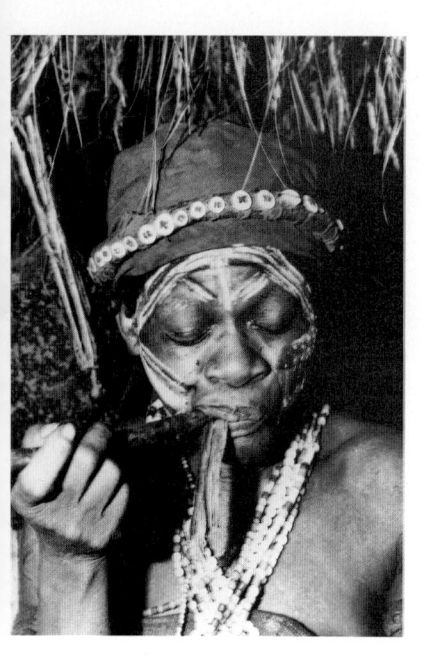

*Abbildung 2590
Fetischistin, Laali, Kongo.
(Vom Autor zur Verfügung
gestellte Aufnahme)*

Positive Techniken

er von einem Erlebnis, das ihm bei einer Reise mit Mgr. Le Roy widerfuhr. Während einer Rast wurde er vom Fetisch-Medizinmann des Dorfes empfangen: er beschrieb Trilles nicht nur die besonderen Ereignisse der Reise, sondern gab auch tatsächlich stattgefundene Gespräche wieder. Die Gespräche waren aber in französischer Sprache geführt worden, die dem Medizinmann mit keiner Silbe bekannt war. »Alle wußten, daß der Medizinmann sich nicht aus dem Dorf entfernt hatte. Er hatte uns in seinem magischen Spiegel gesehen und gab das wieder, was wir gesprochen hatten.«

Zusammen mit A. Bouquet haben wir im Wald der Elfenbeinküste an der langen Sitzung eines Hellsehers teilgenommen, der den Ruf hatte, die gewünschten Personen auf seinem Spiegel sichtbar machen zu können. Bereitwillig und selbstsicher hatte er unserem Wunsche nach einer Nachtsitzung entsprochen: »Der Wahrsager setzt sich mit rot und schwarz bemaltem Gesicht vor seinen Spiegel, nimmt eine Prise Schnupftabak und eine oder zwei Kolanüsse. Während er verschiedene Gebete murmelt, bewegt er ein kleines Gefäß, das mit einer Einfassung aus Perlen verziert ist und das Körner der Afrikanischen Wicke *(Abrus precatorius)* enthält. Von Zeit zu Zeit streicht er sich mit Stachelschweinstacheln, die in einem mit schwärzlichem Ruß gefüllten Antilopenhorn stecken, über die Augen. Anschließend nimmt er ein geweihtes Getränk zu sich und beginnt alsbald zu zittern und sich hin und her zu werfen. Sein Mienenspiel wird lebhafter; sein Gesichtsausdruck erstarrt für Augenblicke; dann schlägt er sich mit einem Hammer oder einer Schaufel auf den Kopf. Schließlich fällt er in Trance, er ist inspiriert und spricht.«

Hinter den Glaubensvorstellungen und Praktiken der Fetisch-Mediziner verbirgt sich ein bestimmtes Wissen. Man muß den Medizinmännern in der Tat große Fähigkeiten bescheinigen, wie Scharfsinn, gute Beobachtungsgabe, Einfühlungsvermögen in die Mentalität und Psyche ihrer Mitmenschen, aber auch Kenntnisse über die Eigenheiten der Pflanzen. Daher können sie, oft erfolgreich, psychosomatische Behandlungen und pflanzliche Therapien durchführen.

Neben der Behandlung von Wunden, Hautkrankheiten und Parasitosen erstrecken sich die Kenntnisse der Fetisch-Mediziner auf drei Gebiete: Krankheiten mit eindeutigen Symptomen (Harnverhaltung, Durchfall, Lähmungen etc.), die typischen Leiden der allgemeinen und der tropischen Medizin (einerseits Syphilis, Gelbsucht, Tripper, Pocken etc., andererseits Trypanosomiasis-Formen, Bilharziose, Kwashiorkor, Malaria). Bei allen anderen Krankheiten wird eine einfache anatomische Einteilung nach dem erkrankten Organ oder Körperteil vorgenommen. Ist kein besonderes Merkmal zu erkennen, so wird die Krankheit dem Unterleib zugeschrieben, der als Sitz der unbekannten Krankheiten gilt. Die Behandlung besteht dann in der Verabreichung eines Abführmittels, was auch Vertreter der hippokratischen Medizin nicht mißbilligen würden.

Positiv kann auch die Herstellung und Verabreichung der Heilmittel bewertet werden. Es sind dies Arzneitränke, Kräutertees, Pflanzensäfte, Breie, Latwerge, gummiartige Emulsionen, Auszüge, Salben, andere Externa, Umschläge etc.

Die Anwendung der Arzneien erfolgt sowohl innerlich als auch äußerlich. Wenn man das Heilmittel über die Haut eindringen lassen will, wendet man zumeist Einreibung und warme Umschläge an. Eine innerliche Behandlung wird meist von Waschungen, Bädern und Einreibungen — auf gleicher Medikamentenbasis — begleitet. Örtliche Ableitungen und Aderlässe werden durchwegs mit Hilfe von Tierhörnern als Schröpfköpfen, teils mit, teils ohne Schröpfen durchgeführt.

Weit verbreitet sind Inhalieren, Anräuchern und Dampfbäder, wobei im wesentlichen Öle verwendet werden: der entstehende Dampf ermöglicht eine echte örtliche oder auch allgemeine Aromatherapie.

Das Klistier mit entleerender und vor allem heilender Wirkung wird häufig in den Waldgebieten angewandt. Man verwendet dazu ein Gerät, das unserer Klistierbirne ähnlich ist, und zwar die ausgehöhlte Frucht eines Flaschenkürbisses *(Lagenaria siceraria).* Dieser hat an einem Ende eine natürliche Verlängerung in Gestalt eines gleichmäßig geformten, holzigen Stiels, der als Kanüle dient. An der dem Stiel entgegengesetzten Stelle bringt man eine kleine, kreisförmige Öffnung an. Hier kann der Operationsgehilfe die Heilflüssigkeit einfüllen und ihr durch Blasen mit dem Mund den gewünschten Druck verleihen. Bei kleinen Kindern ist das Verfahren noch einfacher: Die Mutter nimmt die Lösung in den Mund und bläst sie entweder direkt oder mit Hilfe eines Stückchens Schilfrohr oder eines ausgehöhlten Bambusröhrchens *(Oxytenanthera)* in den After des Babys.

Die Einnahme einer Arznei erfolgt normalerweise durch den Mund. In diesem Zusammenhang kann auch auf die natürliche Anwendung der Gemmotherapie hingewiesen werden. So bezeichnet man die Verwendung pflanzlicher Substanzen, wie Knospen, Wurzelfasern, junge Triebe und Blätter, die besonders reich an Keimstoffen sind.

Die Naturheiler kennen die Injektion unter die Haut nicht. Statt dessen handhaben sie das Einträufeln auf die Schleimhäute und die endermatische Methode. Diese wird zur Behandlung der schweren Krankheiten (Lepra, Trypanosomiasis) angewendet und besteht darin, als erstes die kranke Haut zu entfernen. Dies geschieht entweder durch Abschleifen mit den glaspapierartigen Feigenblättern *(Ficus exasperata),* durch Einstäuben mit blasenziehen-

*Abbildung 2591
Anbringung von Schröpfköpfen. Gebiet von Logone, Tschad.
(Paris, Bildsammlung Musée de l'Homme)*

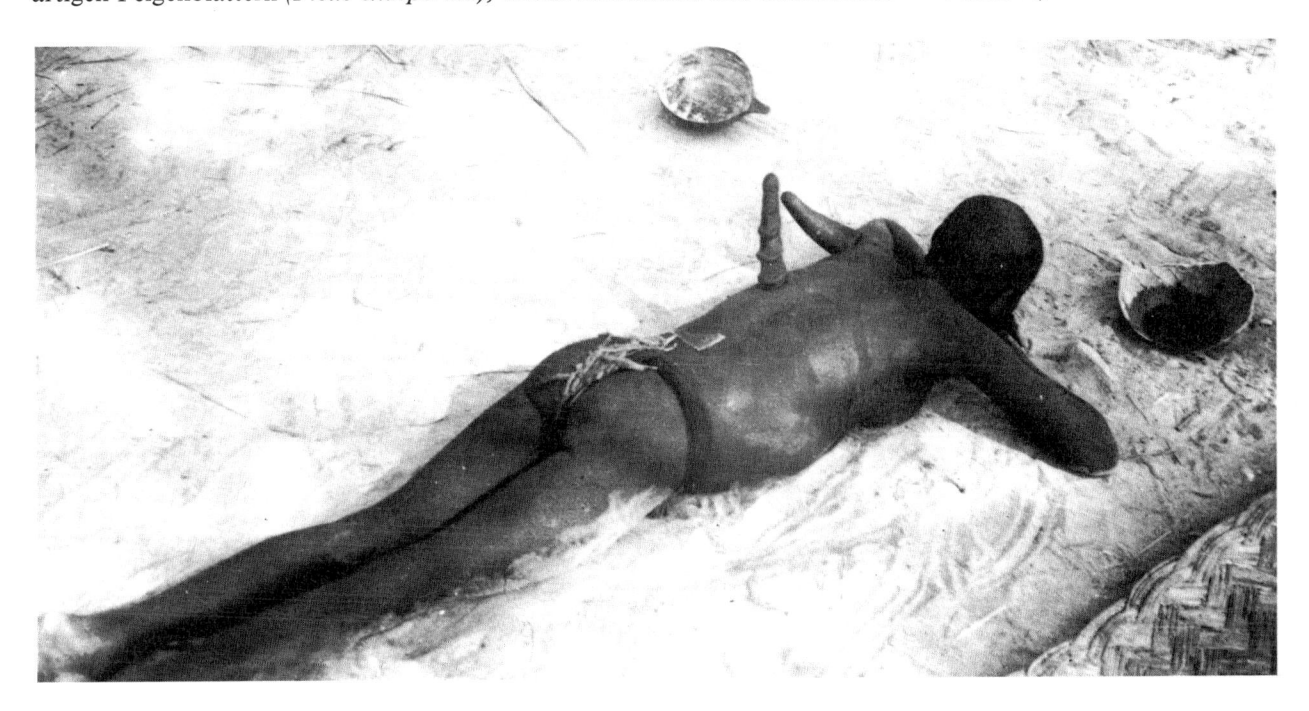

dem, ätzendem Puder aus *Plumbago, Diospyros* und anderen Pflanzen oder durch Anwendung des Milchsaftes verschiedener Euphorbien. Ist die Haut dann entfernt, wird das nach Ansicht des Therapeuten geeignete Präparat *in situ* verwendet und kann leicht eindringen.

Die Heilkundigen sind durchaus in der Lage, Heilmittel herzustellen und zu verabreichen. Bei der Festsetzung der Dosis folgen sie jedoch sehr groben Vorstellungen, wobei sie sich mehr an der Zahlenmagie (drei Dosen für den Mann, vier für die Frau) und an magischen oder religiösen Vorschriften als an logischen Überlegungen orientieren.

Die Prophylaxe

Die traditionelle Medizin Schwarzafrikas hat unter dem Gesichtspunkt medizinischer Wirksamkeit vor allem beim Infektionsschutz eine überragende Bedeutung, auch wenn ihr die Asepsis unbekannt ist. Es gibt kein afrikanisches Wort für Prophylaxe. Man bedient sich entsprechender Techniken, um »die Geister zu vertreiben« und »sich vor gefährlichen Situationen zu schützen«. Dabei wendet man Mittel gegen Insekten an, keimtötende und sogar antibiotisch wirkende Mittel, die unbestritten ihren Zweck bei der Vorbeugung gegen ansteckende epidemische Krankheiten in Einzelfällen wie auch bei größeren Gruppen erfüllen: Zerstäuben, Räuchern und Verdampfen von Pflanzenölen, deren Ölessenz reich an Menthol *(Hyptis, Cymbopogon)*, Kampfer *(Lippia, Ocimum)* und Geraniol *(Aframomum)* ist; Bäder, Waschungen und Einreibungen mit säurehaltigen Pflanzen, wobei hauptsächlich Methyl-Salicylsäure *(Securidaca)*, Chrysophansäure *(Cassia alata)*, Chaulmoograsäure *(Oncoba)* und andere in Betracht kommen.

Die gängigen Vorstellungen bezüglich übertragbarer Krankheiten folgen noch immer religiösen und regionalen Bräuchen. So haben wir in Obervolta

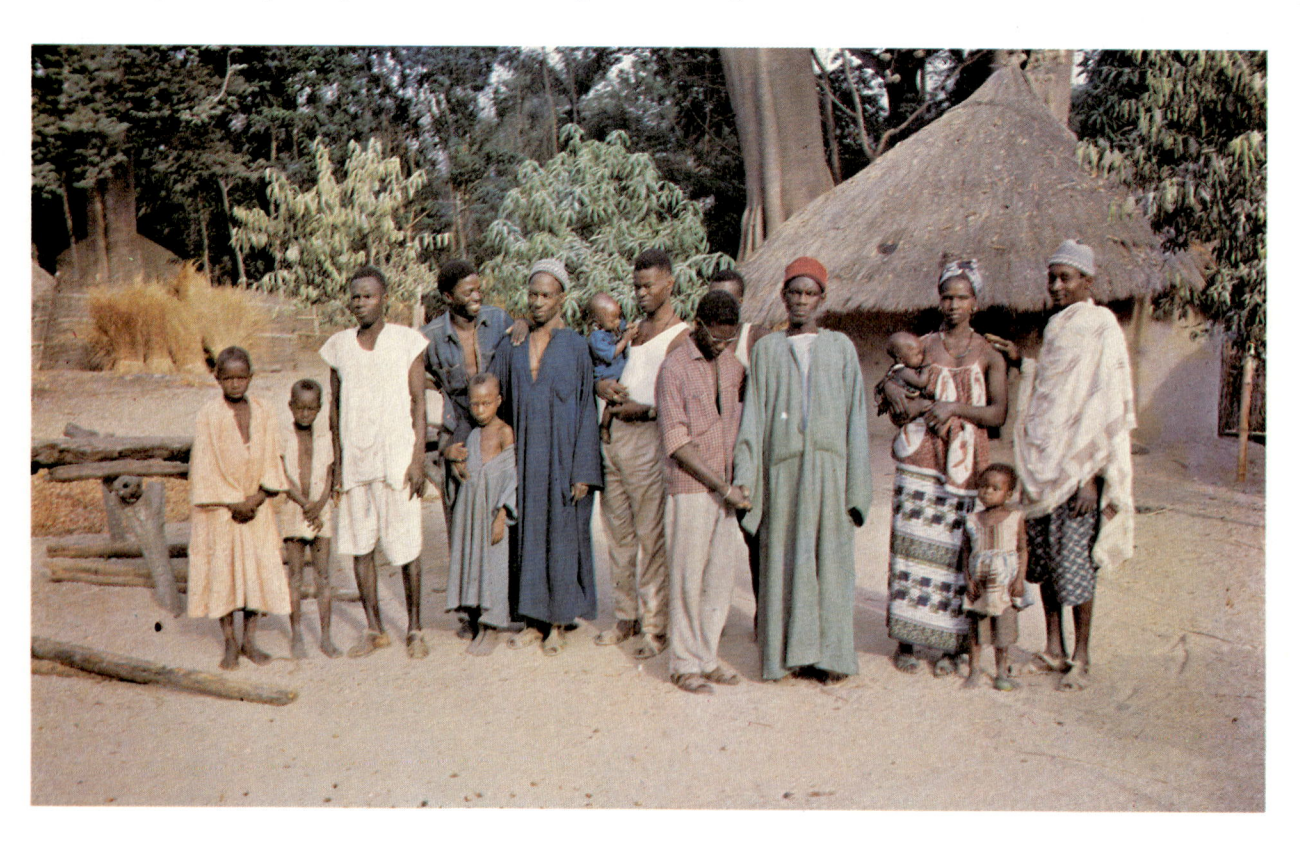

*Abbildung 2592
Das Krankenhaus eines heilkundigen Bainuk, Senegal.
(Vom Autor zur Verfügung gestellte Aufnahme)*

während einer Gehirn- und Rückenmarks-Meningitis-Epidemie am Rande einer großen Straße große Versammlungen gesehen.

Im Gegensatz dazu sind wir im Bété-Land (Elfenbeinküste), vier Tagesmärsche vom nächsten befahrbaren Pfad entfernt, auf eine Barrikade gestoßen, die von den Verantwortlichen der Dorfgemeinschaft mit Fetischen versehen worden war. Mit dieser Barrikade sollte Fremden der Zutritt verwehrt werden. Das Dorf war von einer Pockenepidemie heimgesucht worden.

Im ersten Fall konnte die Ursache der Todesfälle nur die Tat von »Seelenessern« sein, und um das Augenmerk auf sie zu richten, bedurfte es der Ansammlung einer möglichst großen Volksmenge. Im zweiten Fall fürchteten die Verantwortlichen der Gemeinschaft die Ansteckungsgefahr. Neben den üblichen Maßnahmen, die den Zorn der gekränkten Fetische besänftigen und die bösartigen Geister vertreiben sollten, ergriffen sie auch strenge Isolierungsmaßnahmen.

Bei den Bewohnern von Volta wurde der Pockenausschlag mit heißem Sand bekämpft. Man »bestach die Krankheit«, indem man dem Kranken mit Hilfe einer Kichererbse Impfstoff entnahm und ihn dem von der Krankheit noch nicht Befallenen einimpfte. Ähnliche Handhabungen berichtete auch Harley über die in Liberia lebenden Maner.

Auch in Zentralafrika sind drakonische Isolierungsmaßnahmen üblich. Man erkannte die Immunität nach dem ersten Befall. Vergiat beschreibt ein bei den Bandas praktiziertes Impfverfahren. Der Unterarm des zu Behandelnden wird mit der Spitze eines Pfeils an drei Stellen vorsichtig eingeritzt. Auf die Wunde streicht man eine Substanz, die aus dem Rindenextrakt der *Sarcocephalus xanthoxylon* besteht, der mit dem von den Pusteln eines Kranken abgeschiedenen Eiter vermischt wurde. Die Wirkung ist brutal. Es entsteht eine große und schmerzhafte Geschwulst, und dem Geimpften ist 14 Tage lang recht unwohl. Die Behandlung endet, nach Beseitigung der Pusteln, mit der Auftragung einer Salbe, die durch Kochen der zerstoßenen Früchte und Körner von *Aframomum sanguineum* und der beim Schmelzen von Eisenerz entstandenen pulverisierten Rückstände gewonnen wird.

Das tägliche Leben kann unerwartete Gefahren mit sich bringen, gegen die man gewappnet sein muß. Dagegen gibt es außer den Medikamenten die schützenden Fetische. Es ist seltsam, daß in ganz Afrika zum Schutz vor Schlangenbissen die Wurzeln von *Securidaca longepedunculata* verwendet werden. Man bringt sie am Eingang zur Wohnung an, legt sie um die Matten, die als Bett dienen und sogar um die Pfoten der Haustiere. Diese Wurzeln strömen einen starken Geruch nach Methyl-Salicylsäure aus, der auf Schlangen eine abstoßende Wirkung hat. Sie enthalten ein für Kaltblütler giftiges Saponin.

Amulette sind mit pflanzlichen Fasern umwundene Metallgegenstände. Das Tragen von Halsketten, Arm- und Fußreifen kann eher die Sorge um den Schutz als Schönheitssinn bezeugen. Verschiedene Schmuckstücke dieser Art, die aus Togo kommen, haben im Experiment bei der Geflügelkrankheit eine erhebliche Wirkung auf die roten Blutkörperchen gezeigt.

In die Reihe der Dinge, die echten Schutz bieten, könnte man auch die Penishüllen und den Eichelschutz aus Korbgeflecht einordnen, die früher von den Männern der Volksstämme in den Waldgebieten getragen wurden. Wir haben sie vor kurzem noch bei den Bassaris von Fonta-Djalon gesehen; aber nur die frisch beschnittenen Knaben haben sie getragen, und zwar als vorbeugende Maßnahme gegen Verletzungen und Sekundärinfektionen.

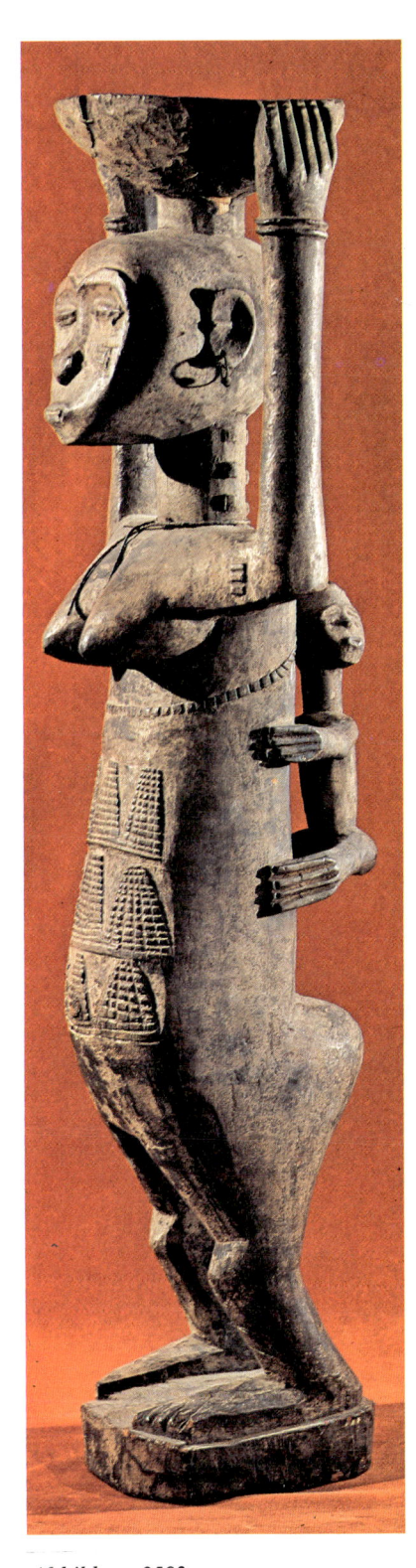

Abbildung 2593
Holzfigur. Eine Frau, die ihr Kind trägt. Dahomey.
(Paris, Musée de l'Homme)

2313

Psychopathologie

*Abbildung 2594
Zauberfigur aus Holz, mit Nägeln und Eisenstücken versehen. Gabun.
(Paris, Musée de l'Homme)*

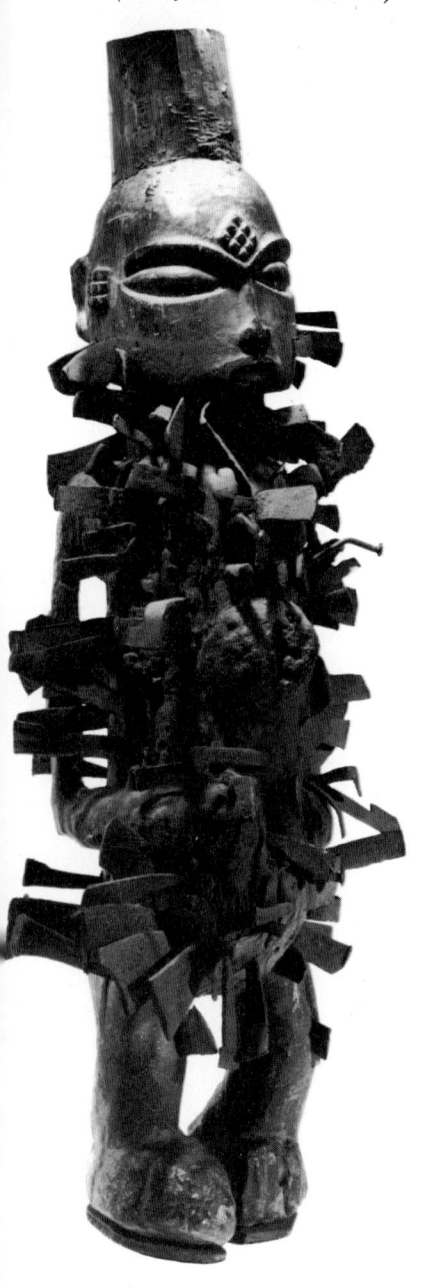

Kann man in der traditionellen Psychotherapie tatsächlich so spät noch die Einflüsse des Islams, des Christentums, des Prophetismus oder des Scharlatanismus erkennen? Diese Frage müssen wir hier unbeantwortet lassen. Anhand bestimmter noch erhaltener Bräuche der Waldregionen läßt sich auf eine ehemals praktizierte Psychiatrie schließen, die sich durch später hinzugefügte Elemente verändert hat. Wenn es diese Psychiatrie tatsächlich gegeben hat, bildete sie sicherlich einen Reflex der traditionellen Kulturen. Sie dürfte noch heute im Unterbewußtsein der Schwarzen schlummern.

Collomb definiert sie als eine in die Gesellschaft integrierte Psychiatrie, deren Regeln und Ausübung von der ganzen Gemeinschaft getragen werden. Der Geisteskranke wird nicht abgelehnt und nicht durch verächtliche Blicke der anderen herabgesetzt. Er behält seinen vollen Platz in der Gemeinschaft und wird eher aufgewertet, da er in Beziehung zu den hilfreichen oder unheilvollen okkulten Kräften steht, die sich über ihn an die ganze Gruppe wenden, um sie zu trennen oder zu stärken. »Die psychiatrischen Vorstellungen stellen die Tätigkeit des Therapeuten außerhalb oder neben den kranken Menschen, weil er nicht gegen diesen, sondern nur gegen die religiösen Geister und menschenfressenden Zauberer aufzutreten wagt. Daher wird der Kranke bei den gesamten therapeutischen Maßnahmen nicht direkt ins Auge gefaßt. Hierin liegt der wesentliche Unterschied in der Beziehung zwischen Arzt und Patient auf der einen und der Beziehung zwischen Medizinmann und Krankem auf der anderen Seite.«

Der Afrikaner bleibt seiner Vorstellung von der Natur, der Gemeinschaft und dem Menschen treu. Wenn die Lebenskraft eines Kranken geschwächt ist, sind die Geister und Zauberer dafür verantwortlich; der Angriff kommt immer von außen. Es handelt sich zunächst darum, die Urheber des Übels zu finden, indem man die entsprechenden Riten ausführt, bevor die immer von der Gemeinschaft getragene »Gruppen«-Therapie zur Anwendung kommt.

Makang Ma Mbog betrachtet sie in einer Untersuchung über die Psychotherapie in Kamerun als einen »Teil des sozialen Lebens zur Wiederherstellung des Gleichgewichts der allgemeinen persönlichen Beziehungen in vier Menschengruppen. Diese Gruppen sind der Kranke und seine Familie, der Heilkundige und seine Helfer, die Geister der Vorfahren und die bei der Therapie versammelte Gemeinschaft.« Ein gewaltiges Schauspiel nimmt seinen Lauf. Neben Wahrsagerei finden sich Bemühungen, die Fehler des Kranken zu sozialisieren, und der Exorzismus durch Geißelung, therapeutisches Palaver, Opferung, Tanz und rituelles Mahl inszenieren wirkungsvoll die Einstimmung zur allgemeinen Wiederversöhnung.

Die gleiche »Liturgie« findet man auch bei den Völkern der zentralafrikanischen Waldgebiete. So hat der Psychiater M. Dores in der Nähe von Bangui einen »Fetisch-Medizinmann für Geisteskranke« getroffen, der die Kranken »mit Hilfe von Kräutern« behandelte, aber zur Feststellung der Krankheit Sitzungen mit Tänzen durchführte. Er erklärte, daß sein Vater ihm das Wissen übermittelt habe, der es seinerseits von den Pygmäen übernommen hatte. Dores gibt uns zu diesem Thema die genaue Beschreibung einer Sitzung, die für einen unter Schwindel- und Ohnmachtsanfällen leidenden Kranken veranstaltet wurde:

Der Fetisch-Mediziner und sein Helfer legen zu dieser Gelegenheit einen bestimmten, mit Glöckchen besetzten Anzug an, der bei Einhaltung des strengen Rituals unerläßlich ist. Sie nehmen barfuß, zusammen mit dem Kranken, auf einer von ihm mitgebrachten Matte Platz. Um sie herum gruppieren sich die Nachbarschaft und die Familienmitglieder. Zwei Männer schlagen die Trommeln. Die Frau des Fetisch-Mediziners gibt den Rhythmus an, indem sie ein mit kleinen Kieseln gefülltes, ausgehöhltes Stück Rinde schüttelt. Die Anwesenden klatschen dazu in die Hände.

Der Priester und sein Helfer beginnen zu tanzen. Nach etwa einer Viertelstunde versucht der Medizinmann, während er seine rhythmischen Bewegungen fortsetzt, dem Kranken ein lebendiges Huhn, das dieser mitbringen mußte, auf den Kopf zu setzen. Das Tier kann trotz mehrerer Versuche jedoch auf dem spärlichen Haarschopf des Patienten keinen Halt finden. Ohne sich zu erheben, gibt der Fetisch-Medizinmann dem Bruder des Kranken ein Zeichen, seine Schuhe auszuziehen und ebenfalls auf der Matte Platz zu nehmen. Auf dem stärker behaarten Schädel des neuen Partners kann das Huhn sich jetzt besser halten. Die Trommeln ertönen weiter, begleitet von den gleichmäßig bewegten Zurufen der versammelten Menschen, während der noch immer tanzende Medizinmann sich mehrere Male in die Zunge schneidet. Das aus seinem Mund hervorquellende Blut spuckt er auf den Kopf des Kranken und reibt ihn damit ein.

Nachdem er schließlich beiden Brüdern eine scharfe Flüssigkeit in die Augen gespritzt hat, schröpft er sie an Genick und Schläfen. Sobald das Blut zu fließen beginnt, wendet er sich an den Geist des Busches: »Du bist an der Seite des Kranken. Sei nicht böse; dieser Mann hat dir ein Huhn geopfert. Ich grüße dich voll Ehrfurcht, weil du diesen Kranken jetzt in Ruhe läßt. Er wird gesund werden.«

Der Tanz der beiden ändert sich jetzt. Sie täuschen vor, das Gleichgewicht zu verlieren und schlagen sich an die Körper, weil der Geist gegenwärtig ist. Er greift nach ihnen, um sie am Tanz zu hindern. Der Helfer entfernt sich kurz und kommt mit blutbefleckten Tüchern wieder: er hat sich geschnitten, damit der Geist sich entfernt. So kann er wieder frei tanzen. Der Fetisch-Medizinmann gibt ein Zeichen, damit die Trommeln verstummen, und erklärt der Familie den Fall. Er sagt: »Niemand hat ihn gefangengehalten. Der Dämon des Busches verhinderte, daß er richtig gehen konnte. Jetzt ist er verschwunden. Der Kranke ist geheilt.« Es wird wieder getanzt, und damit findet die Zeremonie ihren Abschluß.

Dores, der den Fetisch-Mediziner fragte, warum er den Bruder behandelt hatte, der doch gar nicht krank war, erhielt zur Antwort: »Wenn du einem Menschen die Haut verletzt (das heißt, wenn du jemanden impfst), verletzt du allen die Haut. Ich mache es ähnlich. Ich behandle alle, es ist die gleiche Familie.«

Der Verfasser berichtet über den Gebrauch von »Kräutern« in der Behandlungsweise dieses Fetisch-Mediziners, ohne jedoch näher auf deren Ursprung und Anwendung einzugehen. Afrikanische Psychiater verwenden verschiedene Drogen zur Behandlung von Geisteskrankheiten. Obwohl sie dabei Tranquillantien, wie etwa die Wurzel der *Rauwolfia*, benützen, deren Bedeutung eher in der Nebenwirkung liegt, genießt die Droge ihr eigentliches Ansehen in Verbindung mit dem Ritual, das Ernte, Herstellung und Verordnung des Medikaments begleitet.

Wir haben jedoch etwa ein Dutzend Heilkundige der Psychiatrie getroffen, die die pflanzlichen Heilkräfte bestimmter, aus den verschiedensten Pflanzen* hergestellten Zubereitungen anerkannten.

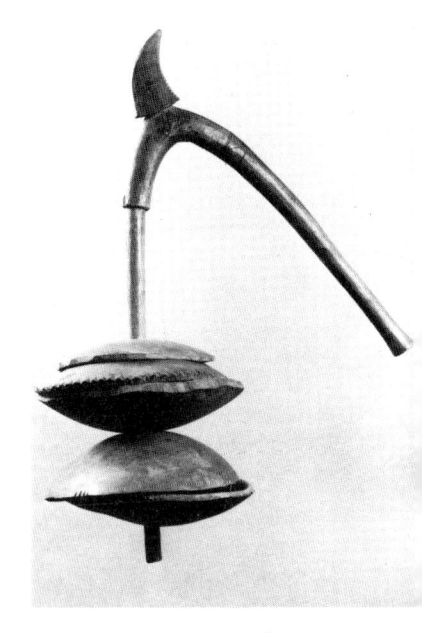

*Abbildung 2595
Spielzeug der beschnittenen Wakamba, das aus Holz und Teilen einer Kalebasse besteht. In der Zeit der Zurückgezogenheit nach der Operation wird dieses tönende Gerät von den Beschnittenen bei Gesang und Spielen verwendet und dient auch dazu, den Frauen ihre Gegenwart anzukündigen. Mali, Gebiet von Sikasso.
(Paris, Musée de l'Homme)*

* Leser, die an diesen Fragen näher interessiert sind, könnten sich anhand der »Psychopathologie africaine«, dem Blatt der Societe de psychopathologie et d'hygiène mentale von Dakar Fann, informieren, das seit 1965 jährlich in drei Ausgaben erscheint.

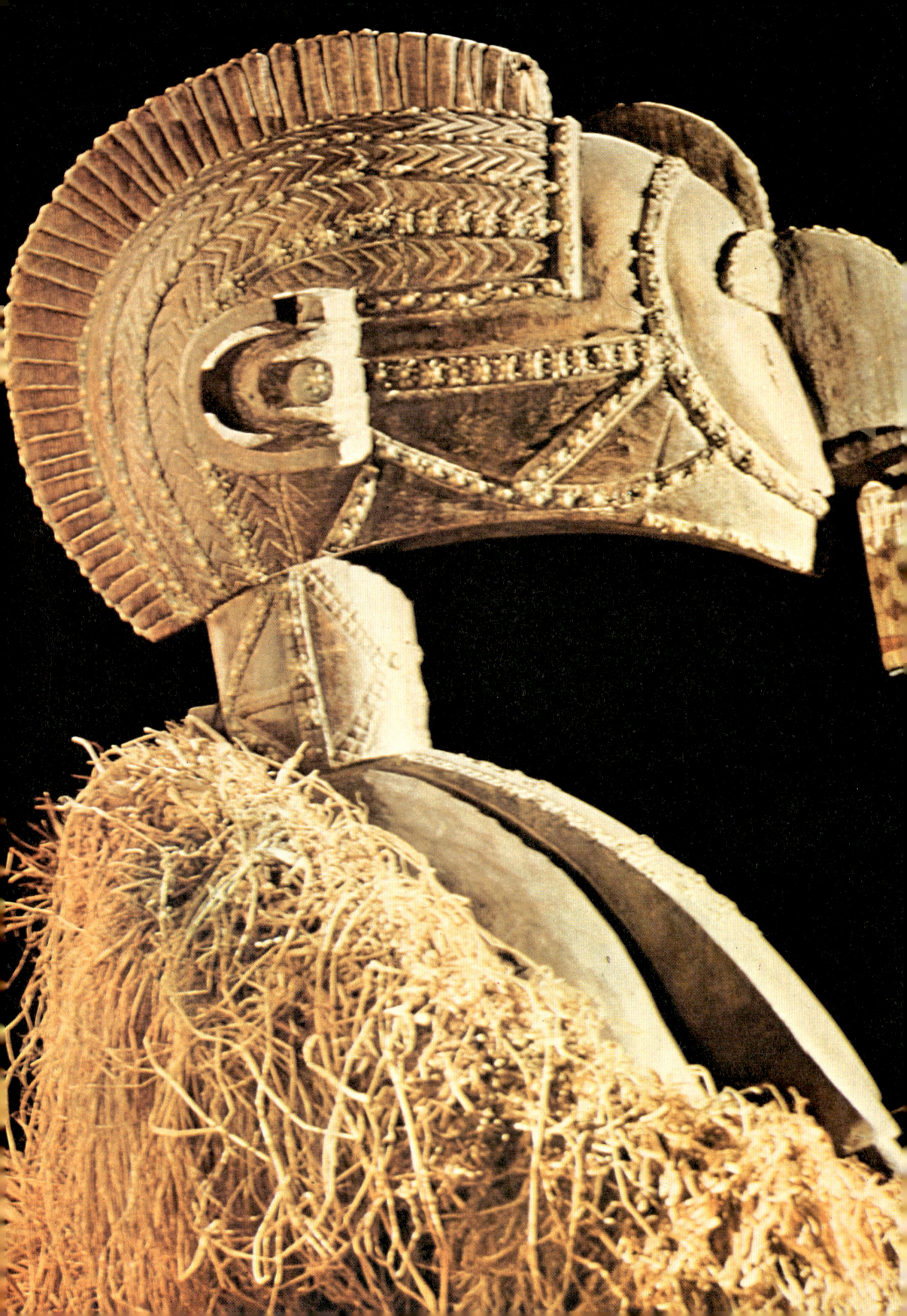

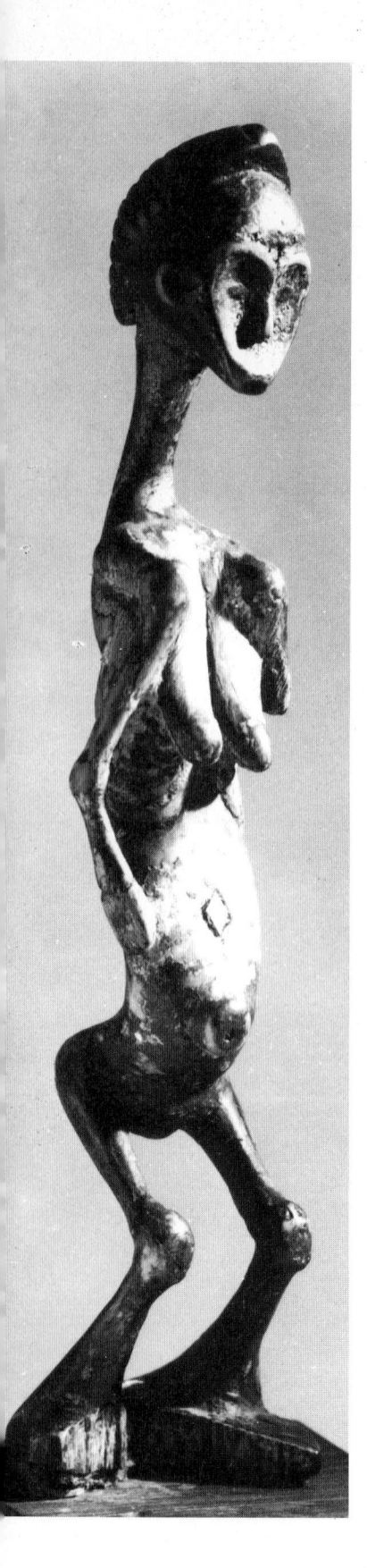

Golf von Guinea, die reich an dem Herzgift Physostiguin (Eserin) ist. Nur das Tali wird von allen Volksgruppen verwendet.

Richtig ist, daß seine Rinde, die von den Europäern als Rotholz bezeichnet wird, alles enthält, was man von einem Gift für Erprobungen erwartet. Das durch Kochen gewonnene Getränk, das der Angeklagte trinken muß, ist reich an Gerbstoffen, die das Erbrechen begünstigen. Außerdem enthält es Alkaloide (Cassain, Cassaidin etc.), Herzgifte nach Art der Digitalisglykoside, deren Wirkung aber erst längere Zeit nach der Festsetzung am Herzmuskel einsetzt. Durch diese beiden Eigenschaften kann einem reuigen Angeklagten unter Umständen das Gegengift verabreicht werden, bevor es zu spät ist, sofern er sich nicht schon spontan übergibt.

Neben den Giften, die bei der Rechtsprechung Verwendung finden, gibt es giftige Drogen zur Initiation, die verschieden stark sind. Die Initiation ist ein fester Bestandteil des afrikanischen Lebens. Sie beginnt mit der Beschneidung und setzt sich bei Erwachsenen fort, die Fetisch-Mediziner werden oder in die geheimen Gesellschaften eintreten wollen.

Wir haben an anderer Stelle bereits ausführlich die Schlußzeremonie der Weihe eines jungen Fetisch-Medizinmannes im Gebiet der Elfenbeinküste beschrieben. In deren Verlauf nimmt der Anwärter einen Zaubertrank zu sich, der ihn zur Hellseherei befähigen soll. Dieser ist gemäß der Magie der Zahlen aus sieben Elementen zusammengestellt: aus den Blättern der *Rauwolfia vomitoria* und der *Rendia acuminata,* der Liane des *Cissus,* der Wurzel von *Cnestis ferruginea,* Abgeschabtem von einem Balken in der Küche, aus Spinnweben und 49 Gewürzen.

Die bekannteste Droge für die Initiation ist das Iboga *(Tabernanthe iboga),* dessen Wurzel viel Ibogaïn enthält. Es wird von den Sektenmitgliedern des Fetischs *bwiti* in starker Dosis als Mittel für Hypnose und Halluzination verwendet.

In einem anderen Gebiet bewirkt der Glaube an Zauberei und an »Seelenfresser« die Anerkennung der besonderen Macht verschiedener Fetisch-Mediziner-Exorzisten, die allein in der Lage sein sollen, den für den Zustand des Kranken verantwortlichen »Zauberer« zu entlarven. Dazu wird *Datura metel* verwendet, die Droge, die am meisten Scopolamin enthält. Man muß hier den Vergleich ziehen zu der Verwendung dieses Alkaloides als Wahrheitsserum in den »entwickelten« Ländern. Hier dient es dazu, Angeklagte zu Bekenntnissen zu veranlassen und eine Gehirnwäsche vorzunehmen.

Die großen Endemien

Die bekanntesten Krankheiten, bei deren Diagnose Irrtümer am seltensten vorkommen können, sind die Endemien, deren bekannteste die Lepra ist. Sie kann sowohl mit als auch ohne Ansteckung hervorgerufen worden sein. Die Diagnose beruht auf verschiedenen charakteristischen Elementen: Flecken auf der Haut, die gegen Berührung weniger empfindlich sind, löwenartige Gesichtszüge *(facies leontina),* nervös bedingte klauenartige Handhaltung und im fortgeschrittenen Stadium Verstümmelungen.

Wir haben in Afrika oft alte Leprakranke angetroffen, die von traditionellen Ärzten behandelt worden waren und deren Krankheit seit langem zum Stillstand gekommen schien. Man muß sich hier vor Augen führen, daß im Westen, bis zur Entdeckung der Sulfonpräparate gegen Lepra im Jahre 1946, die Behandlung der Lepra in der Anwendung der ayurwedischen Medizin und der

Medizin der kambodschanischen Zauberer bestand, auf der Basis von Chaulmoograöl, das aus verschiedenen Körnern asiatischer *Flacourtia*-Arten extrahiert wurde.

Seit der Anwendung der Chaulmoogra-Therapie um 1910 wurden verschiedene afrikanische Flacourtiaceen erfolgreich erforscht, die von den Fetisch-Medizinern als Mittel gegen Hautkrankheiten verwendet werden. Am Lepra-Institut in Bamako erbrachten die Forschungen schließlich eine Verwertung der Körner der *Oncoba echinata* und verschiedener verwandter Arten, woraus ein Öl mit der Bezeichnung »gorli« gewonnen werden konnte, dessen Zusammensetzung und antilepröse Eigenschaften tatsächlich dem asiatischen Chaulmoograöl entspricht.

Im Gegensatz dazu war die traditionelle Medizin in bezug auf die Schlafkrankheit immer machtlos und beschränkte sich auf wirkungslose innere und auch äußerliche Behandlungsmethoden wie etwa die Abtragung der Knoten, was lediglich eine zusätzlich traumatisierende Wirkung hatte. Die beste Lösung war noch das Verlassen der Dörfer. Spuren davon finden sich in den von hoher Sterblichkeit betroffenen Gebieten. Es trifft zu, daß die westliche Medizin lange Zeit auf dem gleichen Stand war, denn erst 1903 wurde das *Trypanosoma gambiense* als Krankheitserreger entdeckt.

Die Malaria, oft verwechselt mit anderen fieberhaften Erkrankungen, ist problemlos zu diagnostizieren, da es sich um ein Wechselfieber handelt. Ihre Behandlung erfolgt mit Hilfe von Präparaten, die auf der Basis bitterer Rinden hergestellt werden und die fiebersenkend wirken (Caïlcedra oder Fieberbaum aus Senegal, der Pfirsichbaum Afrikas) oder sogar Antimalariamittel darstellen *(Alstonia)*.

Eine Komplikation der Malaria stellt das Schwarzwasserfieber dar, das oft erfolgreich mit Kinkeliba, *Alchornea cordifolia, Morinda lucida* und verschiedenen anderen Mitteln behandelt wird.

Der Pian oder die Framboösie ist am Auftreten von himbeerähnlichen Hautausschlägen leicht zu erkennen. Die Behandlung setzt ein, sobald die Ausschläge in »Blüte« sind. Sie beginnt mit der Einnahme eines Getränkes, das auf den Darm wirkt. Danach werden die Krusten des Ausschlags mittels eines Kürbisschwammes aus der faserigen Frucht der *Luffa aegyptiaca* bis auf das Blut entfernt. Nach dem Abscheuern folgt eine gründliche Waschung mit Seife. Anschließend wird eine Paste aufgetragen, die Aktivpuder enthält und sich aus *Blighia sapida*, indischer Piniennuß, *Paullinai pinnata, Waltheria indica* und anderen zusammensetzt.

Verschiedene Krankheiten und Behandlungen

Für manche Krankheiten stehen verschiedenartige und oft recht wirksame Heilmittel zur Verfügung. Die gutartigen Krankheiten des Atmungsapparates werden mittels Einträufeln von Zitronensaft in die Nase oder einer Prise Puder des Kino-Gummis behandelt. Man findet dabei auch hustenstillende *(Guiera senegalensis)*, gummiartige, schleimige oder breiige Präparate. Bei der Behandlung der Lungenkrankheiten verordnet man Getränke aus Blättern von *Argemone, Vernonia* und *Manniophyton* sowie Umschläge aus der zerstoßenen Rinde der *Afzelia africana*. Der dabei entstehende rötliche Leim wird mit dem Pulver aus der Wurzel von ›onnone‹ vermischt.

Eine eigenartige gemmotherapeutische Behandlung ist allgemein verbreitet und kommt in zahlreichen zum Teil weit auseinanderliegenden Gebieten zur

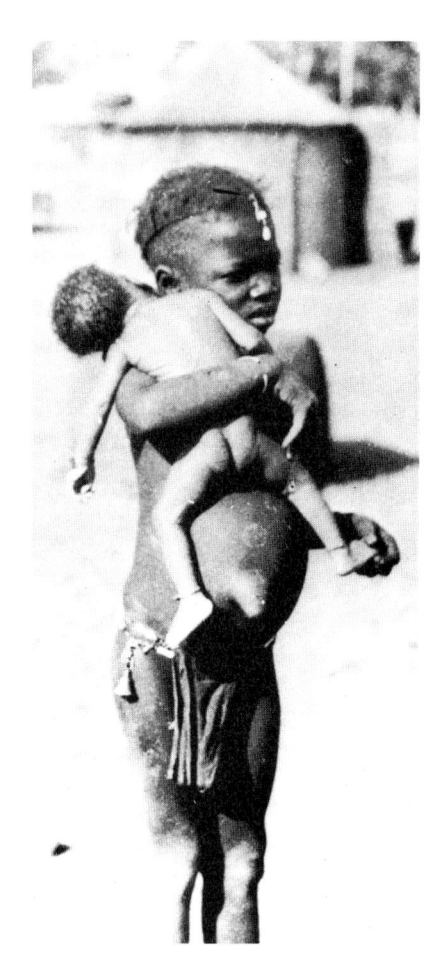

Abbildung 2598
Erster Ausgang eines neugeborenen Koniagui. Seine Haut ist noch sehr hell. Sie wird erst nach einigen Tagen dunkler. Das junge Mädchen, das das Neugeborene trägt, hat einen Nabelbruch, ein Leiden, das es in diesem Gebiet oft gibt. Gebiet von Youkounkoun, Mittelguinea.
(Paris, Bildsammlung Musée de l'Homme)

Abbildung 2597 (gegenüber)
Fetisch der Schlafkrankheit.
(Paris, Musée de l'Homme)

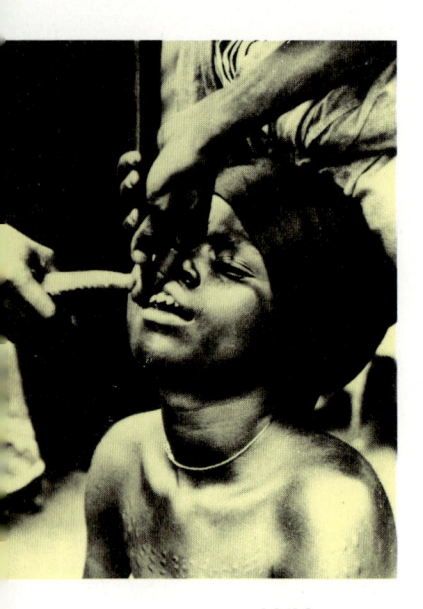

*Abbildung 2599
Das Schleifen der Zähne.
Dahomey.
(Paris, Bildsammlung Musée de l'Homme)*

Anwendung; Drogen, Herstellung, Anwendung und Verabreichung sind dabei überall die gleichen. Man verwendet dazu die jungen Stiele des Strauchs *Alchornea cordifolia,* dessen Wirkung bei Lungenerkrankungen mit fieberhaften Zuständen, Krankheiten der Brust, Husten und Katarrhen empfohlen wird. Die Stiele werden geschnitten, von der Epidermis und dem Rindengewebe befreit und reduziert bis auf das Mark und das Endoderm, das mit dem embryonalen Gewebe in gleicher Ebene liegt. Dieses unterliegt einer intensiven Zellvervielfältigung; schließlich werden daraus weiche Schnüre, die der Kranke unverzüglich essen muß, wenn möglich an Ort und Stelle.

Die Beschwerden im Magen-Darm-Bereich im weiteren Sinn werden oft richtig behandelt, weil sie nicht schwer zu diagnostizieren sind. Nachdem der Kranke seine Beschwerden mitgeteilt hat, folgt in der Regel das Abtasten des Magens und der Eingeweide, eine Untersuchung des Stuhlgangs und die Suche nach innerlichen Würmern. Die Vielfältigkeit und der Bilderreichtum des koprologischen Wortschatzes bezeugt die sorgfältige und aufmerksame Beobachtung der Heilkundigen. Vor der Behandlung muß der Kranke Magen und Darm entleeren und erhält daher ein abführendes Mittel. Wenn der gewünschte Zustand eingetreten ist, verordnet der Medizinmann entweder ein Brechmittel oder Mittel gegen Erbrechen, ein Abführmittel oder eines gegen Durchfall, je nachdem, wie der Stuhlgang beschaffen ist. Hat er ruhrartiges oder ein für Brechdurchfall charakteristisches Aussehen, so verordnet der Mediziner *Guiera senegalensis.* Ist er schleimig und blutig und typisch für die Krankheit Amöbenruhr, erhält der Kranke »hollarhène« oder *Euphorbia hirta,* beides spezielle Heilmittel für diese Leiden. In den Flußgebieten mit Bilharziose trifft man mit Blut vermischte Ausscheidungen an, die die Anwendung von *Securinega virosa, Pergularia extensa, Cnestis ferruginea* etc. erforderlich machen. Spul- und Madenwürmer können allerdings auch oft nach erfolgreicher Therapie auf der Basis von »margose« *(Momordica)* wieder aufleben.

Zahlreiche Leber-Galle-Medikamente, wie zum Beispiel das offizielle Kinkeliba in Frankreich, haben ihre Probe bestanden. Nach unserer Einschätzung besitzt der afrikanische Drogenkundige Kenntnis von etwa tausend mehr oder weniger wirksamen Pflanzen, wovon ungefähr hundert in ganz Afrika verbreitet sind.

Externe Pathologie

Chirurgische Praxis

Es ist bekannt, daß die Menschen bereits in vorgeschichtlichen Zeiten Brüche und Verrenkungen wieder einrichteten, Geschosse entfernten, Schröpfungen, Bauchschnitte und sogar Bohrungen am Schädel vornahmen. Ebenso unbestritten ist, daß sich in Schwarzafrika im Laufe der Zeit eine chirurgische Kunst entwickelt hat, die unter zweierlei Aspekten betrachtet werden kann. So gibt es einerseits die rituelle Chirurgie und auf der anderen Seite eine Chirurgie der Umstände.

In der ersten Kategorie lassen sich beispielsweise die Zahnverstümmelungen einreihen (besonders der oberen Schneidezähne) und das Tätowieren des Zahnfleisches, das bis in die heutige Zeit praktiziert wird. Die Entstellungen im Gesicht entstehen durch Schröpfungen mit Hilfe von Stecheisen oder kleinen eisernen Messern; manchmal bleiben Punkte als Narben zurück, häufiger sind jedoch Schmisse, was von den jeweils herrschenden Stammesbräuchen abhängt. Bei den Frauen gibt es auch kunstvoll ausgeführte Schröpfungen um die Partie des Nabels, die erotisierend wirken sollen.

Margetts hat bei bestimmten Völkern in Kenia ein seltsames Verfahren beobachtet, bei dem ein Einschnitt in die Harnröhre vorgenommen wird. Dagegen ist die Beschneidung bei Männern und Frauen, die einen Teil der Riten zur Initiation darstellt und den Übergang zur Pubertät kennzeichnet, als Brauch nach wie vor allgemein verbreitet. Viele Autoren haben die Zeremonien zur Beschneidung beschrieben. Die letzte, an der wir teilnahmen, fand im April 1962 in der Casamance statt, im heiligen Hain von Efok. Eine unüberschaubare, riesige Schar von Anwärtern war anwesend; bei dem kleinen Volksstamm der Diamat hatte es dieses Ereignis zum letzten Mal vor 20 Jahren gegeben. Die Bewerber waren dem Ruf des Oberhaupts des Dorfes Efok gefolgt, der die Macht seines Amtes als Fetisch-Mediziner und als Schmied ausgeweitet hatte.

Mit dieser Art ritueller Chirurgie hängen auch die Autopsien zusammen, von denen Nicod aus Kamerun und Walker und Sillans aus Gabun berichteten. Walker erzählt, daß der Eingriff zur Feststellung der Todesursache in Ngoumé im Jahre 1899 von großer Bedeutung war. Seine traditionellen Regeln wurden streng befolgt und vor der Beerdigung im Walde durchgeführt. In den Gebieten der Tsogo trug jeder Mann in seinem Gürtel ständig ein großes Arbeitsmesser und eine Art Rasiermesser, das besonders scharf war. Dieses diente dazu, den Leib des Toten zu öffnen. Die Haut des Leibes wurde mit einem Schnitt vom Unterleib bis zum Magen aufgeschnitten. Eingeweide und Organe wurden genau untersucht, um feststellen zu können, ob der Tote das Opfer eines Verbrechens geworden war oder ob er selbst ein Zauberer war.

Abgesehen von den rituellen Eingriffen, steht einwandfrei fest, daß die chirurgische Pathologie ihren festen Platz in der afrikanischen Medizin hat. In der

Abbildung 2600
Feststellung der Schlafkrankheit bei den Baribos. Dahomey.
(Paris, Bildsammlung Musée de l'Homme)

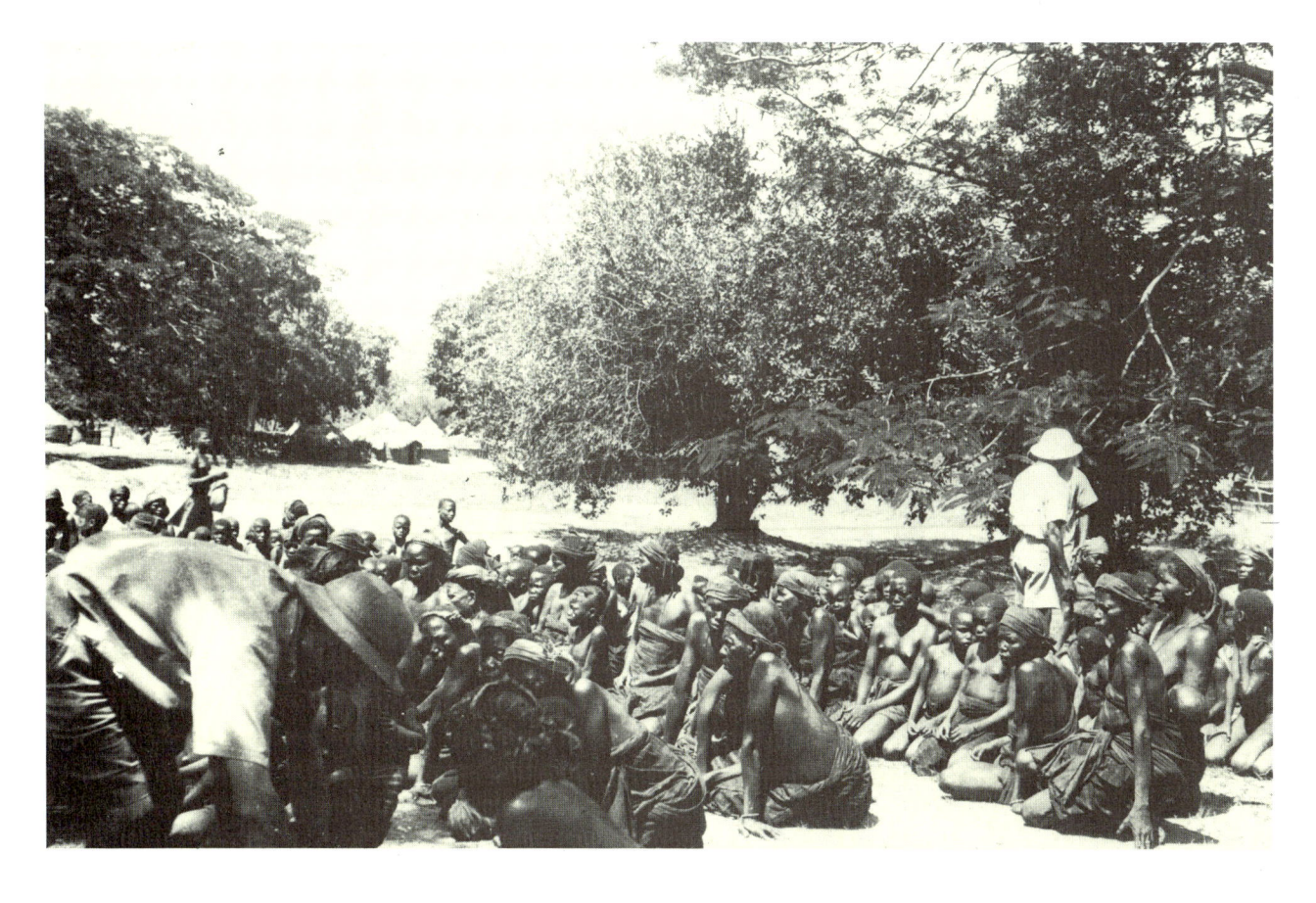

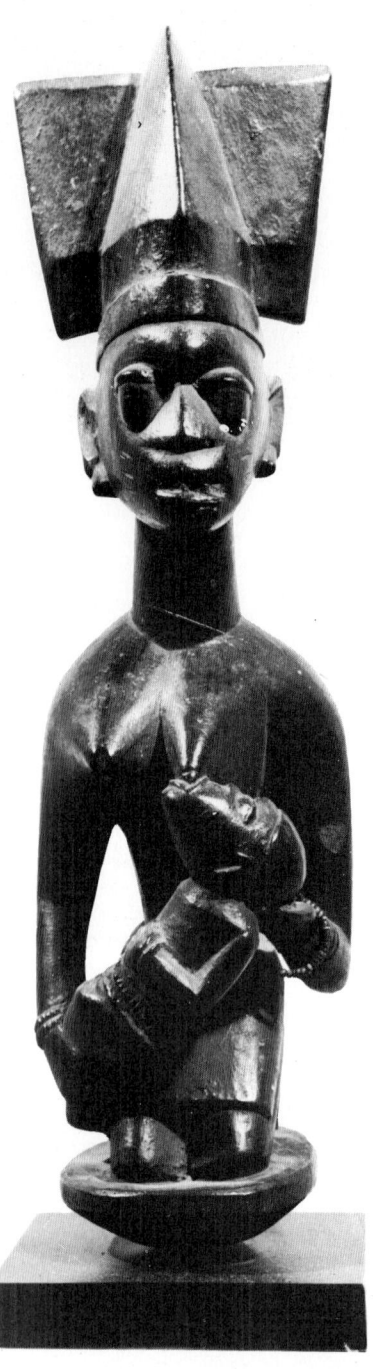

*Abbildung 2601
Mutterschaft. Yoruba, Nigeria.
(Paris, Sammlung Hélène Kamer)*

kleinen Chirurgie bei den häufig vorkommenden Fällen werden kranke Stellen wie Furunkel, Abszesse und Phlegmonen mit einer Art Ahle, die rotglühend erhitzt wird, aufgestochen oder aufgeschnitten. Oft bemüht man sich, den Eiter vorher örtlich abzuleiten und zu sammeln.

Die Einrenkung von Brüchen durch kräftiges Ziehen ist ebenfalls bekannt. Splitterbrüche werden herausgeschnitten. Manchmal werden die Knochensplitter nach der Korrektur der Verschiebungen Stück für Stück wieder zusammengefügt oder durch Stücke aus »Eisenholz« ersetzt, ein Holz, das nicht verwest und von der *Prosopis africana* stammt. Unmittelbar danach wird das Glied mit Hilfe von Schienen aus Bambusstangen stillgelegt, die miteinander zu einer Hohlschiene verbunden und mit Streifen aus Rinde befestigt sind. Aus dieser Praktik läßt sich schließen, daß die Bedeutung des Kallus wohl allgemein bekannt war.

Kouadja-Tiacoh weist auf ein seltsames chirurgisches Verfahren zur Entfernung erreichbarer Tumore (Polypen, Hämorrhoiden) hin. Der Vorbereitung mit Dampfbädern und entzündungshemmenden Sitzbädern, die gleichzeitig reinigen und den kranken Körper beleben sollen, folgt die Abbindung des Tumors, der mit einem Bündel Blätter bedeckt wird. Der Verband wird jeden zweiten Tag erneuert, bis die durch den Verband abgeschnürten Auswüchse abfallen.

In der Casamance gibt es heute noch *alaka* (Chirurgen), die für die Behandlung von Brüchen berühmt sind.

Ein ausführlicher Bericht, dem man Glauben schenken kann, kommt von R. P. Maurice. Er erzählt von einem eingeborenen Arzt in Uganda, er habe bei einem durch einen Lanzenstich in den Unterleib Verletzten einen Bauchschnitt ausgeführt. Der Operateur öffnete zunächst den Leib, legte die Eingeweide auseinander und suchte die durchlöcherte Stelle. Dann setzte er eine geschickte Naht und brachte die Eingeweide wieder in der Bauchhöhle unter. Ein in Form eines runden Schildes zugeschnittenes Stück Kürbis, das zuvor in sehr heiße Flüssigkeit gelegt worden war, wurde eingefügt und die Bauchwand mit einer dünnen Baumwollschnur zugenäht. Schließlich wurde der im Schock befindliche Operierte in eine Ecke der Hütte gelegt. Dieser Schwarze namens Hinrungu lebte auch 30 Jahre später noch.

Wie Lastrade erzählt, führte man in Ruanda bei einer sterbenden Frau, die in der zweiten Phase der Schwangerschaft war, ohne Zögern einen Kaiserschnitt durch, selbst wenn die Todesursache auf eine Krankheit zurückging. Erst recht, wenn eine Frau das Opfer einer dystokischen Entbindung zu werden drohte, griff man zu der Möglichkeit des Kaiserschnitts, um den Fötus zu befreien. Das Gleiche gilt auch für etliche andere afrikanische Regionen. So berichtet Felkin mit großer Genauigkeit von der erfolgreichen Ausführung eines Kaiserschnitts, bei dem er in Uganda im Jahre 1882 zugegen war.

Die Behandlung von Eingeweidebrüchen durch Reposition ist verbreitet, aber es gibt auch Ärzte, die stärker eingreifen. Die »Chirurgen« in Ruanda beispielsweise bedienen sich bei der Operation eines Apparates zur Einrichtung. Er besteht aus der kleinen, ausgehöhlten Frucht des Flaschenkürbisses, dem man den oberen Teil des Halses abgeschnitten oder in den man eine seitliche Öffnung gebohrt hat. Der ausgestülpte Körperteil wird vorsichtig in den Kürbis eingeführt und bleibt längere Zeit darin. Darauf deckt man immer wieder frische Blätter von *Erythrina*, die durchlöchert sind wie ein Sieb, und heilende Pflanzen und legt schließlich einen Kompressionsverband an.

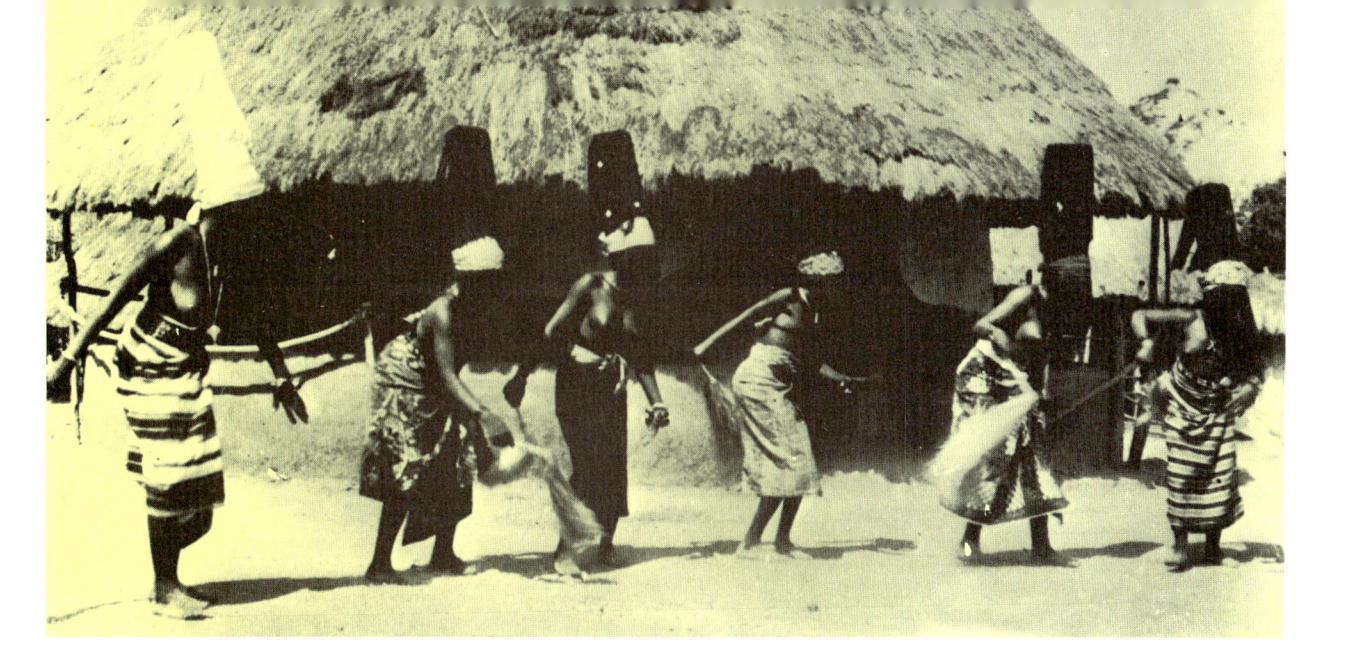

In einer Betrachtung über Aufmeißelungen des Schädels berichtet uns Lazorthes, daß die Ababaris in Kenia vom Stamm der Kasiis, Erben einer sehr alten Tradition, berühmte »Kopföffner« sind. Die Kunst der Ababaris wird vom Vater auf den Sohn vererbt. Die Lehrzeit dauert fünf Jahre. Zum Abschluß führt der Lehrling seine erste Aufmeißelung in Gegenwart und unter Anleitung seines Meisters durch. Der Kranke ist nach zwei Wochen wieder genesen. Der Schädel hat dann eine etwa 10 cm mal 20 cm große offene Stelle, in deren Mitte man das Gehirn unter einer ganz dünnen Kruste pulsieren sieht. Das eigentliche Ziel dieser Operation ist die Heilung schwerer Wunden am Kopf (an manchen Schädeln gibt es Spuren von Brüchen) und heftiger Kopfschmerzen. Allerdings sind Trepanationen immer auch aus mystischen und rituellen Gründen durchgeführt worden.

Bei einem Vergleich mit der westlichen Medizin könnte die Medizin der schwarzafrikanischen Fetisch-Mediziner und Heilkundigen unter Umständen lächerlich erscheinen. Dennoch haben diese Mediziner im Laufe der Jahrhunderte wenn auch nicht die Erhaltung der Gesundheit ihrer Mitmenschen, so doch wenigstens ihr Überleben gesichert, was sie weiterhin zum großen Teil auch heute noch tun. Nach groben Schätzungen hat etwa 75 Prozent der schwarzen Bevölkerung teil an der traditionellen Medizin; das sind mehr als 105 Millionen Menschen. Man sollte sich daher vor einer vorschnellen Verurteilung dieser Medizin hüten und ohne weiteres anerkennen, daß wir, trotz zweifellos vorhandener Lücken, noch einiges davon zu lernen haben.

Abbildung 2602
Tanz der beschnittenen Frauen. Liberia.
(Paris, Bildsammlung Musée de l'Homme)

Abbildung 2603
Eine Art des Tali. Kupferstich Ende des 18. oder Anfang des 19. Jh.s.
(Paris, Bibl. des Arts décoratifs)

Das Tali war eines der bei Gerichten verwendeten Gifte, wobei der vermutlich Schuldige eine Abkochung der Rinde trinken mußte.

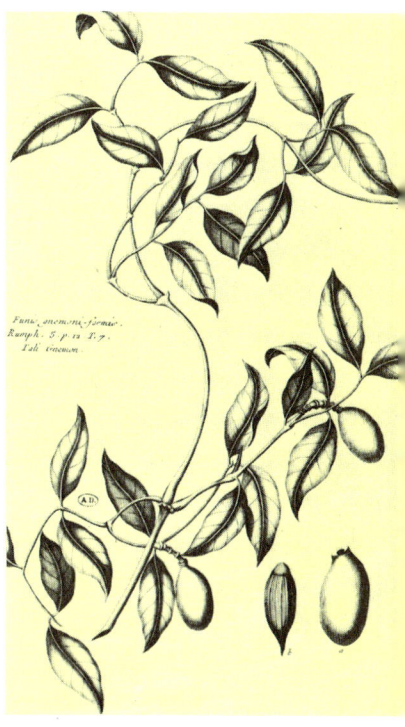

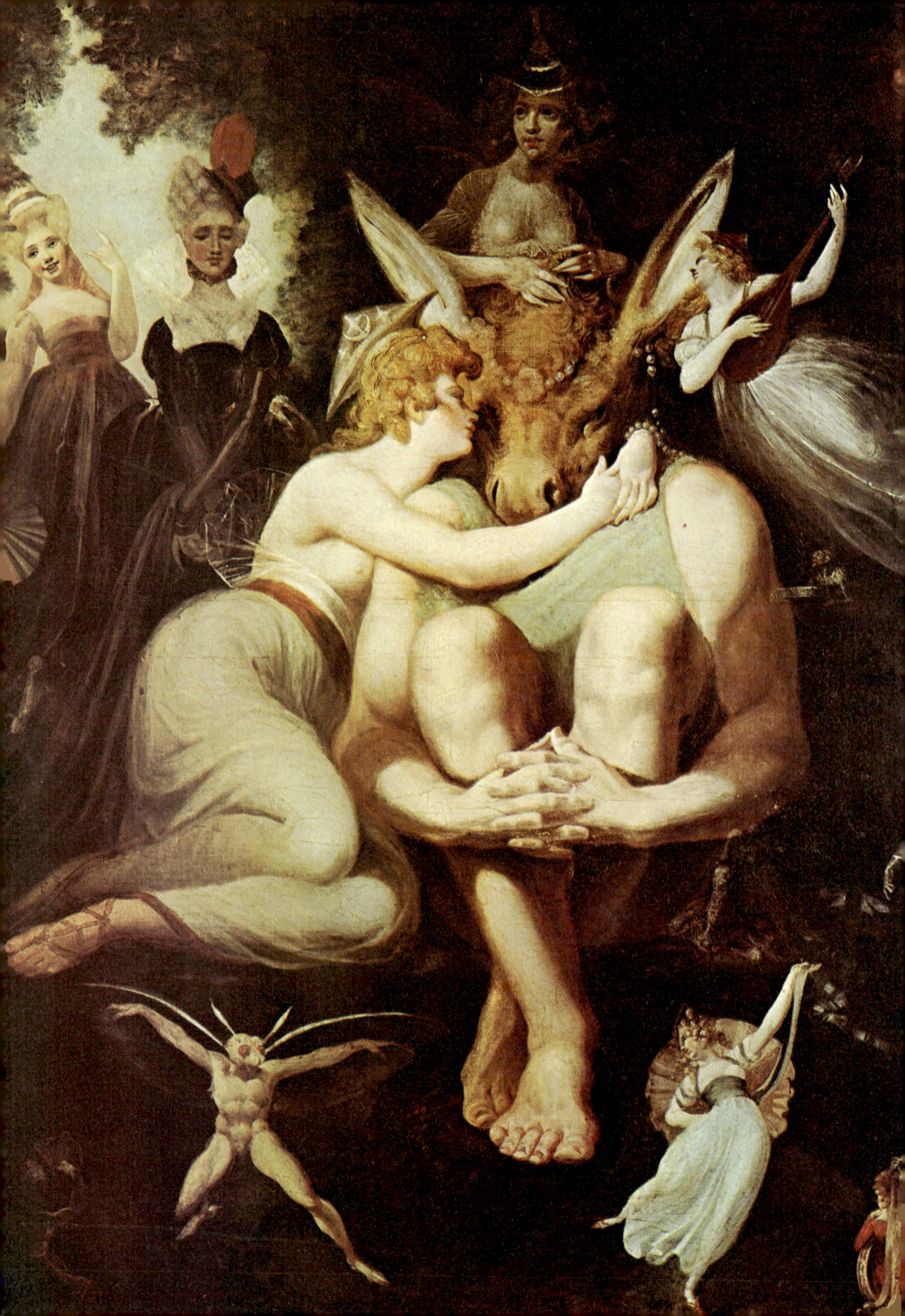

Geschichte der Psychoanalyse

von André Bourguignon

Der Ausdruck *Psycho-Analyse* taucht zum erstenmal in einem in französischer Sprache verfaßten Artikel von Freud auf, »L'Hérédité et l'Étiologie des névroses« (Die Erblichkeit und die Ätiologie von Neurosen), der 1896 in der *Revue Neurologique* erschien. Im Französischen wurde der Ausdruck zwanzig Jahre später zu »psychanalyse«. Freud war nicht nur der Schöpfer dieses Wortes, sondern auch der Begründer des Fachgebietes, welches das Wort bezeichnet. In einem Artikel für ein deutsches Handwörterbuch der Sexualwissenschaft (1922) beschreibt er es folgendermaßen: »Psychoanalyse ist der Name 1. eines Verfahrens zur Untersuchung seelischer Vorgänge, welche sonst kaum zugänglich sind; 2. einer Behandlungsmethode neurotischer Störungen, die sich auf diese Untersuchung gründet; 3. einer Reihe von psychologischen, auf solchem Weg gewonnenen Einsichten, die allmählich zu einer neuen wissenschaftlichen Disziplin zusammenwachsen.«

Hält man sich ganz genau an diese Definition, so beginnt die Psychoanalyse mit Freud und setzt sich nur in den Werken der Mitglieder der von ihm gegründeten Internationalen Psychoanalytischen Vereinigung fort. In Wirklichkeit hat jedoch jedes wissenschaftliche Werk Quellen und Vorläufer und wird weiter entwickelt, wenn es fruchtbar ist. Wir möchten daher der Reihe nach die Zeit vor Freud, seinen Beitrag selbst und das, was seine Nachfolger auf denselben oder davon abweichenden Wegen weitergeführt haben, untersuchen.

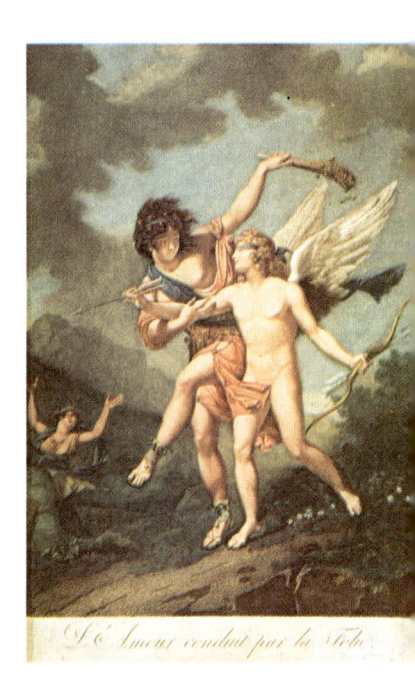

Abbildung 2605
Die Liebe, von der Torheit geführt.
Stich, Anfang 19. Jh.
(Paris, Bibl. für Angewandte Künste)

Das Unbewußte vor Freud

Wir übernehmen diesen Titel von Lancelot Whyte, dem wir die umfassendste Untersuchung über dieses grundlegende Problem verdanken. Der Begriff des Unbewußten steht im Mittelpunkt der Psychoanalyse. Vielleicht vergißt man angesichts der einschneidenden Erkenntnisse, die Freud in seinem Werk darlegt, allzu leicht das, was vor ihm war, und es erscheint uns daher wichtig, daran zu erinnern. Die Kenntnis von unbewußten seelischen Vorgängen gab es selbstverständlich in zahlreichen alten, vorwiegend östlichen Traditionen. In Europa hat dieses Gebiet, das schon sehr früh von Theologen (Augustinus, Thomas von Aquin), von Dichtern (Dante, Shakespeare) und von Denkern wie Paracelsus und Montaigne erahnt worden war, erst seit Ende des 17. Jahrhunderts die westlichen Geister bewußt beschäftigt. Descartes hatte sein unbewußtes Leben buchstäblich verdrängt, um die

Abbildung 2604 (gegenüber)
Das Erwachen der Titania *von Johann Heinrich Füssli (1741–1825).*
(Zürich, Kunsthaus)

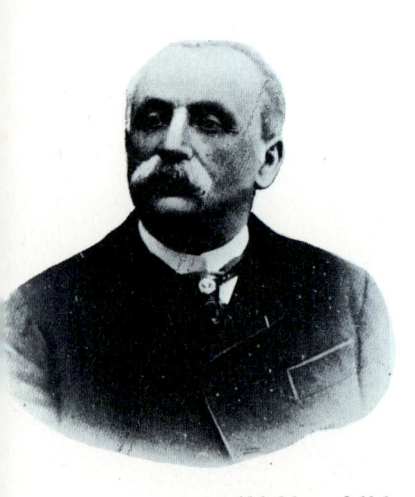

Abbildung 2606
Hippolyte Bernheim (1840–1919)
Professor der medizinischen Klinik an der medizinischen Fakultät der Universität Nancy.
(Paris, Ikonographische Sammlung der Alten Med. Fakultät)

Herrschaft des *cogito,* des bewußten Gedankens, zu etablieren. Aber schon kurz nach seinem Tod begann Pascal mit dem großen Unterfangen, diese Auffassung zu untergraben; diese Bestrebung wurde dann kontinuierlich bis Freud weitergeführt. So brauchte das westliche Denken zwei Jahrhunderte, um den Begriff des Unbewußten klar herauszuschälen. Weil wir aber hier unmöglich die Namen all jener anführen können, die an der Festigung der Kenntnis vom Unbewußten mitgeholfen haben, wie zum Beispiel Spinoza, Malebranche, Leibniz, Hume, Kant, Fichte, Hegel und Schopenhauer, werden wir nur zwei kurze, aber vielsagende Zitate anführen. G. Ch. Lichtenberg (1742–1799): »Man sollte sagen ›es denkt‹, wie man sagt ›es regnet‹. *Cogito* zu sagen wäre schon zu viel, sobald man es mit ›ich denke‹ übersetzt. Das ›ich‹ zu vermuten oder zu postulieren ist ein praktischer Anspruch.« F. Nietzsche (1844–1900): »Die große, grundlegende Tätigkeit ist unbewußt.«

Da das Werk Freuds auch das Gebiet der Therapie umfaßt, müssen wir auch an jene erinnern, die auf dieser Ebene in der Vergangenheit als seine Vorgänger gelten können. Sicherlich wäre es möglich, Ellenbergers Beispiel (1974) zu folgen und auf die ältesten Vorfahren der Psychotherapie zurückzugreifen, die Priester, Hexenmeister und Exorzisten, aber aus Platzmangel werden wir uns auf die neuere und zeitgenössische Geschichte beschränken. Sie beginnt mit Franz Anton Mesmer (1734–1815), dem Vater des Tiermagnetismus, der glaubte, in physiologische Vorgänge durch Suggestion eingreifen zu können. Er war Psychotherapeut ohne es zu wissen. Dank dem Chirurgen James Braid (1795–1860) aus Manchester wurde der Magnetismus durch die Hypnose ersetzt, die bis Freud die wichtigste Methode der Psychotherapie blieb. Die Schule der Salpêtrière (Charcot) und jene von Nancy (Liébault und Bernheim) vertraten unterschiedliche Auffassungen bezüglich der Auswirkungen der Hypnose. Für die erstere war die Hypnose ein somatischer Zustand, der durch »physische Erregung ohne Mithilfe von Suggestion« erzeugt wurde, für die letztere war sie ein Ergebnis der Suggestion. Die Hypnose war eine der wesentlichen Quellen der Psychoanalyse.

Abbildung 2607
Dr. Ambroise Liébault (1823–1904)
in seiner Praxis am Faubourg Saint-Pierre in Nancy, um 1900.
(Paris, Bibl. für Angewandte Künste)
Nachdem H. Bernheim dreizehn Jahre lang klinische Medizin unterrichtet hatte, interessierte er sich für die Hypnoseexperimente von Liébault. Seine eigenen Arbeiten über Hypnose, Suggestion und Hysterie brachten ihn dazu, sich den Theorien der Pariser Schule, vor allem jenen von Charcot über die Hypnose und ihren Mechanismus, entgegenzustellen. Freud, der ihn 1889 in Nancy besuchte, bewunderte ihn sehr.

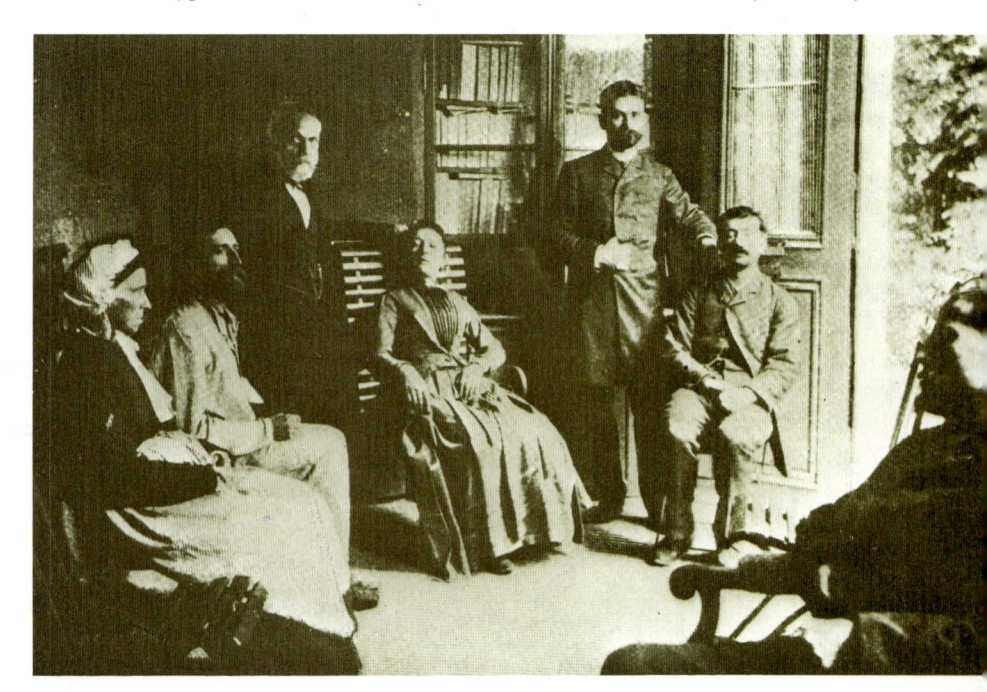

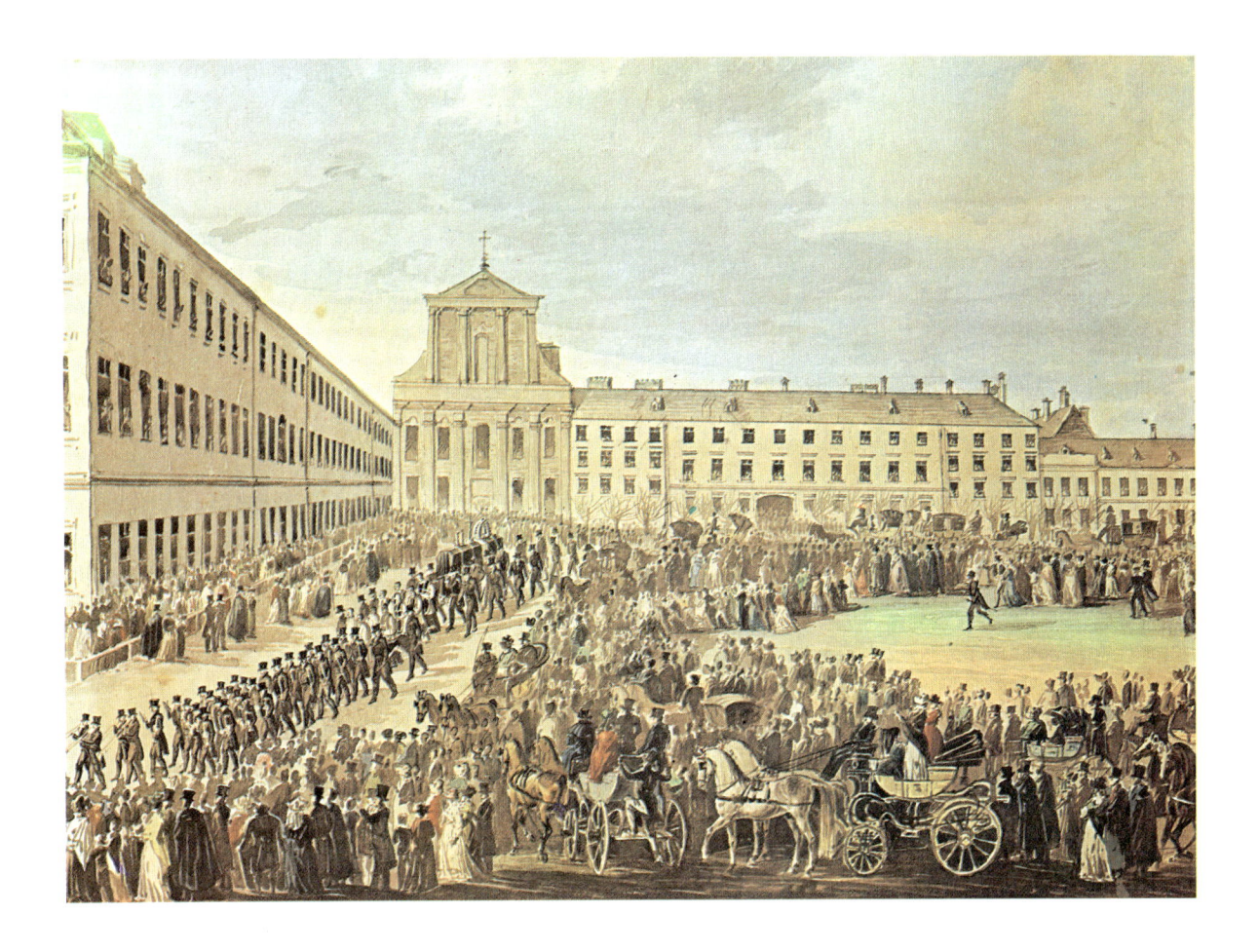

Abbildung 2608
Begräbnis Ludwig van Beethovens in Wien am 2. März 1827.

Sigmund Freud

Obwohl schon vor Freud das Unbewußte und die Psychotherapie das Interesse zahlreicher Denker und Ärzte auf sich gelenkt hatten, ist er der alleinige Schöpfer der Psychoanalyse, die zugleich die Praxis einer Theorie und praktische Theorie ist. Freud begründete Theorie und Praxis der Psychoanalyse, indem er eine Selbstanalyse durchführte. Dieses Ereignis ist und bleibt einmalig, denn jede spätere Selbstanalyse trägt auf Grund der Verbreitung seiner Ideen unvermeidlich die Züge der zum Modell gewordenen ursprünglichen Selbstanalyse. Wir übernehmen von Jones die Einteilung des Lebens von Freud in drei Abschnitte: seine Jugend (1856–1901), die Zeit der Reife (1901–1919), die letzten Jahre (1919–1939).

1856–1901

Freud wurde am 6. Mai 1856 in Freiberg, einem Marktflecken in Mähren (heute Příbor in der Tschechoslowakei), geboren. Die Familie Freud war jüdisch und sprach jiddisch und deutsch in einer tschechischsprachigen, katholischen Gegend. Sein Vater, Jakob Freud (1815–1896), handelte mit Wolle und vielleicht auch mit Getreide. Er war ein freidenkender Jude, mehr oder weniger atheistisch eingestellt, mit kulturellen Interessen. 1859, als sein Sohn Sigmund dreieinhalb Jahre alt war, zwang ihn die Wirtschaftskrise, nach Wien zu übersiedeln. Sigmunds Kindheit ist von Armut, teilweise durch Nachlässigkeit seines Vaters verschuldet, gekennzeichnet.

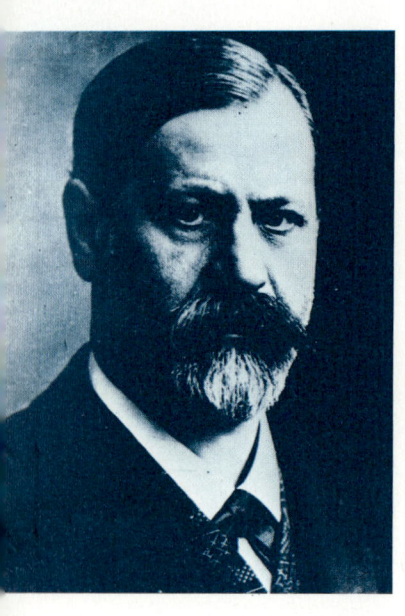

Abbildung 2609
Sigmund Freud (1856–1939) mit vierzig Jahren.

Abbildung 2610
Sigmund Freud im Alter von acht Jahren mit seinem Vater Jakob Freud (Photographie). Illustration aus dem Pictorial History of Psychology and Psychiatry, *New York, Philosophical Library, 1969.*

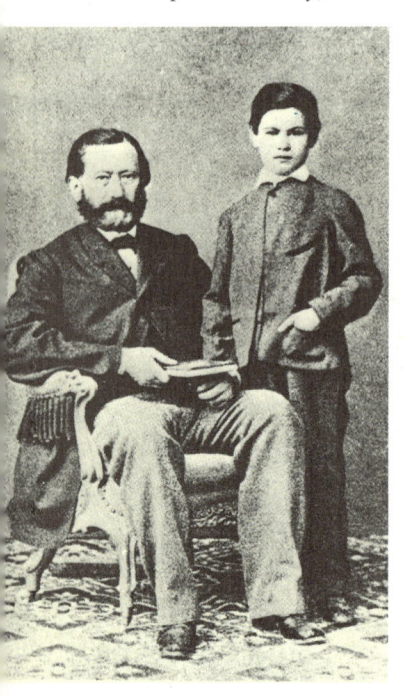

Wichtiger ist die Konstellation der Familie Freud: Jakob hatte aus erster Ehe zwei Söhne, Immanuel und Philipp. Aus einer zweiten Ehe, die geheimgehalten wurde, scheinen keine Kinder hervorgegangen zu sein. Mit vierzig Jahren heiratet Jakob in dritter Ehe Amalia Nathansohn (1835–1930), die um zwanzig Jahre jünger ist als er. Sie ist die Mutter von Sigmund Freud und etwa gleich alt wie Immanuel und Philipp. Diese Familienstruktur spielt zweifellos eine Rolle bei der Entdeckung der Ödipus-Beziehung. Freud ist der erste Sohn und das Lieblingskind seiner Mutter. Ein zweiter Sohn, Julius, stirbt, als Freud zwei Jahre alt ist. Dann wird Anna geboren (31. Dezember 1858), die erste von fünf Töchtern, und schließlich Alexander. So umfaßt die Familie sieben lebende Geschwister.

In Wien nimmt Sigmund in dieser kinderreichen Familie eine Sonderstellung ein. Im Alter von neunzehn Jahren erhält er ein eigenes Zimmer. Er war an der Universität ebenso brillant als Student wie im Gymnasium als Schüler. Mit sieben Jahren las er die Bibel in einer zweisprachigen Ausgabe (hebräisch und deutsch), die er von seinem Vater geschenkt bekommen hatte; mit acht Jahren las er Shakespeare im Original, mit neun kam er ein Jahr vor der Zeit auf das Gymnasium. Seine Helden waren damals Hannibal, Masséna und Cromwell. Als er heranwuchs, wurde Goethe sein Lieblingsdichter, und er begeisterte sich für Politik und sozialistische Ideen, deren »Menschlichkeit« ihn besonders berührte. Er verstand drei alte Sprachen (Latein, Griechisch, Hebräisch) und sprach fünf lebende (Deutsch, Englisch, Französisch, Spanisch und etwas Italienisch). Er war immer der beste Schüler und bestand die Matura mit Auszeichnung; aus dem Griechischen hatte er dreißig Verse aus – *König Ödipus* zu übersetzen! Er war buchstäblich von der Mittelmeerkultur durchdrungen.

Nach langem Zögern entschloß er sich im Oktober 1873 Medizin zu studieren mit dem Gedanken, sich biologischen Forschungen zuzuwenden. In der Tat begann er mit zwanzig Jahren seine Laufbahn als Forscher mit einer Arbeit über die Geschlechtsdrüsen des männlichen Aals. Unter dem Einfluß seines Lehrers Claus wurde er begeisterter Anhänger von Darwin. Sechs Jahre, von 1876 bis 1882, verbrachte er bei Brücke, der ihm die Untersuchung des Nervensystems des Petromyzons (Neunaugenlarve) übertrug. Seine Arbeiten über Krebse ließen ihn, Jahre vor Waldeyer und Ramón y Cajal, die Neuronentheorie erahnen. Diese Zeit im Laboratorium von Brücke war für die Bildung des wissenschaftlichen Geistes von Freud entscheidend. Er übernahm hier auch das Erbe von Helmholtz, der die Physiologie antivitalistisch, dynamisch, evolutionistisch und materialistisch sah. Dieser Ausbildung als Grundlagenforscher verdankt er seine gewissenhafte Strenge, seine Logik und seine Forderung nach Beweisen: sein ganzes Leben lang unterstrich er die entscheidende Bedeutung der Biologie.

Als er sich im Juni 1882 verlobte und bei Brücke keine Zukunft für sich sah, entschloß er sich, die biologische Forschung aufzugeben und seinen Lebensunterhalt als Arzt zu verdienen; ein Jahr davor hatte er promoviert. Nun beginnt seine klinische Ausbildung. Er arbeitet in verschiedenen Abteilungen in Wien (für Innere Medizin, Dermatologie, Ophthalmologie), fühlt sich jedoch besonders zur Neurologie und Psychiatrie hingezogen und wird Schüler von Meynert, in dessen Laboratorien er neuropathologische Untersuchungen anstellt. Freud ist ein besserer Beobachter als Experimentator, und es ist für ihn eine große Enttäuschung, an der Entdeckung der betäu-

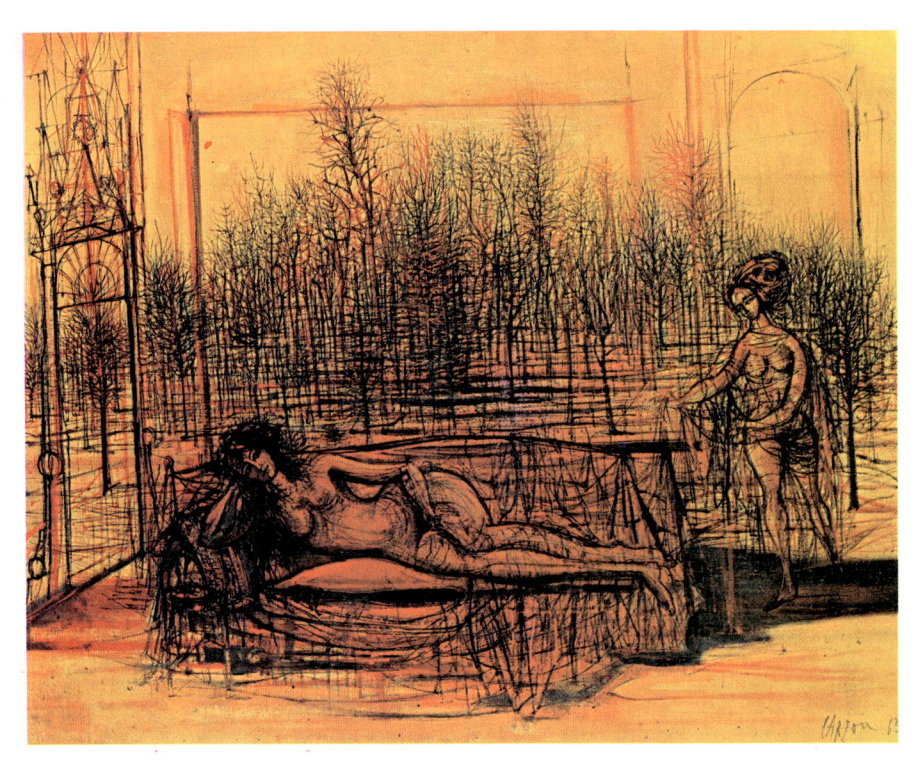

Abbildung 2611
Die Melancholie
von Jean Carzou (geb. 1907).
(Paris, Privatsammlung)

Abbildung 2612 (unten)
Jean-Martin Charcot
(1825–1893).
Photographie, Ende 19. Jh.
(Paris, Museum Carnavalet)
Charcot übte einen starken Einfluß auf Freud aus, der seinen Unterricht in der Salpêtrière 1885 besuchte. Freud eignete sich die Theorie Charcots an, derzufolge Neurosen und vor allem Hysterien psychische Leiden ohne organische Läsionen seien.

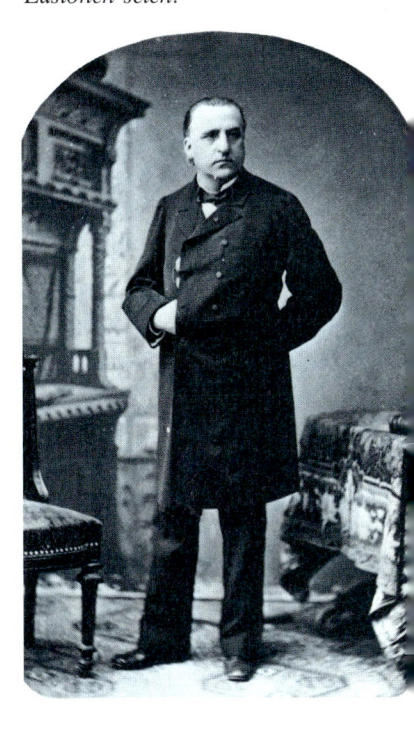

benden Eigenschaften von Kokain keinen Anteil zu haben, dessen stimulierende und anästhesierende Wirkung er ab 1884 vor allem im Selbstexperiment untersucht hatte. Im September 1885 wird er zum Privatdozent ernannt und erhält ein Stipendium, um in Frankreich bei Charcot zu arbeiten; am 13. Oktober trifft er in der Salpêtrière ein und bleibt bis zum 28. Februar 1886. Diese Zeit stellt einen neuen Wendepunkt in seinem wissenschaftlichen Leben dar. Charcot bringt ihn von den Ideen Meynerts ab und läßt ihn die Bedeutung des psychischen Faktors und des »Genitalen« bei »nervösen Krankheiten« erkennen. In einem Nachruf, den Freud ihm widmet (1893), bekennt dieser, wieviel er dem Meister der Salpêtrière verdankt, der ihm offenbart hatte, daß die hysterischen Störungen psychogenetisch bedingt seien, was durch die Anwendung der Hypnose bewiesen wird.

Nach Wien zurückgekehrt, eröffnet er eine Privatpraxis. Von nun an ist es sein Ziel, Neurosen zu heilen. Er arbeitet jedoch weiterhin auf neurologischem Gebiet und an verschiedenen Übersetzungen, vor allem von Charcot und Bernheim. Inzwischen ist er jedoch von der Hypnose enttäuscht und verlegt sich auf die Methode der Katharsis seines Freundes und Gönners J. Breuer. Am 14. September 1886 heiratete er in Hamburg Martha Bernays. Dies war die lang verzögerte Erfüllung einer großen Liebe, deren Geschichte – dank der teilweisen Veröffentlichung der Briefe Freuds – rekonstruiert werden kann. Ab 1887 wird die Freundschaft mit dem Berliner Arzt Fließ für seine intellektuelle Entwicklung immer bedeutsamer. Seine Briefe an Fließ, die dank Marie Bonaparte erhalten blieben, sind ein wichtiges Dokument für alle, die ihre Kenntnisse über die Entwicklung der Psychoanalyse vertiefen möchten. 1891 veröffentlicht er ein bahnbrechendes Buch, *Zur Auffassung der Aphasie*. Im darauffolgenden Jahr arbeitet er eine Technik der »psychischen Analyse« aus, durch Konzentration der Gedanken des Betroffenen auf seine Symptome und durch Auflegung der Hände auf

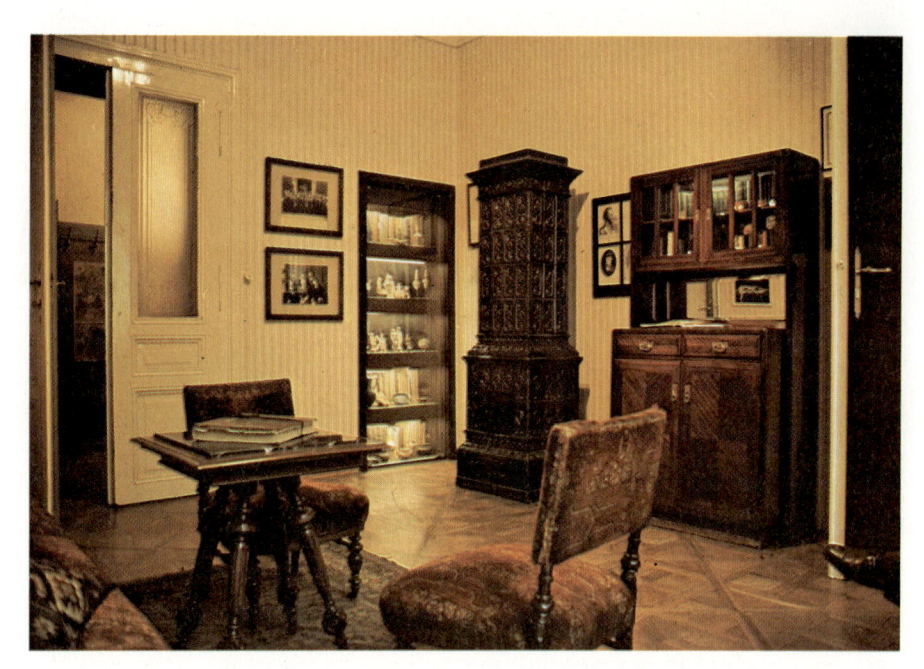

*Abbildung 2613
Wartezimmer in der Praxis
Freuds in Wien
(Wien, Freud-Museum).
In dieser Wohnung lebte
Freud bis 1938, heute ist sie
Museum.*

den Kopf des Patienten. Von nun an interessiert er sich nur noch für die Theorie und Behandlung der Neurosen. Nach und nach entdeckt er die Bedeutung der Sexualität bei der Entstehung neurotischer Zustände. Er beschreibt die Angstneurose (1893) und die Abwehr-Neuro-Psychosen (1894). Obwohl Breuer ihm nicht ohne Vorbehalt folgt, veröffentlichen sie im Mai 1895 die Frucht ihrer gemeinsamen Arbeit, die *Studien über Hysterie*. Zu dieser Zeit beschäftigt sich Freud schon mit den Träumen seiner Patienten. Die Loslösung von seiner Vergangenheit ist bald endgültig: Brücke, Meynert und Charcot sind tot, er hat mit Breuer gebrochen und die Biologie und Neurologie aufgegeben. Er arbeitet ohne Unterlaß und ist stark genug, die Isolierung zu ertragen, denn seine Ansichten über die Sexualität, die an einem mächtigen Tabu seiner Zeit rütteln, lösen Angriffe von allen Seiten aus. Zwischen 1892 und 1895 arbeitet er an die zwanzig psychologische Begriffe aus wie *Abreagierung, Verschiebung, Fixierung, Verdrängung, Wiederkehr des Verdrängten, Konversion, Symbolisierung, Abwehr, Libido, Zensur, Besetzung, Projektion, Widerstand, Übertragung*. Das ist eine Revolution im begrifflichen Rüstzeug der Psychologie.

Der Traum von »Irmas Injektion«, den Freud in der Nacht vom 23. auf den 24. Juli 1895 hat, löst eine neue Phase in seinem Werk aus. Zum erstenmal versucht er, einen seiner Träume zu deuten. Sein eigenes psychisches Leben gewinnt immer mehr an Bedeutung; dabei ist ihm als einziger Gesprächspartner Fließ geblieben, dem er eine ganze Reihe von Manuskripten schickt, die erst postum publiziert werden sollten, darunter der berühmte *Entwurf einer wissenschaftlichen Psychologie* vom September 1895. Am 3. Dezember wird das sechste und letzte Kind Freuds geboren, Anna. Sie sollte das einzige seiner Kinder sein, das sich der Psychoanalyse zuwandte. Am 23. Oktober 1896 stirbt sein Vater, Jakob Freud; daraufhin hat Freud in der Nacht vom 25. auf den 26. Oktober einen Traum, der sich auf die Inschrift beschränkt: »Man bittet, die Augen zuzudrücken.«* Dieser Traum befragt Freud direkt nach seinen unbewußten Gefühlen seinem Vater gegenüber. Anzieu schreibt dazu: »Daß Träume einen Sinn haben, war bis dahin

* Traumdeutung, Fischer
Taschenbuchverlag, Ausgabe
1981, S. 265.

für Freud nur eine wissenschaftliche Wahrheit. Nun wurde es für ihn zur subjektiven Wahrheit, und das erforderte den Einsatz für eine ununterbrochene persönliche Arbeit.« Freud fühlt sich wie befreit, er findet seine vorübergehend gehemmte Kreativität wieder. Seine theoretische Arbeit führt ihn zu zentralen Begriffen wie *psychischer Apparat,* das *Vorbewußte, erogene Zonen.* Seine Träume offenbaren ihm seinen Inzestwunsch, hierin kündet sich schon die Entdeckung des Ödipuskomplexes an.

Wahrscheinlich im Juli 1897 führt er eine Selbstanalyse durch, diesmal nicht nur gelegentlich, sondern systematisch und nicht nur aus wissenschaftlichen Gründen, sondern auch auf Grund persönlicher Schwierigkeiten: depressive Tendenz, Gefühle des Versagens und der Schuld. Seine Selbstanalyse ermöglicht es ihm, wichtige Erinnerungen aus seinen drei ersten Lebensjahren zurückzurufen: Eifersucht auf seinen toten Bruder, Vision seiner entkleideten Mutter, Bilder seines Kindermädchens Nanni. Seine Mutter ist bei ihm und kann ihm diese Erinnerungen bestätigen oder präzisieren. Am 15. Oktober entdeckt er den Ödipuskomplex: »Ich habe die Verliebtheit in die Mutter und die Eifersucht gegen den Vater auch bei mir gefunden... Wenn das so ist, so versteht man die packende Macht des *Königs Ödipus,* trotz aller Einwände, die der Verstand gegen die Fatumsvoraussetzung erhebt.«* Den Ausdruck *Ödipuskomplex* prägt er jedoch erst 1910. In der Tat gibt es eine Wechselbeziehung zwischen seiner Selbstanalyse und den Analysen an seinen Patienten. Was ihm die eine enthüllt, findet er in der anderen wieder und umgekehrt. Die Untersuchung der Hysterie läßt ihn den Sinn der Träume entdecken, der Fall einer Zwangsneurose führt ihn zum Ödipus-

Abbildung 2614
Schmetterlinge aus Aquarellflecken auf Papier, das zusammengefaltet wurde.
Ein Salonspiel des ausgehenden 19. Jh.s.
(Paris, Bibl. für Angewandte Künste)
Aus diesem Spiel entwickelte Rorschach seinen synkritischen Persönlichkeitstest, welcher über den Grad der Intelligenz, die hauptsächlichen Charakterzüge und über Gemütsstörungen Auskunft geben sollte. Das Prinzip dieses Tests beruht auf der freien Interpretation der unbestimmten Formen, welche durch Tintenflecke auf einem Papier entstehen.

* Brief an Fließ vom 15. 10. 1897.

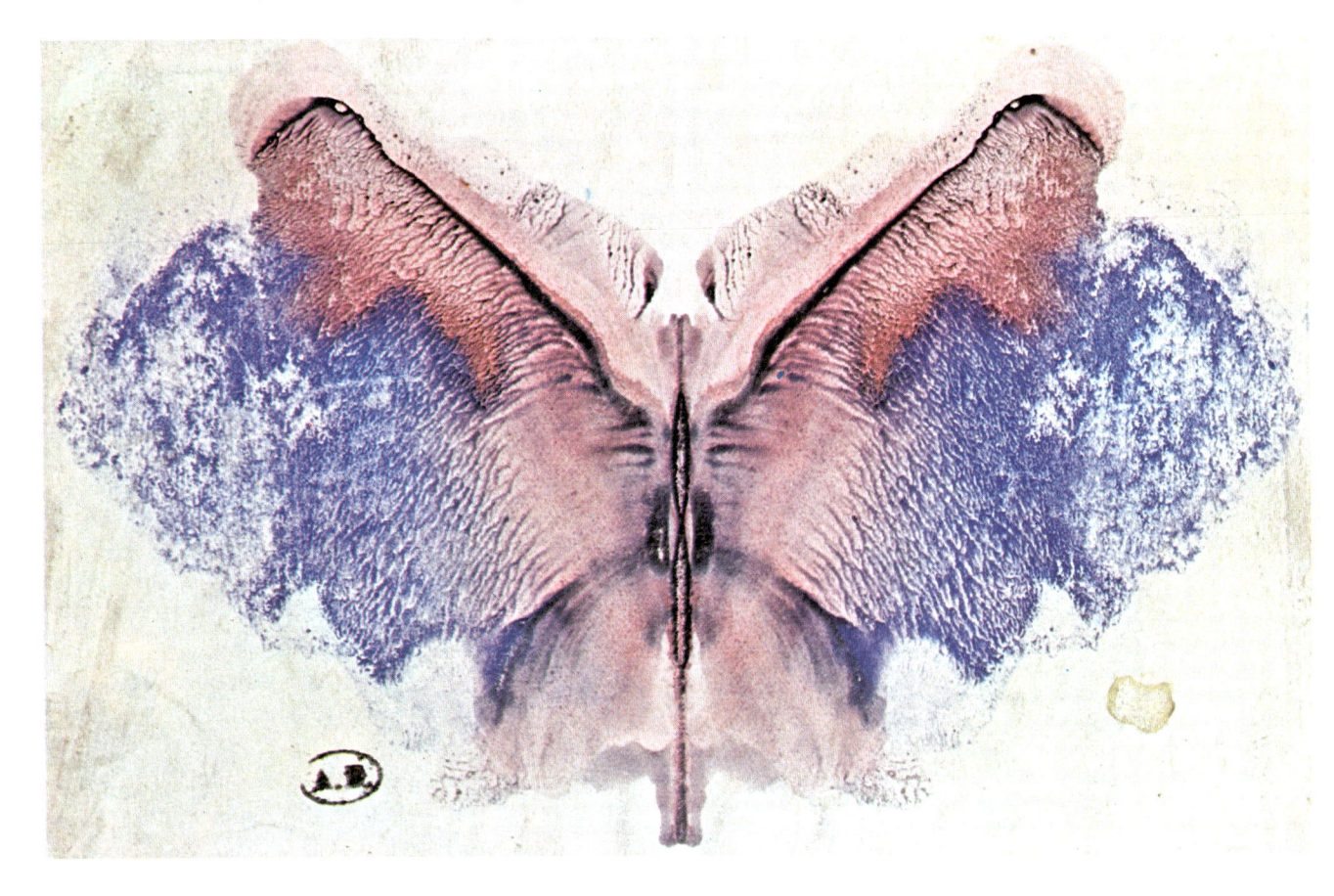

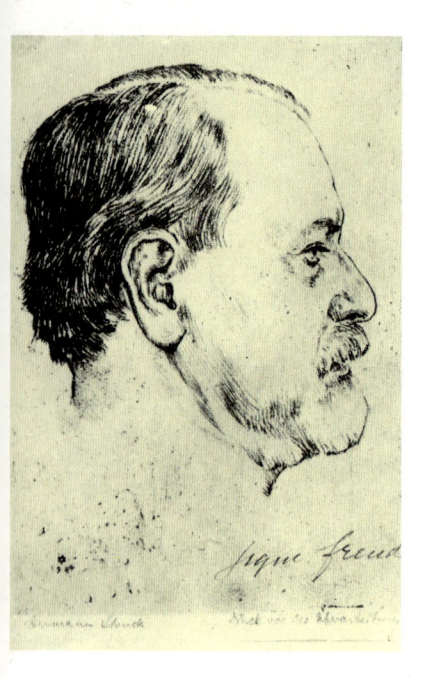

Abbildung 2615
Sigmund Freud.
Nach einer Radierung von Hermann Struck (1876–1944). (Berlin, 1914, mit einer Unterschrift von Freud; Philadelphia, Kunstmuseum)

Abbildung 2616
Ernest Jones (1879–1958), britischer Psychoanalytiker.

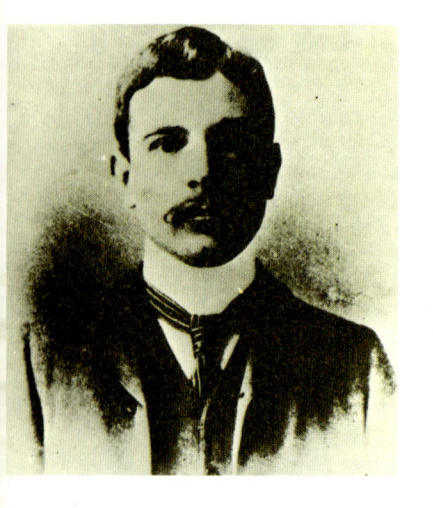

komplex. Er hat alle Techniken der Konzentration und die Reste der hypnotischen Suggestion aufgegeben. »Die psychoanalytische Methode, wie wir sie heute kennen, ist entstanden« (Anzieu). Das war Ende 1897. 1898 schreibt Freud eine erste Fassung der *Traumdeutung*; das Jahr 1899 ist der endgültigen Ausarbeitung dieses Buches gewidmet. Gleich nach dessen Fertigstellung beginnt er sein neues Werk, *Zur Psychopathologie des Alltagslebens*. In diese Zeit fällt auch der Bruch mit Fließ. Aus dem Jahr 1900 stammt die Analyse an Dora, ein Fall von Hysterie, der jedoch erst 1905 veröffentlicht wird.

Das Ende dieser ersten Periode von Freuds Leben ist durch wichtige Ereignisse gekennzeichnet, die sehr unterschiedliche Folgen haben. Als der Kaiser am 5. März 1902 die Ernennung Freuds zum Professor *extraordinarius* unterzeichnet, war das für ihn von großer Bedeutung, denn er strebte seit langem diese offizielle Anerkennung an. Nun ist er nicht mehr allein, er hat Schüler und gründet im Oktober 1902 die Psychologische Mittwoch-Vereinigung, den Vorläufer der Wiener Psychoanalytischen Vereinigung. Ihm zur Seite stehen Adler, Kahane, Reitler und Stekel. Seine Selbstanalyse löste bemerkenswerte Veränderungen in der Persönlichkeit Freuds aus, abgesehen davon, daß sie zu einer wissenschaftlichen Neuschöpfung führte, der *Traumdeutung*, in der er die Grundlagen seiner Theorie des Unbewußten darlegte. Der Mann, der davon träumte, ein großer, in »splendid isolation« zurückgezogener Wissenschaftler zu werden, eine Art unverstandener romantischer Dichter, ist gestorben, und an seine Stelle trat ein Mann, der sich, seines Wertes bewußt, um die Verbreitung seiner Gedanken bemüht, der Organisator einer Geistesrichtung. Die Psychoanalyse und die psychoanalytische Bewegung haben ihren Aufschwung begonnen, Freuds Selbstanalyse trägt zu deren Weiterentwicklung bei.

Von nun an sind Leben und Werk Freuds und die Geschichte der psychoanalytischen Bewegung untrennbar miteinander verbunden. Wir werden jedoch, aus Gründen der besseren Übersicht, diese Geschichte gesondert behandeln.

Bevor wir fortfahren, sollte man sich den Stand der psychoanalytischen Theorie vor Augen führen, wie er sich zwischen 1900 und 1905 präsentierte, der Zeitspanne, in welcher außer dem Traumdeutungsbuch (1900) noch drei weitere bedeutende Werke entstanden: *Zur Psychopathologie des Alltagslebens* (1904), *Drei Abhandlungen zur Sexualtheorie* (1905) und *Der Witz und seine Beziehung zum Unbewußten* (1905). Freud hat eine neue Psychologie geschaffen. Er vergleicht die Psyche mit einem »Apparat«, in dem antagonistische Kräfte aufeinanderstoßen. Das wichtigste ist daher die Kenntnis vom psychischen Konflikt. Diese Kräfte sind *Triebe,* von denen die einen im Dienste der Rasse stehen (Sexualtriebe) und die anderen im Dienst des Individuums (Ichtriebe). Sie gehorchen jedoch den Prinzipien der Psychophysik von Fechner, dem »Konstanzprinzip«, das besagt, daß der psychische Apparat die Tendenz aufweist, sich auf einer möglichst niedrigen und möglichst konstanten Erregungsebene zu halten, und dem »Lustprinzip«, dem subjektivem Korrelat des ersteren, das besagt, daß die Verminderung psychischer Spannungen zu einem Lustgewinn führt. Falls daher der Sexualtrieb nicht befriedigt werden kann oder eine Entladung der Erregung aus verschiedenen Gründen nicht möglich ist, bleibt als einzige Möglichkeit die Verdrängung. Diese Verdrängung erfordert jedoch einen gewissen Energieverbraucht, denn die Affekte und Vorstellungen drohen ins Bewußtsein durchzubrechen. Da die Triebe nicht immer und völlig unterdrückt werden können, wirken sie in anderer Form nach, in Träumen, Symptomen und Fehlleistungen, die dann ins Bewußtsein treten.

Dem Unbewußten gibt Freud eine völlig neue Bedeutung. Bei den psychischen Komponenten außerhalb des Bewußtseins unterscheidet er zwischen jenen, welche zum Bewußtsein vordringen können, er nennt sie vorbewußt, und jenen, die niemals direkt und unmittelbar bewußt werden können und die er das eigentlich Unbewußte nennt. Der psychische Apparat umfaßt auf topischer Ebene drei Klassen von Inhalten: das Unbewußte, das, was vorbewußt ist, und das Bewußte. Der dynamische Vorgang, der diese drei Qualitäten leitet, und die energetischen und ökonomischen Bedingungen für dieses Zusammenspiel können nur durch die analytische Behandlung erkannt wer-

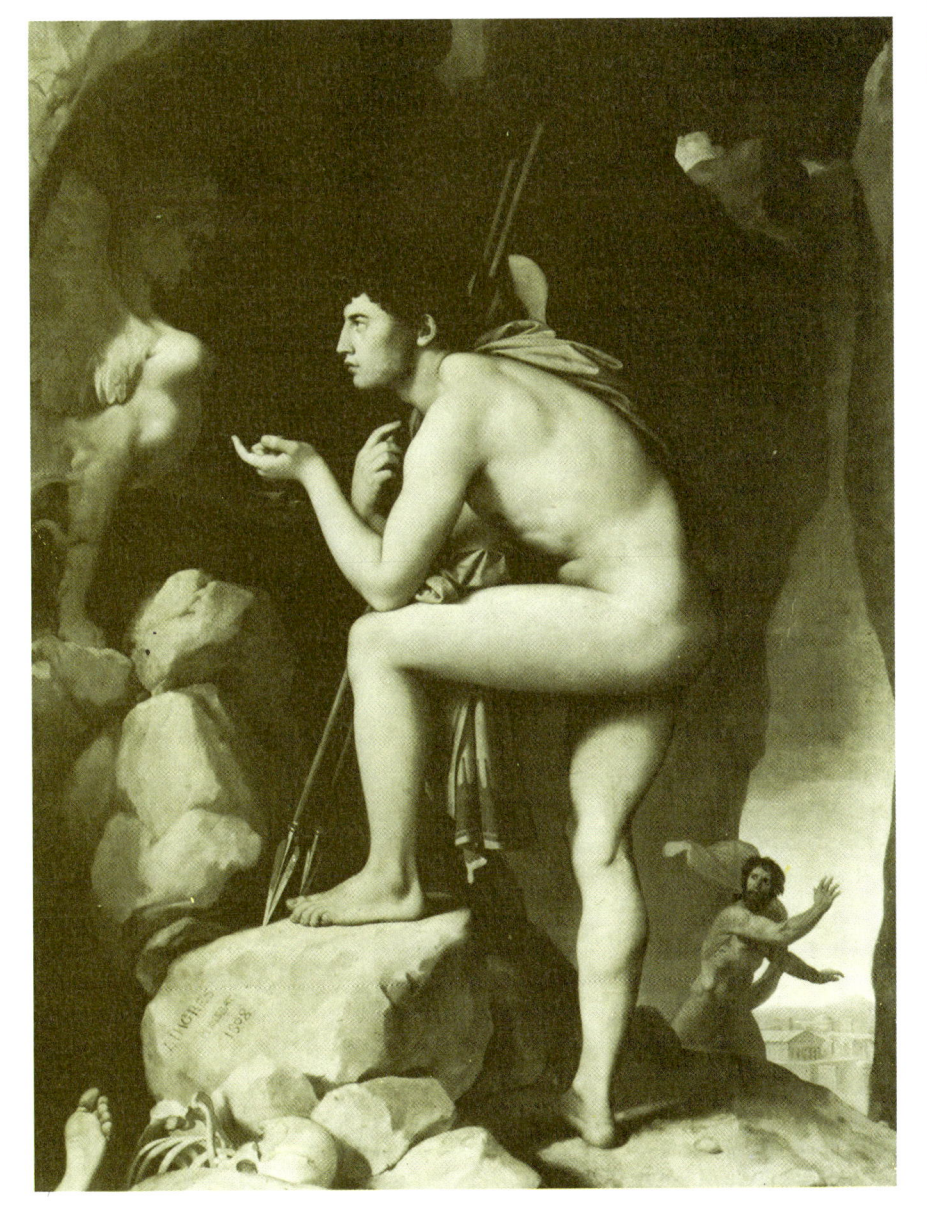

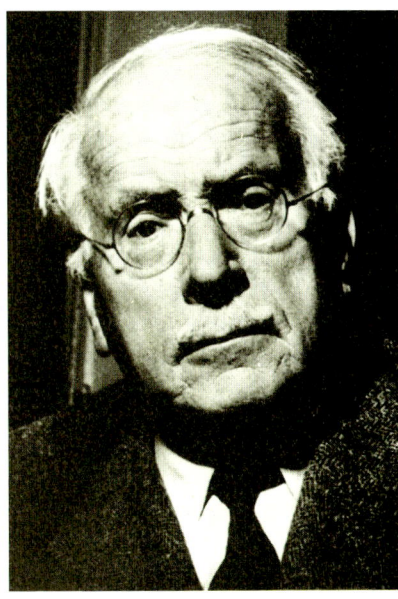

Abbildung 2617 (oben)
Carl Gustav Jung (1875–1961). Jung fügte der Theorie des individuellen Unbewußten von Freud noch jene des kollektiven Unbewußten hinzu, dessen Gehalt und dessen Beziehungen zum Individuum er analysierte. Das führte ihn zur Vorstellung von Archetypen: alte Bilder, die man in allen Mythologien wiederfindet und die das tiefe Unbewußte ausdrücken.

Abbildung 2618 (links)
Ödipus und die Sphinx. Gemälde von Jean-Auguste-Dominique Ingres (1780–1867) aus dem Jahr 1808 (Montauban, Ingres Museum)

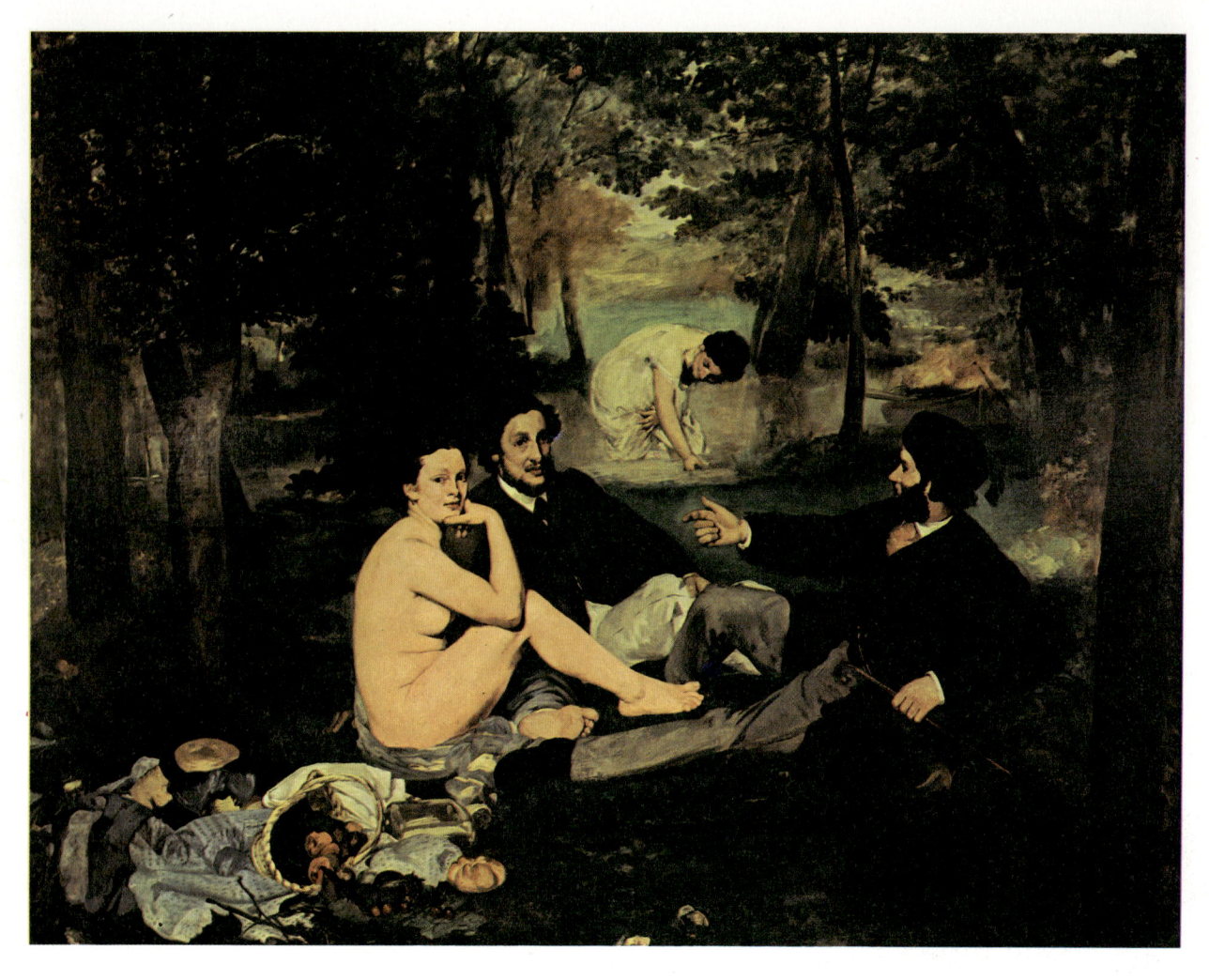

*Abbildung 2619
Das Frühstück im Grünen,
von Edouard Manet
(1832–1883). Dieses 1863
gemalte Bild wurde im Salon
der Abgelehnten im selben Jahr
gezeigt und löste in der breiten
Öffentlichkeit einen Skandal
aus.
(Paris, Louvre)*

den, vor allem durch die Untersuchung der Träume, der Symptome und der Fehlleistungen. Diese *Metapsychologie,* wie Freud sie bescheiden nennt, ist das Ergebnis einer ständigen Wechselwirkung zwischen Theorie und Praxis, was wir in den Grundzügen schon aufgezeigt haben. Daher muß die *Traumdeutung* als grundlegendes Werk einer neuen Disziplin angesehen werden. Seit dieser Veröffentlichung bestätigt die Untersuchung über das Vergessen von Worten, Versprechen, über Schreib- und Lesefehler, Irrtümer und vor allem über Witze Freuds Auffassung vom Unbewußten.

Ab 1903 wird die Psychoanalyse nicht mehr einzig von Freud und nicht mehr allein in Österreich ausgeübt. Stegmann in Dresden ist der erste Ausländer, der Analysen durchführt und deren Resultate veröffentlicht. 1905 kommt E. Jones (London) dazu. Der erste Ausländer, der Freud in Wien besucht, ist Eitingon aus Berlin. 1906 jedoch beginnt die Beziehung zwischen Freud und C. G. Jung aus Zürich, die großen Einfluß auf die psychoanalytische Bewegung haben sollte. Freud, der seine geographische und kulturelle Isolierung durchbrechen möchte – seine Wiener Schüler sind alle, oder fast alle, Juden –, sieht in Jung, einem Schweizer und Protestanten, ein unerläßliches Element zur Verbreitung der psychoanalytischen Bewegung. Leider muß er feststellen, daß Jung, den er als seinen »Dauphin« ansah, bei einem Hauptpunkt, der Sexualitätstheorie, zurückhaltend bleibt. Ein Bruch beendete 1913 diese intensive Beziehung. Von 1905 bis zum Ersten Weltkrieg beschäftigten Freud zwei Entwicklungen: die Verbreitung der Psychoanalyse und der Abfall seiner Schüler. Die ständig wachsende Zahl ausländischer Besucher bestätigt ihm ab 1906, daß er nun international bekannt ist. 1907 kommt Jung, begleitet von Binswanger, nach Wien; im September gründet er in Zürich die »Freud-Gesellschaft«. Karl Abraham, ein Berliner Psychiater, besucht Freud im Dezember und gründet im darauffolgenden Jahr die Berliner psychoanalytische Vereinigung. Sandor Ferenczi, sein Lieblingsschüler, den er offenbar zu seinem Schwiegersohn machen wollte, unternimmt 1908 die Reise nach Wien. Im selben Jahr findet in Salzburg der I. Internationale Psychoanalytische Kongreß statt mit zweiundvierzig Teilnehmern, darunter sind ein Amerikaner (A. A. Brill), zwei Engländer, fünf Deutsche, zwei Ungarn und sechs Schweizer. Die katholischen und romanischen Länder halten sich noch abseits. Bis Kriegsausbruch werden noch weitere Kongresse in Nürnberg (1910), Weimar (1911) und München (1913) abgehalten und 1918 in Budapest wieder fortgesetzt.

Doch die Vereinigten Staaten mußten noch erobert werden. 1909 fährt Freud auf Einladung von Stanley Hall, dem Rektor der Universität Clark in Worcester, Massachusetts, nach Amerika. Er wird von Jung und Ferenczi begleitet; Jones hatte bereits Vorbereitungen getroffen. Die Reise wird ein Erfolg. Berühmte Persönlichkeiten, wie William James und Putnam, sparten

Abbildung 2620
Der Schlaf,
von Gustave Courbet (1819–1877).
(Paris, Museum im Petit Palais)
Gustave Courbet, der erfolgreiche, aber auch skandalöse Maler, zögerte nicht, für seine Bilder, welche von den offiziellen Salons abgelehnt worden waren, Privatausstellungen zu organisieren, entweder in der Provinz oder in Baracken der Avenue Montaigne in Paris. Für eine davon, 1855, schrieb er im Katalog ein Vorwort, in dem er seine Werke vorstellte, die unter der Bezeichnung »lebende Kunst« berühmt geblieben sind.

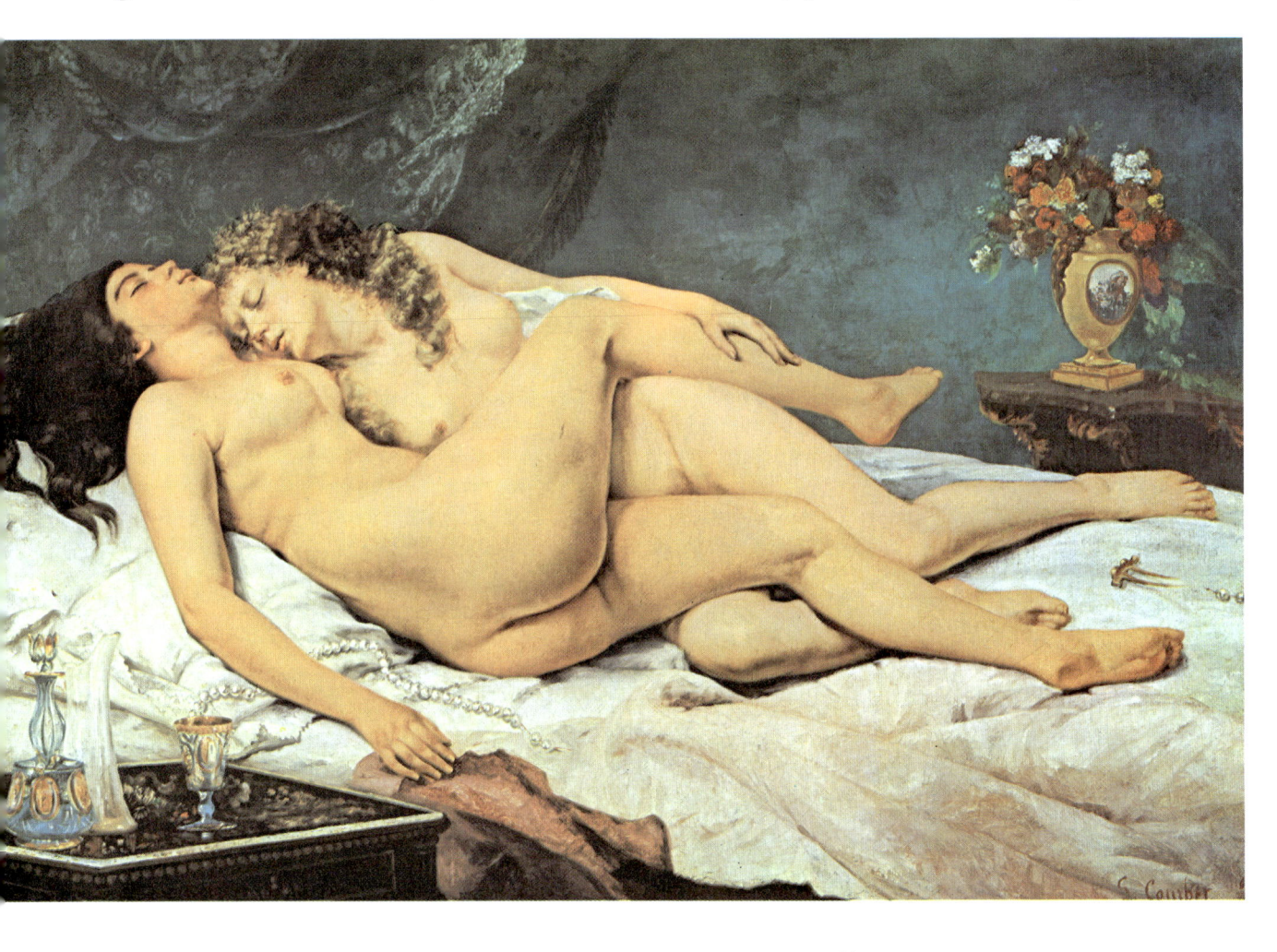

2335

Abbildung 2621 (rechts)
Wolf, der einen Menschen angreift.
Populäres Bild, Anfang 19. Jh. (Paris, Nat. Bibl., Kupferstichkabinett)
Der Wolf, der Jahrhunderte lang die Vorstellungskraft des Volkes beschäftigte, machte seinen berühmt gewordenen Einzug in die Psychoanalyse durch einen Patienten Freuds: Sergei Pankijeff (1886–1979), der ›Wolfsmann‹ genannt wurde. Von einem Kindheitstraum über Wölfe ausgehend, den Freud meisterhaft erläuterte, gab er ihm im Laufe einer langen Analyse Gelegenheit, seine Theorie über das Unbewußte zu verifizieren.

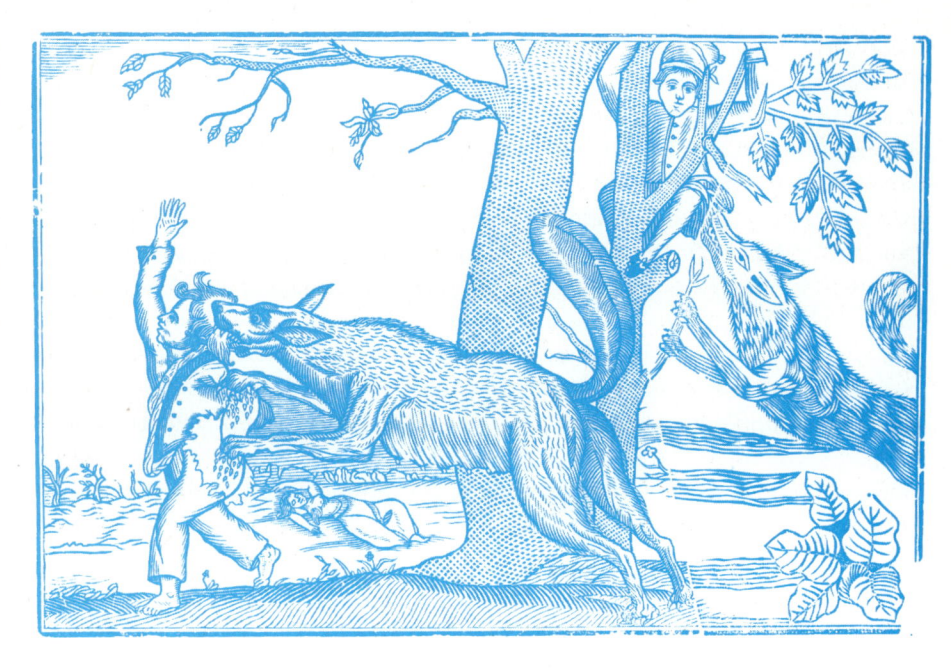

Abbildung 2622
Titelseite der Aprilnummer 1913 von Imago, *einer von Freud gegründeten Zeitschrift. (Paris, Nat. Bibl.)*

* Diese Arbeit wurde zuerst ohne den Namen des Autors veröffentlicht.

nicht mit Ermutigungen, und Freud wird zum Ehrendoktor ernannt. Trotz all dieser Ehrungen blieb er Amerika gegenüber immer zurückhaltend. Nach der Gründung der Internationalen Psychoanalytischen Vereinigung entstanden zahlreiche neue Gesellschaften im Ausland. Gleichzeitig werden Zeitschriften herausgegeben: *Jahrbuch der Psychoanalyse* (1909), *Zentralblatt für Psychoanalyse* (1910), *Zeitschrift für Psychoanalyse* (1913).

Wir haben gesehen, daß Freud ab 1904 das Gebiet der Psychoanalyse immer mehr ausgebaut hat. Von der Untersuchung der Neurosen ist er zu jener der Fehlleistungen, der Witze und des Sexuallebens im frühen Kindesalter übergegangen. In den folgenden Jahren erstreckt sich sein Interesse auf die Literatur, wie dies seine Artikel über das Theater, das literarische Schaffen mit *Eine Kindheitserinnerung Goethes* und vor allem eines seiner stilistischen Meisterwerke, *Der Wahn und die Träume in W. Jensens ›Gradiva‹* (1907), eine Analyse der Erzählung des dänischen Schriftstellers Jensen, beweisen. Im Bereich der bildenden Künste widmet er Leonardo da Vinci mit *Eine Kindheitserinnerung des Leonardo da Vinci,* 1910, und Michelangelo mit *Der Moses des Michelangelo,* 1914,* wichtige Studien. Die Menschenkenntnis fesselt ihn; er stürzt sich auf religiöse und soziale Probleme und die Psychologie der Liebe. Er rekonstruiert die Ursprünge der Menschheit vor allem in seinem Werk *Totem und Tabu* (1913), wobei er von der Hypothese ausgeht, daß in früheren Zeiten, als die Menschen noch in der Form der Urhorde zusammenlebten, der tyrannische Anführer von seinen Söhnen ermordet wird. Doch der Krieg berührt auch ihn, wie es sein Artikel *Zeitgemäßes über Krieg und Tod* (1915) zeigt. Schließlich veranlaßt ihn der Bruch mit Jung und Adler dazu, 1914 ein Werk zur *Geschichte der psychoanalytischen Bewegung* zu schreiben. Zur selben Zeit zeichnet er fünf Krankengeschichten auf: *Dora* (1905), *Der kleine Hans* (1909), *Der Rattenmann* (1909), *Der Präsident Schreber* (1911) und *Der Wolfsmann* (1918).

Sicher ist es kein Zufall, wenn Freud nun versucht, die Grundlagen seiner Technik, die er langsam erworben hat und jetzt beherrscht, schriftlich weiterzuvermitteln. Er veröffentlicht eine Aufsatzserie zur psychoanalytischen

Technik. Es handelt sich dabei um eine noch immer gültige Unterweisung über die grundlegenden Regeln und die freie Assoziierung von Gedanken, vor allem über die *Übertragung* und die Übertragungsliebe. Zwischen 1910 und 1915 verfaßt Freud theoretische Texte von entscheidender Bedeutung für die Psychoanalyse: *Formulierungen über die zwei Prinzipien des psychischen Geschehens* (1911), *Zur Einführung des Narzißmus* (1914) und die fünf Essays über *Metapsychologie* (1915). Der Artikel über den Narzißmus kennzeichnet einen wichtigen Schritt bei der Ausarbeitung der *Libidotheorie*; dieser Text stellt einen Wendepunkt von der ersten zur zweiten Theorie der Triebe dar. Die fünf Essays über *Metapsychologie* sind von ursprünglich zwölf übriggeblieben, sieben hat Freud vernichtet; alle entstanden 1915. Nie wieder wurde die erste psychoanalytische Theorie so unnachsichtig, so bündig und so logisch dargestellt. Die ersten drei Texte sind grundlegenden Begriffen gewidmet: den Trieben, der Verdrängung und dem Unbewußten. Unserer Meinung nach gehört der Essay über das Unbewußte zu den großen Schriften der wissenschaftlichen Literatur, und er ist zweifellos einer der wichtigsten psychoanalytischen Texte. Zwei andere Schriften nannte er *Metapsychologische Ergänzung zur Traumlehre* und *Trauer und Melancholie*.

Seit fast dreißig Jahren unterrichtet Freud an der Universität vor einer dünngesäten Zuhörerschaft, doch 1915 wird sein Publikum zahlreicher. Er beschließt daher, seine Vorlesungen aufzuschreiben, sie zu veröffentlichen und nicht mehr zu unterrichten. Diesem Entschluß verdanken wir seine berühmteste Schrift, *Vorlesungen zur Einführung in die Psychoanalyse*, die 1916 und 1917 entstand und in sechzehn Sprachen übersetzt wurde; sie trug weitgehend zur Verbreitung der Psychoanalyse unter Laien bei.

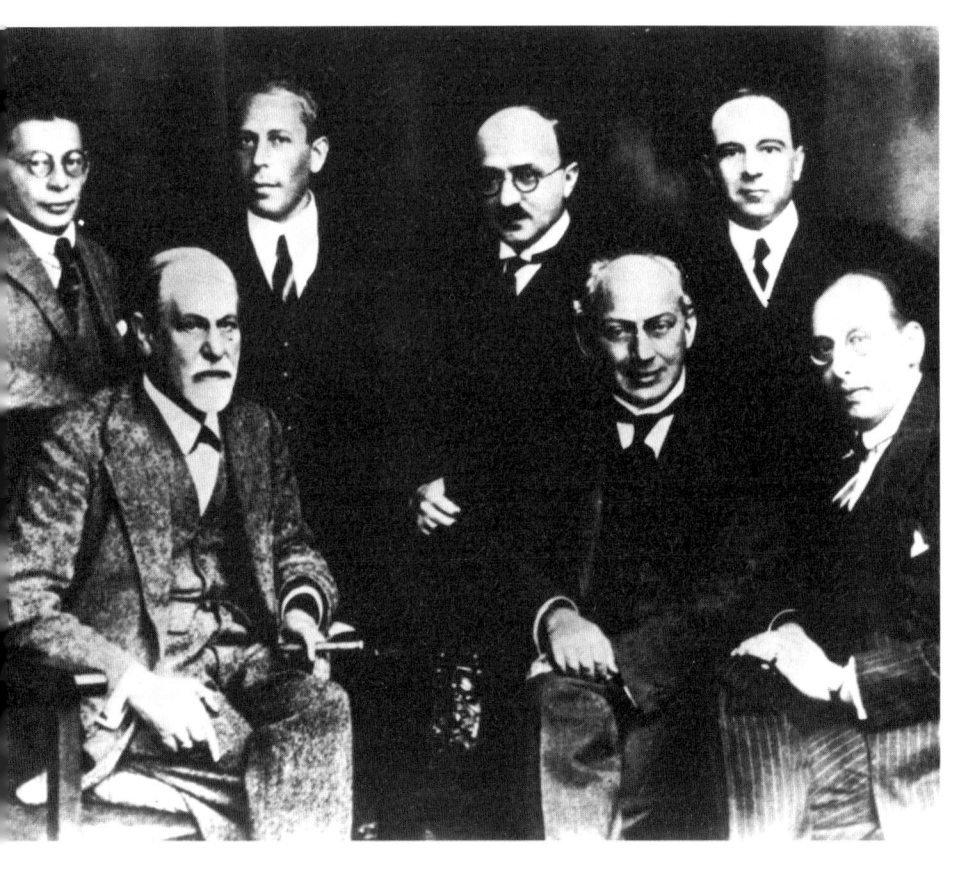

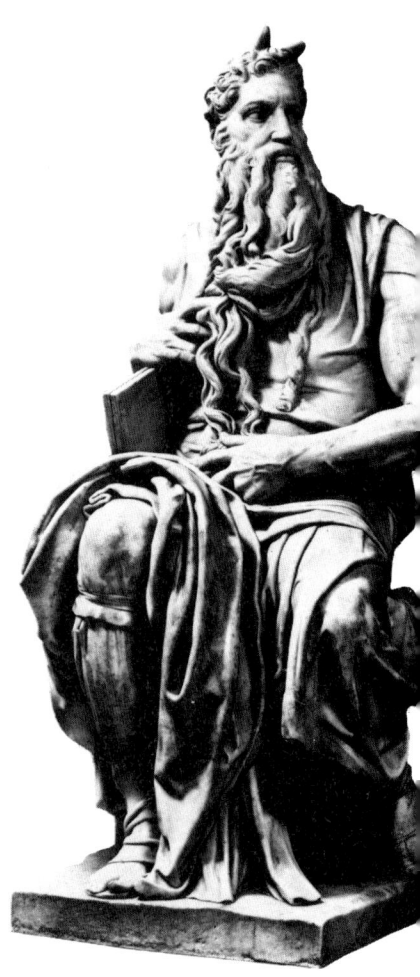

Abbildung 2623
Moses
von Michelangelo (1475–1564).
(Rom, S. Pietro in Vincoli)

Abbildung 2624
Sigmund Freud, umgeben von seinen Schülern in Berlin. Stehend erkennt man von links nach rechts Otto Rank, Karl Abraham, Max Eitingon, Ernest Jones, sitzend Freud, Sandor Ferenczi und Hanns Sachs.

1919–1939

Der Erste Weltkrieg war für Freud eine Zeit des Überganges, während der er den ersten Teil seines Werkes beendete und den zweiten vorbereitete. In den folgenden Jahren kann man eine echte Revolution in seinem Denken feststellen, die zahlreiche seiner Schüler verblüfft, ja sogar zu Skepsis veranlaßt. Zur gleichen Zeit erfährt die psychoanalytische Bewegung einen neuen Auftrieb. Der Krieg hatte die Verbreitung der Psychoanalyse gebremst, doch die Welle der Xenophobie und des Deutschenhasses, die darauf folgte, war nicht stark genug, den Aufschwung der Psychoanalyse lange zu verzögern. 1919 wurde der Internationale Psychoanalytische Verlag gegründet; 1920 öffnete die Berliner psychoanalytische Poliklinik ihre Tore, 1922 jene in Wien und 1926 eine in London. 1920 wurde in Den Haag der VI. Internationale Kongreß der Psychoanalytischen Vereinigung abgehalten. Zu dieser Zeit wurde Freud wirklich in der ganzen Welt anerkannt.

Gleichzeitig steht er jedoch zwei Prüfungen gegenüber: seiner Krankheit und Streitigkeiten innerhalb der Bewegung. Im April und Oktober 1923 muß er sich zwei Operationen unterziehen, um eine bösartige Geschwulst am rechten Oberkiefer entfernen zu lassen. Der rechte Oberkiefer und Gaumen werden operativ entfernt, und es muß ihm eine Prothese eingesetzt werden. Im Laufe der folgenden fünfzehn Jahre werden dreiunddreißig weitere, unterschiedlich schwere Operationen durchgeführt. Bis zu seinem Tod ertrug er stoisch die fast ständigen, oft unerträglichen Schmerzen. Trotz dieser Leiden war er bis zuletzt unermüdlich tätig.

Die Meinungsverschiedenheiten mit oder unter seinen Schülern trugen nicht unwesentlich zu seinem Pessimismus bei. Zuerst waren es Mißverständnisse und Verdächtigungen, die Jones, Abraham, Rank und Ferenczi gegeneinander aufbrachten und von Freud manchmal noch durch Ungeschicklichkeit gefördert wurden. Jung und Adler hatten ihn schon vor dem Krieg verlassen; nun war es Rank, der 1924 eine lange und freundschaftliche Zusammenarbeit beendete. Die Beziehungen Freuds zu seinen Schülern waren immer schwierig: der Meister verlangte von ihnen eine völlige Hingabe an die »Sache«, und das war nicht immer mit ihrem Bedürfnis nach Unabhängigkeit und mit ihrem Bemühen nach Eigenständigkeit vereinbar. Den Streitereien folgten bald Traurigkeit und Absprünge. Mit Schmerzen erfuhr Freud vom Tod zweier seiner Lieblingsschüler: Abraham aus Berlin, 1925, und Ferenczi aus Budapest, 1933. Andere hingegen flohen vor dem Aufstieg der Nationalsozialistischen Partei: Hanns Sachs emigrierte 1932, Eitingon 1933.

Die Zeugnisse der Bewunderung und Anerkennung, die Freud zu seinem siebzigsten, 1926, und zu seinem achtzigsten Geburtstag erhielt, konnten seine physischen und moralischen Leiden nicht lindern. Nur die Verleihung des Goethe-Preises 1930 verschaffte ihm eine gewisse Genugtuung.

Obwohl die Nationalsozialisten die Macht übernommen hatten, blieb er bis zum Anschluß in Wien. Erst nach einer Hausdurchsuchung durch die Gestapo und unter dem Druck seiner Freunde und Schüler, vor allem von Jones und Marie Bonaparte, stimmte er zu, von Wien nach London auszuwandern. Roosevelt und Mussolini intervenierten bei der deutschen Regierung zu seinen Gunsten. Marie Bonaparte streckte den Betrag vor, den die Nationalsozialisten verlangten, bevor sie ihm ein Ausreisevisum ausstellten. Schließlich verließ er am 4. Juni 1938 Wien und ließ sich im September in London nieder. Hier starb er am 23. September 1939.

Abbildung 2625
Saturn verschlingt einen seiner Söhne. *Gemälde von Francisco de Goya (1746–1828). (Madrid, Prado)*

Abbildung 2626
Der betagte Freud in Begleitung seiner Tochter Anna.

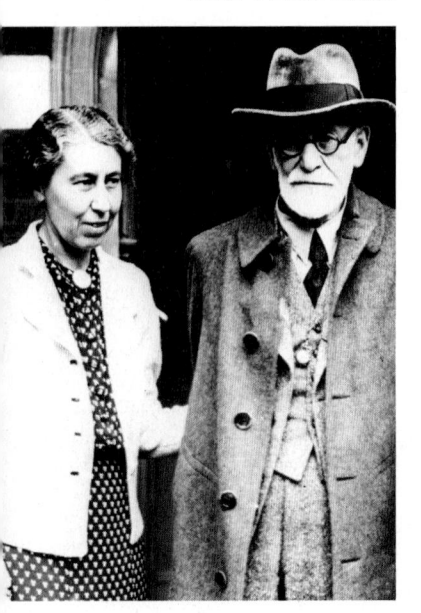

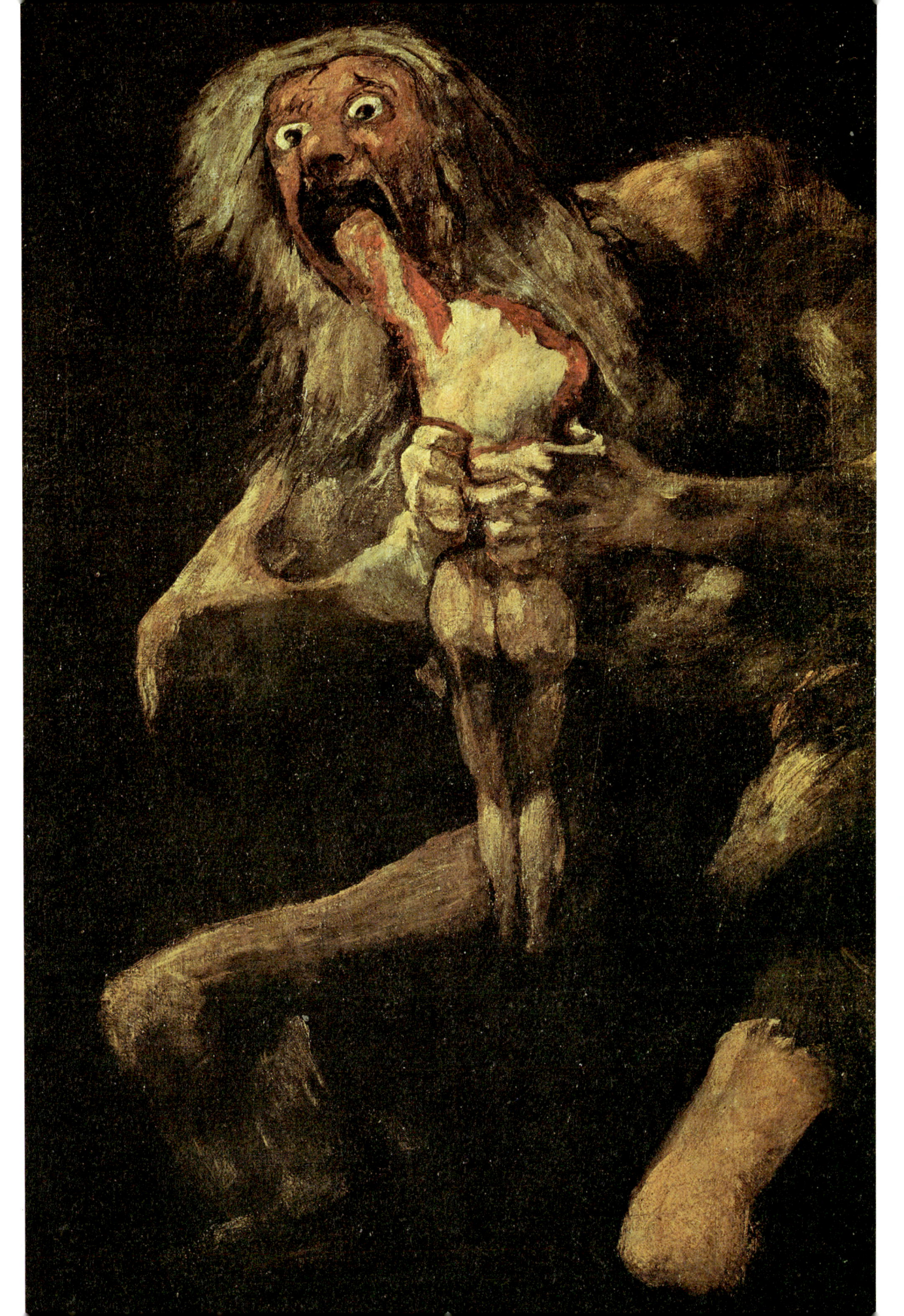

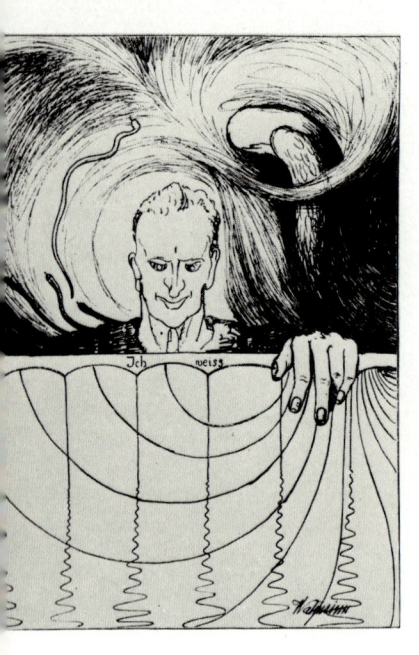

Abbildung 2627
Geisteskrankheit.
Federzeichnung, erschienen in Imago *1913 als Illustration zu einem Artikel über die Bildung künstlerischer Inspiration von Dr. Pfister aus Zürich.*

* Abriß der Psychoanalyse, Fischer Taschenbuchverlag, S. 71.

Abbildung 2628
Jüdische Ärzte.
Stich auf der Titelseite eines in Lyon 1515 gedruckten medizinischen Buches.
(Paris, Bibl. d. Alten Med. Fakultät)

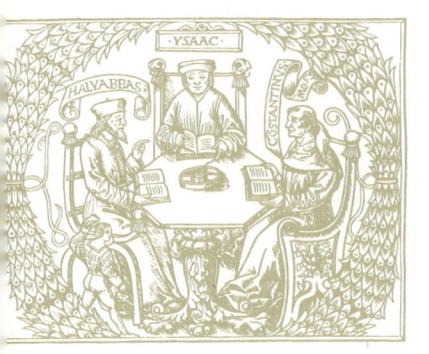

Kehren wir zu seiner zweiten Schaffensperiode zurück, die 1920 mit der Veröffentlichung von *Jenseits des Lustprinzips* begonnen und mit dem *Abriß der Psychoanalyse* 1939 beendet wurde. Man hat den Eindruck, daß Freud während dieser zwei Jahrzehnte, nachdem er den wissenschaftlichen Teil seines Werkes abgeschlossen und anderen die Sorge der Vollendung überlassen hatte, nun beschloß, auf einer theoretischen Ebene weiterzuarbeiten. Aus seinen Erklärungen kann man tatsächlich schließen, daß sein Werk zwei verschiedenen Richtungen gewidmet ist: die eine neigt zu den Naturwissenschaften, das war die erste psychoanalytische Theorie; die andere befaßt sich mit philosophischen Spekulationen, das ist die zweite Theorie. In der Schrift *Jenseits des Lustprinzips* findet man eine völlige Umkehr seiner Triebtheorie. Das Zweigespann Selbsterhaltungstrieb–Sexualtrieb ist ersetzt durch das Paar Lebenstrieb–Todestrieb. Im darauffolgenden Jahr (1921) erscheint die *Massenpsychologie und Ich-Analyse,* in der Freud, vom Buch *Psychologie der Massen* von Le Bon ausgehend, die Psychoanalyse auf die Sozialpsychologie anwendet und eine sehr überzeugende Erklärung für den Vorgang der Unterwerfung von Massen unter ein Oberhaupt abgibt.

Das Ich und das Es (1921) ist eine Wiederaufnahme der Metapsychologie unter dem Blickwinkel der zweiten Theorie. Auch hier wird das Alte durch Neues ersetzt. An die Stelle der drei früher beschriebenen Instanzen (Unbewußtes, Vorbewußtes, Bewußtes) setzt der Begründer der Psychoanalyse nun drei andere Instanzen: das Es, das Ich und das Über-Ich. Die Kenntnis vom »Es« kommt von Nietzsche über Grodeck, es ist die tiefste Kraftquelle des Seins. Das Über-Ich ist eine kulturelle Instanz, ein Erbe der Eltern; es ist der Bewahrer der sozialen Werte, es verbietet und verdammt Übertretungen. Das Ich muß versuchen, es dem Menschen zu ermöglichen, durch eine Kompromißlösung zwischen seiner Innenwelt und seiner Außenwelt so wenig schlecht wie möglich zu leben. Zu diesen theoretischen Schriften gehört auch *Hemmung, Symptom und Angst* (1926), eine neue Theorie der Angst, und schließlich ein unvollendetes Werk, das er 1938 begann und das den Stand der Freudschen Gedanken vermitteln soll, der *Abriß der Psychoanalyse*; hier findet man das ständige Bemühen Freuds wieder, die Psychoanalyse nicht völlig von der Biologie zu trennen: »Die Phänomene, die wir bearbeiten, gehören nicht nur der Psychologie an, sie haben auch eine organisch-biologische Seite.«* Den Lesern, welche sich ohne Schwierigkeiten dem Leben und dem Werk Freuds und den allgemeinen Problemen der Psychoanalyse nähern wollen, empfehlen wir gerne zwei nicht allzu dicke Bücher: *Selbstdarstellung* (1925) und *Die Frage der Laienanalyse* (1926). Das erste ist eine kurze Autobiographie, das zweite wurde zur Verteidigung des nicht medizinisch ausgebildeten Analytikers Reik geschrieben, der in Wien wegen illegaler Ausübung der Medizin gerichtlich belangt worden war.

Obwohl Freud seine jüdische Abstammung niemals verleugnete und immer die Besonderheit der jüdischen Kultur anerkannte, war er im Grunde Atheist. Trotzdem interessierte er sich lebhaft für die Religion als psychologisches Phänomen und widmete ihr auch eine Untersuchung, die 1927 unter dem Titel *Die Zukunft einer Illusion* erschien; hierin zieht er eine Parallele zwischen der Zwangsneurose und der Religion. Er vertrat die Ansicht, man müsse der Religion die Wissenschaft entgegensetzen, sie würde den religiösen Glauben zerstören. Darin ist er ein direkter Nachfolger der wissenschaftsgläubigen Tradition des 19. Jahrhunderts. *Das Unbehagen in der Kul-*

tur erschien 1930 und wurde sehr populär. Hier kündigt er die bedeutendste zeitgenössische Kritik an der modernen westlichen Zivilisation und die großen Fragestellungen über die Zukunft der Menschheit bereits an. Für Freud hängt die Zukunft vom Ausgang des Kampfes zwischen den Lebens- und den Todestrieben ab. »Die Schicksalsfrage der Menschen scheint mir zu sein, ob und in welchem Maße es ihrer Kulturentwicklung gelingen wird, der Störung des Zusammenlebens durch den menschlichen Aggressions- und Selbstvernichtungstrieb Herr zu werden. . . . Und nun ist zu erwarten, daß die andere der beiden himmlischen Mächte, der ewige Eros, eine Anstrengung machen wird, um sich im Kampf gegen seinen ebenso unsterblichen Gegner zu behaupten.«*

* Das Unbehagen in der Kultur, Fischer Taschenbuchverlag, S. 190 ff.

Die Persönlichkeit von Moses hat ihn lange Zeit fasziniert; er verfaßte jedoch erst am Ende seines Lebens seine Arbeit *Der Mann Moses und die monotheistische Religion*, die zweifellos von der Untersuchung Abrahams über Amenhotep IV. (Echnaton) beeinflußt war. Schließlich darf in diesem allgemeinen Bild vom Werk Freuds nicht der postum veröffentlichte Teil seines Briefwechsels vergessen werden, vor allem die berühmten Briefe an Fließ und die Korrespondenz mit Jung, Abraham, Pastor Pfister, Lou Andreas-Salome, Arnold Zweig, Laforgue usw. Diese Dokumente können nicht übergangen werden, wenn man sich von Freud und seinem Werk ein vertrauteres Bild machen möchte.

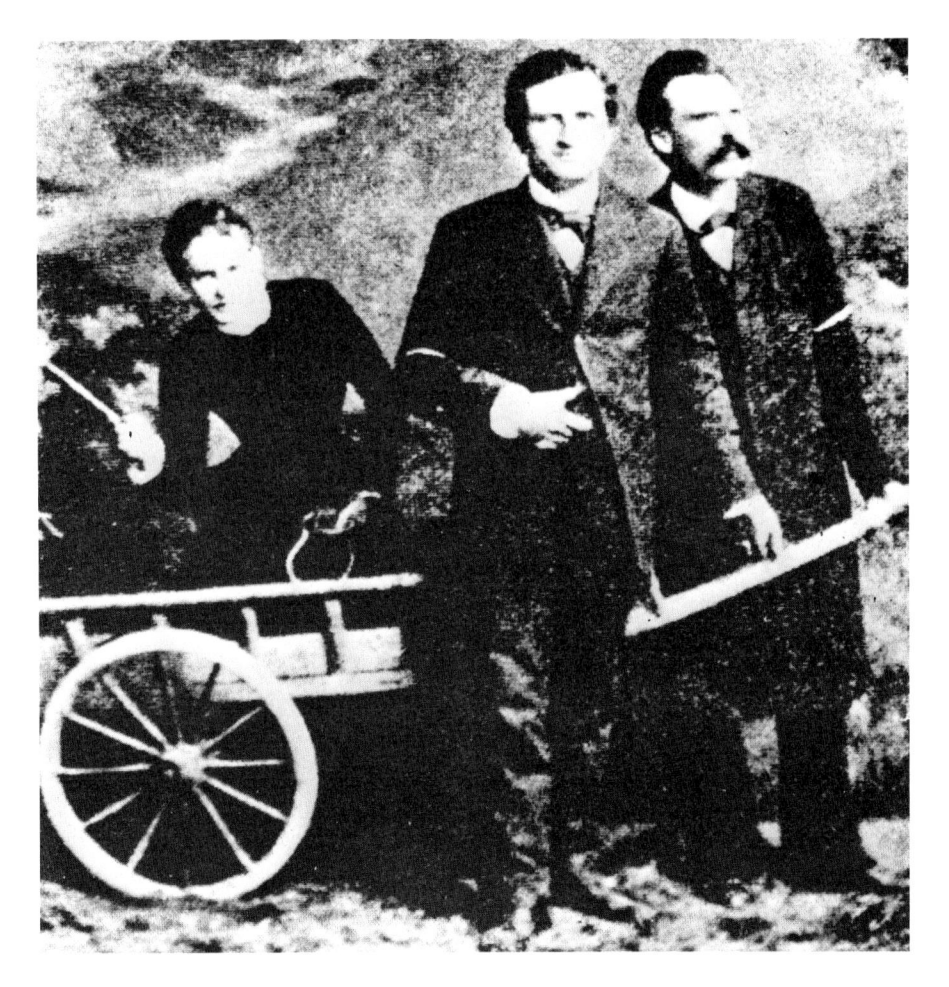

Abbildung 2629
Eine 1882 aufgenommene Photographie von Lou Andreas-Salome (1861–1937) zeigt die Geste eines Kutschers, der eine Peitsche in Richtung von Paul Rée (1852–1901) und Friedrich Nietzsche (1844–1900) schwingt, die beide vor einen kleinen Eselskarren gespannt sind. Nietzsche hatte diese Szene arrangiert und verlangt, sie zu photographieren, trotz des Widerstandes von P. Rée und Lou Andreas-Salome, die danach versuchten, sie zu vergessen, während Nietzsche, dessen zufriedenen Gesichtsausdruck man erkennt und dessen Geist sich schon umnachtete, nicht zögerte, daraufhin zu schreiben: »Wenn du zum Weibe gehst, vergiß die Peitsche nicht.«

Die psychoanalytische Bewegung

Eine der Besonderheiten der Geschichte der Psychoanalyse, die sie von der Geschichte anderer Wissenschaften unterscheidet, ist, daß sie eine internationale »Bewegung« besitzt, die vom Begründer dieser Disziplin selbst ins Leben gerufen wurde. Nach zehn Jahren der »splendid isolation« kamen immer mehr Schüler zu Freud, zuerst Wiener, dann Schweizer, Ungarn, Engländer und Deutsche. Wir haben schon geschildert, daß alles 1902 mit der berühmten Mittwochvereinigung begann, doch schon ab 1907 machte sich das Bedürfnis nach einer Gesellschaft für Psychoanalyse bemerkbar.

Die erste internationale Sitzung wurde 1908 in Salzburg abgehalten; in diesem Jahr erschien auch die erste Zeitschrift über Psychoanalyse unter der Leitung von Jung. Beim II. Internationalen Kongreß in Nürnberg, 1910, wurde die Internationale Psychoanalytische Vereinigung gegründet. Jung wird zum Präsidenten gewählt, Freud überläßt Adler den Vorsitz der Wiener Gesellschaft. Von nun an erkennt man schon die Tendenz zu Hierarchie und Zentralismus der psychoanalytischen Gesellschaft; sie veranlaßt Bleuler schon zu Beginn zu demissionieren, da er die autoritäre Führungsart der Vereinigung nicht erträgt. Freud hingegen versucht, die Psychoanalyse aus dem engen Kreis der deutschsprachigen jüdischen Intellektuellen herauszuführen. Deshalb setzte er soviel Hoffnung auf die protestantische Gruppe in Zürich, mit Jung an der Spitze der Internationalen Vereinigung, und er unternahm alles, um Bleuler, der Professor für Psychiatrie an der Universität Zürich war und internationalen Ruf besaß, zurückzuhalten. Gleichzeitig erwartete er jedoch, daß sich alle der »Sache« opferten.

Man kann mit Alexander die Ansicht vertreten, daß die psychoanalytische Bewegung in ihren Anfängen der bedingungslosen Hingabe Freuds und seiner Schüler unendlich viel verdankt, doch gleichzeitig wurde sie vielleicht durch eine verfrühte und sicherlich zu strenge Institutionalisierung gebremst. Von 1910 bis 1914 verbreitete sich die Psychoanalyse in der ganzen Welt. Nach den ersten Gesellschaften in Wien und in Zürich entstehen jene von Berlin (1908) und München (1910); Putnam gründet die amerikanische Gesellschaft (1910), Ferenczi jene von Budapest und Jones die britische Gesellschaft (1913). Im selben Jahr löst die *Internationale Zeitschrift für ärztliche Psychoanalyse* das *Zentralblatt* ab und wird offizielles Organ der Internationalen Vereinigung. Sachs und Rank geben die Zeitschrift *Imago* (1912) für angewandte Psychoanalyse (Kunst, Literatur usw.) heraus.

In dieser fruchtbaren Zeit treten die ersten Zwistigkeiten auf. Adler trennt sich als erster von Freud, dann kommt die Reihe an Jung. Diese Brüche wurden sowohl durch offensichtliche theoretische Meinungsverschiedenheiten als auch aus persönlichen Gründen ausgelöst, die im Briefwechsel aufscheinen. Nach diesen Ausfällen schlossen sich die treuesten Schüler im »Komitee« zusammen, das über die Interessen der »Sache« wachen sollte. Dieser kleine Kern umfaßte Abraham, Jones, Ferenczi, Sachs, Rank und später Eitingon.

Zwischen 1919 und 1939 verbreitete sich die Psychoanalyse weiter. Einige Gesellschaften gründeten Institute zur Ausbildung, zuerst in Berlin, dann in Wien, um die Vermittlung der Prinzipien der psychoanalytischen Praxis und Theorie sicherzustellen. Auch in den zuerst abseits stehenden romanischen Ländern entstanden neue Gesellschaften, so in Italien mit Edoardo Weiss

Abbildung 2630
»Ich sehe schon was los ist: Sie dürften ›névropathe‹ (deutsch: nervenkrank) sein.« – »Né ... vropathe? Aber nein, Herr Doktor! Ich bin eine née Pipelet!«
(Französisches Wortspiel: Die Silbe »Né, née« bedeutet »geboren, geborene«. Die Patientin berichtigt also: Ich bin keine geborene (née) »vropathe«, ich bin eine geborene »Pipelet«. Karikatur von Trock aus einer Nummer des Jahres 1883 der la Caricature.
(Paris, Bibl. für Angewandte Künste)

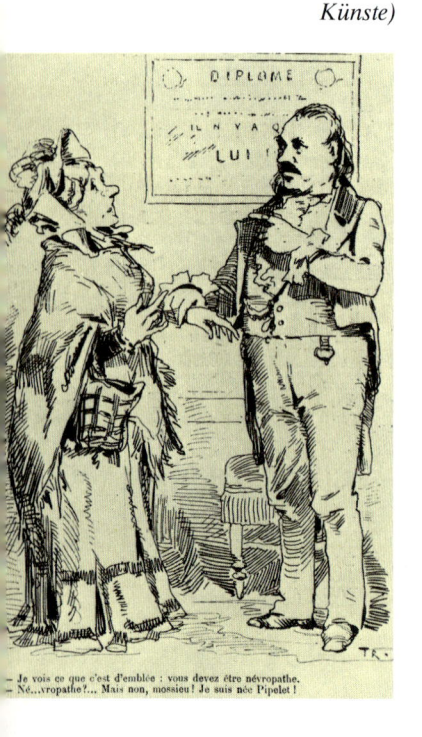

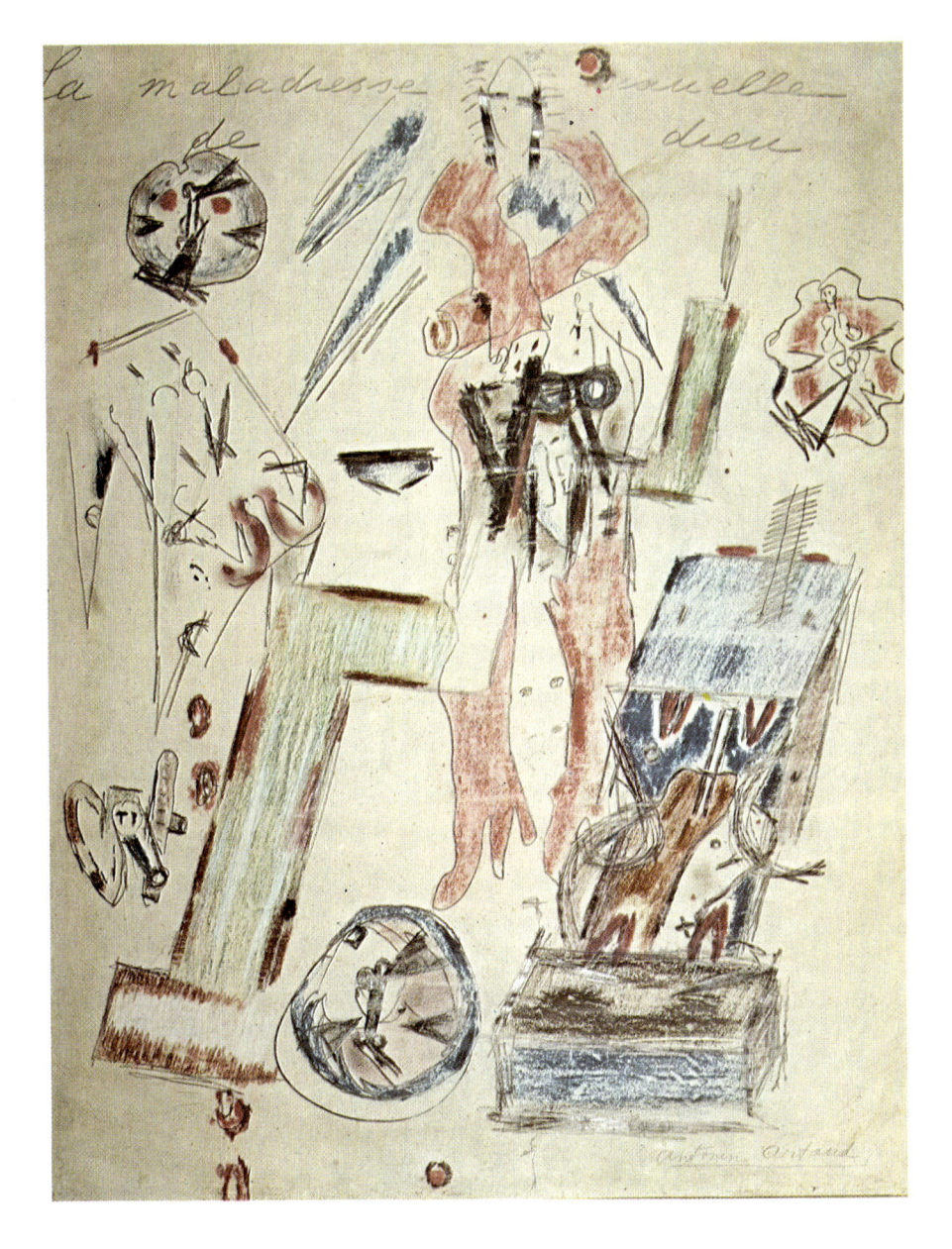

Abbildung 2631
Die sexuelle Ungeschicklichkeit Gottes von Antonin Artaud (1896–1948).
Die Zeichnung entstand in Rodez um 1945–1946 (Paris, Privatsammlung).
Antonin Artaud war surrealistischer Dichter, Schauspieler und Bühnenautor, er arbeitete zusammen mit Dullin, Pitoëff und Jouvet.

und in Frankreich mit René Laforgue. Dem Beispiel der Berliner Gesellschaft folgend, verlangen die künftigen Analytiker die Lehranalyse.

Heute ist die Situation verworren; die psychoanalytische Bewegung bezahlt den Preis für ihre ersten Erfolge. Die Zukunft ist ungewiß. Eine Krise und verschiedene interne Konflikte künden sich an.

Meinungsverschiedenheiten

Unsere Geschichte wäre nicht vollständig ohne Erwähnung einiger Meinungsverschiedenheiten, die innerhalb der psychoanalytischen Bewegung entstanden, deren Einheit jedoch nicht zerrissen. Eine grundsätzliche Uneinigkeit entstand durch zwei sehr eigenwillige Schüler, Sandor Ferenczi und Melanie Klein, die ebenso wie verschiedene Analytiker die Theorie des Todestriebes nie anerkannten. Sandor Ferenczi (1873–1933), Lieblingsschüler Freuds, war gleichzeitig der eigenwilligste; das veranlaßte ihn, sich von gewissen Stellungnahmen der traditionellen Psychoanalyse zu distanzieren,

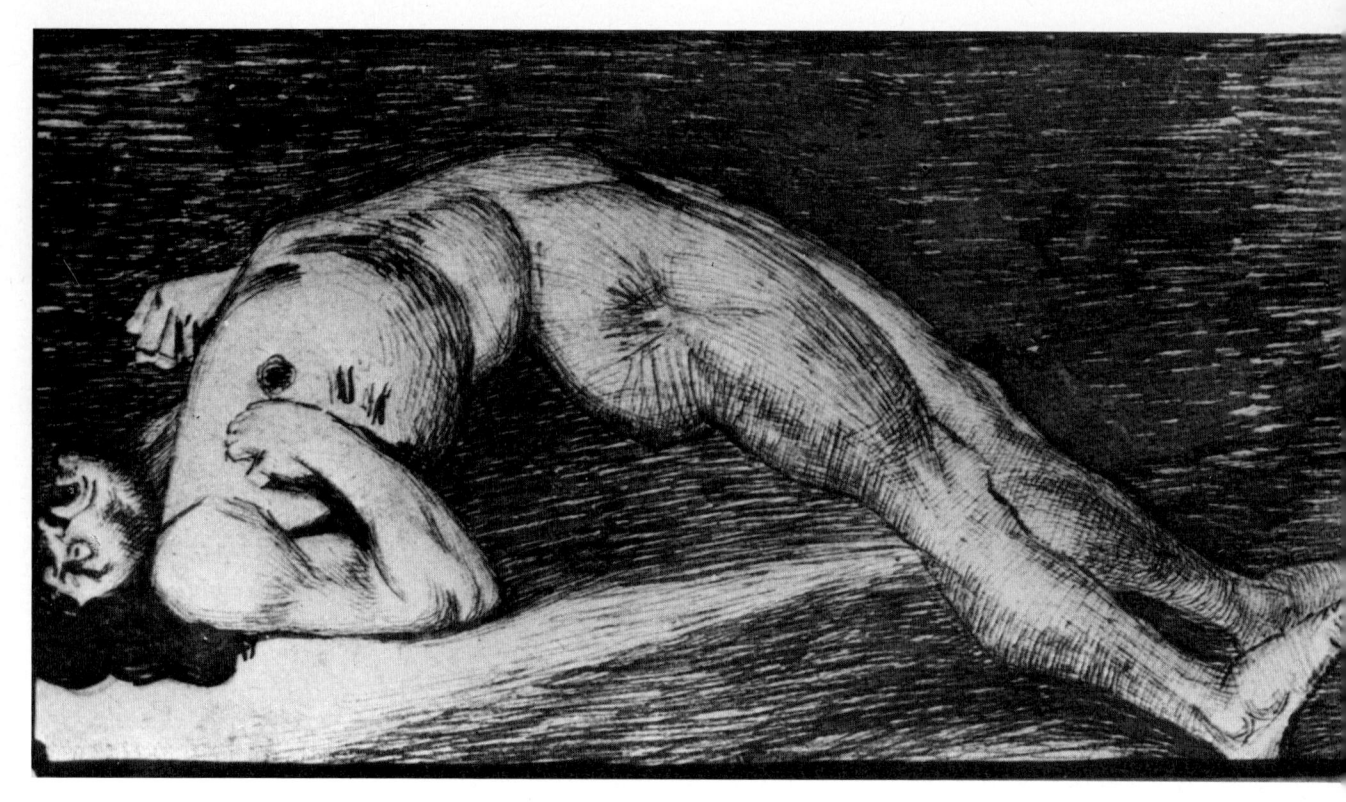

Abbildung 2632
Hysterie
Anonyme Zeichnung aus der Sammlung von Charcot. (Paris, Salpêtrière, Bibl. Charcot, Klinik für Nervenkrankheiten – Prof. Castaigne)

vor allem auf dem Gebiet der Methoden. Nachdem er eine Zeitlang für eine »aktive« Analyse eingetreten war, schlug er eine wendige, flexible Technik vor, die sich jedem Fall anpaßt; er wertet die gefühlsübertragenden Erfahrungen auf und vernachlässigt jene, welche sich mit der Rekonstruierung der Vergangenheit und dem Wiedererwecken vergessener Erinnerungen beschäftigen. Und sicher ist es kein Zufall, daß der Analytiker der zweiten Generation, welcher den eigenwilligsten Beitrag lieferte, eine Schülerin von Ferenczi ist; wir meinen Melanie Klein (1882–1960), die nacheinander in Budapest, Berlin und London arbeitete, wo sie sich Anna Freud heftig entgegenstellte. Sie entdeckte, daß man bei Kindern mittels Spielen und Zeichnungen eine echte Psychoanalyse durchführen kann. Ihr Werk, ebenso kritisiert wie bewundert, hat die Theorie und Praxis der zeitgenössischen Analytiker, vor allem in England und in Lateinamerika, stark beeinflußt.

Unter den anderen Uneinigkeiten innerhalb der psychoanalytischen Bewegung müssen jene erwähnt werden, welche die Theorie des Todestriebes betreffen. Zahlreiche Ärzte wie Reich, Fenichel, Marie Bonaparte, Nacht und andere konnten das Vorhandensein des Todestriebes niemals anerkennen, ebensowenig wie die Behauptung, die Gegenüberstellung Lebenstrieb – Todestrieb sei sowohl wissenschaftlich wie philosophisch begründet.

Abspaltungen

Alfred Adler (1870–1937)

Er war der erste Abtrünnige, er stellte sich als erster gegen die Theorie des sexuellen Ursprungs von Neurosen. Statt dessen vertrat er eine Theorie der »individuellen Psychologie«, derzufolge aus jedem Gefühl der Inferiorität, ob physisch oder psychisch, ein Vorgang der Überkompensation, der Selbstbestätigung und Selbstdominierung entsteht. Die Vergangenheit des Patienten ist weniger wichtig als seine Gegenwart und seine Zukunftspläne. Damit stößt er einen wesentlichen Teil der Freudschen Theorie um; die Sexualität ist nur noch symbolisch zu verstehen, und der Ödipuskomplex ist nur noch der Ausdruck einer Überkompensation des Minderwertigkeitsgefühles des Sohnes gegenüber dem Vater.

1911 trat Adler aus der Wiener Gesellschaft aus, gefolgt von neun der fünfunddreißig Mitglieder, er gründete eine Gesellschaft für Freie Psychoanalyse und schließlich 1912 die *Gesellschaft für Individualpsychologie*. Ihm steht das Verdienst zu, als erster die Aufmerksamkeit auf die sozialen und kulturbedingten Probleme gelenkt zu haben. Sein Einflußbereich erstreckt sich vor allem auf die Vereinigten Staaten, besonders auf dem Gebiet der Pädagogik und der psychosomatischen Bewegung.

Carl Gustav Jung (1875–1961)

Seit 1900 interessiert sich Jung für den Wort-Assoziationstest, ein Gegenstand, der ihn Freud näherbringen sollte. Als Schüler von Bleuler trieb er die Untersuchung der Schizophrenie sehr weit voran und unterstrich deren psychogenetischen Ursprung. Im Februar 1907 fuhr er nach Wien, wo er eine Unterredung mit Freud hatte, die ohne Unterbrechung dreizehn Stunden dauerte. Im selben Jahr gründete er die Freud-Gesellschaft in Zürich. Für Jung ist die Sexualität des Unbewußten nur ein Symbol; die Libido assimiliert er mit dem psychischen Interesse, wie etwa mit dem Lebenselan bei

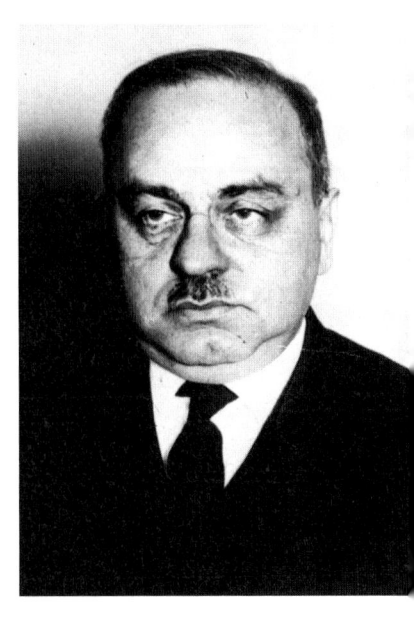

Abbildung 2633
Alfred Adler

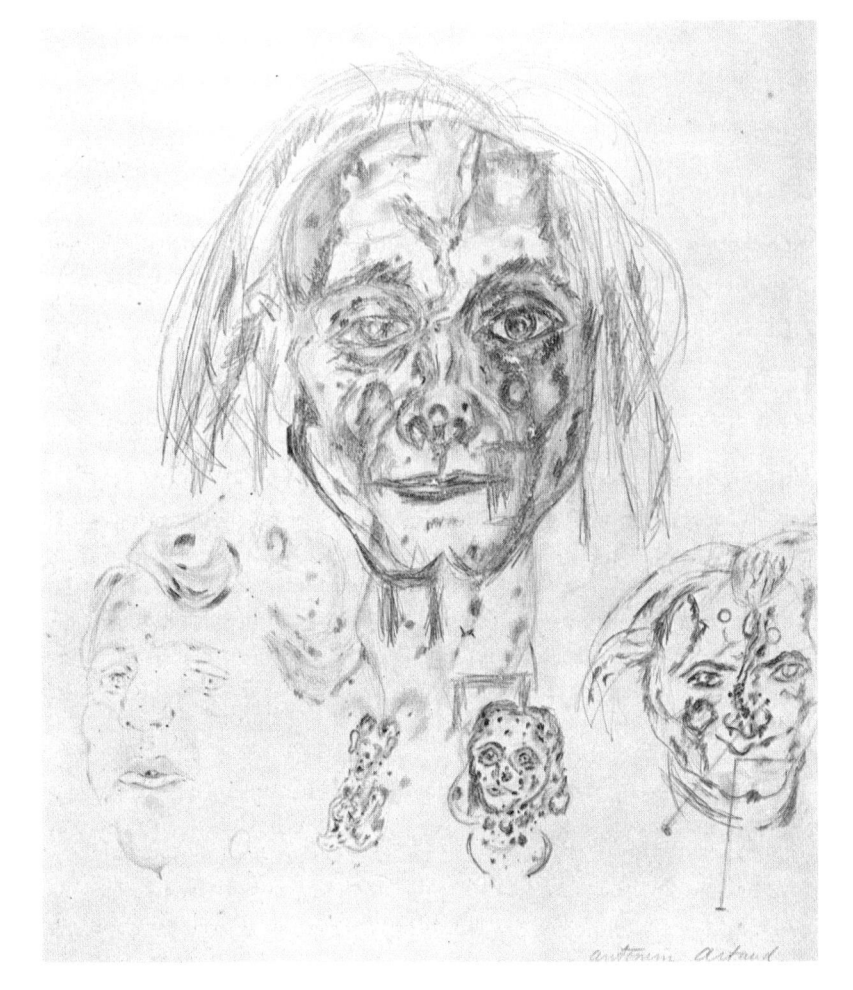

Abbildung 2634
Selbstporträt von Antonin Artaud.
Es entstand in Rodez am 11. Mai 1946.
(Paris, Privatsammlung)
Nach der Rückkehr von einer Reise nach Mexiko 1936–1937 verbrachte Antonin Artaud zehn Jahre in einer Privatklinik, bevor er 1948 starb.

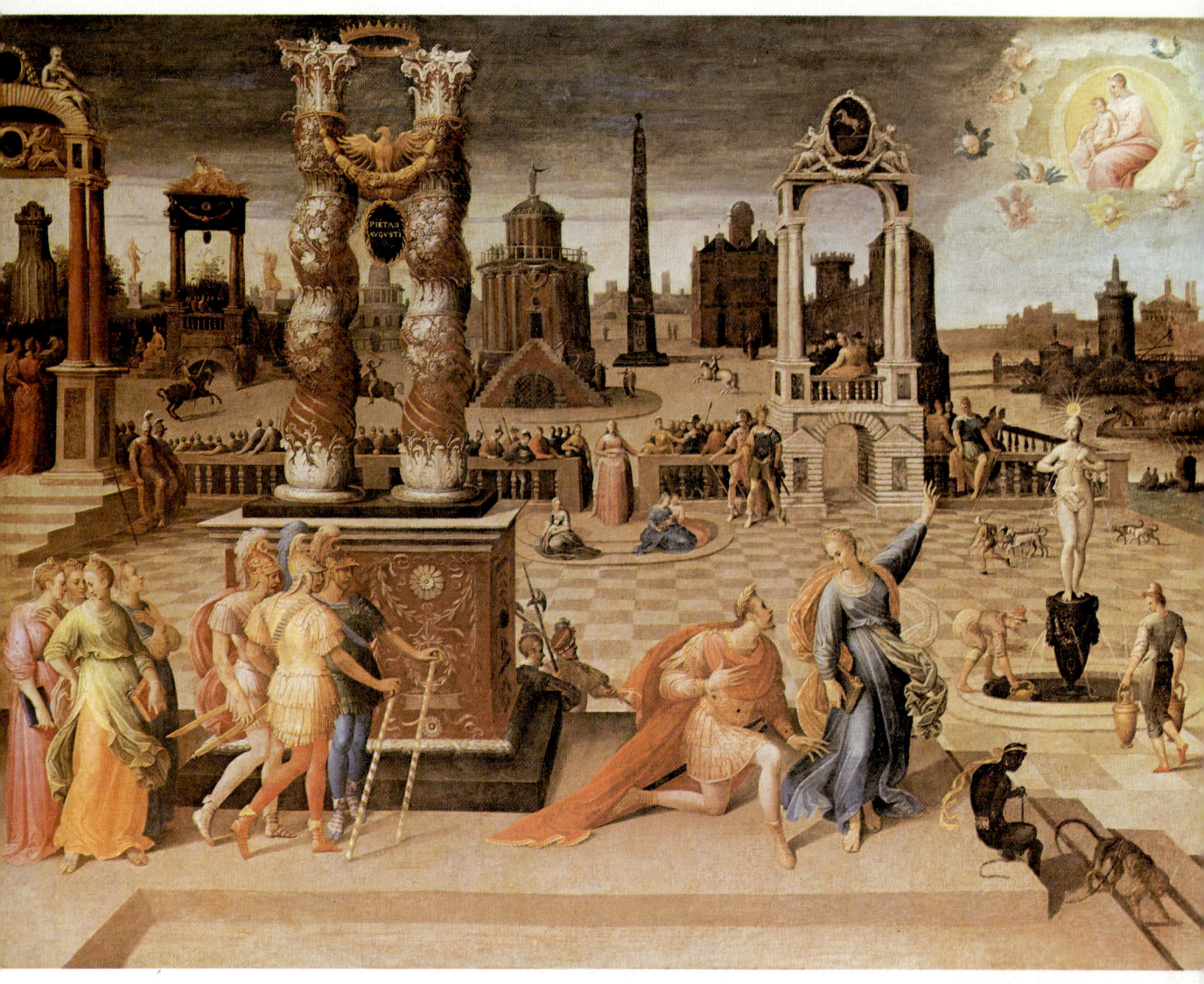

Abbildung 2635
Die Sibylle von Tibur
*von Antoine Caron
(1521–1599) (Paris, Louvre).
Die Sibyllen, weissagende,
dem dionysischen Kult dienende
Frauen, konnten nach alter Auffassung die Zukunft vorhersagen. Die Theologen des Mittelalters hatten bestimmte Überlieferungen über die Sibyllen interpretiert, diese wurden nun in die
Sakralkunst aufgenommen und
öfters dargestellt. Man zählte
zwölf Darstellungen, eine davon
ist die Sibylle von Tibur, die
Kaiser Augustus die Jungfrau
mit dem Jesuskind zeigt.*

Bergson oder dem Willen bei Schopenhauer. Außerdem ist die Psychologie Jungs durch den Stellenwert, den sie Mythologie, Volksbrauch, Religion und okkulten Wissenschaften einräumt, von der positiven Wissenschaft weiter entfernt als die Metapsychologie Freuds. Deshalb wurde sie wahrscheinlich von Philosophen und Theologen mehr beachtet als von den Psychiatern.

Im Mittelpunkt des Systems von Jung steht das Subjekt, das *Selbst*, welches die gesamte Psyche, die bewußte ebenso wie die unbewußte, umfaßt. In der Psyche ist die Seele; der Geist ist die bewußte Aktivität. Das Zentrum der bewußten Welt ist das Ich, das von der *Persona* umschlossen ist und über diese in Verbindung mit der Außenwelt steht. Man darf auch das Vorhandensein eines kollektiven Unbewußten, das der Menschheit gemein ist, nicht außer acht lassen. An der Oberfläche findet man kontrollierbare Bewegungen und Triebe, in der Tiefe sind es unkontrollierbare, elementare, dämonische Kräfte. Auch bei der Traumdeutung entfernt sich Jung vom Standpunkt Freuds. Für ihn besitzen die Träume eine Funktion der Vorwegnahme; man kann daraus zwar die Vergangenheit, aber auch die Zukunft lesen. Sie enthüllen die Tiefe des Individuums ebenso wie das kollektive Unbewußte. Die

»Psychosynthese« Jungs erschien Freud wie eine Bewußtseinsrichtung, die er sich selbst untersagte.

Weitere Abspaltungen

Otto Rank (1884–1939) trennte sich von Freud wegen seiner Theorie über das Geburtstrauma, das er als erste und einzige Quelle der Angst ansah. Davon ausgehend veränderte er die Technik durch eine Abkürzung der Behandlung, indem er die gesamte analytische Arbeit auf dieses berühmte Trauma konzentrierte. Rank hatte sich übrigens den technischen Forschungen Ferenczis angeschlossen. – Eine andere Strömung, die sich von der Freudschen Bewegung unterscheidet, ist die ›kulturalistische‹ (Fromm, Sullivan, Karen Horney), die den Akzent vor allem auf soziale und kulturelle Faktoren setzt. Der Mensch ist eher ein Produkt der Zivilisation als seiner psychischen Struktur und seiner Triebe. Die ›kulturalistische‹ Schule übt ihren Einfluß vor allem in den Vereinigten Staaten aus.

Unter den berühmten Abtrünnigen Freuds muß auch Wilhelm Reich (1897–1957) ein Platz eingeräumt werden, dessen Werk 1968 wiederentdeckt wurde. Er war der Begründer des Freud-Marxismus und wurde von der Internationalen Psychoanalytischen Vereinigung und von der kommunistischen Partei ausgeschlossen. Reich emigrierte nach Amerika, wo er eine phantastische Doktrin, die Orgonlehre, propagierte. Er wurde verurteilt und starb im Gefängnis. Sein Werk übt immer noch einen Einfluß in linksgerichteten Kreisen aus, welche die Revolution und die sexuelle Befreiung als einander ergänzend sehen. – Schließlich wird noch die existentielle Psychoanalyse als Symbiose des Freudschen Gedankenguts mit der Phänomenologie erwähnt, eine Daseinsanalyse von Binswanger (1881–1966), und andere Varianten der Tiefenpsychologie, wie sie Caruso, Frankl und Daim vertraten.

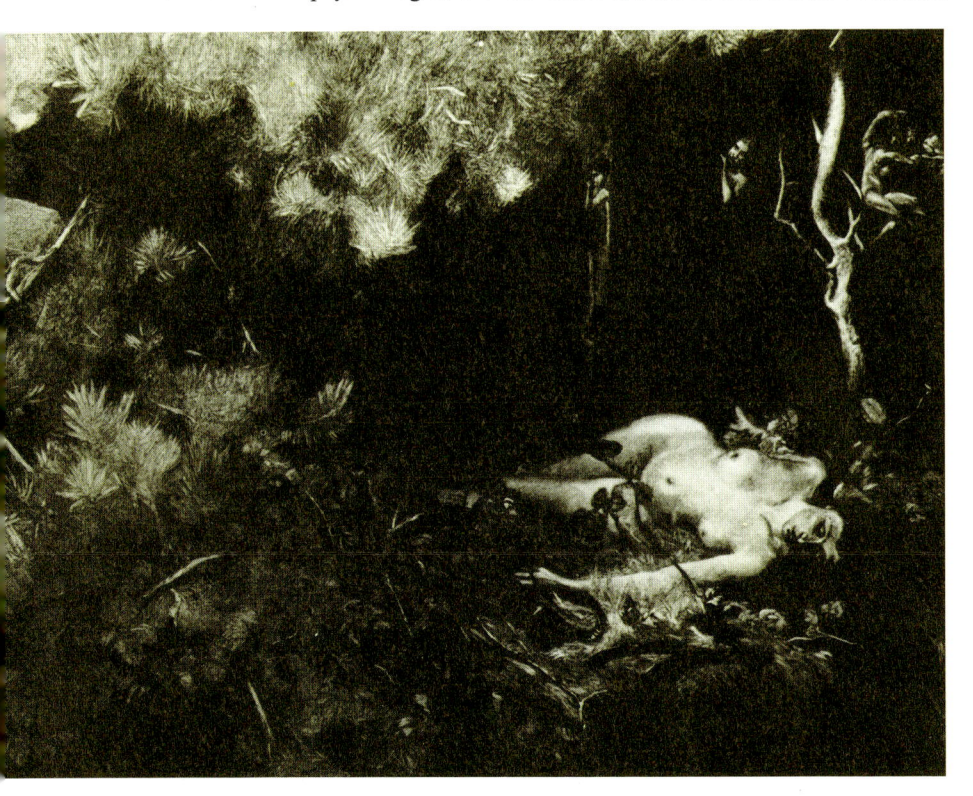

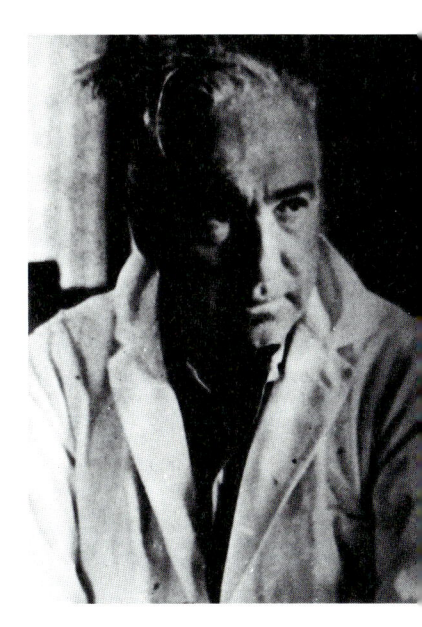

Abbildung 2636
Wilhelm Reich, österreichischer Psychoanalytiker und Autor der Theorie der Orgonomie, 1952.

Abbildung 2637
Der Zauberwald
Stich von Julius Exter, 19. Jh. (Paris, Bibl. für Angewandte Künste)

Die Geschichte der Psychoanalyse in anderen Ländern

In einigen Ländern weist die Geschichte der Psychoanalyse aus politischen, kulturellen und religiösen Gründen besondere Züge auf: in Deutschland, der Sowjetunion, Italien, den sozialistischen Ländern usw. Wir halten es daher für notwendig, am Beispiel zweier Länder auf die historischen Besonderheiten hinzuweisen.

Frankreich

1920 berichtet Claparède folgendes über seinen Besuch bei Freud: »Als ich zwei oder drei Jahre vor dem Krieg Doktor Freud besuchte, zeigte er mir einen Teil seiner Bibliothek, in der sich seine Hauptwerke in den verschiedensten Übersetzungen aneinander reihten, in englisch, holländisch, russisch, polnisch, ungarisch, italienisch . . . – keine einzige französische Übersetzung! Er schien darüber besonders verwundert zu sein, denn er hatte niemals den Einfluß geleugnet, den sein Aufenthalt bei Charcot in der Salpêtrière und die ersten Arbeiten von Pierre Janet über den psychologischen Automatismus auf das Entstehen seiner Theorie gehabt hatten. Er hatte gedacht, daß der so flexible romanische Geist eher in der Lage sein werde, die Feinheiten des Seelenlebens und die Anspielungen des Unbewußten zu erfassen, auch daß er ihm, wenn schon keinen Beifall, so doch zumindest die Anerkennung zollen werde, die ihm seine Mitbürger auf so ungalante Art und Weise verweigern.« Unter den ersten französischen Lesern Freuds waren Théodule Ribot und zwei künftige Nobelpreisträger: Bergson und Romain Rolland. Schon vor dem Ersten Weltkrieg erschienen einige Artikel in französischer Sprache über Psychoanalyse, doch die Meinungen blieben gespalten. 1913 griff Janet

Abbildung 2638
Der Alptraum von J. H. Füssli, *kolorierte Radierung von Laurède, 1799.* (Paris, Nat. Bibl.)

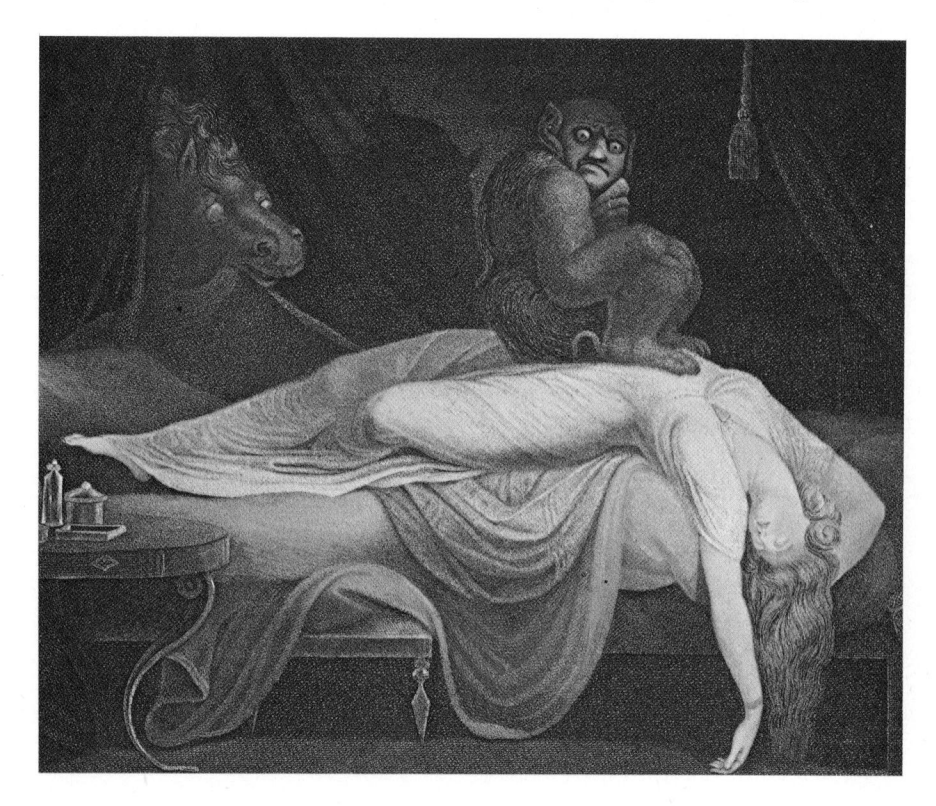

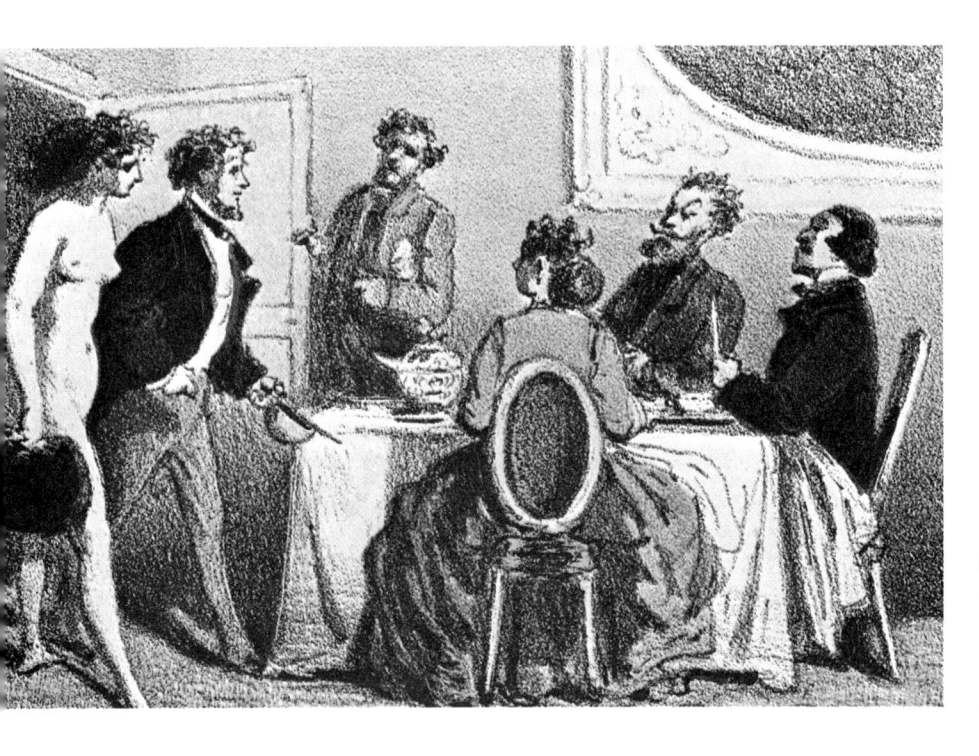

*Abbildung 2639
Titelbild des 1867
entstandenen Werks von
Hervey de Saint-Denys.
Die Träume und die Mittel,
sie zu leiten.
(Paris, Bibl. d. Alten Med.
Fakultät)*

beim Ärztekongreß in London die Psychoanalyse heftig an, während 1914 Régis und Hesnard der jungen Disziplin ein Buch widmeten.

Erst nach Kriegsende und nach der darauf folgenden Welle des Chauvinismus setzte sich die Psychoanalyse in Frankreich durch. 1924 erschien in Genf die erste französische Übersetzung eines Werkes von Freud. In Paris ließ sich die erste Analytikerin, eine Polin namens Sokolnicka, nieder, und Paul Bourget machte sie bekannt mit Georges Heuyer, der sie in das psychiatrische Milieu einführte. Sie begann eine Analyse zusammen mit René Laforgue (1894–1962), dem Begründer der französischen psychoanalytischen Bewegung. Als Elsässer sprach dieser fließend deutsch und französisch und eröffnete am 25. Oktober 1923 einen Briefwechsel mit Freud. Zwei Jahre später wurde er Mitglied der Wiener Psychoanalytischen Gesellschaft und empfahl Marie Bonaparte an Freud. Mit ihr und sieben anderen Mitgliedern (Allendy, Borel, Codet, Loewenstein, Parcheminey, Pichon und Frau Sokolnicka) gründete er am 4. November 1926 die Pariser Psychoanalytische Gesellschaft. Im darauffolgenden Jahr sollte die erste Nummer der *Revue française de psychanalyse* erscheinen.

Bis 1939 bewies die französische Bewegung ihre Eigenständigkeit, sie interpretierte Freuds Gedanken ziemlich frei und schuf sich sogar ihre eigene Terminologie. Man spricht von *Possessivität*, von *Oblativität*, von *vitaler Resultante* und schlägt vor, die *Libido* durch *aimance* zu ersetzen. Nach dem Krieg erfährt die Bewegung einen neuen Aufschwung; Laforgue verläßt Frankreich und zieht nach Marokko. Seinen Platz überläßt er den zwei einflußreichsten Analytikern, Nacht und Lacan. Nacht ist Präsident der Gesellschaft. Im Jahr 1953 spaltet sich die Bewegung anläßlich des Vorschlags, ein Institut zur Ausbildung zu schaffen. Lacan, der Präsident der Gesellschaft geworden ist, wird von der Generalversammlung überstimmt, er tritt zurück, gefolgt von Frau Favez-Boutonier, Frau Dolto und von Professor Lagache. Diese abgespaltene Gruppe gründet die französische Gesellschaft für Psychoanalyse, die jedoch 1959 um Wiederaufnahme in die Internationale Vereinigung ansucht. Lacan, der mit dieser in Konflikt geraten ist, gründet am 21. Juni 1964 die Freud-Schule von Paris. Am 19. Januar 1965 löst sich die französische Gesellschaft für Psychoanalyse wieder auf und teilt sich zwischen der Freud-Schule und der Psychoanalytischen Vereinigung von Frankreich auf. Letztere, der nun Frau Favez-Boutonier, Anzieu, Berge, Favez, Granoff, Lagache, Laplanche, Pontalis, Smirnoff und Widlocher angehören, schließt sich später wieder der Internationalen Psychoanalytischen Vereinigung an; die Freud-Schule und ihr abgespaltener Zweig, die Vierte Gruppe, bleiben außerhalb der internationalen psychoanalytischen Gemeinde.

Deutschland

Die erste psychoanalytische Gesellschaft der Welt wurde 1910 in Berlin gegründet, ebenso das erste Institut zur Ausbildung im Jahr 1920. Deutschland war das erste Land, das spezielle psychoanalytische Institutionen schuf. Die hohe Qualifikation der Mitglieder der *Psychoanalytischen Gesellschaft* 1930 zeugt für die Lebendigkeit der Psychoanalyse.

Am 30. Januar 1933 wird Hitler Reichskanzler. Ende Mai werden die Bücher von Freud in Berlin verbrannt. Im gleichen Jahr wird Jung Präsident der medizinischen Gesellschaft für Psychotherapie und alleiniger Chefredakteur des *Zentralblattes für Psychotherapie*. An der Spitze des deutschen Zweiges der Gesellschaft steht M. H. Göring, ein Vetter des Reichsmarschalls, er wird Reichsführer für Psychotherapie. 1934 behandelt Jung im nationalsozialistisch gewordenen *Zentralblatt* das Thema des jüdischen und arischen Unbewußten und äußert dabei heftige Kritik an Freud.

Zwischen 1931 und 1934 emigriert ein Großteil der jüdischen Analytiker. 1935 werden die letzten von ihnen aus der Psychoanalytischen Gesellschaft ausgeschlossen. Im darauffolgenden Jahr beschlagnahmen die Nationalsozialisten das ganze Vermögen des psychoanalytischen Verlags in Leipzig. Die Psychoanalytische Gesellschaft und das Institut zur Ausbildung werden in das deutsche Institut für psychologische und psychotherapeutische Forschung integriert, das von Professor Göring geleitet wird. Dieser wird neben Jung Mitherausgeber des *Zentralblatts*. Doch Jung beginnt sich zu distanzieren.

1936 trifft Jones in der Schweiz Göring, um die Interessen der Analyse zu retten. Göring macht Versprechungen, die er nicht halten kann; es kommt soweit, daß auf allen unter seiner Kontrolle abgehaltenen Konferenzen keine Begriffe der Psychoanalyse mehr erwähnt werden. 1937 setzt Böhm in Wien Freud und seiner Umgebung die Lage auseinander. Freud erklärt, nun müßten die Christen für ihre Überzeugung leiden, und es mache ihm wenig aus, wenn sein Name in Deutschland nicht mehr genannt werde, solange sein Werk dort korrekt vertreten bleibe. – Das Jahr 1938 ist gekennzeichnet vom Einmarsch in Österreich und der endgültigen Auflösung der psychoanalytischen Gesellschaften und Gruppen in Deutschland und Österreich. Die Lehren Freuds werden auf ein Minimum reduziert, während das Gedankengut Jungs, vor allem über Rassenpsychologie, im Unterricht obligatorisch wird. Alles wird zu einer einzigen »deutschen therapeutischen Wissenschaft der Seele« verschmolzen. 1940 führt Jung einen endgültigen Bruch herbei und tritt von der Redaktion des *Zentralblattes* zurück.

1945 rufen Schultze-Henke und Müller-Braunschweig die Deutsche Psychoanalytische Gesellschaft wieder ins Leben. 1950 spaltet sie sich; die *Deutsche Psychoanalytische Vereinigung* mit Müller-Braunschweig wird gegrün-

Abbildung 2640
Titelseite eines Werkes von S. Freud, das er Charcot widmete (Paris, Salpêtrière, Bibl. Charcot, Klinik für Nervenkrankheiten – Prof. Castaigne).

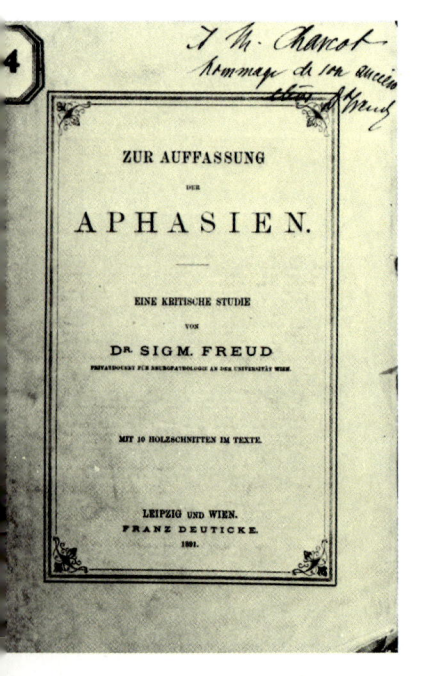

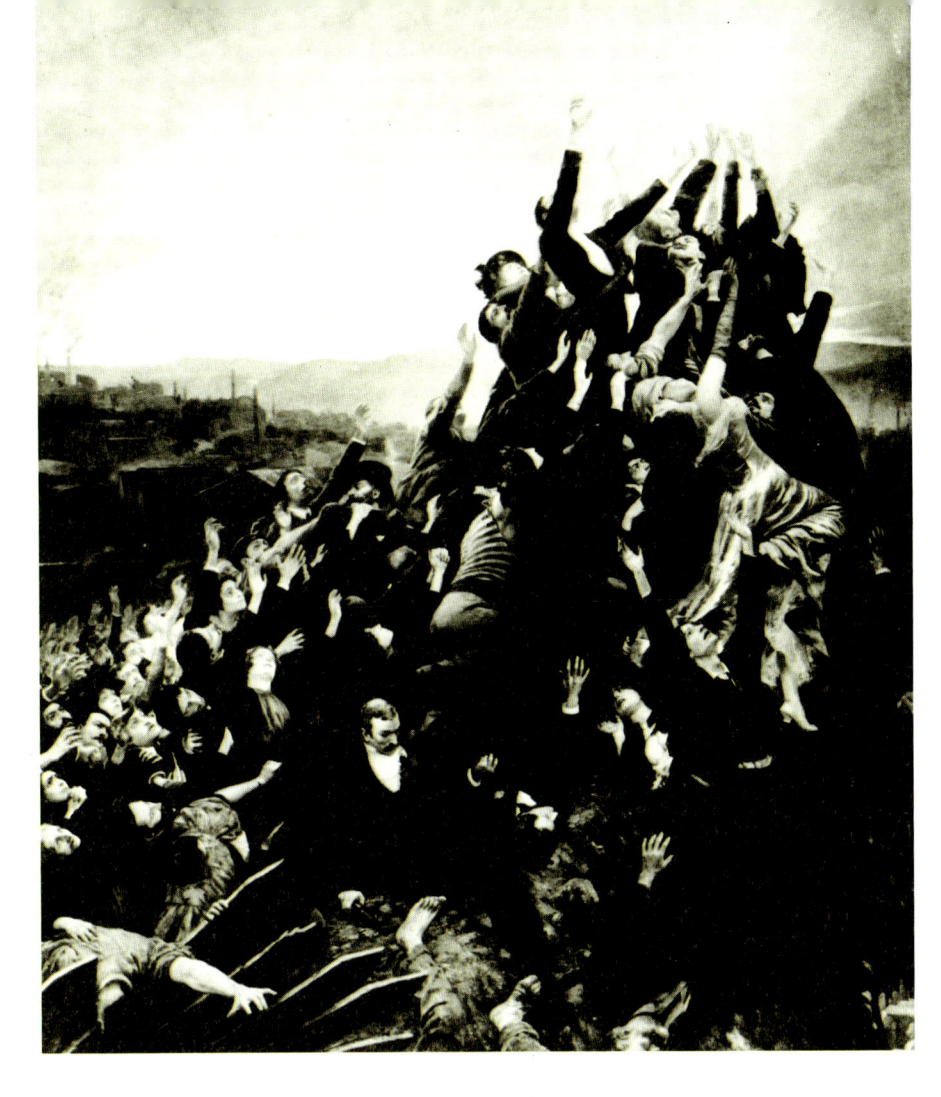

Abbildung 2641
Die menschliche Angst
Gemälde von Georges Rochegrosse (1859–1938).

det, und die *Deutsche Psychoanalytische Gesellschaft* wird unter Schultze-Henke weitergeführt. Die beiden Gesellschaften vereinigen sich wieder in einer korporativen Organisation und erreichen 1967, daß die Sozialversicherungen die Analysen wieder bezahlen.

Schlußfolgerung

Wie auch immer man den wissenschaftlichen Wert und die therapeutische Wirkung der Psychoanalyse beurteilen mag, man muß doch anerkennen, daß das Werk Freuds einen Wendepunkt in der Geschichte der Menschheit darstellt, der ebenso bedeutend ist, wie jener, den Marx oder Einstein setzten. Sicher ist die Verbreitung der psychoanalytischen Theorien noch sehr oberflächlich, und die Ideen Freuds werden teilweise noch verkannt und oft entstellt; trotzdem haben sie unsere Zivilisation grundlegend beeinflußt. Das sexuelle Leben, die Kindheit und die Psychopathologie werden seither anders verstanden und erlebt. Das Unbewußte wird heute von allen anerkannt.

Kann man sagen, daß diese neuen Vorstellungen vom Menschen und von der Gesellschaft die Menschheit auf den Weg des Glücks und des Friedens gebracht haben? Leider nicht. Doch vielleicht ist gerade das der Beweis für die Gültigkeit von Freuds Theorien. Das Unbewußte im Menschen bleibt immer Herr über die Vernunft. In einer Zeit, in der die westliche Zivilisation am Beginn einer ihrer schwersten Krisen steht, darf man jedoch hoffen, daß die Lehre Freuds ihr helfen kann, sie zu überwinden, wenn sie darauf achtet.

Bibliographie

FORTSETZUNG DER BIBLIOGRAPHIE ZU Bd. 3

HUARD, P. et IMBAULT-HUARD, M. J., *J.-C. Desarmeaux et son mécanisme propre à remplacer la main gauche amputée du poignet. Hist. sci. méd. 8* (1974), Nr. 3, S. 447—457.

KESWANI, N. H., *Ancient Hindu orthopaedic surgery. Ind. J. Orthop. 1* (1967), S. 76—94.

LAMBOTTE, A., *Chirurgie opératoire des fractures,* Brüssel 1913.

MARINO ZUCO, C., *Mezzi della moderna osteosintesi in traumatologia. XXXVIe Congresso della Societa Italiana di Ortopedia e Traumatologia,* Roma 1951.

McCORD, C. P., *Cork legs and iron hands. Ind. med. surg. 32* (1968), Nr. 3, S. 102–112.

MONDOR, H., *Anatomistes et chirurgiens,* Paris 1949.

MOUNIER-KUHN, A., *Histoire de la chirurgie osseuse. Orthopédie et traumatologie, Conférences d'enseignement,* Paris 1974.

MURKEN, A. H., *»Die öffentliche orthopädische Heilanstalt ist eine Forderung der Humanität...« Die Geschichte der »Hüfferstiftung«: eines der ältesten deutschen Fachkrankenhäuser für Orthopädie und ihre Bedeutung für die Geschichte der Orthopädie in Westfalen. In: Deutsche Gesellschaft für Orthopädie und Traumatologie.* 17.—20. 9. 1980, Münster i. W., Tagungsführer, S. 25—34.

O'MALLEY, C. D., *Andreas Vesalius of Brussels,* Los Angeles 1964.

PANDA, M. u. BURNY, F., *Ostéosyntheèse des fractures pertrochantériennes. Aperçu historique. Acta Orthopaedica Belgica 42* (1976), Nr. 5, S. 401—416.

VALENTIN, B., *Geschichte der Orthopädie,* Stuttgart 1961.

VATH, W., *A decade of limb replanations. J. Am. Med. Assoc. 223* (1973).

Geschichte der Pharmazie

BECKER, H., *Zur Geschichte der Krankenhausapotheke im Königlich Bayern. Die Apotheke des Allgemeinen Krankenhauses links der Isar. Studien zur Geschichte des Krankenhauswesens. Bd. 12. Hrsg. A. H. Murken,* Münster 1979.

BERENDES, J., *Das Apothekenwesen. Seine Entstehung und geschichtliche Entwicklung bis zum 20. Jahrhundert,* Stuttgart 1907. Nachdruck Hildesheim 1967.

BOUVET, M., *Histoire de la pharmacie en France,* Paris 1937.

CABANÈS, *Médications singulières et panacées oubliées – la pétrothérapie. Bull gén. thérap. 131* (1896), S. 494—511.

DANN, G. E., *Einführung in die Pharmaziegeschichte,* Stuttgart 1975.

DILLEMANN, G., *La Pharmacopée au Moyen Age. Rev. hist. pharm. 19* (1969), S. 163—244.

DORVAULT, F., L'Officine ou répertoire de pharmacie pratique, Paris 1844. 16. Aufl. Paris 1923.

DORVEAUX, P., *L'Antidotaire Nicolas. Deux trad. franc. de l'Antidotarium Nicolai,* Paris 1896.

FISCHER, H., *Mittelalterliche Pflanzenkunde,* München 1929.

GOLTZ, D., *Studien zur Geschichte der Mineralnamen in Pharmazie, Chemie und Medizin von den Anfängen bis zu Paracelsus, Sudhoffs Archiv Beiheft 14,* Wiesbaden 1972.

GOLTZ, D., *Mittelalterliche Pharmazie und Medizin. Dargestellt an Geschichte und Inhalt des Antidotarium Nicolai. Mit einem Nachdruck der Druckfassung von 1471,* Stuttgart 1976.

HAAS, H., *Ursprung, Geschichte und Idee der Arzneimittelkunde. Pharmakologie und Toxikologie Bd. 1. Hrsg. W. Forth,* Mannheim 1981.

LECLERC, H., *La Médecine des signatures magique. Janus 23* (1918).

LUTZ, A., *Der verschollene Frühsalernitanische Antidotarius magnus in einer Basler Handschrift aus dem 12. Jahrhundert und das Antidotarium Nicolai. In: Veröffentlichungen der Internationalen Gesellschaft für Geschichte der Pharmazie e.V. N.F. Bd. 16,* Stuttgart 1963, S. 57 bis 73.

LUTZ, A., *Chronologische Zusammenhänge der alphabetisch angeordneten mittelalterlichen Antidotarien. In: Aktuelle Probleme aus der Geschichte der Medizin. Verhandlungen des 19. Internationalen Kongresses für Geschichte der Medizin,* Basel 1966, S. 253–258.

POMET, P., *Histoire générale des drogues. 2 Bde.,* Paris 1694 u. 1735.

SAINT-LAGER, *Recherches sur les anciens Herbaria. Ann. soc. bot. Lyon 13* (1885), S. 237—281.

SCHIPPERGES, H., *Die Assimilation der arabischen Medizin durch das lateinische Mittelalter. Sudhoffs Archiv Beiheft 3,* Wiesbaden 1963.

SCHMITZ, R., *Zur Entwicklungsgeschichte und Soziologie des deutschen Apothekerstandes im Hoch- und Spätmittelalter. In: Veröffentlichungen der Internationalen Gesellschaft für Geschichte der Pharmazie e.V. N.F. Bd. 13,* Stuttgart 1958, S. 157—165.

SCHMITZ, R., *Mörser, Kolben und Phiolen. Aus der Welt der Pharmazie,* Stuttgart 1966.

SEIDLER, E., *Die Heilkunde des ausgehenden Mittelalters in Paris. Studien zur Struktur der spätscholastischen Medizin. Sudhoffs Archiv Beiheft 8,* Wiesbaden 1967.

TASSEL, R. van, *Bézoars. Janus 60* (1973), S. 241—259.

WICKERSHEIMER, E., *Une erreur des bibliographes médicaux: Nicolaus Prepositi confondu avec Nicolaus Salernitanus. Rev. des bibl.* (1911), Nr. 10/12, S. 8.

ZECKERT, O., *Berühmte Apotheker, 2 Bde.,* Stuttgart 1955—1962.

Geschichte der Veterinärmedizin vom Mittelalter bis zum 18. Jahrhundert

ABOU BEKR IBN BEDR, *Le Nâceri — La Perfection des deux arts ou traité complet d'hippologie et d'hippiatrie arabes,* Paris 1852—1860.

BULLOCK, F., *Notes on the early history of the veterenary surgeon in England. Proceedings of the Royal Society of Medicine (Section on the History of Medicine),* 2. Jan. 1929.

CASTIGLIONO, A., *Histoire de la médecine,* Paris 1931.

DIECKERHOFF, W., *Gesch. der Rinderpest u. ihrer Literatur,* Berlin 1890.

DIETZ, H. F. von, *Buch des Kabus oder Lehren des persischen Königs Kjekjavus für seinen Sohn Ghilan Schack,* Berlin 1811.

FROEHNER, R., *Arabische Kamelheilkunde des Mittelalters. Archiv für Wissenschaftliche und Praktische Tierheilkunde 67* (1934).

FROEHNER, R., *Die Geschicklichkeit der Stallmeisterei. Deutsche Tierärztliche Wochenschrift 45* (1937).

FROEHNER, R., *Magister Urso, über vergleichende Physiologie. Veterinärhist. Mitt. 17* (1937).

FROEHNER, R., *Tierärztliches bei Jacobus Dondus (1350). Veterinärhist. Mitt. 17* (1937).

GAMGEE: *The cattle plague,* London 1866.

KRAENNER, P., *Falkenheilkunde. Med. Diss.,* Berlin 1925.

LANZILLOTTI-BUONSANTI, A., *L'Anatomia veterenaria e Carlo Ruini in rapporto allo sviluppo de la medicina degli animali demestici. La clinica veterinaria 7* (1884).

MOULÉ, L., *Histoire de la médecine vétérinaire arabe,* Paris 1896.

PERCHERON, E., *Essai sur l'histoire de l'hippiatrique arabe. Recueil de médecine vétérinaire* (1896).

RAMMAZINI, B., *De contagiosa epidemia quae de Patavino agro et tota fere Venetia,* Padua 1712.

RIECK, W., *Schafseuchenbekämpfung im 16. Jahrhundert. Veterinärhist. Mitt. 10* (1930).

RIECK, W., *Die Rinderpest im Reich Karls d. Gr. anno 810. Veterinärhist. Mitt. 16* (1936).

ROTH, R., *Die Pferdeheilkunde des Jordanus Ruffus,* Berlin 1928.

SCHRADER, G. W., *Ist Carlo Ruini der wahre Verfasser der berühmten Anatomia del cavallo? Magazin für die gesamte Tierheilkunde 21* (1885).

TORNER, *Eine veterinärpolizeiliche Verordnung aus dem Jahre 1716 zur Bekämpfung des Sterbens unter dem Horn-Viehe. Tierärztliche Rundschau 33* (1927).

BIBLIOGRAPHIE ZU Bd. 4

Geschichte der Gastroenterologie

BENSAUDE, R., *Les Maladies de l'intestin,* Paris 1931—1939.

BENSAUDE, R., *Rectoscopie et sigmoidoscopie. 3. Aufl.,* Paris 1956.

CHERIGIE, E., HILLEMAND P., PROUX, C. u. BOURDON, R., *L'Intestin grêle normal et pathologique-Etude clinique et radiologique,* Paris 1957.

GUTMANN, R., *Les Syndromes douloureux de la région épigastrique,* Paris 1936.

GUTMANN, R., *Le Cancer de l'estomac au début,* Paris 1953.

GUTMANN, R., BERTRAND, Y. u. PERISTIANY, T., *Le Cancer de l'estomac au début,* Paris 1939.

HILLEMAND, P., *Les Maladies de l'œsophage, de l'estomac et du duodénum,* Paris 1950.

HILLEMAND, P., BENSAUDE, A. u. LOYGUE, J., *Les Maladies de l'anus et du canal anal,* Paris 1955.

MOUTIER, F., *Traité de gastroscopie,* Paris 1955.

ROUX, J. C. u. BALTHAZARD, *Sur l'emploi des rayons de Röntgen pour l'étude de la motricité stomacale. Note sur les fonctions motrices de l'estomac du chien. Etude des contractions de l'estomac chez l'homme à l'aide des rayons de Röntgen. C. R. Soc. biologie 10* (1897), Nr. 4, S. 567, 704, 785.

Geschichte der Histologie

BRADBURY, S., *The Quality of the image produced by the compound microscope: 1700—1840. Historical aspects of microscopy,* Cambridge 1967, S. 151—173.

CAMERON, G. R., *Pathology of the cell,* Edinburgh 1952.

CARNOY, J. B., *La Biologie cellulaire. Etude comparée de la cellule dans les deux règnes,* Paris 1884.

CHEVALIER, A., *L'Etudiant micrographie. Traité théorique et pratique du microscope et des préparations,* Paris 1865.

CLAY, R. S. u. COURT, T. S., *The history of the microscope,* London 1932.

DONNÉ, A., *Cours de microscopie complémentaire des études médicales. Anatomie microscopique et physiologie des fluides de l'économie,* Paris 1844.

DONNÉ, A. u. FOUCAULT, L., *Atlas du cours de microscopie, exécuté d'après nature au microscope daguerréotype,* Paris 1846.

FREUNDLICH, M. M., *Origin of the Electron Microscope. The history of a great invention, and of a misconception concerning the inventors, is reviewed. Science 142* (1963), S. 185—188.

FREY, H., *Traité d'histologie et d'histochemie,* Paris 1871.

HENLE, F. G. J., *Ueber die Ausbreitung des Epithelium im menschlichen Körper. Arch. Anat. Physiol. Wiss. Med.* (1838), S. 103—128.

HENLE, F. G. J., *Traité d'anatomie générale ou histoire des tissus et de la composition chimique du corps humain,* Paris 1843.

HUGHES, A., *A history of cytology.* London 1959.

KLEIN, M., *Histoire des origines de la théorie cellulaire. Actualités scientifiques et industrielles Nr. 328,* Paris 1936.

KÖLLIKER, R. A. von, *Entwicklungsgeschichte des Menschen und der höheren Tiere,* Leipzig 1861.

KÖLLIKER, R. A. von, *Die Bedeutung der Zellenkerne für die Vorgänge der Vererbung. Z. wiss. Zool. 42* (1885), S. 1—46.

LEYDIG, F., *Traité d'histologie de l'homme et des animaux,* Paris 1866.

MULVEY, T., *Origins and historical development of the electron microscope. Brit. J. Appl. Phys. 13* (1962), S. 197—207.

MULVEY, T., *The history of the electron microscope. Historical aspects of microscopy. Hrsg. S. Bradbury u. G. L. E. Turner,* Cambridge 1967, S. 201—227.

NACHET, A., *Notice sur l'invention du microscope et son évolution. Liste de savants, constructeurs et amateurs du XVIe au milieu du XIX siècle,* Paris 1929.

PEARSE, A. G. E., *Histochemistry. Theoretical and applied. In: The history of histochemistry,* London 1960.

RANVIER, L., *Traité technique d'histologie,* Paris 1885.

RIVENZON, A. u. RIVENZON, M., *Paul Ehrlich. Son œuvre histologique, hématologique et oncologique. Biol. méd. 57* (1968), S. 305 bis 322.

ROBIN, C., *Traité de microscopie. Son mode d'emploi; ses applications à l'étude de l'anatomie humaine et comparée; à la pathologie médico-chirurgicale; à l'histoire naturelle animale et végétale et à l'économie agricole,* Paris 1871.

WYCKOFF, R. W. G., *Electron microscopy. Technique and applications,* New York 1949.

Geschichte der Embryologie

BODEMER, C. W., *The biology of the blastocyst in historical perspective. The biology of the blastocyst. Hrsg. R. J. Blandau,* Chicago 1971, S. 1—25.

BODEMER, C. W., *The microscope in early embryological investigation. Gynec. Invest.* (1973), Nr. 4, S. 188 bis 209.

COLE, F. J., *Early theories of sexual differentiation,* Oxford 1930.

DEBIERRE, C., *Manuel d'embryologie humaine et comparée,* Paris 1886.

DOETSCH, R. N., *Lazzaro Spallanzani's Opuscoli of 1776. Bact. rev. 40* (1976), Nr. 2, S. 270—275.

DOLLANDER, A. u. FENART, R., *Eléments d'embryologie. In: Résumé de l'histoire de l'embryologie Bd. 1,* Paris 1970 u. 1975, S. 23 bis 32.

GALLIEN, L., *Problèmes et concepts de l'embryologie expérimentale,* Paris 1958.

GASKING, E. B., *Investigations into generation,* Baltimore 1967.

JOEL, C. A., *Historical survey of research on Spermatozoa from antiquity to the present. In: Fertility disturbances in men and women,* Basel 1971, S. 3—47.

KÖLLIKER, R. A., *Embryologie au traité complet du développement de l'homme et des animaux supérieurs, Introduction,* Paris 1882, S. 1—39.

MEYER, A. W., *The rise of embryology,* Stanford 1939.

NEEDHAM, J., *A history of embryology. Cambridge 1934. 2. Aufl.,* Cambridge 1959.

OPPENHEIMER, J. M., *Problems, concepts and their history. Analysis of development. Hrsg. B. H. Willier, P. A. Weiss u. V. Hamburger,* Philadelphia 1956, S. 1—24.

PEILLON, G., *Etude historique sur les organes génitaux de la femme,* Paris 1891.

RAMSEY, E. M., *The history of the Uterus. The Uterus. Hrsg. H. J. Norris, A. T. Hertig u. M. R. Abell,* Baltimore 1973.

ROSTAND, J., *La formation de l'être. Histoire des idées sur la génération,* Paris 1930.

ROSTAND, J., *Les origines de la biologie expérimentale et l'abbé Spallanzani,* Paris 1951.

SETCHELL, B. P., *The contribution of Regnier De Graaf to reproductive biology. Ovarian function. Hrsg. T. K. A. B. Eskes, H. L. Houtzager u. E. V. van Hall,* Amsterdam 1974, S. 1—13.

TEMKIN, O., *German concepts of ontogeny and history around 1800. Bull. hist. med. 24* (1950), S. 227 ff.

FORTSETZUNG DER BIBLIOGRAPHIE IN Bd. 5